U0232506

骨与软组织肿瘤外科手术学

SURGERY FOR BONE AND SOFT TISSUE TUMORS

骨与软组织肿瘤外科手术学

SURGERY FOR BONE AND SOFT TISSUE TUMORS

主 编 郭 卫

北京大学医学出版社

GU YU RUANZUZHI ZHONGLIU WAIKE SHOUSHUXUE

图书在版编目（CIP）数据

骨与软组织肿瘤外科手术学 / 郭卫主编. —北京：
北京大学医学出版社，2023.6
ISBN 978-7-5659-2618-1

Ⅰ. ①骨… Ⅱ. ①郭… Ⅲ. ①骨肿瘤-外科手术②软
组织肿瘤-外科手术 Ⅳ. ①R738.1②R738.6

中国版本图书馆CIP数据核字（2022）第053817号

骨与软组织肿瘤外科手术学

主　　编：郭　卫
出版发行：北京大学医学出版社
地　　址：（100191）北京市海淀区学院路38号　北京大学医学部院内
电　　话：发行部 010-82802230；图书邮购 010-82802495
网　　址：http：//www.pumpress.com.cn
E - m a i l：booksale@bjmu.edu.cn
印　　刷：北京信彩瑞禾印刷厂
经　　销：新华书店
责任编辑：袁朝阳　何渼波　　责任校对：靳新强　　责任印制：李　啸
开　　本：889 mm×1194 mm　1/16　印张：39.75　字数：1287千字
版　　次：2023 年 6 月第 1 版　2023 年 6 月第 1 次印刷
书　　号：ISBN 978-7-5659-2618-1
定　　价：368.00元

编者名单

主　编　郭　卫（北京大学人民医院）

副主编　汤小东（北京大学人民医院）

编　者　（按姓名汉语拼音排序）

杜志业（北京大学人民医院）

姬　涛（北京大学人民医院）

李大森（北京大学人民医院）

梁海杰（北京大学人民医院）

刘元波（中国医学科学院整形外科医院）

罗成华（北京大学国际医院）

曲华毅（北京大学人民医院）

唐　顺（北京大学人民医院）

王冀川（北京大学人民医院）

谢　璐（北京大学人民医院）

燕太强（北京大学人民医院）

杨　毅（北京大学人民医院）

臧　杰（北京大学人民医院）

臧梦青（中国医学科学院整形外科医院）

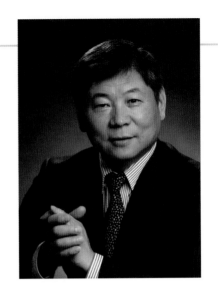

郭卫，主任医师，教授，博士生导师，北京大学人民医院肉瘤与罕见肿瘤诊疗中心主任，北京大学人民医院骨科教研室主任，骨肿瘤研究室主任。学术兼职包括：国际保肢学会（International Society of Limb Salvage, ISOLS）前任主席，亚太肌肉骨骼肿瘤学会（Asia Pacific Musculoskeletal Tumor Society, APMSTS）前任主席，国际骶骨骨盆肿瘤研究协作组主席，国际儿童肿瘤协作组（Children's Oncology Group, COG）成员，东亚骨与软组织肿瘤研究协作组（EMOG）成员，国际结缔组织肿瘤协会成员，中华医学会骨科学分会骨肿瘤学组组长（2005—2017年），中华医学会肿瘤学分会骨肿瘤学组组长，中华医学会骨科学分会委员会委员，中国医师协会骨科医师分会常委，中国医师协会骨科医师分会骨肿瘤专业委员会前主任委员，中国抗癌协会骨肿瘤和骨转移瘤专业委员会主任委员，*Journal of Bone and Joint Surgery*（JBJS）副主编，中华医学杂志（英文版）编委等。担任多项国家级科研课题及国际合作项目负责人；获得10余项国家及省部级以上奖励，主持"原发恶性骨肿瘤的规范化切除及功能重建的系列研究"并获得国家科学技术进步奖二等奖；作为第一作者及通讯作者共发表论文400余篇，其中SCI论文200余篇，并主编出版了世界范围内关于骨盆环肿瘤切除重建技术的专著《骨盆肿瘤外科学》及*Surgery of the Pelvic and Sacral Tumor*；主持制订了国内有关骨肉瘤、软骨肉瘤、骨巨细胞瘤、尤因肉瘤和骨髓瘤的循证医学诊疗指南。

　　《骨与软组织肿瘤外科手术学》是国内第一部全面介绍骨与软组织肿瘤手术切除及修复重建的专著，可帮助解决国内骨科医师处理骨与软组织肿瘤面临的诸多难题，弥补了国内此类专著的空白，希望为大家提供一本对骨与软组织肿瘤规范化外科治疗有价值的参考书。20余年来，北京大学人民医院肉瘤与罕见肿瘤诊疗中心积累了丰富的诊断和治疗骨与软组织肿瘤的经验，结合国外最新进展，希望通过这本专著，将国内骨与软组织肿瘤外科治疗方面的学术和手术经验介绍给读者。

　　《骨与软组织肿瘤外科手术学》分为十三章，包括：骨肿瘤总论、良性骨肿瘤的外科治疗、恶性骨肿瘤的保肢治疗、儿童恶性骨肿瘤的保肢治疗、半骨盆切除术、骨盆肿瘤切除术后的功能重建、肿瘤型人工关节假体置换、截肢术、脊柱肿瘤的外科治疗、骶骨肿瘤切除术、转移性骨肿瘤的外科治疗、软组织肉瘤的外科治疗、骨与软组织肿瘤切除后软组织缺损的修复重建。本书涵盖了所有骨与软组织肿瘤切除及修复重建的内容，图文并茂，描述了肿瘤切除和修复重建的手术入路、切除方法、方式选择、功能效果、并发症预防及围术期的治疗。本书不仅内容丰富全面，而且提供了大量病例资料及手术图片（全书共有插图300余幅），是一本集手术方法与手术图谱于一体的骨与软组织肿瘤外科治疗参考书。

　　我衷心希望《骨与软组织肿瘤外科手术学》的出版可以更有效地指导和规范专业医生治疗骨与软组织肿瘤，同时对提高其他普通骨科及相关专业医生的医疗知识水平起到较大帮助。如读者在阅读本书及实际应用中发现相关问题，请予以批评指正。

郭　卫

2020年7月1日

目 录

第1章

骨肿瘤总论

在人体全部类型的肿瘤当中，原发性骨肿瘤相对少见，因此只有少数的肿瘤中心可以收治数量相对较多的病例。对于骨肿瘤的研究取得进步的一项非常重要的因素是很多国家建立了骨肿瘤诊治或者登记中心。通过多中心的协作就可以在相对较短的时间内获得足够多的病例资料，进行规范术语和诊断，并进行流行病学调查和培养骨肿瘤科的专科医生。培养专科医生的任务非常重要，一般来讲，临床病理医生很少有机会得到足够多的骨肿瘤病理资料，因此不是所有的病理医生都能够做出准确的诊断。尽管近年来已经取得了很大的进步，但是在肿瘤的组织学来源、命名法、分类以及对于骨肿瘤和瘤样病变的治疗方面仍然有很多的分歧（Fletcher et al，2002；Fletcher et al，2013）。骨肿瘤科医生应该与病理医生和放射科医生更加紧密地合作，应用更加先进的技术（如免疫组化、流式细胞技术、分子病理、基因诊断技术和新的高清晰成像设备），使我们可以对这种骨骼的恶性疾病了解更多，以便于更好地治疗骨肿瘤患者。

第一节　骨肿瘤的概述

一、定义

凡是发生于骨内或起源于骨各种组织成分，如骨细胞、骨基质及骨附属组织，以及神经、血管、脂肪等的肿瘤，统称为骨肿瘤，分为原发性和继发性两类。原发性骨肿瘤是骨组织自身起源的肿瘤，又分为良性、恶性和瘤样病变。良性骨肿瘤中骨软骨瘤最多，其次为骨巨细胞瘤、内生软骨瘤等。恶性骨肿瘤以骨肉瘤最常见，其次为多发骨髓瘤、软骨肉瘤、尤因肉瘤等。癌症组织学分类统计数据显示骨肉瘤在恶性骨肿瘤中发病率最高，约占 35%，占 25% 的软骨肉瘤紧随其后，尤因肉瘤只占 16%。瘤样病变中骨纤维异样增殖症占首位，其次为孤立性骨囊肿、骨嗜酸性肉芽肿、动脉瘤样骨囊肿等。继发性骨肿瘤是身体其他组织或器官的肿瘤转移到骨骼，称为骨转移癌。

二、发病率

原发性骨肿瘤发病率为 2/100 000 ~ 3/100 000，大约占全部肿瘤的 2%，男性较女性稍多，良性肿瘤比恶性肿瘤多见。继发性骨肿瘤的发病率可以是原发性肿瘤的 35 ~ 40 倍（Campanacci，1990；Schajowicz，1996）。在美国，每年每 10 万人发生 1 例原发恶性骨肿瘤（1/100 000），每 100 万人发生 1.7 例成骨肉瘤（1.7/1 000 000）（Unni，1996）。中国由于人口众多等因素，没有完善的骨肿瘤登记系统。假如按照美国的发生率，以中国 14 亿人口计算，我国每年将有约 14 000 例新患恶性骨肿瘤患者，2380 例成骨肉瘤患者。原发性骨肿瘤多发生于青少年和中年。

三、年龄和部位的分布

(一)骨肉瘤

发病率按年龄分布有两个发病高峰。第一个高峰发生在 10 ~ 20 岁,第二个高峰发生在 60 岁以上。在这两个高峰,骨肉瘤的发病风险相近,但有更多的患者在 10 ~ 20 岁发病。骨肉瘤的两个发病高峰年龄与软组织肉瘤的发病年龄分布不同,后者随着年龄增长而发病率增加。骨肉瘤多发生于 20 岁以下的患者,80% 发生于长骨末端。在这个年龄阶段,一小部分病例的肿瘤也发生在其他骨骼,如颅骨、脊柱和骨盆上。好发在四肢骨的骨肉瘤发病率有随着年龄增长而下降的趋势。在 50 岁以上的患者中,末端骨骨肉瘤只占病例数的 50%。在这个年龄组,颅骨和骨盆骨肉瘤发病率各占了 20%。50 岁以上的患者末端骨骨肉瘤发病率大约只有年轻患者组的 1/3。

(二)软骨肉瘤

发病率随着年龄增长而递增,可到 75 岁。相同年龄阶段的发病率也因性别和种族的不同而不同。50% 以上的软骨肉瘤发生在长骨末端,其次好发的部位为骨盆和肋骨。肋骨和胸骨也是恶性软骨肿瘤高发的部位。

(三)尤因肉瘤

尤因肉瘤的流行病学特征与骨肉瘤相似,但是骨肉瘤好发于骨骼未发育成熟患者的长骨干骺端,而尤因肉瘤好发于骨干。与骨肉瘤的第一个发病高峰年龄一样,尤因肉瘤也好发于 10 ~ 20 岁阶段。虽然在 20 岁后发病率迅速下降,但仍可见于各个年龄阶段。不同于骨肉瘤,尤因肉瘤的报道多见于白种人群。

四、分类

(一)骨肿瘤的病理学分类

骨肿瘤的病理学分类是基于细胞来源,特别是根据肿瘤细胞所显示的分化类型及所产生的细胞间物质类型进行的分类(表 1-1-1)。

表 1-1-1　第五版 WHO 骨肿瘤分类

	良性	中间型(局部侵袭性)	恶性
软骨源性肿瘤	甲下外生骨疣	软骨瘤病 NOS	软骨肉瘤,1 级
	奇异性骨旁骨软骨瘤样增生	非典型软骨性肿瘤	软骨肉瘤,2 级
	骨膜软骨瘤		软骨肉瘤,3 级
	内生软骨瘤		骨膜软骨肉瘤
	骨软骨瘤		透明细胞软骨肉瘤
	软骨母细胞瘤 NOS		间叶型软骨肉瘤
	骨软骨黏液瘤		去分化软骨肉瘤

续表

	良性	中间型（局部侵袭性）	恶性
骨源性肿瘤	骨瘤 NOS 骨样骨瘤 NOS	骨母细胞瘤 NOS	低级别中心型骨肉瘤 骨肉瘤 NOS 　普通型骨肉瘤 　毛细血管扩张型骨肉瘤 　小细胞型骨肉瘤 骨旁骨肉瘤 骨膜骨肉瘤 高级别表面骨肉瘤 继发性骨肉瘤 骨纤维肉瘤 NOS
纤维源性肿瘤		骨韧带样纤维瘤	骨纤维肉瘤 NOS
血管源性骨肿瘤	骨血管瘤	骨上皮样血管瘤	骨上皮样血管内皮细胞瘤 NOS 骨的血管肉瘤
富含巨细胞的破骨 细胞瘤	动脉瘤样骨囊肿 非骨化性纤维瘤	骨巨细胞瘤 NOS	恶性骨巨细胞瘤
脊索肿瘤	良性脊索细胞瘤		脊索瘤 NOS 　软骨样脊索瘤 极差的已分化脊索瘤 去分化脊索瘤
其他间叶来源骨 肿瘤	胸壁软骨间叶性错构瘤 单纯骨囊肿 纤维结构不良 骨纤维结构不良 骨的脂肪瘤 NOS 骨的蛰伏脂肪瘤	骨纤维不良样釉质瘤 间质瘤 NOS	长骨釉质瘤 多形性未分化肉瘤 骨转移癌
造血来源骨肿瘤	骨的浆细胞瘤 非霍奇金淋巴瘤 NOS 霍奇金淋巴瘤 NOS 弥漫大 B 细胞淋巴瘤 NOS 滤泡性淋巴瘤 NOS 边缘区 B 细胞淋巴瘤 NOS T 细胞淋巴瘤 NOS 间变性大细胞淋巴瘤 NOS 恶性成淋巴细胞性骨肉瘤 NOS 伯基特淋巴瘤 NOS 朗格汉斯组织细胞增多症 NOS 弥漫性朗格汉斯组织细胞增多症 Erdheim-Chester 病 Rosai-Dorfman 病		

NOS：not otherwise specified，分型不明

（二）骨肿瘤的分子病理学

常见的分子病理学检测方法为荧光原位杂交（fluorescence in situ hybridization，FISH），其次为聚合酶链反应（polymerase chain reaction，PCR）和第一代测序（即 Sanger 测序）。新的检测技术包括第二代测序（next-generation sequencing，NGS）等。不同类型骨肿瘤的分子检测异常见表 1-1-2。

五、临床表现

（一）疼痛与压痛

疼痛是生长迅速的肿瘤最显著的症状。良性肿瘤多无疼痛，但有些良性肿瘤，如骨样骨瘤，可因反应骨的生长而产生剧痛。恶性肿瘤几乎均有局部疼痛，开始为间歇性、轻度疼痛，后发展为持续性剧痛，并可有压痛。良性肿瘤恶变或合并病理性骨折，疼痛可突然加重。

（二）局部肿块和肿胀

良性肿瘤常表现为质硬而无压痛。肿胀迅速多见于恶性肿瘤。局部血管怒张反映肿瘤的血管丰富，多属恶性。

（三）功能障碍和压迫症状

脊髓肿瘤不论是良、恶性，都可能引起截瘫。邻近关节的肿瘤，由于疼痛和肿胀而使关节功能减退。

（四）实验室检查特点

骨肉瘤可有碱性磷酸酶（AKP）升高。骨髓瘤可有红细胞沉降率加快，尿中本周蛋白（Bence-Jone protein，BJP）升高。血清酸性磷酸酶增高对前列腺癌骨转移有意义。

六、影像学表现

（一）诊断特点

1. **年龄**　患病年龄是非常有用的信息。5 岁以前，恶性骨肿瘤大多是神经母细胞瘤的转移瘤；在 5～15 岁时，骨肉瘤和尤因肉瘤最为常见；40 岁以后，多为软骨肉瘤、转移癌或骨髓瘤。

2. **侵袭性**　判断肿瘤的侵袭性，首先应观察常规影像学表现，包括肿瘤的部位、大小、基质类型和骨膜反应。一些骨肿瘤常见于特定的骨上，如造釉细胞瘤常见于成年患者的胫骨和腓骨上。最常见的儿童骨骺端肿瘤为软骨母细胞瘤。了解肿瘤的大小可有助于诊断。直径小于 6 cm 的肿瘤很有可能为良性肿瘤，而大于 6 cm 的肿瘤就有良性或是恶性的可能。除了单纯性骨囊肿，肿瘤很少是中心对称的。肿瘤大多数为偏心的，典型的是骨巨细胞瘤。骨皮质的病变有助于诊断非骨化纤维瘤。

良性及恶性骨肿瘤都对骨有破坏作用，只是破坏程度和性质不同。一般良性骨肿瘤在骨内膨胀性生长，可以使骨皮质变薄，但不破坏骨皮质，维持其完整性。良性骨肿瘤骨破坏边缘清晰、锐利，多数有硬化边缘，病变与正常骨分界明确，如内生软骨瘤、骨囊肿。良性骨肿瘤仅少数有整齐少量的骨膜反应，而无 Codman 三角（骨膜三角）。良性骨肿瘤多无软组织包块。

恶性骨肿瘤在骨皮质及髓内都呈现浸润性骨破坏，病变多与正常骨界限不清，无明确破坏边界，无硬化边缘，骨膜反应有各种形态，如葱皮状、梳状、多层状，还有 Codman 三角。恶性骨肿瘤由于生长迅速，一般都有软组织包块，并且与周围组织界限不清。

（二）X 线表现

X 线平片通常反映了骨肿瘤的基本病变。有些肿瘤表现为骨的沉积，统称为反应骨。这种肿瘤细胞产

表 1-1-2　骨肿瘤的分子异常

骨肿瘤分类名称	分子检测靶点				发病频率
	基因突变	基因重排	基因缺失	基因扩增	
软骨源性肿瘤					
奇异性骨旁骨软骨瘤样增生	—				
骨膜软骨瘤	IDH1p. Arg132Cys				80%（奥利尔病）
内生软骨瘤	IDH1/IDH2				95%
骨软骨瘤			EXT1/EXT2		>90%
软骨母细胞瘤	H3F3B K36M				90%
软骨黏液性纤维瘤		6q24（GRM1 蛋白表达）			54%
骨软骨黏液瘤					
滑膜软骨瘤病		FN1-ACVR2A ACVR2A-FN1			
中心性非典型软骨的肿瘤 / 软骨肉瘤 1 级	IDH1/IDH2				50% ~ 78%
外周继发非典型软骨肿瘤 / 软骨肉瘤 1 级					
中心性软骨肉瘤，2 ~ 3 级	IDH1/IDH2				30% ~ 50%
外周继发软骨肉瘤，2 ~ 3 级					
骨膜软骨肉瘤					
透明细胞软骨肉瘤					
间叶型软骨肉瘤		HEY1-NCOA2 IRF2BP2-CDX1			>90% 病例报告
去分化软骨肉瘤	IDH1/IDH2				60%
骨源性肿瘤					
骨瘤					
骨样骨瘤		FOS/POSB			
骨母细胞瘤		FOS/POSB			100%

续表

骨肿瘤分类名称	分子检测靶点				发病频率
	基因突变	基因重排	基因缺失	基因扩增	
低级别中心性骨肉瘤	SATB2			MDM2/CDK4 (12q13-15)	89%
普通骨肉瘤	TP53				55%~88%
软骨母细胞型骨肉瘤					
纤维母细胞型骨肉瘤					
骨母细胞型骨肉瘤					
毛细血管扩张型骨肉瘤					
小细胞型骨肉瘤					
骨旁骨肉瘤	MDM2/CDK4			MDM2/CDK4	85%
骨膜骨肉瘤					
高级别表面骨肉瘤					
继发性骨肉瘤	SQSTM1（佩吉特骨病）ZNF687（佩吉特骨病）				家族性20%~50%；散发性10%~20%
尤因肉瘤（尚未纳入骨源性肿瘤，分为骨尤因肉瘤和骨外软组织尤因肉瘤）		EWS-FLI1 t(11;22)(q24;q12)			85%~90%
		EWS-ERG t(21;22)(q22;q12)			10%
		EWS-FEV t(2;22)(q35;q12)			<1%
		EWS-ETV1 t(7;22)(p22;q12)			<1%
		EWS-E1AF (ETV4) t(17;22)(q12;q12)			<1%
		EWS-POU5F1 t(6;22)(p21;q12)			

续表

骨肿瘤分类名称	基因突变	基因重排	基因缺失	基因扩增	发病频率
		分子检测靶点			
		EWS-ZNF444			< 1%
		EWS-SMARCA5 t (4;22) (q31;q12)			< 1%
		EWS-ZSG t (6;22) (p21;q12)			
		EWS-SP3 t (2;22) (p21;q12)			< 1%
小圆细胞有 EWSR1 但无 ETS 融合（尤因样肉瘤）		*EWS-NFATC2* t (20;22) (q13;q12)			不详
		FUS-NFATC2			极少见
		EWSR1-PATZ1			极少见
CIC 肉瘤（尤因样肉瘤）		*CIC-DUX4 exon 2* t (10;19) (q26;q13)			95%
		CIC-DUX exon 1 t (4;19) (q35;q13)			
		CIC-FOXO4			5%
		CIC-LEUTX			
		CIC-NUTM1 t (15;19) (q14;q13)			中枢神经系统周围多见
		CIC-NUTM2A			
BCOR 肉瘤（尤因样肉瘤）		*BCOR-CCNB3*			> 90%
		BCOR-ITD			极少见
		Y W H A E - N U T M 2 B （*ZC3H7B-BCOR*） *BCOR* 内部复制			

续表

骨肿瘤分类名称	分子检测靶点				发病频率
	基因突变	基因重排	基因缺失	基因扩增	
纤维源性肿瘤					
骨的促结缔组织增生纤维瘤					
骨的纤维肉瘤					
血管源性骨肿瘤					
骨的血管瘤					
骨的上皮样血管瘤		FOS/FOSB			59%（骨），整体上皮样肉瘤的重排率为1/3
骨的上皮样血管内皮瘤		WWTR1-CAMTA1 t（1；3）（p36；q25）			89%～100%
		YAP1-TFE3			极少见
骨的血管肉瘤					
富于巨细胞的破骨细胞肿瘤					
非骨化性纤维瘤	KRAS和FGFR1				＞80%
动脉瘤样骨囊肿		USP6 17p13.2			70%
骨巨细胞瘤	H3F3A p.G34W/L RANKL				96%
恶性巨细胞瘤	H3F3A G34 TP53 过表达				90% 10%
脊索肿瘤					
良性脊索细胞瘤					
普通型脊索瘤	Brachyury（TBXT）（蛋白表达）		CDKN2A		98%
去分化脊索瘤					
极差分化的已分化脊索瘤			SMARCB1/INI1		

续表

骨肿瘤分类名称	分子检测靶点				发病频率
	基因突变	基因重排	基因缺失	基因扩增	
其他间叶来源骨肿瘤					
胸壁间叶性错构瘤					
单纯骨囊肿					
骨纤维结构不良					
骨的脂肪瘤和蛰伏脂肪瘤					
纤维结构不良	GNAS				95%, p.R201H 和 p.R201C; 5%, Q227L
纤维软骨的间质瘤	缺乏 GNAS/IDH 突变				
骨纤维结构不良样釉质瘤					
釉质瘤（经典型和去分化型）				无 MDM2 扩增	
骨的平滑肌肉瘤					
多形性未分化肉瘤					
骨转移癌					
造血来源骨肿瘤					
骨的孤立性浆细胞瘤		Ig 轻链和重链基因的重排			
原发骨非霍奇金淋巴瘤		BCL2/BCL6/MYC			20%; 14%; 10%
朗格汉斯组织细胞增多症	MAPK 通路基因突变				>85%
Erdheim-Chester 病	BRAF p.Val600Glu				50%～60%
Rosai-Dorfman 病					
基因源性骨与软组织肿瘤综合征					
内生软骨瘤病	IDH1 突变				>90%
利弗劳梅尼综合征	TP53				
纤维性骨营养不良综合征					
多发骨软骨瘤病	EXT1/EXT2				70%～95%
神经纤维瘤病 1 型	NF1		NF1（5%）		95%
Rothmund-Thomson 综合征	RECQL4				RTS 2 型特异
沃纳综合征	WRN				

生类骨，或称为肿瘤骨。有些肿瘤表现为骨破坏或吸收，也有肿瘤两种表现兼而有之。

在骨内生长缓慢的病损也可侵蚀骨皮质，同时刺激骨膜产生新骨，骨膜增生呈袖口样或三角样沉积，形成膨胀性骨病损。若骨膜被瘤顶起，可在骨膜下产生新骨，这种骨膜反应称 Codman 三角，多见于骨肉瘤。若骨膜的掀起呈阶段性，这样就形成了同心圆或成层排列状骨沉积，X 线表现为"葱皮"现象，多见于尤因肉瘤。若恶性肿瘤生长迅速，超出骨皮质范围，同时血管随之长入，从骨皮质向外放射，肿瘤骨与反应骨沿放射状血管方向沉积，表现为"日光射线"形态。

有些生长迅速的肿瘤很少有反应骨，X 线表现为溶骨性缺损，常见于溶骨性骨转移。但也有一些原发性肿瘤，如前列腺癌，可激发骨的成骨性反应，称为成骨性转移。有时骨因破骨性吸收而破坏，很容易发生骨折，X 线平片可见病理性骨折。

（三）其他影像学检查

计算机断层成像（CT）常用于了解恶性骨肿瘤有无肺转移，并可提供病损的横断面影像，因而对于骨肿瘤可确定瘤骨以及软组织病变的范围。磁共振成像（MRI）能更清楚反映肿瘤对软组织的累及范围和髓腔内肿瘤蔓延的范围，常用于术前规划。^{99m} 锝骨显像可明确病损范围以及骨转移病灶。正电子发射计算机断层成像（PET/CT）为评估全身肿瘤进展情况提供了帮助。

第二节　骨肿瘤的外科分期

近年由于化学治疗、放射治疗、放射线定位以及重建外科的发展，改变了治疗恶性肌肉骨骼肿瘤以截肢为主的方法，增加了挽救肢体的可能性。由于单独用化疗和放疗都不能获得长期对大体积实体瘤的控制，因此外科手术一直是重要的治疗步骤。目前手术种类较多，如何在相同的医学参数下选择手术，同时比较它们的结果，需要一个外科分期系统以进行危险程度的评估，促进交换信息和协作。这一肌肉骨骼肿瘤外科分期系统（Enneking，1986）又称 Enneking 分期，基于外科分级（grade，G）、肿瘤部位（tumor，T）、转移（metastasis，M）的分期（表 1-2-1）而制订。外科分级可分良性（G0）、恶性低级（G1）和高级（G2）；肿瘤部位分为间隙内（T1）和间隙外（T2）；转移分为无远隔转移（M0）和远隔转移（M1），淋巴结转移较少见，可视为远隔转移。外科分期系统主要作用包括以下几方面。①辅助诊断。②明确肿瘤发展的时期（阶段），按局部复发及远隔转移的危险性分出层次级别，为外科处理提供重要依据。③将肿瘤分期与手术指征、辅助治疗联系起来。④提供可比较的相同医学参数，评价肿瘤的手术或非手术治疗效果。

表 1-2-1　肌肉骨骼肿瘤的分期

性质	分期
良性	1. 静止性；2. 活动性；3. 进行性
恶性	Ⅰ. 低度恶性，无转移
	A. 间室内；B. 间室外
	Ⅱ. 高度恶性，无转移
	A. 间室内；B. 间室外
	Ⅲ. 低度或高度恶性，有转移
	A. 间室内；B. 间室外

一、辅助诊断

1. 临床资料　包括症状、肿瘤生长速度、肿瘤大小及血供情况等。

2. 影像诊断　X 线平片是基础，可显示骨骼病灶，分析它是原发还是转移灶，边界及破坏类型，反应骨形成及数据。骨扫描可用于发现跳跃灶及随诊，但它缺乏特异性，镓扫描能观察炎症反应和假包膜；CT 可观察皮质侵犯、骨质情况、基质钙化与骨化以及肺转移情况。MRI 可观察髓内范围、瘤的软组织部分及瘤与主要血管神经系统的关系。动脉造影可显示新生血管的数量和分布，目前主要用于判断肩部及盆腔器官与瘤体的关系，了解必须切除的血管、神经，并进行修复的设计和确定动脉灌注化疗或栓塞治疗的位点。

3. 活体组织检查及病理学诊断

二、骨骼肌肉肿瘤的外科分级

外科分级反映了肿瘤生物学行为及侵袭程度，表明肿瘤生长扩伸至囊外、卫星灶形成、区域性和远隔转移的危险性。这些危险性体现在手术后的局部复发和转移。外科分级取决于肿瘤的临床病程、影像表现、实验室检查和组织学形态表现，病变可分成 G0（良性）、G1（低度恶性）和 G2（高度恶性）。

（一）良性病变

从组织学和放射学来看，良性病变表现为分化较好，无细胞异形性、无核分裂象，位于囊内，周围无反应，增长中有钝性的压力，很少破坏自然屏障。虽然一些侵袭性稍大的病变可穿透包囊并侵入囊外组织，但是没有卫星灶和区域性跳跃转移或远隔血行或淋巴转移。病变自然退化愈合或增长导致局部破坏（表 1-2-2）。

表 1-2-2　肌肉骨骼良性肿瘤分级

	1. 静止性	2. 活动性	3. 进行性
分级	G0	G0	G0
部位	T0	T0	T0 ~ T1
转移	M0	M0	M0 ~ M1
临床经过	静止、自愈	进行性生长，限于骨与筋膜内	进行性生长，破坏骨与筋膜
X 线分级	Ⅰ A	Ⅰ B	Ⅰ C
放射性核素扫描	均匀吸收	病区吸收量增加	吸收量增加超过病区
血管造影	无新生血管反应	少量新生血管	中等数量新生血管
CT	边缘清楚完整，包膜、密度均匀	边缘清楚，囊壁薄，密度均匀	边缘不清，扩至囊外、间室外，密度不均匀

（二）低度恶性病变

相当于 Broders Ⅰ、Ⅱ级，是分化较好的肿瘤，细胞 / 基质比例低，有几个分裂象和中度的细胞异形性。不完全被假性囊包裹，并有中度的反应组织带，后者由中胚层细胞构成，有很少量的血管、神经和炎性成分。在反应带中有游离的卫星灶，病变穿透假囊缓慢生长，不受接触抑制的限制，最终破坏屏障。病变不产生跳跃转移，但是经过长时间后，可有远隔转移，瘤体生长缓慢，局部的扩张能导致死亡，但 5 年内远隔转移的发生率较低。

（三）高度恶性病变

相当于 Broders Ⅲ、Ⅳ级，镜下分化不良，细胞 / 基质比例高，分裂象多，常有坏死和微血管侵入。病变突破假囊壁，周围有厚的反应带，新生血管和炎症浸润明显，该反应带里有卫星灶，而在原间室内有跳跃灶，容易穿过自然屏障延伸，转移的危险性大（表 1-2-3）。

表 1-2-3 肌肉骨骼恶性肿瘤分期

	ⅠA	ⅠB	ⅡA	ⅡB	ⅢA	ⅢB
分级	G1	G1	G2	G2	G1～2	G1～G2
部位	T1	T2	T1	T2	T1	T2
转移	M0	M0	M0	M0	M1	M1
临床经过	有症状 生长慢	有症状 生长慢	有症状 生长快	有症状 生长快 病理性骨折	全身症状 可扪到结节 肺转移	
放射性核素扫描	吸收量增加	吸收量增加	吸收量增加，超过X线范围	吸收量增加，超过X线范围	吸收量增加	
X线分级	Ⅱ	Ⅱ	Ⅲ	Ⅲ	Ⅲ	
血管造影	轻度新生血管反应	轻度新生血管反应	新生血管显著增多，侵及神经血管束	血管增生增多，累及神经血管束	血管增生	
CT	边缘不规则包膜破裂仍在间室内	扩向间室外	假包膜破裂，间室内	假包膜破裂，间室外	淋巴结肿大	

骨骼肌肉的恶性肿瘤与临床放射和组织学的分级标准是密切联系的。但是必须注意，外科分级不是单纯的组织学分级，有时从年龄、部位、增长速度、症状和（或）影像学表现得到的信息，比从组织学获得的依据更多。虽然有外科分级，但是每一个肿瘤都要依据其自身的临床和病理特性来分析。例如，不是所有骨旁肉瘤都是低度恶性的，经典的骨肉瘤也不全是高度恶性的。常见骨与软组织肉瘤（表 1-2-4）可分为Ⅰ期（G1，低度恶性）和Ⅱ期（G2，高度恶性）。

表 1-2-4 常见骨与软组织肉瘤的外科等级

低度恶性（G1）	高度恶性（G2）
骨旁骨肉瘤	典型骨肉瘤
骨内骨肉瘤	放射后肉瘤畸形性骨炎继发性肉瘤
继发性软骨肉瘤	原发性软骨肉瘤
骨纤维肉瘤、卡波西肉瘤	恶性纤维组织细胞未分化原发性肉瘤
骨巨细胞瘤	骨巨细胞肉瘤
血管内皮瘤	血管肉瘤
血管外皮瘤	血管外皮肉瘤
黏液样脂肪肉瘤	多形性脂肪肉瘤、神经纤维肉瘤
腱鞘透明细胞肉瘤	横纹肌肉瘤
上皮样肉瘤	滑膜肉瘤
脊索瘤	
牙釉质瘤	
腺泡样软组织肉瘤	腺泡样软组织肉瘤
其他和未分化的肿瘤	其他和未分化的肿瘤

外科分级是衡量病变生物学行为和划定外科手术边界的标准，应根据解剖部位和范围，划定外科手术边界，并判断不同的手术边界所具有的危险性。解剖部位分为病变在囊内；或扩展出包囊进入反应带，但是限制在一个解剖间室内（限制肿瘤扩展的自然屏障）；或跃出囊外进入反应带，并同时穿透自然屏障进

入开阔的屏障外间隙。外科手术部位分为囊内（T0）、囊外间室内（T1）、囊外间室外（T2）。确定恶性肿瘤位于解剖间室内或间室外，是影响预后的重要因素。与组织学的分级或组织发生学的分型一样，自然的结缔组织屏障包括皮质骨、关节软骨、关节囊、腱鞘囊、主要筋膜间室、韧带的起点与附着点。

相比之下，间室外的筋膜空隙和平面，都是蜂窝组织。不能限制肿瘤扩展。由于所有的主要血管、神经位于间室外空隙内，侵犯它们的病变，容易快速且不受限地扩展。病变的大小不是决定预后的关键因素，间室却与预后密切相关。然而，大肿瘤可在间室内，小肿瘤可在间室外。移位的主要血管、神经常提示间室外的扩展，但是如果上述移位结构被自然屏障隔开，移位的本身不影响预后。一个低度恶性的病变可距离主要血管神经几毫米，若是被筋膜隔开，术中就可以将其分离，而无需切除。相反，高度恶性的病变反应带可侵袭这些仅距病变假包囊几毫米的重要结构，而必须将其切除。判断病变是否包容在间室内，比病变大小以及与大血管、神经的距离对手术危险性的影响更大。

第三个主要因素是有无转移，它与预后和手术的计划有关。肉瘤主要转移至肺部，局部淋巴转移少见，它们都提示病变失控，延长存活的机会很少。

根据解剖定位和有无转移，可将骨骼肌肉肿瘤分级。

良性肿瘤分期用阿拉伯数字 1、2、3 表示，1 期（静止）病变，临床上无症状，放射学及组织学所见良性（G0），位于完好的囊内（T0），可以在间室内或间室外，没有转移（M0）；2 期（活动）病变，组织学上也是良性（G0），位于囊内（T0），没有转移（M0）；3 期（侵袭）病变，组织学良性（G0），超出包囊外（T0），有时扩展到间室外（T1），一般无转移（M0），偶尔可发生转移（M1）。

恶性肿瘤分期用罗马数字 Ⅰ、Ⅱ、Ⅲ 表示。每期又分为 A（间室内）和 B（间室外）两组，以区分位于自然屏障内或外。Ⅰ A 期病变是低度恶性（G1），间室内（T1），无转移（M0），Ⅰ B 期病变仍是低度恶性（G1），间室外（T2），无转移 M0）；Ⅱ 期是高度恶性（G2），Ⅱ A 病变位于间室内（T1），Ⅱ B 期指病灶位于间室外（T2），均无转移（M0）；Ⅲ 期是指发生了局部或远隔转移（M1），绝大多数是高度恶性肿瘤（G2），也有低度恶性肿瘤（G1）发生转移。字母 A 与 B 的意义是区分间室内或间室外（T1 或 T2）。恶性病变约 30% 属 Ⅰ 期，60% 属 Ⅱ 期，10% 属 Ⅲ 期。室内的 Ⅰ 期病变间占 60%，间室外约占 33%；Ⅱ 期室外病复占 90%，室内病复占 10%。

第三节　骨肿瘤的治疗

一、活体组织检查（活检）

为了明确诊断及制订治疗方案，术前病理活检非常重要。这对首诊肿瘤及随后的肿瘤分期都是极为重要的。对于大多数病例而言，单纯影像学诊断是不够的。套管骨穿刺针取材活检方法简便易行，大部分患者能明确诊断。一般认为，穿刺活检可以降低肿瘤污染局部组织和出血等并发症。骨肿瘤穿刺活检的准确率可以达到 90% 以上。穿刺活检失败时可改用切开活检。选择活检切口必须十分慎重，应注意切口应与正式手术的切口一致，以便于在最终的手术中切除穿刺针道或活检切口（Simon，1997）。

（一）穿刺活检

穿刺活检相对安全、简单、省时，损伤相对较小，污染机会小，但缺点是组织标本过少，容易导致病理诊断的困难，对于较致密的质硬肿瘤常无法取到标本。穿刺点应选择在手术切口上，术中应予切除。穿刺入路最好远离重要的神经血管，必要时可在 CT 引导下穿刺。采用细针、核芯针穿刺或切开活检都有可能造成活检路径中藏匿恶性肿瘤细胞。所以，最终肿物的切除需要包括活检的路径、所有的医源性污染区，并整块切除骨肿瘤。活检最好通过一个肌肉间室，尽量避免暴露肌间隙神经血管结构，以免其被肿瘤污染。由于肉瘤可以在软组织及骨组织中种植转移，所以活检操作不当会影响后期的保肢手术和治疗。如果经验不足的骨与软组织外科医生进行活检时选择位置不佳，会使并发症的风险提高 3～4 倍。这会导致不必要的手术或增大手术难度，对一些病例而言，甚至无法行保肢术而改行截肢术。

（二）切开活检

活检的金标准是传统的开放式活检，但对髋臼骨内病变和坐骨病变进行切开活检往往十分困难。操作时应十分仔细，肉瘤可以在结缔组织，包括脂肪、肌肉、肌腱及骨组织中种植转移，所以技术失误会影响今后的保肢手术和治疗。活检最好在手术室麻醉下操作，保证在无菌条件下取出足够的标本。切开活检的切口应该选用纵切口且位于广泛切除手术的切口上。术中强调无瘤操作以避免肿瘤污染，在肢端操作时要避免骨折。如果需在骨皮质上钻洞，洞应圆滑无棱角，以减少术后骨折的机会。活检只能通过一个肌间隙，尽量避免暴露肌间隙的筋膜和神经血管结构，以免被肿瘤污染。肿瘤附近不要使用深部拉钩，以免肿瘤细胞扩散。术中出血应该用高频电刀完全控制，皮质骨渗血应该用骨水泥填塞。肿瘤表面的肌肉和支持带必须仔细缝合。活检术后出血应采取引流而不是用弹性绷带包扎。

与骨软组织肿瘤病理学家的合作对组织学的诊断十分重要。外科医生应该提供典型的肿瘤组织标本，标本应该有一定的数量，不应该用钳夹，保持清洁，迅速固定。如果病灶内有软骨成分，标本一定要含有皮质骨成分，在低度恶性软骨肉瘤病例中，诊断恶性肿瘤的唯一依据就是肿瘤组织沿小管渗透并侵犯皮质，这一特点难以根据少量肿瘤组织而发现。

二、新辅助化疗

近二十年来，恶性骨肿瘤的治疗取得了很大进步，在很大程度上，这是由于化疗的开展及逐渐完善，特别是新辅助化疗（neo-adjuvant chemotherapy）的应用。以骨肉瘤、尤因肉瘤为代表的恶性骨肿瘤，在开展化疗之前其主要治疗方法是截肢或局部广泛切除和足量的放疗，这些治疗常导致患者终身残疾，生存率不足20%，且局部复发率很高。直到在治疗中增加了辅助化疗，其预后才有了实质性的提高。

辅助化疗一般是指在手术控制局部肿瘤后应用抗肿瘤药物来治疗可能转移至肺、骨骼、淋巴结和其他部位的微小病灶。在大量的临床实践中已证明辅助化疗对骨肉瘤、尤因肉瘤非常有效，五年存活率有了显著提高（Jaffe，1978）。20世纪70年代另一重大化疗进展是术前化疗的出现，随后称之为新辅助化疗（Rosen，1979）。从此化疗不再是单纯为了提高患者的生存率、减少局部复发和转移率，同时也是为了提高保肢率。Rosen（1982）指出，新辅助化疗并非"术前化疗＋手术＋术后化疗"的简单模式，它包含经术前化疗后对患者及肿瘤的全面评估：要注意疼痛的减轻、肿块的缩小程度以及影像学上病灶边界是否变得清晰、骨硬化是否增多、肿瘤的新生血管是否减少。术前化疗后对手术切除标本进行病理分级，化疗后肿瘤细胞坏死率大于90%的患者，5年生存率可达80%～90%，而坏死率小于90%者则低于60%（Rosen，1982；Picci，1994）。因此，如出现后一种情况应调整术后化疗方案。自20世纪90年代初以来新辅助化疗已成为骨肉瘤的标准治疗方案。新辅助化疗能早期对微小转移灶进行治疗，对原发肿瘤也有作用，有利于随后的保肢治疗，还可能通过评估肿瘤对化疗的反应，提供体内化疗敏感性试验的信息（Meyers et al，1992，1998）。

三、外科治疗原则

（一）良性骨肿瘤

对良性骨肿瘤除分析临床经过、X线特点和病理性质外，还应根据骨肿瘤的外科分期，通过同位素扫描、血管造影和CT检查，对肿瘤的生长速度、侵袭性进行了解，以确定肿瘤处于静止期、活动期抑或是侵袭期。从而选择合适的手术方法，以减少复发，提高治愈率。因此Enneking外科分期和手术选择使良性骨肿瘤的治疗更具科学性。

1. 刮除植骨术与骨水泥填充　刮除植骨术是一种传统的治疗良性骨肿瘤的方法。通过这种手术，许多良性骨肿瘤和瘤样病变得到治疗。但是传统的刮除植骨术具有两个问题：其一，肿瘤的切除是进入病灶完成的，刮除后的空腔壁遗留肿瘤组织，手术不彻底使部分患者术后出现局部复发，依病种和生物学特性不同，复发率甚至可高达 20% ～ 50%；其二，许多病变刮除后骨壳不坚固，植骨后要有长时间的外固定，去除固定后关节功能锻炼不好者将遗留有功能障碍。出现这些问题主要是由于手术显露不充分、病灶清除不彻底、骨修复不全所致。术中病灶所开骨窗要充分，要显露出病灶的上下极，骨窗纵向长度应与病灶的长短一致，便于在直视下刮除病灶各个角落，尤其是对于内壁有较多骨嵴凹陷的病变，应彻底清除骨嵴和硬化骨质，否则是复发和影响新生骨与宿主骨完全愈合的重要因素。多数报道认为，采用苯酚、乙醇、高渗盐水等辅助措施可有效降低良性肿瘤的局部复发率（Niu，2012；Klenke et al，2011）。

填充材料中以自体骨最好，可获得较好的生物学修复，但取材量有限；异体骨松质骨的优点是取材量大，也可达到生物学修复，但有时可出现排异反应，其效果不如自体骨。当病变体积小于 60 ml 时，异体骨可以达到较好的愈合。但当病变较大时使用异体骨，有 1/3 的病例可能出现愈合不佳。二者的共同缺点是都需要较长时间的愈合和功能练习，因而疗程长。使用人工材料填充已有百余年历史。应用聚甲基丙烯酸甲酯（简称骨水泥）治疗骨肿瘤始于 1969 年，由 Vidal 首先报道，随后又有许多医生用骨水泥填充治疗良性骨肿瘤和瘤样病变获得成功，并使复发率明显下降。骨水泥填充骨肿瘤刮除后的空腔，目前在国内外已普遍使用，它可获得较好的关节功能并降低复发率（10% ～ 15%）。这是因为：①骨水泥聚合散热，且骨水泥单体的毒性有杀灭肿瘤细胞的作用，虽然是囊内切除，但可获得邻界切除的效果。②骨水泥能很快与骨腔壁牢固结合并即刻有一定的强度，患者可以早期开始关节活动，早期负重，缩短疗程，获得较好的关节功能。③多年经验证明，骨水泥填充骨空腔没有增加感染、恶变和松动的出现。需要注意的是在负重肢体骨内填充骨水泥，为防止骨与骨水泥界面处发生骨折，应做适当的金属内固定。另一种常用的填充材料是"人工骨"或骨替代物，包括以往常用的羟基磷灰石以及近年来使用的硫酸钙、生物活性玻璃等人工替代品。它们与冻干异体骨一样起到骨传导作用，但没有传播疾病的危险。

对良性骨肿瘤进行刮除手术时应注意：儿童期的孤立性骨囊肿刮除后极易复发，应行保守治疗，部分患者可治愈，对 13 岁以后保守治疗无效者再做刮除术；纤维异样增殖症的外科治疗比较复杂，单纯刮除植骨术效果不好，尤其对少年儿童的下肢病变，采用髓内针内固定或皮质骨（腓骨）植入效果较好；对骨巨细胞瘤应进行彻底刮除及辅助治疗以降低复发率。

2. 肿瘤边缘性切除　有时对于一些良性骨肿瘤也采用边缘切除。例如骨软骨瘤、骨样骨瘤，由于肿瘤位于骨表面或需要切除周围部分反应骨，所以可进行边缘性切除。对于骨化性纤维瘤等刮除后极易复发的良性肿瘤也应进行边缘切除。

（二）恶性骨肿瘤

以治愈为目的的手术要在切除肿瘤和保留功能之间找到最佳的平衡点。高位截肢肯定是最彻底的手术方式，但是会导致术后严重功能损失。与保肢手术相比，虽然治愈率略高，但是两者在统计学上并没有显著性差异。截肢术后肿瘤的局部复发率在 1% ～ 3%，术后由于并发症而需要再次手术的比例也远比保肢手术低。截肢术后一般不需要进行放疗。术中可以应用远端的正常组织来延长肢体或者将截肢部位塑形，以利于更好地接受假肢。材料学、电子和软件技术的发展提高了假肢的质量，即使高位截肢的患者也能有比较好的功能。经股骨及以远部位的截肢患者术后可以跑步、滑雪以及接触性的体育活动等高强度的运动。当然，和截肢手术相比，肢体肿瘤患者一般更愿意选择保肢手术。

1. 保肢手术的适应证和禁忌证　恶性骨肿瘤的保肢治疗具有一定的适应证：①具有较好的软组织条件，可以满足肿瘤学广泛切除的要求，肿瘤切除后保留下来的软组织结构能稳定重建的关节，能较好地恢复肢体主动活动功能；②主要神经血管束未被侵犯，肿瘤能获得最佳切除边界，由于化疗可以缩小肿瘤的外科边界，临床证明在此基础上对肿瘤实施广泛切除，也可达到局部根治的目的；③全身情况良好，无广泛转移或严重感染；④患者积极要求进行保肢治疗。对于瘤体巨大、恶性程度高、软组织条件不好、主要神经或血管受侵犯、反复复发的肿瘤应考虑截肢治疗。

2. 保肢治疗的切除原则　由于化疗可以缩小肿瘤的外科边界，因而可在此基础上实施广泛切除，即最佳边界切除，这样既保留了一个有功能的肢体，又可达到局部根治的目的。保肢手术最基础的要求是肿瘤大块切除，原则上是在肿瘤所有方向上都保留一层正常组织，这种切除一般属于广泛切除，有时也可边缘性切除，特别是在肿瘤与神经、血管之间。为避免肿瘤组织遗留和术中扩散，原则上切除的组织应包括肿瘤和周围正常软组织以及活检切口周围的软组织。即在正常组织内手术，避免手术器械直接接触肿瘤。骨的截除水平应距骨肉瘤两端 3 ~ 5 cm，此水平可根据 X 线平片、CT、MRI 图像确定。因骨肉瘤一般位于关节附近，所以关节腔内可有反应性积液，但肿瘤并未侵入关节可采用经关节内切除，如术前已明确肿瘤侵入关节，应采用经关节处切除。

对高度恶性骨肿瘤，应切除肿瘤累及范围远端加上 2 ~ 5 cm 的安全带，术后辅以化疗是常规的治疗方式。对于截骨线距离肿瘤边缘的长度，需要参考术前化疗的效果。如果术前化疗效果好，表现为肿瘤体积明显缩小，影像学检查肿瘤边缘变得清楚、血供减少、周围水肿带减轻，这种情况下，截骨线距离肿瘤边缘的长度可以减少，2 ~ 3 cm 就是安全边界。反之，如果术前化疗效果不好，肿瘤增大，距离肿瘤边缘的截骨长度就要加长，可能需要 4 ~ 5 cm 以上。术前采用 MRI 检查对肿瘤累及范围进行细致的定位，确定截骨线，对于某些术前化疗效果好的儿童骨肉瘤，甚至可在距离肿瘤 5 mm 之外截骨并保留骨骺和骺线，术后患者恢复快，保留了骨骺的生长能力，减少了将来肢体不等长的程度。神经和血管受累也不是保肢手术的禁忌证，通过肿瘤切除术后血管移植或人工血管重建，患者仍有可能保留一个有功能的肢体，神经移植或吻合的功能恢复效果要差一些。大多数研究的结果显示保肢手术的肿瘤局部复发率低于 8%。但是位于骨盆等深部的肿瘤以及位于腋窝的肿瘤局部复发率要高。这些肿瘤在就诊时往往就已经很大，并且在切除脊柱和骨盆周围的肿瘤时也不允许切除周围大量的正常软组织，因此复发远比肢体肿瘤多见，术后患者的功能损失也比较大，治愈率相对较低。对于肿瘤周围的肌肉软组织切除范围的标准也难以准确规划。以一个煮鸡蛋为例，如果肿瘤是鸡蛋黄，原则上就要切除一个整鸡蛋，外面有鸡蛋清包裹。但是，在肿瘤贴近血管神经的位置，就不可能整个切除。在贴近神经血管的部位，可能只切除了薄层肌肉或筋膜组织。按照广泛切除的原则，理论上，只要在正常组织内切除肿瘤，哪怕距离肿瘤只有 1 mm 的正常组织，也会有效降低局部复发率。对恶性骨肿瘤患者进行保肢治疗仍然是外科手术的主要努力方向。保肢治疗的主要目标是在保留肢体的同时，肿瘤局部复发率不能明显高于截肢的局部复发率。任何为了保肢而牺牲肿瘤安全切除边界的做法都是不正确的。一般情况下，四肢保肢治疗的肿瘤局部复发率应该控制在 5% ~ 10%。

3. 保肢手术的重建方法　重要功能的骨切除后要进行重建。理想的重建最好能同时建立骨的功能和稳定性，不会出现折断和松动，不增加感染机会，不影响术后进一步治疗。但是实际上所用的重建方式都不能完全达到上述要求。有多种恶性骨肿瘤的保肢重建方法应用于临床，需要根据患者的年龄、部位、功能要求等条件进行综合选择。常用的重建方式包括定制式或组配式人工关节假体、异体骨移植、自体骨移植、异体骨自体骨复合移植、灭活再植、关节融合术等。

（1）自体骨移植：包括带血管蒂或者不带血管蒂的大块自体骨移植，如腓骨和髂骨；局部骨转移移植，通过邻近骨干的纵形截骨、滑动桥接固定，同时采用自体骨及骨形成材料填充修复骨缺损；自体灭活骨移植，即肿瘤切除的自体骨通过高温灭活将所有的细胞灭活后，原位植回，然后采取和异体骨同样的固定方式固定。撑开牵引骨延长技术。

游离的带血管蒂自体骨移植有一定优点。移植骨有血供，因此和异体骨相比，有较强的抗感染能力。骨植入后能够继续生长，并且可以塑形。如果移植骨包含骨骺，骨可以生长、延长，在儿童可以随时间重新塑形。带关节面的腓骨近段可以用来修复桡骨远端骨缺损以重建腕关节功能，也可修复肱骨近段以重建肩关节。但是，取骨部位有时候会出现比较严重的并发症，并且如果移植的腓骨承受较大的应力时，容易发生骨折。术后长时间内要避免负重或者使用支具以避免骨折。骨愈合后，长期的关节功能比较满意。

局部骨转移适用于骨缺损范围较小，或者用于关节融合术。将骨干纵形截开，滑动至截骨区，采用螺钉或者其他的固定方式固定，周围填充自体骨。术后要采取一定的措施避免应力性骨折。不带血管蒂的髂骨或者腓骨可以用于填充缺损，尽管修复后的骨直径和原来的骨不匹配，但是随着时间的延长，植骨区会不断地修复，直至塑形成完整的骨干结构。该方如法的优点在于不需要将骨端严密的吻合，不需要血管的重建。Wolf 等报道了 73 例采用该方法进行的关节融合术，虽然术后早期的并发症发生率比较高，但是术后 17 年的随访结果表明效果良好。

Ilizarov 发明了一种撑开牵引骨延长技术可以用于长骨的中段缺损。该方法对低度恶性肿瘤及完成化疗的患者比较合适。高度恶性骨肿瘤术后需要进行化疗，导致白细胞减少及患者抵抗力下降，术中使用的皮下螺钉和钢丝会增加感染的机会。但是该方法耗时长，骨不愈合（骨不连）几率也很高，使用较少。

（2）瘤段骨灭活再植：自体肿瘤骨切除后，采用各种方法将肿瘤组织灭活，然后将灭活骨原位植回，重建骨缺损，也是自体骨移植的一种方法。常用的灭活方法包括高温高压灭活（Harrington，1993）、反复液氮冷冻（Tsuchiya，2005）、射线辐照（Uyttendaele，1988）、巴氏灭活（Jeon，2007）、乙醇灭活（Sung，1986）、高渗盐水灭活（Qu，2015）等。其优点是经济、排斥反应低、可恢复原有骨性结构等，但存在局部复发、感染、骨折、骨不愈合、关节退变等缺点。目前使用较多的是采用瘤段骨灭活复合带血管的自体腓骨移植，愈合率高，并发症少，可以长期使用。这种移植方法外形合适，并且有良好的组织相容性。另外在肿瘤灭活过程中，可能保留骨中的某些生长因子，具有诱导骨形成的作用。但是该方法也有不利的一面，肿瘤灭活过程中会导致骨强度降低，并且和异体骨一样，永远也不会重现血管化，并且肿瘤灭活再植也要采用相应的内固定。在发展中国家关节假体和异体骨库建立不完全时，该技术是肿瘤切除术后重要的重建方法。

（3）大段异体骨移植：异体骨移植也是重建骨肿瘤切除后骨缺损的常用方法，其优势是可以为软组织提供附着点。骨免疫学研究表明，新鲜异体骨移植可造成较大的排斥反应，而冷冻可降低这种排斥，干冻则可明显降低移植骨的免疫原性。试验证明冷冻骨比干冻骨有更好的生物力学功能，在挤压的情况下，冷冻和干冻均有可取的生物力学性能。异体骨与宿主骨愈合通常在 4 ~ 6 个月即可有坚固外骨痂，少数要半年以上（Mankin，1996）。

大块异体骨移植存在与自体骨整合的可能，表面可以出现 1 ~ 3 mm 的血管化。但是异体骨整体上仍然为惰性的植入物，不会出现和正常骨骼一样的更新修复能力。因此，异体骨容易出现细微骨折，如果患处承受较大的应力时可能出现骨折。如果在异体骨的基础上使用髓内针或者其他的外固定，异体骨骨折的危险就会大大下降。异体骨和自体骨之间的不愈合率高达 30%。通过骨端的严密吻合、同时进行自体骨移植、使用促进愈合的生物因子以及骨断端加压等可以促进愈合。异体骨和自体骨愈合、表面血管化以后，大块异体骨可以终身提供生物支撑功能。但是大块无活性的异体骨植入体内终身存在感染风险。早期使用异体骨术后感染的发生率为 30%。目前，采用恰当的软组织重建技术以及静脉和抗生素骨水泥的使用，感染率可下降至 5% 左右。

为了克服异体骨移植不愈合、骨折等缺点，Capanna 等（1993）报告了异体骨复合带血管蒂的腓骨联合移植（hot dog）技术。术中将带血管蒂的腓骨移植于异体骨处或者嵌入异体骨之内，随着时间的延长，自体骨逐渐增生，长期效果比较满意。早期异体骨可以提供支撑功能，移植的腓骨可以不断地重塑形和修复提供远期的支撑功能。该方法常用于胫骨上端，同侧的腓骨可以术中同时截骨移植至异体骨旁。

异体骨和假体相比有很多优点。准备异体骨时可以保留软组织附着点，手术时将受体的肌腱、韧带和附着点处缝合，简化了手术操作。保留关节面的异体骨植入后早期的功能相当满意。但是由于关节软骨没有血供，会出现进行性的退化，迟早要进行关节置换术。一组 870 例行大块异体骨移植的报道中，75% 的患者保留了移植骨，其中 16% 的患者进行了关节置换。关节置换可以使用传统的组配式关节，其寿命和常规的关节置换相似。

大块异体骨移植最适合应用于长骨中段的骨缺损。嵌入式异体骨可以替代骨干及干骺端的骨缺损，如果植入骨能够愈合，则能够终身使用。嵌入式异体骨必须在全长范围内使用钢板或者髓内针固定。理想的固定包括使用髓内针，同时在骨吻合端使用钢板加压固定，以提供旋转稳定性。同时使用植骨、骨生长因子、良好的断端吻合以及坚强的内固定，可以使绝大多数病例愈合。异体骨移植的并发症主要包括排斥、感染、异体骨骨折、延迟愈合与不愈合等。异体半关节移植晚期会出现关节退变，最终仍需进行关节置换。

（4）人工假体置换术：现在较多使用的是人工假体置换重建骨缺损。早在 1943 年，Moore 和 Bohlma（Moore et al，1943）用人工假体成功地代替股骨上端骨巨细胞瘤的骨缺损。人工假体重建恶性骨肿瘤切除后大段骨缺损的方法已经被广泛接受，采用金属假体重建的病例数日益增多，较其他重建方法，金属假体重建的优点包括：①内固定物耐用；②术后即刻的稳定性；③较好的短期及长期的功能预后；④术后关节活动度好。最重要的是术后并发症的发生率较异体骨重建低。内固定假体用于关节的优点是骨骼肌稳定性及关节活动可立即恢复。不会出现骨不连，患者活动肢体无需等待骨质愈合，这对于生存期较短的患者十分重要。

目前关节假体多用钛合金或钴铬钼合金制成，一般分为定制型假体和组配型假体。也有使用人工假体与异体骨复合移植进行重建的报道，它既能修复骨缺损，又能重建主要肌肉的附着点，从而获得较好的功能。人工假体重建的优势是可以为患者提供即刻的关节稳定，无需等待骨愈合，早期功能良好，但仍存在感染、远期机械性失败等并发症，需要进行关节翻修。总体上，肿瘤型假体的 10 年生存率为 50% ～ 60%。对于儿童患者，还可以采用可延长假体置换，以解决瘤段切除后的肢体不等长问题。现在已有多种有创或无创可延长假体用于儿童保肢治疗。

与异体移植物一样，内固定假体置换有很多并发症（Mittermayer，2001；Plotz，2002；Frink，2005）。感染发生率为 2% ～ 9%，常常需要取出假体。不同的解剖区域感染发生率不同，以近端胫骨（软组织最少）为最高（Grimer，1999）。所以尽可能多地使用肌瓣或游离瓣会减少感染的发生率。假体再植术常导致深部感染，需要外科清创、放置临时性抗生素浸入的骨水泥及使用静脉注射抗生素等。

造成假体失败的主要原因是无菌性松动，这是内固定假体的特有问题（Unwin，1996；Zeegen，2004）。无菌性松动仍是假体重建主要的并发症。文献报告的无菌性松动发生率为 0 ～ 56%。假体失败发生率与假体部位有关，总体来说，胫骨上段假体失败率最高，肱骨上段假体预后最好。患者年龄也影响假体存活，年轻患者失败率明显增高。切除骨组织的数量也影响假体松动。

在假体的设计上加以改进可以减少松动率。减少应力的假体可以提高假体的使用寿命。老式的假体只容许关节面朝一个方向运动，假体柄受压大，松动率高。旋转铰链式假体可向各个方向运动，受力均匀。压配型非水泥固定假体较水泥型固定可能会减少松动率（Griffin，2005；Pala，2015）。

现代的假体材料和生产工艺实际上可以生产出可用于人体任何部位的组配式假体。组配式假体及相应的组件可以替代从髂骨至胫骨远端的任何部位。这些假体的出现使医生在肿瘤的切除和重建范围上有了更大的选择余地，并且假体材料出现磨损、折断等情况时不需要完全将假体翻修而只需要更新损坏的部分。假体上的多孔长入结构、环状结构、孔洞、编织状高分子材料可以提供软组织附着点。假体和骨之间的结合可以通过骨水泥、假体表面处理、假体锁钉等方法。假体植入后，要注意假体的松动、塑料衬垫磨损、金属碎屑等问题。

（5）复合重建：复合重建即联合使用生物及人造材料，即异体骨移植复合人工关节假体重建（Zehr 1996）。复合重建的优点是异体骨移植可以恢复骨干连续性，人工关节可以重建关节功能。大多数假体的使用寿命 5 年约 70%、10 年 50% ～ 60%，不能满足已治愈患者的需要，还需进行一系列的修改。如果仅使用假体而不考虑保留骨干，骨质丢失会更多，重建会更困难。肿瘤切除后的内固定假体置换经常需要某种程度的生物愈合，如腱性附着、包囊形成及骨生长等，尽可能保证稳定性和功能恢复。生物工程及内固定假体的进展为将来合成重建的发展拓宽了道路。

（6）关节融合术：关节融合术也是肢体恶性骨肿瘤切除后为保留肢体进行重建的一种方法。主要是用于股骨下端或胫骨上端肿瘤切除后的膝关节融合，或肩关节、骨盆等部位的融合。关节融合术适用于肿瘤切除时维持关节稳定和运动的肌肉也同被切除，其他功能重建已不适合，以及需要从事体力劳动的青壮年患者。3D 打印技术的发展使得人工假体与自体骨的融合成为可能，3D 打印技术可以生产出与骨缺损外形匹配、界面采用金属骨小梁结构的人工假体。因此，过去使用自体骨、异体骨的融合技术得以进一步扩展，未来使用 3D 打印人工假体与自体骨融合固定的病例会逐渐增多。

第四节　骨肿瘤术后功能重建的评估

骨肿瘤保肢治疗的技术在不断发展，其主要目标是使患者保留一个功能较好的肢体，所以功能评估有着十分重要的意义，它是对患者进行术后整体评估的重要组成部分，同时是整个治疗过程中不可缺少的部分，因为它可以指导保肢技术的发展，评价重建方法的优缺点，发现重建方法存在的问题，改善患者生活质量等，在多方面起着积极的作用。较为完善的评价系统应该具有实用性、可操作性和较高的可比性。

一、评价方法

随着诊疗技术的进步和骨肿瘤患者生存期的显著延长，肿瘤型膝关节假体置换术后患者功能评价的重要性日益凸显。对患者功能的评价方式也较多，较为公认的有骨与软组织肿瘤学会（Musculoskeletal Tumor Society，MSTS）保肢评分系统和多伦多保肢评分系统（Toronto Extremity Salvage Score，TESS），在儿童患者中，儿科资料收集指南（Pediatric Outcome Data Collection Instrument，PODCI）也辅助用于临床资料采集。除了评价量表外，一些研究还采用描述性评价，如置换术后患者膝关节主动、被动屈曲度数，主动伸膝力量，主动下蹲、起立等动作完成情况等，对评价量表是一种补充，也更加直观。

MSTS93 评分由 Enneking 在 1993 年提出（Enneking，1993），是一种医师主观评分，是基于分析疼痛、功能活动及心理接受程度等全身因素及分析上肢（手的位置、手部活动及抬举能力）或下肢（是否需用外部支持、行走能力及步态）的局部因素而建立的。从疼痛、肢体功能、心理承受度、支具辅助、行走、步态六个方面进行评分，每项 0～5 分，6 个级别，满分 30 分。对每一因素来说分数的确定是基于术后功能重建的程度，而 2 分或 4 分的确定是基于术后功能重建的程度介于已定义的分数之间时检查者的判断。虽然该系统最初是为保肢手术而建立的，但截肢手术的功能评定也可应用该系统。建立该系统的目的是建立一套对全球任何骨肿瘤中心都适用的术后功能重建的评估方法，以便于不同重建手术方法的相互比较。国际保肢学会（International Society of Limb Salvage，ISOLS）及美国骨与软组织肿瘤学会（MSTS）建议使用该评估系统来比较不同保肢手术的术后功能。TESS 评分由 Davis 等（1996）提出，是一种患者主观调查评分系统，主要针对日常生活中的自理能力及活动能力进行评价。该评分系统共有 30 个项目，如日常活动能力的受限情况、自理能力等，患者根据自己的判断选择自认为相关的项目来完成，每个项目的评分为 0、1、2、3、4、5 分共 6 个级别，最后将分数转换为百分数，分数越高说明功能越好，该评分也在临床实践中使用。

目前国际最为通用的是国际保肢会通过、美国骨科医师学会（American Academy of Orthopaedic Surgeons，AAOS）推荐的美国骨与软组织肿瘤学会（MSTS）保肢评分系统。该评估系统最早由评价具体每个部位的功能情况逐步演化为将患者作为整体进行整体的功能评价，如疼痛、功能活动及心理接受程度等全身因素及分析上肢（手的位置、手部活动及抬举能力）或下肢（是否需用外部支持、行走能力及步态）的局部因素而建立的。六种因素的每一种基于建立好的评分标准，分为 0、1、2、3、4、5 分共 6 个级别。对每一因素来说 0、1、3 或 5 分的确定是基于术后功能重建的程度，而 2 或 4 分的确定是当术后功能重建的程度介于已定义的分数之间时基于检查者的判断。虽然该系统最初是为保肢手术而建立，然而截肢手术的功能评定也可应用该系统。建立该系统的目的是建立一套对全球任何骨肿瘤中心都适应的术后功能重建的评估方法，以便于不同重建手术的方法的相互比较（表 1-4-1，表 1-4-2）。

表 1-4-1   骨与软组织肿瘤术后功能重建评估表：下肢

	评分	疼痛	功能	心理承受度	支持物	行走	步态
	5	无	不受限	喜欢	无	不受限	正常
下	4	介于两者之间	介于两者之间	介于两者之间	介于两者之间	介于两者之间	介于两者之间
	3	轻微	轻度受限	满意	支架	受限	轻度异常
肢	2	介于两者之间	介于两者之间	介于两者之间	介于两者之间	介于两者之间	介于两者之间
	1	较重	部分失用	接受	单拐	无户外活动	重度异常
	0	严重	完全失用	不喜欢	双拐	完全不能独立	严重残废

表 1-4-2   骨与软组织肿瘤术后功能重建评估表：上肢

	评分	疼痛	功能	心理承受度	手部位置	手部活动	抬举能力
	5	无	不受限	喜欢	不受限（180°）	正常	正常
上	4	介于两者之间	介于两者之间	介于两者之间	介于两者之间	介于两者之间	介于两者之间
	3	轻微	轻度受限	满意	不能高于肩部或内外旋（90°）	丧失精细运动	受限
肢	2	介于两者之间	介于两者之间	介于两者之间	介于两者之间	介于两者之间	介于两者之间
	1	较重	部分失用	接受	不能高于腰部（30°）	不能捏	需要帮助
	0	严重	完全失用	不喜欢	连枷（0°）	不能握拳	不能

1. 适用于各部位的标准

(1) 疼痛：其分值由疼痛对患者功能的影响程度和量决定。要求记录的内容为患者缓解疼痛所用的药物或当前所用的测试手段。具体分值及记录内容如下（表1-4-3）。

表 1-4-3   患者疼痛分值及记录资料

分值	描述	资料
5	无痛	不用药
3	轻/不影响功能	用非麻醉止痛药
1	中/间断影响功能	间断用麻醉药
0	重/持续影响功能	持续用麻醉药

(2) 功能：其分值由患者活动受限及其影响程度来定，其记录内容为治疗前的职业及由活动受限使职业功能丧失的程度。

(3) 心理承受度：其分值由患者的情绪反应或对功能结果的直觉决定。具体分值及记录内容如下（表1-4-4）。

表 1-4-4   患者心理承受度分值及记录内容

分值	描述	资料
5	热情接受	向他人建议
3	满意	可再选择
1	接受	勉强再选择
0	不喜欢	不能再选择

2. 适用于下肢的特殊标准

（1）支持物：其分值由患者为维持站立、行走时不稳定或力弱而使用的外支持物类型决定。其记录内容为支持物类型和使用频度（不用、偶用、常用、持续用等）。对于截肢后使用假肢的患者，假肢的类型和使用频度同样按此标准记录。另外，如需要可填入其不稳定度和强度。具体记录分值及记录内容如下（表 1-4-5）。

表 1-4-5　患者使用支持物分值及记录资料

分值	描述	资料
5	无	不用
4		偶用
3	支具	常用支具
2		偶用拐杖
1	单拐	常用拐杖
0	双拐	持续用拐杖

（2）行走能力：其分值由手术引起的行走受限程度决定。如果是其他因素（心、肺、神经）引起的受限则不计在内，其记录资料为行走的最大距离和受限的形式（户内 / 户外、坡路、楼梯等）。另外，现行的与行走能力相关的资料（如耗氧量），如需要也可记录。具体分值及记录资料如下（表 1-4-6）。

表 1-4-6　患者行走能力分值及记录资料

分值	描述	资料
5	无受限	同术前
3	受限	较少行走
1	仅户内活动	户外不能行走
0	无助不能行走	有助或轮椅帮助

（3）步态：其分值由步态改变的外观及其对受限活动或功能的影响决定。其记录资料为非正常步态类型和行走障碍及畸形的表现结果。现行的步态、关节活动分析、关节活动及畸形的资料，如需要也可记录。具体分值及记录资料如下（表 1-4-7）。

表 1-4-7　患者步态分值及记录资料

分值	描述	资料
5	正常	无变化
3	轻度外观变化	轻度外观改变
1	轻度外观变化	轻度功能障碍
0	重度障碍	重度功能障碍

3. 适用于上肢的特殊标准

（1）手的位置：其分值反映了肢体功能重建后，为达到主动功能，患者手的主动活动能力。被动或辅助的活动不记在内。其记录资料为手在正面上举的程度和背面 / 仰面（旋前 / 旋后）受限的程度。另外，现行资料中受累关节活动范围、稳定性及畸形如需要也可记录。具体分值及记录资料如下（表 1-4-8）。

表 1-4-8　手部位置对应分值及记录内容

分值	描述	资料
5	无受限	上举 180°
3	不能上举过肩	上举 90°
1	不能过腰	上举 30°
0	活动障碍	上举 0°

（2）手的灵活性：其分值由患者用手能完成逐渐增加的复杂动作的能力决定。捏和抓可用任何方式完成。精细运动指扣纽扣、书写、抓取食物等动作，其记录资料为灵活性受限和（或）手的感觉丧失程度。具体分值及记录内容如下（表 1-4-9）。

表 1-4-9　手部灵活性分值及记录内容

分值	描述	资料
5	无受限	灵活性和感觉正常
3	丧失精细运动	不能扣纽扣，轻度感觉丧失
1	不能捏	重度感觉丧失
0	不能抓	手麻木

（3）上举能力：其分值由患者主动、无辅助情况下举物放置的能力决定。"正常"指相当于对侧肢体举物能力（或达到在肢体缺失或修复时预期的能力）；"受限"指非独立上举受限的情况；"有助"指患者不能独立上举，但有助于对侧肢体的活动。其记录内容为肢体的强度，以国际上的肌力分级（0 ～ 5）描述。具体分值及记录内容如下（表 1-4-10）。

表 1-4-10　上举能力分值及记录内容

分值	描述	资料
5	正常负荷	无变化
4		稍低于正常
3	受限	轻度负荷
2		仅抗地心引力
1	仅有助	不能克服地心引力
0	不能举	不能动

二、功能程度

关于肿瘤型关节假体植入术后的功能情况多为单中心回顾性研究（Enneking，1993），评价方式中以 MSTS93 评分使用较多，TESS 评分也有使用。总体来说，肿瘤型关节假体置换术能够为患者提供适宜的功能活动，多能满足患者日常生活需要。假体并发症的出现常显著影响患者的功能。但各篇报道中都存在相当数量的患者因死亡、失访等原因无法得到最终功能评分，而且目前尚缺乏循证医学的前瞻性和随机对照研究结果进行评价，故应保守看待目前研究中所报道的功能结果。

意大利 Rizzoli 骨科中心（Pala et al，2015）回顾了 2003—2010 年 247 例 GRMS 肿瘤型膝关节假体植入病例，MSTS93 评分平均为 25.2，股骨远端为 25.4，胫骨近端为 24.7，两者之间无显著差异（$P =$

0.306)。Sharma 等（2007）对 135 名骨水泥固定的组配假体术后患者功能进行了报道，平均随访 57 个月，股骨远端假体术后 MSTS 评分为 28.1，TESS 评分为 67%。Henderson 等（2012）报道了 38 例下肢儿童可延长假体术后功能水平，26 例获得随访，总 MSTS 评分平均为 26.1，POCDI 评分平均为 85.8；股骨远端及胫骨近端肿瘤切除、假体植入术后的膝关节活动度分别为 97° 和 107°。Sharil（2013）报道了 34 例股骨远端和 20 例胫骨近端肿瘤切除、假体植入术后功能情况，总 MSTS 评分平均为 21.13（70.43%），股骨远端假体 MSTS 评分平均为 21.94（73.13%），胫骨近端假体 MSTS 评分平均为 19.75（65.83%），两者无显著差异。Guo 等（2008）回顾性分析了 1997—2005 年就诊于其所在中心的 104 例行肿瘤型关节患者，MSTS 功能评分平均为 76.3%。

（郭　卫）

参考文献

Campanacci M，1990. Bone and soft tissue tumors. New York：Springer-Verlag.

Capanna R，Bufalini C，Campanacci M，1993. A new technique for reconstructions of large metadiaphyseal bone defects. Orthop Traumatol，2 (1)：159-177.

Davis AM，Wright JG，Williams JI，et al，1996. Development of a measure of physical function for patients with bone and soft tissue sarcoma. Qual Life Res，5 (5)：508-516.

Enneking WF，1986. A system of staging musculoskeletal neoplasms. Clin Orthop Relat Res，204：9-24.

Enneking WF，Dunham W，Gebhardt MC，et al，1993. A system for the functional evaluation of reconstructive procedures after surgical treatment of tumors of themusculoskeletal system. Clin Orthop Relat Res，286：241-246.

Fletcher CDM，Unni KK，Mertens F，2002. WHO classification of tumours. Pathology and genetics of tumours of soft tissue and bone. IARC Press：Lyon.

Fletcher CDM，Unni KK，Mertens F，2013. WHO classification of tumours of soft tissue and bone. IARC Press：Lyon.

Frink SJ，Rutledge J，Lewis V，et al，2005. Favorable long-term results of prosthetic arthroplasty of the knee for distal femur neoplasms. Clin Orthop Relat Res，438：65-70.

Griffin AM，Parsons JA，Davis AM，et al，2005. Uncemented tumor endoprostheses at the knee. Clin Orthop Relat Res，438：71-79.

Grimer JR，Carter SR，Tillman RM，et al，1999. Endoprosthetic replacement of the proximal tibia. J Bone J Surg Br，81 (3)：488-494.

Guo W，Ji T，Yang R，et al，2008. Endoprosthetic replacement for primary tumours around the knee：experience from Peking University. J Bone Joint Surg Br，90 (8)：1084-1089.

Harrington KD，1993. The use of hemipelvic allografts of autoclaved grafts for reconstruction after wide resection of malignant tumor of the pelvis. J Bone Joint Surg Am，74 (3)：331-341.

Henderson ER，Pepper AM，Marulanda G，et al，2012. Outcome of lower-limb preservation with an expandable endoprosthesis after bone tumor resection in children. J Bone Joint Surg Am，94 (6)：537-547.

Jaffe N，Frei E，Watts H，et al，1978. High-dose methotrexate in osteogenic sarcoma. A 5-year experience. Cancer Treat Rep，62 (2)：259-264.

Jeon DG，Kim MS，Cho WH，et al，2007. Pasteurized autograft for intercalary reconstruction：an alternative to allograft. Clin Orthop Relat Res，456：203-210.

Klenke FM，Wenger DE，Inwards CY，et al，2011. Giant cell tumor of bone：risk factors for recurrence. Clin Orthop Relat Res, 469(2):591-599.

Mankin HJ, Gebhardt MC, Jennings LC, et al, 1996. Long-term results of allograft replacement in the management of bone tumors. Clin Orthop, 324: 86-97.

Meyers PA, Gorlick R, Heller G, et al, 1998. Intensification of preoperative chemotherapy for osteogenic sarcoma: results of the memorial sloan-kettering (T12) protocal. J Clin Oncol, 16 (7): 2452-2458.

Meyers PA, Heller G, Healey JH, et al, 1992. Chemotherapy for nonmetastatic osteogenic sarcoma: the Memorial Sloan-Kettering experience. J Clin Oncol, 10 (1): 5-15.

Mittermayer F, Krepler P, Dominkus M, et al, 2001. Long-term followup of uncemented tumor endoprostheses for the lower extremity. Clin Orthop Relat Res, 388: 167-177.

Moore AT, Bohlman HR, et al, 1943. Hip joint: a case report. J Bone Joint Surg Am, 25 (3): 688-692.

Niu X, Zhang Q, Hao L, et al, 2012. Giant cell tumor of the extremity: retrospective analysis of 621 Chinese patients from one institution. J Bone Joint Surg Am, 94(5):461-467.

Pala E, Trovarelli G, Calabrò T, et al, 2015. Survival of modern knee tumor megaprostheses: failures, functional results, and a comparative statistical analysis. Clin Orthop Relat Res, 473 (3): 891-899.

Picci P, Sangiorgi L, Rougraff BT, et al, 1994. Relationship of chemotherapy-induced necrosis and surgical margins to local recurrence in osteosarcoma. J Clin Oncol, 12 (12): 2699-2705.

Plotz W, Rechl H, Burgkart R, et al, 2002. Limb salvage with tumor endoprostheses for malignant tumors of the knee. Clin Orthop Relat Res, 405: 207-215.

Qu H, Guo W, Yang R, et al, 2015. Reconstruction of segmental bone defect of long bones after tumor resection by devitalized tumor-bearing bone. World J Surg Oncol, 13: 282.

Rosen G, Caparros B, Huvos AG, et al, 1982. Preoprative chemotherapy for osteogenic sarcoma: selection of postoperative adjuvant chemotherapy based on the response of the primary tumor to preoperative chemotherapy. Cancer, 49 (6): 1221-1230.

Rosen G, Marcove RC, Caparros B, et al, 1979. Primary osteogenic sarcoma: the rationale for preoperative chemotherapy and delayed surgery. Cancer, 43 (6): 2163-2177.

Schajowicz F, 1996. Tumors and tumor like lesions of bone. 2nd ed. New York: Springer-Verlag.

Sharil A, Nawaz Al, Nor Azman M, et al, 2013. Early functional outcome of resectionand endoprosthesis replacement for primary tumor around the knee. Malays Orthop J, 7 (1): 30-35.

Sharma S, Turcotte RE, Isler MH, et al, 2007. Experience with cemented large segment endoprostheses for tumors. Clin Orthop Relat Res, 459: 54-59.

Simon MA, 1997. Surgery for bone and soft-tissue tumors. Philadelphia: Lippincott-Raven.

Sung HW, Wang HM, Kuo DP, et al, 1986. EAR method: an alternative method of bone grafting following bone tumor resection (a preliminary report). Semin Surg Oncol, 2 (2): 90-98.

Tsuchiya H, Wan SL, Sakayama K, 2005. Reconstruction using an autograft containing tumour treated by liquid nitrogen. J Bone Joint Surg Br, 87 (2): 218-225.

Unni KK, 1996. Dahlin's bone tumors. 5th ed. Philadelphia: Lippincott-Raven.

Unwin PS, Cannon SR, Grimer RJ, et al, 1996. Aseptic loosening in cemented custom-made prosthetic replacement for bone tumours of the lower limb. J Bone Joint Surg Br, 78 (1): 5-13.

Uyttendaele D, De Schryver A, Claessens H, 1988. Limb conservation in primary bone tumours by resection, extracorporeal irradiation and re-implantation. J Bone Joint Surg Br, 70 (3): 348-353.

Zeegen EN, Aponte-Tinao LA, Hornicek FJ, et al, 2004. Survivorship analysis of 141 modular metallic endoprostheses at early followup. Clin Orthop Relat Res, 420: 239-250.

Zehr RJ, Enneking WF, Scarborough MT, 1996. Allograft-prosthetic composite versus megaprosthesis in proximal femoral reconstruction. Clin Orthop Relat Res, 322: 207-223.

第 2 章

良性骨肿瘤的外科治疗

与恶性骨肿瘤相比，良性骨肿瘤更常见。虽然无论良性还是恶性骨肿瘤，诊断金标准还是病理，但作为临床医师，在临床上遇到一个骨肿瘤的患者首先应该做出正确的临床判断，良性与恶性骨肿瘤的区分前面章节已经谈到。本章的主要目的是讨论良性骨肿瘤的外科治疗，但如何达到合适的外科治疗，骨肿瘤的正确诊断是首要条件。必须遵循的骨肿瘤诊断规则，一是年龄，二是部位。相同的年龄不同的部位可能疾病诊断不同，反之亦然。以胫骨上端为例，儿童和青少年，发生在骨端为软骨母细胞瘤，发生在干骺端为骨软骨瘤、非骨化性纤维瘤或骨样骨瘤，发生在骨干的可能为骨性纤维结构不良或纤维结构不良。对于青年人，发生在骨端的可能是骨巨细胞瘤，发生在干骺端可能是软骨黏液性纤维瘤，发生在骨干可能是纤维结构不良。

应询问患者是偶然发现肿瘤还是因疼痛症状就诊。扪及体表凸出肿块但无症状，可能为骨软骨瘤（单发或多发）。疼痛可能轻重不同，性质为隐痛、钝痛，时间长短不等，表现为间歇痛、持续痛或夜间痛。如果呈典型的夜间痛，可能为骨样骨瘤，但需要排除骨肉瘤可能。很多患者可能是由于轻微外伤后检查发现的骨肿瘤，但并不能证明外伤与肿瘤发生的关系。另外需要询问的是家族史，如多发性骨软骨瘤病、神经纤维瘤病等。良性骨肿瘤发病率最高的是骨软骨瘤（30%），依次为内生软骨瘤（13%）、骨样骨瘤（12%）、骨巨细胞瘤（10%）、纤维结构不良（7%）、软骨母细胞瘤（5%），其他在 1% ~ 5% 的为单纯性骨囊肿、骨母细胞瘤、非骨化性纤维瘤、动脉瘤样骨囊肿、骨嗜酸性肉芽肿，低于 1% 的为软骨黏液性纤维瘤、骨性纤维结构不良、骨的血管瘤等。

在了解患者的年龄和病变部位后，普通 X 线平片非常重要，可以提供诊断和鉴别诊断的必要信息。有的良性骨肿瘤通过 X 线平片即可诊断，如颅骨骨瘤、骨软骨瘤、非骨化性纤维瘤、手指内生软骨瘤、长骨纤维结构不良等。另外，X 线平片对良性骨肿瘤分期的意义将在下面介绍。在需要进一步明确病变范围或有无髓内或软组织侵犯的情况下，CT 或 MRI 检查可有帮助，如软骨母细胞瘤、骨样骨瘤、脊柱骨母细胞瘤、骨巨细胞瘤等。当然 CT 或 MRI 对于鉴别代谢性疾病、骨感染、疲劳性骨折或关节内病变，甚至恶性骨肿瘤、软组织肉瘤骨侵犯也非常有帮助。没有必要常规行骨扫描检查，除非怀疑多发骨软骨瘤或奥利尔病（Ollier disease）或恶性肿瘤等。

由 William Enneking 医生首先提出（Enneking，1983），良性及恶性骨肿瘤逐渐发展出来分期系统。良性骨肿瘤的三阶梯分期系统已广泛用于描述并指导良性骨肿瘤的治疗。该系统主要通过影像学检查发现骨肿瘤的生物学行为。

1 期病变为静止性病变。患者通常没有症状，且因与该病无关的其他原因行影像学检查时偶然发现。这些病变在影像学上有明显的边界。虽然这些病灶一般会自行消失，但是在极少情况下也会逐渐变大，并出现临床症状。这些病灶应该尽早被关注。

2 期病变为活跃性病变。相比于 1 期病变，它们通常不会自行消失，并且在影像学上无明显边界。对于这些病灶经常需要手术干预，积极治疗。一般很少复发。

3 期病变为局灶侵袭性病变，通常表现为侵袭范围较广，局灶突破到间室外。在治疗上有些需要整块切除。另外有一些 3 期病变可能转变为恶性肿瘤，因此术后需紧密随访。

不是对所有的良性骨肿瘤都需要进行活检。根据良性骨肿瘤的发病年龄、部位和影像学特点，大部分均可诊断明确。活检主要用于鉴别良恶性肿瘤、3 期侵袭性病变怀疑有恶变倾向或对于中轴骨多发骨软骨瘤病、奥利尔病或马富奇综合征（Maffucci syndrome）怀疑有恶变可能时。CT 引导下病灶穿刺可增加活检准确性及安全性。

第一节　良性骨肿瘤切除术

一、骨样骨瘤

骨样骨瘤（osteoid osteoma）由异常骨样组织、成骨细胞组成，其外包绕着反应性骨质，是第三种常见良性骨肿瘤，仅次于骨软骨瘤和内生软骨瘤，约占良性骨肿瘤的 12%。

（一）临床表现

典型的表现是患者长骨有持续数月的钝痛，夜间加重，服用水杨酸制剂或非甾体抗炎药可缓解。年龄在 5 ~ 20 岁，男性和女性的比例为 2∶1。70% ~ 80% 病变在长骨，最常见于股骨、胫骨和肱骨的骨干或骨骺端，其次是脊柱、足、手骨。

（二）影像学特征

大多数在骨干皮质内，呈现小的圆形或椭圆形的放射透明巢，直径通常小于 1.5 cm，常有致密的硬化骨包绕（图 2-1-1）。CT 对发现瘤巢最有价值，可显示一个局限的小的低密度瘤，周围包绕着大范围的高密度反应骨的形成，需与疲劳性骨折、骨髓炎、骨脓肿、骨岛鉴别（Atesok et al, 2011）。

（三）治疗

骨样骨瘤的标准治疗是完整切除瘤巢，外科治疗极为有效，可以立即完全消除症状。目前微创射频消融治疗骨样骨瘤也获得了良好的效果（Noordin et al, 2018；Koch et al, 2018）。

二、骨软骨瘤

骨软骨瘤（osteochondroma）即外生性骨疣，是最常见的良性骨肿瘤，占所有良性骨肿瘤的 30%（20% ~ 50%）。可分为单发性与多发性两种，单发性占 85%。

（一）临床表现

单发性骨软骨瘤（solitary osteochondroma）是发生在骨表面的骨性突起，常见于儿童或青少年，男性多见。肿瘤生长缓慢，疼痛轻微或完全无症状，局部探查可触及一硬性包块，无压痛，骨软骨瘤在长骨的干骺端（占 50%），特别是股骨下端（30%）、胫骨上端、肱骨上端最为好发。下肢发病多于上肢（2∶1），骨盆、肩胛骨、脊柱相对少见。位于关节附近的可引起关节活动受限，也可以邻近神经血管而引起压迫症状。骨软骨瘤可因外伤发生骨折引起局部疼痛，骨软骨瘤的恶变率约为 1%。

（二）影像学检查

典型的影像学表现是在骺板附近骨表面的骨性突起，与受累骨皮质相连部可有窄蒂和宽基底两种，但

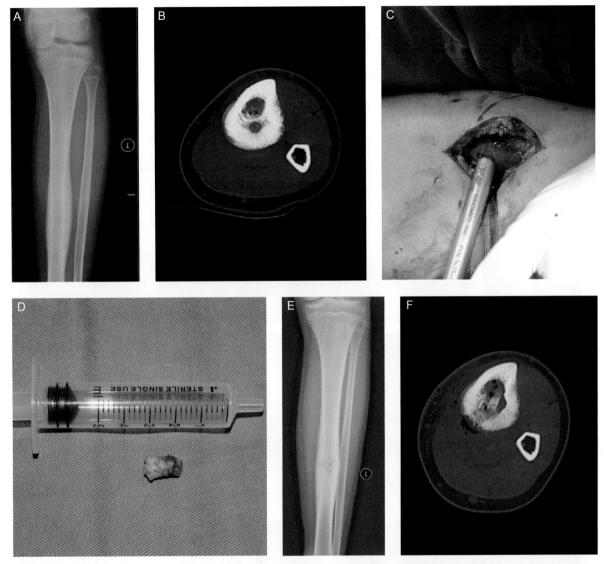

图 2-1-1　患者男性，14 岁，骨样骨瘤行肿瘤切除术

A. 术前 X 线正位片可见左胫骨中下段后侧方皮质梭形增厚；B. 术前 CT 轴位像可清楚显示瘤巢；C. 术中小切口暴露病变部位，使用直径超过瘤巢的环钻，将瘤巢及周围硬化皮质环形凿除；D. 肿瘤标本照片；E. 肿瘤切除术后 X 线正位片；F. 术后 CT 轴位像显示瘤巢已完整切除

其特点是受累骨与骨软骨瘤皮质相连续，之间没有间断，病变的松质骨与邻近的骨干髓腔相通。骨软骨瘤的生长趋向与肌腱或韧带所产生力的方向一致，一般是骨骺端向骨干方向生长，即逆向关节生长。肿瘤表面有透明软骨覆盖，称为软骨帽，其厚薄不一（图 2-1-2），薄者 X 线不易显影；厚者则可见菜花样致密阴影，但边界清楚。软骨帽的厚薄与生长年龄相关。越年轻的患者，软骨帽可相对较厚，成年时则较薄。儿童软骨帽超过 3 cm 时才考虑恶性变可能，而成年人软骨帽超过 1 cm 则有恶性变的可能。

（三）治疗

无症状或发展缓慢者可以不做手术，密切观察。外科手术指征包括：①成年后持续生长；②出现疼痛；③影响关节活动；④肿瘤较大影响外观；⑤有邻近骨骼、血管、神经压迫；⑥位于中轴部位，如骨盆、肩胛骨、脊柱等；⑦怀疑有恶变倾向。手术时应做骨软骨瘤的膜外游离，充分显露，并于基底部周围的正常骨边缘做整块切除（图 2-1-3，图 2-1-4）。基底部切除过少，局部可遗留有骨性突起。软骨帽切除不净，易于复发。位于中轴骨（即脊柱、肩胛骨、骨盆骶骨）的骨软骨瘤，即使没有恶变征象，手术切除也应相对广泛，以减少术后复发（Alabdullrahman et al, 2019）。

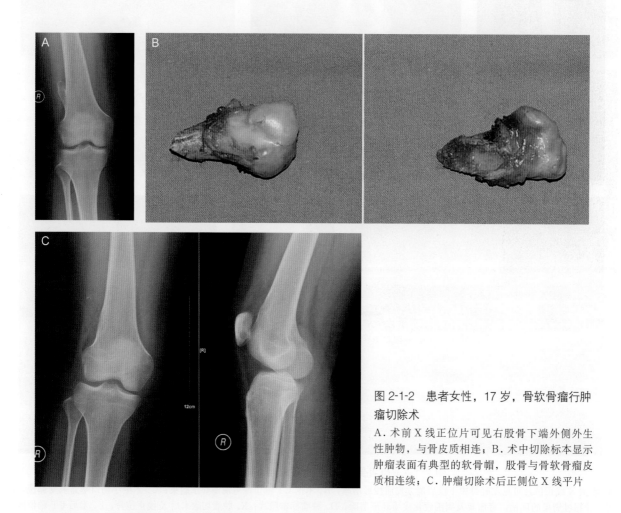

图 2-1-2　患者女性，17 岁，骨软骨瘤行肿瘤切除术

A. 术前 X 线正位片可见右股骨下端外侧外生性肿物，与骨皮质相连；B. 术中切除标本显示肿瘤表面有典型的软骨帽，股骨与骨软骨瘤皮质相连续；C. 肿瘤切除术后正侧位 X 线平片

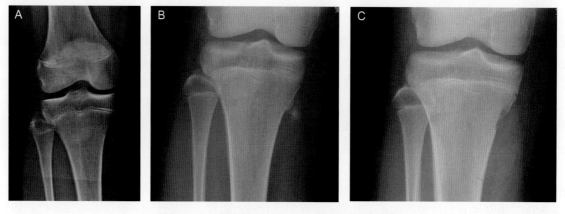

图 2-1-3　患者男性，14 岁，踢球时外伤疼痛

A. 正位 X 线平片发现右胫骨上端骨软骨瘤骨折；B. 保守治疗三个月后复查 X 线平片示保守治疗无效；C. 予以手术切除，疼痛消失，术后正位 X 线平片

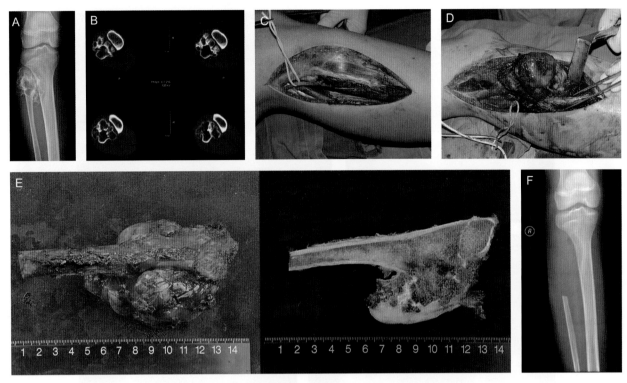

图 2-1-4　患者男性，13 岁，右腓骨上段巨大骨软骨瘤切除术

A. 术前正位 X 线平片；B. 术前轴位 CT 可见右腓骨近端巨大膨胀性生长肿物；C. 术中照片显示游离腓总神经；D. 肿瘤分离、切除照片；E. 基底骨软骨瘤切除标本，可见受累骨与骨软骨瘤皮质相连续，病变的松质骨与邻近的骨干髓腔相通；F. 术后正位 X 线平片，患者术中腓总神经保留完整，术后腓总神经功能正常

（四）手术步骤

膝关节外侧切口，沿股二头肌肌腱绕腓骨头至胫骨结节外缘，向下弧形至腓骨截骨的位置下 3 ～ 5 cm。首先于股二头肌肌腱下方寻找腓总神经近端，游离保护腓总神经至关重要。股二头肌腱首先从止点处切断，并标记，为术后重建做准备。分离肿瘤表面的正常胫前肌群和腓骨长短肌，切断腓总神经的关节支，尽可能保护腓总神经的肌肉支。腓骨后方游离，注意保护胫后动脉、胫神经和胫前动脉，切开上胫腓关节的后方关节囊。由于上胫腓关节之间肿块较大，无法切开前关节囊。游离至肿块下缘，首先将腓骨横断，切开骨间膜，注意保护腓动脉。将腓骨上段向外侧牵开，紧贴胫骨上段外侧游离，切断周围的韧带肌肉连接，切除过程中需注意避免腓总神经过度牵拉。仔细将腓骨上段旋转后将整个腓骨近端巨大骨软骨瘤完整离体。术后将股二头肌肌腱和膝关节外侧支持带重建于胫骨外侧，拉拢周围肌肉缝合覆盖，腓总神经表面的深筋膜不要求完全缝合紧密，避免腓总神经卡压。

（五）遗传性多发性骨软骨瘤

多发性骨软骨瘤（multiple osteochondroma）与单发性骨软骨瘤一样，随人体生长，骺闭合后也停止生长。由于其多发性，外科治疗难以做到全部切除，所以选择外科手术的指征是：①肿瘤较大影响美观；②有临床症状，压破邻近血管神经；③引起邻近关节活动障碍；④存在畸形，切除肿瘤纠正畸形；⑤肿瘤有恶变征象，瘤体在成年后继续生长或突然生长，影像学提示有恶变；⑥位于中轴骨的骨软骨瘤（图 2-1-5）。多发性骨软骨瘤的预后与单发相同。手术后效果好，局部复发率低。手术应完整切除软骨帽。本病的恶变率明显高于单发，多为单个肿瘤恶变为周围性软骨肉瘤。既往文献报道其恶变率为 25%（Alabdullrahman et al，2019），目前认为在 3% ～ 5%。

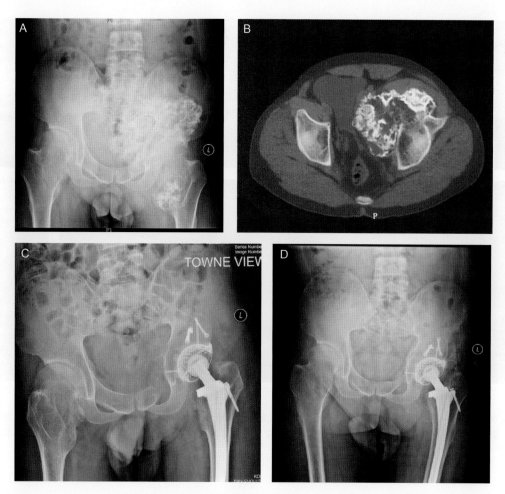

图 2-1-5　患者男性，29 岁，多发性骨软骨瘤，髋臼骨软骨瘤恶变，行髋臼和小转子部位肿瘤整块切除，髋臼自体股骨头重建，全髋关节置换术

A. 术前正位 X 线平片；B. 术前轴位 CT 片；C. 术后正位 X 线平片；D. 术后 6 年复查无复发，髋关节外侧异位骨化，但患者无不适，行走正常

第二节　良性骨肿瘤刮除术

一、内生软骨瘤

内生软骨瘤（enchondroma）为良性骨内肿瘤，由分化良好的软骨小叶组成。它可能是一种起始于软骨的错构瘤。其发病率高，仅次于外生骨疣，占所有良性骨肿瘤的 13%。男女发病率相同，临床上可见于任何年龄组，15 ～ 35 岁多见。

（一）临床表现

2/3 的内生软骨瘤位于手部的短管状骨的干骺端，髓腔中心，大部分位于近节指骨，其次为掌骨、中节指骨以及远节指骨，手部尺侧多于桡侧。很少一部分内生软骨病位于足部管状骨。

单发内生软骨瘤在长管状骨发病率约占 25%，上肢多于下肢，主要为肱骨和胫骨，此外亦见于干骨和髂骨，多无症状。

长骨内生软骨瘤主要应与 1 级软骨肉瘤鉴别：长度＞ 5 cm，内皮质侵蚀，病理上可见双核肿瘤细胞。

一般单发内生软骨瘤恶变罕见，低于 1%。

内生软骨瘤生长缓慢，体积小，几乎无血管，故长期无症状。若有症状，主要是因为部位表浅，如手部的管状骨易因骨膨胀刺激引起局部肿痛，或因病理性骨折引起疼痛。而在四肢长骨，大部分内生软骨瘤均无症状，仅因其他疾病或病理性骨折进行 X 线检查时被发现。

（二）影像学表现

内生软骨瘤表现为边界清楚的溶骨区，有时由于肿瘤软骨的分叶状结构形成多环状，肿瘤生长较慢，有硬化缘，骨皮质变薄、有轻度膨胀（图 2-2-1A）。位于长骨的内生软骨瘤在干骺端呈中心性或偏心性生长，大小不等，以溶骨为主，可伴有钙化阴影。

CT 图像上病变表现为烟圈样或爆米花样，比 X 线平片更能明确钙化的情况。MRI 能清晰显示髓腔内受累范围。骨扫描提示病变处浓聚。肿瘤生长活跃阶段，浓聚更明显。

（三）治疗

手部的内生软骨瘤若无症状可以暂不处理，也可刮除植骨治疗（图 2-2-1）。刮除彻底很少复发。

位于长骨的无症状、已钙化的内生软骨瘤亦无需治疗，定期观察即可（图 2-2-2）。对于怀疑 1 级软骨肉瘤的病例仍可采用刮除植骨的方法（图 2-2-3，图 2-2-4），长骨纵轴开窗足够大，超过病变范围远、近端 1 cm，肿瘤清除后使用高速磨钻去除内皮质硬化的骨嵴，辅助液氮冷冻瘤腔壁灭活，术后复发率不高。Mohler 等报道 46 例肢体 1 级软骨肉瘤刮除后仅有 2 例复发（4.3%）（Mohler et al, 2010）。Hickey 等系统综述了 190 例肢体 1 级软骨肉瘤患者（78 例瘤内刮除，112 例整块切除），术后共有 5 例局部复发和 3 例远处转移，两组复发率和转移率没有任何差异（Hickey et al, 2011）。

二、软骨母细胞瘤

软骨母细胞瘤（chondroblastoma）是儿童期发生在骨骺的病变，占所有骨肿瘤的 1%～2%，良性骨肿瘤的 5%，仅约为骨巨细胞瘤的 1/5。与其他骨肿瘤不同，这类肿瘤总发生在骨骺或骨突，即继发钙化中心部位。85% 发生在 5～25 岁，生长板闭合后的病例占 1/3，男性比女性更易受累（2：1）。最常见的

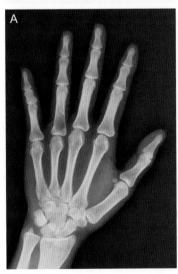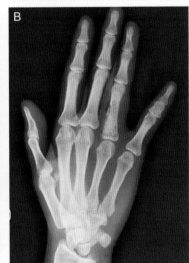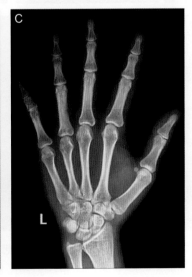

图 2-2-1　患者女性，29 岁，外伤后疼痛就诊

A. 术前 X 线平片可见左手第四指骨近端溶骨性破坏，皮质变薄，边界清楚，可见病理性骨折线；B. 肿瘤刮除、植骨术后 X 线平片；C. 术后半年复查，病变完全愈合良好，无复发迹象

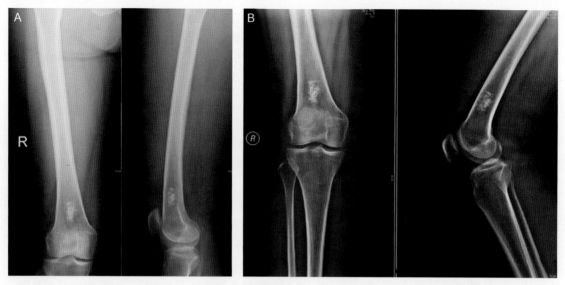

图 2-2-2   患者女性，54 岁

A. 正侧位 X 线平片示右股骨远端内生软骨瘤；B. 观察一年无变化，继续观察

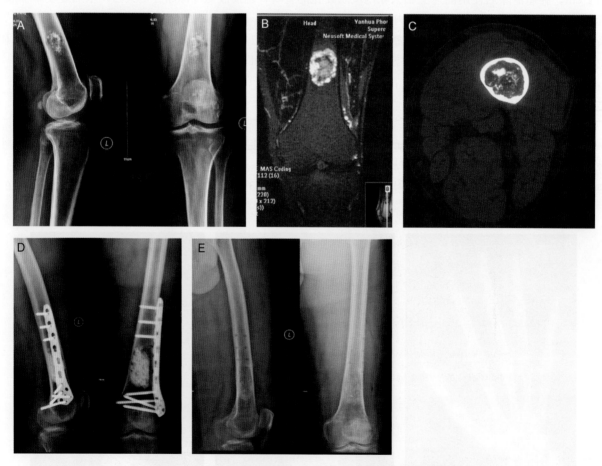

图 2-2-3   患者男性，62 岁，左股骨远端髓内软骨源性肿瘤

A ~ C. 术前正侧位 X 线平片、冠状位 MRI、轴位 CT 可见左股骨远端髓腔内占位，内皮质侵蚀，为 1 级软骨肉瘤；D. 予以刮除瘤腔灭活植骨内固定；E. 术后定期复查，一年半后无复发拆除内固定

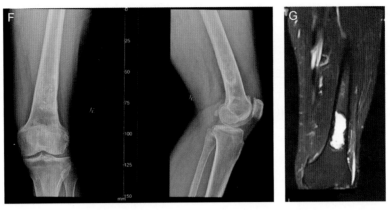

图 2-2-3（续）　患者男性，62 岁，左股骨远端髓内软骨源性肿瘤

F、G. 最后一次随访为术后 6 年，肿瘤未复发，行走正常

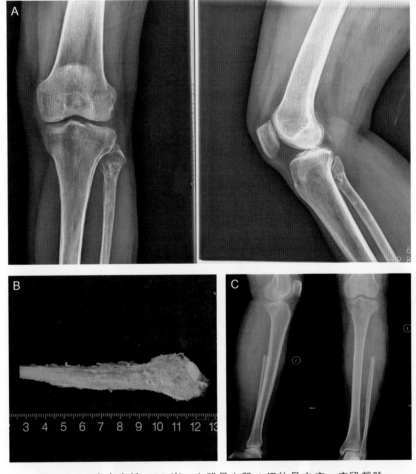

图 2-2-4　患者女性，60 岁，左腓骨上段 1 级软骨肉瘤，瘤段截除

A. 术前正侧位 X 线平片；B. 瘤段截除标本；C. 术后 X 线平片

发生部位是肱骨近端，其他常见部位包括股骨远端和胫骨近端。足部常见于距骨和跟骨。组蛋白 *H3F3B* 基因突变 *K36M* 在软骨母细胞瘤中具有 70% ～ 95% 的特异性。

（一）临床表现

软骨母细胞瘤很少无症状而被偶然发现，最主要的症状是疼痛，局部压痛肿胀，出现不同程度的功能障碍。因为部位邻近关节，1/3 的患者可出现症状性的关节积液。

（二）影像学表现

影像学上，软骨母细胞瘤为溶骨性病变，呈中心或偏心性，硬化缘清晰，50% 的患者病变中央可见点状或分叶状钙化。可跨过生长板，向干骺端扩展，10% ～ 25% 的患者可形成动脉瘤样改变。软骨母细胞瘤组织学上有点类似巨细胞瘤，可在出血区见较多量巨细胞。大部分软骨母细胞瘤生长活跃，为良性活跃性肿瘤。

（三）治疗

由于病变对儿童可造成关节周围组织破坏，对软骨母细胞瘤通常建议手术治疗，方法包括瘤内扩大切除术，局部复发率为 10% ～ 35%。对于生长板闭合前的病例，刮除后复发的几率是闭合后病例的 4.4 倍。刮除术后植骨较为常用（图 2-2-5，图 2-2-6），虽然填充骨水泥可能更有利于降低术后复发率，但由于担心骨水泥对生长板的影响，还是多采用植骨。对于肿瘤范围较大或复发后再次扩大刮除的病例可以考虑采用骨水泥。对复发后无法再次手术刮除的病例，可能需要行扩大切缘切除或广泛切除。对于比较小的病变（＜ 1.5 cm），且手术比较困难的部位（如股骨头、胫骨上端后方），射频消融在控制复发方面可以达到与刮除相同的临床效果，只是可能学习曲线比较长（Lalam et al，2014）。

软骨母细胞瘤自发转变为恶性肿瘤的情况极其罕见。同骨巨细胞瘤一样，软骨母细胞瘤可能在放疗后发生肉瘤变。通常认为软骨母细胞瘤是良性肿瘤，但仍有报道 1% 的病例发生肺部转移（Lalam et al，2014）。因此局部病变和胸部影像学随访十分必要。总体而言，软骨母细胞瘤的预后较好。

三、非骨化性纤维瘤

非骨化性纤维瘤（non-ossifying fibroma，NOF）又称为纤维性皮质缺损，占良性骨肿瘤的 2%。常见于 10 ～ 20 岁的患者。可单发或多发，最常见于股骨下端的干骺端皮质，也可在胫骨上端、腓骨、股骨

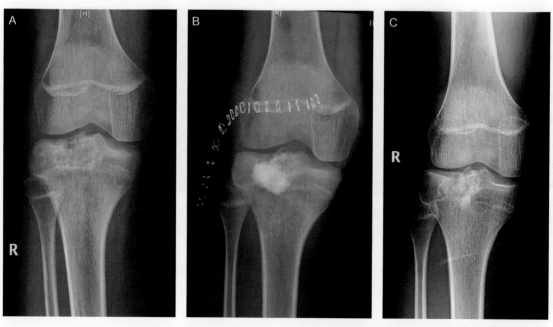

图 2-2-5　患者男性，14 岁，右胫骨骨端软骨母细胞瘤

A. 术前正位 X 线平片可见右胫骨近端病变；B. 行病灶刮除、植骨；C. 刮除植骨术后 1 年正位 X 线平片示未见复发

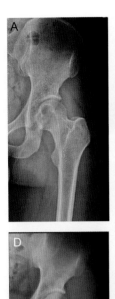
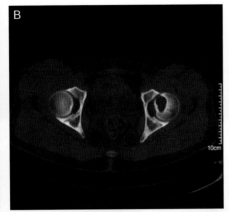
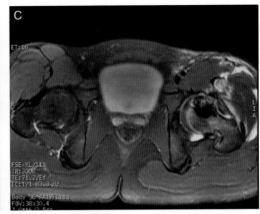

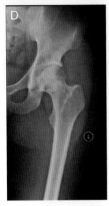
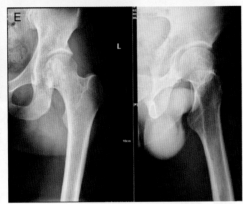

图 2-2-6　患者男性，21 岁，左股骨头软骨母细胞瘤
A. 术前正位 X 线平片提示左股骨头内溶骨性病变；B. 术前轴位 CT 可见左股骨溶骨性病变，可见硬化缘；C. 术前轴位 MRI T2 加权像可见左股骨头内异常低信号影；D. 肿瘤刮除、植骨术后 X 线平片；E. 术后 1 年复查 X 线平片，病变未复发，植骨完全愈合，患者各项体育运动正常

上端、肱骨上端、肋骨等部位发病。早期一般无症状，多在外伤或合并病理性骨折后行 X 线检查时偶然发现（图 2-2-7）。

（一）影像学表现

非骨化性纤维瘤的 X 线表现为轻度膨胀的透明区，多为圆形、卵圆形或多囊性骨质缺损区，内有分隔，呈偏心性生长，边缘锐利，周围有薄的硬化带，病变沿受侵骨纵轴生长。肿瘤外的骨皮质可因肿瘤的膨胀而变薄，有时仅为一蛋壳样外皮。除非发生病理性骨折，否则没有骨膜反应。

（二）治疗

非骨化性纤维瘤是良性且常见的病变，多数人认为是发育过程中的一种状态而非真正的肿瘤，可自行痊愈。在成年人的 X 线检查中，发现无临床症状且已自行骨化痊愈的陈旧病变并不罕见（图 2-2-8），对多数病例而言，除非有持续性的疼痛或合并有反复的病理性骨折，否则无需进行外科治疗。最有效的外科治疗是局部切刮植骨术，必要时可使用内固定（图 2-2-9，图 2-2-10）。非骨化性纤维瘤局部复发非常少，也并不需要其他辅助治疗，几乎无恶变报道。

四、纤维性结构不良

纤维性结构不良（fibrous dysplasia，FD）是骨纤维组织增殖，骨的发育停滞在未成熟的编织骨阶段，而不能形成正常的板层骨小梁。病变可单发或多发，多骨纤维性结构不良偶可有内分泌（性早熟）和皮肤异常（牛奶咖啡斑），并伴有骨骼生长停滞者，称为 Albright 综合征（奥尔布赖特综合征），这表明本病更可能是一种发育异常而非肿瘤，WHO 将其归在肿瘤综合征之中。多骨纤维性结构不良伴软组织多发性

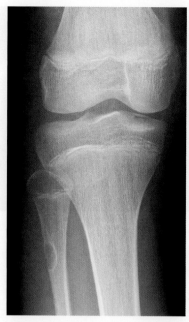

图 2-2-7　患者男性，12 岁，X 线偶然发现右腓骨近端非骨化性纤维瘤，定期观察

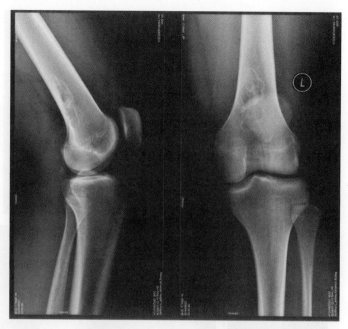

图 2-2-8　正侧位 X 线平片示股骨下段外后侧皮质溶骨性破坏，可见薄的硬化带，无症状，定期观察

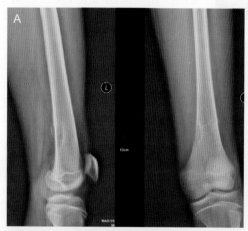

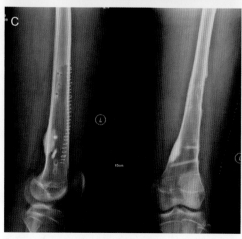

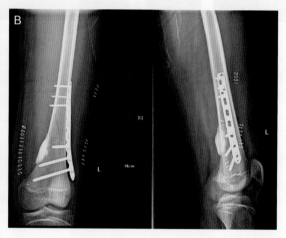

图 2-2-9　患者男性，13 岁，外伤后发现左股骨下端干骺端典型非骨化性纤维瘤伴病理性骨折

A. 术前 X 线正侧位片；B. 手术刮除病变植骨同时予以内固定；C. 骨折愈合后于术后 1 年拆除内固定

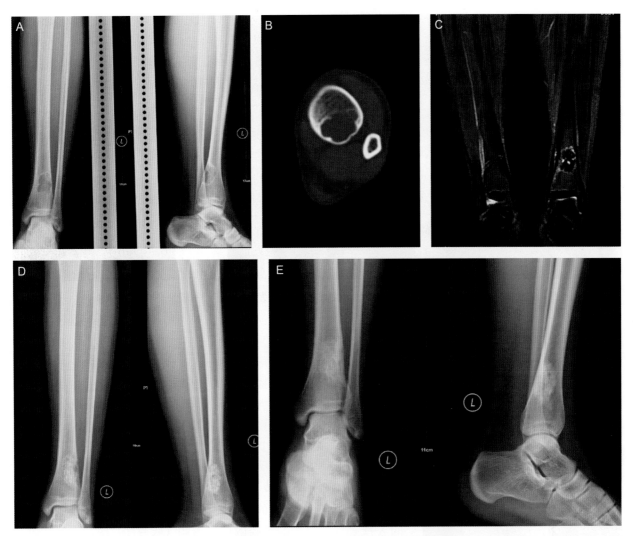

图 2-2-10　患者男性，14 岁，左胫骨非骨化性纤维瘤
A. 术前正侧位 X 线平片显示左胫骨下段外后侧皮质溶骨性破坏，可见薄的硬化带；B. 术前轴位 CT 提示左胫骨下段膨胀性、溶骨性病变，未见分隔及骨嵴，略呈肥皂泡样变；C. 术前冠状位 MRI T2 抑脂像可见左胫骨下段偏心膨胀性骨质破坏，可见混杂高信号影，考虑肿瘤内出血；D. 肿瘤刮除、植骨术后正侧位 X 线平片；E. 术后 18 个月 X 线平片显示骨愈合良好

纤维瘤和纤维黏液瘤，称为 Mazabraud 综合征。现在认为纤维性结构不良的病因主要与 *GNAS1* 基因突变有关（G 蛋白的 α 亚基突变）（Hartley et al，2019）。

（一）临床表现

　　纤维性结构不良占所有良性骨肿瘤的 5% ～ 7%。临床上将纤维性结构不良分为三型：单骨型、多骨型和 Albright 综合征（内分泌紊乱型）。75% ～ 80% 的病例是单骨病变，多骨病变合并有内分泌紊乱的仅约占 3%。单骨病变和多骨病变的性别分布相同，而 Albright 综合征明显多发于女性。

　　1. 单骨型纤维性结构不良　　可见于 5 ～ 20 岁，单发通常无症状，或因其他原因行 X 线检查时偶然发现。单骨型以肋骨最常见，占 28%，长管状骨多见于股骨近端（23%），其次为胫骨，病变常侵犯干骺端（图 2-2-11，图 2-2-12），颅面骨占 20%。

　　2. 多骨纤维性结构不良　　通常发生于 10 岁前，发生时间的早晚与严重程度和病变范围相关。病变侵犯全身多数骨骼，常偏于一侧肢体，双侧受累时并不对称，并产生各种畸形。当病变发生在股骨，可因多次病理性骨折产生畸形，如髋内翻或成角、短肢畸形，严重者呈"牧羊杖"畸形，产生跛行。当病变发生

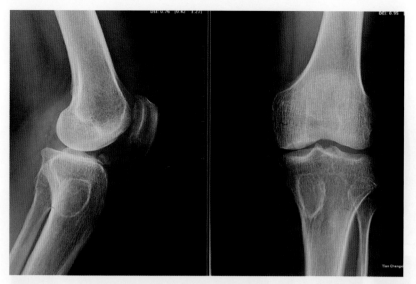

图 2-2-11　患者男性，54 岁，行 X 线检查时偶然发现左胫骨上端单发纤维
性结构不良，定期复查

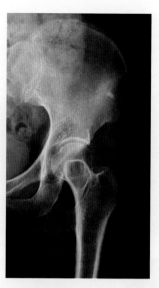

图 2-2-12　患者女性，75 岁，左
股骨颈单发纤维性结构不良

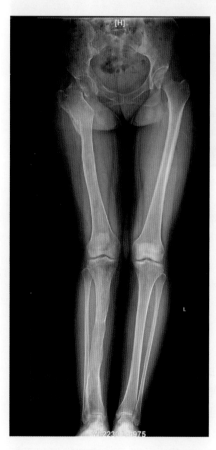

图 2-2-13　患者女性，21 岁，正位 X
线平片示右侧骨盆、股骨、胫骨多发纤
维性结构不良伴有股骨上段骨折畸形愈
合、成角短肢畸形

在胫骨，可出现膝外翻或膝内翻、胫骨前凸、小腿过长等畸形（图
2-2-13）。若病变发生在颅骨，可出现眼球突出并向外下方移位，表
现为额部突出的特殊"狮面"面容。病变偶可发生在脊柱，多为腰
椎，颈、胸椎受累则更少见，可产生后突、侧弯畸形。

（二）影像学表现

病变位于长管状骨的干骺端或骨干，呈中心位或偏心位，病变
的 X 线表现为模糊的髓腔内放射透明（低密度）区，常被形容为
"磨砂玻璃状"。骨质有不同程度的扩张，骨皮质变薄，病变区与正
常骨质间界线明显，可看到反应性硬化缘带，不产生骨膜反应。病
变部位在股骨颈或股骨上端可形成"牧羊杖"畸形（图 2-2-14）。
脊柱病变界线亦清楚，病变膨胀，X 线有低密度区，其内部呈分隔
状或条纹状，可因病理性骨折而塌陷。

（三）治疗

对于大多数患者，无论单骨型还是多骨型，若无症状则不需
治疗，只需观察，预防病理性骨折的发生。手术适应证为畸形进行
性加重，溶骨范围持续增大伴疼痛，即将出现或已出现病理性骨折
或怀疑恶变。刮除植骨可能对小的单骨型病变有效，对于儿童，多
骨型病变行刮除植骨罕见成功，刮除后无论植入的松质骨还是皮质
骨，并不能达到正常的骨爬行替代，而是很快被吸收且被不成熟的
纤维骨替代。治疗病理性骨折，或对 18 岁以上畸形患者行截骨矫
正和内固定（图 2-2-15）。上肢非负重骨的刮除植骨效果好，下肢
负重骨效果差。建议下肢负重骨采取结构性大块植骨联合内固定，

内固定虽不能改变病变过程，但可给受累骨骼提供机械支持。如自体骨腓骨干移植联合动力加压螺钉（DHS）治疗股骨颈部的病变取得了良好的效果（Parekh et al，2004）。

双膦酸盐制剂可以减轻疼痛症状和疾病相关的骨质疏松。双膦酸盐制剂可以抑制破骨细胞引起的骨吸收进程，保留骨量，降低病理性骨折发生的可能性。现在也有使用地诺单抗（denosumab）可以减轻纤维性结构不良患者疼痛症状的报道（Polyzos et al，2019）。

放射治疗对纤维性结构不良无效，反可引起恶变，可恶变为纤维肉瘤或骨肉瘤，软骨肉瘤比较罕见。纤维性结构不良不经放射治疗也可发生恶变，多骨型明显高于单骨型，预后很差，恶变率低于1%，Albright 综合征报道恶变率为4%。

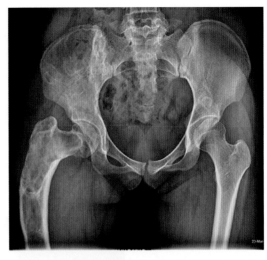

图 2-2-14　患者女性，30 岁，右股骨段和髂骨纤维结构不良，病变膨胀，呈多囊状，伴髋内翻畸形，呈典型"牧羊杖"畸形

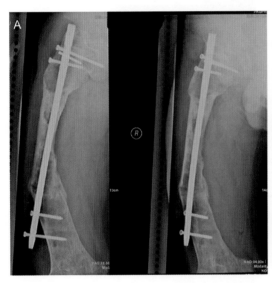 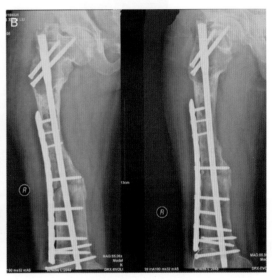

图 2-2-15　患者男性，29 岁，股骨纤维性结构不良
A. 正位 X 线平片示股骨畸形矫形内固定失败；B. 再次手术矫正

五、单纯性骨囊肿

单纯性骨囊肿（simple bone cyst），多称为单房性骨囊肿（unicameral bone cyst，UBC），也称为单一性骨囊肿（solitary bone cyst）等，是一种常见的骨良性病变，占所有良性骨肿瘤的3%，常见于青少年及儿童，男性发病率高于女性，多见于四肢的长管状骨（90% 在肱骨近端，其次为股骨近端和胫骨近端），很少见于短管状骨，扁平骨更少见，通常的发病部位在长管状骨的干骺端或靠近生长板处，并且逐渐向骨干移行，大多呈单房性改变，但也有多房者，该病具有自限性和自愈性。病因尚不清楚。

（一）临床表现

临床上一般无任何症状，有的病例局部有隐痛、酸痛或轻压痛，可有局部包块或骨增粗，有 2/3 的患者因病理性骨折而就诊。临床上将骨囊肿分为两型。

1. **活动型（活动期）** 患者年龄在 10 岁以下，囊肿与骨骺板接近，距离小于 5 mm，这说明病变正处在不断发展、膨胀的过程中，采用任何方法治疗都易复发。

2. **潜伏型（静止期）** 患者年龄在 10 岁以上，囊肿距骨骺板较远，距离大于 5 mm，这说明病变稳定，很少有进展趋向。囊肿多为单房，有时为多房。此期治疗后的复发率较低。

（二）影像学表现

骨囊肿的 X 线表现为单发溶骨性病变，皮质变薄，轻中度膨胀，除非有病理性骨折否则无骨膜反应，（图 2-2-16）。无周围骨皮质破坏和软组织侵犯。病变位于长骨干骺部，呈中心性，长轴与骨干方向一致，病变皮质厚薄程度不同，但与正常皮质有明显分界。随着年龄的增长，囊肿可逐渐向骨干移行。

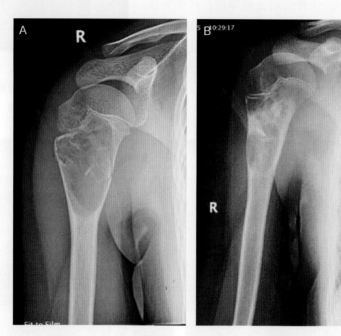

图 2-2-16　患者男性，10 岁，肱骨近端骨囊肿

A. 肱骨正位 X 线平片显示，干骺端囊状中心性破坏，膨胀，边界清，骨皮质菲薄，可见骨折缝；B. 一年后复查 X 线平片，囊肿逐渐向骨干部位移行

病理性骨折为最常见的并发症，可显示为细裂纹或完全骨折，偶有移位。骨折可致游离骨片落入囊内，即"碎片陷落征"（fallen fragment sign），也称"落叶征"。有时骨片不能从皮质上完全游离而出现"悬片或折叶征"（hinged fragment sign）。骨折后局部可产生骨膜反应，骨折愈合后囊腔内出现不规则骨嵴。

（三）治疗

年龄很重要，患者越年轻病变越活跃，年龄较小者手术治疗术后复发的风险 4 倍于年龄较大者（Noordin et al, 2018）。该病具有自限性和自愈性，因此非手术疗法起到非常重要的作用。肱骨的骨囊肿，无论是否有病理性骨折，均可以先观察，保守治疗，必要时手术。股骨上端骨囊肿手术主要是预防或治疗病理性骨折的发生（Noordin et al, 2018）。

1. **瘤腔内激素注射** 甲泼尼龙 80～120 mg，X 线透视下于病变内置入两根穿刺针，一根用于抽液减压，另一根用于注射激素（图 2-2-17）。隔月摄片复查，一般需要重复多次注射。

2. **病灶刮除植骨术** 充分显露后，手术开窗应足够大，一般与病灶的长短相一致，以使骨囊腔内各个角落均在直视之下，彻底刮除病灶特别是近骨窗的周围及骨嵴间的凹陷处以及囊壁包膜，用 95% 乙醇处理骨壁后充分植骨。很少用骨水泥填充。对于股骨上端病变，尤其是靠近股骨颈的病变，刮除病灶后应使用金属内固定物以防止病理性骨折（图 2-2-18）。

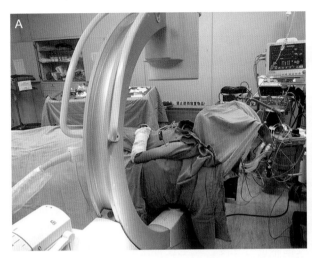
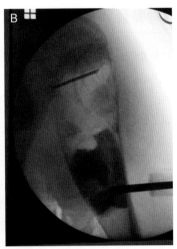

图 2-2-17　肱骨上段骨囊肿经皮穿刺，激素注射并人工骨注射
A. 术中体位像；B. 术中透视照片

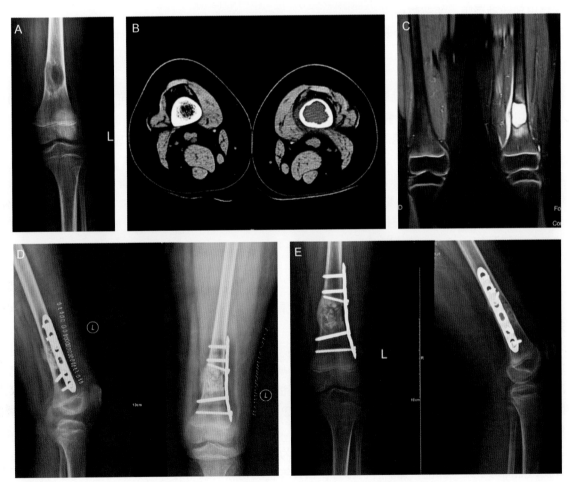

图 2-2-18　患者男性，10 岁，左股骨远端骨囊肿
A. 术前正位 X 线平片提示股骨下段囊状中心性破坏，膨胀，边界清，骨皮质变薄；B. 术前轴位 CT 可见左股骨远端囊状溶骨性破坏，骨皮质明显变薄；C. 术前 MRI 冠状位 T2 抑脂像可见左股骨下段骨内高信号均质病变，边界清楚；D. 肿瘤刮除、植骨，内固定术后正侧位 X 线平片；E. 术后三个月复查正侧位 X 线平片

综上所述，手术是成年骨囊肿病理性骨折的首选治疗方法，复发率低，对于儿童、特别是 X 线证实为活动期的，则应采用保守治疗或激素注射，这是由于儿童骨囊肿手术不可避免地会出现术后复发。

六、动脉瘤样骨囊肿

动脉瘤样骨囊肿（aneurysmal bone cyst，ABC）有 70% 是原发，30% 是其他疾病反应过程的一部分，如包含在骨巨细胞瘤和骨肉瘤等病变内。原发病变多数在 10 ～ 20 岁时发病，女性多于男性（2∶1），病变呈膨胀性、多房性、充血性，几乎可发生于所有骨骼，但长管状骨的干骺端和脊柱为其好发部位（Rapp et al，2012）。

（一）临床表现

病变最常见的部位为长管状骨，占 50%，依次为股骨远端、胫骨近端和肱骨近端。在长管状骨中病变位于干骺端，呈扩张性偏心生长，可侵犯骨皮质及周围软组织，有部分类似恶性肿瘤的征象。动脉瘤样骨囊肿的生长一般不越过骺生长板，但骨成熟后，病变可发展至骨端。有 20% ～ 30% 的病变发生于脊柱，可侵及椎体或后柱，也可二者同时受累，邻近椎体也可受侵。发生在骨盆的动脉瘤样骨囊肿体积通常较大。

病变的主要临床特征为进行性局部疼痛和肿胀。脊柱发生病变时疼痛症状明显，椎体和附件受破坏、压缩而发生脊柱畸形，可出现脊髓压迫症状，压迫症状可逐渐加重甚至发生截瘫。病变附近的关节可因肿胀、疼痛出现活动受限，关节腔积液。

70% 的原发性动脉瘤样骨囊肿具有染色体重排造成的 *USP6* 基因上调，继发性病变则没有。

（二）影像学表现

病变呈溶骨性破坏及膨胀是动脉瘤样骨囊肿 X 线平片的特点，边界清楚，可有突入至病变内的骨性间隔构成多房腔的壁。动脉瘤样骨囊肿与正常骨的边界非常清楚。

CT 和 MRI 能清楚显示病变范围、结构、密度、骨皮质和骨壳的情况，也可显示病变内液 - 液平面和钙化骨化及软组织肿块。

在血管造影中，病变染色强烈，造影剂保留时间较长，可发现异常扭曲血管或血窦，或有静脉瘘形成，但并无输入或输出性的血管显影。

动脉瘤样骨囊肿的同位素骨扫描可见到一个中心性的放射性稀疏区，周围被放射性浓聚区域所包围，形成"面包圈征"（doughnut sign）。

（三）治疗

动脉瘤样骨囊肿的发展过程是多种多样的。有时表现为侵袭性生长，而有些病例可表现为病变生长缓慢，并且逐渐成熟直到自然消失。

1. *瘤内刮除*　刮除病灶时，应开足够大的骨窗，可使用苯酚、乙醇等来灭活囊壁，也可以使用骨水泥来填充残腔以降低复发率。刮除后复发率为 12%。刮除局部病变后，用液氮倾入骨腔内，使局部迅速降温，冷冻深度可达 1 ～ 2 mm，灭活残存的组织后再植骨可使复发率降低至 5%（图 2-2-19）术后复发的危险因素。包括：①年龄 < 12 岁；②生长板未闭；③病理上细胞活跃；④刮除不彻底；⑤病变位于中轴骨部位。

2. *整块切除*　整块切除有可能使术后复发率降为零，但会相应带来手术高风险（如脊柱）或造成肢体骨缺损，然而对于某些部位，如髂骨、腓骨、锁骨等整块切除可取得较好的效果（图 2-2-20）。

3. *瘤腔内注射硬化剂*　经皮注射硬化剂聚多卡醇（polidocanol），囊肿愈合率可达 90%，与刮除植骨愈合率相仿，且并发症低。缺点是需要多次注射，一般 3 次。玉米醇溶蛋白（zein）和无水乙醇注射以及粒子植入也有报道（Rapp et al，2012）。激素注射无效，且不提倡。

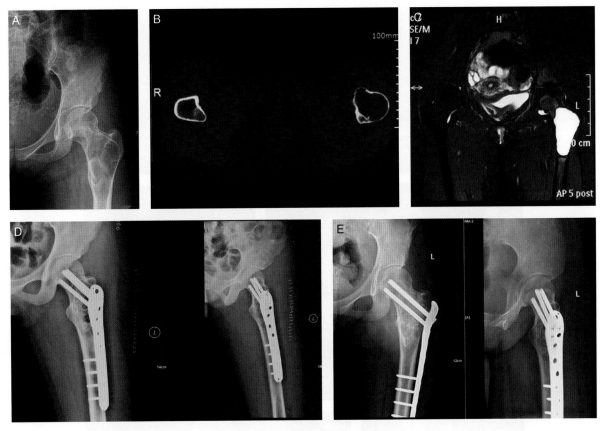

图 2-2-19　患者女性，21 岁

A. 术前正位 X 线平片可见左股骨近端膨胀性骨质破坏，边界清，可见硬化缘；B. 术前轴位 CT 提示左股骨近端溶骨性病变，其内可见分隔；C. 术前 MRI 冠状位 T2 抑脂像示左股骨近端高信号骨内病变；D. 肿瘤刮除、内固定术后 X 线平片；E. 术后 3 个月复查 X 线平片

4. **介入治疗**　对于行外科手术相对困难部位（椎体、骨盆等）的动脉瘤样骨囊肿，可选择性栓塞囊肿的营养血管，这种方法既可以与外科方法联合使用（图 2-2-21），也可以作为一种单独的疗法。反复多次栓塞的有效率达 94%。

5. **放射治疗**　放射治疗对诱导囊肿骨化有效。然而，放疗的方法只在病变巨大、部位特殊、术后复发无法再次手术时才应考虑，因为出现放疗并发症的几率非常高，而且有诱导恶变的可能性。

6. **地诺单抗（dinosumab）**　仅有少数初步尝试应用的报道，其有效性仍需进一步验证（Polyzos et al，2019）。

七、骨的嗜酸性肉芽肿

（一）临床表现

骨的嗜酸性肉芽肿（eosinophilic granuloma，EG）病因不明，骨单发多见，发病率低于所有骨肿瘤的 1%，男孩较女孩多见，发病率之比为（2 ~ 3）∶1，5 ~ 15 岁为发病高峰。儿童最多见的发病部位是椎体、长骨和下颌骨，成人则以颅骨和肋骨比较多见，手、足的短管状骨很少受累。患者常表现为疼痛和肿胀。儿童发生于长管状骨的部位多为干骺端和骨干，罕见侵犯生长板。发生在脊柱的部位多见于椎体，最常受累的是胸椎，其次为颈椎和腰椎（DiCaprio et al，2014）。

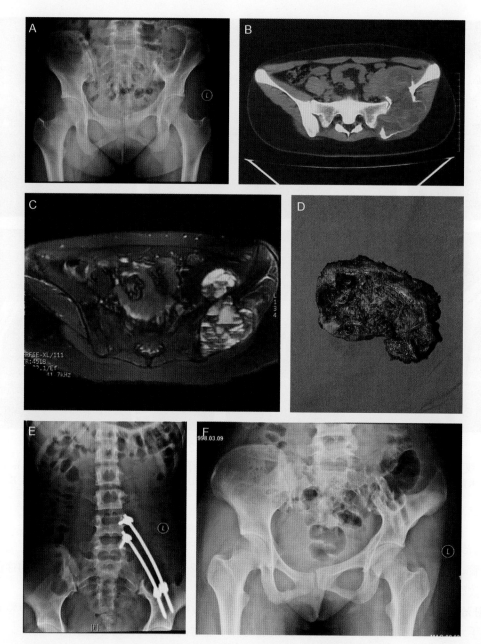

图 2-2-20　患者女性，17 岁，左髂骨巨大动脉瘤样骨囊肿

A. 术前髋部正位 X 线可见巨大溶骨性破坏；B. 术前轴位 CT 可见髂骨内外包块，包块周围硬化边缘；C. MRI 髋部轴位像显示典型"液-液平"；D. 整块切除标本；E. 术后正位 X 线平片；F. 术后 3 年未见复发，将内固定拆除

（二）影像学表现

X 线平片上，长骨的嗜酸性肉芽肿表现为界线清晰或模糊的溶骨性破坏，可能出现骨髓水肿和软组织包块，或可有骨膜反应，表现为恶性肿瘤征象。椎体表现为溶骨性破坏，40% 表现为典型的"缗钱椎"，但椎弓根、附件正常，故椎体向后方突出者较少见。

（三）治疗（DiCaprio et al，2014；Angelini et al，2017）

1. **长骨单发病变**　局限性或单发性患者很有可能在数月至数年内自发缓解而预后良好，因此保守治疗已经成为常用方法。病灶内激素注射可用于比较小的病灶，即病变累及小于 1/2 管状骨直径，可以注射

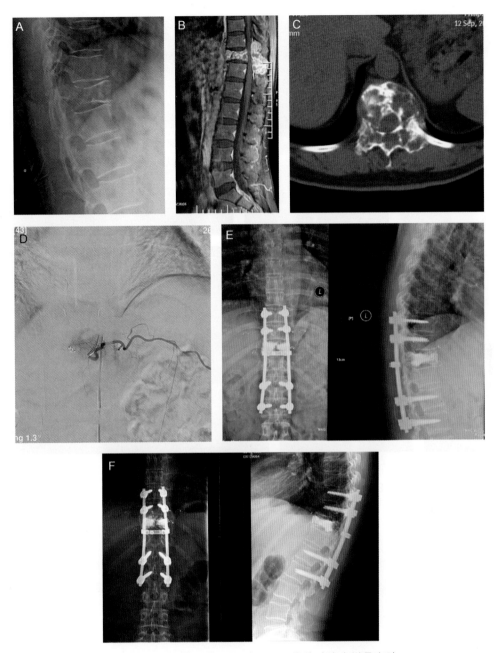

图 2-2-21　患者女性，48 岁，T11 椎体动脉瘤样骨囊肿

A. 术前腰椎 X 线侧位片可见 T11 压缩性骨折；B. 术前 MRI 矢状位像可见 T11 椎体病变，侵犯附件和椎体，椎体病理性压缩骨折，脊髓压迫不全瘫；C. 术前 CT 轴位像；D. 术前供瘤动脉栓塞；E. 后行病灶刮除、骨水泥填充，后路内固定；F. 术后 3 个月复查

40 mg 甲泼尼龙琥珀酸钠；如果病灶较大，位于骨盆部位，建议注射 160 mg，6 个月后可重复，本方法被认为是一种有效、安全的治疗方法，可有效缓解疼痛和刺激骨愈合（图 2-2-22）。若单发性的骨损害病灶较大或疼痛症状重，为预防或治疗病理性骨折可行刮骨术（图 2-2-23，图 2-2-24）。

　　2. **脊柱病变**　尽管患者影像学可能表现为典型的扁平椎（图 2-2-25），但上、下椎间盘正常，无椎管内侵犯或软组织包块，另外患者一般没有症状，建议保守治疗。大多数患者椎体高度可有不同程度的恢复。对于疼痛患者，若休息或止痛药物不能缓解以及有神经压迫或脊柱不稳症状者可以考虑手术治疗（图 2-2-26）。

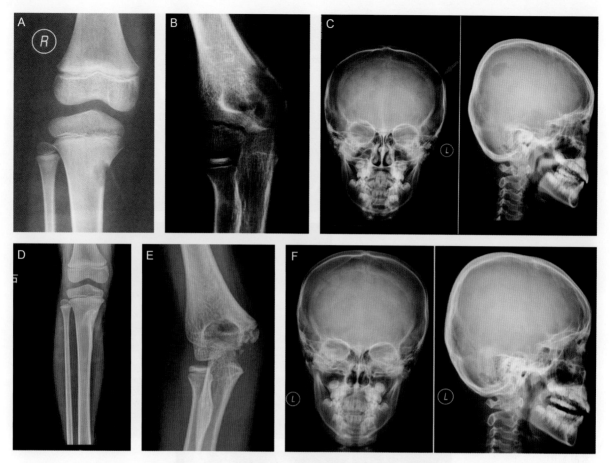

图 2-2-22　患者男性，7 岁，多发性嗜酸性肉芽肿

A ～ C. 术前正侧位 X 线平片显示右胫骨上端（A）、右肱骨远端（B）、左侧顶骨（C）病变；D、E. 胫骨及桡骨病灶行刮除人工骨填充，激素注射；F. 颅骨单纯激素注射，术后 10 个月复查，病变完全愈合

3. 其他治疗手段　当疾病威胁重要器官的功能时，如视神经周围或脊髓病变，不能进行局部注射激素以及外科手术时，可考虑以低剂量（6 ～ 10 Gy）放射治疗。对于单发骨病变，不合并内脏受累者，不建议化疗。

八、骨内血管瘤

　　骨内血管瘤（intraosseous hemangioma）是发展缓慢的血管来源的少见良性骨肿瘤，常见于脊柱椎体和颅骨，发生于长骨或扁平骨者罕见，一般在股骨、胫骨和肱骨干骺端髓腔内，极少在骨膜下，诊断困难。

（一）临床表现

　　脊柱血管瘤通常无症状，绝大多数为偶然发现。只有 1% 的脊柱血管瘤可能因为骨折、脊髓神经根压迫引起症状。

（二）影像学表现

　　骨小梁稀疏、增粗，椎体血管瘤典型的 X 线表现为"栅栏状"改变。CT 表现为"蜂窝征"或"圆点征"，血管瘤侵犯椎管出现脊髓和神经根压迫，椎管内肿瘤由于后纵韧带的阻挡，在 MRI 上表现为典型的"双乳征"。

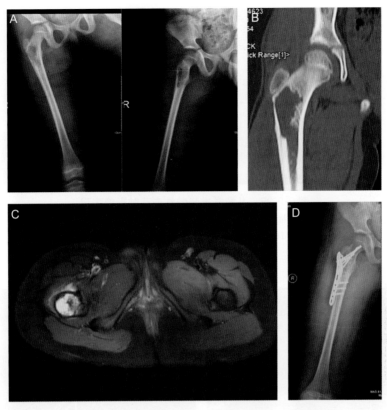

图 2-2-23　患者女性，8 岁，右股骨近端嗜酸性肉芽肿

A. 术前正位 X 线平片可见右股骨近端溶骨性骨质破坏，无硬化缘，边界欠清；B. 术前冠状位 CT 可见溶骨性破坏，骨皮质变薄；C. 术前 MRI 轴位 T2 抑脂像可见右股骨近端髓腔内混杂高信号病变，周围肌肉可见斑片状高信号影；D. 肿瘤刮除、植骨，内固定术后 X 线平片

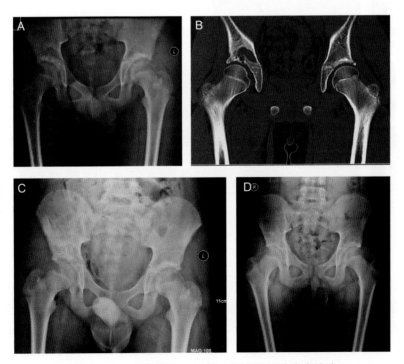

图 2-2-24　患者男性，12 岁，因右髋关节疼痛就诊

A. 术前骨盆正位 X 线平片发现右髋臼病变；B. 术前冠状位 CT 可见右髋臼溶骨性破坏；C. 微创刮除植骨、激素注射术后 X 线平片；D. 1 年后复查，植骨完全愈合

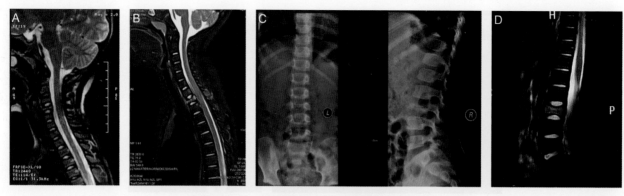

图 2-2-25　儿童脊椎嗜酸性肉芽肿影像表现

A. 患者男性，7 岁，MRI 矢状位 T2 像显示 C4 椎体嗜酸性肉芽肿；B. 患者女性，4 岁，MRI 矢状位 T2 像显示 T1 椎体嗜酸性肉芽肿；
C、D. 患者女性，10 岁，正侧位 X 线平片及 MRI 矢状位像显示 L3 椎体嗜酸性肉芽肿

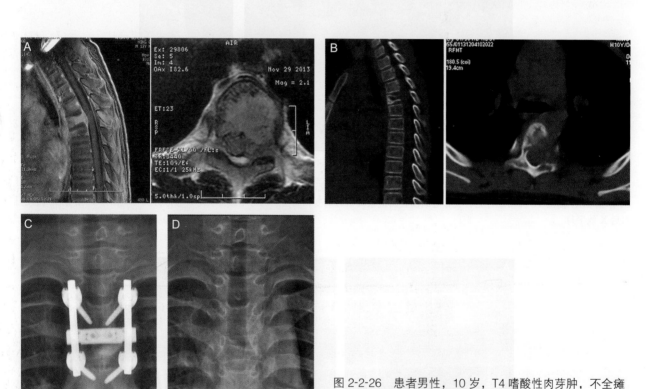

图 2-2-26　患者男性，10 岁，T4 嗜酸性肉芽肿，不全瘫

A、B. 术前矢状位及轴位 MRI、CT 显示脊髓压迫；C. 术后正位 X 线平片显示后路减压内固定情况；D. 术后恢复好，1 年后取出内固定，术后 X 线平片

（三）治疗

对于偶然发现的无症状椎体血管瘤，一般不建议积极治疗，可以定期观察。对于出现疼痛症状或存在病理性骨折风险的血管瘤，现在多采取微创骨水泥注射（PVP 或 PKP）治疗（图 2-2-27），而无水乙醇注射少用。对于出现脊髓压迫症状患者，需要手术减压，椎体切除出血量很大（图 2-2-28）。但椎体不要求切除，椎体内骨水泥注射可有效控制术中出血和病变发展（Thakur et al, 2012）。放疗有效，当手术操作困难或用于术后预防复发时，可行放疗，但需警惕放疗后肉瘤变。

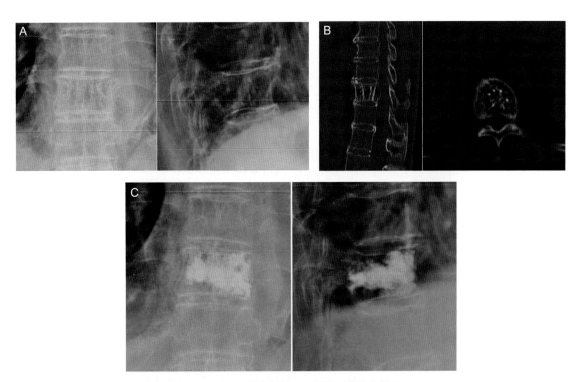

图 2-2-27　患者女性，66 岁，胸椎血管瘤

A. 术前胸椎正侧位 X 线平片可见 T10 椎体呈"栅栏样"改变；B. 术前矢状位及轴位 CT 见 T10 椎体及附件呈"栅栏样"或"蜂窝状""网眼状"改变，边界欠清；C. 椎体成形术后 X 线平片

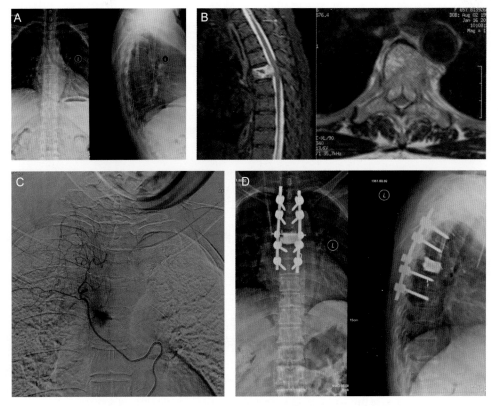

图 2-2-28　患者女性，66 岁，T5 椎体血管瘤，不全瘫

A. 术前正侧位 X 线平片可见 T5 椎体"栅栏样"改变；B. MRI 矢状位及轴位像显示椎管内侵犯脊髓压迫，呈现典型的"双乳征"；C. 供瘤血管栓塞透视像；D. 行椎管减压、椎体骨水泥成形、后路内固定术后 X 线平片

九、骨巨细胞瘤

（一）概述

骨巨细胞瘤（giant cell tumor of bone，GCT）约占全部良性骨肿瘤的 5% ~ 10%，多在 20 ~ 40 岁发病。女性发病率高于男性。50% ~ 65% 的病例发生于股骨远端和胫骨近端，髌骨亦可发病。脊柱受累最多见于骶骨，活动性椎体少见，附件很少受累。在长骨由于其常位于大关节周围，所以可导致关节疼痛、肿胀，活动受限。有时患者可能以病理性骨折就诊。在影像学上，骨巨细胞瘤常为位于长骨骨端、偏心膨胀的溶骨性病灶，边缘硬化不明显（图 2-2-29A），可突破骨皮质形成软组织包块。CT 可明确病变范围及骨破坏程度，MRI 显示为不均质高信号，增强强化明显，若肿瘤合并动脉瘤样骨囊肿可见液 - 液平面。骨扫描可用于排查多发骨巨细胞瘤可能。骨巨细胞瘤为良性侵袭性肿瘤。组蛋白 H3.3 由位于第 1 号染色体上的 *H3F3A* 基因和第 17 号染色体上的 *H3F3B* 基因编码。位于 1 号染色体上的 *H3F3A* 基因突变导致的 G34W（34 位甘氨酸被色氨酸替代）见于 95% ~ 100% 的长骨骨巨细胞瘤，为骨巨细胞瘤特异的诊断（Raskin et al，2013）。

（二）骨巨细胞瘤 Campanacci X 线分级

1. **Ⅰ级**　病变完全位于骨内，边界清楚，未累及骨皮质。
2. **Ⅱ级**　病变位于骨内，边界清楚，骨皮质膨胀，但皮质连续性存在。
3. **Ⅲ级**　病变破坏骨皮质，形成软组织包块。

（三）治疗

1. **瘤内刮除术**　适用于长骨骨巨细胞瘤 Capamnacci Ⅰ/Ⅱ级，但Ⅲ级并不是刮除术的禁忌证，对于肿瘤突出皮质外但软组织包块不大，肿瘤未侵犯至关节软骨，瘤腔周围 2/3 皮质完整、无病理性骨折发生的初治病例，也可行瘤内刮除术。透视下开窗的长度应该超过肿瘤的最大径至少 1 cm，开窗的范围应达到瘤腔各个角落均在可视范围内，不留死角。刮除应达到扩大刮除术的要求，即肿瘤刮除后，应使用高速磨钻去除正常至少 1 cm 的松质骨和 1 mm 的皮质骨，如果关节软骨下骨暴露，应予以保留。瘤腔壁予以苯酚、过氧化氢、液氮、无水乙醇、高渗盐水、氩气刀或高温电刀灼烧等辅助治疗手段治疗骨巨细胞瘤，残腔以植骨或骨水泥填充（图 2-2-29，图 2-2-30）。此种方法术后复发率为 10% ~ 20%。肿瘤刮除彻底是降低复发的最重要因素，另外大量文献表明填充骨水泥比植骨更有利于进一步降低复发率（Klenke et al，2011）。

2. **病理性骨折的处理**　长骨骨端骨巨细胞瘤病理性骨折后处理比较棘手，这种情况虽然为关节内骨折，但并不代表一定需要进行关节置换，如果关节可以保留，刮除并不会增加复发率。建议可待骨折愈合后再手术。

3. **边缘或广泛切除术**　适用于病变累及髌骨、腓骨近端等部位时，可直接予以切除。对于反复复发、软组织受累严重或骨质严重破坏者可行整块切除术。重建方法包括应用异体骨、人工假体或关节融合术，最常使用的还是关节置换。对于椎体和髋臼骨巨细胞瘤，无法达到彻底刮除，建议实行边缘或整块切除术。

4. **其他辅助治疗**　对于反复复发、无法切除的病灶，可行反复栓塞作为治疗或辅助治疗手段。放疗有效，只应用于无法手术部位的复发肿瘤控制，但有诱导恶变的风险。双膦酸盐制剂作为常规使用。地诺单抗（dinosumab）为 RANKL 的单克隆抗体，可阻断巨细胞的 RANK 通路，从而阻止了骨细胞的溶骨行为。最初地诺单抗应用于反复多次术后复发、无法手术切除、手术切除风险巨大或手术切除可能造成患者严重功能障碍的情况。现在多用于手术降级和减少术中出血。现在越来越多的研究及临床观察证明，地诺单抗并不能消除肿瘤复发，只是抑制了肿瘤的生长和骨破坏，术前应用反而造成刮除困难，骨巨细胞瘤的真正治愈还要依靠处理的彻底性（Agarwal，2018）。

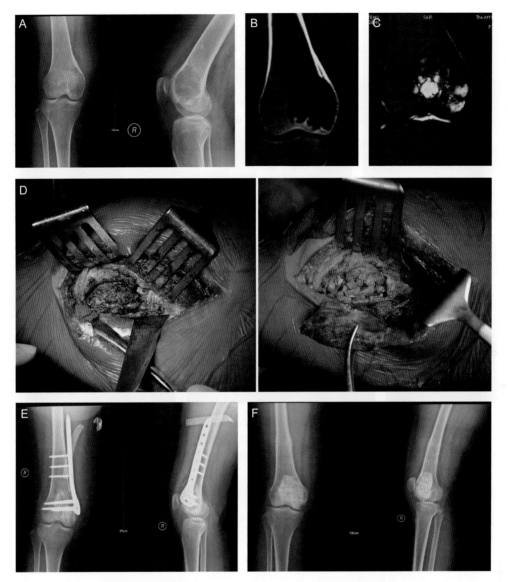

图 2-2-29　患者女性，29 岁，右股骨远端 GCT（Ⅱ级）

A. 术前正侧位 X 线平片显示右股骨下段内侧一溶骨性破坏区，呈膨胀性生长，骨皮质变薄，未见骨膜反应；B. 术前冠状位 CT 显示右股骨远端内侧溶骨性破坏，并在 CT 引导下穿刺活检；C. 术前膝关节冠状位 MRI 显示股骨远端内侧病灶，T1 为低信号，T2 为混杂高信号；D. 肿瘤刮除、自体髂骨移植结合异体骨粒填充，钢板内固定；E. 术后 X 线平片；F. 术后 3 年肿瘤未复发，拆除内固定

5. **特殊部位骨巨细胞瘤的治疗进展**　骶骨骨巨细胞瘤占骨巨细胞瘤总数的 3%～7%。骶骨由于其解剖部位特殊，肿瘤包裹骶神经。现在对于骶骨骨巨细胞瘤仍以刮除为主，关键是控制术中出血，有利于肿瘤的清理彻底。术前应用 1～3 次地诺单抗、术前供瘤动脉栓塞及术中低位腹主动脉球囊的应用，增加了手术的安全性，保留了骶神经功能，降低了术后复发率（Lim et al，2020）。

（燕太强）

参考文献

Agarwal MG，Gundavda MK，Gupta RG，et al，2018. Does denosumab change the giant cell tumor

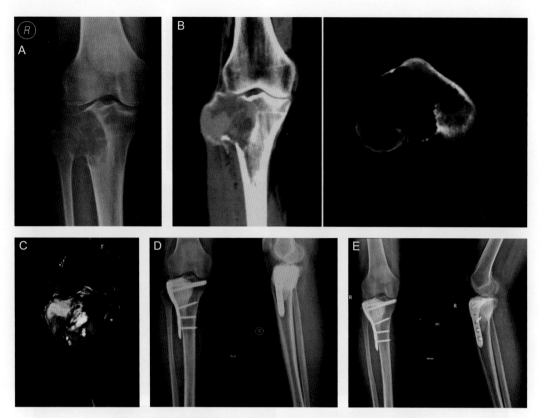

图 2-2-30　患者男性，29 岁，右胫骨近端外侧 GCT（Ⅲ级）

A. 术前 X 线正位片；B. 术前冠状位及轴位 CT 可见右胫骨溶骨性破坏伴软组织包块；C. 术前冠状位 MRI；D. 肿瘤刮除、骨水泥填充钢板内固定术后正侧位 X 线平片；E. 术后 1 年患者行走正常，随访 X 线平片，显示肿瘤未复发

treatment strategy？ Lessons learned from early experience. Clin Orthop Relat Res, 476（9）: 1773-1782.

Alabdullrahman LW，Byerly DW，2019. Osteochondroma. Treasure Island（FL）: StatPearls.

Angelini A，Mavrogenis AF，Rimondi E，et al，2017. Current concepts for the diagnosis and management of eosinophilic granuloma of bone. J Orthop Traumatol，18（2）: 83-90.

Atesok KI，Alman BA，Schemitsch EH，et al，2011. Osteoid osteoma and osteoblastoma. J Am Acad Orthop Surg，19（11）: 678-689.

DiCaprio MR，Toberts TT，2014. Diangosis and management of langerhans cell histiocytosis. J Am Acad Orthop Surg，22（10）: 643-652.

Enneking WF，1983. Staging of musculoskeletal tumors. // Enneking WF. Musculoskeletal tumor surgery. New York: Churchill Livingstone: 87-88.

Hartley I，Zhadina M，Collins MT，et al，2019. Fibrous dysplasia of bone and McCune-Albright Syndrome: a bench to bedside review. Calcif Tissue Int，104（5）: 517-529.

Hicky M，Farrokhyar F，Deheshi B，et al，2011. A systematic review and meta-analysis of intralesional versus wide resection for intramedullary grade I chondrosarcoma of the extremities. Ann Surg Oncol，18（6）: 1705-1709.

Klenke FM，Wenger DE，Inwards CY，et al，2011. Giant cell tumor of bone, risk factors for recurrence. Clin Orthop Relat Res，469: 591-599.

Koch G，Cazzato RL，Gilkison A，et al，2018. Percutaeous treatments of benign bone tumors. Semin

Intervent Radiol, 35 (4): 324-332.

Lalam RK, Cribb GL, Tins BJ, et al, 2014. Image guided radiofrequency thermo-albation therapy of chondroblastomas: should it replace surgery？ Skeletal Radiol, 43 (4): 513-522.

Lim CY, Liu X, He F, et al, 2020. Retrospective cohort study of 68 sacral giant cell tumors treated with nerve-sparing surgery and evaluation on therapeutic benefits of denosumab therapy. Bone Joint J, 102-B (2): 177-185.

Mohler DG, Chiu R, Mccall DA, et al, 2010. Curettage and cryosurgery for low-grade cartilage tumors is associated with low recurrence and high function. Clin Orthop Relat Res, 468 (10): 2765-2773.

Noordin S, Allana S, Hilal K, et al, 2018. Osteoid osteoma: Contemporary management. Orthopedic reviews, 10 (3): 7496.

Noordin S, Allana S, Umer M, et al, 2018. Unicameral bone cysts: current concepts. Ann Med Surg(Lond), 34: 43-49.

Parekh SG, Donthineni-Rao R, Ricchetti E, et al, 2004. Fibrous dysplasia. J Am Acad Orthop Surg, 12(5): 305-313.

Polyzos SA, Makras P, Tournis S, et al, 2019. Off-label uses of denosumab in metabolic bone diseases. Bone, 129: 115048.

Rapp TB, Ward JP, Alaia MJ, 2012. Aneurysmal bone cyst. J Am Acad Orthop Surg, 20 (4): 233-241.

Raskin KA, Schwab JH, Mankin HJ, 2013. Giant cell tumor of bone. J Am Acad Orthop Surg, 21 (2): 118-126.

Thakur NA, Daniels AH, Schiller J, et al, 2012. Benign tumors of the spine. J Am Acad Orthop Surg, 20(11): 715-724.

第 3 章

恶性骨肿瘤的保肢治疗

第一节 概 述

肢体恶性骨肿瘤的治疗在国内外已进入一个比较成熟的阶段，新辅助化疗及广泛性切除的理念已得到普遍认可。保肢手术已成为治疗肢体恶性骨肿瘤的经典方法，新辅助化疗能早期消灭微小转移灶并能缩小原发肿瘤，有利于随后的保肢治疗，还可以通过评估肿瘤对化疗的反应，提供体内化疗敏感性信息。

恶性骨肿瘤的治疗目标是不但要提高患者的生存率，而且要保存良好的肢体功能。保肢手术的首要目的是避免局部复发，其次是尽可能多地保留功能。近 30 年来，国内骨肉瘤的诊断与治疗技术已取得飞跃式的进步，经典型骨肉瘤、尤因肉瘤等原发恶性骨肿瘤的五年生存率有了显著提高，无瘤生存率可达60% ~ 70%，总生存率达到 60% ~ 80%；90% 的患者可以实施保肢治疗（Bielack et al，2002；Meyers et al，2005；Bernthal et al，2012）。

对于怀疑恶性骨肿瘤的患者，在活检前应转诊至骨肿瘤诊疗中心或具备专业骨肿瘤诊疗系统的机构，而实施保肢治疗的医院应具备骨肿瘤诊断的影像、病理、介入等多学科专家团队，具备骨肿瘤专科和具有恶性骨肿瘤化疗经验的肿瘤内科；主诊医生负责落实患者整体治疗计划并与多学科团队协作会诊，中心还应具备完善的护理和康复团队，可以保证恶性骨肿瘤患者获得最好的治疗效果。

一、肿瘤分期

Enneking 外科分期最为常用（Enneking，1986），根据肿瘤的外科分级（G）、外科部位（T）和有无转移（M）对肿瘤进行分期。恶性肿瘤用罗马数字 Ⅰ ~ Ⅲ 表示，Ⅰ 期是低度恶性肿瘤，Ⅱ 期是高度恶性肿瘤。Ⅰ、Ⅱ 期肿瘤再根据解剖间室分为间室内（A）和间室外（B），发生转移的病例，无论分级高低和间室内外，均为Ⅲ期。恶性骨肿瘤化疗前后分别进行分期确定，用于指导外科手术。

外科等级（G）反映生物学行为及侵袭性程度，取决于组织病理学检查、影像学表现、临床病程以及生化检验，病变可分成 G0：良性，G1：低度恶性，G2：高度恶性。从组织学和放射学来看，良性病变是指分化好、没有细胞异型性、没有核分裂象、位于囊内、周围没有反应区、很少破坏自然屏障。虽然一些侵袭性稍大的病变可穿透包囊并侵入囊外组织，但是没有卫星灶和区域性跳跃转移或远隔血行或淋巴转移。

分期的目的主要是指出在某一病变的情况下，不同手术的相对危险性，而不只是对某一患者的某一肿瘤类型提出明确方案。患者的年龄、性别、期望和生活方式，手术的目的，医生的技巧、经验和能获得何种辅助治疗等因素，都应考虑进去。复发率取决于手术的边界，有些解剖部位较易获得需要的边界，例如大腿后部比大腿前部的复发率高两倍，前臂的掌侧比背侧的复发率高两倍。

二、诊断方法

肢体恶性骨肿瘤的诊断主要依靠临床、影像和病理检查三者结合。相对稳定的多学科团队协作参与诊断过程，可以更加准确地做出诊断与鉴别诊断。

（一）影像学检查

1. X 线　原发病灶拍摄正、侧位 X 线平片。
2. CT（增强）　病灶和胸部，胸部检查要求薄层 + 冠状位 CT 扫描。
3. MRI　T1、T2 加权及增强 MRI。
4. 骨扫描　全身 + 放射浓集区断层显像。
5. PET/CT　对评估全身病变和判断化疗效果的作用显著。

（二）活检

正确的活检对于明确诊断和成功保肢非常重要。建议活检由手术医师完成，提倡粗针穿刺活检。活检时应考虑后期的保肢和重建。活检针道应尽可能靠近预计手术切口附近，并能够在最终手术时连同肿瘤组织一并整块切除，且不要穿越无瘤的解剖间室、关节和神经血管束；对青少年患者活检针道不要穿越骨骺。另外，如为多发病灶，应选择容易到达的部位进行活检。不正确的活检若造成肿瘤出血，进而污染肢体重要的血管神经，可能会丧失保肢的机会，增加术后肿瘤复发的风险（Pollock et al，2004）。

三、新辅助化疗

既往截肢是肢体骨肉瘤的传统治疗方式，但患者的五年生存率低于 20%。新辅助化疗，即在手术前给予化疗药物使肿瘤缩小，有利于肿瘤的广泛切除，90% ~ 95% 的肢体可以成功保肢。由于新辅助化疗早期对肺转移的控制或消除，保肢患者的五年生存率可提高至 60% ~ 70%。现在新辅助化疗、保肢手术和术后辅助化疗已经成为全世界通用的骨肉瘤的标准治疗模式（Bielack et al，2002；Meyers et al，2005；Whelan et al，2015）。

（一）新辅助化疗的目的

控制原发灶，尽早杀灭远处微小转移灶，缩小肿瘤及周围炎性水肿反应区，以利于后续的保肢手术；观察肿瘤对化疗的敏感性，为进一步制订个体化的术后化疗方案奠定基础。

新辅助化疗也存在风险，部分患者接受新辅助化疗后病灶增大和（或）体质下降，导致无法行保肢手术。

（二）新辅助化疗的药物使用原则

序贯用药或联合用药，每位患者至少要选用两种以上药物，根据药物说明书，静脉或动脉给药。

初次用药按照标准方案的药物剂量计算给药剂量，尽量维持总的药物剂量强度。在严密观察化疗效果的前提下，建议至少用药 2 个周期；根据所选用的标准方案要求间隔用药。

术前化疗后对手术切除标本进行病理分级，化疗后肿瘤细胞坏死率大于 90% 的患者，其五年生存率可达 80% ~ 90%；而肿瘤细胞坏死率小于 90% 的患者，生存率则低于 60%，术后应调整化疗方案，但是否有助于提高总生存率并无定论。术后辅助化疗一般不少于 3 个周期。

（三）新辅助化疗的药物

蒽环类 [多柔比星（ADM）、吡柔比星（THP）、表柔比星（EPI）]、铂类 [顺铂（DDP）、洛铂（LBP）]、大剂量氨甲蝶呤 - 亚叶酸钙（HDMTX-CF）、异环磷酰胺（IFO）。

（四）化疗后评估

完成新辅助化疗后，应结合临床症状、体征及影像学检查再次详细评估肿瘤情况；建议给药2次以上或至少1个周期后进行评估。化疗反应良好的表现包括：临床症状减轻、肿瘤的影像学界限较清晰、肿瘤组织出现骨化、肿块缩小。对于化疗反应较好的高级别骨肉瘤患者，如果能达到广泛的外科边界，应首选保肢治疗，因为保肢手术可以避免致残所导致的心理冲击。当保肢治疗无法达到足够的外科边界时应进行截肢手术。

四、保肢手术

（一）适应证

随着医学影像学的发展，新辅助化疗的开展，外科技术的提高和重建材料的发展，恶性骨肿瘤的保肢手术得以推广。广泛切除即在肿瘤反应区外正常组织内切除，这是恶性骨肿瘤治疗成功的基石。保肢手术的局部复发率为5%~10%，生存率和局部复发率与截肢相同。通过手术重建保留了患者的肢体，而且还能获得足够的手术边界，避免了截肢给患者和家属带来的巨大的身心创伤，患者术后可以获得接近正常人的生活质量（Aksnes et al，2008；Mason et al，2013）。

保肢手术适应证：①Enneking ⅡA期、对化疗敏感的ⅡB期骨肉瘤及对化疗敏感、转移灶可控的Ⅲ期恶性骨肿瘤；②化疗反应好、有病理性骨折的四肢恶性骨肿瘤；③可以或预期达到广泛切除的外科边界；④主要血管、神经未受累；⑤全身情况良好，体能状态评分（Kamofsky评分）＞60；⑥保留肢体及肢体功能的愿望强烈，在经济上能承受化疗和保肢的费用；⑦有良好的软组织覆盖条件。简单来说就是肿瘤切除可以获得安全的无瘤边界，保留肢体的功能优于截肢后安装的假肢，即可进行保肢手术。

对于化疗反应差、瘤体巨大、分化极差、肿瘤周围的主要神经血管受侵犯、肿瘤生长至皮肤外伴软组织感染患者建议截肢。若肿瘤虽然侵犯重要血管，但肢体重要的神经未受累，手术可以达到肿瘤和血管一起广泛切除，并行人工血管置换，则仍可以达到保肢的要求。总之，目前虽然恶性骨肿瘤的保肢手术迅速成为主流，但保肢原则仍必须坚持"生命第一，肢体第二"，单纯为保肢而保肢，牺牲肿瘤的切除边界而勉强保肢的做法是不可取的。

（二）保肢手术计划

正常组织解剖屏障为肿瘤切除的边界提供了参考依据。肌膜、血管鞘膜为薄屏障，等同于2cm的正常组织，骨膜、关节囊为厚屏障，等同于3cm的正常组织，关节软骨等同于5cm的正常组织。正常手术计划对于局限于骨内的ⅡA期骨肉瘤，由于没有突破骨皮质，所以肿瘤周围的正常肌肉均可保留不过这种情况相对少见。一般ⅡB期肿瘤多见，需要将活检通道、肿瘤、肿瘤假包膜、周围反应区及正常2~3cm的肌肉一并切除，在肿瘤以远3~5cm截骨，即切除的标本环周均为正常组织，可达到广泛切除的要求（Kawaguchi et al，2004）。对于肢体主要血管的处理，如果术前MRI提示肿瘤与血管鞘膜之间有正常的脂肪间隔，可以保留血管鞘膜，否则，需要将鞘膜切开，将正常的血管游离出，将鞘膜与肿瘤一并切除。因骨肉瘤一般位于关节附近，所以关节腔内可有反应性积液，但肿瘤并未侵入关节，可采用经关节内切除，若术前已明确肿瘤侵入关节，应采用经关节外切除。

（三）保肢手术方法

保肢手术允许多种重建技术联合或单独使用，重建方法包括瘤骨骨壳灭活再植术、异体骨半关节移植术、人工假体置换术和关节融合术等，现在以人工关节置换术最为常用。保肢手术的并发症主要为手术相关并发症和置换材料相关并发症。手术相关并发症主要包括神经血管损伤、伤口感染和局部复发等。置换材料相关并发症主要包括自体骨或异体骨感染、骨折、骨折不愈合、假体松动、折断或感染等。肿瘤切除部位的软组织重建是保肢手术的重要组成部分。

1. 肿瘤型人工假体　肿瘤型人工假体是最常用的保肢手术重建方法。发育成熟的青少年及成人膝关节周围肿瘤切除后建议选用旋转铰链型组配假体。另外，应根据患者骨骼基本情况选择骨水泥或非骨水泥固定方式。股骨上端假体原则上选择双动半髋关节置换；对于肱骨上端肿瘤，Malawer I 型切除是较常见的外科切除方式，重建假体建议选用半肩关节假体；其他少见部位选择个体化设计的假体。有条件的机构亦可选修复性节段 3D 打印假体用于保肢治疗。文献报道，肿瘤型人工假体五年生存率上肢为 85%～89.7%，下肢为 69%～78.0%；翻修率为 34%～40%（Jeys et al，2008）。

与其他重建方法相比，金属假体重建的优点包括：内固定物耐用，术后即刻稳定性较好，短期及长期功能预后较好，术后关节活动度好，最重要的是术后并发症的发生率较异体骨重建低。内固定假体用于关节的优点是骨骼肌稳定性及关节活动可立即恢复，不会出现骨不连接，患者活动肢体无需等待骨质愈合，这对于生存期较短的患者十分重要。

与异体移植物一样，内固定假体置换有很多并发症。感染的发生率为 2%～9%，常常需要取出假体。不同的解剖区域感染发生率不同，以近端胫骨最高（因该处的软组织最少）。尽可能多地使用腓肠肌肌瓣转移覆盖胫骨假体，会减少感染的发生率。假体一期翻修回植往往无法控制深部感染，需要外科清创、放置临时性抗生素骨水泥占位器及使用静脉抗生素等。

造成假体失败的主要原因是无菌性松动，这是假体重建主要的并发症。文献报道无菌性松动的发生率为 0～56%，其发生率与假体的部位有关，总体来说，肱骨上段假体的预后最好。患者年龄也影响假体存活，年轻患者的失败率明显增高。切除骨组织的数量也影响假体松动的发生。

在假体的设计和固定方式上加以改进可以减少松动率，如选用水泥型柄时，将假体与骨连接处假体领部设计为羟基磷灰石（hydroxyapatite，HA）喷涂能有效减少无菌性松动的发生率。宿主骨与假体连接处的植骨可以增加皮质外骨桥的形成，因为皮质外骨桥的形成可以阻止假体碎屑进入骨 - 假体界面，从而达到预防无菌性松动的目的。此外，儿童患者无菌性松动的发生率明显高于成人。目前有的观点认为无菌性松动是导致假体出现并发症的过程而非结果，如果不积极处理无菌性松动，势必会导致衬垫磨损、假体折断等机械性并发症。减少应力的假体可以提高假体的使用寿命，老式的假体只允许关节面朝一个方向运动，假体柄受压大，松动率高；而新的旋转铰链式假体可向各个方向运动，受力均匀。

2. 自体骨或大段异体骨重建　利用自体和（或）同种异体骨重建肿瘤切除后的骨缺损，依靠骨与骨之间的愈合达到长期可靠的骨重建，包括保留关节的重建和关节融合术。

（1）长节段异体骨移植：大块的异体移植骨已广泛用于保肢重建手术。大型骨库可提供各种型号及尺寸的骨移植物。这类骨移植物能让软组织附着，保留肌肉功能，保持关节稳定性。骨移植物可提供存活组织的再生骨架，更重要的是能让所有正常的连接组织（包括存活骨、软骨、肌腱、韧带）充满基质，维持组织的结构完整。异体移植物的主要问题有骨折、骨不连、感染（Mankin et al，1996）。骨折的总发生率为 16%～19%，骨折后约 75% 以上的患者可通过内固定或骨移植解决。骨移植物与宿主骨的结合慢于正常骨之间的结合，骨移植物不连接的发生率约为 17%，且无法区分正常愈合、延迟愈合及不愈合，其中有一半患者在经过骨移植或其他治疗后愈合。感染的发生率为 6%～13%，由于移植物没有血管，感染很难根除，大部分患者需取出移植物，大块的骨盆移植物感染的发生率更高。在移植物周围放置血供好的肌肉及软组织可以减少感染发生，特别是近端胫骨皮肤菲薄的部位。使用抗生素骨水泥可以降低感染的发生率，也能延缓骨质吸收。

（2）灭活重建：如果肿瘤没有造成严重的骨破坏，可切除肿瘤骨段，加以灭活再放回缺损处。在没有大型骨库、内固定假体又相对昂贵的地区，植入灭活骨是主要的重建方式，甚至在发达国家，由于灭活骨在免疫学及结构上十分匹配，也有一定的使用价值。使用的灭活骨要经过严格灭活，常用的方法包括长时间高温、反复在液氮中冰冻及大剂量放射线照射等。灭活过程在杀死所有的肿瘤细胞时也会造成不同程度的移植物质量下降，如液氮冰冻会明显降低骨的机械强度，灭活骨形态发生蛋白（bone morphogenetic protein，BMP）。目前，在很多国家最常使用的灭活方法是"巴斯德法"（巴氏消毒法），即使用 60℃左右的盐水浸泡 30 分钟，报道称该方法在灭活肿瘤骨的同时，还可以保留骨形态发生蛋白。我国常使用的方法为 95% 的乙醇或 10% ～ 20% 的高渗盐水浸泡瘤骨 30 分钟，但使用 95% 的乙醇浸泡瘤骨已被证实有很高的局部复发率，目前已放弃使用。单中心报告该方法的并发症包括：感染率为 13%，局部复发率为 9.6%。放射瘤骨灭活再植的骨折发生率为 20%。

（3）异体骨或灭活骨＋人工关节复合体：可以减少异体骨关节移植带来的关节软骨退变的并发症，并有利于软组织附丽；在肱骨上端、股骨上端、胫骨上端的保肢重建中具有优势。

（4）自体移植物：自体移植物可以防止免疫反应发生及感染性疾病的传播，但在大块骨缺损中不如异体移植物使用广泛。采集自体骨时，需使用一套单独的器械及手套，采骨区不能被肿瘤污染。最常见的采骨区是髂嵴的疏松海绵状骨，过去常用于刺激新骨形成、促进骨折愈合。腓骨、髂嵴、肋骨的大块骨可用以提供结构支持，但这些部位的采骨量十分有限，一般少于实际骨缺损。自体移植物的感染率低于大块非血管化移植物。血管化自体移植物最常见的是游离腓骨。血管化移植物由于有血供，在理论上有一些优点，如感染几率小、疲劳损伤少、有可能增生修复等。

一般推荐带血管游离腓骨复合其他修复材料重建长节段负重骨缺损，特别是对于下肢长骨切除长度超过 15 cm、年龄超过 18 岁的患者，采用异体骨或其他生物材料节段移植时使用复合带血管游离腓骨移植可以明显减少并发症发生率。

异体骨复合带血管游离腓骨成功率为 93.5%，但该方法也存在供区手术并发症、异体骨不愈合、异体骨骨折等风险。

（5）骨搬移：适应证有限，对于儿童保留骨骺或保留关节的治疗，患者可以获益；长节段的骨搬移可能会发生针道感染、相邻关节活动受限、骨不连等并发症。

3. 软组织重建　软组织重建应与骨关节重建同期进行，包括韧带重建和附丽、关节囊修复等，建议尽可能一期完成软组织覆盖。

胫骨上端肿瘤广泛切除不可避免地要牺牲髌韧带止点，术后需要将髌韧带重新修复，重建伸膝动力装置，同时由于胫骨上端特殊的解剖结构，胫骨上端骨缺损重建后，需要将腓肠肌内侧头翻转覆盖，良好的软组织覆盖也是此部位成功保肢需要考虑的重要因素。另外需要动力重建的常见部位为肩袖及股骨粗隆臀中肌止点。

软组织重建的基本目的是为假体等提供足够的覆盖，恢复肌肉力量和关节稳定性。为了取得最大的功能和确保假体有足够的覆盖，必须使用各种局部肌肉转移皮瓣。肌肉转位也能提高关节的稳定性。在这一过程中，精细地处理软组织并保留局部血供是至关重要的。假体有完整的肌肉覆盖，能将假体周围感染的风险降到最低。

（四）儿童保肢手术

1. 保留骨骺保肢术　对于经过严格选择适应证后实施的保留骨骺保肢术，10 年保肢率可达到 90% ～ 97%，保留骨骺术后应用美国肌肉骨骼肿瘤协会（musculoskeletal tumor society，MSTS）保肢手术疗效评分膝关节功能可达 90% 以上，最新临床研究报告局部复发率约为 7%。该方法适用于儿童骨干或干骺端骨肉瘤，且新辅助化疗有效，骺板和骨骺未被肿瘤累及的患儿。术前应基于 MRI 评估肿瘤边缘与骺板和骨骺的关系，目前普遍采用 San Julian 影像学方法判断儿童干骺端骨肿瘤的侵袭情况，其中 I 型为肿瘤与骺板相邻，肿瘤边缘与骺板距离超过 2 cm，为绝对适应证；II 型为肿瘤与骺板距离不足 2 cm 或相邻；III 型为骺板与肿瘤部分接触，距离关节端软骨下骨超过 2 cm，II 型和 III 型是相对适应证。另外，不建议为了平衡肢体长度而破坏健侧对应的骨骺。

2. 可延长肿瘤型人工关节假体　该方法适用于发育期儿童股骨下端或胫骨上端骨肉瘤切除后的骨缺损，预期残余生长能力 < 4 cm。肢体预期生长能力参照 Anderson 和 Paley 方法计算。

长期回顾性研究显示，该方法有较高的并发症发生率，最常见的是软组织并发症（46%），其次是假体结构故障（28%），感染和无菌松动分别是 17% 和 8%；平均延长 4.4 次，相关并发症的处理平均 2.5 次。

3. 半关节假体置换　该方法适用于年龄不足 11 岁患儿的股骨下端和胫骨上端骨肉瘤切除后的缺损重

建，具有双轴运动轨迹的半膝关节假体理论上可以减少金属假体对于患儿关节软骨的磨损。

（五）术后处理与并发症防治

任何类型的保肢重建术并发症均不少见，总体发生率可达 20% ~ 30%。慢性疾病状态、全身化疗、营养不足、凝血系统紊乱等可以增加并发症的发生率。同时，重建假体或异体骨等机械或生物学因素也会给保肢治疗带来较高的局部并发症发生率。严重的假体周围感染及肿瘤局部复发，将导致保肢治疗失败。

1. 感染　保肢术后局部感染风险长期存在，术后感染率为 8% ~ 15%，最常见的是葡萄球菌感染。

（1）异体骨：感染率为 9% ~ 25%，近期发表的长期临床研究显示，经清创和抗生素治疗后的有效率为 18%；72% 的病例取出异体骨后使用人工假体重建，再次感染率为 12%。

（2）人工关节假体：下肢肿瘤型人工假体重建后的感染率为 8% ~ 10%，大多数的感染发生在术后 2 年内，70% 的深部感染发生在术后 12 个月内。一旦发生感染，截肢率为 23.5% ~ 87%。

鉴于新辅助化疗、广泛切除手术、长节段肿瘤型金属假体植入等是造成保肢术后感染的高危因素，建议按照 Ⅱ 类伤口使用抗生素。参照《抗菌药物临床应用指导原则》（2015 年版）选择用药。抗生素的使用时间建议以伤口引流时间进行参照，拔除引流管后可停用。

2. 异体骨不愈合及骨折　异体骨不愈合及骨折的发生率分别是 12% ~ 63% 和 17% ~ 34%，年龄超过 18 岁、异体骨长度超过 15 cm、放射灭菌、单纯髓内针或锁定髓内针固定、骨干部位移植等是风险因素。复合自体带血管腓骨移植是减少和预防异体骨不愈合及骨折发生的有效途径。

3. 假体松动与假体机械故障　假体柄的无菌性松动是股骨下端肿瘤型人工关节置换的主要并发症，发生率为 5% ~ 11%，形成原因复杂。新型的可旋转轴心假体、股骨柄矢状位弧度、生物固定柄、生物涂层等技术的应用，使肿瘤型人工假体的髓内固定松动率较单纯铰链型明显减少。

假体机械故障发生率较低，为 3% ~ 6%；假体部件断裂、铰链装置脱位、垫片损坏等均定义为假体机械故障。

4. 肿瘤局部复发　保肢治疗存在肿瘤局部复发的风险，局部复发率为 5.4% ~ 10%。骨肉瘤保肢术后局部复发对患者总体生存率有影响，五年无瘤存活率为 10% ~ 40%；经典型高级别骨肉瘤术后 2 年内复发者预后不佳。

多因素分析证明，局部未达到安全的外科边缘、化疗组织学反应不良和化疗期间肿瘤增大是骨肉瘤局部复发的危险因素；截肢和再次保肢手术均可作为保肢手术局部复发的治疗选项，两者长期生存率比较差异无统计学意义；建议复发病灶切除范围至少超过肿瘤边缘正常组织。复发病灶 > 5 cm 同时伴有转移病灶是预后不佳的独立因素。

（六）保肢治疗的疗效评价

1. 肢体功能　推荐使用美国肌肉骨骼肿瘤协会（MSTS）保肢手术疗效评分系统。该评分系统使用简便，可以较全面地反映患肢和患者整体的功能水平，结果有可重复性和可信性。

2. 肿瘤控制　包括局部与全身控制，推荐使用实体瘤疗效评价标准 1.1 版（RECIST 1.1）。

（七）康复指导

1. 功能锻炼　以主动锻炼为主，被动锻炼为辅。除肌腱重建需要局部固定外，术后 24 小时即可行功能锻炼；应根据手术部位与重建方式决定肢体功能锻炼的具体方法。

2. 与术后化疗的关系　保肢术后的辅助化疗是经典型骨肉瘤治疗的重要组成部分，手术联合新辅助和辅助化疗方案可提高经典型骨肉瘤患者的临床疗效。伤口愈合后即可实施辅助化疗，建议化疗在术后 3 周内实施。

研究显示延迟术后化疗时间，特别是对于新辅助化疗后组织学反应不佳的患者，会增加局部复发的风险。术后感染急性期、伤口不愈合者不应给予化疗。慢性感染迁延期是否可以实施辅助化疗目前尚无明确指导建议，但可行个体化治疗。

（八）随访

保肢治疗后第一、二年，每3个月随访1次；第三年，每4个月随访1次；第四、五年，每6个月随访1次；第五年至治疗后十年，每年随访1次。

虽然恶性骨肿瘤的保肢治疗在国内已经取得了很大的进步，新的治疗方法和理念已得到广泛推广，恶性骨肿瘤患者的生存率有了显著提高，但是，目前存在的最大问题还是患者的长期随访，这是循证医学最基本的问题。如果没有循证医学的基础，就不可能对以往的治疗手段进行评价，治疗方法就不可能取得进步，因而，长期随访是临床科学发展的生命线。

（杨　毅）

第二节　恶性骨肿瘤的新辅助化疗

根据美国国家癌症研究所（National Cancer Institute，NCI）的监测、流行病学和结果数据库（Surveillance，Epidemiology，and End Results Program；SEER）2009—2015年的数据，骨的原发恶性肿瘤的整体5年生存率约为66.2%，比例占所有肿瘤的0.2%，约占所有肿瘤死亡率的0.3%。其中，在青少年，最常见的骨原发恶性肿瘤为骨肉瘤和尤因肉瘤；而在成人，最常见的为骨肉瘤和软骨肉瘤。

随着化疗技术的进步，恶性骨肿瘤5年生存率的提高，保肢治疗成为提高人们生活质量的有效手段。在术前进行新辅助化疗，有助于缩小局部肿瘤的浸润范围，减轻瘤体负荷，以便于保肢手术的进行；而在局部治疗之前先进行全身系统的治疗，也有助于降低远隔转移的风险；另外，通过术前体内药敏试验，可以明确该肿瘤是否对化疗药物敏感，便于术后的个体化用药。但是不恰当的疗效评估可能导致部分原发耐药的肿瘤迅速增长，进而错失保肢的机会。因此，恶性骨肿瘤新辅助化疗期间的临床疗效评估至关重要。

一、恶性骨肿瘤新辅助化疗的临床评估

在药物治疗及恶性肿瘤临床试验的过程中，需要实时对药物疗效做出评价，以便于指导治疗。目前较为常用的有1979年世界卫生组织（World Health Organization，WHO）确定的临床评估标准（Moertel et al，1976）、2009年实体瘤疗效评价标准1.1版（Response Evaluation Criteria in Solid Tumors，RECIST 1.1）等（Eisenhauer et al，2009）。但是，对骨来源的恶性肿瘤，临床评估尤其困难。第一，单纯骨组织的破坏在影像学资料上可以表现为成骨性、溶骨性和混合性，且程度不一；第二，骨组织对药物的反应表现为骨修复，不如实体瘤的软组织表现为肿瘤体积缩小那么直观而敏感，骨修复往往需要通过更长一段时间才出现形态学的变化，而且通常也不只是肿瘤体积缩小那么简单；第三，骨来源的肿瘤中还有青少年最常见的骨肉瘤，其中肿瘤性成骨是该肿瘤最重要的表现，肿瘤性成骨与用药有效的修复性成骨往往难以区分。北京大学人民医院骨肿瘤科在2019年通过回顾性病例研究（Xie，2019），对比病理学评估结果，发现在原有实体瘤最大径横向测量的基础上，添加PET/CT的SUVmax变化率、骨性边界变清晰等概念，有助于进一步区分新辅助化疗受益与不受益的人群。并基于经验重新定义测量经线的方法，完善了RECIST在骨原发恶性肿瘤中的临床评估（图3-2-1～图3-2-3）。

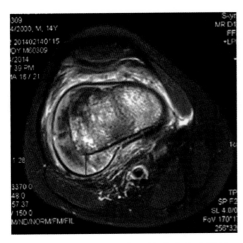

图 3-2-1　肢体骨原发恶性肿瘤最大径的测量

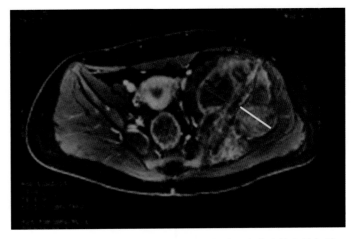

图 3-2-2　骨盆原发恶性肿瘤最大径的测量（建议将内外经线加和）

二、骨肉瘤

骨肉瘤是成人和青少年最常见的骨原发恶性肿瘤，突出表现为病理学镜下可见的成骨样基质。高级别的骨肉瘤占所有骨肉瘤的 80% ~ 90%，病因学未明，容易发生血行转移，一般高级别骨肉瘤分为原发和继发的骨肉瘤，而原发的高级别骨肉瘤又根据镜下的表现分为普通型（包含骨母细胞型、软骨母细胞型和纤维母细胞型）、小细胞型、毛细血管扩张型等。由于化疗的出现，骨肉瘤的 5 年生存率从原来的低于 20% 提高到 60% ~ 70%（Savage，2011；Song et al，2019），在 2019 年全世界范围的大宗临床试验 EURAMOS-1（欧洲和美国骨肉瘤研究，European and American Osteosarcoma Study-1）报告的 2000 多例完成 5 年随访的患者中，总生存率达 71%（95% CI：68% ~ 73%）（Smeland et al，2019）。

追根溯源，骨肉瘤目前所有新辅助化疗方案均以 Jaffe 提出的大剂量氨甲蝶呤（high-dose methotrexate，HD-MTX）化疗为基础（Jaffe et al，1973；1974）。

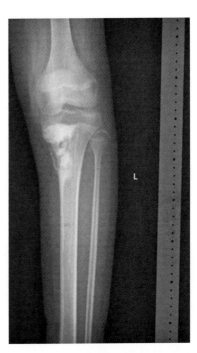

图 3-2-3　化疗后骨性边界变清晰（骨壳形成）

近年来，随着大范围的协作组合作的出现，全世界范围内基本认同了 2005—2011 年招募的 EURAMOS-1 临床试验方案的对照组作为骨肉瘤一线化疗方案的模板（也被称为 MAP 方案）（图 3-2-4）。值得注意的是，目前没有任何客观证据证明新辅助化疗可以提高整体人群的总生存率。历史上 POG-8651（1986—1993 年）曾对青少年无转移性肢体骨肉瘤进行随机对照试验（Goorin et al，2003），发现进行术前化疗的患者和不进行术前化疗患者的疾病无进展生存期没有显著差异。同时，近年来，人们对 40 岁以上的骨肉瘤患者（更多是继发性骨肉瘤）的化疗方案也进行了探索，最突出体现在 EURO-B.O.S.S.（欧洲大于 40 岁者骨肿瘤的研究，European Bone over 40 Sarcoma Study，2012—2014）（Ferrari et al，2018），该研究的初衷在于探索 41 ~ 65 岁骨肉瘤患者是否从新辅助化疗中获益，并同时比较相对密集化疗减少化疗强度的患者是否有生存获益，尤其是针对年长的骨肉瘤患者的氨甲蝶呤耐受情况等问题进行了长时间随访。该研究结果于 2017 年发表（Ferrari et al，2018），认为对于 40 岁以上的骨肉瘤患者，如果能够提供和耐受高密集方案的化疗，患者整体预后和年轻人没有显著差异，但是这部分人群 MTX 延迟

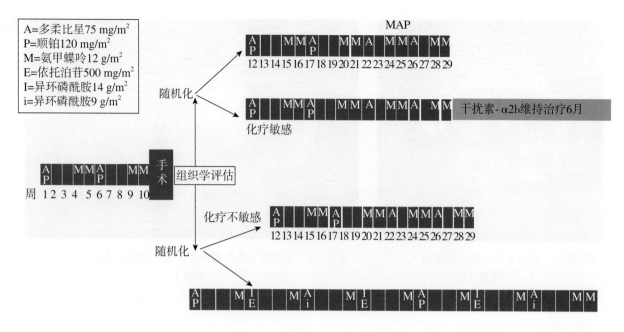

图 3-2-4　EURAMOS-1 的化疗方案

代谢的发生比例显著提高（23%），相应地调整化疗方案非常必要。研究也证实行新辅助化疗患者相比于未行新辅助化疗患者没有显著的生存情况改善（5 年疾病无进展生存率为 48% vs. 64%，P=0.2）。但是，只接受少于 6 个周期化疗的患者相比超过 7 个周期化疗的患者，5 年总生存率显著降低（39% vs. 78%，P=0.007）。对于青少年骨肉瘤，法国骨肉瘤研究协作组（French OS2006/sarcome-09 study）2007—2014 年进行了前瞻的临床研究（Gaspar et al, 2018），探讨了对于小于 25 岁的青少年，在骨肉瘤的一线化疗方案里能否不使用多柔比星，以避免长期存活者随访 15 ～ 20 年后出现心脏问题。这部分患者尝试在新辅助化疗阶段只使用氨甲蝶呤联合异环磷酰胺、依托泊苷，结果中位随访 4.8 年，发现 5 年疾病无进展生存率达 56%（95% CI，51% ～ 62%），而 5 年总生存率达 71%（95% CI，66% ～ 76%），与 EURAMOS-1 的长期随访预后没有显著差异。此方案也不失为青少年骨肉瘤新辅助化疗的一种选择。

三、尤因肉瘤

在新版的 2019 年世界卫生组织（WHO）病理学分级中，尤因肉瘤（Ewing's sarcoma）在分类上不属于骨肿瘤，而属于"不可区分的骨与软组织的小圆细胞恶性肿瘤"，因为有部分尤因肉瘤不是起源于骨，而是起源于软组织，因此严格意义上这类肿瘤不完全属于骨肿瘤。尤因肉瘤原本属于尤因肉瘤家族的分型之一，但是，随着分子生物学的发展，在更新的尤因肉瘤概念里，只有骨尤因肉瘤和软组织尤因肉瘤这两个诊断。而把原来的"原始神经外胚层肿瘤（primitive neuroectodermal tumor，PNET），骨的 PNET 和胸壁的小细胞恶性肿瘤（Askin 瘤）"去掉了。尤因肉瘤是严格定义为包含 FET 家族（EWSR1）和 ETS 家族转录因子的肿瘤，85% ～ 90% 合并有 *EWS-FLI1* t（11；22）（q24；q12）基因的融合，不到 10% 的人合并有 *EWS-ERG* t（21；22）（q22；q12）、*EWS-FEV* t（2；22）（q35；q12）等的基因融合。而没有这些融合的小圆细胞恶性肿瘤被统称为尤因样肉瘤，其中包含小圆细胞有 EWSR1 但无 ETS 融合包含着不同的生物学行为。

整体上来说，尤因肉瘤是一种常见于儿童和青少年的恶性骨肿瘤，中位发病年龄为 15 岁，其中 50% 以上为青少年，占儿童恶性实体肿瘤的 3%。相比于骨肉瘤，尤因肉瘤对放化疗更加敏感。近年来，随着影像学技术、手术操作技术的提高及化疗方案的进一步完善，尤其是一线方案的普及，尤因肉瘤的生存率有大幅度提高。其中 15 岁以下儿童的 5 年生存率由 59% 提高至 78%，15 岁至 19 岁青少年的 5 年生存率由 20% 提高至 60%。而年龄大于 20 岁则是尤因肉瘤患者预后不良的独立危险因素。初治的尤因肉瘤患者中有 25% 存在远隔转移。对于初治转移的患者，其预后仍较差，5 年生存率波动于 20% ~ 30%。而对于一线 VDC/IE 方案化疗后再次出现转移或复发的尤因肉瘤，其 5 年生存率仅为 10% ~ 15%。

目前尤因肉瘤的一线化疗以包括 DOX、环磷酰胺（cyclophosphamide，CTX）、长春新碱（Vincristine，VCR）、IFO、依托泊苷（etoposide，VP-16）的 5 药联合方案为主，其中以 INT-0091（Grier et al，2003）、INT-0154（Miser et al，2004）和 COG-AEWS0031（Granowetter et al，2009）三项随机临床试验为基石提出的 2 周 VDC/IE 方案应用最为广泛。由于单纯局部治疗的肿瘤复燃率高（80% ~ 90%），尤因肉瘤在诊断时即使没有明显转移灶，也存在亚临床转移，所以在 2019 年以前的美国国家综合癌症网络（National Comprehensive Cancer Network，NCCN）临床实践指南中，尤因肉瘤在进行局部治疗之前，至少需要进行 12 周左右的新辅助化疗，以保证患者的全身肿瘤得到控制。但是后来大家发现对于非转移性的尤因肉瘤，有部分原发对化疗药物耐药的病例，对这类尤因肉瘤来说，局部治疗（放疗 /手术）变得尤为重要。因此最新指南推荐尤因肉瘤的患者至少进行 9 周的术前化疗后再进行局部治疗，整体的肿瘤药物治疗时间至少达 28 ~ 49 周。而对复发或转移的病灶，在尤因肉瘤的治疗指南中，系统治疗的时间至少为 28 ~ 49 周的内科药物治疗，内科药物系统治疗时间过短，可能导致停药后肿瘤的快速复燃。

对于不可手术切除的局灶病变，可以在新辅助化疗后进行放射治疗，在放疗期间，建议同步化疗，不是中断治疗，在同步放疗期间，为了避免心脏毒性和黏膜皮肤炎，化疗方案需要做相应的调整。整体化疗周期为 17 个周期，均为 2 周密集方案。VDC 方案：长春新碱（VCR）1.5 mg/m^2（最大剂量 2 mg），第 1、8、15 天；多柔比星（DOX）37.5 mg/（m^2·d），第 1 ~ 2 天，每天 1 次；环磷酰胺（CTX）1.2 g/m^2，第 1 天；当 DOX 累积剂量大于 360 mg/m^2 时，可将化疗方案替换为 VAC。VAC 方案：放线菌素 D（actinomycin D，AMD）0.045 mg/kg，第 1 天；VCR 及 CTX 用量同前。IE 方案：异环磷酰胺（IFO）1.8 g/m^2，每天 1 次，第 1 ~ 5 天；依托泊苷（VP-16）100 mg/m^2，每天 1 次，第 1 ~ 5 天。

四、软骨肉瘤

软骨肉瘤是成人第二常见的骨肿瘤，占骨原发恶性肿瘤的 20% ~ 27%，它包含许多亚型，亚型间的异质性较多，生物学行为各异，但是病理学镜下均能看到成软骨样基质。其中，≥ 85% 的软骨肉瘤为普通型软骨肉瘤，根据它们的部位又分为原发中心和继发外周的普通型软骨肉瘤；而剩余的 10% 为软骨肉瘤的少见类型，分为骨膜软骨肉瘤、去分化软骨肉瘤、透明细胞软骨肉瘤和间叶型软骨肉瘤。在过去的几十年里，软骨肉瘤的内科治疗没有突破性的进展，手术是软骨肉瘤最主要、也是最为有效的治疗方式。含软骨细胞的成分往往对化疗和放疗不敏感。常规化疗和放疗仅在少数类型软骨肉瘤取得一定效果。

对转移性软骨肉瘤，目前没有公认有效的内科治疗方法。NCCN 指南对去分化软骨肉瘤推荐使用类似于骨肉瘤的化疗方案（MAP），对间叶性软骨肉瘤推荐使用尤因肉瘤的化疗方案（2B 类证据），除此之外，对其余亚型不推荐内科治疗。但即便是去分化软骨肉瘤，骨肉瘤的化疗方案有效率仍然非常低下；而对于间叶性软骨肉瘤，荟萃分析的综述发现化疗也并不能使生存受益（Xu et al，2015）。1988—2011 年15 个欧美国家的肉瘤中心对 180 例不可切除的进展期软骨肉瘤进行回顾性研究，发现对化疗的客观反应率在不同的组织学亚型间有显著的差异：间叶型软骨肉瘤为 31%，去分化软骨肉瘤为 20.5%，普通型软骨肉瘤为 11.5%，而透明细胞软骨肉瘤为 0%（P=0.04）（van Maldegem et al，2014）。因此，作为软骨肉瘤的新辅助治疗，一般不会推荐使用化疗来达到缩瘤的效果，对于初治的普通型 Ⅱ ~ Ⅲ 级软骨肉瘤、透明细胞软骨肉瘤等，即便存在高度恶性的特征，也不推荐新辅助化疗。

（谢　璐）

第三节　上肢恶性肿瘤的外科治疗

一、手和腕关节周围恶性肿瘤的外科治疗

（一）概述

手、腕和前臂的解剖非常复杂，有许多重要的神经、血管、肌肉和肌腱，每个结构都具有独特的功能，而这些结构之间的距离不大，这就使得扩大切除难以实施。由于神经、血管、肌肉和肌腱经过上臂、前臂和手部的多个筋膜室，在决定切除界面的时候，筋膜室的屏障作用往往不十分清楚。如果肿瘤沿神经血管或者腱鞘生长蔓延，就更难判断切除界面。

绝大多数手部和前臂的肿瘤是良性或交界性肿瘤，可以单纯行边缘性切除术或病灶内刮除术。对于肿瘤体积快速增大，出现临床症状或者在放射影像上有侵袭性表现的病例，应警惕恶性肿瘤的可能，须对肿瘤进行外科分期。术前活检是必要的工作，如果活检证明肿瘤是良性的，可以采取非手术治疗或者手术切除，如果是恶性或者具有侵袭性的良性肿瘤，可以选择先接受辅助治疗降级。

上肢肿瘤中恶性比例不到3%。治疗上肢的恶性肿瘤以治愈肿瘤为首要目标，其次才是保留患肢的功能。医生对肿瘤的生物学行为、局部复发特点、远处转移的形式以及肿瘤对放疗和化疗的反应要有全面的了解。要审慎决定手术切除的范围以免局部复发，局部复发对预后的负面影响非常严重。

根据美国肉瘤学会的标准，筋膜室切除术和根治性切除术并不适用于手部和前臂的肿瘤。大多数手部的恶性肿瘤生长在手的各个间隙中而非筋膜室。要想保留一定的功能，不可能实施真正的根治性切除术，对放疗和（或）化疗敏感的肿瘤，实施广泛或边缘切除是安全的（Leit et al, 2004）。

手和腕关节周围恶性肿瘤扩大切除可能要牺牲重要的神经。这时需要通过修复神经或者肌腱移位重建损失的手功能。常用腓肠神经游离移植。神经恢复的效果与多种因素有关，如患者年龄、神经种类、缺损长度、神经基床的情况和术后是否接受放化疗等。切除肿瘤有时需要切除受累的重要血管，手部的血运可能受到某种程度的影响。这时可以用自体大隐静脉或者头静脉游离移植修复缺损的血管，确保肢体远端的血液灌注。术前 Allen 试验可明确桡动脉和尺动脉之间的交通支情况。

对手指远端的软组织肉瘤，需要施行指间关节离断术（近侧指间关节或者远侧指间关节）。对手指近侧的肉瘤或者手掌部的肉瘤则需要单列或者双列截指术。腕管的肉瘤往往需要前臂截肢术，而腕背的肿瘤可以接受保肢术。扩大切除肿瘤以后，采用游离皮瓣移植修复伤口。整块切除肿瘤或者施行单列或者多列截指术是目前治疗手部恶性肿瘤的常规方法。

在保肢术中，有许多修复骨骼缺损的方法，例如刮除＋骨水泥填充、人工假体置换、自体骨移植、异体骨移植、带血运的骨移植、灭活骨重新植入。每一种方法有各自的优点和缺点。无论采用哪一种方法，都要求恢复局部的解剖结构，最大限度地重建手功能，而所有这些要求必须建立在肿瘤治愈的前提下。

（二）尺桡骨远端恶性（交界性）肿瘤的外科治疗

狭义的腕关节又称为桡腕关节，由桡骨远端关节面和尺骨头下方的关节盘（三角纤维软骨）远侧面作为关节窝，近排腕骨包括手舟骨、月骨和三角骨的近侧面作为关节头，是典型的椭圆关节。桡腕关节周围没有肌肉覆盖，其关节囊菲薄，各方均由韧带加强，包括桡腕掌侧韧带、桡腕背侧韧带、腕桡侧副韧带、腕尺侧副韧带，以上结构成为保持桡腕关节完整的组织。桡腕关节的运动与腕骨间关节的运动同时进行，可以做背伸、掌屈、外展（桡偏）和内收（尺偏）四种动作，一般活动范围为掌屈40°～50°、背伸50°～60°、桡偏10°、尺偏20°（图3-3-1）。

对桡骨的肿瘤先行扩大切除，然后行腕关节重建术或腕关节融合术；对尺骨的肿瘤只做单纯扩大切除，不重建或简单重建，如改良 Sauve Kapandji 技术可降低腕关节尺偏和脱位的发生率（图3-3-2）。

1. **桡骨远端骨巨细胞瘤的囊内刮除术**　对于桡骨远端骨壳相对完整，尤其是桡骨远端腕关节面完整，

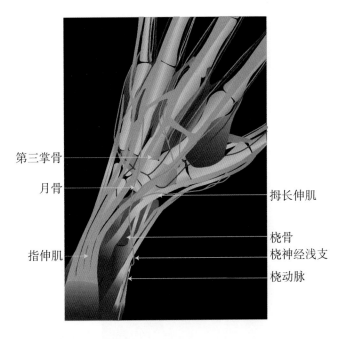

第三掌骨 —————

月骨 —————

指伸肌 —————

拇长伸肌

桡骨
桡神经浅支
桡动脉

图 3-3-1　腕部解剖非常复杂，间室结构不清，该区域肿瘤多为交界性，可以选择囊内或边缘切除，腕部手术入路多选择背侧，但可根据皮质破坏范围和软组织包块位置调整

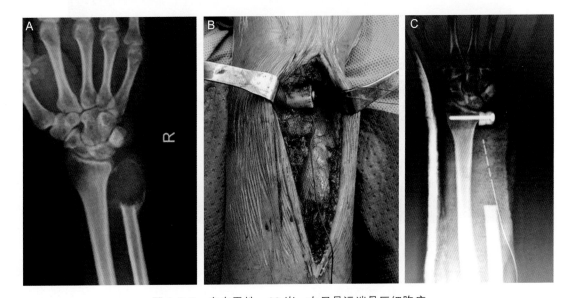

图 3-3-2　患者男性，23 岁，右尺骨远端骨巨细胞瘤

A. X 线可见尺骨远端溶骨性破坏；B. 手术中广泛切除肿瘤，截取尺骨时比肿瘤安全边界长 1.5 cm，多余骨段回植固定于桡骨远端，将桡侧支持带和腕关节囊缝合在小骨段上（改良 Sauve Kapandji 技术）；C. 术后 X 线平片

软骨下骨可以保留的骨巨细胞瘤患者来说，可以选择囊内刮除，辅以局部灭活措施后，骨水泥、自体骨或异体骨充填。手术大多取腕背侧切口，如肿瘤破坏骨质在掌侧严重时，亦可选择掌侧切口。切开皮肤、皮下组织，分离腕背侧肌腱并将其游离，显露肿瘤，局部往往骨质破坏严重，骨皮质菲薄，有些病例肿瘤甚至已经突破骨皮质，侵犯周围软组织。保护周围软组织的同时，骨凿开窗，以刮匙在瘤腔沿各个方向彻底刮除肿瘤组织，肿瘤多为黄色或淡褐色肉芽状组织。刮除完成后可选择应用高速磨钻扩大刮除范围，也可应用电刀喷凝模式烧灼骨内残腔。最后应用高渗盐水或用苯酚灭活瘤腔壁。

　　刮除完成后取适宜大小髂骨块，植入桡骨远端瘤腔，也可用骨水泥或异体骨充填病灶。石膏固定至植骨骨性愈合（图 3-3-3）。

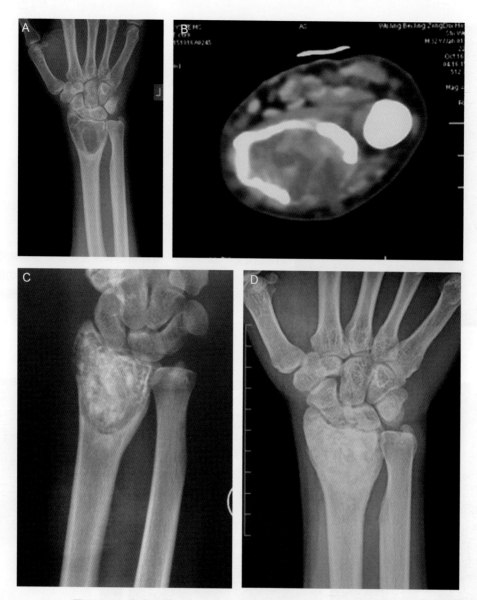

图 3-3-3   患者男性，35 岁，左桡骨远端骨巨细胞瘤刮除后复发

A．X 线可见桡骨远端溶骨性破坏；B．CT 可见桡骨溶骨性破坏，一侧皮质不完整，考虑为上次手术开窗所致；C．手术中囊内刮除肿瘤，局部刮除完成后应用高速磨钻扩大刮除范围，电刀喷凝模式烧灼骨内残腔，最后应用高渗盐水灭活瘤腔壁，刮除后植入异体骨；D．术后 4 个月 X 线平片显示骨愈合良好，术后功能良好

2．桡骨远端的交界性和恶性肿瘤扩大切除

（1）对桡骨远端交界性和对化疗敏感的恶性肿瘤可以考虑行此手术。

（2）切口从腕背第 2、3 掌骨基底开始，经桡骨茎突，前臂桡侧上行达瘤体近端。切开皮肤，向两侧游离皮缘，在筋膜浅层注意保护桡神经感觉支。沿肱桡肌腱的尺侧纵行分离，分别从肿瘤的掌侧、背侧进行锐性分离。在掌侧注意勿损伤桡动脉，分别将桡侧腕屈肌、拇长屈肌和桡动脉拉向掌尺侧；在背侧，从桡骨远端背侧切开腕背侧支持带，游离肱桡肌及腕伸、拇伸、指伸肌腱并拉向背侧。酌情保留或切除旋前方肌。

（3）在桡骨干距瘤体近端 3 ~ 5 cm 处环形切开桡骨骨膜，于截骨线近端做中立位标记，截断桡骨，把瘤体近端向桡侧牵拉，有助于从近侧向远侧切断骨间膜，直到腕部。切开腕关节囊，尽量多保留桡骨茎突与下尺桡关节的韧带组织。彻底切除肿瘤。

（4）桡腕关节重建方法见下文。

（5）在伤口内放置负压引流，逐层缝合皮下和皮肤，包扎伤口。

（6）术后处理。术后抬高患肢，2 天后开始活动手指。2 周后拆线。拆线后把前臂石膏托改为前臂管型石膏固定。定期进行 X 线复查，直至骨愈合。

3．桡腕关节重建　　总体来说，重建方式可分为两大类，即关节融合术和关节成形术。

（1）关节融合术：经典的腕关节融合术的主要适应证包括创伤性关节炎，退行性关节炎，风湿性关节炎，腕关节疼痛、感染、创伤或肿瘤造成的腕关节破坏和骨缺损，还包括腕关节成形术失败。禁忌证是桡骨远端骨骺未闭合。对于桡骨远端肿瘤切除术后缺乏关节囊和韧带支持或是对腕关节稳定有较高要求的患者，同样也可应用关节融合术。融合位置通常为背伸 10° ～ 20°，手术切口通常为背侧弧形切口，固定材料常用腕关节融合加压滑动钢板、重建钢板或普通加压滑动钢板。钢板应跨越桡骨骨干、植骨重建材料、近排腕骨和第二或三掌骨（Hackbarth，1991）。

根据重建材料的不同又分为以下几种：

1）自体腓骨近端：腓骨近端从骨干直径和腓骨头外形都近似于桡骨远端。双侧腓骨近端都可以作为供体，但多取同侧。需要先取或由另一组手术医生同时来取，主要是为防止供体部位的肿瘤种植。通常采取后外侧入路，注意保护好腓总神经，切取长度比预计重建长度长 1 ～ 1.5 cm。将近排腕骨关节软骨去掉，同时修整腓骨头的形态，使其可以很好地适应近排腕骨的形态，将腓骨近端置于肿瘤切除后的软组织床，腓骨的长度应比截去的肿瘤段略长，以保持其稍有张力。内固定的方式多种多样，可选择交叉克氏针、单纯螺钉固定远端和近端、髓内斯氏针辅以交叉克氏针或加压钢板螺钉。最常用的方法为加压钢板螺钉或腕关节融合加压滑动钢板。由于自体腓骨近端移植属于游离皮质骨移植，游离皮质骨在 3 个月到 1 年内强度最弱，最容易出现应力和疲劳骨折，2 年左右其强度才又恢复为原来的强度，所以在术后 2 年内需要外部支具保护（Maruthainar et al，2002）（图 3-3-4）。

对于超过 6 cm 的缺损，为了减少愈合并发症，可以采用带血管蒂的腓骨近端做腕关节融合术。腓骨可以是整个腓骨近端或不带腓骨头的腓骨近端，血管常用腓动脉或胫前动脉，对于同时有软组织和皮肤缺损的，还可以切取带腓血管蒂皮瓣的腓骨近端，腓骨近端用于融合，而皮瓣用于覆盖。此法的最大好处就是缩短了骨愈合时间，减少了骨愈合方面的并发症如延迟愈合、不愈合及疲劳骨折，缺点则与微血管外科并发症相关（Usui et al，1996；Minami et al，2002）。

2）自体髂嵴骨块：取自体游离砖形三皮质髂骨骨块，置于残余桡骨和腕骨之间，用钢丝固定，在尺骨和腕骨间用斯氏针纵向固定，最终在髂骨骨块与尺骨之间形成骨连接，虽然丧失了旋转功能，但可以用肩关节的活动代偿。

由于髂骨骨块既有松质骨又有皮质骨，在塑形过程中，当皮质骨的强度减弱时，松质骨的强度却不会减弱，从而减少了爬行替代过程中的骨强度下降问题，减少了疲劳骨折的发生，这一点要优于游离不带血管蒂的腓骨。另外由于松质骨的作用，也缩短了骨愈合时间。

也有应用带血管蒂的髂骨骨块修复缺损，以长钢板固定桡骨骨干、髂骨骨块、近排腕骨和第三掌骨。

3）自体同侧尺骨：可有两种方法。一种是将整个尺骨中置形成所谓单骨前臂，切断尺侧副韧带并切除腕关节盘（三角纤维软骨），从而将尺骨远端与腕骨分离，切除尺骨远侧的关节面，切除舟骨、月骨的近侧关节面，并修成一个凹槽使其适应尺骨远端，将尺骨远端插入其中并对准第三掌骨，以加压钢板固定尺骨远端、腕骨和第三掌骨，手位于中立位并略旋前。此法几乎损伤了腕关节的所有活动。

另一种方法是用同样方法将尺骨远端与腕骨分离，测量好所需尺骨长度，并于近端截断，但保留附着的肌肉和骨膜，同样修整尺骨远侧和舟骨、月骨的近侧关节面，将尺骨段向桡侧移位并将尺骨远端插入其中，并对准第三掌骨，以加压钢板固定桡骨残端、尺骨远端、腕骨和第三掌骨。此法虽然损失了掌屈和背伸功能，但可以保留一部分旋前和旋后功能（图 3-3-5）。

这类方法的优点是既类似于带血管蒂的游离腓骨，保留了尺骨段的血运，减少了骨愈合方面的并发症，而同时又避免了微血管外科相关的并发症。

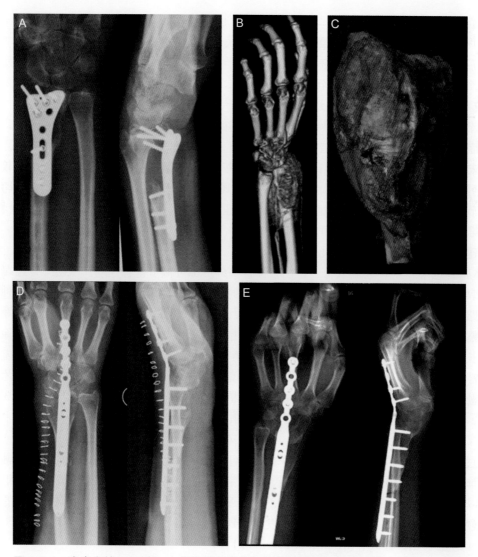

图 3-3-4　患者女性，43 岁，左桡骨远端骨巨细胞瘤术后 2 年复发，Campanacci Ⅲ级

A. 正侧位 X 线平片可见桡骨远端溶骨性破坏（初次手术于外院行掌侧入路肿瘤刮除，钢板内固定）；B. CT 重建可见软组织包块较大，皮质破坏严重，近排腕骨结构不清；C. 手术切除标本大体像，广泛切除肿瘤包括部分近排腕骨（患者术前应用地诺单抗 3 次，每次 120 mg，皮下注射，标本呈现纤维化，边界清楚）；D. 术后正侧位 X 线平片，肿瘤切除术后，自体腓骨移植，腕关节融合，背侧钢板融合固定于第三掌骨，注意保持腕关节背伸功能位；E. 术后一年复查 X 线平片，植骨融合，内固定稳定

　　总体来说，腕关节融合术以腕关节活动损失为代价，提供了腕关节的稳定和无痛，但由于保留了腕骨间关节，还可以保留一些背伸和掌屈功能，为缺少关节成形条件的患者提供了稳定而有用的腕关节功能。其缺点主要是腕关节活动功能的损失和骨愈合方面的相关并发症，如延迟愈合、不愈合、疲劳或应力骨折。

　　（2）关节成形术：关节成形术的实施需要三个前提条件：①腕关节的软组织支持结构相对完整，包括关节囊、韧带、肌腱等，以保证术后关节的稳定；②替代材料的关节面应该与宿主关节面适配良好，以防止术后关节退行性变和出现相关症状；③术后应保留关节的功能活动，应与术前的功能相当。如果有任意一个前提条件不能满足，就应该考虑行关节融合术（Sheth et al，1995；Puloski et al，2007）。

　　同样根据重建材料的不同，可分为以下几种。

　　1）自体腓骨：可以采用不带血管蒂或带血管蒂的自体腓骨。

　　i. 不带血管蒂的自体腓骨移植　通常取对侧腓骨上段，这是由于对侧腓骨的上端与桡骨远端近似，与同侧腓骨的上端相比，掌倾角和尺偏角比较符合。切取长度一般应长于缺损桡骨段至少 1 cm，然后将腓

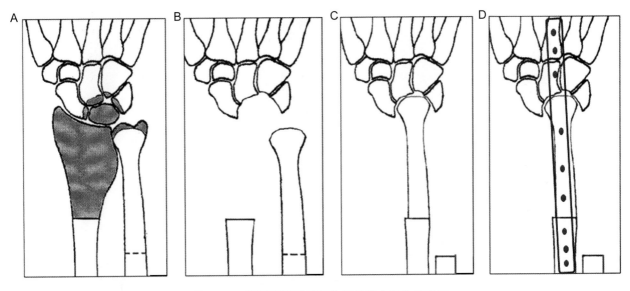

图 3-3-5　桡骨远端肿瘤切除后尺骨中置化示意图

A. 切除桡骨远端肿瘤及月骨，修整尺骨远端关节面；B. 尺骨远端截骨，比桡骨截骨长 2 cm；C. 尺骨远端中置化；D. 钢板固定桡骨残端、中置化尺骨、腕骨和第三掌骨

骨近端置于适合的位置以适应腕骨关节面，腓骨远端与桡骨残端对端以加压钢板固定，腓骨近端则用钢丝或克氏针固定 6～8 周、可延长至 3 个月，腕关节残余的关节囊和韧带则固定于腓骨近端，术后以长臂石膏外固定至少 6～8 周、可延长至 3 个月，之后再用前臂支具外固定直至近端骨愈合，通常为 3 个月（图3-3-6）。

　　主要的并发症包括腕关节半脱位、下尺桡关节分离、延迟愈合和不愈合（移植骨段越长愈合时间越长）、移植骨疲劳骨折、植骨吸收、腕关节退行性改变，少数还会出现供区并发症包括腓总神经损伤、下胫腓关节不稳定等。

　　长期随访的功能状况大多为良好，掌屈、背伸、尺偏、桡偏甚至包括前臂的旋前和旋后功能都能达到满意。

　　ii. 带血管蒂的自体腓骨移植　手术过程包括 5 个阶段，分别为：①切取带血管蒂腓骨近端，血管蒂可来自腓动脉（腓骨切取长度可达 16 cm）或膝下外侧动脉侧（切取长度应在 11 cm 以下）或胫前动脉；②切除肿瘤；③固定近端腓骨于腕关节和桡骨；④吻合血管；⑤关闭伤口，术后以长臂石膏后托制动。

　　此方法的优点是由于血运建立较快，缩短了骨愈合时间，提高了骨愈合率，出现延迟愈合、不愈合以及疲劳骨折的可能性减小，还有就是相对不受长度限制。

　　另外一个优势就是可用于骨骼未闭合的儿童桡骨远端肿瘤切除后的重建，通常是预期距骨骺闭合的时间越长，适应指征越强。血管蒂通常选择胫前血管束，而且近端肌肉袖必须保留，因为其中有供应骨骺的血管（胫前动脉的分支），同时骨干的骨膜分支亦应保留。血管吻合时分别将胫前动脉同桡动脉或骨间膜动脉、胫前静脉和头静脉吻合。由于保留了有血运的骨骺，为今后移植骨的继续生长提供了可能（平均每年可生长 0.8 cm），降低了短肢和畸形的发生率和严重程度。

　　2）自体髂骨：可应用带血管蒂髂骨块移植，血管蒂来源于旋髂深动脉，将旋髂深动脉、静脉分别吻合于桡动脉和头静脉。固定方式类似于腓骨移植，最终形成假关节。其优点类似于带血管蒂腓骨近端，但与带血管蒂腓骨近端相比优势在于如果血管吻合结果失败，还可以作为不带血管蒂的髂骨骨块移植，减小了移植失败的风险。其缺点是由于缺乏远端与近排腕骨的适配，会造成远端不稳定和背侧半脱位，由于取材有限，最大可用长度不能超过 6 cm。最终关节受限程度要大于带血管蒂腓骨近端，但依然可保留一定功能。

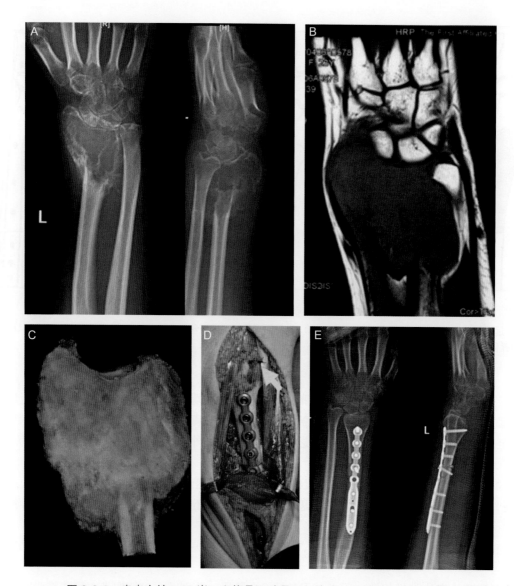

图 3-3-6　患者女性，22 岁，左桡骨远端骨巨细胞瘤，Campanacci Ⅲ级

A．X 线可见桡骨远端溶骨性破坏；B．MRI 可见 T1 加权低信号，软组织包块较大，皮质缺损；C．手术切除标本大体像（患者术前应用地诺单抗 3 次，每次 120 mg，皮下注射，标本呈现纤维化）；D．术中应用近端腓骨重建腕关节，截取腓骨时可保留部分腓骨头软组织（股二头肌止点）以备腕关节囊修复。箭头所指部分为重建腕关节囊；E．术后 X 线平片，肿瘤切除术后，行自体腓骨移植，背侧钢板固定

　　更多的髂骨移植可应用于桡骨远端骨巨细胞瘤切刮术，当桡骨骨巨细胞瘤软组织包块较大，但残留骨壳仍大于 1/2，有一定生物学强度时，可选用髂骨块移植，尽量保留桡骨远端关节软骨面，注意维持腕关节的尺偏，髂骨块一般无需带血管蒂，掌侧或背侧钢板固定。术中应注意软组织的修复重建。术后支具固定，4 周后开始功能锻炼（图 3-3-7）。

　　3）异体骨：通常取异体桡骨远端，待肿瘤切除后，固定于桡骨干和近排腕骨，其上附着的关节囊和韧带应与腕部残余的关节囊和韧带缝合，固定方式与其他关节成形术类似。

　　该术式的优点在于最大限度地恢复了腕关节的解剖结构，适配性更好，而异体骨上附着的关节囊和韧带更有利于重建腕关节的稳定结构，同时不存在供区并发症。缺点则分为两个方面，一方面是存在与异体骨相关的免疫排斥反应和传播疾病的可能，另一方面是存在骨愈合相关并发症，包括延迟愈合、不愈合、疲劳骨折。另外也无法避免腕关节的退行性改变（Kocher et al，1998）。

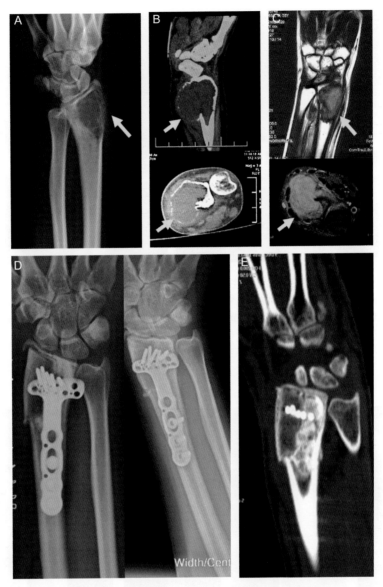

图 3-3-7　患者女性，31 岁，桡骨远端骨巨细胞瘤

A. X 线可见桡骨远端溶骨性破坏；B. CT 显示病变膨胀性生长，骨壳变薄，残留皮质尚有一定强度；C. MRI 可见 T1 加权像低信号，T2 加权像混杂信号，软组织包块较大，一侧皮质缺损，患者术前应用地诺单抗 2 次，第一天和第八天，每次 120 mg，皮下注射；D. 术后 X 线平片，肿瘤切刮术后，行髂骨块移植，保留桡骨远端关节软骨面，维持腕关节的尺偏，掌侧钢板固定；E. 术后4 个月复查，髂骨植骨融合良好

　　4）人工假体：用定制的人工假体替代缺损的桡骨远端，近端以髓针和骨水泥技术插入并固定于桡骨髓腔，远端假体上打孔，用于将残余的腕关节支持结构，包括残余关节囊、掌侧韧带和腕关节盘固定在假体上以防止脱位。其优点在于避免骨愈合相关的并发症，保留了腕关节的功能，避免了供区并发症。缺点则包括假体松动、腕关节的退行性改变、近排腕骨移位造成的尺腕间隙加大和腕关节桡偏畸形（图3-3-8）。

　　国内有报道 3D 打印个体化的人工桡骨远端假体，其综合了生物固定和人工假体的优点，术后早期功能良好，进一步结果还有待远期随访（图 3-3-9）。

　　关节成形术的优势在于其最大限度地恢复了腕关节的形态和功能，而且如果关节成形失败，还可以用关节部分融合和全关节融合来补救。但由于实施的条件所限，需要掌握严格的适应证。其缺点是术后几乎

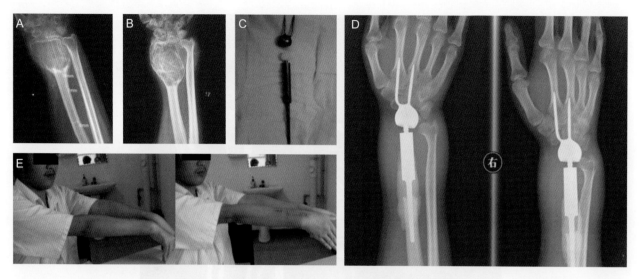

图 3-3-8　患者男性，23 岁，右桡骨远端骨巨细胞瘤

A．X 线可见桡骨远端溶骨性破坏，膨胀性生长，"肥皂泡"征明显，行病变刮除骨水泥充填术；B．术后 2 年，腕关节局部再次出现肿胀，复查 X 线提示肿瘤复发。C．定制桡骨远端全腕关节假体；D．术后 X 线平片，术中瘤段近端切除长度较桡骨假体膨大部分略长，用增加外周骨水泥层的方法进行弥补，关节对位良好；E．术后 6 周腕掌屈 40°，背伸 38°，尺偏 42°，桡偏 16°，前臂旋前 35°，旋后 60°，术后 18 个月随访腕关节功能良好（该病例来源于成都市第七人民医院骨科）

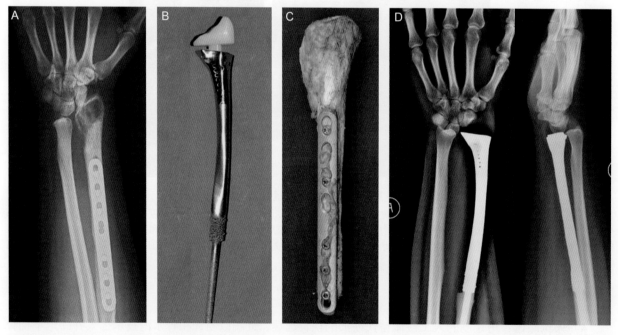

图 3-3-9　患者女性，27 岁，桡骨远端骨巨细胞瘤，2 年前于外院行瘤段截除，自体腓骨移植，腕关节成形术，术后复查发现在移植的腓骨上再次出现骨巨细胞瘤，这种类似情况笔者所在团队曾发现 3 例

A．X 线可见移植自体腓骨远端溶骨性破坏；B．3D 打印桡骨远端假体，聚乙烯关节面及桡骨形态来源于对侧桡骨数据的镜像反转，假体远端预留孔洞固定关节囊和韧带肌肉，与桡骨近端的结合面有 3D 打印骨小梁设计；C．切除大体标本；D．术后 X 线平片，术后 4 个月复查，关节对位良好，功能良好

不可避免地出现关节退行性改变并造成不稳定、畸形和疼痛。

由于腕关节特殊的结构，目前尚没有一种术式既能够保留腕关节功能，又可以保持腕关节的稳定。

二、肘关节周围恶性肿瘤的手术治疗

肘部恶性肿瘤极少见，其解剖特点又较为复杂，保肢手术难以进行肿瘤的扩大切除。局限于内外髁的转移性肿瘤可以通过侧方入路切刮肿瘤、骨水泥填充治疗。桡骨头肿瘤可在肘关节内切除不重建。桡骨粗隆肿瘤，采用肘关节后外侧切口，经肘肌和尺侧伸腕肌内侧与尺骨之间进入切除，二头肌止点应尽量与周围软组织缝合，重建屈肘功能。尺骨近端、肱骨远端的ⅠA、ⅠB肿瘤和对化疗敏感的ⅡA或ⅡB肿瘤与单发的转移瘤可以从肘后入路局部切除，采用人工肘关节重建功能。由于伸肘功能重建困难，肘关节的活动可借助前臂重力被动伸直和强有力的肱二头肌屈肘来补偿，也可行肘关节功能位融合术（Casadei et al，2016）。

（一）肱骨远端恶性骨肿瘤的切除与重建

肱骨远端是原发性恶性骨肿瘤相对少见的发病部位，该处肿瘤大多是由其他部位的肿瘤转移形成。此外，肱骨远端及肘关节也可由源于毗邻的肌肉和肌肉间软组织肉瘤所累及。起源于前臂旋前、屈肌群和伸肌群最近端部分的肉瘤通过直接侵犯或是沿肱骨远端周围生长的方式累及肱骨远端，起源于肱肌或肱三头肌远端的肉瘤也可侵及肱骨远端。

侵犯肱骨远端的骨与软组织肿瘤，其手术切除在技术上极具挑战性。该部位肿瘤常紧贴肱骨远端周围和肘窝内的神经血管组织生长，并逐渐侵犯上述结构。一个安全且成功的肿瘤切除手术关键在于将所有重要神经血管结构（例如肱动、静脉，正中神经，尺神经和桡神经）游离，并与肿瘤组织和肱骨远端分开。肱二头肌必须加以保护以保留术后的屈肘功能。

在上臂远端1/3的正常组织中，于肿瘤近侧辨认分离每一束神经血管组织。这些结构可以沿近端到远端的方向解剖，并从肿瘤组织边缘游离，直至肘关节以远。一旦这些结构被游离并予以保护，就可以安全地完整切除肱骨远端及其肿瘤病灶。

在大多数病例甚至是非常严重的病例中，神经血管结构被肿瘤挤压但并没有完全被肿瘤包绕，可以选择保肢手术来取代截肢。累及单一神经的巨大肿瘤不是肘上截肢的绝对指征，当肉瘤累及多条重要神经或主要动脉血供时，想要根治则考虑行肘上截肢。对于姑息性治疗的转移瘤，在手术之前需要考虑放、化疗等辅助治疗。

肿瘤切除术后用组配式肿瘤假体包括半限制性（特别是应用3D打印技术辅助设计）、铰链式肘关节假体重建肱骨远端及肘关节是一个可靠的骨骼重建方法。多个肌皮瓣旋转、肱二头肌张力调节、前臂肌肉的肘关节屈肌成形术是恢复屈肘功能的关键步骤。

1. **神经血管结构**　为了安全并充分地切除肿瘤包括肱骨远端，其周围的主要神经血管结构就必须显露并加以确认。在手臂的中1/3段，大多数重要神经血管结构都位于肱二头肌和肱三头肌之间的纤维鞘内，沿臂内侧走向，紧贴肱肌内侧。这些结构包括：①肱动脉及两条伴行的细小肱静脉；②正中神经，位于肱动脉正前方；③贵要静脉和前臂内侧皮神经，位于肱动脉浅面；④尺神经及伴行的尺侧上副动脉和两条静脉，位于肱动脉内后方；⑤臂内侧皮神经，在这个层面位于浅层皮下组织中。

该节段桡神经位于肱骨桡神经沟内，沿臂后外侧走行。

腋动、静脉在肩胛下肌下缘延续为肱、动静脉。肱动、静脉沿臂内侧向远端走行，位于筋膜深面、肱二头肌和肱三头肌之间、肱肌的内侧。

肱深动脉在背阔肌下缘由肱动脉近端发出，与背外侧的桡神经伴行进入桡神经沟。

肱动脉行径中发出数条分支，分别供应肱二头肌、肱肌和肱三头肌。在肘前窝处，肱动脉位于肱肌前表面，与内侧的正中神经相毗邻。肱动脉穿过肱二头肌腱膜深面进入前臂。尺侧下副动脉在肱二头肌腱膜近端由肱动脉发出，向内侧走行越过肱骨内侧髁近端。肱动脉从肱二头肌腱膜深面穿出后，就分叉形成尺动脉、桡侧返动脉以及桡动脉。

正中神经在上臂远端走行于肱动脉前面。经过肘前窝时，正中神经向内侧跨越并走行于肱动脉内侧，旋前圆肌的外侧。

尺神经在上臂中部走行于肱动脉后部稍偏内侧。在臂远端1/3处，尺神经上臂后方穿过臂内侧肌间隔至上臂后方，沿肱三头肌内侧头走行并经过肱骨内上髁后缘进入肘管。尺神经在肘管内由韧带样组织固定，它通过尺侧腕屈肌腱、尺二头之间进入前臂。在前臂，尺神经走行于尺侧腕屈肌深面。

前臂内侧皮神经细小，在臂中部位于正中神经和尺神经之间的筋膜深面。在臂远端1/3穿出位于浅层皮下软组织。

桡神经起源于臂丛后束。在背阔肌下缘，桡神经走向臂后侧，与肱深动脉伴行，穿行于肱三头肌长头和肱骨之间。桡神经进入肱骨背侧桡神经沟，绕肱骨背侧走行于肱三头肌内侧头和外侧头之间。在臂远端1/3，桡神经穿过臂外侧肌间隔进入臂前间室，继而走行于肱桡肌和肱肌之间。桡神经继续向远端延伸进入前臂，在肱肌外下缘毗邻旋后肌处，桡神经分为桡神经深支和桡神经浅支。骨间后神经穿过旋后肌肌腹下行，桡神经浅支走行于肱桡肌深面（图3-3-10）。

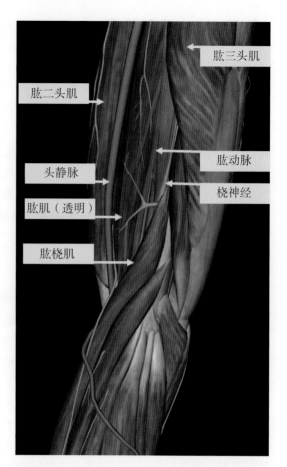

图3-3-10　肱骨下段手术解剖示意图。肱骨手术中最重要的解剖标志是皮下的头静脉，在肱骨上段手术中，它是胸大肌和三角肌间沟的标志，在中下段，它是肱二头肌和肱肌间隙的标志，找到头静脉后方的肱肌后，在肱肌和肱桡肌间隙内就可以找到桡神经乃至血管神经束

2．适应证和禁忌证

（1）适应证：①高度恶性及某些低度恶性骨组织肉瘤；②包绕或是侵及肱骨远端或肘关节的软组织肉瘤；③单个孤立的肱骨远端转移癌；④肱骨远端有明显骨质破坏的转移癌，且无法用其他方法切除和固定；⑤在对累及肱骨远端的肿瘤行其他治疗时产生的局部并发症，例如放疗后的病理性骨折骨不连。

（2）禁忌证：①绝对禁忌证为肿瘤累及血管神经束；②肿瘤累及单一重要神经并不是绝对禁忌证，被累及的神经可以同肿瘤一并切除；③肿瘤包绕肱动静脉或是两条或两条以上主要神经时，通常无法行保肢手术；④需要截肢时，要在手术中显露血管神经结构后方能做出最终决定，化疗和放疗等降低转移率的辅助治疗可以在截肢术前加以应用；⑤相对禁忌证包括因操作不规范的病理活检、病理性骨折以及陈旧或新鲜感染形成的血肿而导致手术区域的肿瘤污染。

3．影像学和其他诊断性检查　　最具价值的影像学检查是X线平片、CT、MRI、骨扫描和血管造影。这些检查对诊断、评估局部及远处病变范围，以及检测某些骨肉瘤对术前化疗的反应都有一定价值。影像学检查对确定肿瘤的精确解剖范围来说是必需的，有利于预先对手术步骤进行准确计划。

（1）X线平片：肱骨及肘关节的X线平片可以用来确定肿瘤在解剖学上的原发部位，做鉴别诊断，并估计肿瘤范围。骨肉瘤术前化疗之后，可以做X线平片来评估肿瘤对化疗药物的反应情况。大范围的肿瘤组织钙化、骨膜下新骨形成以及病理性骨折的愈合，提示化疗反应良好（肿瘤坏死率＞90%）。

（2）CT：CT的最大价值在于评价骨皮质的变化以及骨皮质被肿瘤破坏的范围。在治疗转移癌时，它有助于确定手术方案是采用瘤段切除假体重建还是病灶刮除内固定。广泛的骨皮质破坏并明显侵犯骨周围组织，是肱骨远端瘤段切除假体重建手术的适应证。CT 也可用来发现肿瘤内部微小的矿化、钙化或骨化灶从而有助于明确诊断。在评估肿瘤的软组织构成以及与周围血管毗邻关系时，也可以采用 CT 作为 MRI 的辅助检查，尤其是增强 CT。CT 也可帮助发现微小的皮质侵蚀以及软组织肉瘤对肱骨远端的直接侵犯，这些可能是 MRI 或 X 线平片上无法清晰显示的。骨肉瘤术前化疗后，那些反应良好的肿瘤在 CT 上可以特征性地显示边缘钙化。胸部 CT 对肺转移的检查最为敏感。

（3）MRI：MRI 对确定肿瘤累及骨内外的范围及探测其跳跃灶最为精确。确定瘤段切除长度必须要判定肿瘤在骨内的侵及范围。肱骨的截断平面通常在 T1 加权像上肿瘤髓内侵及范围近侧 2 ~ 3 cm。通过 MRI 检查，可以评估肿瘤的骨外部分与肱动、静脉，正中神经，尺神经和桡神经的毗邻关系，也可以评估软组织肉瘤侵犯肱骨远端及肘关节的程度。建议应用标准的 T1 加权像、T2 加权像、脂肪抑制像以及钆造影增强像。

（4）骨扫描：骨扫描可以用来判定骨内肿瘤范围，较 MRI 更具准确性。它也可以用来发现骨转移和跳跃灶。

（5）血管造影：血管造影对评估肿瘤的血供十分有用。高度恶性肿瘤，例如骨肉瘤，在动脉造影片上会显示有活性肿瘤充盈染色（因为广泛的肿瘤新生血管被染色剂所充盈）。当肿瘤对术前化疗反应良好时，肿瘤新生血管的充盈染色现象就会消失。血管造影的重要性还在于可以确定肱动、静脉与肿瘤之间的关系以及解剖结构的异常。肱骨远端肿瘤的软组织成分常常会推挤肱动、静脉。起源于肱骨远端的软组织肿瘤也常常会推挤肱动、静脉。双向平板血管造影可以确定这些血管结构变位的方向。

4. 组织活检　肱骨远端的穿刺活检或切开活检需要预先设计好皮肤切口并通过下方的肱肌直接操作，以保证活检的通道能够在最终手术时被完全切除。

做组织活检时千万不要通过肱二头肌操作，必要时宁可沿着该肌肉的任意一侧边缘进行。为了能够重建肱骨远端及肘关节屈曲功能，肱二头肌必须加以保护。

通常，组织活检术最好是直接从后侧经部分肱三头肌，如此可在最终手术时，利用经肘后切口将活检通道及肌肉一并切除。

5. 手术治疗
（1）术前计划：术前需要全面评估肿瘤分期。要检查肱骨全长 MRI 冠状面的 T1 加权像。瘤段切除长度主要是借此确定的。截骨横断面的位置在距离肿瘤骨内病灶近侧 2 ~ 3 cm 处。如果是周围软组织肉瘤，截骨面要在距离被软组织肿瘤侵及的肱骨病灶近侧 2 ~ 3 cm 处。手术切除方案可以由于骨内的或是经关节的跳跃转移灶而加以调整。术前确定截骨长度以保证待植入的假体每一部分都符合重建的要求。在术中组装的组配式假体现已得到应用。假体的尺寸可以在术中进行调整来适应瘤段切除的情况。

需做 MRI 和 CT 检查以评估周围软组织侵犯的确切范围及程度，以及肿瘤与血管神经结构的毗邻关系。CT 和 MRI 的检查结果有助于确定肱骨远端或肘关节被邻近软组织肉瘤直接浸润的范围。

术前准备软轴髓腔扩大器、摆锯、钻头或高速磨钻、骨刀、骨水泥、骨水泥填充枪、不可吸收缝合线、血管标识带和引流管，这些都会在手术中用到。

（2）体位：患者取仰卧位，手臂外展放在有软垫的桌上。同侧肩胛骨下垫一薄垫，以使肩胛带轻微抬离床面。从锁骨中端和肩胛带一直到指尖的整个上肢都要按照无菌原则的要求消毒铺巾。

（3）肱骨远端瘤段切除和重建：肱骨远端保肢手术包括三个主要组成部分，肿瘤切除、骨结构的重建、软组织重建或覆盖。

切除手术的目的在于做到肿瘤的整体切除，换句话说，就是将整个肱骨远端一起切除。切除的关键包括细致的解剖、分离，以及将重要的血管神经结构从肿瘤上剥离下来。

应使用可以在术中根据切除范围调整尺寸的组配式假体来重建骨性结构。如有必要，假体的长度可以缩小几厘米来确保软组织的覆盖。

软组织重建包括肌肉的旋转和再固定、肱二头肌和前臂肌群的长度 - 张力的调整，这对于术后良好的功能康复以及预防假体感染有非常重要的意义。

1) 肱骨远端瘤段切除

i. 切口起自上臂后内或后外,病变上 3 ~ 5 cm,向内下绕过肱骨髁达尺骨,再沿尺骨嵴纵行向下止于尺骨冠状突水平稍远侧。

ii. 切开皮肤、皮下组织向两侧游离皮瓣,牵开,显露肱三头肌及肘后部,在肘后内侧的尺神经沟内找到并游离尺神经予以保护。

iii. 于肱三头肌后方做舌形腱膜瓣,蒂部与尺骨鹰嘴相连向下翻起。纵行劈开腱膜瓣深方的肱三头肌。在肿瘤外正常组织中游离肱骨下端内髁、外髁(注意勿损伤桡神经深支)。在尺骨鹰嘴脱位后切开掌侧关节囊进入肘前软组织时应小心勿损伤正中神经、肱动脉或肱静脉。游离肱骨中下 1/3 交界处应注意保护桡神经。在截骨线上方做后正中线标记。依术前计划截断肱骨,彻底将肿瘤切除。

2) 人工假体重建:采用标准组配式肱骨远端肿瘤假体重建肱骨远端和肘关节。肱骨远端组件包括一个铰链组件,通过连接到尺骨组件来重建肘关节。

在近侧,肱骨远端组件可以通过水泥柄与主体组件相适配。主体组件有不同的长度,因此其尺寸可以在术中进行调节,并与假体柄相适配,继而用骨水泥将假体柄固定在截骨近端的肱骨髓腔内。

假体尺骨部分包括一个假体柄,通过骨水泥与尺骨鹰嘴以及尺骨远端固定。

选择肱骨假体的长度:可以适当选择小 1 ~ 2 cm 的假体便于软组织的覆盖缝合。术中可以试行装配假体。

使用软轴髓腔扩大器将肱骨近端髓腔扩大以适应假体柄的宽度。尺寸增加 1 ~ 2 mm 以保证骨水泥的填充。用小型高速磨钻打开鹰嘴窝进入尺骨远端髓腔。鹰嘴尖端部分稍微修整以适应尺骨部分的假体柄,这样就可以将假体直接插入尺骨髓腔而不需要调整角度。使用手动扩髓器扩大尺骨髓腔。可以先用试模进行调整以保证假体部分可以恰当地放入尺骨近端髓腔内。

将两部分假体柄分别用骨水泥固定在近端肱骨和远端尺骨。肱骨远端部分使用骨水泥固定时使铰链朝向前方。在近端假体柄植入前,辨认肱骨前表面是很重要的。在避免损伤尺骨后侧皮质的情况下,远端假体部分尽可能深地嵌入鹰嘴窝。当两部分都用骨水泥黏合完毕后,将两者通过铰链恰当地连接(图 3-3-11)。

肱骨远端大段骨缺损的常用重建方式是肿瘤型肘关节假体,原有的铰链式假体常出现尺骨柄松动现象,这主要归咎于前臂旋转与铰链单一运动方向的矛盾。肱骨远端非铰链 3D 打印个性化关节可以解决远期松动的问题(图 3-3-12)。

3) 软组织及肌肉的重建:肱桡肌和桡侧腕伸肌缝合在保留下来的肱二头肌和肱三头肌上,以保证肱骨假体的远端部分有软组织包绕,行屈肌成形术。在肘关节屈曲 60°,前臂完全旋后的位置下,用 5 号可吸收线将这些肌肉在尽可能靠近端的位置上与肱二头肌缝合。在缝合时,肱二头肌向远端拉伸并保持一定张力。如果假体稍有短缩,这个步骤可以保持肱二头肌的长度张力关系。在余下的步骤里,肘关节始终保持 60° 屈曲、完全旋后的位置。

将前臂旋前一屈肌群的起点尽可能地转移到近端,并与肱二头肌和肱三头肌的内侧缘缝合在一起。

残余的肌肉,通常是肱二头肌、肱肌和肱三头肌,将它们彼此缝合在一起以覆盖整个假体和血管神经结构。

有时可根据与肿瘤一同被切除的软组织的量,额外缩短假体 1 ~ 2 cm,以利于软组织覆盖。如果出现这种情况,肱二头肌则需要通过缝线调整张力。同样,肱桡肌和前臂屈肌起点向近端移位(张力化)即屈肌重建,有利于恢复屈肘的力量(Balasubramanian et al, 2017)。

6. 术后处理　在术后早期,控制水肿是很重要的。患者从手到肩都用厚敷料包扎,同时用支具维持肘关节屈曲 60°。弹力绷带轻度加压包扎。患者肢体抬高卧床休息 3 ~ 4 天。引流管在 3 ~ 4 天后拆除。大约术后 4 天更换敷料,并重新装上支具维持肘关节 60° 屈曲。肢体用支具固定 6 周,以保证肌肉充分愈合并形成瘢痕。肘部制动 6 周。

手术后立即开始腕部、手部和手指的主动和被动活动以及力量训练,持续 6 周,上臂用支具外固定。持续锻炼手部和腕部的力量训练应贯穿整个恢复过程。

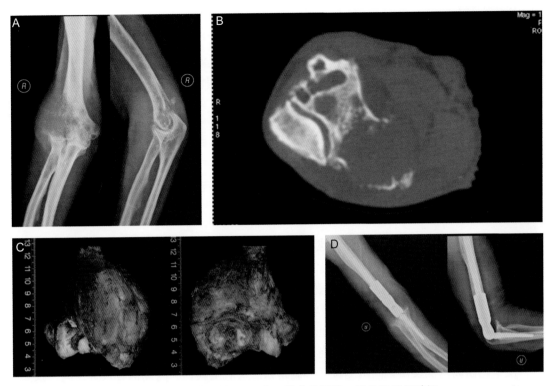

图 3-3-11　患者男性，71 岁，肺癌骨转移，肱骨远端骨破坏

A. X 线可见肱骨远端病变，骨质破坏，皮质不连续；B. CT 显示肱骨远端骨质溶骨性破坏，巨大软组织包块形成；C. 术中切断肱三头肌腱，留舌状瓣以备重建，完整切除肱骨远端肿瘤；D. 术后 X 线平片，关节对位良好，功能良好，但随访结果显示，铰链肘关节假体松动发生率较高，尤其是尺骨柄

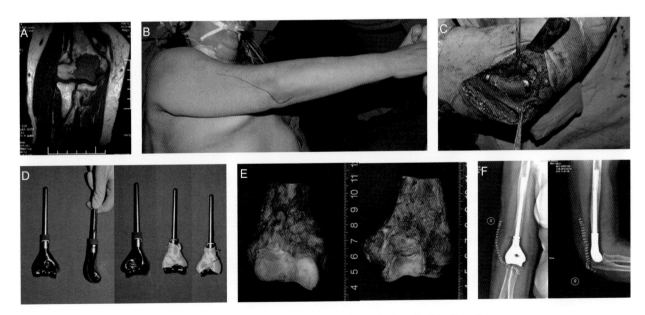

图 3-3-12　患者女性，61 岁，肾癌孤立骨转移，肱骨远端骨破坏

A. MRI 可见肱骨远端病变，T1 加权像低信号；B. 手术切口；C. 术中保留肱三头肌腱的连续性，完整切除肱骨远端肿瘤，应用 3D 打印假体进行重建，术中注意修复肱骨远端附着的肌肉和关节囊；D. 3D 打印肱骨远端假体，关节面及肱骨形态来源于对侧肱骨数据的镜像反转，假体远端预留孔洞固定关节囊和韧带肌肉，包裹 LARS 韧带更利于软组织修复；E. 切除肿瘤标本；F. 术后 X 线平片，关节对位良好，功能良好，随访显示，非铰链的肘关节假体松动发生率更低，关节功能甚至优于铰链肘关节假体

6周后，给患者安装铰链式肘关节支架，允许在屈曲 30° ~ 130° 范围内做主动活动、协助下主动活动以及被动屈曲。

在接下来的 6 周中，不允许患者伸肘超过屈曲 30° 的位置。术后 12 周时，调整支架以允许肘关节完全活动。这时开始肘部的力量锻炼限制，重量限制在 1 kg。支架佩戴 6 周以上，通常持续到近 18 周，之后可出于舒适度考虑改用颈腕吊带。术后 18 周时，若患者能持重 1 kg，可将抗阻力训练的负重增加到 2 kg，术后 6 个月增加到 5 kg。建议患者上肢持重不超过 5 kg。

功能目标：疼痛缓解且肘关节稳定，不需要支具；肘、腕和手的功能正常；可以屈肘到 110° ~ 130°，通常最终有 10° ~ 30° 的伸肘受限；可以进行日常的主动活动；可以对抗负重 5 kg 的屈肘。

7. **并发症** 一过性的神经麻痹、皮肤坏死和切口感染、无菌性松动、局部复发、铰链轴折断等（Casadei et al, 2016）。

（二）尺骨近端恶性肿瘤的切除与重建

1. **麻醉** 臂丛神经阻滞或全身麻醉。

2. **体位** 患者取仰卧位，患肢置于消毒桌上；或取侧卧位，患肢置于躯干侧方。

3. **操作**

（1）用上臂气囊止血带或用台上消毒止血带。

（2）切口起自上臂下段后正中，向内绕过肱骨内髁达尺骨，沿尺骨嵴向下直到病变远侧 3 ~ 5 cm。切开皮肤、皮下，游离两侧皮瓣，向两侧拉开，显露肱三头肌腱膜，向内侧探查尺神经沟，找到尺神经，向远侧适当游离，予以保护。掀起肱三头肌腱膜瓣及尺骨周边软组织，使之有连续性。游离尺骨病变，依肿瘤性质决定截骨部位，切除尺骨近端。

（3）尺骨近端的肿瘤切除后，能完全显露肱骨下端。在肱骨滑车中部内外髁之间用电锯截骨。截骨块中点在肱骨髓腔中心延长线上，截骨近端到肱骨鹰嘴窝上部（小心勿造成骨折）。截骨块去除后，用电钻将肱骨下端髓腔打通。

（4）把人工肘关节嵌入肱骨内外髁之间，把上端的假体柄插入肱骨下段髓腔，把下端的假体柄插入尺骨髓腔内，下段尺骨假体应与尺骨缺损等长。下端的假体柄通常带有螺纹，可以旋入尺骨髓腔。

（5）安装好人工肘关节后，屈肘位缝合三头肌腱膜瓣。修复肘后关节囊及尺骨假体周围的软组织。逐层缝合伤口，加压包扎。术后肘关节屈曲 90° 固定 4 周（图 3-3-13）。

尺骨近端骨缺损的常用重建方式是肿瘤型肘关节假体，原有的铰链式假体常出现尺骨柄松动现象，尺骨端非铰链 3D 打印设计可降低假体柄松动发生率（图 3-3-14、图 3-3-15）。

三、肩胛带恶性肿瘤概述

上肢骨与软组织肿瘤发病率约为下肢的 1/3。肩胛骨及肱骨近端是原发性肉瘤的常见部位，包括好发于青少年的骨肉瘤及尤因肉瘤和好发于成人的软骨肉瘤。转移性肿瘤尤其是肾癌常转移至肱骨近端。上肢软组织肿瘤常转移至肩胛带并累及肩胛骨、肱骨近端或锁骨。腋窝是肩胛带区另一个原发性软组织肿瘤好发部位，也是肿瘤转移或经淋巴结扩散时易累及的部位。

肩胛带包括肱骨近端、肩胛骨、锁骨外侧 1/3 及周围软组织。其中每块骨骼都可发生原发骨肿瘤或出现肿瘤转移性病灶，伴或不伴软组织侵犯。肩胛带的骨骼也可被软组织肉瘤侵犯，处理时应与原发骨肿瘤一样切除重建。

20 世纪中叶之前，对肩胛带恶性肿瘤的治疗是采用肩胛带离断术。目前，95% 以上的肩胛带肉瘤患者可以安全地进行肿瘤切除的保肢手术，比如应用 Tikhoff-Linberg 切除术或其改良术式。血管神经束与肿瘤及肩胛带其他结构的解剖关系是决定肿瘤能否切除及切除后重建方法的重要因素。

肩胛带肿瘤的切除和重建包括三部分：①按肿瘤学的原则行手术切除肿瘤；②重建骨缺损（例如假体

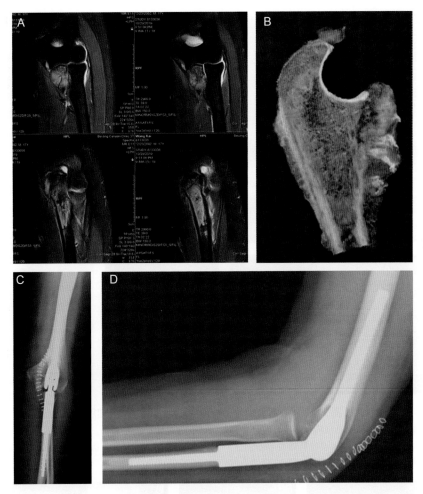

图 3-3-13　患者男性，17 岁，尺骨近端骨肉瘤

A. MRI 可见尺骨近端病变，T2 加权像高信号，病变基本局限于骨内；B. 完整切除尺骨近端肿瘤，应用定制假体进行重建，术中注意保留肱骨远端内外髁及附着的肌肉起止点；C、D. 术后 X 线平片，关节位置良好，功能良好，但铰链肘关节假体尺骨侧柄的松动率较高

置换）；③用各种肌瓣转移的方法重建软组织缺损以覆盖重建的骨骼并确保肢体功能。所有肩胛带重建的目标是提供一个稳定的肩关节，同时保证肘关节及手的正常功能。肿瘤切除的范围和残留的供重建的肌群数量决定了术后肩关节能恢复的活动度及功能。

（一）历史背景

　　最早关于保肢手术的讨论集中在肩胛骨肿瘤切除的手术技术。早期肩胛带切除的报道限于单骨或部分肩胛骨的切除。最早肩胛骨切除的报道是 1819 年 Liston 治疗成骨性动脉瘤时的部分肩胛骨切除术。期间，其他一些作者也讨论了肩胛带的保肢切除手术。

　　1965 年，Papioannou 和 Francis 报道 26 例肩胛骨切除手术的患者并讨论了该手术的指征及局限性。Tikhoff-Linberg 肩胸间切除术或三骨切除术是由 Baumann 在 1914 年的俄语文献中提出的。他提到了 1908 年 Pranishkov 报道的切除肩胛骨、肱骨头、锁骨外 1/3 及其周围软组织治疗 1 例肩胛骨肉瘤，术中肩关节用金属缝线悬吊在残留的锁骨上。Tikhoff 和 Baumann 在 1908—1913 年开展了 3 例这样的手术，因此 Tikhoff 被认为是这种手术的创始人。直到 1926 年，由 Linberg 发表了英文报道后，该手术才在西方外科学界得到认可。

　　经典的肩胛带切除术用于肩胛骨的低级别肿瘤及肩胛骨周围软组织肉瘤。1970 年以前，大多数累

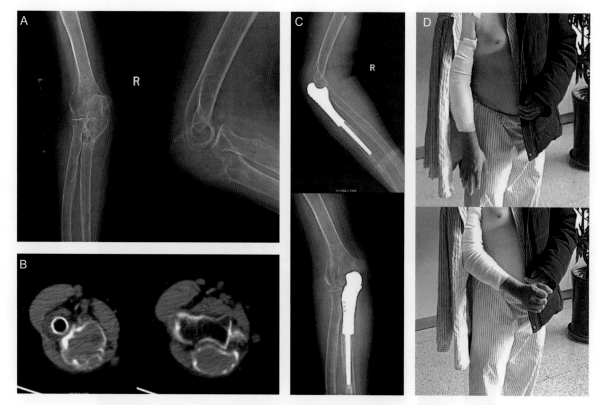

图 3-3-14　患者男性，45 岁，尺骨近端骨巨细胞瘤

A. X 线可见尺骨近端病变；B. CT 显示病变膨胀生长，皮质变薄，病变基本局限于骨内；C. 术后 X 线平片，完整切除尺骨近端肿瘤，应用 3D 打印假体进行重建，关节面及尺骨鹰嘴形态来源于对侧肱骨数据的镜像反转，假体预留孔洞固定关节囊和韧带肌肉，包裹 LARS 韧带更利于软组织修复，关节位置良好；D. 术后 2 周肘关节屈伸功能已经基本恢复，功能良好，非铰链肘关节假体松动率很低

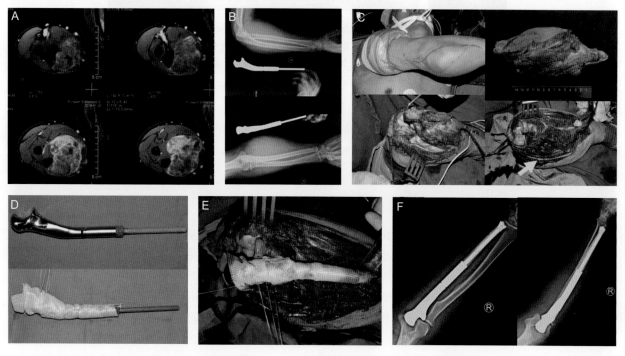

图 3-3-15　患者男性，52 岁，黏液性脂肪肉瘤包绕尺骨近端

A. MRI 提示肿瘤 T2 加权像高信号，包绕尺骨近端；B. X 线可见肘关节周围软组织病变，术前根据 CT 设计的 3D 打印假体一起拍照，确认假体大小；C. 图示术中情况及手术切口，分离肿瘤并完整切除，术中注意保护尺神经（箭头所指）；D、E. 应用 3D 打印假体进行重建，关节面及尺骨鹰嘴形态来源于对侧肱骨数据的镜像反转，假体预留孔洞固定关节囊和韧带肌肉，包裹 LARS 韧带更利于软组织修复；F. 术后 X 线平片，关节位置良好，功能良好，非铰链肘关节假体松动率很低

及肩胛带的高级别梭形细胞肉瘤（例如骨肉瘤、软骨肉瘤）患者的治疗采用肩胛带离断术。Marcove 等（1977）首先报道了肱骨近端高级别肉瘤的保肢手术。这些作者报道了关节外大块切除，范围包括肱骨近端、肩胛盂、周围肩袖、锁骨外 2/3、三角肌、喙肱肌和肱二头肌近端。肿瘤局部复发情况和生存率与肩胛带离断术相似，但手术切除了肿瘤的同时，保留了有功能的肘关节和手。这些早期的手术疗效得到了其他外科医生的证实。1980 年后，肱骨近端骨肉瘤、软骨肉瘤及尤因肉瘤普遍采用 Tikhoff-Linberg 切除术治疗。期间肩胛带切除又出现了很多种新技术和改进，它们大多被称作 Tikhoff-Linberg 切除术或改良 Tikhoff-Linberg 切除术，这些称谓无法准确地描述 Tikhoff-Linberg 切除术，因为后者本意并不是用于治疗肱骨近端肉瘤。

随着肩胛带肉瘤保肢手术的推广，不同肿瘤所需的切除范围，尤其是关节外切除术的指征仍然是学界争议的话题，学者也在不断的争论中探索最佳的重建方法。为此，Malawer 等（1991）根据肿瘤位置、范围、分化程度及病理学类型总结出了一套手术分类系统（图 3-3-16）。该系统旨在对原发性骨组织肉瘤和累及肩胛带骨性结构的软组织肉瘤需要切除的范围提供指导。

目前的手术分类系统是由 Malawer 及其同事在 1991 年提出的。其分类标准参照目前的理念包括手术边界、肿瘤与解剖间室的关系（如间室内或间室外）、盂肱关节的受累情况、手术创伤大小以及对功能保

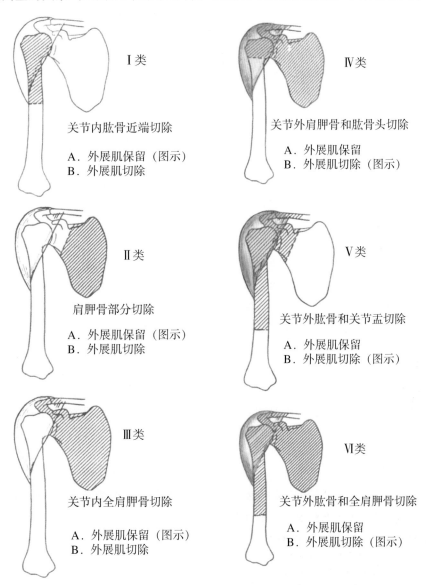

图 3-3-16　1991 年 Malawer 提出的肩胛带肿瘤手术分型

留具有重要作用的软组织结构处理的准确判断。包括以下 6 类：Ⅰ类，经关节内的肱骨近端切除术；Ⅱ类，部分肩胛骨切除；Ⅲ类，经关节内的全肩胛骨切除术；Ⅳ类，经关节外的全肩胛骨切除及肱骨头切除术（经典的 Tikhoff-Linberg 切除术）；Ⅴ类，经关节外的肱骨及肩胛盂切除术；Ⅵ类，经关节外的肱骨切除及全肩胛骨切除术。

每个类型又根据外展机制（三角肌及肩袖）的完整性分为两类：

A，外展肌完整；

B，外展肌部分或完全切除。

外展肌保留的 A 类切除方法多推荐用于完全局限在单个间室内（仅累及肱骨近端或肩胛骨内）高分化梭形细胞肉瘤，然而这种情况相对较少。这种切除方法也推荐用于低级别肉瘤，可选择性地用于转移性癌，并常用于化疗有效的小圆细胞肉瘤。

外展肌切除的 B 类手术为间室外切除，为治疗高级别梭形细胞肉瘤最常见的切除方法。

所有类型的肩胛骨切除方法及其适应证在后文中均有简要描述。每种切除及重建方法的外科技术将分别在后节描述。

（二）肩胛带肿瘤切除概述

1. **肩胛带肿瘤的局部生长和跨关节累及**　肩胛带肿瘤相对其他关节更易出现关节内或关节周围（韧带）累及。肿瘤跨肩关节侵犯与四种机制有关：直接经关节囊侵犯、通过肱二头肌长头腱扩散、病理性骨折后血肿浸润和不恰当的活检。

这些机制使高级别肉瘤患者关节内切除后相对关节外切除出现较高的局部复发率。因此肱骨近端或肩胛骨的高级别骨肉瘤患者多需行关节外切除术。

大多数肿瘤起源于肱骨近端的干骺端，突破骨皮质侵犯三角肌、肩胛下肌及其余肩袖肌。随着肿瘤的生长，骨外肿瘤组织可通过肱二头肌长头腱，沿盂肱韧带，进而顺肩袖深面向肩胛盂扩散或直接跨过盂肱关节生长。三角肌、肩胛下肌及肩袖多被挤压形成一层假包膜。这些肌肉在肿瘤周围形成间室的边界。腋神经及旋肱血管经过这个间室。主要的血管神经束被肿瘤推挤移位，但多数情况下肩胛下肌表面筋膜及包绕血管神经束的鞘膜可保护血管神经束不被肿瘤侵犯。

与肱骨类似，大多数肩胛骨肉瘤起源于肩胛骨的近骺板部分或肩胛骨颈部，逐步呈向心性生长侵犯软组织。它们多形成向外生长的软组织肿块并被肩胛下肌及其他肩袖肌肉包绕。这些肿瘤毫无阻碍地顺着间隙径直向盂肱关节及肱骨近端生长，最终侵犯这些结构。肩胛下肌及其筋膜可以起到屏障作用，保护腋血管及臂丛神经使其不被肿瘤侵犯。血管神经束经常因肩胛下肌深层的肿瘤推挤移位。

2. **肩胛带的功能解剖间室**　肉瘤局部呈向心性生长并将周围组织（肌肉）挤压形成假包膜，内部包含微小的肿瘤指状凸起，称为卫星灶。肉瘤局部沿着阻碍最小的方向扩散。周围的筋膜层可阻滞肿瘤浸润，因而成为肿瘤局部生长的边界，这些边界形成围绕肿瘤的一个间室。肉瘤在其起源的间室内生长并逐渐增大，但巨大的肉瘤生长超出间室的边界却非常少见。在谈到骨组织肉瘤突破骨皮质侵犯周围软组织时，所谓的"功能解剖间室"是指周围肌肉被挤压形成的假包膜。这些肌肉的筋膜形成了间室的边界，这在手术中有非常重要的意义。骨起源肉瘤的广泛切除包括切除整块肿瘤及肿瘤的假包膜，所以必须包括肌肉层（间室切除）。

肱骨近端周围的功能解剖间室包括三角肌、肩胛下肌及其余的肩袖、背阔肌、肱肌和部分肱三头肌。肩胛盂及肩胛骨颈部也包含在肱骨近端的间室内，因其被肩袖、关节囊及肩胛下肌包绕。起自肱骨近端并穿破骨皮质的骨肉瘤将这些肌肉挤压形成假包膜。肌肉周围筋膜层能防止肿瘤浸润。进入这个间室的唯一的血管神经组织是腋神经及旋肱动、静脉。

支配上肢的主要血管神经束（如臂丛和腋血管）在肩胛下肌及背阔肌前方走行。所以这些肌肉及其筋膜对于保护血管神经束不受肿瘤侵犯是至关重要的，同时也保护了胸大肌，而后者是肿瘤切除后软组织覆盖的必要结构。肱骨近端的高级别肉瘤穿破骨皮质后呈膨胀性生长，挤压周围肌肉形成间室边界及假包膜

（图 3-3-17）。

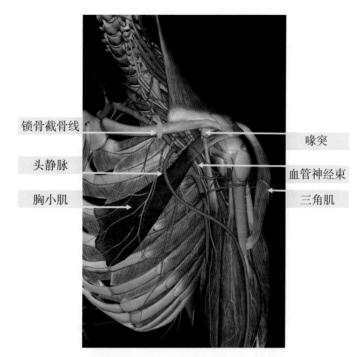

图 3-3-17　肩胛带肿瘤能否完整切除，主要取决于锁骨下血管神经束的受累情况，术中最重要的解剖标志是胸小肌和喙突，截断锁骨后处理头静脉，邻近喙突切断胸小肌后仔细分离血管神经束

　　肉瘤会沿着阻碍最小的方向生长，因而通过肩袖及盂肱关节囊直接向肩胛盂及肩胛骨颈部生长。

　　肿瘤前方为肩胛下肌，其生长可向前方凸起并使腋血管神经束移位。偶尔有非常巨大的肱骨近端肉瘤会突破间室生长。

　　上述肿瘤常通过肩袖肌群的间室突破生长。高级别肉瘤的广泛切除（间室切除）必须包括形成假包膜的周围肌肉（如三角肌、肩袖的外侧部分），腋神经，旋肱动、静脉及肩胛盂（肱骨近端的关节外切除）。

　　很多高级别肩胛骨肉瘤起源于肩胛颈。肩胛颈的间室边界包括肩袖肌群、部分大圆肌及背阔肌。其间室的构成包括了所有起源于肩胛骨前方或后方的肌肉：肩胛下肌，冈下肌，大、小圆肌。虽然三角肌通常不被视为间室的边界，但其与肩胛冈及肩峰仍有狭窄的相连，在有较大的软组织侵犯时也可受累。由于大多数肉瘤起源于肩胛骨颈部及体部，三角肌在多数情况下可被肩袖肌群保护而免受侵犯。与肱骨近端肉瘤类似，肩胛骨肉瘤也可挤压肩袖肌群形成假包膜。肩胛下肌同样可保护血管神经束不被肿瘤累及。肱骨头位于被肩袖包绕的肩胛骨间室内，因此广泛切除肩胛骨高级别肉瘤时应切除肩袖，多数情况下也应切除肱骨头。腋神经未被包含在间室内所以可在术中保留。另外由于三角肌未被压迫成为假包膜，因而在多数情况下也可保留。

　　3. 保肢手术的禁忌证　绝对禁忌证包括肿瘤累及血管神经束或患者不能（不愿）进行保肢手术；相对禁忌证包括胸壁累及、病理性骨折、既往感染病史、淋巴结累及、由复杂或选位不恰当的活检造成的大范围血肿引起软组织的污染。

　　（1）不当活检位置：肩胛带离断术最常见的原因之一是选位不恰当的活检造成肿瘤组织对胸肌、血管神经束及胸壁的污染。活检时应尤其注意活检的定位及技术操作。

　　（2）血管累及：大多数肱骨近端的肿瘤与前方血管之间被肩胛下肌、背阔肌及喙肱肌阻隔。尽管有巨大的软组织肿块压迫血管，但累及腋动脉或肱动脉的情况却很少见。总体来说，如果血管可能被肿瘤侵犯，其邻近的臂丛神经也难幸免，这种情况下保肢手术可能是不适当的。

　　（3）神经累及：臂丛神经的三个束沿动、静脉走行，较少被肿瘤侵犯。腋神经由于经盂肱关节囊下方自前向后走行而可能被肿瘤侵犯。在肱骨近端ⅡB期肿瘤切除时多需同时切除腋神经。

肌皮神经及桡神经极少受累。桡神经切除后的功能缺失比肌皮神经切除后影响更大，但这不应该作为截肢指征。

（4）淋巴结：骨组织肉瘤极少累及邻近淋巴结，然而腋窝淋巴结需要检查且必要时进行活检以明确。活检证实的淋巴结受累发生率极小，这时肩胛带离断术可能是去除所有病灶的最佳方法。另外，也可以考虑单个的淋巴结切除加保肢手术。

（5）胸壁累及：肩胛带肿瘤出现巨大的骨外软组织肿块时偶尔可能累及胸壁、肋骨及肋间肌。胸壁累及情况在术前应该通过体检及影像学检查进行评估，然而这种情况通常在术中才能明确。胸壁累及并非肩胛带离断术的绝对适应证；根据邻近软组织及血管神经累及情况可进行保肢切除结合部分胸壁切除的手术。

（6）手术切除史：以下情况可能使广泛切除术后的局部复发率增加：①前次手术肩胛带肿瘤切除不彻底；②肿瘤在局部已有复发。尤其是当肩胛骨、锁骨肿瘤和软组织肿瘤侵及肱骨近端时要仔细考虑。

（7）感染：高级别肉瘤患者由于术后需辅助化疗，因此在感染部位开展保肢手术是有非常大风险的。如果在首次切除时不能彻底治愈感染，则建议行截肢术。

4．手术治疗

（1）术前计划

1）体格检查：体格检查非常重要，可以在术前评估肿瘤能否被切除，并估计可能需要的切除范围，同时也能确定肿瘤是否累及盂肱关节及其对血管神经的累及和胸壁的侵犯情况。如果肿瘤侵犯关节，肩关节活动度常受限，患者常诉疼痛不适。

血管神经检查异常或少脉、无脉往往提示血管神经受到肿瘤组织的累及或挤压。

肿瘤在胸壁上能活动提示至少有一层薄的组织与胸壁相隔，故尚能安全地切除。

2）肿瘤能否切除的决定：起源于肩胛带区域的高级别肉瘤常常巨大且侵犯血管神经束，若肿瘤包绕或侵犯臂丛神经则认为不能保肢。许多病例从临床上和影像学上都难以判定哪些肿瘤是直接包绕侵犯血管神经束而非单纯推移。尽管大多数肿瘤出现推移血管神经束时仍可切除，但也有部分情况下不能切除，临床上很难判断这两种情况。

顽固性疼痛、运动障碍、静脉造影显示腋静脉闭塞的三联征能可靠地预判肿瘤侵犯臂丛神经。单一的影像学检查不可能精确地看到臂丛神经，CT和MRI通常显示巨大的肿瘤邻近血管神经束。

静脉造影在提示臂丛神经受累方面非常精确。腋动、静脉及臂丛神经紧紧相邻地在同一个筋膜鞘（腋鞘）内走行。

神经和神经束沿筋膜鞘周围走行，所以只有当静脉造影显示肱静脉或腋静脉完全闭塞（并非仅仅受压）时，才提示肿瘤侵犯神经及其周围组织，同时表明肿瘤继发累及静脉壁。这也解释了临床疼痛、活动受限及血管阻断的三联征。

肿瘤侵犯或包绕臂丛神经时，由于静脉管壁薄且管腔内压力较低，故能完全阻断腋静脉。但在这些病例中，动脉造影可显示腋动脉移位，这是因为动脉管壁较厚且腔内压较大使其仍能显影。

术中探查臂丛神经后方能最终决定是否需要行肩胛带离断术。

（2）假体重建：当假体重建在20世纪40年代出现后，人们首先关注的是下肢骨缺损的重建，随着这项技术的使用，才逐步扩展到上肢及肩胛带的重建上来。

从那时起，组配式人工肩关节假体经历了多次设计改良。如今的肱骨近端及肩胛骨假体在后文描述。组配式假体可用于关节外或关节内切除术后重建，且均有较好的结果。肢体的人工假体重建相对同种异体骨、复合物重建及关节融合术，其术后骨折、感染、骨不连、二次手术及肿瘤复发率更低，且术后患肢固定时间更短。组配式肱骨近端假体的术后10年保有率据报道为95%～100%。Henry切口可用于所有重建手术。

软组织重建采用双悬吊技术（通过动态和静态调整）固定假体，同时行软组织和肌肉重建。静态固定方法是根据肿瘤切除的部位及不同的假体，选用粗的不可吸收线、涤纶带或 LARS 韧带固定。在软组织修复并形成瘢痕连接前，该方法可实现安全的固定和假体的稳定。动态固定方法包括多个肌瓣的旋转以及转位，最终互相愈合以稳定假体，同时提供了肢体功能康复的运动基础。软组织重建在骨重建及静态固定之后进行。肱二头肌短头腱重新附着在喙突（关节内切除后的肱骨近端重建）、锁骨（关节外切除后的肱骨近端重建）或胸大肌（全肩胛骨切除重建）。若有可能，胸小肌也修复至其起点处，或是修复至肩胛骨以保护血管神经束。胸大肌缝合至肱骨止点处，若是关节外切除肱骨近端并重建，可将其转移修复于其他软组织以覆盖假体，同时可将背阔肌转移至外侧作为肩关节外旋肌。全肩胛骨切除重建时，肩胛骨周围肌肉覆盖于假体表面，并可用粗的不可吸收缝线或涤纶带缝合在假体上。单纯腋窝肿瘤切除后，可将背阔肌的远端转至空腔内作填充，并与肩胛下肌的表面缝合。闭合创面前常规留置粗管径引流管。

四、肱骨近端恶性肿瘤切除及功能重建（Ⅰ类、Ⅴ类和Ⅵ类）

肱骨近端是成人高级别恶性骨肿瘤最好发的部位之一，也是全身骨肉瘤第三个常见部位。该部位肿瘤更易侵犯至周围软组织，形成明显的骨外肿块。肱骨近端也可被转移癌累及（特别是肾癌），或被软组织肉瘤侵犯，其切除方法与治疗原发性骨组织肉瘤伴软组织侵犯类似。肱骨近端肿瘤的保肢切除很有挑战性。尽管手术复杂，95% 的高级别或低级别肉瘤患者仍可进行保肢切除。真正需要截肢的情况并不多见。

人工假体重建是肱骨近端大段骨缺损最常用的重建方法，被应用于关节内切除（Ⅰ类）和关节外切除（Ⅴ类和Ⅵ类）后。这种重建方法包括局部肌肉转移以稳定肩关节，覆盖假体并确保肘、腕及手的功能。异体骨、灭活骨、自体腓骨和同种异体骨 - 假体复合物（allograft-prosthetic composite，APC）同样可应用于这一部位的重建。

下面介绍肱骨近端保肢切除的手术过程及解剖要点、Ⅰ类和Ⅴ类切除及重建的手术技术特点。另外也将对全肱骨置换进行简单介绍。

Tikhoff-Linberg 切除术及其改良术式是肱骨近端、肩胛带及其周围骨与软组织肿瘤的保肢切除方法。切除范围包括部分肩胛骨、锁骨、肱骨近端及所有附着于其上的肌肉。术前要对肿瘤进行仔细分期，并选择肿瘤未包绕神经血管束或未侵犯胸壁的患者进行手术（Malawer，1991；Xie et al，2014）。

肌肉转位及骨骼重建后可获得最佳功能。肿瘤切除后使用人工假体重建可维持上肢长度及稳定肩关节和远端肱骨。大多数患者接受肩胛带切除及重建后可以获得稳定的肩关节及功能正常的肘关节、腕关节和手。

（一）适应证和禁忌证

肱骨近端及肩胛带保肢切除的指征，包括高级别及部分低级别的骨组织肉瘤和部分软组织肿瘤累及骨骼。

肱骨近端孤立转移癌的最佳治疗是作广泛切除（Ⅰ类切除）。

采取保肢手术的决定是基于肿瘤的部位及对其自然病程的彻底了解。对病理性骨折患者可采取诱导化疗和局部制动，进而针对化疗后临床反应较好、骨折愈合情况较理想的患者进行保肢手术。

绝对禁忌证包括肿瘤累及血管神经束或广泛侵及邻近胸壁。

相对禁忌证包括肿瘤侵犯胸壁、因不恰当活检或病理性骨折后形成的血肿污染手术部位、感染史或淋巴结受累。

（二）影像学和其他诊断性检查

合适的影像学检查在成功切除肱骨近端及肩胛带肿瘤时非常关键。最有用的影像学检查包括 X 线平片、CT、MRI、动脉造影及骨扫描，偶尔需要做静脉造影。

1. CT　CT 在评价骨皮质变化时非常有用，并能在评估胸壁、锁骨和腋窝肿瘤累及范围时，提供更多的信息作为参考。

2．MRI   MRI 有助于确定骨组织内肿瘤的范围，这也是确定截骨长度所必需的。在评价软组织受累范围，尤其是盂肱关节、肩胛下区域及胸壁周围时，MRI 是最有力的影像学检查手段。

3．骨扫描   骨扫描用于确定骨组织内肿瘤的范围并检查有无其他部位转移灶。

4．血管造影   血管造影在评估肿瘤的血运和肿瘤细胞对新辅助化疗的反应上非常有用，同时也是判定肱血管和肿瘤的关系及是否存在解剖变异所必需的。若患肢出现远端静脉闭塞提示瘤栓存在时，可能需要进行肱静脉造影检查以明确。

5．活检   肱骨近端穿刺及切开活检必须通过三角肌前 1/3，而不应该经过胸三角肌间沟。通过三角肌前 1/3 进行活检形成的血肿局限在三角肌内。该部位的肌肉及活检形成的血肿很容易在最终手术时切除。但经过胸三角肌间沟的活检会污染重建时必需的胸大肌，并增加血肿沿腋血管神经鞘扩散并污染胸壁的概率，最终很难局部切除。如果需要切开活检，应在胸三角肌间沟外侧做一短的纵向切口。应直接经三角肌到达肱骨近端进行活检。在肱二头肌长头外侧显露肱骨。活检过程中不要游离皮瓣，也不要进入肱盂关节。

（三）V 类和 VI 类切除技术

术前要非常熟悉肩胛带解剖及腋窝血管神经结构。前方切口为扩大的胸三角肌间沟入路，在暴露胸大肌后将其离断并牵向胸壁。该切口可暴露腋窝结构，安全探查并游离血管及锁骨下臂丛神经。

进行关节外切除，辨认腋神经后予以切断，肌皮神经在显露后予以保护。经三角肌止点转向肱骨后方的桡神经应同样予以保护。切除肱骨的范围为其 1/2 ～ 2/3。经前、后方共同显露盂肱关节后进行关节外切除。在喙突内侧截断肩胛骨，连同锁骨远端一并切除。切除的大块标本包括肱骨近端、盂肱关节及远端锁骨（图 3-3-18、图 3-3-19）。如果肿瘤巨大包绕盂肱关节，单纯 V 类无法达到广泛边界时，最好选择更为直接的 VI 类切除，笔者认为 V 类和 VI 类比较而言，患者的术中创伤和术后功能无显著差异（图 3-3-20）。

可选择定制或组配的肱骨近端人工假体应用于骨缺损的重建。仔细进行肌肉重建以完成对人工假体的软组织覆盖。应用 LARS 韧带进行静态悬吊，将胸大肌缝合于残留肩胛骨以进行软组织重建，剩余肌肉与胸大肌缝合。该技术能够提供即时稳定并保留了上肢活动能力。术后腋神经鞘外留置导管控制术后疼痛。留置粗引流管。术后患者应用颈腕带悬吊固定 2 周。

（四）I 类切除

肱骨近端关节内切除可用于低级别肉瘤或局限于骨组织（无软组织累及）的高级别肉瘤（ⅡA 期）。通常保留外展装置及腋神经。该技术不建议用于伴软组织累及的高级别肉瘤。

假体通过 LARS 韧带或不可吸收线悬吊于肩胛盂，缝合所有的残留关节囊以加强关节稳定（Tang et al，2015）。

本操作避免了盂肱关节半脱位或脱位（图 3-3-21）。盂肱关节融合型假体的设计同样可减少半脱位或脱位的发生率（图 3-3-22）。

（五）肱骨近端假体重建

1．组配式假体置换   组配式假体置换系统成功地用于肩胛带切除（不论关节内和关节外切除）后的重建，其结果可靠。

肿瘤切除后假体重建包括以下步骤：

（1）将假体固定于残留肱骨远端；

（2）将假体肱骨头部分稳定地固定于肩胛骨，形成稳定的肩关节；

（3）软组织重建并完全覆盖假体以最大保留术后功能。

2．双悬吊技术   双悬吊技术（动态及静态）可用于重建肩关节的稳定。静态重建时需在残留的锁骨

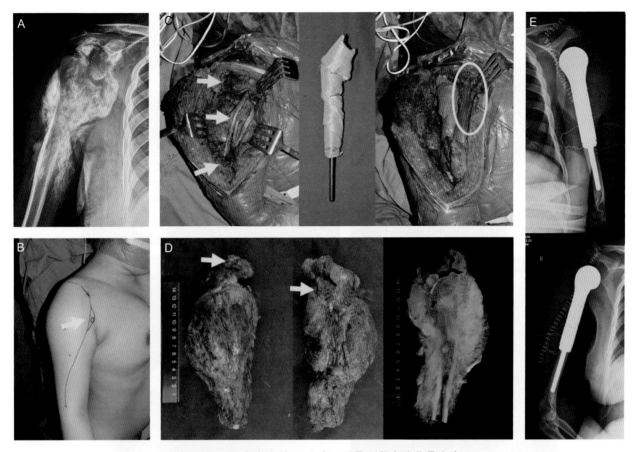

图 3-3-18　患者女性，35 岁，肱骨上段高分化骨肉瘤

A. X 线可见肱骨上段病变，成骨为主，包绕盂肱关节；B. 手术切口，箭头所指区域为活检切口，予以梭形切除；C. 术中大体照片，完整切除肿瘤，箭头所指为神经血管束、盂肱关节和肱骨的截骨面，组配假体以 LARS 韧带包裹，以便软组织重建，假体植入后注意修复屈肘的肱二头肌起点；D. 完整切除肿瘤，包括肱骨上段、肩胛骨的盂肱关节和喙突，箭头所指为盂肱关节截骨面和喙突；E. 术后片示假体固定于盂肱关节残端，位置良好

外侧端及肩胛骨的肩胛冈钻孔。

　　假体的肱骨头通过 3 mm 涤纶带固定在残留的肩胛骨，以提供水平方向的稳定。然后再用涤纶带将假体固定于锁骨远端以提供纵向的稳定。

　　动态悬吊通过将肱二头肌短头腱转移至锁骨残端（如后所述）以允许肘关节屈曲。

　　剩余的肌群用涤纶吊带固定于胸大肌和肩胛骨的截骨端，从而提供对假体动态的支持、协助假体的悬吊及提供软组织覆盖。软组织覆盖对防止假体直接外露、预防皮瓣问题及继发感染等是必需的（Rodl et al，2002；Xie et al，2014）。

（六）肱骨上段骨缺损的生物和复合重建方法

　　1. **自体锁骨重建肱骨**　采用转位的锁骨与上肢残留骨相连接的手术方法创立于 20 世纪 60 年代，是芬兰的 Sulamaa 首先将其用于治疗婴儿先天畸形，特别是四肢发育不全，其手术的目的是应用旋转的锁骨来重建上肢残端的骨性支撑，即应用锁骨代替肱骨。由于保留了部分肩锁关节，因而无需悬吊上肢，手术后肩关节的活动范围优于肩关节融合术。

　　对于儿童患者，如果肱骨近端肿瘤切除术后采用假体或同种异体骨重建骨缺损，术后会出现肢体短缩等一系列相关问题。骨骼生长发育过程中大约肱骨全长的 80%（或上肢全长的 40%）会受到肱骨近端骨骺生长板的影响。接受 Sulamaa 手术的患者，术后锁骨出现纵向生长。如果锁骨骨膜未受到破坏，术后

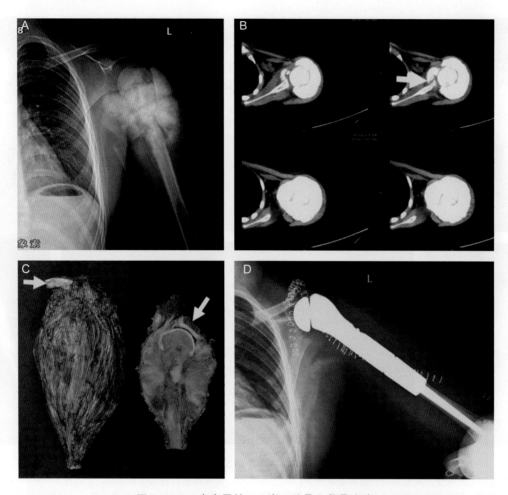

图 3-3-19　患者男性，8 岁，肱骨上段骨肉瘤

A. X 线可见肱骨上段病变，成骨为主，包绕盂肱关节；B. CT 显示肱骨上段病变，成骨为主，包绕盂肱关节（如箭头所指）；C. 术中大体照片，完整切除肿瘤，箭头所指为肩胛骨盂肱关节和肱骨的截面；D. 术后片，组配假体固定于盂肱关节残端，位置良好，组配假体以 LARS 韧带包裹，以便软组织重建，假体植入后注意修复屈肘的肱二头肌起点和外展的三角肌

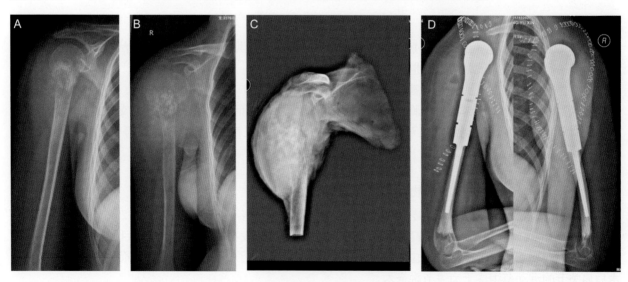

图 3-3-20　患者女性，14 岁，肱骨骨肉瘤

A. X 线可见肱骨上段病变，软组织包块影及骨膜反应；B. 术前化疗期间局部出现病理性骨折，肿瘤进展，软组织包块巨大，包绕盂肱关节；C. 完整切除肿瘤，包括肱骨上段、部分锁骨及肩胛骨；D. 术后片：通过皮肤缝合器可见切口走行，上臂 Henry 切口至尖峰绕向后方止于肩胛下角，同时做辅助切口至锁骨中外 1/3 处，肱骨上段假体完成肩关节重建，假体可固定于锁骨残端，也可固定于胸壁第三肋，将残余肩袖肌肉包裹假体，注意修复屈肘的肱二头肌起点

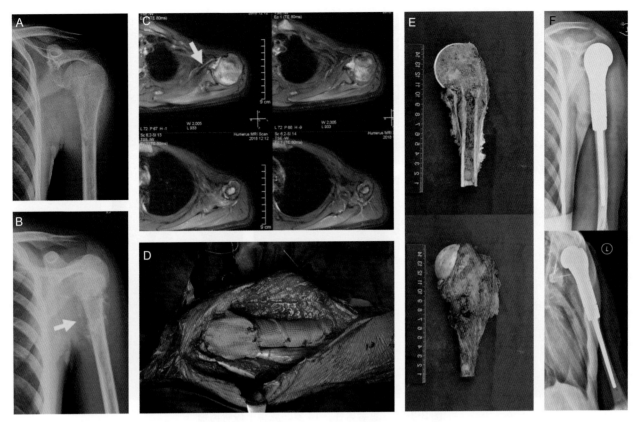

图 3-3-21　患者男性，15 岁，肱骨上段骨肉瘤

A．X 线可见肱骨上段病变，软组织包块影及骨膜反应；B．术前化疗肿瘤明显缩小，X 线可见肿瘤边缘形成骨壳（如箭头所指）；C．MRI 中 T2 加权像可见肱骨上段病变，软组织包块消失，局限于骨内，盂肱关节未受累，骨质及周围软组织正常（如箭头所指）；D．术中大体照片，完整切除肿瘤，组配假体以 LARS 韧带包裹，以便软组织重建，假体植入后注意修复屈肘的肱二头肌起点；E．完整切除肿瘤，关节内切除肱骨上段；F．术后片：假体固定于盂肱关节，位置良好

还会出现锁骨骨质增生肥厚。如果锁骨骨膜被剔除，则骨膜难以形成新骨，"肩胛 - 锁骨联合体"的运动将受到限制。在 Sulamaa 所报告的病例中，如果在骨膜下分离锁骨，则旋转后的锁骨最终会被完全吸收。保留锁骨的骨膜是保证术后锁骨生长的最重要因素，也是保证手术成功的决定性因素。

术中患者取仰卧位，切口自锁骨内侧端通过喙突至上臂前方。整块切除肿瘤，包括三角肌大部、部分肱桡肌、部分肱二头肌长头、部分肱三头肌。贴近肱骨切除肩袖。术中注意保留肌皮神经、正中神经、尺神经及桡神经，切除肩关节囊，使肱骨头脱位并游离，切除近端肱骨。

重建的第一步为松解锁骨，保留锁骨骨膜及其周围部分软组织，贴近喙突切断喙锁韧带。保留喙突肩峰血管及肩胛上血管。切开胸锁关节，去除锁骨近端的软骨。以肩锁关节为轴，旋转整根锁骨，使锁骨近端能够较容易的下垂。当骨缺损长度大于锁骨长度时，可以选择短缩肱骨。将残留肱骨及被旋转后的锁骨近端应用窄的 AO 动力加压钢板固定。将原来附着于肱骨近端的残留肌肉缝合在锁骨上，使之尽量符合原来的解剖结构。三角肌的近端起于锁骨的前外侧份，三角肌的远端翻向上方，缝合在斜方肌上。在适当张力下将肱二头肌长头腱性部分固定在肱二头肌短头的腱性部分上（固定于屈肘 90° 位）。术后采用绷带将上臂固定于胸前 4 周，在此期间内上肢完全制动。

实施锁骨重建肱骨近端的手术后，局部外观可以接受，骨端完全愈合后不需要进一步行矫形手术。本研究中的患儿手术后肩关节前屈达 80°，外展大约达到 75°。单纯假体重建后的肩锁关节是难以达到上述活动度的，肩胛骨 - 胸廓之间的连接在外展、内旋及外旋方面也提供了相当的活动度。应用这种重建方法，手术后肩关节的外展、屈曲及旋转功能不次于其他的重建方法。

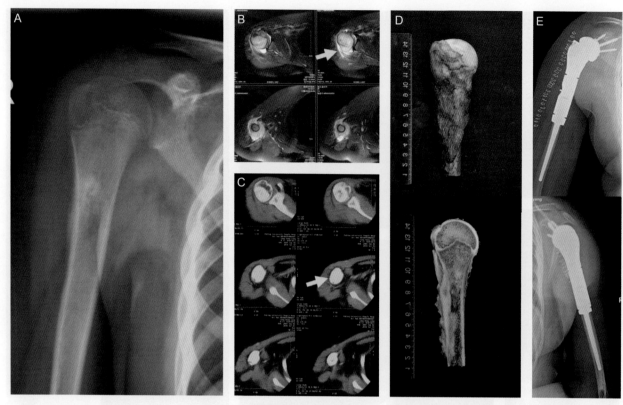

图 3-3-22   患者男性，14 岁，肱骨上段骨肉瘤

A. X 线可见肱骨上段病变，软组织包块影及骨膜反应；B. 化疗前 MRI 检查，T2 加权像可见局部软组织包块明显，包绕肱骨头及上段，（如箭头所指）；C. 3 个月化疗后 CT 检查可见肱骨上段病变软组织包块完全消失，病变局限于骨内，盂肱关节未受累，骨质及周围软组织正常（如箭头所指）；D. 术中大体照片，完整切除肿瘤，关节内切除肱骨上段；E. 术后片：3D 打印界面融合型肱骨上段假体，融合面固定于盂肱关节，位置良好。术后功能良好

　　对于较短的骨缺损，单纯应用锁骨就能够完成重建，但有的病例中，由于切除段过长，可能需要移植带血管蒂的腓骨来增加长度或缩短上臂。在随访过程中，锁骨骨质可见增生肥厚。与同种异体骨移植相比，骨膜完整的锁骨具有血供，这将缩短愈合所需时间，使手术后功能锻炼提早进行，这对于肱骨近端恶性肿瘤的青少年患者是一种值得推荐的手术方法（图 3-3-23）。

　　2. 自体腓骨、灭活再植和异体骨移植　肱骨瘤段切除后重建肩关节的方法很多，比较理想的方法是使移植物与原来肿瘤造成缺损骨骼的大小、形状以及所承受的功能强度相适应，并要尽量减少机体对移植物的免疫排斥反应。自体腓骨在生物学特性上优于异体骨移植。

　　重建肱骨上段骨缺损时可选择带血管和非血管化的自体腓骨移植，带血管的自体腓骨愈合率高，可经过塑形增粗，但存在手术复杂、切口暴露时间长等缺陷。采用不带血管蒂的腓骨移植重建肩关节，也同样可以取得了较好效果。

　　手术步骤：取近段自体腓骨，由比目鱼肌前缘和腓骨长短肌后缘进入，在小腿中下 1/3 分离显露腓骨，注意保护腓总神经，在股二头肌腱远端后内侧显露腓总神经，向远端追踪至腓总神经围绕腓骨颈处，切断腓骨长肌，将腓总神经牵向前方。在剥离腓骨骨膜时，应自下而上进行，切取的腓骨长度应较肱骨缺损长 2 ~ 3 cm，放入生理盐水纱布中保存。

　　取肩至上臂前侧切口，切除瘤段时尽量保留肩关节囊和肩袖诸肌近端及肱二头肌长头腱，完整分离切除肱骨近段肿瘤，根据所切除肱骨的长度，调整好植入腓骨的长度。将腓骨头对准肩关节盂后，其远端插入肱骨残端髓腔，使腓骨小头胫侧关节面正对关节盂，采用钢板固定，将残余肩关节囊和肩袖诸肌附着点缝合于相应位置的腓骨近端残余骨膜和肌腱上，腓骨小头置于关节盂内，术后肩外展以石膏托固定 2 周

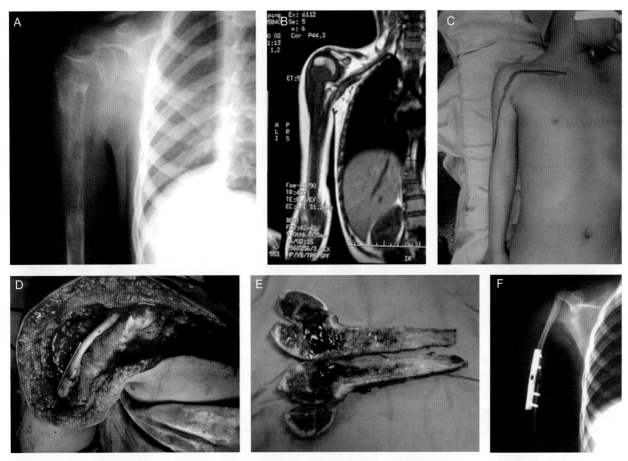

图3-3-23　患者女性，7岁，肱骨上段尤因肉瘤

A．X线可见肱骨上段病变，溶骨性破坏及葱皮样骨膜反应；B．化疗后MRI检查，T1加权像可见局部软组织包块缩小明显；C．手术切口；D．术中大体照片，完整切除肿瘤，翻转锁骨替代肱骨上段；E．手术切除肿瘤标本；F．术后片示位置良好，术后功能良好

（图3-3-24）。

异体骨移植省略了腓骨取骨的步骤，降低了腓总神经损伤的风险，选取的异体骨不限于肱骨上段，可以选择异体桡骨、腓骨等，体积应略小于原有肱骨以利于软组织覆盖。对于5岁以下、腓骨纤细、腓骨小头尚未发育的患儿，可选择异体骨重建的方式（图3-3-25）。当远端残留的正常髓腔很短时，可辅以灭活再植的瘤段以延长有效固定长度（图3-3-26）。

3．**肱骨近端切除并行同种异体骨-人工假体复合物重建**　同种异体骨-人工假体复合物（APC）重建通过将切除的瘤段用带金属内植物和同种异体骨代替，让软组织重新附着在移植的同种异体骨组织上。肩袖、三角肌和关节囊可以缝合在同种异体肱骨表面软组织上，用来维持肩关节的稳定及改善肩关节主动活动范围。金属假体部分可减少同种异体骨关节移植的远期并发症（Cheng et al，1991）。

只有在关节内切除并保留外展肌的前提下才能进行有功能的关节成形术。如果腋神经及外展肌均不能保留，做关节成形术是没有意义的，在这种情况下，选择其他重建方法较为恰当。

（1）术前计划：经肩关节内切除肱骨，进而用异体骨-人工假体复合物重建需要一些特殊的材料。最主要的是深低温的异体骨及长柄的肱骨近端假体。术者应在术前联系组织库，以确保提供深低温异体肱骨。异体骨需足够长以替换切除瘤段骨的长度，同时大小要适当，以容纳长柄的肱骨近端半关节假体。异体肱骨上应留有软组织袖以供缝合。

（2）异体骨的准备：解冻后测量异体骨并检查软组织袖，用摆锯在适当位置截断使其能替代截除的

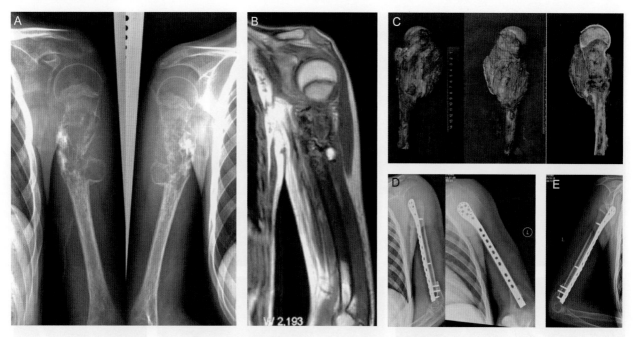

图 3-3-24　患者男性，12 岁，肱骨上段骨肉瘤

A. X 线可见肱骨上段病变，溶骨性破坏伴病理性骨折；B. MRI 检查，T1 加权像可见病变沿肱骨髓腔蔓延至肱骨中下段；C. 手术完整切除肱骨上段肿瘤（Ⅰ型切除）；D. 术后片，截取自体腓骨上段（非血管化）插入残余肱骨髓腔；E. 术后 1 年随访，移植骨与残余肱骨愈合，位置良好，术后功能可

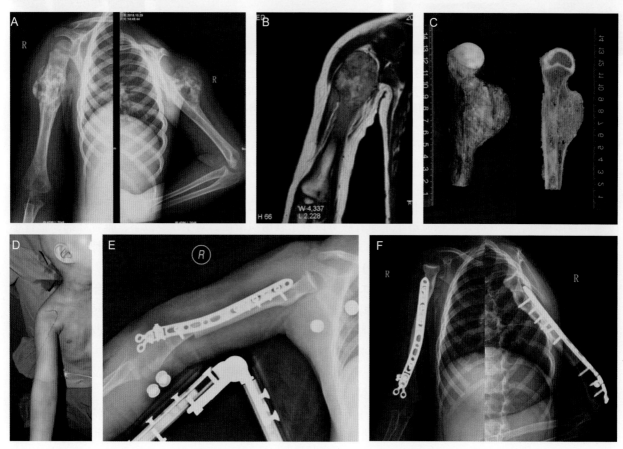

图 3-3-25　患者男性，4 岁，肱骨上段骨肉瘤

A. X 线可见肱骨上段病变，溶骨性破坏伴病理性骨折；B. MRI 检查，T1 加权像可见病变沿肱骨髓腔蔓延至肱骨中段；C. 手术完整切除肱骨上段肿瘤（Ⅰ型切除）；D. 手术切口；E. 术后片，选取异体桡骨近端与残余肱骨连接，以钢板固定；F. 术后 1 年随访，移植骨与残余肱骨愈合，位置良好，术后功能可

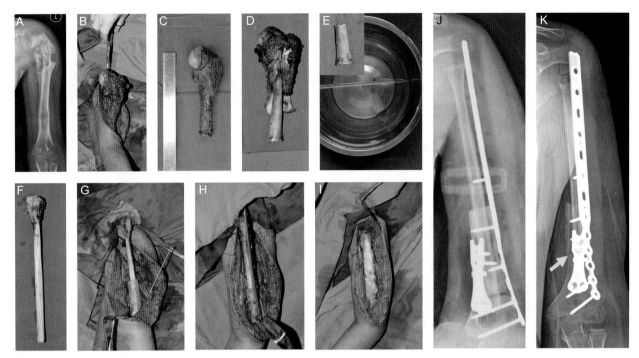

图 3-3-26　患者男性，7 岁，肱骨中上段骨肉瘤

A．X 线可见肱骨中上段病变，溶骨性破坏、骨膜反应，伴病理性骨折；B．前外侧切口分离肿瘤，根据 MRI 检查截骨，截骨长度达到肱骨髁上；C．手术完整切除肱骨上段肿瘤（Ⅰ型切除）；D．剥离瘤骨表面软组织，截取 6 cm 皮质完好、髓腔受累的瘤骨，采用软性扩髓钻扩大髓腔；E．瘤骨置于 60℃高渗盐水灭活 30 分钟；F．肿瘤切除前可先完成腓骨取骨工作，保留一部分腓骨小头的肌腱和软组织；G．移植自体腓骨 + 灭活骨插入残留肱骨髓腔；H．双钢板固定；I．LARS 韧带包裹复合体以利于软组织修复；J．术后片；K．术后 1 年随访，移植复合体与残余肱骨愈合（箭头所指），位置良好，术后功能可

瘤段骨。同样用摆锯在解剖颈（自大结节到小结节）截断异体肱骨的关节部分。术者在手术台边上修整异体肱骨，使其与术前选择的金属假体匹配。肱骨上端用高速大扭矩的磨钻开窗，用适当的圆柱形扩髓器扩髓，进而用适当尺寸的骨锉开大髓腔使其与长柄人工假体匹配（图 3-2-27）。

　　（3）患者肱骨残端的准备：肱骨干残端使用圆柱形扩髓器扩髓，将异体骨 - 人工假体复合物插入患者肱骨残端并复位肩关节。选择合适的肱骨头后倾位置。以肘部髁间连线为参考，肱骨头的后倾常规调整为 30°。另一个判定旋转正常的方法为肱骨头假体直接指向肩胛盂时前臂处于中立位。确定后倾位置后在异体骨与患者残端骨连接部做标记。由于肱骨近端后倾变化较大，术中应旋转肩关节以确保其稳定性。

　　（4）异体骨的骨水泥固定：术中在手术台边上将异体肱骨洗干净晾干，同时调和骨水泥。先将骨水泥注入肱骨内，再插入人工假体，使假体柄露于异体骨外。注意将假体柄上骨水泥清理干净，以免影响其插入患者的肱骨残端。

　　骨水泥固定的异体骨 - 人工假体复合物可打压匹配插入患者的肱骨残端，也可单纯插入并进行内固定。截骨段越靠近端，剩余肱骨残端髓腔越长，越易进行打压匹配从而牢固固定（DeGroot et al，2004）。

　　假体适当旋转达到肱骨头 30° 的后倾是很关键的。如果异体骨和患者的肱骨残端连接处抗旋转稳定性较差，应根据情况采用侧方动态加压钢板或锁定板进行固定。

　　螺钉的应用可以单皮质或双皮质固定，在异体骨与患者的肱骨残端间进行加压固定。锁定钢板的同时允许钢丝环扎辅助固定，但注意在异体骨一侧不要固定在没有安装螺丝的钢板孔洞处，因为这样将增加应力并导致该区域缺血，进而易发生骨折（Dudkiewicz et al，2003）。

　　（5）软组织修复：异体骨 - 人工假体复合物置入后复位肩关节，沿关节囊一周进行软组织修复。用不可吸收缝线修复。将残留的关节囊与异体骨周围关节囊间断缝合修复。

　　冈上肌、冈下肌及小圆肌腱与相应的肌腱用不可吸收线缝合。较方便简单的做法是从后方向前依次修

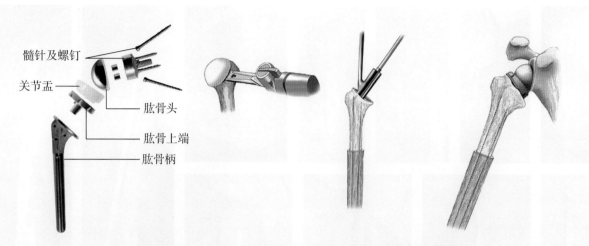

髓针及螺钉
关节盂
肱骨头
肱骨上端
肱骨柄

图 3-2-27　反式肩关节假体复合异体骨进行肱骨近端置换示意图

复肩袖、冈上肌及肩胛下肌。

肩胛下肌腱的修复对于肩关节前方的稳定性最为关键。残留的关节囊及肩袖肌腱应与异体骨上相应的结构缝合修复，同样的三角肌与异体骨的三角肌止点缝合，胸大肌也应尽量修复于其止点处（图 3-3-28）。

修复时应注意保持适当的张力。将肩和手维持敬礼姿势进行韧带缝合有助于获得适当的张力。根据异体骨与患者肱骨残端间的加压程度，术者可在其周围植入人工骨或自体骨。随后逐层闭合创面，留置引流。术后应用外展支具使肩关节处于外展 30°、内旋 45°。

（6）并发症和术后处理：术后感染的发生率为 1% ～ 2%。骨不连的发生率为 10% ～ 20%。根除重建时异体骨周围的软组织情况，术后最常见的问题是肱盂关节半脱位（Getty et al，1999）。

术后早期患者佩戴支具以保持肩关节外展位，待引流管拔出后出院。韧带修复愈合大约需要 4 周时间，之后可开始少量活动。患者起初先进行肩关节钟摆样活动，逐步过渡到适量的被动运动和被动辅助下的锻炼。术后约 6 周开始少量的主动运动，但在 2 个月内因软组织修复，不能进行抗阻力运动，之后可逐渐增加活动度练习和肌力训练，以最大限度恢复功能。定期比较 X 线平片，评估异体骨与患者肱骨残端之间的愈合情况（图 3-3-29）。通常愈合时间在术后 3 个月到 1 年。如果 1 年后出现骨不连则可考虑自体骨移植以促进愈合。

（七）肱骨中段肿瘤的切除和重建

原发于肱骨干的肿瘤相对少见，随着病变蔓延，经常向上或向下累及肩关节或肘关节，部分局限于肱骨中段的肿瘤可以行瘤段截除，并保留肩肘关节。同时肱骨也是转移瘤的好发部位，一旦发生病理性骨折，患者生活质量会显著下降。对于肱骨转移癌的外科手术，对边界要求可适当放宽，外科重建旨在及时缓解疼痛，实现瘤段切除后的坚强固定以及早期最大限度恢复邻近关节功能。

目前肱骨中段常用的重建方式有大段异体骨、灭活再植或自体骨移植，辅以钢板固定、锁定髓内针固定，对骨转移癌可辅以骨水泥填充成型，亦可选择骨搬运牵张成骨、节段假体等。异体骨移植可以恢复骨量，提供软组织重建附着点，可变的形状可以与宿主骨很好地匹配，但由于固定不牢固，且需要长时间制动以促进骨愈合，其并发症较高，如不愈合、骨不连、再骨折、感染等。自体骨可以愈合，非血管化自体骨愈合需要一定的时间，且形状、长度受限，也有类似异体骨的并发症。术后的放化疗也不利于自体骨或异体骨的愈合。"望远镜技术"和远近端髓腔连接处植骨诱导骨桥可降低异体骨和自体骨的不愈合率（图 3-3-30、图 3-3-31）。

锁定髓内针适用于骨转移癌患者，可以远离病理性骨折段固定，但对于骨缺损严重的患者不适合，还可能造成髓腔的广泛播散。牵张成骨耗时长，不利于功能恢复及术后的放化疗，且有潜在的针道感染

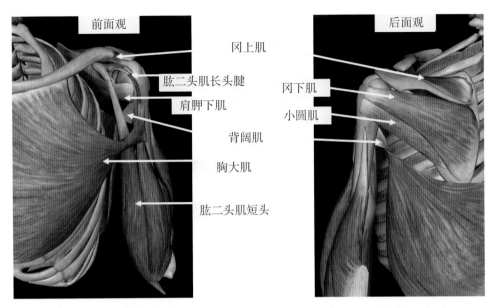

图 3-3-28　肱骨上段假体或 APC 重建肌肉修复示意图：需要重点修复的肌肉包括冈上肌、冈下肌、小圆肌、肩胛下肌、背阔肌、肱二头肌长头及短头，也包括胸大肌和三角肌的止点

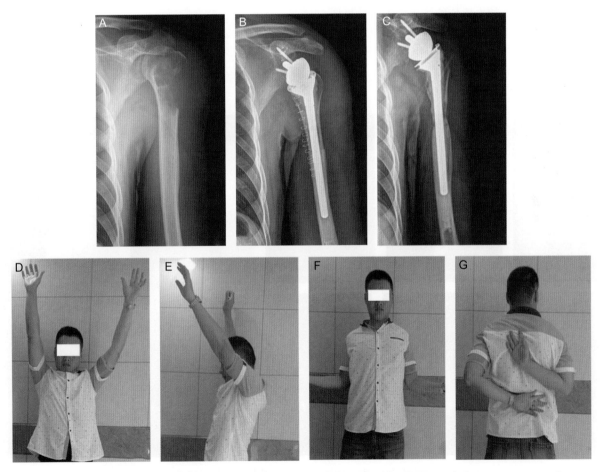

图 3-3-29　假体安装示意图及典型病例：患者男性，31 岁，左肱骨近端骨巨细胞瘤 Campanacci 3 级

A. 左肩正位 X 线平片示肱骨上段溶骨性破坏病灶，肱骨外侧皮质缺损，伴有软组织肿块形成；B. 肱骨近端肿瘤切除后异体骨 - 反肩关节复合移植术后第 3 天，左肩正位 X 线平片示反肩关节在位，假体位置良好；C. 术后 13 个月左肩正位 X 线平片示异体骨部分骨质吸收，假体位置良好，假体周围未见透亮线；D ～ G. 术后 13 个月肩关节大体像示左肩外展可达 170°，前屈上举 165°，外旋 45°，内旋达 T12 水平

问题。

　　力学分析证实，相较于髓内针、异体骨移植、外固定等方式，节段性假体重建肱骨干瘤段切除后的骨缺损具有更明显的抗挤压、抗弯曲、抗扭转优势，但节段性假体有较高的假体松动发生率。大多数研究认为当髓内固定部分＜4～5 cm时使用皮质外钢板加强固定，转移部分应力，提高假体初始稳定性，可以使患肢早期获得坚强的固定，阻止早期假体松动的发生（图3-3-32）。

　　1.术前准备　术前对患者行全面检查，拍摄带有刻度的X线平片及MRI，根据MRI确定瘤段切除范围，同时根据MRI上远近段骨髓腔的长度及宽度，选择合适的重建方式，预定异体骨或假体，确保远近段髓腔的有效固定长度。准备使用节段性假体时，当髓内固定部分＜4～5 cm时，应预先选择直钢板、解剖钢板和髁钢板，假体上打孔以便钢板固定，可根据肱骨形态，在体外预弯钢板。

　　2.手术要点　患者平卧位，取上臂前外侧纵向切口，依次切开皮肤、皮下组织、深筋膜，沿肱桡肌、肱肌间隙进入，仔细显露并保护好桡神经，锐性分离周围软组织，按照无瘤原则充分显露肱骨干病变部位。根据术前MRI显示的瘤段骨髓腔范围，用线锯截取肱骨干瘤段骨，截骨前标记力线。确认瘤段骨切除彻底。如选用节段假体，先行扩髓，至髓腔直径超过假体柄直径1 mm，以保证足够的水泥壳厚度。彻底冲洗止血后，试放假体。在保证肢体骨标志和肢体力线恢复正常的情况下，依次在髓腔内注入骨水泥，安放远近端假体，拧紧2枚螺钉使远近段假体柄组合为一体，待骨水泥硬化后，检查肢体力线与关节功能。假体柄髓内固定部分少于5 cm时附加钢板，放置1根引流管依次缝合切口，无菌敷料包扎。如选择异体骨和自体骨时，将匹配的节段骨植入体内后钢板固定，可选择"台阶截骨"或"望远镜技术"增加骨接触面，远近端髓腔连接处植骨诱导皮质外骨桥。

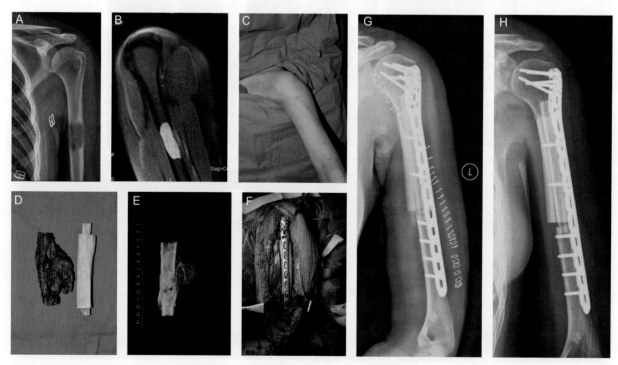

图3-3-30　患者女性，30岁，肱骨中段软骨肉瘤

A. X线可见肱骨中段病变，皮质变薄；B. MRI显示T2高信号，病变侵犯皮质；C. 手术切口；D. 术中完整切除肱骨中段肿瘤，截取中段腓骨（比肱骨截骨长3～4 cm），插入修整的异体骨内；E. 标本剖面，符合软骨肉瘤表现，上下髓腔正常；F. 回植异体骨和腓骨复合物，钢板固定；D. 术后X线平片示对位良好，在植骨接触面周围植骨；H. 术后1年复查X线，可见异体骨上端愈合良好，下端异体骨未愈合，腓骨与肱骨残端愈合，功能良好

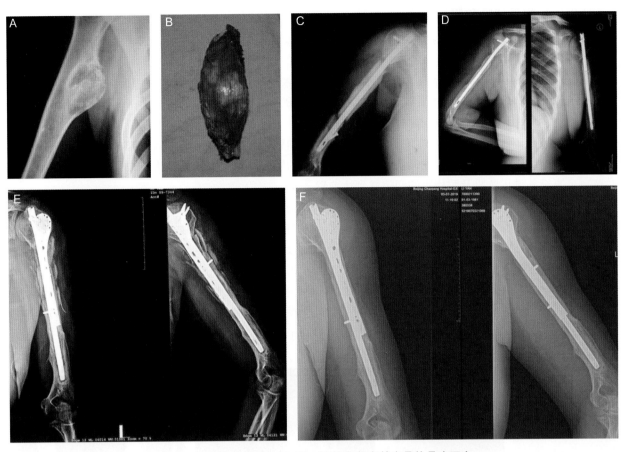

图 3-3-31　患者女性，26 岁，肱骨中段宽基底骨软骨瘤恶变

A．X 线可见肱骨中段病变，宽基底骨软骨瘤；B．完整切除肿瘤高渗盐水灭活后；C．术后 X 线平片，肱骨瘤段高渗盐水灭活后原位回植，髓内针内固定；D．术中 5 年，灭活骨下端愈合良好，但上端出现骨吸收；E．二次手术，上端局部植骨，加用钢板内固定；F．术后 20 年，自体灭活骨上下端愈合良好，功能良好

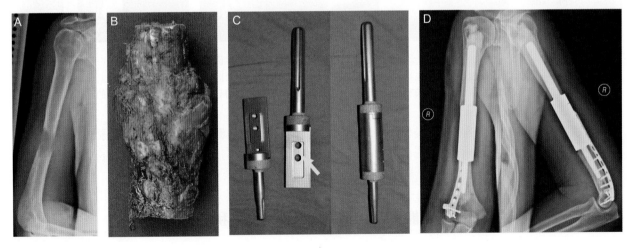

图 3-3-32　患者男性，62 岁，肾癌骨转移，肱骨中段骨破坏

A．X 线可见肱骨中段病变，皮质缺损，轻度成角畸形；B．术中完整切除肱骨中段肿瘤，术中注意保护桡神经，在截骨时一定标记肱骨轴线，以免发生旋转；C．定制肱骨中段假体，假体远端预留钢板固定孔洞，术前最好做肱骨远端 3D 打印模型，以便预设钉孔位置和预弯钢板；D．术后 X 线平片，对位良好，功能良好，后外侧钢板加固，术中水泥固定假体柄时假体两部件的锁定孔一定朝向外侧

（八）全肱骨切除和假体重建

全肱骨置换并不多见，适用于肿瘤累及大部分骨干如尤因肉瘤等，或瘤段骨切除后残留肱骨远端非常短的病例。

联合应用肱骨近端切除和远端切除手术中使用的技术。假体重建可保证肩关节及肘关节的稳定性。

1. **手术显露及操作**　手术入路类似于V类切除术（即前方通用切口），但需要再向远端显露，辨认并游离肱血管、桡神经、尺神经及正中神经。

切口继续向下，沿上臂前外侧下行，必要时可延至前臂的后方。在上臂内侧显露并辨认肱动脉、正中神经及尺神经。游离尺神经，以便与肱动、静脉及正中神经一并牵向内侧。辨认在肱骨后方绕行的桡神经并游离，直至其进入肱肌及肱桡肌的间隙并到达前臂。

内侧切断旋前圆肌和屈肌总腱，外侧切断肱桡肌、桡侧腕长伸肌及伸肌总腱，显露肱骨远端。肿瘤切除后局部需留有少量的软组织袖。肱三头肌的内侧部分往往随肿瘤一并切除，但外侧头及长头可予保留。保留肱三头肌腱止于尺骨鹰嘴，也不需要做尺骨鹰嘴截骨。肘关节经后方切开，环行切断关节囊，进而解脱肱尺关节及肱桡关节。

2. **假体重建、肌肉重建及术后处理**　全肱骨重建与肱骨近端重建类似。假体远端的尺骨柄部通过骨水泥固定在髓腔内，而尺骨鹰嘴保留完整。有多种与其相匹配的肘关节组件可供选择（图3-3-33）。非铰链3D打印设计可降低假体柄松动发生率（图3-3-34）。

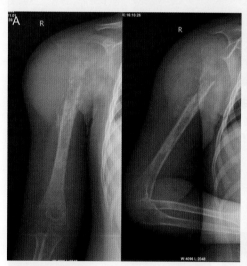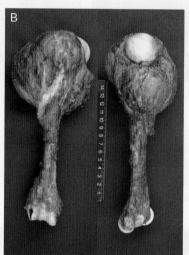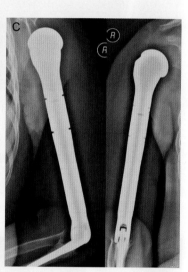

图 3-3-33　患者男性，8岁，肱骨巨大骨肉瘤

A．X线正侧位可见肱骨上段病变，软组织包块影及骨膜反应，髓腔全长受累；B．术后大体标本，完整切除肿瘤；C．术后片：全肱骨假体，上段固定于盂肱关节，远端铰链关节连接尺骨柄，位置良好，术后功能良好，但存在远期尺骨柄松动的问题

重建技术也与肱骨近端重建时类似，并增加了远端软组织及关节囊的重建。肱桡肌、旋前圆肌及桡侧腕屈肌与残留的肱二头肌缝合，肱三头肌用于覆盖肱骨假体的远端部分。剩余肌肉逐层闭合以覆盖整个假体。术后应用肘关节后方支具保护7～10日。术后4～5日复查手术切口。

五、肩胛骨恶性肿瘤切除及功能重建（Ⅱ类、Ⅲ类、Ⅳ类和Ⅵ类）

肩胛骨肿瘤在发现时往往已较大。最初肿瘤多被肌肉包裹，肩胛带其他组织可以免受侵犯。肩胛骨肿瘤患者多主诉局部疼痛或肿块，也可两者兼有。

成人肩胛骨原发恶性肿瘤多为软骨肉瘤，而儿童肩胛骨原发恶性肿瘤多为小圆细胞的尤因肉瘤。肩胛部软组织肿瘤可原发于肩胛骨周围肌肉，进而累及肩胛骨。

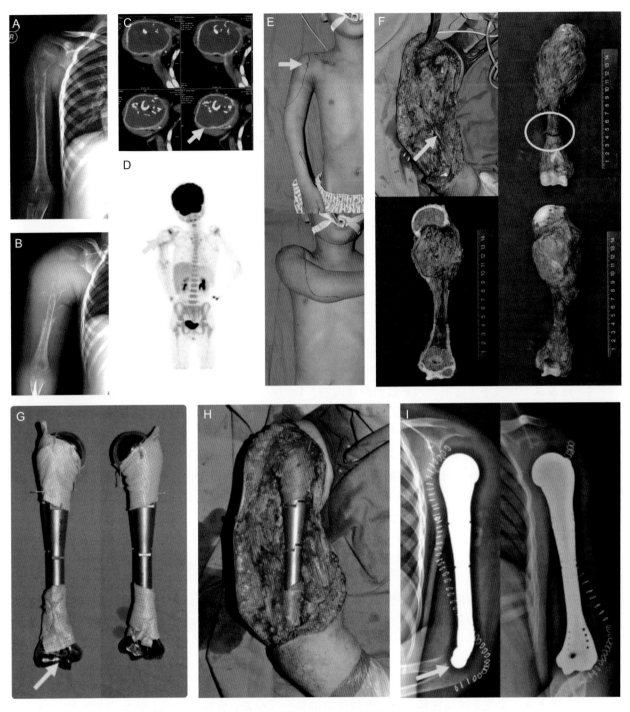

图 3-3-34　患者男性，10 岁，肱骨巨大骨肉瘤

A. 化疗前 X 线可见肱骨上段病变、溶骨破坏及骨膜反应；B. 化疗后 X 线可见肱骨上段病变进展，包块巨大；C. 但增强 CT 检查可见局部软组织包块仅见边缘强化，肿瘤内部完全无血流（如箭头所指）；D. 化疗 3 个月后 PET/CT 检查可见肱骨上段病变基本无核素摄取（如箭头所指），骨骺屏障肿瘤侵犯关节，盂肱关节未受累，骨质及周围软组织正常；E. 手术切口，Henry 切口向下绕行至肘后切口，需梭形切除活检切口；F. 标本大体照片，完整切除肿瘤，肩关节施行关节内切除，箭头所指为桡神经，为避免桡神经过度牵拉，术中可以在骨蜡封闭髓腔等保护下将标本截为两段取出体外（如圈内所示）；G. 3D 打印全肱骨假体，远端根据术前 CT 数据打印滑车结构，假体包绕 LARS 韧带以备修复肌腱等软组织结构；H. 术中大体照片，假体上段固定于盂肱关节，远端 3D 打印滑车连接尺骨；I. 术后片：3D 打印肱骨远端部分与尺骨鹰嘴对合良好，上段固定于盂肱关节，位置良好，术后功能良好，这一设计可大大降低传统全肱骨假体的尺骨柄松动问题

大多数肩胛带恶性肿瘤可以通过保肢手术代替肩胛带离断术，从而获得安全的治疗。该部位保肢手术的适应证包括大多数高级别的骨来源肉瘤及部分软组织肉瘤。同肱骨近端肿瘤一样，治疗肩胛骨肿瘤需要进行仔细的术前分期、适当的影像学检查及对局部解剖的熟练掌握。重建手术必须选择肿瘤未累及血管神经束、胸廓出口及邻近胸壁的患者（Bickels et al, 2002）。

肩胛带离断术的适应证不多，包括较大的蕈伞样或伴感染的肿瘤患者、保肢切除失败的患者，以及肿瘤侵犯主干神经、大血管或胸壁的患者。

在1970年以前，对于大多数源于肩胛骨的高级别肉瘤多采取肩胛带离断术。Marcove等在1977年首次报道采用保肢手术治疗源于肩胛带的高级别肉瘤。其结论是Tikhoff-Linberg瘤段切除术后的局部肿瘤复发情况及生存期与肩胛带离断术后类似，更重要的是保留了一个有功能的肘关节及手（Marcove et al, 1977）。不久之后，保肢手术即成为该部位高级别肉瘤的标准治疗方法。现在大多数源于或累及肩胛骨的恶性肿瘤均可安全地用保肢手术代替肩胛带离断术。

行部分肩胛骨切除（Ⅱ类）后，肩关节活动度及肌力仍接近正常。但行全肩胛骨切除（Ⅲ类）或联合经关节外肩关节切除（Ⅳ类）及经关节外肱骨近端切除（Ⅵ类）后，肩关节活动度会明显减小，主要表现为外展受限。肱骨近端悬吊及软组织重建是维持肩关节稳定及保留上肢功能的关键。如果肿瘤切除后肩胛骨周围肌肉能较多地保留（尤其是斜方肌及三角肌），则全肩-肩胛骨假体可能是最佳的术后重建方法（Pritsch et al, 2007）。

（一）适应证和禁忌证

1. **适应证**　保肢手术适用于大多数肩胛骨肉瘤。软组织肉瘤侵犯肩胛骨多可通过保肢手术切除。延伸至腋窝的肿瘤如果累及血管、臂丛或广泛侵犯胸壁，通常不能通过保肢手术彻底切除。明显破坏肩胛骨的转移癌、多发性骨髓瘤或淋巴瘤对放化疗敏感者仍有保肢手术可能。

如果肩胛带切除后需要全肩胛骨假体重建，要注意保护腋神经和一些关键的肌肉，包括：斜方肌、三角肌、菱形肌、前锯肌和背阔肌。这些肌肉提供对假体的悬挂固定和覆盖，并能维持其运动。如果这些肌肉不能保留，肱骨应悬吊在锁骨下。静态及动态的软组织重建均可用于稳定肱骨，其中包括应用粗的不可吸收缝线或通过多块肌肉的旋转和转位。

2. **禁忌证**

（1）肿瘤侵犯或包绕臂丛神经和腋血管，累及单根神经并非绝对禁忌；

（2）胸壁的广泛侵犯。

相对禁忌证包括：①不恰当的活检，造成周围软组织的广泛污染；②感染活动期或有既往感染史；③复发的肉瘤，只有通过肩胛带离断术才能充分地切除肿瘤；④继发于肉瘤的病理性骨折伴移位，并且骨折在术前化疗后不能愈合。

（二）影像学和其他诊断性检查

1. **X线平片**　X线平片往往是诊断肩胛骨肿瘤的第一项检查，它往往能显示出大多数骨性病灶及部分软组织的受累情况。由于肋骨影响，部分情况下肩胛骨在平片上较难看清。平片显示的钙化有利于骨肉瘤及软骨肉瘤的鉴别。

2. **CT及MRI检查**　CT和MRI检查是判断骨组织外病变大小范围及其与腋血管、肱盂关节及胸壁关系的十分有价值的方法。

CT检查对于评估肋骨受累情况是非常重要的。邻近的肩胛骨肿瘤侵犯导致微小的肋骨侵蚀，CT扫描比MRI显示更清楚。对于肿瘤内微小钙化灶及邻近的软组织肉瘤侵犯肩胛骨出现的微小病灶，CT也是最佳的检查方法。增强CT还特别有助于判断肿瘤与腋血管、肱血管及臂丛的邻近关系。

MRI在判定骨内外肿瘤范围及跳跃灶方面更精确。骨内肿瘤范围的判断在决定截骨平面时很重要。肱骨近端截骨通常在T1加权像的肿瘤髓内范围远端2～3 cm。

MRI 也可判断肿瘤的骨外部分与腋血管、肱血管及臂丛的关系。

3. **骨扫描**　骨扫描用于判定区域内肱骨近端、肋骨受累情况及全身骨骼转移情况。由于肩胛骨相对比较薄，因而在进行肿瘤范围判断时不如长骨准确。骨扫描要结合 MRI 对照。骨扫描可用于检查骨骼转移病灶。骨扫描还有助于评估胸壁以及肱骨近端的局部受累情况。

4. **血管造影及其他检查**　血管造影能判断肿瘤对血管的侵犯情况及血管有无解剖变异。腋血管的推移提示肿瘤向前侵犯至腋窝。

临床若疑似臂丛神经受侵时，如出现神经痛、肢体远端水肿及明确的受累征象时，应进行腋静脉造影。腋静脉受阻往往与臂丛神经受累有关。

5. **活检**　建议在 CT 或透视引导下行细针或核芯针穿刺活检，以保护血管神经束。

肩胛骨体部肿瘤比肱骨近端肿瘤活检更困难。活检应选在肩胛骨的外侧或腋侧，避免选在内侧或直接经后方皮肤（手术时可能为显露做皮瓣掀开）。活检部位应选在后期切除肿瘤时的切口上。对于源自肩胛体部的肿瘤，建议采用后方穿刺活检，应尽量避免经前方活检，以减少肿瘤对软组织的污染。对于肩胛骨外侧或肩胛盂部位肿瘤的活检，应在肩胛骨后方外侧或腋侧通过冈下肌或小圆肌进行。

（三）手术治疗

1. **术前计划**　应在术前再次评估所有影像资料，尤其是 CT、MRI 及血管造影，以确定手术切除类型及可行性。

患肢远端水肿及运动障碍提示臂丛神经可能受累，因而肿瘤可能无法切除。肩胛骨应在胸壁上活动自如，提示不存在广泛的胸壁侵犯。术前检查远端脉搏情况。

再次审查 CT 和 MRI 图像以确定肿瘤与臂丛、腋血管及胸壁的关系。明确病灶周围的软组织受累范围，并对一些重要的肩胛骨周围肌肉是否可以在术中保留做出预判，这对肩胛骨的假体重建非常重要。同样再次审查血管造影结果。最终在术中决定能否切除肿瘤以及应用全肩胛骨假体重建。

2. **体位**　患者术中侧位或半侧卧位，可以显露肩胛带后方直到棘突。患肢消毒铺巾。

3. **入路及手术操作**　对于需行全肩胛骨切除的大多数肩胛骨肿瘤或周围软组织肿瘤，应做前后联合入路。此类肿瘤大多在前方有较大的软组织肿块邻近或推移腋血管和臂丛神经束。

这些病例中前方入路非常关键，可以探查游离这些结构以远离肿瘤，从而实现安全彻底地切除。手术操作采用了肩胛带通用入路切口（延长的前方胸三角肌入路和后侧切口）。

偶尔当肿瘤没有前方肿块时，单纯经后方入路可以完成全肩胛骨切除术。手术医生应熟练掌握腋动、静脉，臂丛神经及其在该部位的所有分支走行，只有这样才能安全地通过后路进行手术。如果稍有不确定，手术最好采取前后联合入路。

前方探查并游离腋血管和臂丛神经，显露充分时需要切断胸大肌止点并做牵拉。后路切口需要离断附着在肩胛骨上的所有肌肉。经关节外切除肱盂关节，截骨面在关节囊平面下方。

如果术中有足够的肌肉保留尤其是三角肌、斜方肌、菱形肌及背阔肌，则可进行肩胛骨假体重建。如果术中没有充足的肌肉残留，则肱骨残端可应用不可吸收线和 LARS 韧带固定在锁骨上（静态悬吊），联合肌腱转位至锁骨（动态悬吊），同时行胸大肌旋转覆盖（Wittig et al, 2002）。

（1）经关节外全肩胛骨及肱骨头切除（Ⅳ类）：Tikhoff-Linberg 手术为关节外整块切除肩胛骨、肱盂关节及肱骨头和远端锁骨。采用通用的前后联合切口。经后方切口游离形成一个较大的筋膜皮瓣。斜方肌及菱形肌从肩胛骨的内侧缘离断，背阔肌可被牵开而不切断。如果肿瘤未累及三角肌及斜方肌，则该肌肉可被保留并且从肩胛冈及肩峰上分离翻转。经典的 Tikhoff-Linberg 手术并不保留三角肌或斜方肌。进行肱骨头下截骨（即切除肩胛骨及关节外切除肱盂关节和肱骨头）。

假体重建：如果在Ⅳ类切除后有足够的肌肉保留，则可进行肩胛骨假体重建。肩胛骨假体上有孔洞，可将周围的肌肉、肌腱相互缝合固定，内外侧缘多孔结构用于涤纶带的固定。肩胛骨假体先用涤纶带与菱形肌缝合固定，再用背阔肌旋转覆盖假体并沿假体内侧缘缝合固定。假体的肱骨段插入截骨后的肱骨近端。LARS 韧带用于重建关节囊。分别将 LARS 韧带用不可吸收线缝合于肱骨近端假体及肩胛骨假体的肩胛盂。肌肉的重建包括三角肌与斜方肌腱性部分缝合固定，背阔肌经菱形肌表面与前锯肌腱性部分缝合固定。肩胛骨假体位于前锯肌、背阔肌及菱形肌之间。三角肌及斜方肌被保留并做腱性缝合，背阔肌向上旋转至三角肌下缘和菱形肌缝合固定。分别用不可吸收缝线将背阔肌缝合于肩胛骨假体腋侧缘的孔洞及附近肌肉上（图 3-3-35）。

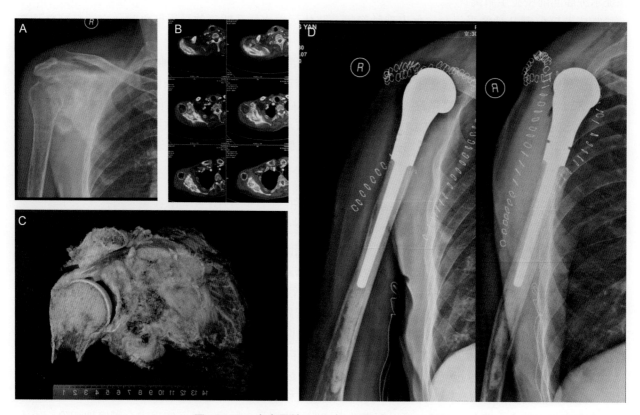

图 3-3-35   患者男性，70 岁，肩胛骨未分化肉瘤

A. X 线可见肩胛骨病变，成骨溶骨混合破坏；B. CT 可见肩胛骨病变巨大，盂肱关节受累；C. 标本大体照片，完整切除肿瘤，关节外切除；D. 术后片：组配肱骨上段假体固定锁骨残端，位置良好，术后功能尚可

（2）经关节内肩胛骨切除（Ⅲ类）：这种手术为关节内全肩胛骨切除，多用于软组织肉瘤累及肩胛骨的情况。根据情况选择前侧入路或后侧入路。将三角肌后缘从肩峰及肩胛冈上离断。将斜方肌离断并牵开。将菱形肌从肩胛下角处离断。随着内外侧肌肉的分离，肩胛下角被提起，使肩胛骨离开胸壁，继续向上分离暴露腋窝及胸壁。旋转肩胛骨下缘，上臂外展做牵引，轻柔地牵开腋窝内组织。除非肿瘤在前方有软组织肿块，血管神经束可经后方显露。在肩胛骨牵离胸壁时可显露血管神经束。切断冈上肌及冈下肌进入盂肱关节。切断前方关节囊及肩胛下肌腱。辨认并用缝线标记肱二头肌长头腱后将其切断。显露肩锁关节并做关节解脱或切除锁骨外侧部分。轻柔提起肩胛骨，将肱二头肌短头腱、喙肱肌及胸小肌从喙突离断。注意保护在喙突附近走行的肌皮神经。

可以使用双悬吊技术，用涤纶带将肱骨近端悬吊于锁骨上。通过锁骨外侧残端打洞缝合重建附着点。如果三角肌得以保留，向前与胸大肌和斜方肌腱性缝合以重建肩胛带的前方。如果有足够的肌肉残留，可以考虑进行全肩胛骨假体重建（见 Tikhoff-Linberg 手术）。以下两组肌肉必须重建：斜方肌与残余三角肌（腱性固定于假体和肱盂关节上 1/3）和菱形肌与假体的缝合（背阔肌自起点处转位覆盖于上）。这样就在背阔肌、菱形肌和前锯肌及胸壁之间为假体形成了一个袋状间隙，以方便其固定（图 3-3-36、图 3-3-37）。Ⅲ类肩胛骨切除后并不一定选择肩胛骨假体置换，单纯旷置并发症低，功能与重建相仿（图 3-3-38）。

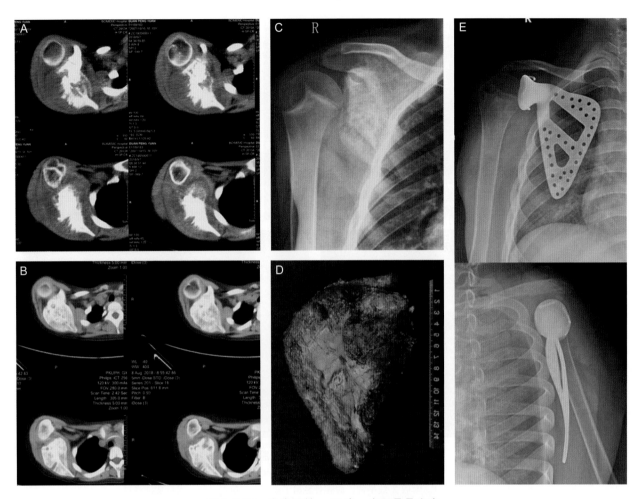

图 3-3-36　患者男性，10 岁，肩胛骨骨肉瘤

A. 化疗前 CT 可见肩胛骨病变。溶骨破坏及软组织包块；B. 化疗后 CT 可见肩胛骨病变化疗反应良好，盂肱关节未受累，骨质及周围软组织正常；C. X 线平片可见肩胛骨病变；D. 标本大体照片，完整切除肿瘤，肩关节施行关节内切除；E. 术后片显示定制肩胛骨假体，上段固定肱骨和锁骨，位置良好，术后功能尚可，肩胛骨假体体积应尽可能小，同时不要保留肩胛冈结构

（四）术后处理

术后 6 周内建议应用特殊支具保持肩关节外展 45°～ 60°，肘关节屈曲 45°。术后颈腕带应用 4 ～ 6 周。

术后随即可指导患者进行腕关节和手的功能锻炼，由于颈腕吊带的限制，鼓励患者进行屈肘活动。颈部活动及肩部上举可在术后 1 ～ 2 日内指导下进行。

术后 2 ～ 4 周待切口愈合后拆除缝线，然后患者可在家属或康复师的协助下进行肩关节的钟摆样运动及少量的屈、伸、内旋、外旋运动。肘关节的屈、伸、旋前、旋后也应进行。当关节活动度恢复后可通过自主活动、等长收缩练习及少量持重（1 ～ 5 kg）进行适度的肌力训练。术后 12 周开始用弹力训练带或其他抗阻力训练可达到 5 kg 的持重。最终患者持重被限制在 7 ～ 10 kg。建议长期负重限制在 10 kg 以下。

（五）随访结果和并发症

肩胛骨假体重建是在经关节内或关节外切除肩胛骨后的一种可靠的重建方法。术后所有患者可获得无痛、稳定的肩胛带及功能正常的手及肘关节。肩关节以下旋转功能得以保留，活动度从外旋 10° 到内旋时手指摸到背部第 6 胸椎水平。内旋内收和伸直功能基本正常。肩关节主动上举和外展（肱盂关节及肩胛骨胸壁复合运动）达到 25°～ 45°，肌力为 3 ～ 4 级。肩胛骨的外展、内收和上举活动均可恢复，提重物时这些肌肉参与肩关节的稳定。患者可提携 10 kg 以下的物件。多数患者可进行俯卧撑。肩胛骨假体重建后

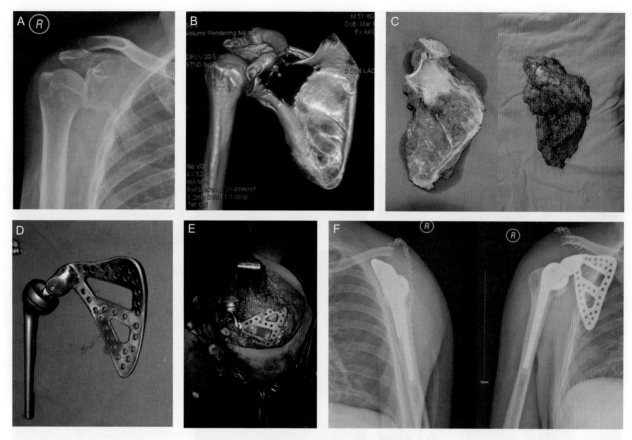

图 3-3-37　患者男性，51 岁，肩胛骨纤维肉瘤

A．X 线可见右肩胛骨溶骨性破坏；B．CT 重建可见肩胛骨病变，溶骨破坏；C．标本大体照片，完整切除肿瘤，肩关节施行关节内切除；D．反式肩关节假体；E．术中像；F．术后 X 线平片，肩胛骨悬吊于锁骨上，位置良好，术后功能尚可

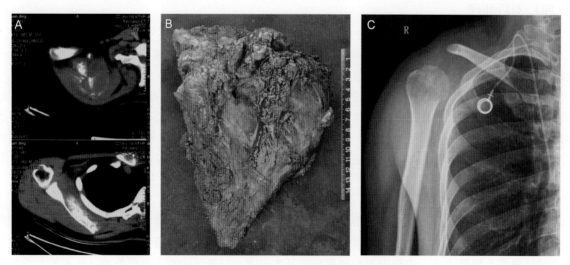

图 3-3-38　患者男性，36 岁，肩胛骨骨肉瘤

A．CT 可见肩胛骨病变，巨大软组织包块内可见肿瘤性成骨；B．标本大体照片，完整切除肿瘤，肩关节施行关节内切除；C．术后片显示肱骨固定于锁骨残端，位置良好，术后功能尚可，对于肩胛骨切除后是否行假体重建尚存在争议

上肢力量优于旷置或肱骨残端悬吊于锁骨的上肢力量。上肢功能的 MSTS 评分满分 30 分，患者可达到 24
～ 27 分（80% ～ 90%）（Wittig et al，2002）。

　　所有患者术后肘关节、腕关节及握力均正常。所有患者可用患肢的手触及头顶、对侧肩部、腋窝及
会阴区。对吃饭、穿衣、个人卫生等日常生活没有影响。当患肢处于肢体旁时持物能力正常。外观可以接
受。主要的受限是娱乐活动或其他需要上臂举起超过肩关节的活动。

　　活检后广泛的组织污染可导致并发症出现，不建议行肩胛骨的保肢切除，所以应选择适当的位置进行
正确的活检操作。如果不能保留三角肌，就不能应用肩胛骨假体。本手术目的是可以良好地使用手和肘关
节，但应预料到肩关节以上主动活动功能的丧失。皮肤坏死较少出现。重建后肩胛骨假体脱位较少见。盂
肱关节脱位的发生率＜ 5%，通常可行保守治疗（Wittig et al，2002）。

（杨　毅）

第四节　下肢恶性骨肿瘤的外科治疗

一、足踝肿瘤的手术治疗

　　由于足部缺乏丰富的肌肉组织，足部肿瘤在临床上可较早出现症状和体征，因此患者多较早就医。足
部骨肿瘤以软骨源性肿瘤、骨巨细胞瘤和骨肉瘤等为多见，常见的恶性软组织肿瘤为滑膜肉瘤和黑色素
瘤。MRI 是评估软组织肿瘤范围的最佳方法之一，X 线平片和 CT 检查有助于提示病变性质。

　　每个跖骨及周围的肌肉是一个解剖间室。纵行远侧至足趾，在跖方肌与其他浅层肌肉的跖腱膜缺乏
完整的形态阻挡肿瘤扩展，肿瘤容易浸润发展至间室外。在近端是跖方肌、屈趾短肌腱和起自跟骨的趾展
肌。这些内在肌同腓侧和胫后肌腱鞘以及背伸肌腱一并延伸至踝关节，也没有真正的间室阻断。因此，对于
足部肿瘤，很难真正做到间室外的完整切除。除非全部切除跖趾列及包绕的周围内在肌（跖趾列切除术）。

　　明确足部的神经支配非常重要，任何外科治疗都应对其感觉的可能丧失进行评估。感觉神经的缺失或
术后有效负重面积减少均可导致皮肤溃疡。胫神经在内踝与距骨间分为足底内侧神经与足底外侧神经，足
底内侧神经在远侧通过拇外展肌与趾短屈肌腱间后分成终末分支至大拇趾、第二趾和第三趾。足底外侧神
经斜行于足底跖方肌的浅表及拇长屈肌腱的浅面，然而深入到趾短屈肌。足背的皮肤感觉由浅至深由腓浅
神经、腓深神经及腓肠神经支配，运动支为自腓深神经发出支配拇短伸肌，而内侧足弓的感觉由隐神经的
终末支支配。

　　足的血液循环由胫前、后动脉供应，胫后动脉分为足底内侧动脉与足底外侧动脉，足底外侧动脉供应
趾的血供和踝深动脉与足背动脉的足底支。弓形分支的吻合，足背及足底跖动脉供应趾骨间，并通过穿支
相连接。在大多数个体上，如果胫后动脉的分支明显则足背动脉的分支将缺如。广泛切除肿瘤时，动脉穿
支往往难以保留，术后容易出现皮瓣坏死。若出现局部皮肤广泛缺损，由于皮肤致密、弹性差，实施局部
转移皮瓣覆盖较其他部位困难。其他部位皮瓣耐磨性差，转移至足底（特别是足跟）时，运动后很容易出
现不易愈合的溃疡。

　　足踝部的活检切口（或穿刺入路）要避开主要神经血管结构、开放的腱鞘和足底皮肤，要避免污染邻
近关节，还要能够在最终手术中被完整切除。中足或远足的活检多选择足背的纵向入路，这时要注意保护
伸趾腱鞘。

　　对距骨体部病灶可考虑经腓骨肌腱与跟腱间的后外侧入路，注意不要进入踝关节；对距骨颈病灶可考
虑平行于距骨颈的胫前肌腱纵向切口入路。对于跟骨病灶多选择外侧入路。这是因为内侧切口受胫后神经
和血管束的限制，显露跟骨困难，而且可能会损伤胫后神经的跟骨支。外侧切口在足底与足背皮肤相交处
或稍上方的纵行切开，避免沾染腓骨侧腱鞘和跗骨窦。

（一）距骨肿瘤切除术

1. 适应证与禁忌证

（1）适应证：Enneking 3 期肿瘤囊内刮除复发，或距骨塌陷、疼痛明显者；距骨内 I A 期肿瘤。

（2）禁忌证：恶性肿瘤侵犯距周关节及其周围软组织。

2. 操作步骤　麻醉采用脊椎麻醉、连续硬膜外麻醉或全身麻醉。患者取仰卧位。可用大腿根部止血带。皮肤切口取决于活检的切口，最好选用前内侧纵形切口。于小腿远端背侧，在胫前肌腱与拇长伸肌腱之间，经过踝关节前方，至足的中部跗骨水平。

横断距舟关节关节囊。向内侧牵拉胫前肌腱，分离切断三角韧带的深部（前后胫距韧带）。向外侧牵开拇长伸肌腱和趾长伸肌腱及足背动脉深支，暴露并切断距跟关节外侧韧带、距腓骨前韧带（图 3-4-1）。极力跖屈，游离脱位距骨，切断剩余的韧带及关节囊，标本离体。应用止血带者，放松止血带止血。冲洗伤口。

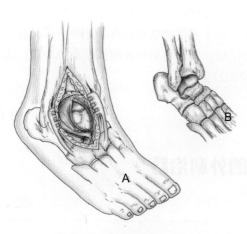

图 3-4-1　距骨显露示意图
A. 显露距骨；B. 极力跖屈，游离脱位距骨

如果仅缝合局部残留关节囊、韧带组织，用胫骨远端与跟骨的关节行走，局部为连枷关节，则患者跛行明显。胫骨 - 跟骨关节融合术是目前常见的重建方法。切除胫骨远端的关节软骨和跟骨上关节软骨面，应用自体髂骨或自体髂骨 + 异体骨移植维持患肢长度或缩短患肢，跟骨与胫骨远端直接融合。应用钢板或外固定器、交叉克氏针或螺丝钉牢固固定。冲洗伤口，确认皮瓣血运好，无张力间断缝合伤口。留置引流条。

24 小时内拔除引流。小腿管型非负重固定 3 周，随后在管型内逐渐负重 3 周。去石膏后可用踝关节支具 6 周，保护性负重行走。间断拍摄 X 线平片评估骨愈合情况。

3. 注意事项　保护软组织及皮瓣血运。最近有学者尝试人工打印 3D 距骨重建距骨缺如，短期结果令人鼓舞，远期效果有待随访（Papagelopoulos et al, 2019）。

（二）足部截肢术

详见第 8 章截肢术相关内容。

二、腓骨肿瘤的手术治疗

腓骨原发恶性肿瘤较为罕见。腓骨近端较腓骨干和腓骨远端易发。常见的腓骨肿瘤是巨细胞瘤、尤因肉瘤和骨肉瘤。

腓骨中段恶性肿瘤要根据术前 MRI 评估切除范围，决定是否保留其外层肌肉以及腓动脉。腓骨中段切除后不需要重建骨缺损。关于腓骨远段残留长度对踝关节稳定性的影响尚存在争议。Babhulkar 等（1995）认为保留腓骨远端长度 6 cm 以上时不会影响踝关节稳定性。肿瘤的外科切除边界距离下胫腓联合至少 2 cm 以上时，可考虑保留外踝。必要时可实施下胫腓联合融合术。

（一）腓骨远端肿瘤切除术

1. 适应证与禁忌证

（1）适应证：Enneking Ⅰ 期，Ⅱ A 期或化疗效果较好的 Ⅱ B 期肉瘤；软组织条件好（Wang et al, 2019）。

（2）禁忌证：肿瘤侵犯踝关节；化疗效果不好的 Enneking Ⅱ B 期肿瘤；主要神经血管束受累。

2．操作步骤　麻醉采用脊椎麻醉、连续硬膜外麻醉或全身麻醉。患者取仰卧位。可用大腿根部止血带。根据肿瘤范围，自腓骨中下段后缘经外踝尖端下向前下方 2 cm 行皮肤切口（图 3-4-2）。

根据 MRI 等术前影像学资料确定的切除范围广泛切除肿瘤：距离肿瘤边缘 3 cm 以上截断腓骨中段，切开踝关节囊及胫腓下韧带，显露距骨及踝关节。可将薄层腱性组织保留在外踝表面。必要时可将胫骨远段外侧皮质作为安全切除边界保留在标本表面。

儿童患者当胫骨外侧皮质完整时，腓骨远端 1/3 切除后不做骨关节重建，术后严格采用石膏固定和佩戴支具，以避免出现踝关节严重不稳和外翻畸形。

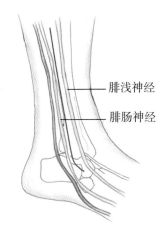

腓浅神经

腓肠神经

图 3-4-2　腓骨远段切口

腓骨近端 1/3 翻转后重建腓骨远端缺损和踝关节。切除肿瘤过程中，应保留未被肿瘤累及的外踝韧带。切取同侧腓骨近端 1/3，如果残留腓骨近端太短，可取对侧腓骨近端。将近端腓骨倒转后移植至远端代替远端腓骨，移植的腓骨与胫骨相接触的部分去皮质融合，腓骨小头关节面对着距骨外侧面，形成新外踝。用螺丝钉将移植的腓骨固定在胫骨后外侧原来腓骨远端的位置。将腓骨头保留的外侧副韧带等与残留的踝外侧韧带等缝合固定。对骺板未闭的儿童，须在移植过程中小心保护腓骨近端的骨骺板。采用显微外科技术实施带血管蒂的腓骨近端移植，骺的生长效果将会更好。这种踝关节重建方式存在腓神经麻痹或损伤膝关节外侧稳定结构的风险（详见腓骨近端肿瘤部分），而腓骨头的关节面解剖形状与外髁关节面也不尽相同，重建后的外踝关节面与距骨软骨面无法精确匹配，远期会出现踝关节炎。骨骺已经闭合的患者也可应用异体腓骨重建踝关节（Sirveaux et al，2004）。儿童患者不要应用异体腓骨重建踝关节，这是由于胫骨远端继续生长而腓骨远端生长停滞，会导致踝关节外翻畸形。

踝关节融合术疗效确切，技术成熟。切除外踝处胫骨下端与距骨之间的关节面，使胫骨下端切面与胫骨纵轴垂直，注意矫正踝关节内外翻。使距骨顶与胫骨下端保持最大接触面紧密对合，用 3 枚螺钉分别横穿胫、腓骨下端，内、外踝及距骨体融合固定（Papagelopoulos et al，2005）。一般认为踝关节理想的融合位置为屈曲 0°、外翻 0° ～ 10°、外旋 5° ～ 10° 以及距骨略向后移位。应用锁定钢板也可以获得较好的效果。自跟骨穿过距骨向胫骨髓腔内打入髓内钉也是一种选择，但会牺牲距下关节的活动度。各种外固定架技术也很成熟，由于存在潜在钉道感染的可能，术后化疗患者应谨慎选择此方法。

冲洗伤口，放松止血带，仔细止血。小心缝合伤口，留置引流管。

术后使用短腿非负重石膏固定,6 ～ 10 周内不能负重。术后抬高患肢，注意末梢循环，防止石膏压迫。如出现体温升高、石膏下固定疼痛，应开窗探查。若 3 个月后 X 线平片上显示愈合情况满意，而耐受情况下患者可穿鞋行走。如果未能愈合，需继续制动。

3．注意事项　注意保护皮瓣，避免术后皮瓣坏死。

踝关节融合成功取决于稳定的固定和在融合部位维持足够的加压力量，选择何种内固定物不重要。对于术后需要实施大剂量化疗的患者，应用外固定架时要考虑到钉道感染的影响。下胫腓联合螺钉断裂常见，但不一定会产生症状。注意保护距骨血运，其缺血坏死后会塌陷。

由于病例数较少，对于腓骨远段恶性肿瘤切除术后的最佳重建方式目前尚无定论。

4．典型病例（图 3-4-3）

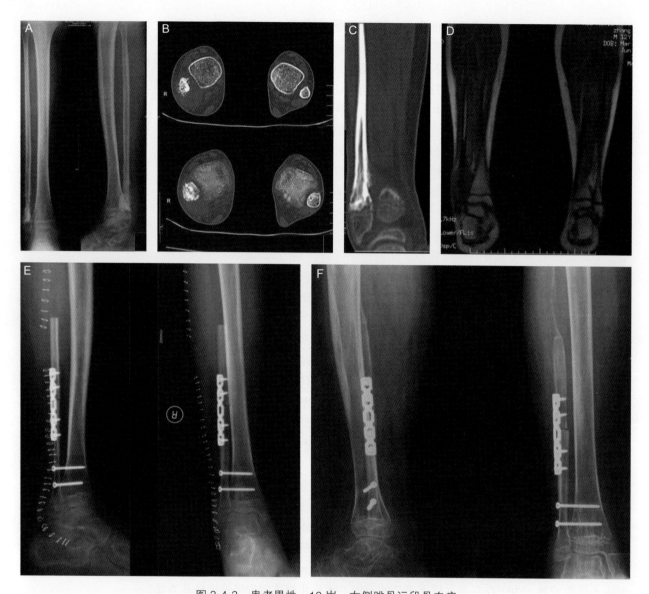

图 3-4-3　患者男性，12 岁，右侧腓骨远段骨肉瘤

A. X 线正侧位片可见腓骨远段干骺端骨质破坏，可见病灶内成骨及软组织包块；B、C. CT 及三维重建图像；D. MRI 可见软组织病变范围，胫骨无受累迹象；E、F. 术后即刻及术后半年复查 X 线平片

（二）腓骨近端肿瘤切除术

Malawer 将腓骨近端肿瘤切术手术分为两型，I 型是边缘性切除，保留腓总神经及其运动神经分支，胫前血管一般不需要结扎切断，经关节囊内切除上胫腓关节，术后功能好；II 型是间室内广泛切除，一般需要切除腓总神经、胫前血管，上胫腓关节行关节外切除，术后功能差（Malawer，1984）。腓骨近段恶性肿瘤多数情况下要实施 Malawer II 型手术（图 3-4-4A）。

1. **适应证与禁忌证**

（1）适应证：腓骨近端 Enneking 3 期、Enneking I 期及 IIA 期肿瘤，化疗效果好的 IIB 期肿瘤；上胫腓关节受累或胫骨受累，需要考虑同时切除部分或全部胫骨近段。

（2）禁忌证：肿瘤侵犯腘窝及胫后神经血管束。

2. **操作步骤**　采用脊椎麻醉、连续硬膜外麻醉或全身麻醉。患者取侧卧位。可用大腿根部止血带。切口自股二头肌腱后缘距腓骨头 5 cm 处开始，沿股二头肌腱经腓骨头、腓骨干下行，预计截骨水平下

3 cm 止。活检部位皮肤需要梭形切开，将切开活检瘢痕或穿刺活检道保留在标本表面（图 3-4-4 B）。

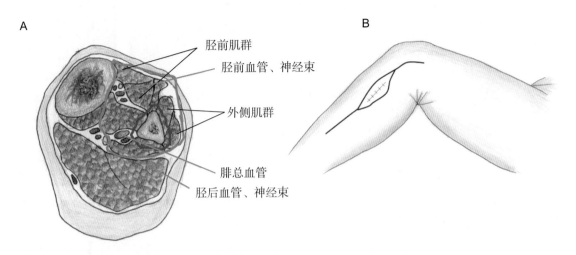

图 3-4-4　腓骨近端肿瘤切除示意图
A. 绿线为 Malawer Ⅰ 型切除范围；蓝线为 Malawer Ⅱ 型切除范围；B. 腓骨近段肿瘤手术切口

　　切开皮肤、皮下组织。根据手术前 MRI 和 CT 等影像学检查确认的外科边界，广泛切除肿瘤：依次在安全边界外切断膝关节外侧副韧带、二头肌腱；在胫骨侧切开胫腓上关节的关节囊，必要时可将胫骨外侧皮质一同切除；将部分前群及外侧群肌肉保留在标本表面和深筋膜，绝大多数情况下，Enneking ⅡB 期肿瘤不太可能保留腓总神经，然而在 Enneking 3 期和一些 Enneking Ⅰ~Ⅱa 期肿瘤，可能肿瘤边界非常清晰，手术中可能有机会探查腓总神经及其分支腓浅神经和腓深神经，部分患者或许有保留腓总神经全部或部分功能的机会（Inatani et al，2016）。必须明确，上述探查步骤不能以损失良好的切除边界为代价。距肿瘤 3~5 cm 处截骨，向前内侧旋转腓骨近段，在正常肌肉及腱性部分切断比目鱼肌等在腓骨的附着，探查腘窝血管及其分支，可在腘肌下缘 2~3 cm 处找到胫前血管，必要时可结扎切断胫前血管，靠近胫骨侧切断骨间膜，标本离体。探查确认腘窝血管及其分支完好。应用止血带者，放松止血带仔细止血。

　　对于如何重建膝关节外侧副韧带、股二头肌的附着点没有统一观点。有观点认为，韧带肌腱止点一旦破坏便不可能再修复回原处，因此无需对外侧副韧带和股二头肌腱进行严格的重建。术后即便出现膝关节不稳定，步态也不受影响。更多的术者会重建膝关节外侧副韧带和股二头肌腱的止点（Kundu et al，2018）。一种方法是在膝关节伸直、内外翻中立位时，使用锚钉将外侧副韧带固定于上胫腓关节胫骨侧皮质处，股二头肌腱固定于 Gerdy 结节表面的韧带上。另一种方法是膝关节屈曲 20°，采用 U 形金属钉将外侧副韧带重新固定于胫骨外侧皮质，不可吸收缝线加强缝合髂胫束和周围深筋膜，而股二头肌腱止点不做特殊重建。

　　仔细止血，冲洗伤口，放负压引流管。缝合伤口，加压包扎。

　　术后膝关节屈曲 20° 石膏固定，保护下负重 3 周。腓总神经丧失后足下垂的问题可通过足踝支具解决。绝大多数患者佩戴支具超过 1 年后，踝关节会僵直在功能位。

　　3. 注意事项　腓骨近段由于解剖关系复杂，腓总神经、胫前血管的保留与否均取决于肿瘤的安全切除边界。若血管神经束与肿瘤关系密切，需要先行探查、游离血管神经束，决定能否保肢。如果肿瘤切除时打开了膝关节囊，应使用不可吸收缝线将关节囊缝在胫骨钻孔上。

　　4. 典型病例　（图 3-4-5）

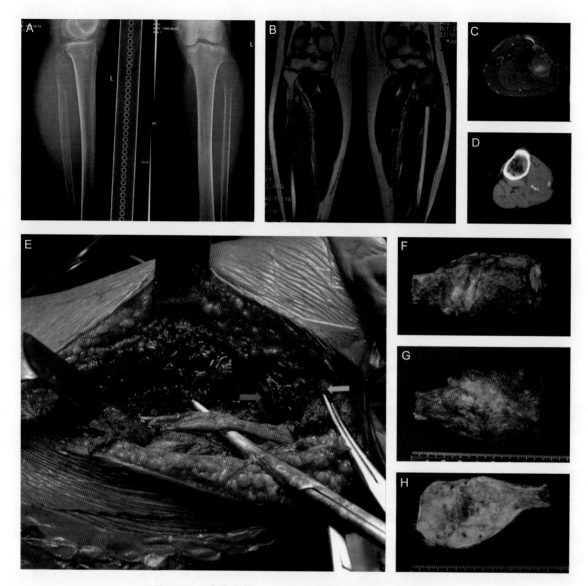

图 3-4-5 患者女性，19 岁，左侧腓骨近段骨巨细胞瘤

A.X 线正侧位片可见腓骨近端骨质膨胀性破坏，似有薄壁包壳；B、C.MRI 可见病灶范围清晰；D.可见病灶表面残留的骨性包壳；E.实施 Malawer Ⅰ 型切除，可见完好保留的腓总神经（止血钳挑起的条索样组织）；蓝色箭头为胫骨侧的上胫腓关节面；黄色箭头为切断的股二头肌腱；F ~ H.大体标本及剖视标本

三、胫骨肿瘤的手术治疗

（一）胫骨远端肿瘤的手术治疗

胫骨远端恶性肿瘤较罕见。由于此处手术切除较难获得广泛的切除边界，而小腿截肢后佩戴假肢的功能又比较满意，因此膝下截肢术是常用的方法。近年来，随着影像技术、化疗效果以及手术技术的提高，保肢术已经成为胫骨远端恶性肿瘤（符合保肢条件）的一种有效治疗手段。然而，胫骨远段恶性肿瘤的保肢手术并发症发生率高、风险大、功能恢复时间长，手术指征极其严格，多数术后足、踝功能无法达到正常水平，可能还要损失对侧肢体的腓骨，因此术前要和患者有充分的交流。

1. 适应证与禁忌证

（1）适应证：反复复发的 Enneking 3 期肿瘤；Enneking Ⅰ A，软组织受累比较局限的 Ⅰ B、Ⅱ A 期或化疗效果较好、软组织肿块较小的 ⅡB 期肿瘤；主要神经血管未受累；软组织（皮肤）条件好，可获得足够的切除边界；患者本身有强烈的保肢意愿。

（2）禁忌证：软组织包块大、软组织受累广泛的 ⅡB 期肿瘤。

2. 操作步骤　可采用脊椎麻醉、连续硬膜外麻醉等。患者取仰卧位。可用大腿根部止血带。根据肿瘤部位设计胫骨中下段及踝关节前方纵向切口。活检部位皮肤需要梭形切开，将切开活检瘢痕或穿刺活检道保留在标本表面。根据手术前影像学评估，在正常组织内游离肿瘤段及其可能存在的软组织包块，距肿瘤 3～5 cm 处截断胫骨或受累的腓骨。标本离体后，确认主要血管神经完好（图 3-4-6 G）。应用止血带者，放松止血带止血。

对于肿瘤切除后踝关节的重建方法，应用较多的是踝关节融合术。也有学者选择踝关节成形术。也有报道采用异体骨移植、自体腓骨移植（带或不带血管蒂）、瘤段骨灭活再植或上述方法的组合。

术前根据 X 线平片选取与患肢大小、长短相近的股骨远端同种异体骨，肿瘤切除后，生理盐水反复冲洗异体骨，并将其置于庆大霉素生理盐水中浸泡 20 分钟。根据切除瘤段修整同种异体骨段，植于骨缺损部位，自跟骨向上插入髓内钉、经过异体骨后插入近端胫骨骨髓腔，复位后固定交锁钉。大段同种异体骨的优点是供骨的形态大小不受限制，保存方便，对生物力学特性影响较少。缺点是感染、排斥反应、移植骨骨折、骨不连等发生率高。因此要保证良好的软组织覆盖和选用合适的逆行髓内钉牢固固定。国外报道同种异体骨移植骨不连（即术后 1 年异体骨与宿主骨的结合部仍未愈合）的发生率为 11%～17%（Bus et al，2014）。影响骨不连发生率的因素有感染、化疗、排斥反应、内固定松动等。术中应尽量增大同种异体骨 - 宿主骨的接触面积并给予坚强稳定的内固定，有利于降低骨不连的发生率。

有报道应用自体腓骨移植 + 异体骨或灭活肿瘤骨壳再植（Campanacci et al，2008）。自体腓骨不会出现排异，愈合相对容易，缺点是要损失健侧腓骨。由于同侧腓骨远段已经随肿瘤一并切除，或即便得以保留，同侧腓骨也可以提供一定的支撑力，所以一般建议移植健侧腓骨。由于自体腓骨口径太细，容易发生疲劳性骨折，除了小儿可以单纯移植自体腓骨外，成人宜实施自体腓骨 + 异体骨移植或瘤段骨灭活再植，以增强移植物的强度。取比胫骨缺损段长 3 cm 左右的自体腓骨，近端插入残留胫骨髓腔内，远端插入距骨内，以增加稳定性，缩短愈合时间（图 3-4-6 J、K）。胫骨远端恶性肿瘤切除后的骨缺损段大多较长，术后异体骨和瘤段灭活骨的愈合主要依靠骨细胞的爬行替代作用，这是一个漫长的过程，因此需要坚强的内固定。一般应用锁定钢板螺钉固定，甚至要辅以足踝支具。如果术后长时间骨不愈合、内固定失效则难以避免。应用显微外科技术实施带血管蒂的自体腓骨移植可以明显缩短骨愈合时间（Jeon et al，2008）。

由于胫骨远端恶性肿瘤发生率低，肿瘤型人工胫骨远段假体系统性应用较少。早期的人工胫骨远段假体是铰链式和半限制性假体。主要的并发症有距骨塌陷、假体松动、腓骨撞击、切口坏死、深部感染等（Shekkeris et al，2009）。2010 年有报道 1 例应用多孔钽金属占位器来重建胫骨远端缺损，同时距骨与金属远端融合，随访 5 年，患者无行走疼痛（Economopoulos et al，2010）。近年来随着 3D 打印技术在国内的应用，笔者所在团队实施了多例 3D 打印胫骨远段假体 - 距骨融合手术，短期随访结果满意，长期效果有待随访。

应用牵张成骨术一期修复胫骨远端骨肿瘤切除术后骨缺损：胫骨近端骺线下方 2 cm 截骨，外固定架固定胫骨，并将中段胫骨向远端牵拉延长修复骨缺损。必须注意的是，对于术后需要大剂量化疗的患者，应用外固定架牵张成骨可能要面临更多的并发症（Ozaki et al，1998）。

充分止血，冲洗伤口，放负压引流管。缝合伤口，加压包扎。

应用自体骨、异体骨行踝关节融合术的患者，需要短腿非负重石膏固定，6～10 周内不能负重。若 3 个月后 X 线平片上显示愈合情况满意，则更换为踝关节支具。如果未能愈合，需继续石膏固定至愈合。应用融合假体的患者也需要早期石膏固定。具体应用时间参考上述生物重建。

3. 注意事项　胫骨远端恶性骨肿瘤切除后，良好的软组织修复、正确的围术期处理是保肢手术成功的前提。

4．典型病例（图3-4-6）

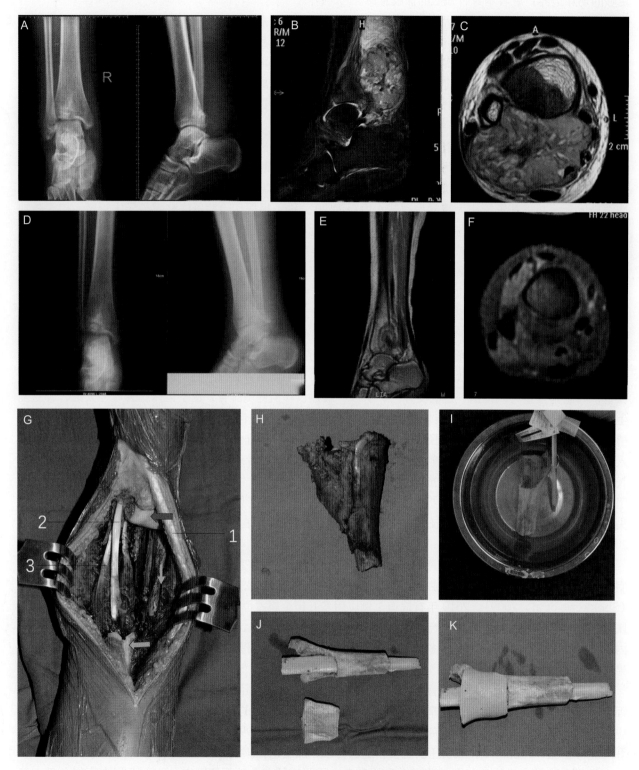

图3-4-6　患者女性，11岁，胫骨远段骨肉瘤

A～C．化疗前影像学检查，可见胫骨远段骨质破坏伴较大的软组织包块；D～F．化疗后影像学检查，X线平片可见胫骨远段骨破坏边缘变得清楚，MRI可见软组织包块明显缩小，与周围软组织边界变得清晰，化疗效果良好，患者有强烈的保肢意愿，手术获得足够的边界，同侧腓骨得以保留；G．可见距骨关节面（蓝色箭头）、V型截断的胫骨近端（黄色箭头）和腓骨（绿色箭头）；①胫前肌腱，②胫后肌腱，③屈趾长肌腱；H．大体标本，去除骨膜、肿瘤软组织包块、骨内肿瘤及骨髓后进行巴氏灭活；I．术中巴氏灭活；J、K．灭活后的瘤段瘤壳和自体游离腓骨，自体骨缺损区应用异体骨填补

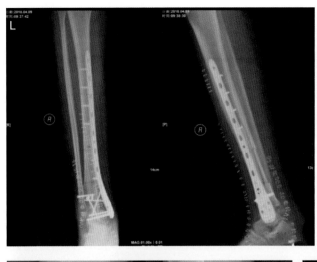
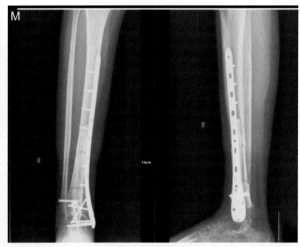
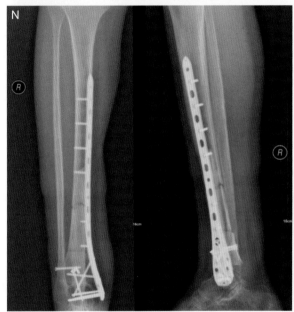
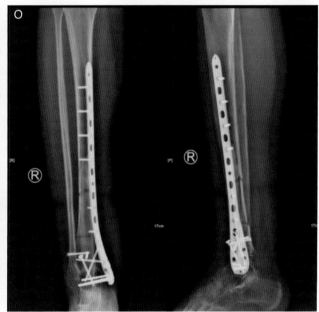

图 3-4-6（续）　患者女性，11 岁，胫骨远段骨肉瘤

L. 术后两周 X 线平片；M. 术后半年 X 线平片；N. 术后 1 年 X 线平片；O. 术后 2 年 X 线平片

（二）胫骨近端肿瘤的手术治疗

1. 适应证与禁忌证

（1）适应证：反复复发的 Enneking 3 期肿瘤；Enneking ⅠA～ⅡA 期肿瘤，或化疗效果较好、软组织肿块较小的ⅡB 期肿瘤；主要神经血管未受累；软组织条件好，可获得足够的切除边界；病理骨折化疗后愈合，MRI 软组织包块边界清晰，影像学显示可以实施广泛切除；患者本身有强烈的保肢意愿。

（2）禁忌证：肿瘤累及腘窝、胫后神经血管；肿瘤破溃合并膝关节感染。对于肿瘤侵犯膝关节内者应考虑关节外切除术。

2. 操作步骤　可采用脊椎麻醉、连续硬膜外麻醉或全身麻醉。患者取仰卧位。可用大腿根部止血带。切口起自髌骨上缘，绕髌骨和髌韧带内侧，平行胫骨嵴下行，止于计划截骨水平下 3 cm。计划转位腓肠肌内侧头时，可以弧形向小腿内侧延伸，至腓肠肌内侧头肌肉 - 肌腱移行处。活检切口或穿刺道有可能因胫骨肿瘤位置、特别是软组织包块的位置而有所变化，最终的手术切口有时需要根据活检切口或穿刺道做一定调整（图 3-4-7）。

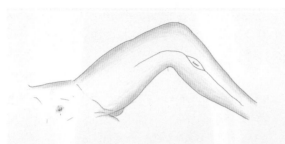

图 3-4-7　胫骨近段切口

切开皮肤、皮下组织，切开髌骨上方的联合肌腱、髌骨内侧扩张部分的腱膜，至髌韧带内侧。在正常组织内游离肿瘤及胫骨近段内侧，在正常肌肉或腱性组织内切断内侧副韧带，半膜肌和鹅足缝匠肌、股薄肌和半腱肌在胫骨的附着；在胫骨结节表面切断髌韧带，保留薄层腱性部分在胫骨表面作为肿瘤边界。向外上方翻起髌骨和股四头肌腱。靠近股骨侧切断前后交叉韧带及膝关节囊后方部分。在正常肌肉及腱性部分游离胫前肌群在胫骨前外侧的附着。根据术前影像学检查资料，上胫腓关节未受累者，可以紧贴腓骨切开上胫腓关节囊。上胫腓关节受累者，需要在上胫腓关节外截断正常腓骨；需要一并切除腓骨小头者需要先行游离保护腓总神经。小心游离胫骨后方，可在腓肠肌内外侧头前方找到腘血管和胫后神经，它们位于腘肌后方，不易被肿瘤侵犯。在腘肌表面游离腘血管，小心处理其分支；找到胫前动脉分叉处，多数患者无法保留胫前动脉，可以在分叉处结扎切段，保护胫后血管神经及腓动脉。前脱位胫骨，继续在正常肌肉及腱性部分游离比目鱼肌等在胫骨的附着。距肿瘤下界 3 ~ 5 cm 切开骨膜截断胫骨，肿瘤离体后，充分止血，探查确认主要神经血管未受损伤（图 3-4-8）。需要实施腓肠肌内侧头转位时，可以找到其起点附近，找到并分离保护腓肠内侧动、静脉及神经，这是整个肌瓣唯一的血管神经蒂。

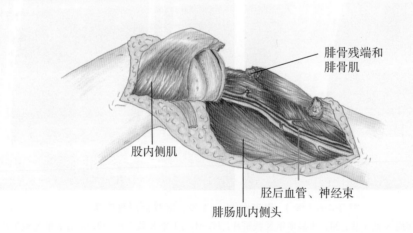

腓骨残端和
腓骨肌

股内侧肌

胫后血管、神经束

腓肠肌内侧头

图 3-4-8　胫骨近段肿瘤切除后示意图，显示胫后血管为小腿主要供血血管

人工关节置换术是当前膝关节周围恶性骨肿瘤切除后的主流重建方式（郭卫，2012）。肿瘤型人工关节的优点是操作简单，可立即恢复骨关节稳定性，患者术后短期甚至中期功能好。其并发症包括高分子聚乙烯衬垫磨损，关节假体柄松动、折断，关节假体周围感染。这些并发症随着随访时间的延长，发生率会逐渐升高。肿瘤型膝关节的 10 年保有率在 59% ~ 70%（Unwin et al，1996；Morgan et al，2006；Shehadeh et al，2010）。

同种异体骨能与宿主骨愈合，有助于为将来可能的翻修手术做骨储备。其还可以将韧带或肌腱重新附着到移植物上，能够增强关节稳定性。缺点是异体骨的生长愈合能力差、甚至可以吸收，易出现与宿主骨结合处不愈合、病理性骨折，伤口深部感染率也高。应用保留髌腱的同种同侧异体骨重建胫骨缺损及膝关节。术中取超低温骨库冻存同种同侧同部位的异体骨段，在抗生素生理盐水中快速复温后截取与瘤骨段等长的一段，修整后，去除异体松质骨和髓腔内容物，灌入抗生素骨水泥，用钢板螺丝钉或髓内针将其固定在胫骨残端上。确认宿主 - 供体交界处牢固固定。然后将移植物的软组织缝合固定在相应的宿主组织上，以获得最大的稳定性。软组织重建包括重建关节囊、前后交叉韧带和内侧副韧带的修复等。移植物上保留的髌腱，应与相应的宿主伸膝装置缝合固定，以最大限度恢复膝关节稳定性。对于肿瘤切除时保留半月板者，可以将其重新缝合到骨关节移植物上。翻转同侧腓肠肌内侧肌（皮）瓣为胫骨近端同种异体骨提供软组织覆盖。移植物与宿主骨的大小、轮廓匹配度是手术成功的关键因素。有条件的话，可将骨库的同种异体骨行 CT 扫描，建立数据库。应用患者的 CT 数据进行比对，选择最匹配的骨段。有学者比较了胫骨近段肿瘤假体和异体骨移植的 10 年生存率，前者为 44%，后者为 32%；MSTS 功能评分相似（Albergo et al，2017）。移植骨长度大于 15 cm、患者大于 18 岁与移植失败风险显著增加相关（Bus et al，2014）。多数作者认为同种异体关节可能更适合于较为年轻的、特别是儿童患者（Aponte-Tinao et al，2020）。

　　自体瘤段骨壳灭活再植适用于少数剔除肿瘤后骨壳尚完整的病例。其优点为轮廓与骨缺损完全匹配，不存在病毒传播和免疫应答问题，容易附着肌肉和肌腱，保留翻修所需的骨储备，移植物愈合后生物稳定性好，无供区并发症。并发症包括感染、骨折、不愈合和移植骨断裂等。自体瘤段骨壳灭活再植的方法包体热处理、冷冻、体外射线照射和乙醇灭活，各种灭活方法参考本节长骨骨干肿瘤的手术治疗部分。Kim 报道应用自体骨放疗灭活后重建膝关节 23 例中，20 例出现了并发症。包括骨不连 6 例，深部感染 5 例，关节不稳 4 例，骨折 2 例，肢体不等长 1 例，骨骺塌陷 1 例，血管闭塞 1 例。MSTS 功能评分平均为 62.6%。因此作者不建议应用体外放疗灭活后的重建膝关节骨肉瘤切除后的骨关节缺损（Kim et al，2011）。乙醇灭活的理论基础是将骨组织用体积分数 95% 的乙醇浸泡 30 分钟后，虽然只有薄层外侧及髓腔侧皮质被灭活，但可使深部肿瘤细胞被一层死骨包裹并与外界隔绝。深部肿瘤细胞无营养供给、代谢产物无法排泄，一般在 4 天内死亡，而新生血管最早于第 8 天才开始进入再植骨，由此认为乙醇灭活再植应该是安全的。具体操作是将截下的标本，置于另外的无菌台上，去除肿瘤组织和软组织，对于胫骨近端骨壳尚完整，并有一定坚固性者，可在胫骨干骺端的后侧开窗去除髓内的肿瘤、松质骨和髓腔内脂肪，放入 95% 的乙醇中灭活 30 分钟。取出后用生理盐水反复冲洗。灌入液态骨水泥，用髓内针或钢板螺丝钉内固定。乙醇灭活再植的方法国外鲜见报道。丁易等研究回顾了 191 例各种骨肿瘤患者应用上述乙醇灭活再植方法的疗效：中位随访 32 个月，溶骨性病灶和成骨性病灶复发率分别为 19.2% 和 34.8%，差异具有统计学意义。研究者认为与成骨性病灶相比，溶骨性病灶的瘤骨可能更容易被彻底灭活，因此溶骨性病变更适合采用乙醇灭活再植术（丁易 等，2011）。

　　异体骨或自体瘤段骨壳灭活 - 人工假体复合重建：这种方法的初衷是集生物重建和人工假体重建的优点，理论上可以缩小人工关节的体积，可以提供软组织附着，移植骨与宿主骨愈合能够增加骨关节重建的耐久性。然而，最近的资料表明，无论是采用异体骨还是自体灭活骨＋人工假体的方法，其远期疗效并均未优于肿瘤关节置换（Campanacci et al，2015；Subhadrabandhu et al，2015；Lee et al，2017）。

　　能够保留膝关节的胫骨近段肿瘤切除后应用生物重建可以获得极好的远期功能预后。有学者认为，少部分低度恶性肿瘤患者或肿瘤对化疗非常敏感的患者，肿瘤距离关节线有一定距离，在能够保留 1 cm 以上厚度骨骺以及 1 cm 以上切缘的前提下，可以实施肿瘤精确切除、保留膝关节的手术。常用异体骨、灭活自体骨（放射灭活、巴氏灭活、液氮冷冻）重建骨关节缺损，具体见本章长骨骨干肿瘤的手术治疗部分。也有学者应用牵张成骨（骨搬运）来重建骨缺损，功能良好，但耗时较长，并发症发生率较高。11 例患者（平均 21.5 岁）膝关节周围骨肉瘤经骨骺内切除后应用牵张成骨术治疗，7 例出现以下并发症，包括马蹄内翻足、骨折、浅表感染、腓神经麻痹、深部感染、延迟愈合和对接部位延迟愈合，平均 MSTS 评分为 97.8%（Tsuchiya et al，2002）。

　　软组织重建的重点在于股四头腱止点重建。根据骨关节重建方法的不同，将残留的伸膝装置缝合在假体、异体骨或自体骨上。翻转腓肠肌内侧头覆盖胫骨近端伤口：略屈曲、外旋髋膝关节，纵行分离腓肠肌内外侧头之间的间隙，钝性分离腓肠肌内侧头至肌肉 - 腱性部分交界处，于该处切断腓肠肌内侧头远端，向前、向上旋转肌瓣覆盖重建后的胫骨近段表面，缝合固定肌瓣。缝合关节囊，股薄肌、半腱肌、半膜肌和鹅足随着皮瓣的缝合而复位。反复冲洗伤口后，放置负压引流管，逐层缝合，加压包扎。

　　使用功能位长腿石膏托固定 5 周以上，可做股四头肌腱等长收缩训练。对于关节置换者，去石膏后可拄拐下地活动。对于应用生物重建者，去固定后可在支具保护下开始部分负重练习，骨愈合后去拐走路。

3. 注意事项　对于血管神经束与肿瘤关系密切者，需要先行探查、游离血管神经束，决定是否能够保肢。

胫骨近端缺乏软组织。梭形切除部分活检口周围皮肤后，直接缝合皮肤闭合伤口有时候会比较困难。建议必要时翻转腓肠肌内侧头肌皮瓣或在转位后的腓肠肌表面直接游离植皮。不建议勉强拉拢缝合皮肤，否则一旦皮肤坏死，会导致伤口深部感染。翻转腓肠肌内侧头时要保持腓肠内侧动、静脉及神经束无张力，否则存在肌瓣可能坏死。

4. 典型病例（图 3-4-9）

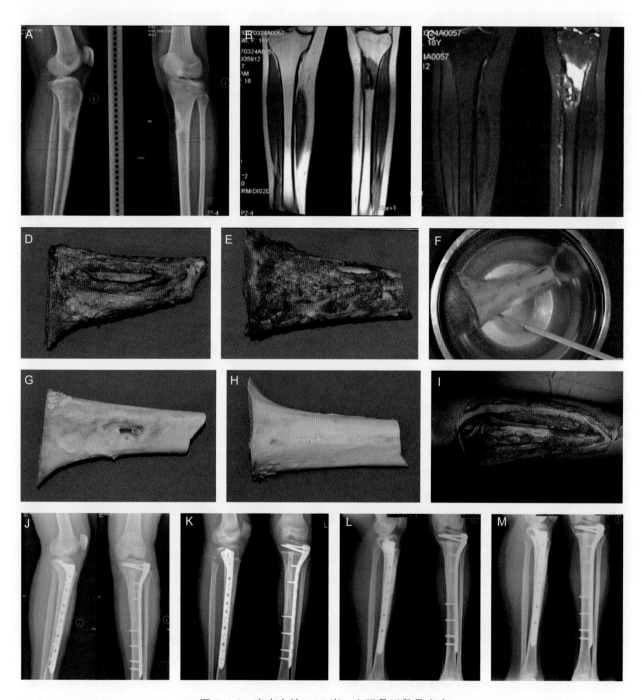

图 3-4-9　患者女性，18 岁，左胫骨近段骨肉瘤

A. 可见胫骨近段骨破坏；B、C. MRI 可见病灶范围，根据术前影像资料反复确认广泛切除肿瘤后，可以保留膝关节；D、E. 肿瘤广泛切除标本；F. 巴氏灭活切除的瘤段骨壳；G、H. 灭活后的自体骨，可见骨质基本被保留；I. 自体腓骨和胫骨灭活骨重建骨缺损，锁定钢板坚强固定；J～M. 术后 2 周、术后半年、术后 1 年及术后 2 年 X 线平片，可见骨愈合过程

四、股骨肿瘤的手术治疗

（一）股骨远端肿瘤的手术治疗

1. **适应证与禁忌证**

（1）适应证：反复复发的 Enneking 3 期肿瘤；Enneking ⅠA ~ ⅡA 期肿瘤，或化疗效果较好、软组织肿块清晰的ⅡB 期肿瘤；主要神经血管未受累；软组织条件好，可获得足够的切除边界。

（2）禁忌证：肿瘤累及股浅血管或腘血管；合并膝关节感染；肿瘤侵犯膝关节内者应考虑关节外切除术。

2. **操作步骤**　可采用脊椎麻醉、连续硬膜外麻醉或全身麻醉。患者取仰卧位。可用大腿根部止血带。为了便于探查股浅血管，常选择内侧切口。切口起自大腿内侧沿股内侧肌后缘下行，于股骨髁部弧形向前，止于胫骨近端髌韧带的内侧。也可根据活检切口位置选择外侧切口。

切开皮肤、皮下组织和深筋膜，小心游离股神经感觉支将其拉向前侧，于切口的上段内收肌与股内侧肌之间，游离股动、静脉，并结扎切断几组伸向前方肌肉与肿瘤的血管，慎重切开内收肌管，切断内收长肌腱，在肿瘤反应区外正常肌肉中游离，如果股直肌未受损，可在其外的肌间隙中分离，切开关节囊，向外翻起髌骨、股内侧肌，屈曲膝关节继续分离股内侧肌。如果肿瘤位于干骺端，可酌情保留内外侧半月板，并于股骨髁间窝中切断交叉韧带。如果行人工关节置换或病变位干骺端，应切除半月板和在胫骨的一侧切断交叉韧带。于安全区切断两侧副韧带、关节囊，钝性分离肿瘤外脂肪组织，伸进手指保护神经血管，切断后关节囊及腓肠肌内、外侧头。继续游离腘血管及股浅动、静脉，坐骨神经的两个分支胫后神经和腓总神经肿瘤一般不用显露。当软组织包块巨大时，要注意游离保护上述神经。结扎切断供应肿瘤及膝关节的血管支。继续向股骨近端游离肿瘤，距离肿瘤近端 3 ~ 5 cm 处切开股骨骨膜与截骨，截骨前应在股骨近端前方做中立位标记，方便重建时定位股骨。标本离体后，放松止血带，仔细止血。

与胫骨近端恶性肿瘤一样，人工关节是目前主流的重建方式（郭卫，2012）。异体骨联合人工关节也是一种选择。

有学者认为对于 8 岁以上的患儿，也可以选择异体骨关节置换，而成人患者不宜使用这种重建方式（Campanacci et al，2010；Aponte-Tinao et al，2020）。手术成功的关键在于能否找到相匹配的骨关节。异体骨操作的细节参考胫骨近段肿瘤手术部分。

伤口仔细止血后，留置两根以上引流管，闭合关节囊，修补内侧支持带，逐层缝合。通常伸膝装置未被破坏者，拔除引流管后即可下地站立。

3. **注意事项**　内侧切口要注意预防髌骨外侧脱位。对于血管神经束与肿瘤关系密切者，需要先行探查、游离血管神经束，决定是否能够保肢。应用异体骨关节重建股骨远段缺损，短期存在功能恢复慢，传染病（艾滋病、肝炎等）、深部感染、骨吸收、骨不愈合、关节面塌陷、内固定松动断裂等并发症；远期存在关节退变、关节面塌陷、关节不稳等并发症。

4. **典型病例**（图 3-4-10）

（二）股骨近段肿瘤的关节内切除术

1. **适应证与禁忌证**

（1）适应证：反复复发的股骨近段 Enneking 3 期肿瘤、Enneking ⅠA ~ ⅡA 期肿瘤，或化疗效果较好、软组织肿块较小的ⅡB 期肿瘤；肿瘤未侵犯髋关节腔内；坐骨神经和股（浅）血管未受累；软组织条件好，可获得足够的切除边界。

（2）禁忌证：股浅血管和（或）坐骨神经受累；软组织条件差，如大剂量放疗后。

2. **操作步骤**　可采用脊椎麻醉、连续硬膜外麻醉或全身麻醉。患者取侧卧位。经髋关节关节内股骨近段肿瘤切除术。切口起自大转子近端 4 ~ 6 cm，髂嵴中前 1/3 交界处，向下沿股骨干后侧下行直达准备截骨平面以远 4 ~ 6 cm。通过该切口梭形将活检部位的皮肤、皮下组织、筋膜、肌肉保留在标本侧。对

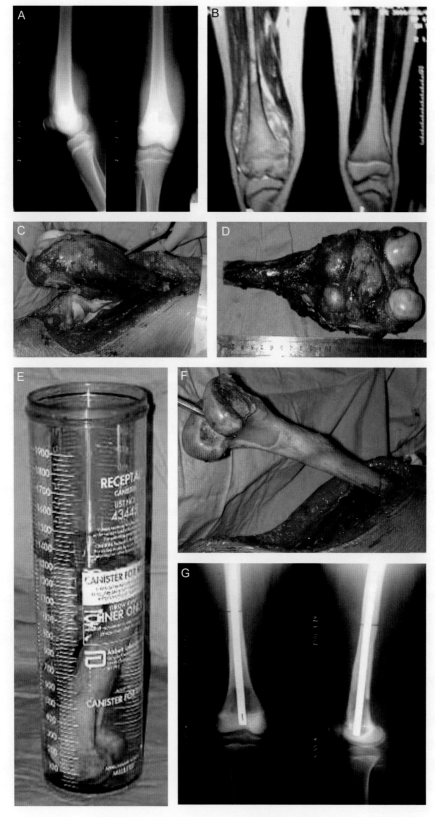

图 3-4-10　患者女性，9 岁，左股骨远端骨肉瘤

A．X 线平片显示股骨远段成骨性骨破坏及软组织包块影；B．MRI 可见病变范围；C．手术获得足够的切除边缘；D．标本像；E．去除骨膜、软组织包块及骨髓后，应用 95% 乙醇浸泡 30 分钟；F．应用髓内针固定灭活后的股骨远端瘤壳，骨质缺损处补以骨水泥；G．术后 X 线平片

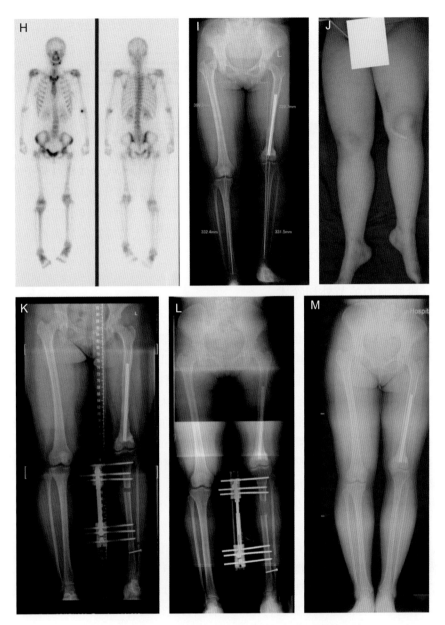

图 3-4-10（续）　患者女性，9 岁，左股骨远端骨肉瘤

H.10 年后，骨扫描可见灭活的瘤段骨代谢，证实灭活骨已经过骨细胞爬行替代而"复活"；I、J.X 线可见患侧肢体较健侧缩短约 6 cm；K、L.X 线可见单边外固定架对左侧胫骨实施牵张成骨，60 天后，双下肢基本等长；M.X 线可见牵张成骨愈合良好

于软组织包块巨大的肿瘤、肿瘤包块靠近股血管或富血运的肿瘤，术中预计会有大出血时，可以在股血管及相应股浅血管走行另做纵向切口。必要时，切口向近端延伸可连接大麦氏切口，这样能够显露髂总动脉，随时应对可能出现的汹涌出血。股动脉很短，在腹股沟韧带稍远侧分出股深动脉，大腿近端肿瘤大部分血供来自股深动脉。必要时可以结扎切断之以控制出血。

　　根据 MRI 显示的肿瘤范围，可经过正常肌肉及腱性组织游离肿瘤。切开皮肤及阔筋膜，显露臀中肌、大转子和股外侧肌，于股外侧肌及臀中肌后缘进入，于大转子剥离臀中肌和股外侧肌。肿瘤切除边界允许时，可考虑保留二者连续性，将臀中肌及股外侧肌向前牵拉。显露深面的关节囊，外旋患肢，剥离切断梨状肌等外旋肌群的附着。靠近股骨侧 T 型切开关节囊，探查确认关节内无肿瘤侵犯迹象，切断圆韧带，将髋关节脱位。自股骨后方切断臀大肌的附着。根据肿瘤部位的不同，距肿瘤下 3 ~ 5 cm 切断骨膜，用线锯截断股骨，截骨前做中立位标记。内、外旋股骨近端，依次切断内收肌、股中间肌、髂腰肌、残留的髋关节囊内侧部分以及骨内侧肌在股骨的附着，标本离体。

最具有代表性的骨关节重建方法是肿瘤型人工股骨近段假体联合双动股骨头置换。肿瘤预后好，年轻患者也可以考虑全髋关节置换（Calabro et al，2016）。有学者应用人工关节（长柄表面半髋关节）与异体骨复合重建股骨近端缺损（Zehr et al，1996；Janssen et al，2019；Aponte-Tinao et al，2020），也有学者尝试应用带蒂冷冻灭活自体瘤段瘤壳以及关节复合体重建近段股骨缺损（Xu et al，2020）。然而，长期随访没有发现这些方法在远期并发症和功能方面显著优于肿瘤型人工关节。

仔细止血。复位关节之前可以牵拉髂腰肌肌腱的缝线，预缝在假体或异体骨小转子的位置上，复位髋关节后再收紧固定。仔细缝合关节囊，可以有效防止关节脱位。而软组织重建的重点是重建臀中肌在大转子的止点。一般建议髋关节外展30°，将臀中肌等肌腱牢固地缝合在假体大转子部位的孔洞或异体骨预留的肌腱上。将臀中肌腱与骨外侧肌的腱性组织缝合在一起。重建臀大肌等其余肌肉在股骨近端的附着。重建的股骨近段周围留置引流管，逐层闭合伤口。

（三）股骨近段肿瘤的关节外切除术

1. 适应证与禁忌证

（1）适应证：大腿或股骨肉瘤侵犯至髋关节腔内；起源于髋关节腔内的恶性肿瘤；因经关节腔的活检或手术，肿瘤被广泛种植于髋关节内；其余符合保肢的条件（Li et al，2018）。

（2）禁忌证：股浅血管和（或）坐骨神经受累；软组织条件差，如大剂量放疗后。

2. 操作步骤　可采用脊椎麻醉、连续硬膜外麻醉或全身麻醉。患者取侧卧摇摆体位。切口起自髂嵴前分之一处，循髂嵴切开至髂前上棘，沿腹股沟韧带切开至髂血管内侧。自髂前上棘向股骨大转子后方切开，后循股骨外侧向远端切开至股骨截骨水平远端4 cm处。

循皮肤切口切开，切断臀肌在髂骨外侧面的附着，显露髂骨外侧骨面。显露髂骨内板骨面，紧贴骨面在髋关节囊附着处上缘导入线锯，截断髂骨。显露耻骨上支，在靠近髋臼处导入线锯，截断耻骨支。循髋臼轮廓，靠近髋臼经坐骨棘近侧截断坐骨支，可根据术者习惯，应用线锯、普通骨刀或超声骨刀截骨，完成骨盆侧手术（图3-4-11 K～M）。髋关节外肿瘤切除术的股骨侧手术操作同经关节内肿瘤切除手术。股骨近段软组织包块较小，手术前进行 MRI 评估在肿瘤能够获得足够切除边界的前提下，才可以考虑 Rudiger 等方法做髋臼周围截骨，这样髋臼后柱可以保持完整（Rudiger et al，2005）。

单纯切除髋臼及股骨头、颈，有学者实施 Friedman-Eilber 切除关节成形术，即仅仅将内收肌、臀肌等缝合在腹肌上，软组织愈合后通过连枷髋行走，术后患者跛行明显（Schwartz et al，2009）。当股骨近段缺损段较长时，需要配合应用肿瘤缺损型股骨近端半髋关节假体，必要时可应用人工韧带限制股骨头的位置。

现在绝大多数学者主张应用异体骨、定制、组配或3D打印的骨盆假体联合股骨近段肿瘤型假体重建髋臼及股骨近端缺损，具体见骨盆重建章节（图3-4-11 U、V）。

术后患肢保持外展中立位4～6周。股骨近段肿瘤缺损型假体置患者的功能恢复有时需持续较长时间，可在康复师指导下进行康复训练。

3. 注意事项　实施髋关节外肉瘤切除术时，术者需要具有髋臼周围肿瘤整块切除术的经验。

4. 典型病例（图3-4-11）

五、髌骨肿瘤的外科治疗

1. 适应证与禁忌证

（1）适应证：髌骨恶性肿瘤；复发的 Enneking 3 期肿瘤，残留髌骨骨质无法行骨重建；髌骨旁软组织肉瘤，髌骨无法保留着者。

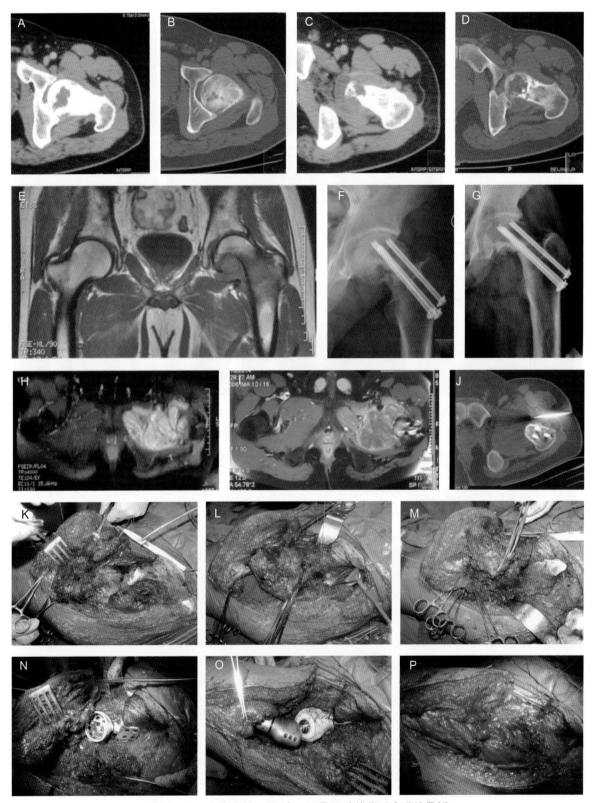

图 3-4-11　患者男性，33 岁，股骨近端外伤后病理性骨折

A ~ D. CT 横断位片可见股骨头溶骨性病灶及骨折线；E. MRI 冠状位片可见病变范围，穿刺病理良性病变，在外院行闭合空心钉固定，观察；F、G. 空心钉术后 2 周和术后 6 个月 X 线平片，6 个月后再次出现症状；H、I. 横断位 MRI 显示肿瘤进展，累及股骨上端及髋关节有较大软组织肿块；J. CT 引导下穿刺活检，病理报告恶性纤维组织细胞瘤；K ~ P. 手术过程：广泛游离肿瘤后，线锯截断股骨（K），经坐骨大孔髂骨截骨（耻骨支已经截断，L），线锯截断坐骨支（M），人工骨盆重建骨盆缺损（N），采用 MEGA-C 肿瘤缺损型假体重建股骨近端缺损，髋关节复位（O），重建臀肌在假体的止点（P）

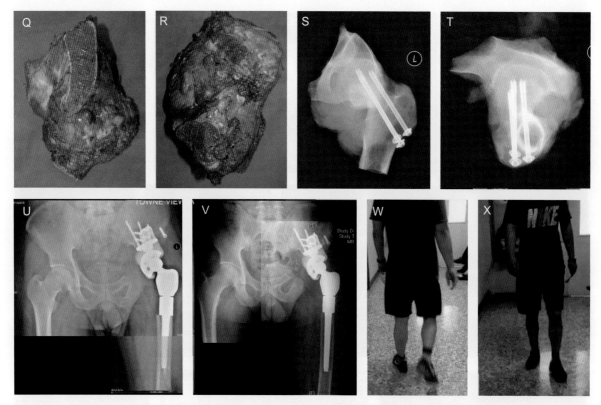

图 3-4-11（续） 患者男性，33 岁，股骨近端外伤后病理性骨折

Q、R. 肿瘤髋关节外切除后标本；S、T. 标本 X 线平片，可以看到肿瘤切除的骨性边界；U、V. 术后 X 线平片；W、X. 术后患者功能恢复情况

（2）禁忌证：恶性肿瘤已经扩散至关节内者，应考虑关节外切除术。

2. **操作步骤**　可采用硬膜外麻醉、脊椎麻醉或全身麻醉。患者取仰卧位，可用大腿近端止血带。髌骨内侧弧形切口或根据活检口设计纵向切口。长度超过髌骨上下极各 2 cm。

在正常腱性部分或皮下组织内游离髌骨及其肿瘤，在安全边界外切断股四头肌腱、髌韧带，若髌骨前方骨面未受累，则可以保留部分髌骨前腱膜。避免巾钳夹住髌骨，以防肿瘤伤口内种植。轻轻提起髌骨及其肿瘤周围较坚强的腱性部分，循其侧方显露关节腔。探查关节腔内无肿瘤侵犯迹象，应用蒸馏水纱布填塞关节腔，翻起髌骨，切开其对侧边缘正常软组织，标本离体。冲洗伤口，仔细止血。

由于髌骨的恶性肿瘤切除不同于普通的髌骨切除手术，髌韧带与股四头肌腱以及髌骨内外侧支持带均缺损较多，无法通过股四头肌腱与髌韧带作上下褥式缝合恢复伸膝结构。术中可考虑将股四头肌腱做 V 形切开延长，或做 ∧ 形切开翻转延长，以修复髌骨切除后的缺损。如能够配合高质量的人工韧带，可以获得较好的修复效果。有学者应用异体髌腱 - 髌骨 - 股四头肌腱重建髌骨及其他伸膝装置缺损，获得较好疗效 （Muller et al, 2018）。

术中肌腱缝合要松紧适宜，综合考虑膝关节屈伸活动度。如果应用人工韧带或异体移植物，此处无深筋膜包埋植入物，需要高质量缝合皮下组织及皮肤。

术后用长腿石膏托将膝关节固定于功能位，10～14 日后拆除皮肤缝线，开始股四头肌等长收缩锻炼。配合理疗，逐步扶拐下地活动，4～6 周后解除外固定。

3. **典型病例** （图 3-4-12）

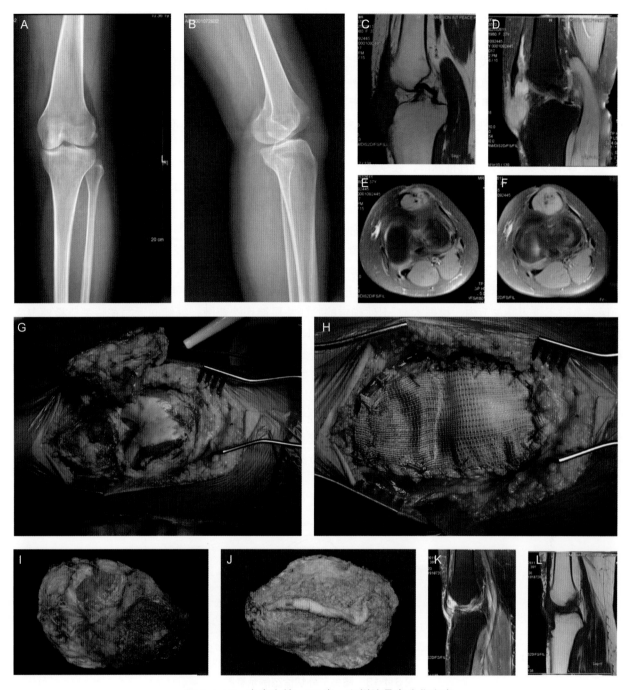

图 3-4-12　患者女性，35 岁，左侧髌骨未分化肉瘤

A、B. 可见髌骨在 X 线平片上几近消失；C ~ F. 可见髌骨肿瘤累及周围软组织，边界不清；G. 广泛切除肿瘤，胫骨结节及其下方薄层皮质随肿瘤一并切除；H. 应用人工韧带重建伸膝装置，应用两枚缝合锚将伸膝装置固定在胫骨相应部位；K、L. 术后 MRI

六、关节外全膝关节切除

由于关节外全膝关节切除术后功能较差，且感染等各种并发症发生率较高（徐明等，2019），因此要严格掌握适应证。MRI 对诊断肿瘤是否侵及关节腔具有很高的敏感性，尤其是对比增强 T1WI。由于肿瘤周围炎性改变会导致假阳性的发生，特异性仅为 69%（Schima et al，1994）。如果 MRI 无法明确关节是

否受累，则需要行关节穿刺细胞学检查、超声引导下肿瘤穿刺活检或微创关节切开活检术，以明确诊断。

1. **适应证与禁忌证**

（1）适应证：①原发于股骨远端、髌骨、胫骨近端的骨肿瘤，合并膝关节内受累；②膝关节内软组织来源恶性肿瘤；③膝关节周围骨或软组织肿瘤曾行不彻底手术治疗，复发后累及关节，或接受过可能污染关节腔的手术；④存在累及关节腔的病理性骨折。

（2）禁忌证：①恶性肿瘤累及腘血管神经束；②广泛累及表层软组织，不适宜做转移或游离皮瓣者；③存在感染征象。

2. **操作步骤**　可采用脊椎麻醉、连续硬膜外麻醉或全身麻醉。患者取仰卧位。患侧臀下垫高，可用大腿根部止血带。根据活检切口或穿刺活检位点选择前内侧或前外侧梭形切口，围绕活检口梭形切开，将原手术瘢痕及穿刺通道保留在标本侧。也有术者应用前正中切口。

将髌骨、髌韧带和部分股四头肌腱保留在标本侧一并切除时，手术中不易误入膝关节内，肿瘤切缘有保证。对于肿瘤未侵犯髌韧带及髌骨软骨面下骨质，髌韧带及股四头肌腱比较发达者，可考虑保留部分伸膝装置。切开皮肤反皮下组织，膝关节囊外分离显露髌骨、髌韧带。在胫骨结节上缘开始游离髌韧带，保留所有髌下脂肪垫在标本侧。向近端在冠状面上剖开髌韧带，保留其浅层，使用摆锯行髌骨冠状面截骨，确保截骨时不进入膝关节内。根据术前MRI确定的股四头肌腱切除范围，继续向近端在膝关节囊外游离髌上囊，将其与部分股四头肌腱和部分肌肉保留在标本侧。根据术前影像资料特别是MRI确定的肿瘤切除范围，于边界外3～5 cm处作为术中截骨平面（若此平面位于关节囊内，则以关节囊附着处以远作为截骨平面）。若肿瘤位于胫骨，则股骨应以关节囊附着处以远作为截骨平面。保护并游离腘血管，结扎和切断进入关节的分支。将腓肠肌内外侧头腱性部分（以及其下的滑膜囊）保留在标本侧，覆盖后关节囊，以期获得安全切缘。胫骨近段骨质未受肿瘤侵犯时，胫骨的截骨平面为腓骨头尖水平：前方保留胫骨结节和髌韧带的附着，后内侧截骨平面位于半膜肌腱及后交叉韧带止点的胫骨附着处以远。切断腘肌后，注意将腘肌滑囊完整保留在标本侧。截断胫骨，整个膝关节离体（图3-4-13、图3-4-14）。

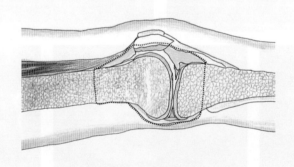

图 3-4-13　膝关节外切除范围示意图

骨关节重建目前多采用人工关节，根据胫骨近端骨质缺损情况，决定应用股骨远段缺损型肿瘤关节还是股骨远段、胫骨近段缺损型肿瘤关节重建膝关节。胫骨近端受累或股四头肌腱缺损范围广者，转移腓肠肌内侧头和鹅足肌腱重建及加强伸膝装置。

当股骨远端或胫骨近端肿瘤切除后，周围肌肉条件不好，重建后的膝关节缺乏动力；或患者为健壮青年，要求治愈后的下肢强健有力，能够从事重体力劳动；膝关节感染（包括人工关节置换术后感染）等可考虑膝关节融合术。肿瘤的切除方法同上，对正常的股骨（或胫骨）呈矢状面进行"L"形截骨，截骨段长于骨缺损3～4 cm，把切下的骨块倒置植于胫骨（或股骨）缺损处，用2枚钢板固定（无需术后化疗者可以考虑外固定架），骨缺损区植入自体髌骨和髂骨，术后用髋人字形或长腿管形石膏外固定。待骨愈合后进行髋、踝关节活动练习。行膝关节融合术时，新鲜、出血的骨床及充分植骨是膝关节融合成功的

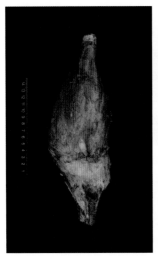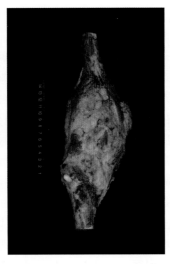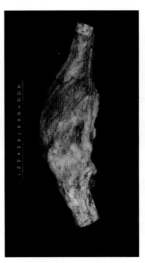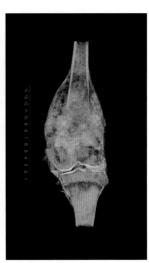

图 3-4-14　胫骨近端、股骨远端骨肉瘤关节外切除标本

前提。多数学者认为成人膝关节融合的角度为屈膝 0°～ 15°，外翻 5°，外旋 10°。儿童膝关节融合在伸直位，以免因继续生长而造成过度屈膝。

Enneking 融合膝关节法除了取自体骨块外，要取同侧下肢腓骨，应用髓内钉固定。具体步骤是根据骨缺损的长短在股骨干骺端前侧或胫骨干骺端前侧取略长的带有一半骨皮质的大块植骨片，再取同侧腓骨干备用。股骨与胫骨由长的髓内针相连，髓内针要预弯，带凹槽。对于骨缺损段的后半部分（矢状面），应用自体腓骨干（可折成两段并排植入）嵌入股胫骨截骨面间，修整骨断端。股骨缺损时将胫骨取来的植骨片远近端反转后嵌入骨缺损段前半部分（矢状面）。由于骨片比骨缺损段略长，其一端连接股骨断端，另一端会与胫骨近端的截骨面重合，重合处应用两枚螺钉固定，同时把连有股四头肌腱的髌骨（去关节面）固定在胫骨与植骨片上。胫骨缺损时，自股骨取来的植骨片反转后，一端插入胫骨残端前侧，另一端与股骨残留的骨面重合，应用螺钉固定，同时将髌骨固定于股骨远端。其余骨缺损处植入松质骨块。术后使用管形石膏或石膏托外固定（Enneking et al, 1977；Wolf et al, 1999）。

关节外全膝关节切除后软组织条件差，需要在修复重建伸膝装置的同时，保证膝关节周围软组织的活力，必要时可以应用腓肠肌内侧头覆盖伤口。皮肤不够时，移植的腓肠肌内侧头肌肉表面可以直接游离植皮。伤口留置两根（或以上）引流管，逐层关闭伤口。

应用肿瘤型人工假体重建者，参看胫骨近段肿瘤手术治疗部分。行膝关节融合者，在坚强内固定及石膏外固定保护下，术后可下床活动。术后 6 ～ 12 周酌情去除石膏。

3. **注意事项**　膝关节周围共有多个滑膜囊，包括髌上囊、腘肌囊、半膜肌囊、腓肠肌内侧囊等，这些滑膜囊很多与膝关节腔相通，因此关节外全膝关节切除时理论上需要将以上滑膜囊一并切除。上胫腓关节有可能与膝关节腔相通，术前应通过 MRI 检查仔细评估，如存在胫腓关节受累征象，可以一并切除上胫腓关节。

保留部分伸膝装置的解剖学基础是髌韧带和髌下脂肪垫之间的髌下深囊与关节腔不相通（LaPrade，1998）。

七、长骨骨干肿瘤的手术治疗

位于股骨、肱骨和胫骨骨干的骨肿瘤进行广泛切除时，有时需要牺牲一端或两端的关节，这就需要重建骨和关节。很多患者有机会保留长骨两端的关节，这时需要重建骨干缺损。

1. **适应证与禁忌证**

（1）适应证：肱骨、胫骨或股骨干中段恶性肿瘤，相应主神经血管束未受累，符合保肢条件；肿瘤获得足够的切除边界后，相邻两个关节可以保留。

（2）禁忌证：髓腔内存在广泛恶性肿瘤侵犯，肿瘤切除后无法保留两端关节。

肱骨手术多选择全身麻醉；胫骨或股骨手术可选择全身麻醉或连续硬膜外麻醉。肱骨和胫骨骨干肿瘤手术患者可以取仰卧位。股骨手术根据重建方法的选择可以取侧卧或仰卧位（取带蒂或不带蒂腓骨时）。

2. 操作步骤　根据术前影像学检查在安全边界除肿瘤。肱骨多用自喙突至肱骨外髁连线的切口。保护头静脉。在正常肌肉与腱性组织内游离显露肿瘤：在三角肌与肱二头肌间隙分开，可显露出肱骨中段，将中下段的肱肌肌纤维从外 1/3 处纵向分开，显露出肱骨的中下段。在肿瘤远端或近段正常组织内找到桡神经，向肿瘤侧逐渐探查，根据探查情况及患者的肿瘤分期决定是否保留桡神经。截断肱骨前，最好在沿同一直线在肱骨拟保留的远近侧残端皮质骨表面做标记，这样重建时可以指引旋转复位。整块切除肿瘤前，仔细止血。

股骨骨干肿瘤多选用外侧切口（图 3-4-20 D）。当需要应用带血管蒂的自体腓骨移植时，可考虑内侧口切除肿瘤，吻合血管，但固定时需要外侧口辅助。胫骨骨干肿瘤多用前外侧切口。股骨和胫骨在截断前，同样建议在两残留骨段的皮质表面做标记，以指引复位。

最简单的办法是应用骨干间置型假体（intercalary prosthesis），这种人工假体可以定制也可以组配，中间为体部，替代骨缺损，两端为髓针（柄），插入到长骨两端残余骨的正常髓腔中固定。骨干间置型假体的优点是不受骨缺损大小限制、重建方式灵活、术中操作简单、术后可获即刻稳定，短期效果好；缺点是中长期随访发现假体松动等并发症发生率较高。因此目前骨干间置型假体多应用于转移癌等预期生存期较短的患者。由于下肢需要负重，传统骨干间置型假体并松动率较高（Abudu et al，1996；Ahlmann et al，2006；Sewell et al，2011）。生物固定柄假体或 3D 打印假体（带截骨导板）尚无中长期随访结果（Liu et al，2020）。

对于预后好、年轻的患者，多选择生物重建，包括同种异体骨移植、自体瘤段骨灭活再植、带血管蒂的腓骨移植和牵张成骨。

大段异体骨重建骨干缺损的优点包括：①形态匹配良好；②在内固定的帮助下，如果骨愈合则患者可长期使用甚至可望终身使用；③同种异体骨能与宿主骨愈合，有助于为将来可能的翻修手术做骨储备；④可以将韧带或肌腱重新附着到移植物上，能够增强关节稳定性。该方法的缺点包括：①需要基于骨库；②异体骨的生长愈合能力差、甚至可以吸收，易出现与宿主骨结合处不愈合、异体骨骨折；③异体骨排异；伤口深部感染；④传染病风险等。Bus 等 2014 年回顾性分析了 87 例原发性骨肿瘤行同种异体骨移植重建的临床资料，发现移植失败（包括感染、骨折、不愈合和局部复发）的发生率为 17%。移植骨长度大于15 cm、患者大于 18 岁与移植失败风险显著增加相关（Bus et al，2014）。

自体瘤段骨灭活法包括体外照射、热处理和冷冻。其优点包括：①不需要骨库；②取材方便；③轮廓与骨缺损完全匹配；④不存在病毒传播和免疫应答问题；⑤容易附着于肌肉和肌腱；⑥保留翻修所需的骨储备；⑦移植物愈合后生物稳定性好；⑧无供区并发症。其缺点是需要彻底掌握每种方法灭活的程度，灭活太"彻底"会出现灭活骨愈合慢，强度降低，同样有感染、移植骨骨折、不愈合的问题；灭活不够则可能增加肿瘤复发的风险。

体外照射灭活自体瘤段骨在 1968 年首次被报道（Spira et al，1968）。在这种方法常用的照射剂量为单次 50 ~ 300 Gy 的剂量照射。Uyttendaele 等（1988）报告 17 例体外照射自体骨重建，10 例出现并发症（感染、假关节、骨吸收、骨坏死、复发、脱位）。Puri 等（2018）回顾性分析 70 例（平均 17 岁）体外照射灭活自体瘤段骨的病例，辐射剂量为 50 Gy，平均随访 61 个月，移植骨 - 宿主骨不愈合率为 33%、伤口感染率为 11%，移植骨骨折率为 6%，肿瘤软组织复发率为 10%。干骺端截骨和骨干截骨的移植物 - 宿主愈合率分别是 91% 和 79%。作者认为在骨干截骨术的部位辅助小钢板固定可以增加愈合率。

巴氏自体瘤段骨灭活是指将肿瘤骨壳置于 60 ~ 65℃ 环境中 30 ~ 40 分钟。有报道 25 例患者实施了这种灭活法，77% 的宿主 - 移植骨界面得以愈合，平均愈合时间为 12 个月，灭活骨未出现肿瘤复发（Manabe et al，2004）。曲华毅等报道了 27 例患者（平均 28.3 岁）应用上述巴氏法灭活的自体骨修复骨干缺损，92% 的病例宿主 - 移植骨界面得以愈合，平均愈合时间为 11 个月（Qu et al，2015）。有学者将灭活条件调整为 70℃ 15 分钟，24 例患者中，17 例复合了带血管蒂的自体腓骨移植。随访 10 年，未见移植物内肿瘤局部复发，宿主 - 移植骨界面愈合率为 70.1%（Ikuta et al，2018）。

大段冷冻自体瘤段骨移植是将整个自体瘤段骨壳置于液氮（–196℃）中 20 分钟，导致冰晶形成，细胞脱水，使细胞死亡（Yamamoto et al，2003）。其实早在 1969 年液氮就被用于骨肿瘤的姑息治疗，后来在良性骨肿瘤刮除术中也被作为辅助治疗（Marcove et al，1969；Marcove，1982）。有学者提出了"游离冷冻法"（Tsuchiya et al，2005）和"带蒂冷冻法"（Tsuchiya et al，2010）的概念。前者是广泛切除肿瘤后，去除标本骨表面软组织及骨内肿瘤，然后将肿瘤骨壳标本置于液氮中处理 20 分钟，后在室温下解冻 15 分钟，最后放入含 1% 碘的蒸馏水中再保存 15 分钟。将其植回原位，应用 2 ～ 3 枚锁定板固定宿主 - 自体移植物界面。带蒂冷冻法在瘤段骨壳冷冻过程中保留冷冻部位一端和正常骨的连续性，可以显著降低并发症发生率（Shimozaki et al，2014）。对于胫骨近端肿瘤，广泛游离肿瘤后，在安全切除边界外、肿瘤近端胫骨平台下截骨，向远端显露足够的正常胫骨长度，在远端截断腓骨，翻转胫骨近段及肿瘤到手术台旁，应用无菌石膏绷带软垫及驱血带、手术巾等保护正常组织不受肿瘤污染和可能的冻伤，去除胫骨髓腔内的肿瘤和骨髓组织，以防止冷冻过程中水分膨胀导致的移植物骨折。将准备好的瘤段骨壳翻转插入手术台旁的液氮容器中 20 分钟，其余处理同游离冷冻法。大宗研究曾比较了体外照射灭活自体瘤段骨（78 例）和大段冷冻自体瘤段骨移植（85 例）的术后并发症发生率，发现二者没有显著差异：前者 33.3%（26 例）出现并发症，包括骨不愈合 8 例（10.3%），感染 6 例（7.7%），复发 12 例（15.4%）；后者 27.1%（23 例）出现并发症，其中骨不愈合 11 例（12.9%），感染 4 例（4.7%），复发 9 例（10.6%）（Wu et al，2018）。

自体游离带血管蒂腓骨移植需要显微外科技术，优点是移植的腓骨不但具有机械强度，还具有活力，能够不断地增生肥厚（儿童明显），适用于较小的骨干缺损，同时造成取骨部位的骨质缺损。最早在 1975 年被应用到治疗创伤后骨不愈合，1977 年这一技术被应用于肿瘤切除后的重建（Weiland et al，1979）。单纯带血管蒂腓骨重建骨干缺损主要应用于儿童，由于腓骨过于单薄，腓骨增生肥厚需要几年才可能达到负重的要求，患儿术后必须长期使用拐杖。常见的并发症包括骨不愈合、移植骨应力性骨折、感染和畸形愈合等。有学者回顾性分析了 30 个肿瘤切除术后应用自体游离带血管蒂腓骨重建大段骨缺损的病例，发现骨愈合 23 例（77%），平均愈合时间为 6 个月；并发症包括骨折（20%）和感染（10%）（Eward et al，2010）。

大段移植骨（异体骨或自体灭活骨）联合带自体血管蒂腓骨移植（Capanna 技术），可以有效降低大段异体骨或自体灭活骨移植并发症的风险（Capanna et al，1993）。有学者认为骨干缺损段长度超过 15 cm，选择生物重建时最好同时配合应用自体带血管蒂的腓骨移植；也有学者仅将其作为异体骨或自体灭活骨失败后的挽救办法。一般建议将移植的腓骨置于骨髓腔内，切取的腓骨要比缺损段长 5 cm 左右，使得腓骨上下两端可以插入残留的骨髓腔内，再配合坚固的钢板螺钉固定（图 3-4-20 L）。自体游离带血管蒂的腓骨移植需要显微外科技术，且手术时间较长、存在供骨区并发症风险。为了简化操作，合并大段异体骨或自体灭活骨重建同侧胫骨肿瘤切除后的骨干缺损时，有学者提出了不需要显微外科技术的腓骨带蒂移植技术（Anderson et al，2017）。

牵张成骨术（骨搬运）是利用外固定器通过骨再生形成过程重建骨缺损的生物学方法。骨干缺损应用较少，如果搬运成功可以使患者获得稳定的强度。有学者对 22 例下肢原发性骨肿瘤行保留关节肿瘤切除应用牵张成骨术重建的患者进行了 10 年以上随访，结果出现了以下几种并发症：搬运骨段与对接骨延迟愈合（5 例）、牵张形成的新骨延迟愈合（4 例）、牵张形成的新骨骨折（2 例）、牵张形成的新骨过早愈合（1 例）、钉道感染（1 例）、关节挛缩（1 例）、腓神经麻痹（1 例）、肿瘤局部复发（1 例）。MSTS 平均评分为 91.5%（67% ～ 100%），平均随访 202 个月。因此尽管保留关节的牵张成骨重建需要时间和努力，其远期效果令人满意（Watanabe et al，2013）。为了减少钉道感染等并发症，有学者应用微创动力型可延长髓内钉实施更加微创的牵张成骨术，也获得初步成功（Accadbled et al，2019）。由于牵张成骨（骨搬运）治疗过程持续时间很长，上述各种并发症发生风险高，临床中应用较为谨慎，最好选择依从性较好、预计可以长期生存的儿童、青少年儿童或年轻患者。

长骨骨干肿瘤切除重建后，软组织覆盖一般不是问题。对于吻合血管、腓骨游离移植的病例，缝合前需要仔细止血，缝合过程中需要特别保护移植物的血供。充分放置引流后闭合伤口。

骨干间置型假体、骨水泥固定者，术后第二天允许下地或活动上肢。应用生物柄骨干间置型假体者，根据需要适当免负重下地，一般3～6周后逐渐负重。采取生物重建骨干方法者，确认骨愈合后方可弃拐行走。

3．**注意事项**　手术团队应根据患者病情和团队擅长的重建方法确定重建方案。每种重建方法各有优缺点，都需要一定的经验积累和团队合作。对于哪种重建方法最好目前尚无定论（Zekry et al，2019）。

生物重建一般比较耗时，术中要严格无菌操作，手术期间定时追加静脉抗生素。

重建骨干缺损时，要恢复肢体良好的力线。应用骨干间置型假体时，如果假体体部设计有锁定螺帽，在固定假体柄之前要旋转假体，将锁定螺帽朝向伤口方向，方便术中操作。

胫骨骨干肿瘤切除后，由于腓骨的存在，要求重建后的缺损段与切除的肿瘤段长度必须完全相等。腓骨的存在使得小腿在纵轴上无法拉伸，因此可能无法在体内装配应用锥接结构的骨干间置型假体。

若计划实施带血管蒂的腓骨移植的病例，手术团队在手术前应明确受区需要保留的血管，并在肿瘤切除过程中加以保护，便于血管吻合。

4．**典型病例**（图3-4-15）

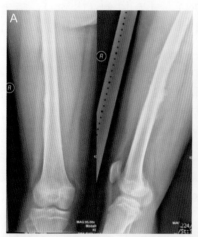
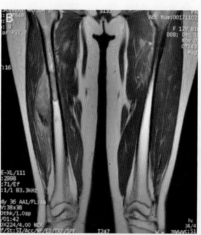
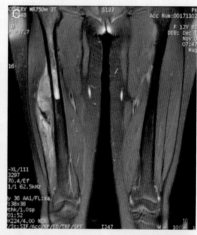
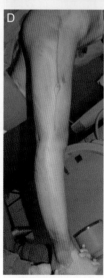
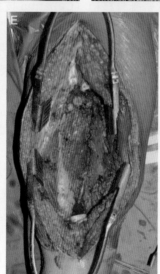
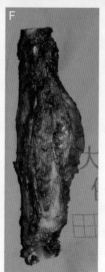
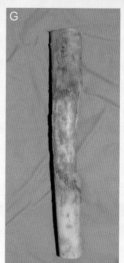
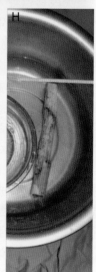

图3-4-15　患者女性，12岁，右股骨干骨肉瘤

A．可见骨干部病变；B、C．可见骨髓腔内病变范围及软组织包块范围；D．取右大腿外侧切口，切口梭形绕过活检穿刺口；E．广泛切除肿瘤后的创面；F．大体标本；G．去除软组织及骨髓后的瘤壳；H．巴氏灭活自体瘤段骨壳

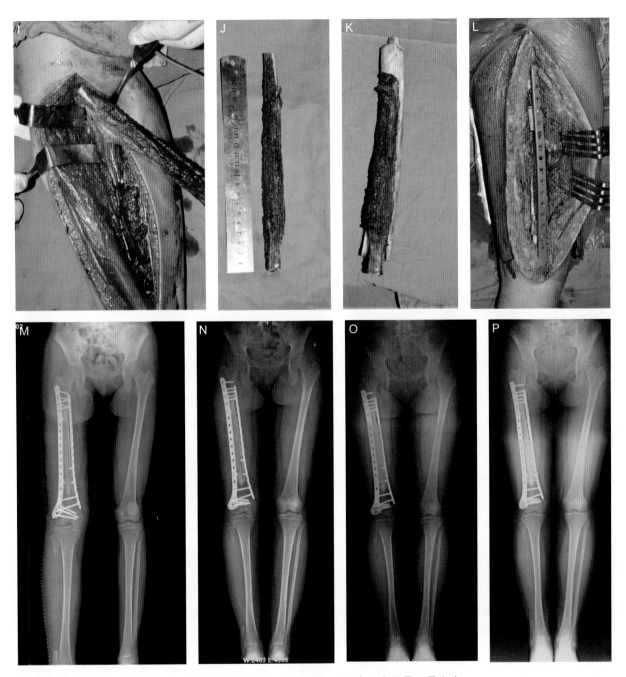

图 3-4-15（续）　患者女性，12 岁，右股骨干骨肉瘤

I ~ K. 取同侧游离带血管蒂腓骨；L. 应用自体游离带血管蒂腓骨、灭活后瘤段骨壳重建骨缺损，两枚锁定钢板牢固固定；M ~ P. 术后 2 周、术后半年、术后 1 年及术后 2 年 X 线平片，无肿瘤局部复发迹象，可见骨愈合过程

八、与骨骼相粘连的软组织肉瘤的手术治疗

　　软组织肉瘤的发生率远高于源发于骨的肉瘤。尽管放射治疗、手术和化疗取得了进展，但局部复发的风险仍然是一个大问题。对于那些长轴大于 5 cm、高级别、深部肿瘤来讲，局部复发率主要取决于手术切缘。软组织肉瘤的局部生长具有容易向低张力方向延伸的特性，临床表现、影像学、组织学和循证医学的证据都表明，致密的结缔组织对肉瘤的屏障作用确实是存在的。这些组织包括皮质骨、骨膜、软骨、儿

童骺线、韧带、关节囊、肌腱、肌膜、筋膜、血管神经外膜等。因此在肉瘤的手术中，没有必要在各个方向上都达到等距离的切缘。连同这些结构在内的整块切除不仅具有很高的切缘阴性率，而且可以获得良好的局部控制。在血管神经主干没有被侵犯的情况下，可以在切除血管外膜或神经束膜后保留血管神经主干（NCCN，2022）。同样道理，多数学者认为骨膜是软组织肉瘤生长的一个抵抗屏障。多数情况下，将骨膜随肿瘤一并切除就可以获得足够的切除边界。然而对于被软组织肉瘤侵犯的骨（概率小于10%），必须一并切除粘连的骨，才可能获得广泛切除边界。对于骨肿瘤医师而言，将粘连骨作为肿瘤边界同软组织肉瘤一并切除，势必会增加手术的复杂性，增加潜在的并发症风险（Ferguson et al，2006；Lin et al，2007）。很多累及骨的软组织肉瘤体积大，病理分级高，多需要辅助局部大剂量放疗，这使得骨（关节）重建的风险明显增大。因此，处理与骨骼相粘连的软组织肉瘤时，要明确其手术适应证和禁忌证，选择手术重建方案时，要考虑手术后续的治疗，特别是放疗。

1. **适应证与禁忌证**

（1）适应证：①主要神经血管束未受累，除与骨相邻的边缘，其余部分可以获得广泛性切缘；②肿瘤切除后软组织条件好，预期保肢术后功能优于截肢；③ MRI 显示有软组织肉瘤侵蚀皮质或骨髓腔内信号改变的迹象；④ MRI 仅显示病灶与骨相邻，但体格检查及术中打开肿瘤周围深筋膜后，软组织肉瘤与骨紧密粘连，不可以在骨表面活动。

（2）禁忌证：①体格检查确认软组织肉瘤包块可以在骨表面自由滑动，或打开肿瘤周围深筋膜后，软组织肉瘤可以在骨表面滑动，则可以保留骨的完整性，骨膜下游离肿瘤；②主要神经血管束广泛受累，无法保肢者。

2. **操作步骤**　麻醉方式及患者体位可根据手术部位和重建方式决定。根据手术前 MRI 显示的肿瘤范围，在安全边界外游离软组织肿瘤，根据手术计划或探查结果，将受累的骨（关节）随软组织肉瘤一并广泛切除。

组成髋、膝、肩或肘关节的长骨端随软组织肿瘤一并切除后，优先选用相应的肿瘤型人工关节假体重建骨关节缺损（Yan et al，2014）。术后不需要放疗的患者，可以酌情考虑生物重建。

部分长骨骨干随软组织肉瘤一并切除时，骨的重建方法可参见长骨骨干肿瘤部分。需要注意的是，由于骨干间置型假体中远期松动率高，其适应证同长骨骨干肿瘤。而另一方面，术后大剂量放疗会明显影响骨的愈合过程，这就使得生物重建即便配合坚强的内固定（如髓内钉和长钢板），也可能失败。骨干肿瘤切术时提到的带蒂体内灭活法也值得尝试（Tsuchiya et al，2010）。

有些情况下，软组织肉瘤只累及长骨骨干的部分皮质，可能切掉半侧骨皮质就可以获得足够的切除边界。通过自体骨灭活重建（巴氏灭活、液氮冷冻等，详见长骨骨干切除部分）或应用异体骨重建均可以获得良好的术后功能（Nakamura et al，2019）。

注意事项一方面，真正侵犯相邻骨干的病例很少，需要严格掌握一并切除粘连骨的适应证；另一方面，累及骨的软组织肉瘤多体积较大，重要神经血管束亦多受累。对于是否保肢及保肢的具体方案需要手术前多学科讨论决定。

应根据手术方案特别是重建的方法决定术后功能锻炼计划。对于需要放疗的患者，伤口愈合后应尽早实施。

3. **典型病例**（图 3-4-16）

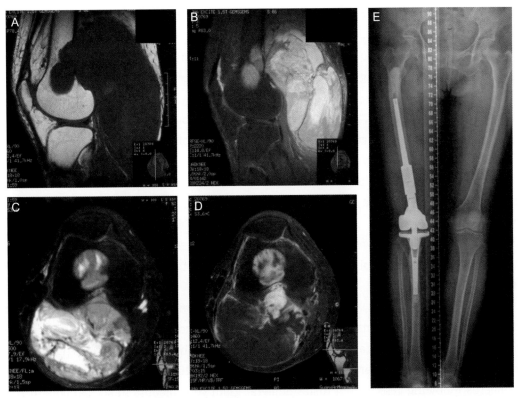

图 3-4-16　患者女性，66 岁，右膝脂肪肉瘤（黏液型脂肪肉瘤，部分区域呈去分化脂肪肉瘤表现）术后复发
A ~ D. 可见肿瘤侵入股骨髓腔内，边缘切除肿瘤，实施肿瘤型关节置换术；E. 术后 X 线平片

（李大森）

参考文献

丁易，牛晓辉，刘巍峰，等，2011. 乙醇灭活再植术在骨肿瘤治疗中的应用. 中华骨科杂志，31（6）：652-657.

郭卫，2012. 肢体恶性骨肿瘤保肢治疗的方法及原则. 北京大学学报（医学版），44（6）：824-827.

谢璐，许婕，李原，等，2019. 骨来源恶性肿瘤临床疗效的评估. 中国肿瘤临床，46（4）：186-191.

徐明，郑凯，韩加，等，2019. 侵入膝关节腔的恶性肿瘤关节外切除 4 例临床观察. 中华解剖与临床杂志，24（1）：28-31.

Abudu A，Carter SR，Grimer RJ，1996. The outcome and functional results of diaphyseal endoprostheses after tumour excision. J Bone Joint Surg Br，78（4）：652-657.

Accadbled F，Thevenin Lemoine C，Poinsot E，et al，2019. Bone reconstruction after malignant tumour resection using a motorized lengthening intramedullary nail in adolescents：preliminary results. J Child Orthop，13（3）：324-329.

Ahlmann ER，Menendez LR，2006. Intercalary endoprosthetic reconstruction for diaphyseal bone tumours. J Bone Joint Surg Br，88（11）：1487-1491.

Aksnes LH，Bauer HCF，Jebsen NL，et al，2008. Limb-sparing surgery preserves more function than amputation：a Scandinavian sarcoma group study of 118 patients. J Bone Joint Surg Br，90（6）：786-794.

Albergo JI，Gaston CL，Aponte-Tinao LA，et al，2017. Proximal tibia reconstruction after bone tumor resection: are survivorship and outcomes of endoprosthetic replacement and osteoarticular allograft similar？ Clin Orthop Relat Res, 475 (3): 676-682.

Anderson ME, Wu JS, Vargas SO, 2017. *CORR*® Tumor Board: is there benefit to free over pedicled vascularized grafts in augmenting tibial intercalary allograft constructs？ Clin Orthop Relat Res,475(5): 1319-1321.

Aponte-Tinao, LA, Ayerza MA, Albergo JI, et al, 2020. Do massive allograft reconstructions for tumors of the femur and tibia survive 10 or more years after implantation？ Clin Orthop Relat Res, 478 (3): 517-524.

Arshi A, Sharim J, Park DY, et al, 2017. Prognostic determinants and treatment outcomes analysis of osteosarcoma and Ewing sarcoma of the spine. Spine J, 17 (5): 645-655.

Ayala G, Liu C, Nicosia R, et al, 2000. Microvasculature and VEGF expression in cartilaginous tumors. Hum Pathol, 31 (3): 341-346.

Babhulkar SS, Pande KC, Babhulkar S, 1995. Ankle instability after fibular resection. J Bone Joint Surg Br, 77 (2): 258-261.

Bacci G, Picci P, Ferrari S, et al, 1995. Neoadjuvant chemotherapy for the treatment of osteosarcoma of the extremities: excellent response of the primary tumor to preoperative treatment with methotrexate, cisplatin, adriamycin, and ifosfamide. Preliminary results. Chir Organi Mov, 80 (1): 1-10.

Balasubramanian N, Gnanasundaram R, Prakasam S, et al, 2017. Endoprosthetic reconstruction of distal humerus following resection of distal humeral giant cell tumours in six patients in rural India. Malays Orthop J, 11 (2): 25-29.

Bernthal NM, Federman N, Eilber FR, et al, 2012. Long-term results (＞ 25 years) of a randomized, prospective clinical trial evaluating chemotherapy in patients with high-grade, operable osteosarcoma. Cancer, 118 (23): 5888-5893.

Bickels J, Wittig JC, Kollender Y, et al, 2002. Limb-sparing resections of the shoulder girdle. J Am Coll Surg, 194 (4): 422-435.

Bielack S, Jurgens H, Jundt G, et al, 2009. Osteosarcoma: the COSS experience. Cancer Treat Res, 152: 289-308.

Bielack SS, Kempf-Bielack B, Delling G, et al, 2002. Prognostic factors in high-grade osteosarcoma of the extremities or trunk: an analysis of 1702 patients treated on neoadjuvant cooperative osteosarcoma study group protocols. J Clin Oncol, 20 (3): 776-790.

Burgert EO Jr, Nesbit ME, Garnsey LA, et al, 1990. Multimodal therapy for the management of nonpelvic, localized Ewing's sarcoma of bone: intergroup study IESS-Ⅱ. J Clin Oncol, 8 (9): 1514-1524.

Bus MP, Dijkstra PD, van de Sande MA, et al, 2014. Intercalary allograft reconstructions following resection of primary bone tumors: a nationwide multicenter study. J Bone Joint Surg Am, 96 (4): e26.

Calabro T, Van Rooyen R, Piraino I, et al, 2016. Reconstruction of the proximal femur with a modular resection prosthesis. Eur J Orthop Surg Traumatol, 26 (4): 415-421.

Campanacci DA, Scoccianti G, Beltrami G, et al, 2008. Ankle arthrodesis with bone graft after distal tibia resection for bone tumors. Foot Ankle Int, 29 (10): 1031-1037.

Campanacci L, Ali N, Casanova JM, et al, 2015. Resurfaced allograft-prosthetic composite for proximal tibial reconstruction in children: intermediate-term results of an original technique. J Bone Joint Surg Am, 97 (3): 241-250.

Campanacci L, Manfrini M, Colangeli M, et al, 2010. Long-term results in children with massive bone osteoarticular allografts of the knee for high-grade osteosarcoma. J Pediatr Orthop, 30 (8): 919-927.

Capanna R, Bufalini C, Campanacci M, 1993. A new technique for reconstructions of large metadiaphyseal bone defects. Orthop Traumatol, 2: 159-177.

Carrle D, Bielack SS, 2006. Current strategies of chemotherapy in osteosarcoma. Int Orthop, 30 (6): 445-451.

Casadei R, De Paolis M, Drago G, et al, 2016. Total elbow arthroplasty for primary and metastatic tumor. Orthop Traumatol Surg Res, 102 (4): 459-465.

Cheng EY, Gebhardt MC, 1991. Allograft reconstructions of the shoulder after bone tumor resections. Orthop Clin North Am, 22 (1): 37-48.

DeGroot H, Donati D, Michele DL, et al, 2004. The use of cement in osteoarticular allografts for proximal humeral bone tumors. Clin Orthop Relat Res, 427: 190-197.

Donaldson SS, Torrey M, Link MP, et al, 1998. A multidisciplinary study investigating radiotherapy in Ewing's sarcoma: end results of POG #8346. Int J Radiat Oncol Biol Phys, 42 (1): 125-135.

Dudkiewicz I, Velkes S, Oran A, et al, 2003. Composite grafts in the treatment of osteosarcoma of the proximal humerus. Cell Tissue Bank, 4 (1): 37-41.

Economopoulos K, Barker L, Beauchamp C, et al, 2010. Case report: reconstruction of the distal tibia with porous tantalum spacer after resection for giant cell tumor. Clin Orthop Relat Res, 468 (6): 1697-1701.

Eisenhauer EA, Therasse P, Bogaerts J, et al, 2009. New response evaluation criteria in solid tumours: revised RECIST guideline (version 1.1). Eur J Cancer, 45 (2): 228-247.

Enneking WF, 1986. A system of staging musculoskeletal neoplasms. Clin Orthop Relat Res, 204: 9-24.

Enneking WF, Shirley PD, 1977. Resection-arthrodesis for malignant and potentially malignant lesions about the knee using an intramedullary rod and local bone grafts. J Bone Joint Surg Am, 59 (2): 223-236.

Eward WC, Kontogeorgakos V, Levin LS, et al, 2010. Free vascularized fibular graft reconstruction of large skeletal defects after tumor resection. Clin Orthop Relat Res, 468 (2): 590-598.

Ferguson PC, Griffin AM, O'Sullivan B, et al, 2006. Bone invasion in extremity soft-tissue sarcoma: impact on disease outcomes. Cancer, 106 (12): 2692-2700.

Ferrari S, Bielack SS, Smeland S, et al, 2018. EURO-B.O.S.S.: a European study on chemotherapy in bone-sarcoma patients aged over 40: outcome in primary high-grade osteosarcoma. Tumori, 104 (1): 30-36.

Ferrari S, Mercuri M, Rosito P, et al, 1998. Ifosfamide and actinomycin-D, added in the induction phase to vincristine, cyclophosphamide and doxorubicin, improve histologic response and prognosis in patients with non metastatic Ewing's sarcoma of the extremity. J Chemother, 10 (6): 484-491.

Ferrari S, Ruggieri P, Cefalo G, et al, 2012. Neoadjuvant chemotherapy with methotrexate, cisplatin, and doxorubicin with or without ifosfamide in nonmetastatic osteosarcoma of the extremity: an Italian sarcoma group trial ISG/OS-1. J Clin Oncol, 30 (17): 2112-2118.

Gaspar N, Occean BV, Pacquement H, et al, 2018. Results of methotrexate-etoposide-ifosfamide based regimen (M-EI) in osteosarcoma patients included in the French OS2006/sarcome-09 study. Eur J Cancer, 88: 57-66.

Getty PJ, Peabody TD, 1999. Complications and functional outcomes of reconstruction with an osteoarticular allograft after intra-articular resection of the proximal aspect of the humerus. J Bone

Joint Surg Am, 81 (8): 1138-1146.

Goorin AM, Schwartzentruber DJ, Devidas M, et al, 2003. Presurgical chemotherapy compared with immediate surgery and adjuvant chemotherapy for nonmetastatic osteosarcoma: Pediatric Oncology Group Study POG-8651. J Clin Oncol, 21 (8): 1574-1580.

Granowetter L, Womer R, Devidas M, et al, 2009. Dose-intensified compared with standard chemotherapy for nonmetastatic Ewing sarcoma family of tumors: a Children's Oncology Group Study. J Clin Oncol, 27 (15): 2536-2541.

Grier HE, Krailo MD, Tarbell NJ, et al, 2003. Addition of ifosfamide and etoposide to standard chemotherapy for Ewing's sarcoma and primitive neuroectodermal tumor of bone. N Engl J Med, 348 (8): 694-701.

Hackbarth DJ, 1991. Resections and reconstructions for tumors of the distal radius. Orthop Clin North Am, 22 (1): 49-64.

Ikuta K, Nishida Y, Sugiura H, et al, 2018. Predictors of complications in heat-treated autograft reconstruction after intercalary resection for malignant musculoskeletal tumors of the extremity. J Surg Oncol, 117 (7): 1469-1478.

Inatani H, Yamamoto N, Hayashi K, et al, 2016. Surgical management of proximal fibular tumors: A report of 12 cases. J Bone Oncol, 5 (4): 163-166.

Jaffe N, Frei E, Traggis D, et al, 1974. Adjuvant methotrexate and citrovorum-factor treatment of osteogenic sarcoma. N Engl J Med, 291 (19): 994-997.

Jaffe N, Paed D, Farber S, et al, 1973. Favorable response of metastatic osteogenic sarcoma to pulse high-dose methotrexate with citrovorum rescue and radiation therapy. Cancer, 31 (6): 1367-1373.

Janssen SJ, Langerhuizen DWG, Schwab JH, et al, 2019. Outcome after reconstruction of proximal femoral tumors: a systematic review. J Surg Oncol, 119 (1): 120-129.

Jeon DG, Kim MS, Cho WH, et al, 2008. Reconstruction with pasteurized autograft for distal tibial tumor. Arch Orthop Trauma Surg, 128 (2): 159-165.

Jeys LM, Kulkarni A, Grimer RJ, et al, 2008. Endoprosthetic reconstruction for the treatment of musculoskeletal tumors of the appendicular skeleton and pelvis. J Bone Joint Surg Am, 90 (6): 1265-1271.

Kawaguchi N, Ahmed AR, Matsumoto S, et al, 2004. The concept of curative margin in surgery for bone and soft tissue sarcoma. Clin Orthop Relat Res, 419: 165-172.

Kim JD, Lee GW, Chung SH, 2011. A reconstruction with extracorporeal irradiated autograft in osteosarcoma around the knee. J Surg Oncol, 104 (2): 187-191.

Kocher MS, Gebhardt MC, Mankin H, et al, 1998. Reconstruction of the distal aspect of the radius with use of an osteoarticular allograft after excision of a skeletal tumor. J Bone Joint Surg Am, 80 (3): 407-419.

Kundu ZS, Tanwar M, Rana P, et al, 2018. Fibulectomy for primary proximal fibular bone tumors: a functional and clinical outcome in 46 patients. Indian J Orthop, 52 (1): 3-9.

LaPrade RF, 1998. The anatomy of the deep infrapatellar bursa of the knee. Am J Sports Med, 26 (1): 129-132.

Lee SY, Jeon DG, Cho WH, et al, 2017. Pasteurized autograft-prosthesis composite reconstruction may not be a viable primary procedure for large skeletal defects after resection of sarcoma. Sarcoma, 2017: 9710964.

Leit ME, Tomaino MM, 2004. Principles of limb salvage surgery of the upper extremity. Hand Clin, 20(2):

167-179.

Li D, Xie L, Guo W, et al, 2018. Extra-articular resection is a limb-salvage option for sarcoma involving the hip joint. Int Orthop, 42 (3): 695-703.

Lin PP, Pino ED, Normand AN, et al, 2007. Periosteal margin in soft-tissue sarcoma. Cancer, 109 (3): 598-602.

Liu W, Shao Z, Rai S, et al, 2020. Three-dimensional-printed intercalary prosthesis for the reconstruction of large bone defect after joint-preserving tumor resection. J Surg Oncol, 121 (3): 570-577.

Luo J, Manning BD, Cantley LC, 2003. Targeting the PI3K-Akt pathway in human cancer: rationale and promise. Cancer Cell, 4 (4): 257-262.

Malawer MM, 1984. Surgical management of aggressive and malignant tumors of the proximal fibula. Clin Orthop Relat Res, (186): 172-181.

Malawer MM, 1991. Tumors of the shoulder girdle. Technique of resection and description of a surgical classification. Orthop Clin North Am, 22 (1): 7-35.

Manabe J, Ahmed AR, Kawaguchi N, et al, 2004. Pasteurized autologous bone graft in surgery for bone and soft tissue sarcoma. Clin Orthop Relat Res, 419: 258-266.

Mankin HJ, Gebhardt MC, Jennings LC, et al, 1996. Long-term results of allograft replacement in the management of bone tumors. Clin Orthop Relat Res, 324: 86-97.

Marcove RC, 1982. A 17-year review of cryosurgery in the treatment of bone tumors. Clin Orthop Relat Res, 163: 231-234.

Marcove RC, Lewis MM, Huvos AG, et al, 1977. En bloc upper humeral interscapulo-thoracic resection. The Tikhoff-Linberg procedure. Clin Orthop Relat Res, 124: 219-228.

Marcove RC, Miller TR, 1969. Treatment of primary and metastatic bone tumors by cryosurgery. JAMA, 207 (10): 1890-1894.

Marina NM, Smeland S, Bielack SS, et al, 2016. Comparison of MAPIE versus MAP in patients with a poor response to preoperative chemotherapy for newly diagnosed high-grade osteosarcoma (EURAMOS-1): an open-label, international, randomised controlled trial. Lancet Oncol, 17 (10): 1396-1408.

Maruthainar N, Zambakidis C, Harper G, et al, 2002. Functional outcome following excision of tumours of the distal radius and reconstruction by autologous non-vascularized osteoarticular fibula grafting. J Hand Surg Br, 27 (2): 171-174.

Mason GE, Aung L, Gall S, et al, 2013. Quality of life following amputation or limb preservation in patients with lower extremity bone sarcoma. Front Oncol, 3: 210.

Meyers PA, Schwartz CL, Krailo M, et al, 2005. Osteosarcoma: a randomized, prospective trial of the addition of ifosfamide and/or muramyl tripeptide to cisplatin, doxorubicin, and high-dose methotrexate. J Clin Oncol, 23 (9): 2004-2011.

Minami A, Kato H, Iwasaki N, et al, 2002. Vascularized fibular graft after excision of giant-cell tumor of the distal radius: wrist arthroplasty versus partial wrist arthrodesis. Plast Reconstr Surg, 110 (1): 112-117.

Miser JS, Krailo MD, Tarbell NJ, et al, 2004. Treatment of metastatic Ewing's sarcoma or primitive neuroectodermal tumor of bone: evaluation of combination ifosfamide and etoposide—a Children's Cancer Group and Pediatric Oncology Group study. J Clin Oncol, 22 (14): 2873-2876.

Moertel CG, Hanley JA, 1976. The effect of measuring error on the results of therapeutic trials in advanced cancer. Cancer, 38 (1): 388-394.

Morgan HD, Cizik AM, Leopold SS, et al, 2006. Survival of tumor megaprostheses replacements about the knee. Clin Orthop Relat Res, 450: 39-45.

Muller DA, Beltrami G, Scoccianti G, et al, 2018. Allograft reconstruction of the extensor mechanism after resection of soft tissue sarcoma. Adv Orthop, 2018: 6275861.

Nakamura T, Fujiwara T, Tsuda Y, et al, 2019. The Clinical outcomes of hemicortical extracorporeal irradiated autologous bone graft after tumor resection of bone and soft tissue sarcoma. Anticancer Res, 39 (10): 5605-5610.

NCCN, 2022. Soft Tissue Sarcoma. (NCCN) Clinical Practice Guidelines in Oncology. Version.

Nesbit ME Jr, Gehan EA, Burgert EO Jr, et al, 1990. Multimodal therapy for the management of primary, nonmetastatic Ewing's sarcoma of bone: a long-term follow-up of the First Intergroup study. J Clin Oncol, 8 (10): 1664-1674.

Ozaki T, Nakatsuka Y, Kunisada T, et al, 1998. High complication rate of reconstruction using Ilizarov bone transport method in patients with bone sarcomas. Arch Orthop Trauma Surg, 118 (3): 136-139.

Pansuriya TC, van Eijk R, D'Adamo P, et al, 2011. Somatic mosaic IDH1 and IDH2 mutations are associated with enchondroma and spindle cell hemangioma in Ollier disease and Maffucci syndrome. Nat Genet, 43 (12): 1256-1261.

Papagelopoulos PJ, Sarlikiotis T, Vottis CT, et al, 2019. Total talectomy and reconstruction using a 3-dimensional printed talus prosthesis for Ewing's sarcoma: a 3.5-year follow-up. Orthopedics, 42 (4): e405-e409.

Papagelopoulos PJ, Savvidou OD, Mavrogenis AF, et al, 2005. Lateral malleolus en bloc resection and ankle reconstruction for malignant tumors. Clin Orthop Relat Res, 437: 209-218.

Parsons SJ, Parsons JT, 2004. Src family kinases, key regulators of signal transduction. Oncogene, 23 (48): 7906-7909.

Pollock RC, Stalley PD, 2004. Biopsy of musculoskeletal tumours—beware. ANZ J Surg, 74 (7): 516-519.

Pritsch T, Bickels J, Wu CC, et al, 2007. Is scapular endoprosthesis functionally superior to humeral suspension? Clin Orthop Relat Res, 456: 188-195.

Puloski SK, Griffin A, Ferguson PC, et al, 2007. Functional outcomes after treatment of aggressive tumors in the distal radius. Clin Orthop Relat Res, 459: 154-160.

Puri A, Byregowda S, Gulia A, et al, 2018. Reconstructing diaphyseal tumors using radiated (50 Gy) autogenous tumor bone graft. J Surg Oncol, 118 (1): 138-143.

Qu H, Guo W, Yang R, et al, 2015. Reconstruction of segmental bone defect of long bones after tumor resection by devitalized tumor-bearing bone. World J Surg Oncol, 13: 282.

Rodl RW, Gosheger G, Gebert C, et al, 2002. Reconstruction of the proximal humerus after wide resection of tumours. J Bone Joint Surg Br, 84 (7): 1004-1008.

Rosen G, Caparros B, Huvos AG, et al, 1982. Preoperative chemotherapy for osteogenic sarcoma: selection of postoperative adjuvant chemotherapy based on the response of the primary tumor to preoperative chemotherapy. Cancer, 49 (6): 1221-1230.

Rudiger HA, Dora C, Bode-Lesniewska B, et al, 2005. Extra-articular resection of the hip with a posterior column-preserving technique for treatment of an intra-articular malignant lesion. A report of two cases. J Bone Joint Surg Am, 87 (12): 2768-2774.

Savage SA, Mirabello L, 2011. Using epidemiology and genomics to understand osteosarcoma etiology.

Sarcoma，2011：548151.

Schima W，Amann G，Stiglbauer R，et al，1994. Preoperative staging of osteosarcoma：efficacy of MR imaging in detecting joint involvement. AJR Am J Roentgenol，163（5）：1171-1175.

Schwartz AJ，Kiatisevi P，Eilber FC，et al，2009. The Friedman-Eilber resection arthroplasty of the pelvis. Clin Orthop Relat Res，467（11）：2825-2830.

Sewell MD，Hanna SA，McGrath A，et al，2011. Intercalary diaphyseal endoprosthetic reconstruction for malignant tibial bone tumours. J Bone Joint Surg Br，93（8）：1111-1117.

Shehadeh A，Noveau J，Malawer M，et al，2010. Late complications and survival of endoprosthetic reconstruction after resection of bone tumors. Clin Orthop Relat Res，468（11）：2885-2895.

Shekkeris AS，Hanna SA，Sewell MD，et al，2009. Endoprosthetic reconstruction of the distal tibia and ankle joint after resection of primary bone tumours. J Bone Joint Surg Br，91（10）：1378-1382.

Sheth DS，Healey JH，Mark Sobel MD，et al，1995. Giant cell tumor of the distal radius. J Hand Surg Am，20（3）：432-440.

Shimozaki S，Yamamoto N，Shirai T，et al，2014. Pedicle versus free frozen autograft for reconstruction in malignant bone and soft tissue tumors of the lower extremities. J Orthop Sci，19（1）：156-163.

Sirveaux F，Roche O，Huttin P，et al，2004. Distal fibula reconstruction using a frozen allograft：a case report. Rev Chir Orthop Reparatrice Appar Mot，90（6）：581-585.

Smeland S，Bielack SS，Whelan J，et al，2019. Survival and prognosis with osteosarcoma：outcomes in more than 2000 patients in the EURAMOS-1（European and American Osteosarcoma Study）cohort. Eur J Cancer，109：36-50.

Song K，Song J，Lin K，et al，2019. Survival analysis of patients with metastatic osteosarcoma：a surveillance，epidemiology，and end results population-based study. Int Orthop，43（8）：1983-1991.

Spira E，Lubin E，1968. Extracorporeal irradiation of bone tumors. A preliminary report. Isr J Med Sci，4（5）：1015-1019.

Subhadrabandhu S，Takeuchi A，Yamamoto N，et al，2015. Frozen autograft-prosthesis composite reconstruction in malignant bone tumors. Orthopedics，38（10）：e911-e918.

Tang X，Guo W，Yang R，et al，2015. Synthetic mesh improves shoulder function after intraarticular resection and prosthetic replacement of proximal humerus. Clin Orthop Relat Res，473（4）：1464-1471.

Tsuchiya H，Abdel-Wanis ME，Sakurakichi K，et al，2002. Osteosarcoma around the knee. Intraepiphyseal excision and biological reconstruction with distraction osteogenesis. J Bone Joint Surg Br，84（8）：1162-1166.

Tsuchiya H，Nishida H，Srisawat P，et al，2010. Pedicle frozen autograft reconstruction in malignant bone tumors. J Orthop Sci，15（3）：340-349.

Tsuchiya H，Wan SL，Sakayama K，et al，2005. Reconstruction using an autograft containing tumour treated by liquid nitrogen. J Bone Joint Surg Br，87（2）：218-225.

Unwin PS，Cannon SR，Grimer RJ，et al，1996. Aseptic loosening in cemented custom-made prosthetic replacements for bone tumours of the lower limb. J Bone Joint Surg Br，78（1）：5-13.

Usui M，Murakami T，Naito T，et al，1996. Some problems in wrist reconstruction after tumor resection with vascularized fibular-head graft. J Reconstr Microsurg，12（2）：81-88.

Uyttendaele D，De Schryver A，Claessens H，et al，1988. Limb conservation in primary bone tumours by resection，extracorporeal irradiation and re-implantation. J Bone Joint Surg Br，70（3）：348-353.

van Maldegem AM，Gelderblom H，Palmerini E，et al，2014. Outcome of advanced，unresectable conventional central chondrosarcoma. Cancer, 120 (20): 3159-3164.

Wang J, Du Z, Yang R, et al, 2020. Lateral malleolus en bloc resection for the distal fibula osteosarcoma based on a new classification and proposed reconstruction choice: analysis of 6 cases prognosis and literature review. Foot Ankle Surg, 26 (8): 855-863.

Watanabe K, Tsuchiya H, Yamamoto N, et al, 2013. Over 10-year follow-up of functional outcome in patients with bone tumors reconstructed using distraction osteogenesis. J Orthop Sci, 18 (1): 101-109.

Weiland AJ, Kleinert HE, Kutz JE, et al, 1979. Free vascularized bone grafts in surgery of the upper extremity. J Hand Surg Am, 4 (2): 129-144.

Whelan JS, Bielack SS, Marina N, et al, 2015. EURAMOS-1, an international randomised study for osteosarcoma: results from pre-randomisation treatment. Ann Oncol, 26 (2): 407-414.

Wittig JC, Bickels J, Felasfa W, et al, 2002. Constrained total scapula reconstruction after resection of a high-grade sarcoma. Clin Orthop Relat Res, 397: 143-155.

Wolf RE, Scarborough MT, Enneking WF, 1999. Long-term followup of patients with autogenous resection arthrodesis of the knee. Clin Orthop Relat Res, 358: 36-40.

Womer RB, West DC, Krailo MD, et al, 2012. Randomized controlled trial of interval-compressed chemotherapy for the treatment of localized Ewing sarcoma: a report from the Children's Oncology Group. J Clin Oncol, 30 (33): 4148-4154.

Wu PK, Chen CF, Chen CM, et al, 2018. Intraoperative extracorporeal irradiation and frozen treatment on tumor-bearing autografts show equivalent outcomes for biologic reconstruction. Clin Orthop Relat Res, 476 (4): 877-889.

Xie L, Tang X, Yang R, et al, 2014. Interscapulothoracic resection of tumours of shoulder with a note on reconstruction. Bone Joint J, 96-B (5): 684-690.

Xu G, Miwa S, Yamamoto N, et al, 2020. Pedicle frozen autograft-prosthesis composite reconstructions for malignant bone tumors of the proximal femur. BMC Musculoskelet Disord, 21 (1): 81.

Xu J, Li D, Xie L, et al, 2015. Mesenchymal chondrosarcoma of bone and soft tissue: a systematic review of 107 patients in the past 20 years. PLoS One, 10 (4): e0122216.

Yamamoto N, Tsuchiya H, Tomita K, 2003. Effects of liquid nitrogen treatment on the proliferation of osteosarcoma and the biomechanical properties of normal bone. J Orthop Sci, 8 (3): 374-380.

Zehr RJ, Enneking WF, Scarborough MT, 1996. Allograft-prosthesis composite versus megaprosthesis in proximal femoral reconstruction. Clin Orthop Relat Res, 322: 207-223.

Zekry KM, Yamamoto N, Hayashi K, et al, 2019. Reconstruction of intercalary bone defect after resection of malignant bone tumor. J Orthop Surg (Hong Kong), 27 (1): 1-9.

第 4 章

儿童恶性骨肿瘤的保肢治疗

第一节 概　述

一、儿童常见恶性骨肿瘤流行病学

（一）发病率

20 岁以下的儿童及青少年骨原发恶性肿瘤的发病率约为 8.7/1 000 000。其中以骨肉瘤和尤因肉瘤最为常见，此类肿瘤常发生于干骺端，股骨远端和胫骨近端的病例占全部病例的 45% ～ 78%，其次好发于肱骨近端和股骨中段和股骨近端（Bielack et al，2002）。软组织肉瘤种类较多，生物学行为差别较大，横纹肌肉瘤是儿童最为常见的恶性软组织肉瘤，其他常见软组织肉瘤包括纤维肉瘤、未分化肉瘤、横纹肌肉瘤、脂肪肉瘤、滑膜肉瘤等。骨肉瘤和尤因肉瘤这两种恶性肿瘤的发病特点在种族和肿瘤位置上有着显著的不同。所以本章对于儿童恶性骨肿瘤的发病率描述以这两类肿瘤为主。

骨原发恶性肿瘤是罕见肿瘤。0 ～ 14 岁儿童的发病率通常为 2/1 000 000 ～ 8/1 000 000。尽管各国之间的骨肉瘤发生率相似，但对于尤因肉瘤，欧洲人、美国白人与亚洲人、非洲人、美国黑人的发病率是明显不同的。但骨肉瘤和尤因肉瘤的发病高峰年龄均是青春期。在流行病学资料较好的美国，每年在 0 ～ 19 岁的儿童及青少年中新诊断骨恶性肿瘤有 650 ～ 700 例，其中骨肉瘤占 53%，尤因肉瘤占 35%，软骨肉瘤约占剩余部分骨肿瘤的一半。在北美洲，骨肉瘤占所有 20 岁以下人群恶性肿瘤的 5.5%。在美国和加拿大，骨肉瘤的发病率分别为每百万 0 ～ 19 岁儿童中 4.6 例和 4.5 例。尤因肉瘤的发病率为每百万儿童 3.0 例和 2.9 例。骨肉瘤和尤因肉瘤在幼儿期都非常少见，在青春期的发病率最高（图 4-1-1）。此外在 20 ～ 24 岁年轻人中发病率也很高，但低于青春期发病高峰阶段。骨原发恶性肿瘤男女比例约为 1.2 ∶ 1，女性的发病高峰比男性一般早 2 岁，即 13 岁。骨肉瘤在黑人和白人中发生率大致相同。但在尤因肉瘤中，白人的发生率明显高于黑人儿童，前者发生率是后者的 11 倍（Ferrari et al，2003）。

骨肉瘤和尤因肉瘤发病位置各有特点。骨肉瘤病例中 80% 发生在下肢的长骨，而中轴骨仅占 5%；但有 45% 的尤因肉瘤发生在中轴骨，30% 发生在下肢。在诊断时，有不到 20% 的骨肉瘤和尤因肉瘤出现转移。这些现象均显示两者的发病原因不同。人们注意到骨肿瘤发病的年龄变化曲线紧随儿童时期的生长曲线，此外，女性骨肿瘤的发病高峰更早，这与文献报道的快速发育期相吻合。这些数据表明，骨骼生长发育在骨原发恶性肿瘤和骨肉瘤中起作用，因为骨肉瘤常见于股骨远端和胫骨近端，这些部位在青春期对下肢长度发育贡献最大。但对于尤因肉瘤，不同人种的发病率差异较大，且发病部位占比较均衡，这些都暗示其遗传易感性。

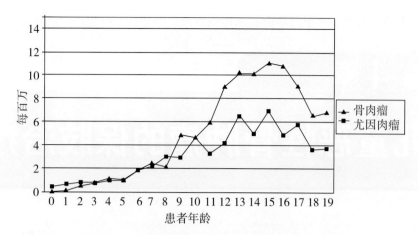

图 4-1-1   骨肉瘤及尤因肉瘤发病率与年龄关系

（二）生存率和死亡率

儿童恶性骨肿瘤的死亡率高于儿童其他恶性肿瘤。美国国立癌症研究所数据库（SEER 数据库）显示，1985—2000 年，0 ~ 19 岁患者的骨原发恶性肿瘤的 5 年生存率为 65.4%，但儿童期癌症的整体生存率为 76.1%。最近几十年，儿童恶性骨肿瘤的生存率较之前有了显著提高，1975—1984 年为 42%。骨肉瘤的生存率仅略高于尤因肉瘤，二者分别为 64.3% 和 61.5%。对于两种常见的恶性骨肿瘤，女性的生存率均明显优于男性。在女性中，68% 的骨肉瘤和 67% 的尤因肉瘤可以存活 5 年以上，而男性的 5 年生存率分别是 62% 和 58%（Bielack et al，2002；Ferrari et al，2003；Harting et al，2006；Sherman et al，2012）。随着治疗方法和外科技术的进步，儿童原发恶性骨肿瘤患者大部分可以长期存活，但目前治疗后的生存率处于瓶颈期。

二、骨骼发育与生长预测

（一）骺板的发育与生理

由于儿童及青少年处于生长发育期，骺板尚处于发育阶段，若肿瘤累及骺板，则会影响肢体长度发育，进而导致肢体不等长等问题，所以对于儿童骨原发恶性肿瘤的治疗，十分有必要了解骨骼发育规律以及骺板生理特点。

儿童和青少年最常见的骨原发恶性肿瘤是骨肉瘤和尤因肉瘤。在这些患者中，约有 75% 的肿瘤位于骺板附近。骺板软骨是长骨纵向发育生长的主要结构，位于骨端和干骺端之间，该结构被称为"骺板"或"生长板"。骺板的力学属性既有弹性，可以满足骺板软骨的生长，又有足够的强度，可作为负重骨的一部分。骺板的发育或生长的细胞是软骨细胞，这些细胞参与软骨内成骨，并控制骨骼生长长度。骺板的机械属性取决于软骨细胞产生的细胞外基质。骺板的软骨细胞呈方向性排列，在这过程中最重要的两个状态是增殖和增生，并在诱导基质矿化及血管化过程中避免出现骨吸收。一个骺软骨经历不同时期，每个时期均有不同的生理功能或作用。这些时期按时间顺序发生，最幼稚的软骨细胞是生发细胞，最成熟的细胞位于血管化区域（Kronenberg，2003）。在骨化中心和干骺端之间，软骨细胞在形态和功能两方面都按一定的顺序排列，骺板的软骨细胞一般分为四层：生发层、增殖层、肥大细胞层和钙化层（图 4-1-2）。有学者认为从细胞形态学的角度，可分为 6 部分：静止、增殖、成熟、肥大、变性和钙化，不同形态反映了不同的功能。最靠近骨端的 3 层软骨细胞主要功能是增殖，而靠近骨干的 3 层细胞主要生理功能是细胞周围基质矿化。靠近骨端的结构，即储备层、支持层或生发层，主要与骨骼横向生长有关。细胞形态小而圆，分布不规则，类似透明软骨，主要的胶原蛋白是 II 型胶原蛋白，并且纤维排列对次级骨化中心具有屏障作用。该层细胞产生基质并储存营养。下一层是增殖层，其具有长轴方向上的软骨生长活性，一般认为这部分软骨细胞不参与骨骼横径的发育，由于细胞形态和排列特点，该部分也被称为"摞硬币"。生发层的基质与该部分软骨基质相连，生化成分一致。增殖层细胞较储备层和生发层细胞更大，有肥大的高尔基体。在细胞外有胶原包裹，形成细胞巢。这就是骺板中软骨细胞分化的区域，细胞形态特点是扁平且不规则，这也是细胞增殖的表现（Xian，2014）。

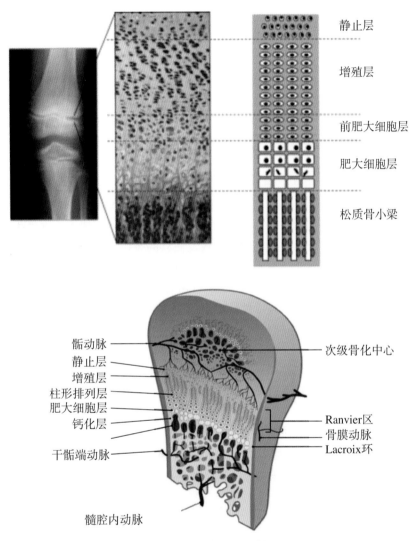

图 4-1-2　骺板的结构与血供示意图
A. 骺板的结构；B. 骺板的血供

　　肥大细胞层变性层，该区域对长度或宽度都没有影响。肥大细胞层有 15～17 个软骨细胞，一般认为该区域有两部分：成熟区位于变性区上方。细胞形态和生化成分显示在下层区域的肥大细胞是有增殖活性的，有代谢活性，并且能够控制基质钙化。在该区域存在肥大细胞特征的 X 型胶原蛋白。这些分子表明肥大细胞层的软骨细胞是高度分化的细胞，在软骨化骨中起重要作用。当肥大细胞凋亡后，它们形成的空腔被逐渐血管化，并被成骨细胞充满。如上所述，干骺端具有生长潜能的软骨会逐渐由基质矿化成骨而被逐渐取代。由细胞或毛细血管浸润引起的矿化即为退变层。干骺端毛细血管没有基底膜并且明显凸起，该部分血管对于血浆及血细胞成分通透性较高。骨母细胞与这些血管伴行，并在矿化间隔最顶层形成一层细胞，包裹骺板并有一层骨样组织覆盖，形成最初的松质骨。
　　骺板的血供主要来源于三个部分：供养动脉、骺板穿支动脉及骨膜血管（图 4-1-2）。供养动脉供应骺板中央区域，并有小分支供应周边区域。中央的纵行分支直接到达生长软骨，形成树样血管结构。此外，从关节周围血管发出相当数量的干骺端血管供养长骨的干骺端和软骨区。这些血管一般以毛细血管结构止于生长软骨板下方，供养动脉血供占 80%，一般骺板周边血供靠关节周边血管分支供养，这些分支往往形成血管网覆盖于骺软骨周边，特别是 Ranvier 区。骺板的血供对于软骨的生长发育成骨有着十分重要的作用。手术或者其他原因导致这些血管损伤将引起增殖层增厚并产生更多的软骨基质。骺板的血供通过骺板穿支血管提供，骺端的血供一般来源于骺内血供，并在增殖层形成血管网。但是这些骺板动脉分支不会延伸到软骨结构内部，所以增生层的软骨结构内没有血管。在骨端和干骺端有两套循环系统，有着不同的功能和形态特点。

由各种病理原因导致的骺板血供损伤会造成骺板部分或全部缺血坏死，进而导致畸形。由于遗传或外伤因素导致的动静脉瘘是股骨远端过度生长的常见原因，这类过度生长全部是纵向的，皮质增厚。止血带应用后对于幼稚骨的影响会导致纵向生长增加。此外，在髓腔内植入各类材料会刺激骨骼发育，特别是骺软骨的生长，骨膜剥离或干骺端骨折有时也会刺激骨骼发育。干骺端血管受到抑制会引起骺板厚度增加，即生发层和骺端终末血管距离增加。

（二）骨骼生长预测

在临床治疗中，由于切除肿瘤需要进行骺板切除，在手术计划时就需要考虑患者年龄、骨骼发育潜能以及手术带来的生长丢失，需要综合考虑决定重建方式及后续的肢体不等长的解决方案。所以在儿童保肢手术治疗中，在制订术前计划时，对于受累骺板生长潜能的预测十分重要。常用的方法包括 Anderson 生长潜能预测，Moseley 生长曲线法和 Paley 系数表法（Paley et al, 2000；Walsh et al, 2000），我国缺乏儿童骨骼发育特点的流行病学数据，并且恶性肿瘤患儿往往需要接受化疗或放疗，这些治疗对于骺板的生长也会产生一定影响。在临床上经常进行粗略估算，即骺板发育结束的年龄分别是男孩 16 岁、女孩 14 岁；股骨近端、股骨远端、胫骨近端、胫骨远端分别占下肢发育的 15%、35%、30%、20%；股骨近端骺板、股骨远端骺板、胫骨近端骺板和胫骨远端骺板每年生长长度分别为 3 mm、9 mm、6 mm 和 5 mm。这些数据对于治疗方案制订、可延长关节假体设计等都是重要的参考。目前也可以通过 Paley Growth App 进行生长潜能或肢体不等长预测。

通过核医学的骨扫描检查，利用骺板浓聚程度判断骺板生长潜能，可作为由外伤、感染等原因导致骺板损伤患者预测生长潜能的有效方法。将病变骺板与健侧同一位置骺板进行浓聚比较，通过浓聚降低程度，换算骨骼发育受累程度，可以作为临床患者个体具体受病变累及骺板生长预测的方法（图 4-1-3）。

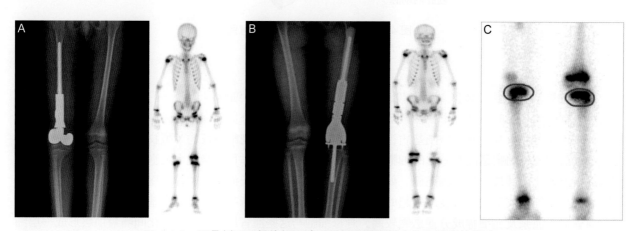

图 4-1-3　胫骨侧不同假体柄设计对骺板在骨扫描中浓聚程度的影响

A. 半关节假体对骨骺的影响；B. 儿童型全关节假体对骨骺的影响；C. 通过骺板骨扫描浓聚程度与健侧比值进行生长潜能的个体化预测

三、儿童恶性骨肿瘤外科治疗

对于儿童骨与软组织恶性肿瘤的外科治疗，目标是在可能的情况下进行肿瘤广泛切除并保留骨骼生长能力。较理想的手术方式是在不影响远期生存的情况下最大限度地保留肢体的功能和外观。对于大多数病例，保肢手术在外观方面有着明显优势，患者术后功能满意。但保肢手术相对于截肢手术具有更高的并发症发生率，其中包括人工假体相关的并发症，如松动、感染、植骨不愈合、骨折、关节功能差、肢体不等长以及局部复发等。并发症的发生常需要翻修手术，有些病例最后需要截肢。截肢手术在某些特殊情况下可能是更合适的选择，这包括不当活检导致的血管神经严重肿瘤污染、病理性骨折等。但病理性骨折并非是保肢手术的绝对禁忌证，此外如血管被肿瘤包裹，可以考虑行血管置换。对于一些情况复杂的病例，选择保肢还是截肢需要根据具体情况决定。

保肢手术重建方式选择较多，在过去 30 年中保肢手术发展迅速，目前相对成熟。根据肿瘤位于不同部位手术方式及重建策略不同，重建种类可以分为两大类，即生物重建和金属假体重建。常见保肢手术重建方法包括：肿瘤型人工关节重建、中段假体重建、复合假体重建、异体骨重建、带血管蒂自体骨移植、肿瘤骨灭活重建、旋转成型（Dickinson et al，2010；Henderson et al，2010；Nystrom et al，2010；Toy et al，2010；Beris et al，2011；Allison et al，2012；Henderson et al，2012；Weitao et al，2012；Kang et al，2017；Jud et al，2019）。随着重建理念和新技术的出现，重建策略也在不断发展。对于长骨不同部位的大段缺损重建方法的选择，一般需要考虑解剖学特点和生物力学特点：对于骨干，主要功能为力学承重，需要与两端可靠整合，所以一般对预期生存期长的患者首选生物重建；对于干骺端缺损，要根据具体情况评估骺板、关节面能否保留，该部位重建要考虑到关节活动的影响；对于累及关节或骺端的缺损，一般采用人工关节或异体/自体灭活半关节重建（图 4-1-4）。

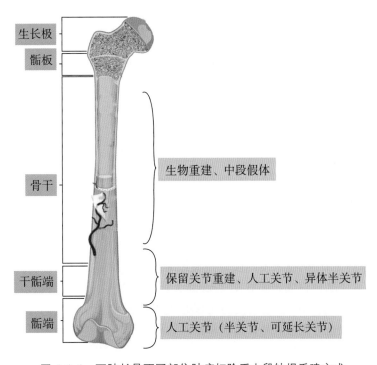

图 4-1-4 下肢长骨不同部位肿瘤切除后大段缺损重建方式

由于儿童的毛发发育特征，使其肿瘤切除骨缺损重建策略相较成人有所不同，这一点在重建中和重建后都需要考虑，如在术中，如果拟保留骺板，要注意同样保护其血供，周边剥离显露范围或内固定操作等要注意避免损伤骨骺，在重建时有时需要做类似腓骨骺移植操作，另外就是对于低龄患儿要考虑假体重建带来的远期反复翻修问题。对于儿童恶性骨肿瘤患者的保肢治疗，不仅需要考虑患肢的功能，还需要考虑远期并发症再次手术的问题。对于不同重建方法将在本节后面详细介绍。所以对于儿童恶性肿瘤保肢治疗，需要评估患者预期生存期、缺损部位、不同部位各种重建方法的短期及远期并发症特点，根据各因素综合评估制订完整的治疗方案，特别是对于预后较好，可能长期存活患者，不仅要考虑重建术后 2 ～ 3 年内面临的问题，也要计划远期并发症的处理方法，制订整体的系统性治疗方案（图 4-1-5）。应根据患者年龄、预计生长潜能带来的肢体不等长，选择相应的重建方式，主要考虑的因素是骨骼发育带来的肢体不等长问题。从重建角度讲，生物重建，特别是带血管的骨移植活性最好，更适用于低龄或儿童患者；对于青少年可以考虑接近成人的重建方法；可延长关节是一种特殊理念的金属假体重建，在一些情况下有着独特的优势；对于 4 岁以下患儿，选择保肢还是截肢需要全面评估肿瘤学情况及家属治疗意愿等因素。

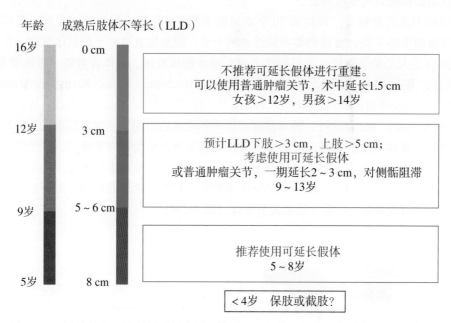

图 4-1-5　以膝关节周围骺板受累为例，针对不同年龄、不同生长潜能制订保肢方案

四、儿童保肢远期并发症

（一）肿瘤的复发和转移

对于儿童恶性骨肿瘤患者远期随访是必要的，因为确实仍有肿瘤复发及转移的可能，不过这种概率很低。大多数复发的病例发生在治疗后的 2 ～ 3 年内，治疗后 5 年出现复发或转移的可能性很低（Hanna et al，2008）。COSS 曾对 1702 例躯干及四肢骨肉瘤患者进行长期随访，平均随访 5.5 年，有 23 例患者（1.4%）在 5 年之后出现了肺转移或局部复发（Bielack et al，2002）。意大利 Rizzoli 骨科研究所数据显示远期复发或转移的发生率为 5.5%，最久出现转移的病例是在治疗后 17 年（Bacci et al，2006）。尤因肉瘤远期复发或转移的病例也有报道。肺部是最常见的转移部位，骨转移相对少见。对于肺转移灶进行切除后生存率约为 30%。目前对于骨肉瘤肺转移的外科治疗没有标准方案，通常肺部转移灶一旦得到有效控制，应尽可能切除肺部转移灶。目前对于骨肉瘤单侧肺转移的治疗最常采用单侧开胸，切除肿瘤。同样来自意大利 Rizolli 骨科研究所的数据显示，如果远期出现骨转移，预后很差，即使接受积极的化疗和手术，骨肉瘤骨转移患者存活几率仅为 10%。基于这些原因，我们应当对儿童恶性肿瘤治疗后进行长期随访，较早发现转移（Sherman et al，2012）。

（二）肢体不等长

恶性骨肿瘤患儿骨骼尚处于发育阶段，肿瘤常位于干骺端并累及骺板，切除肿瘤时需要同时切除骺板，儿童保肢治疗的难点在于骨骼较小和受累部位骺板切除，儿童保肢术后肢体不等长是目前尚未完全解决的难题。截肢手术对于儿童患者来说也存在相应的问题，最为突出的是残留骨端的生长导致软组织覆盖相对不足，需要二次手术（图 4-1-6）。

肢体不等长是儿童保肢术后最主要的远期并发症（图 4-1-7），上肢的不等长一般对功能影响不大，但是下肢不等长会严重影响功能。股骨远端和胫骨近端是原发骨肿瘤最常见的发病部位，并且两个部位骺板分别占下肢生长长度的 35% 和 30%，此外还有一些其他因素影响肢体不等长程度，这些因素包括化疗、邻近关节骺板受累、肌肉丧失或萎缩、对侧肌肉过度增生。肢体不等长的治疗方法包括非外科治疗和外科治疗，后者包括可延长假体、骨骺保留、对侧骨骺损毁或骨延长。对于肢体不等长的预测十分重要，因为需要根据不等长程度选择合适的治疗方案。成年后身高通常需要综合多方面进行预测，如家庭成员身高或采用生长图表等方法。

一般对于超过 5 ~ 8 cm 的肢体短缩一般需要肢体延长进行纠正，最常用的延长方法是通过外固定架（简称外架）进行骨延长，安全延长范围是受累骨长度的 15% ~ 25%。使用外架进行骨延长常见的并发症包括钉道感染、软组织张力过高、关节脱位、肌肉反张、骨骺早闭、新生骨延迟愈合、邻关节僵直和外架拆除后新生骨青枝骨折。Tsuchiya（1997）报道在骨肿瘤应用外架肢体延长方法的并发症发生率是 52.6%。患者教育、钉道护理、外架定期调整和功能康复对于骨延长手术的成功十分重要。Ji 等（2017）报道 5 例儿童恶性肿瘤保肢术后肢体不等长病例，患者年龄为 15 ~ 19 岁，进行骨延长治疗的时间为初次肿瘤手术后 7 ~ 11 年。5 例患者中，1 例在延长期间出现轻度感染 1 级，通过保守治疗后好转，完成预计延长长度并拆除外架后出现青枝骨折；另外 1 例并发症为青枝骨折，通过支具固定保护负重 3 个月后愈合。

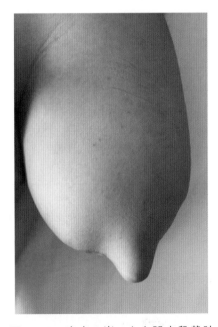

图 4-1-6　患者 9 岁，左大腿中段截肢术后 1 年半，体位像显示由于股骨残端生长导致软组织覆盖不足

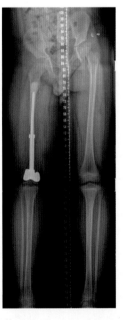

图 4-1-7　患者 8 岁，右股骨远端骨肉瘤，肿瘤切除后利用半关节进行重建，术后 4 年随访 X 线平片显示，右下肢出现 5 cm 短缩

小于 2 cm 的肢体不等长一般不需要处理，患者一般没有明显的临床症状和功能异常，这一范围内的肢体不等长可以通过矫正鞋纠正，< 1 cm 的肢体不等长可以通过正常鞋增加内增高实现，> 1 cm 的肢体

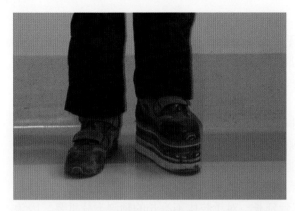

图 4-1-8　左股骨下段骨肉瘤患者，术后 4 年随访体位像显示左下肢短缩 7.5 cm，通过矫正鞋维持双下肢等长及行走功能

不等长需要在鞋跟处增高（Kaufman et al，1996）。

　　2 ~ 5 cm 的肢体不等长一般伴有步态异常，可以通过矫正鞋（图 4-1-8）或对侧骺阻滞进行纠正，但骺阻滞需要在准确的时间进行，这样可以避免矫正不足或过度。一般情况下身高的 65% 由下肢骨骼生长提供，股骨远端（39%）平均每年生长 9 mm，胫骨上端（28%），平均每年生长 6 mm。大于 5 cm 的不等长一般需要外科治疗。男孩一般到 16 岁身高停止增长，而女孩一般到 14 岁停止增长。肢体不等长预测方法较多，其中包括 Paley 系数法、Moseley 图表、Green-Anderson 生长图表等。最常用的外科治疗方法是经皮骺阻滞。该手术可以在门诊进行，并发症较少，可通过电钻和小刮匙毁损骺板，或者通过螺钉穿过骺板达到骺阻滞的效果。有时对于 2 ~ 5 cm 的下肢不等长可以通过健侧肢体短缩进行，直接解除短缩长度的长骨，但该方法不适用于 > 3 cm 的肢体不等长，因其会造成肌肉无力。

　　大于 5 ~ 8 cm 的肢体短缩一般采用短缩侧肢体延长的方法进行纠正，最常用的延长方法是使用外固定架，一般为单边外架或环形圈架。延长过程一般将外固定架固定后进行截骨，而后以每天 1 mm 速度牵开，一般可以延长所在长骨 15% ~ 25% 的长度。常见的并发症包括钉道或伤口感染、软组织张力过高、关节脱位、肌肉反张、骨骺早闭、延长骨延迟愈合、邻近关节僵直、外架相关机械并发症及外架拆除后的新生骨疲劳骨折。一般需要定期复查，以降低一些并发症的发生，钉道周围护理、外架调整和功能康复对于延长手术的成功和患者治疗期间的生活质量都十分重要。

　　对于肢体不等长 > 18 ~ 20 cm（需要 > 3 次肢体延长）的患儿，应较早采用截肢或旋转成形术进行治疗。

表 4-1-1　不同程度肢体短缩的治疗方法

肢体短缩程度	治疗方法
0 ~ 2 cm	不需要特殊治疗
2 ~ 5 cm	矫正鞋或对侧骺阻滞
5 ~ 15 cm	肢体延长，可延长假体
> 15 cm	多期手术，旋转成形术，截肢

　　对于骨延长来说，骨缺损由新生骨填补，骨延长的基础是骨折愈合过程中出现的功能性加速重构和骨愈合。Ilizarov 较早系统地应用该技术（Ilizarov，1990），该技术主要是进行皮质骨切断，保留骨外膜和髓内结构的连续性。延长在截骨后 7 ~ 14 天开始，每天可以延长 1 mm，但是新生骨达到负重强度所需要的时间一般为延长时间的 2 倍。虽然文献报道每延长 1 cm 的时间从 8.1 ~ 95 天不等（Kong et al，2010；Ji et al，2017；Barinaga et al，2018），但一般估算每延长 1 cm 的时间为一个月。骨延长最常见的并发症是钉道感染、固定钉断裂、新生骨骨折、邻近关节脱位、皮肤内陷、骨吸收和对线异常。Zekry 等（2019）报道了该方法的并发症发生率是 52.6%。骺延长的优势是成骨更快，可早期负重，并且并发症较其他延长方式少，但建议用于 12 岁以上患者，因为存在骺早闭的风险。Canadell 等（1994）应用该技术增加肿瘤与骺端及关节面的距离，增加肿瘤的安全边界，从而保留骺端及关节面。经骺板截骨可以用于骺端可以保留但无法进行骨骺延长的病例。

五、旋转成形术

旋转成形术是一种中段截肢术，将高位截肢转化为膝下截肢，主要在肿瘤瘤段切除后将远端肢体旋转180°，用踝关节代替膝关节，再通过假肢实现行走功能。该手术由 Borggreve（1930）报道，是用于治疗膝关节结核伴关节强直并短缩的病例。之后 van Nes（1950）将此技术推广，Kristen 等（1975）将该技术用于膝关节周围恶性肿瘤的保肢治疗中。Salzer 采用该方法治疗股骨远端骨肉瘤。该技术是保肢和截肢手术之间的一个选择，特别是对于年纪较小的患儿，一般认为 5～6 岁以下，由于骨骼未完全发育，采用该手术后可以避免保肢技术后肢体不等长等并发症。旋转成形术的优点包括：可重建出功能良好的膝关节，佩戴假肢的残肢长度较长，由足部产生的髋臼负重要优于膝上截肢产生的髋臼负重。旋转成形术后患者功能优于膝上截肢，并且相比所有保肢手术，旋转成形术是并发症发生率最低的一种重建方式。患儿可以进行体育锻炼和舞蹈等活动。与假体重建相比，旋转成形术在功能及生活质量方面没有劣势。该种重建方法在年龄越小的儿童中优势越明显，因为低龄患儿面临较大的发育潜能，同时有着较强的适应代偿能力，基于这两个特点，在可延长假体出现后，对年龄在 5～6 岁以下的患儿应考虑该术式。

Winkelmann 曾多次报道旋转成形术治疗儿童恶性骨肿瘤患者，并将该术式分为 A、B 两大类，并进一步分为 5 个亚型，即 AⅠ型股骨远端恶性肿瘤、AⅡ型胫骨近端恶性肿瘤、BⅠ型股骨近端恶性肿瘤、BⅡ型股骨近端及髋关节肿瘤、BⅢ型全股骨肿瘤（Winkelmann，1996；Hardes et al，2003）。曾有报道 134 例旋转成形病例，并发症包括 7 例血管并发症，2 例深部感染，4 例假关节，2 例神经功能损伤和 5 例远期骨折（Rodl et al，2002）。Gottsauner-Wolf 等（1991）回顾了 70 例旋转成形病例，平均随访 4 年，吻合血管不通是最常见的并发症，发生率大约为 10%，大多数将导致截肢。远期并发症包括 8 例骨折，2 例感染，2 例延迟愈合和 1 例淋巴管瘘。虽然有好的功能和生活质量，但外观异常是旋转成形的突出问题，所以该技术在可以选择保肢手术的前提下，很少作为第一选择。但对于一些具体病例如低龄患儿，它还是一种实用可靠的重建方法。

由于国内患者及家属对该手术接受度较低，另外术后康复及配套假肢较少，旋转成形术目前在国内

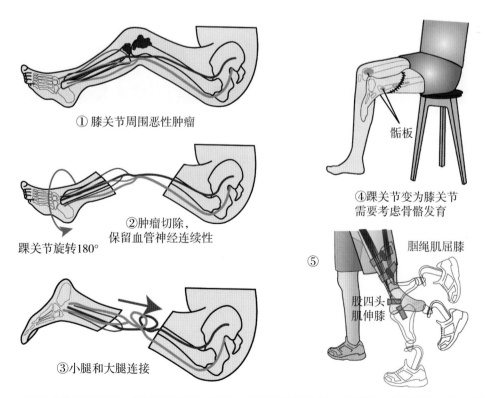

①膝关节周围恶性肿瘤

②肿瘤切除，保留血管神经连续性

踝关节旋转180°

③小腿和大腿连接

④踝关节变为膝关节需要考虑骨骼发育

骱板

⑤

腘绳肌屈膝

股四头肌伸膝

图 4-1-9　旋转成形术示意图，将踝关节旋转 180° 上移至膝关节位置，利用踝关节活动代替膝关节的屈伸

开展较少，对于低龄患儿可以考虑该方式重建，术后远期效果优于膝上截肢。对于股骨中下段的复发肿瘤，如果神经血管受累，为了保留足够的肢体长度，可以考虑进行自体胫骨的翻转上移（Schubert et al，2013），延长残肢长度，将大腿中上段截肢或髋关节离断变为膝关节离断，通过血管吻合，实现胫骨近端骺板放置于原股骨远端骺板位置，这样可以实现远期持续生长（图 4-1-10），带血管胫骨旋转延长残肢长度。

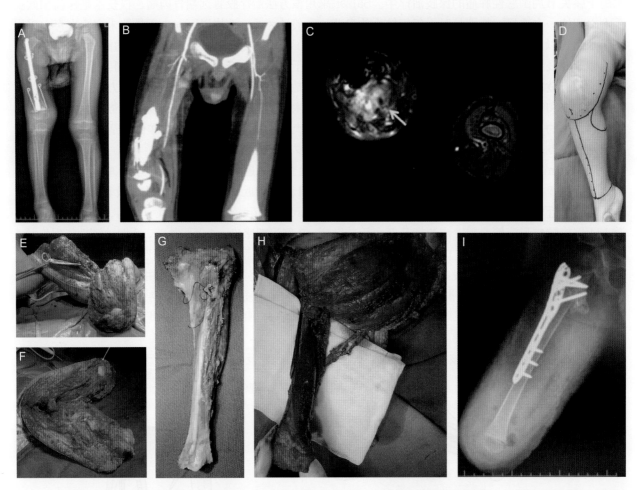

图 4-1-10　患者 3 岁半，右股骨中下段尤因肉瘤术后复发，放疗后肿瘤再次复发，行旋转成形术
A. 术前双下肢全长 X 线平片；B. 下肢 CTA 可见肿瘤累及股血管中下段，C. 增强 MRI 提示血管（黄色箭头）神经包裹于肿瘤组织内；D. 切口设计；E. 游离股四头肌肌皮瓣，分离股血管至肿瘤上极；F. 切除前次重建区域及复发肿瘤组织，离断肢体；G. 切取带血管胫骨，保留胫血管分叉近端 1 cm，将胫前肌、胫后肌保留于胫骨表面；H. 将胫骨远端修整后与股骨近端复位固定，吻合胫后 - 股血管；I. 术后 X 线片，胫骨近端骺板位置与健侧股骨远端骺板在同一平面，前者生长潜能占下肢的 30%，后者为 35%

第二节　生物学重建方法

肿瘤切除后大段骨缺损的重建方法主要为金属假体重建和生物重建，或者两者结合使用。早在 1914 年就有大段异体骨重建的报道。相对于假体重建，生物重建具有骨传导和骨诱导的优势，植骨与自体骨愈合过程经历了从最初的炎性反应，直到血管化、骨愈合和塑型改造等不同的阶段。植骨段最重要的是要有能力成骨或作为支架被自体骨爬行替代，并且不被宿主排异。移植骨的骨诱导作用并非一直持续存在，更多的是诱导间充质干细胞向成骨细胞方向分化，并被后者逐渐替代。大段的异体骨移植更多是为宿主骨爬行提供支架。儿童骨肿瘤患者往往需要接受放化疗，这些治疗对于骨愈合均有影响。对于异体骨生物重

建，最为合适的部位就是长骨中段骨缺损，因为骨干缺损金属假体重建并发症高于生物重建。

一、异体骨移植重建

异体骨可以单独使用或与人工假体联合作为复合假体使用，也可以如前文所述与带血管腓骨联合应用。但异体骨没有骨诱导作用，也就是异体骨无法诱导新骨形成。异体骨移植可以进行干骺端、骺端（异体半关节）、骨干骨缺损的重建，也可以作为切除后关节融合的移植物。异体骨可以恢复骨骼的完整性，保留骨量，提供肌腱韧带的附着，理论上可以改善术后功能（Thompson et al，1993；Alman et al，1995；Hejna et al，1997；Hornicek et al，2001；Brigman et al，2004；Muscolo et al，2005；Futani et al，2006；Muscolo et al，2008）。

儿童使用异体骨重建较成人具有更高的并发症发生率，特别是儿童下肢异体半关节重建的并发症发生率较高（图 4-2-1），长骨中段异体骨的预后相对较好。骨折、骨不愈合和感染是儿童异体骨移植重建中最常见的并发症（表 4-2-1）。异体骨重建 5 年和 10 年的完好率分别是 69% ~ 78% 和 63%。

表 4-2-1　儿童异体骨重建并发症发生率

作者（发表时间）	病例数	并发症发生率		
		感染	不愈合	骨折
Sanders 等（2020）	171	7%	16%	19%
Muscolo 等（2005）	22	4.5%	4.5%	13.6%
Ramseier 等（2006）	21	9.5%	–	28.6%
Brigman 等（2004）	116	16%	34%	27%
Alman 等（1995）	26	11.5%	11.5%	53.8%

异体骨最常见的并发症是感染、不愈合、骨吸收和骨折，其中感染是异体骨移植最严重的并发症。这些并发症一般发生于术后 2 年内，并且一般需要多次手术处理。外科切除范围、软组织缺损程度、多次手术以及化疗等因素都是导致异体骨感染的危险因素。异体骨与自体骨连接处愈合需要宿主骨活性高，骨接触面充分，连接处稳定才能达到骨愈合。Hornicek 等（2001）分析了导致异体骨不愈合的因素，并发现化疗是导致异体骨与自体骨连接处不愈合的主要因素。异体骨重建的骨折率儿童高于成人，理论上跨越整段异体骨的内固定可以提供固定并避免异体骨受到较强的弯曲和扭转应力而骨折。对于异体骨重建后失败翻修，要明确失败原因，一般是移植物活性差导致不愈合或内固定使用不合理，针对其原因进行翻修，一般可以解决问题（图 4-2-2）。在术后中长期随访时可以发现内固定的断裂或失效。接受异体骨重建的患儿术后因骨骺切除，会发生肢体短缩，肢体短缩的程度取决于患儿接受手术时的年龄。

二、自体骨重建（瘤骨灭活和带血管腓骨移植重建）

自体骨移植被认为是生物重建最理想的选择，随着显微外科技术的进步，带血管自体骨移植是愈合能力和活性最好的骨重建

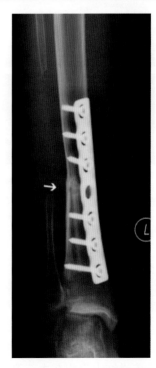

图 4-2-1　患者 9 岁，胫骨远端骨肉瘤，异体骨、自体游离腓骨移植重建肿瘤切除后骨缺损，箭头处可见植骨愈合

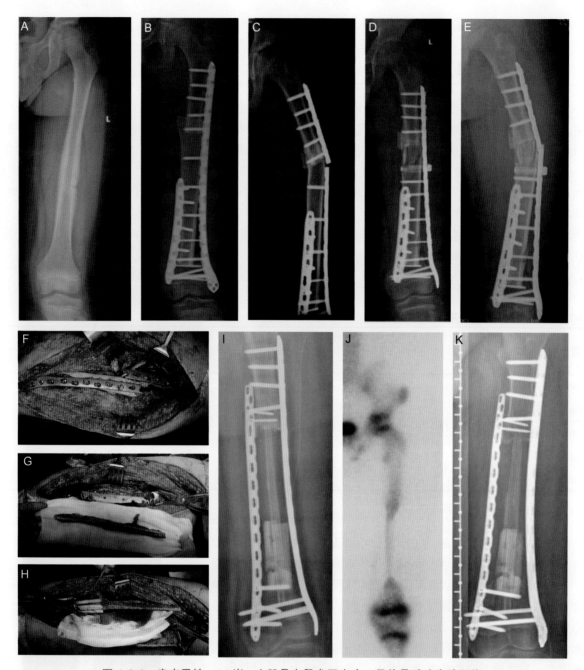

图 4-2-2 患者男性，11 岁，左股骨中段尤因肉瘤，异体骨重建失败翻修

A．术前 X 线；B．瘤段切除，异体骨套接，内固定；C．由于骨干截骨端未愈合，出现钢板断裂；D．更换钢板及植骨；E．植骨未愈合，再次出现断裂；F～H．翻修术中情况，可见钢板断裂，自体骨与异体骨在干骺端愈合好，取同侧带蒂腓骨，清除死骨后髓内放置腓骨，进行钢板固定；I．术后片，术后半年骨扫描显示腓骨代谢活性好；K．术后 2 年随访可见腓骨塑形增粗

方法（Cashin et al，2018；Stevenson et al，2018）。自体骨移植的并发症发生率要低于异体骨重建。对于儿童骨肿瘤切除后骨缺损，常见的自体骨移植方法是游离或带血管蒂的腓骨移植（vascularized fibular graft，VFG），腓骨移植十分适合上肢骨缺损的重建（图 4-2-3）。对于带血管蒂腓骨移植，可以尝试保留供应腓骨骺板血管（膝下外侧血管，在小儿一般是胫前血管）的移植，这样可以保留腓骨的生长，关于腓骨骺移植详细内容将在本节第三部分介绍。VFG 血运一般较好，可以较快地与自体骨愈合，但当用于下肢骨缺损重建时，由于腓骨强度不够，需要额外的固定支持（图 4-2-4）。一般腓骨可以通过应力传导、微骨折、骨痂形成等过程增粗塑形，但这一过程需要较长的时间，可能会延长制动时间。为了得到术后早期

足够的强度，可以将带血管腓骨与异体骨联合应用进行骨缺损的重建，这样可以通过异体骨提供术后早期的强度，通过带血管蒂腓骨再血管化和重塑实现远期的稳定重建，该技术被称为Capanna技术（Capanna et al，1993）。对于儿童或青少年来说，非受累部位的带血管腓骨复合结构植骨是目前最佳的生物重建方法，术后早期可以满足负重行走，同时可以实现远期的植骨愈合，长期随访可以看到腓骨和异体骨的融合。应力骨折是腓骨移植重建后最主要的并发症。应力骨折的发生率文献报道为12.5%～28.5%，不愈合或延迟愈合的发生率为8%～14%（Moran et al，2006；Han et al，2010；Beris et al，2011）。Cashin等（2018）利用A-Frame带血管蒂腓骨重建儿童下肢肿瘤切除后骨缺损，仍有不愈合和力线异常等问题（图4-2-5）。

另一种自体骨移植重建的方法是自体瘤骨灭活（图4-2-6）。灭活的方法包括：巴氏灭活、体外放射、液氮冷冻、高温处理等（Tsuchiya et al，2005；Lee et al，2018），这些方法更多应用于缺少骨库的医院，术前需要评估瘤骨力学强度和受累程度。灭活瘤骨重建方法的优点包括：生物重建并且具有最佳的缺损匹配，没有取骨处并发症（只单纯瘤骨灭活重建），相对于异体骨重建没有传染病风险，可避免排异反应，

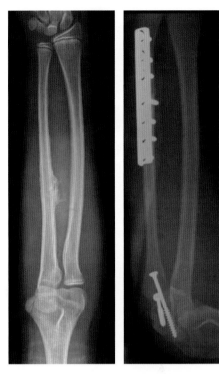

图 4-2-3　患者 13 岁，左尺骨骨肉瘤，肿瘤切除后骨缺损通过自体腓骨移植重建

可避免假体重建的松动等问题，可以保留胶原基质和骨愈合相关蛋白。对于是否可以用灭活骨，需要评估骨破坏特点（成骨性或溶骨性）和强度（肿瘤导致骨破坏范围），如果破坏范围过大，严重影响骨段结构强度，可能无法选择瘤骨灭活回植的方法。对于瘤骨灭活的肿瘤学安全性有大量研究，并没有发现灭活骨带来的高复发率风险（Wu et al，2018；Mihara et al，2020）。

这些方法更适用于儿童骨干或扁骨部位的肿瘤，这些部位很难进行金属假体重建。目前自体骨灭活的报道较少，不同文献报道的并发症发生率差异较大，灭活骨重建的主要并发症是感染和骨折。体外放疗灭活骨的不愈合发生率为20%～40%，骨干处不愈合率高于干骺端，并且不愈合病例往往会合并内固定断

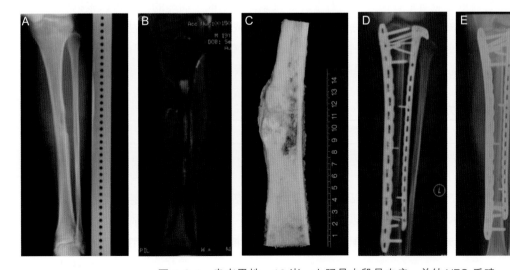

图 4-2-4　患者男性，16 岁，左胫骨中段骨肉瘤，单纯 VFG 重建

A、B. 术前 X 线及 MRI；C. 肿瘤切除标本；D. 术后 3 个月随访；E. 术后 1 年随访 X 线；F. 术后 1 年骨扫描显示腓骨代谢活性

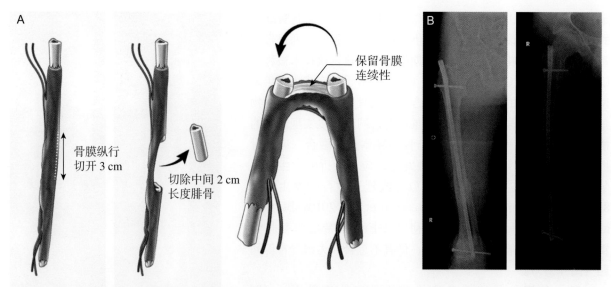

图 4-2-5   A-Frame 的 VFG 用于儿童股骨干骺端肿瘤切除后骨缺损重建（Cashin et al，2018）
A. 操作示意图；B. 术后 X 线平片

裂（Puri et al，2018）。液氮灭活方法的愈合率与体外放疗灭活方法相似，不愈合率为 20% ~ 35%，在并发症发生率和功能方面，液氮灭活和放疗灭活没有显著性差异。巴氏灭活的不愈合率约为 30%，同样在骨干处不愈合率高。对于不同灭活方法的愈合率研究显示，巴氏灭活和放疗灭活有着更高的愈合率，高温灭活愈合率最低（Wu et al，2018）。巴氏灭活方法可以保留成骨细胞和骨修复相关蛋白（Yasin et al，2015；Lee et al，2018）。

三、骨干、干骺端缺损（保留关节）重建

（一）概述

长骨中段或干骺端恶性骨肿瘤切除后大段骨缺损重建一直以来是骨肿瘤专业的难点，特别是对于儿童恶性骨肿瘤患者，部分患者可以长期存活，重建方法的远期良好率十分重要。从远期完好率角度看，生物重建理论上优于假体重建。对于儿童及青少年患者，其日常活动量高于成年人，且骨骼仍处于生长发育阶段，考虑到这些特点，生物重建应当是首选方案。对于肿瘤仅累及骨干或干骺端的情况可以根据肿瘤学边界在邻近关节位置截骨，保留关节结构，减少关节重建（人工关节或异体半关节等方法）带来的问题，但保留关节的重建最重要的是要实现骨愈合，特别是偏骨干侧的截骨端愈合，对于如何提高骨干处骨愈合，内固定的合理选用是十分重要的。各类生物重建方法的简要比较见表 4-2-2。

表 4-2-2   骨干、干骺端生物重建方法比较

重建方式	适应证	优势	潜在问题
异体骨	广泛成骨或严重溶骨性破坏	无需取骨、无额外创伤	需要骨库，并发症发生率高，传染病风险
巴氏灭活	骨破坏不严重，髓内外肿瘤组织可清除病例	灭活方法简单，灭活骨活性好，对机械强度影响小	远期出现骨吸收、骨折等问题，无法进行坏死率评估
外照射灭活	广泛成骨改变病例	匹配度高，可以作为结构植骨	对于溶骨性病变不适用，需要放疗设备
液氮灭活	同巴氏灭活方法	对活性保留较好，可以在体灭活	复温过程中出现骨段骨折

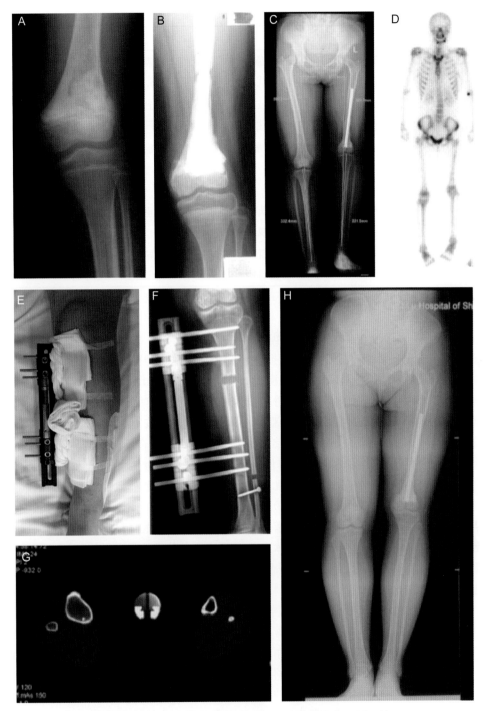

图 4-2-6　患者女性，8 岁，左股骨远端骨肉瘤灭活回植

A．术前 X 线平片；B．瘤段切除离体后灭活再植、骨水泥填充术后 X 线平片；C．术后 10 年 X 线示肢体不等长 7 cm；D．骨扫描可见灭活骨代谢良好；E、F．单边外架骨延长，G．骨膜牵拉成骨后 CT 片，可见髓腔化良好；H．肢体延长后 X 线示双下肢不等长得到纠正

续表

重建方式	适应证	优势	潜在问题
带血管腓骨	单纯用于应力低部位,如上肢、胫骨干	活性最佳,不会吸收,不需要爬行替代过程,真正"活"骨	强度弱,可能出现疲劳骨折,手术时间长
异体骨,灭活骨+带血管腓骨复合重建	长骨中段或大段缺损	结构支撑强度和活性均得到恢复和重建	取骨部位创伤,手术时间长,装配复位复杂
骨搬运	儿童或预期生存期长的患者	一旦诱导成功,无远期并发症	治疗周期长,需要较高的患者配合度,钉道感染,延迟成骨,骨对接端不愈合
中段金属假体	转移癌,骨髓瘤	术后即刻稳定性,早期负重,功能恢复快	无菌性松动,假体周围骨折,年轻患者中远期并发症发生率高
骨水泥膜诱导	上肢更为适用	技术简单,反应膜作为诱导膜预防植骨吸收	需要两期手术,有愈合修复不全可能

(二) 自体瘤骨灭活复合带血管腓骨移植重建

带血管或不带血管的腓骨重建是大段骨缺损重建的经典方法,但由于强度差,骨折发生率较高。单纯带血管腓骨重建可以作为异体骨重建失败的挽救方法之一。Capanna 等 (1993) 较早报道异体骨和带血管腓骨复合重建技术,并将其用于股骨和胫骨中段骨缺损的重建。对于儿童患者如使用异体骨复合腓骨重建,实际操作中可能会遇到解剖尺寸匹配困难、异体骨髓腔直径较小而无法进行腓骨髓内置入操作等问题。为了降低复合重建中异体骨的缺点,笔者应用自体瘤骨灭活复合带血管腓骨进行重建 (Tan et al,2019),这样较好地解决了解剖匹配和生物相容性问题,并且采用高渗盐水 + 巴氏双灭活方法,同时改善了灭活彻底性并保留骨骼活性。该方法的理论优势在于:①通过带血管腓骨提高重建方法的愈合率;②自体瘤骨灭活有更好的解剖匹配和生物相容性;③通过腓骨髓内放置提高重建部位的结构强度;④重建复合体的骨代谢活性高,骨量保留充分。下面对儿童下肢中段或(和)干骺端肿瘤切除后骨缺损,应用自体瘤骨灭活复合带血管腓骨移植重建进行介绍。整体上,灭活瘤骨在截骨处具有最佳匹配,带血管腓骨具有良好的愈合塑形能力,术后早期依靠钢板及瘤骨提供结构强度,远期依赖腓骨塑形与灭活骨融合提供重建,达到生物重建的效果。

1. **骨灭活复合带血管腓骨干移植** 这种复合重建方法适用于以下情况的重建:①初治儿童及青少年股骨中段或(和)干骺端恶性骨肿瘤;②受累骨清除肿瘤组织后仍有轴向支撑强度;③干骺端截骨位置与关节面距离可以进行钢板固定(膝关节距关节面 ≥ 3 cm,髋关节股骨颈基底部)。对于以下情况应考虑其他重建方法:①病理骨折或受累骨溶解性破坏,且破坏范围大于长骨直径的 2/3;②髓腔内及骨外广泛成骨性肿瘤,无法清除髓内外肿瘤组织;③水肿反应区累及关节面水平或关节腔受累。应做充分的术前计划(图 4-2-7 A ～ C),包括确定肿瘤切除范围、腓骨切取长度、血管吻合位置、固定方式、骺板是否受累及预估肢体短缩等方面。

手术过程主要分为四个步骤:①肿瘤切除;②游离截取带血管腓骨,同时进行瘤骨灭活,采用巴氏复合高渗盐水灭活方法,将瘤段皮质外肿瘤软组织包块去除,同时清除髓腔内肿瘤组织,冲洗后将其放置于 65℃ 的 10% 高渗盐水中,灭活时间为 25 分钟(图 4-2-7 E ～ G);③复合物装配后缺损重建,复位后内固定,一般将腓骨髓内放置,并且采用水平对置全长桥接钢板(图 4-2-7 H ～ J);④血管吻合及伤口关闭。患者取侧卧 45°,患侧在上。一般需要使用无菌止血带。切口一般根据肿瘤包块位置及受累长度,一般需要两个切口:肿瘤切除切口和对侧钢板固定切口,后者可通过微创技术实现。肿瘤切除切口及入路:①肿瘤位于干骺端偏内时,应采用股骨远端内侧切口,同股骨下段肿瘤膝关节内侧入路,根据位置决定是否需

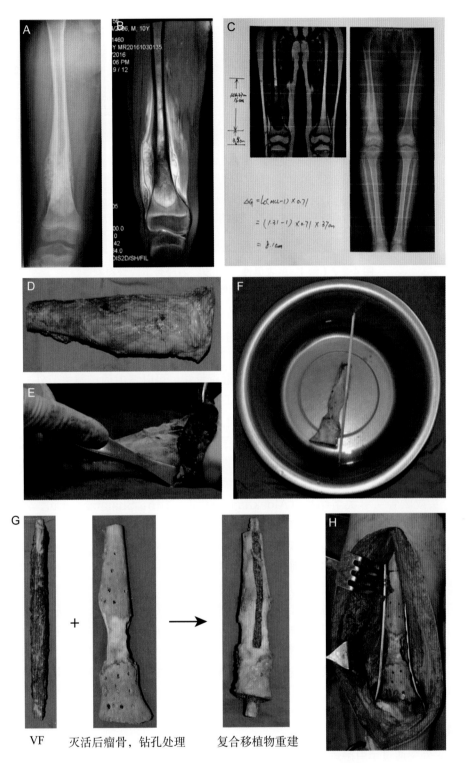

图 4-2-7　患者男性，10 岁，右股骨下段骨肉瘤

A、B．术前影像学可见肿瘤累及干骺端；C．术前计划，同时计算股骨远端骺板受累带来的肢体不等长；D～H．术中像显示，清除肿瘤组织，10% 高渗盐水复合巴氏灭活方法对瘤骨进行灭活，将腓骨装配于灭活骨段髓内，并插入自体骨髓腔内

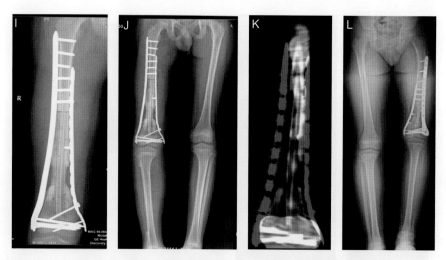

图 4-2-7（续）　患者男性，10 岁，右股骨下段骨肉瘤
I～K. 术后 3 个月复查 X 线平片及骨扫描，可见断层骨扫描显示腓骨代谢活性高；L. 术后 4 年复查 X 线平片，可见骨修复良好

要打开膝关节囊；②肿瘤位于外侧或病变较长且以骨干受累为主时，应考虑外侧切口，沿外侧肌间隙显露游离肿瘤。腓骨切取为常规小腿外侧切口。

对于股骨近端肿瘤累及干骺端病例，如果病变邻近股骨头，可以考虑通过髋关节外科入路切开关节囊无血管区，这样可以避免破坏股骨头血供，在保留小凹韧带连续性及血供的情况下脱位髋关节（Ganz et al，2001），然后进行近端截骨，从而获得满意的外科边界。由于儿童骨骼较小，可以使用成人肱骨近端解剖钢板，一方面可以复位固定，另一方面钢板上用于缝合肩袖腱性结构的设计也可以重建臀中肌止点，并较好地恢复髋关节外展功能（图 4-2-8）。

2. 瘤骨灭活骨复合带血管腓骨骺移植　对于 5 岁以下患儿，带血管腓骨骺移植可以用发育的腓骨头逐渐代替股骨头或肱骨头等关节结构（Aldekhayel et al，2016；Shammas et al，2017）。由于在低龄儿童腓动脉尚未发育，需要获取胫前血管供养腓骨骺及腓骨近端进行移植（Aldekhayel et al，2016；Shammas et al，2017）。早在 20 世纪 80 年代，Restrepo 和 Taylor 对腓骨近端的血供研究引入了带血管腓骨骺及腓骨干骺端的移植，该复合移植物需要胫前动脉和腓动脉供血实现（Innocenti et al，2007）。尸体解剖明确了腓骨骺血供单纯来源于胫前动脉，并且胫前动脉可以供养腓骨干近端 12 cm 的血供，基于该研究，对腓骨骺及近端干骺端移植不需要进行胫前血管和腓血管双套重建，只进行胫前血管重建即可。单纯腓骨骺及干骺端移植对于低龄肱骨近端缺损重建是一个较好的方法。此种方法最重要的血供的重建，由于约 20% 的患者腓骨骺血供来源于膝下外侧血管分支，所以建议术前行动脉造影，明确腓骨头血供情况，以提高成功率。对于低龄儿童，特别是上肢缺损者，如肱骨近端缺损，可以考虑采用腓骨骺及腓骨干骺端缺损，移植重建。

（三）骨搬运

骨搬运是利用外架通过牵引搬运骨段，在截骨处牵拉骨膜，诱导骨膜成骨，从而重建缺损段结构，在保护下逐渐形成结构正常的管状骨。由于儿童成骨能力强，骨膜条件好，相对于成人具有更快的骨形成速度，对于儿童骨干缺损，骨搬运是一种重建选择（Tsuchiya et al，1997）。但需考虑到，化疗会引起免疫抑制，术后化疗会增加钉道感染风险和骨修复抑制，所以本方法可能更适用于不需要进行术后化疗的病例，如骨干低度恶性肿瘤。患者预后较好，生存期长，一旦修复好，远期没有并发症，这一优势是其他任何重建方法无法比拟的。骨搬运需要进行充分的患者教育，患者及家属需要有较高的配合度，此外规范的钉道护理、合理的固定及搬运段设计对于该方法也至关重要。为了缩短佩戴外架时间，目前有复合固定技术，即外架复合髓内针或钢板进行搬运，这样可以在搬运段完成移动后即撤除外架，之后通过钢板或髓内

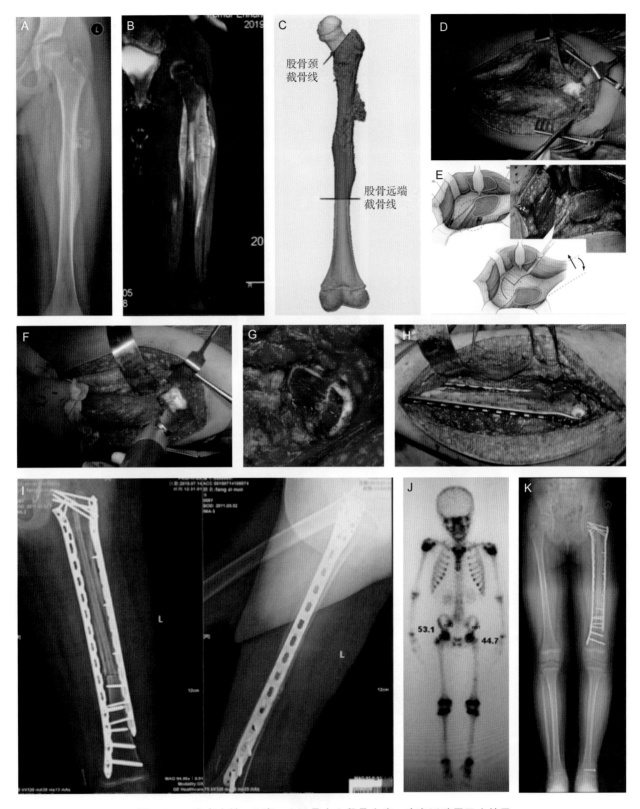

图 4-2-8　患者女性，7 岁，左股骨中上段骨肉瘤，病变近端累及小转子

A ~ C. 术前影像学及术前计划；D. 股骨外侧入路，显露股骨前外侧后按外科入路切开髋关节囊无血管区；E. 外科脱位及示意图；F. 摆锯在术前计划近端截骨位置截骨；G. 可见截骨后松质骨面明显渗血，血运好；H. 灭活复合 VFG 复位后钢板固定；I. 术后正侧位 X 线平片；J. 术后半年骨扫描可见重建段骨代谢与健侧相似，且近端骺板 ROI 骨代谢值为 44.7，健侧为 53.1；K. 术后半年复查可见截骨端愈合良好

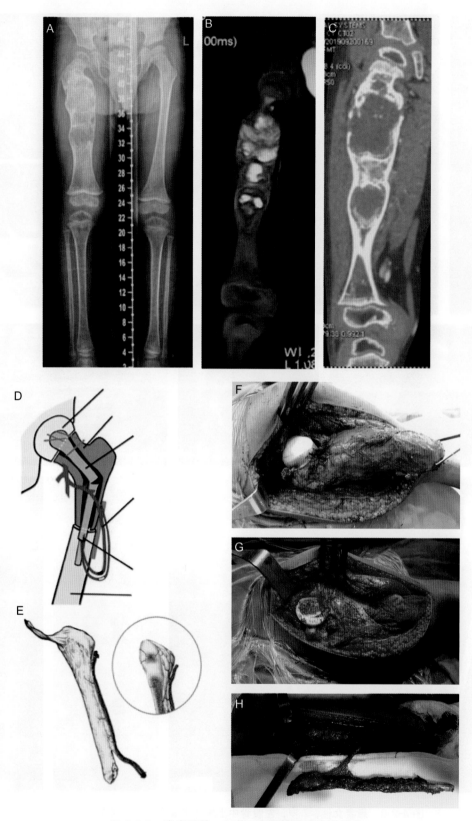

图 4-2-9   患者男性，3 岁，右股骨近端尤因肉瘤

A ~ C. 术前影像学资料显示病变累及股骨中上段，近端至骺板下；D. 术前计划，拟行自体瘤骨灭活复合带血管腓骨骺移植；E. 胫前血管供应的腓骨近端包括腓骨骺板及干骺端；F ~ H. 术中情况，外科脱位髋关节，保留股骨头 1/3 处截骨，取胫前血管供应的腓骨骺及干骺端

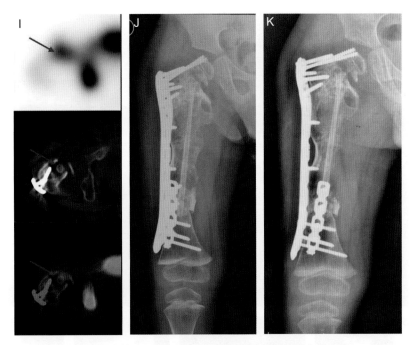

图 4-2-9（续）　患者男性，3 岁，右股骨近端尤因肉瘤

I. 术后 3 个月骨扫描断层显像示骺板代谢；J. 术后 3 个月复查 X 线；K. 术后半年复查 X 线

针维持稳定性。

下述病例即采用锁定钢板结合外架的固定方式，利用复合骨搬运技术治疗胫骨中上段肿瘤切除后骨缺损（图 4-2-10）。患者术前诊断为骨膜骨肉瘤，缺损为胫骨中上段，缺损长度为 7.5 cm，切除后一期行锁定钢板联合外架固定，于内侧骨缺损及搬运段近端及远端各留置 3 枚外架羟基磷灰石喷涂钢钉，同时在计划搬运段处留置 2 枚喷涂钢钉，C 臂确认置钉位置后，行胫骨外侧锁定钢板置入，跨越搬运段分别固定于胫骨近端和远端，钢板固定后于胫骨近端及搬运段间截骨。一期术后进行骨搬运，完成搬运后于术后 100 天行二期手术，拆除外架，于搬运段和近端截骨处进行植骨，植骨后进行骨端对接处（docking site）加压，并用锁钉将搬运段固定于锁定钢板上。这样通过复合钢板内固定，将外架指数由 2 ~ 3 个月 / 厘米降低到 0.83 个月 / 厘米，并在骨愈合后拆除钢板，降低了钉道感染的风险。

目前可采用具有骨搬运功能的髓内针（美国 NuVasive 公司，Precice2），而不需要外架牵开，该髓内针搬运段被电磁驱动的牵引段带动，逐渐滑过骨缺损部位，牵开骨膜诱导成骨（图 4-2-11），避免了外架的钉道感染和关节僵直等问题（Barinaga et al, 2018）。

（四）骺开放技术

将骺牵开用于儿童恶性骨肿瘤保留关节的肿瘤切除重建最早由 Cañadell 等（1994）报道。该技术主要用于儿童干骺端肿瘤保留关节面的切除，在肿瘤切除手术前将骺板远端的关节部和干骺端分离，目的是为肿瘤切除创造更好的边界条件，而非延长肢体，在保留的骺板，有部分病例有不同程度的生长潜能，但这不是该技术的最主要目的，该技术后来被称为 Cañadell 技术或骺开放技术。在临床中，骺牵开主要用于骨延长或成角畸形的纠正。

骺开放技术的适应证包括：①肿瘤位于干骺端；②骺尚未闭合。③肿瘤不能跨越骺板。对于肿瘤患儿，约有一半的病例肿瘤未累及骺板，患儿骺板约接近闭合状态，肿瘤侵犯跨越骺板的可能性越大，这种情况使得牵开越困难。具体手术分为两个阶段：第一阶段是通过外架分别在骺板远端和肿瘤近端 8 ~ 10 cm 施加牵开力，通过单边 T 形外架分别固定骺端和骨干，牵开速度约为每天 1 ~ 1.5 mm，直至骺板牵开间隙

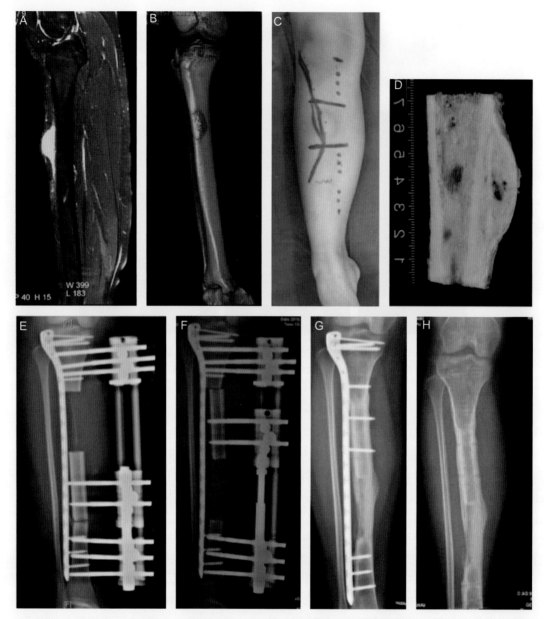

图 4-2-10　患者女性，16 岁，右胫骨中上段骨膜骨肉瘤

A，B. 术前影像学；C. 术前计划，标记切口、截骨位置、截骨处及置钉位置；D. 术中切除标本；E、F. 开始搬运与搬运结束时 X 线平片；G. 拆除外架后将搬运段用锁定钉固定；H. 结束治疗并拆除钢板后 X 线

达到 1 ~ 2 cm，在最初的几天内可能没有任何变化，但一般在第 7 ~ 14 天患者会主诉疼痛，或自体能够感到异常，通常表明骺板已牵开，平均牵开时间是 10 天；第二阶段是整块切除肿瘤，并进行异体骨重建（图 4-2-12）。Betz 等（2012）曾报道利用该技术对 6 例儿童肢体恶性肿瘤进行保留关节面的肿瘤切除重建，病例中没有肿瘤局部复发，5 例骺牵开成功，1 例出现了肿瘤处病理骨折。通过带血管腓骨移植重建了骨缺损并保留了关节。

（五）膜诱导技术

膜诱导技术是由 Masquelet 在 1986 年偶然发现，最初是通过骨水泥占位器（spacer）在感染清创后对骨缺损进行临时填充，但在二期植骨时没有常规将形成的膜切除，主要是想避免切除纤维膜带来的创面广泛渗血，但无意间发现这层膜可以抑制骨吸收，促进植骨血管化和植皮质化。Masquelet 在 2010 年建

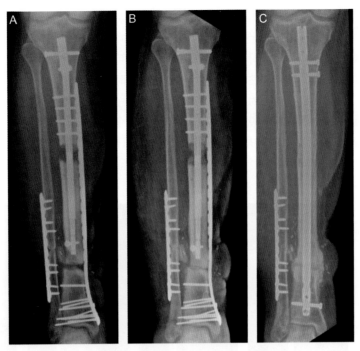

图 4-2-11　胫骨下段缺损，利用电磁驱动髓内针进行骨搬运，A ～ C 分别为开始治疗后 3 个月、8 个月和 18 个月的 X 线平片

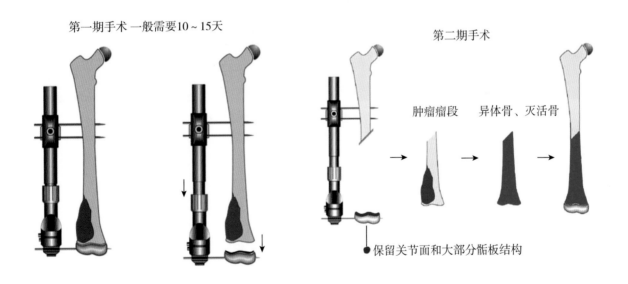

图 4-2-12　骺开放技术用于儿童干骺端肿瘤切除生物重建，一期将关节部与干骺端牵开，二期完成肿瘤切除，异体骨重建

立了完整的膜诱导技术（Masquelet et al，2010）。这层骨水泥诱导的组织膜主要由上皮样细胞、成纤维细胞、肌纤维母细胞和 I 型胶原组成，该膜各层结构均有丰富的血管，新生血管方向是指向骨缺损方向，膜的内层是上皮样细胞，最外层是纤维母细胞等成分。这层膜在植骨后可以预防骨吸收并防止软组织瘢痕长入，骨水泥占位器混合不同的抗生素对膜的形成有明显影响。后续研究发现，形成的诱导膜和骨膜有着相似的生理功能，所以也被称为"诱导骨膜"（Gouron，2016）。

　　当初 Masquelet 利用该技术治疗骨感染引起的大段骨缺损，近年开始逐渐应用于肿瘤切除重建

（Scholz et al，2015；Niccolai et al，2018）。对于处理骨感染，一期需要彻底清除感染组织、死骨等，进行可靠的固定，这对该技术成功实施十分重要，一般对干骺端缺损建议使用钢板固定，在胫骨和肱骨远端建议使用内外侧双钢板固定，对儿童可以考虑使用髓内针或可延长髓内针，如果内固定稳定性不满意可以考虑辅助支具维持两期手术间的稳定性。在进行骨水泥填充时，可以稍大于预期重建的骨骼尺寸，便于软组织覆盖和植骨，有报道用注射器作为铸模使用。二期手术一般在一期手术后的 6～8 周进行，但这是对感染或创伤性骨缺损，而肿瘤患者一般在术后化疗结束后 1 个月进行，通常是一期手术后的 6～7 个月（图 4-2-13）。Chotel 等（2012）报道利用膜诱导技术对儿童干骺端恶性肿瘤切除后骨缺损进行重建，通过该技术可以看出显著的植骨愈合能力，但有病例出现骨端不愈合或植骨吸收的情况。

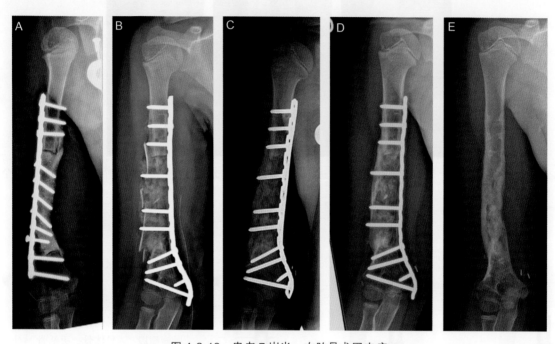

图 4-2-13　患者 7 岁半，右肱骨尤因肉瘤

A．一期切除后骨水泥填充；B．二期植骨术后 X 线；C．二期术后 5 个月随访 X 线，可见缺损段逐渐出现皮质化成骨；D．二期术后 1 年复查 X 线；E．钢板拆除后 X 线

　　儿童及青少年股骨干、干骺端肿瘤切除后骨缺损重建应以生物重建为首选。单纯异体骨重建，不愈合及感染等是主要的并发症；单纯腓骨重建强度差；自体瘤骨灭活复合带血管蒂腓骨移植重建具有最佳的匹配度，结合灭活骨作为结构植骨和带血管腓骨的愈合能力强的优势，很好地实现了生物重建，保留骨量。瘤骨灭活是经典的方法，已被证明肿瘤学的合理性和安全性。对于邻近关节部位，这种重建方法可以保留关节，并且部分病例可以保留骺板，进而保留了患者的骨骼生长发育潜能。骨愈合的前提是坚强的内固定，笔者建议进行双钢板、长桥接、跨越灭活骨段的固定，这样才能实现最为牢固稳定并且有助于骨愈合的固定。

四、肱骨上段重建

　　肱骨近端是儿童原发恶性骨肿瘤好发部位之一，约 15% 的骨肉瘤和 10% 的尤因肉瘤发生在肱骨上段（Meyers，2009）。对于成人该部位标准重建方式是金属假体重建。与下肢不同的是，在重建时主要恢复的是肩关节稳定性和上臂旋转功能，而对负重的要求不高。对于儿童肱骨近端肿瘤，特别是低龄患儿，需要考虑骨骼生长发育问题，肱骨近端骺板占整个肱骨长度发育的 80%。上肢的肢体不等长可接受范围是 5 cm 以内，对于肱骨头应考虑通过腓骨骺移植等方法进行重建（Stevenson et al，2018；Sirveaux，

2019）。在软组织重建方面，如肩袖肌肉可以保留，应注意重建肩关节的稳定性和功能；如肩袖肌肉无法保留，应恢复上臂悬吊功能，保留肘关节和前臂功能。对于肱骨近端而言，重建方法包括（带血管）自体腓骨移植重建、锁骨代肱骨、异体骨 - 复合假体重建、（可延长）人工假体重建。

在自体骨重建方面，肱骨上段缺损可以通过自体腓骨、锁骨、髂骨等自体骨移植进行重建（图 4-2-14），低龄儿童由于其骨骼特点，无法应用金属假体重建，有文献报道通过带血管腓骨骺及腓骨干移植进行重建，以期腓骨头可以持续发育，再造肱骨头。Stevenson 等（2018）报道 11 例带血管腓骨骺及干骺端腓骨移植进行肱骨近端缺损重建。患者平均年龄为 5 岁，平均随访 5 年，并发症情况为 7 例出现骨折，均出现在术后 1 年内，2 例出现缺血骨吸收。腓骨增殖指数平均为 65%。

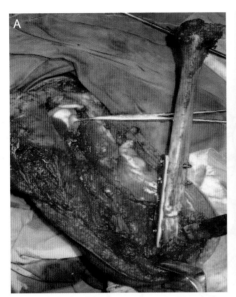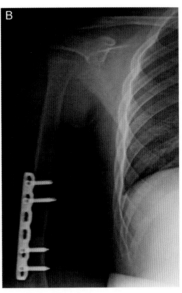

图 4-2-14　自体腓骨移植重建肱骨上段缺损
A. 术中像；B. 术后 X 线平片

考虑到肩关节稳定性的重要，Winkelmann（1992）报道了肱骨上段肿瘤切除后缺损应用锁骨代肱骨上段重建。该方法切取适宜长度锁骨，保留肩锁关节韧带结构，直接将其翻转至肱骨上段，后用钢板进行固定，对于儿童这样可保留锁骨外侧的骺板和韧带连续性（图 4-2-15）。

五、儿童骨盆恶性肿瘤的手术治疗

儿童及青少年中大约 5% 的骨肿瘤发生在骨盆，而成人为 10%。儿童骨肿瘤最好发于股骨远端和胫骨近端，其次为股骨近端，这一发病部位特点与骨骼发育的骺板位置有关。该部位大约 15% 的骨肿瘤是恶性的，主要是尤因肉瘤。对于儿童及青少年，大约 20% 的尤因肉瘤发生于骨盆，该部位骨肉瘤发生率低于尤因肉瘤（Puri et al, 2014）。发生在骨盆的良性肿瘤主要是动脉瘤样骨囊肿，其他常见良性肿瘤包括骨软骨瘤和嗜酸性肉芽肿，对于儿童，骨盆部位发生纤维系统肿瘤、骨母细胞瘤和骨样骨瘤的几率低于青年和成年人。儿童骨盆区域软组织肿瘤中最常见的良性肿瘤是硬纤维瘤，主要累及臀肌等部位。恶性软组织肿瘤中最常见的是横纹肌肉瘤，其次为脂肪肉瘤，其他少见的如青少年的腺泡状软组织肉瘤等。

图 4-2-16 所示为骨盆及髋部骨骺闭合时间，按肿瘤累及部位大致分为骶髂关节、髋臼、耻骨和坐骨区，大概 2/5 的恶性肿瘤发生在骶髂关节和髋臼周围，1/5 位于耻骨及坐骨。由于骨盆部位最常见的是尤因肉瘤，按尤因肉瘤的标准治疗流程，局部治疗前需行规范化疗，化疗后再次进行局部评估，如无法进行外科切除，可以考虑放疗等治疗，但如果有机会进行外科切除，应首选手术治疗。外科切除的目标是广

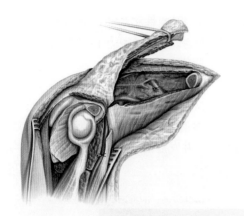

泛切除，与成人肿瘤切除没有差别。在重建方面，考虑到扁骨的特殊解剖特点和儿童生长发育的状态，肿瘤切除后应首选生物重建，金属假体重建并不合适这种情况下的重建。生物重建包括自体腓骨移植（图 4-2-17）、瘤骨灭活、异体骨重建、股骨头移位等方法，此外可以考虑旷置或融合术。Tang 等（2017）报道应用自体股骨头回植重建部分髋臼缺损，该方法可用于青少年髋臼周围恶性肿瘤切除后缺损重建。

图 4-2-15　锁骨代肱骨上段示意图

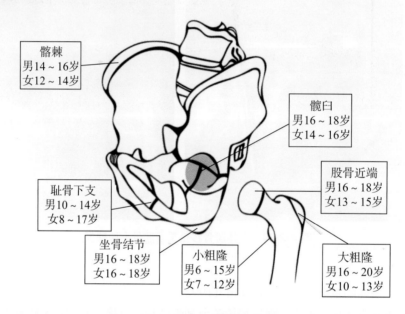

图 4-2-16　骨盆各骺软骨闭合年龄

六、骨膜牵开成骨与肢体延长

如前所述，对于骨干中段骨缺损可以考虑骨搬运方法进行重建，但合适病例有限，更多用于治疗术后远期出现的肢体不等长。如果我们将这部分治疗也作为整体治疗的一部分，可以看成是第二期治疗，在第一期，完成肿瘤的切除重建；在第二期，在患者获得肿瘤学控制的情况下进行肢体短缩治疗，这样可以把肿瘤治疗和解决骨骼生长分开处理。儿童恶性骨肿瘤患者保肢术后最常见的并发症是下肢不等长，主要是由于骺板连同肿瘤一并切除或骺板受到损伤。可延长假体在一定程度上可以解决这一问题，但由于假体自身特点和瘢痕等多种原因，无创可延长假体也有一定的失败率。对于肿瘤控制满意，达到临床治愈的患儿（初治后随访 5 年没有出现肿瘤复发或转移），肢体不等长的治疗就变得十分重要，因为这直接影响其生活质量。目前在所有技术中，骨延长技术对于纠正下肢不等长来说是十分成熟和可靠的方法（Kunz et al，2009；Kong et al，2010）。

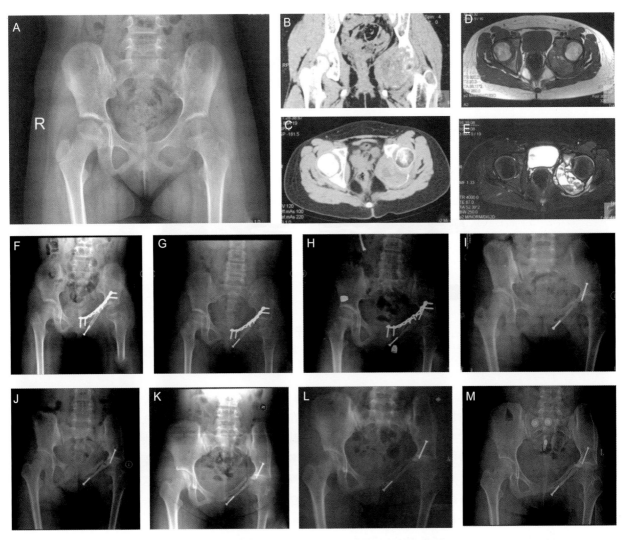

图 4-2-17　患者男性，11 岁，术前诊断左髂骨动脉瘤样骨囊肿

A. 平片可见左侧髋臼骨质破坏；B、C. CT 可见病灶出现软组织包块；D、E. MRI 可见液 - 液平；F. 为术后 X 线平片，患者术后可见跛行，术后 1 年弃拐行走；G. 术后 1 年 X 线平片；H. 术后 2 年零 3 个月，钢板断裂，手术取出钢板；I. 钢板取出术后 X 线平片；J ～ M. 钢板取术后 1 ～ 4 年随访 X 线平片

（一）基础理论

　　骨延长的基础是牵拉成骨（distraction osteogenesis），牵拉成骨术是将截骨处两侧截骨断端逐渐牵开分离，牵开骨膜，通过骨膜诱导新骨形成，并在牵开的两侧断端间通过应力刺激诱导骨成熟。这样可以使骨骼延长并对骨骼长度和成角畸形进行治疗。Codvilla 在 1905 年最早通过股骨截骨并利用外固定装置进行牵拉成骨（Codivilla，2008）。当时该技术理论还没有被系统研究，并且外固定器械较为原始，这些原因导致该技术并发症较高，未被广泛应用。Ilizarov 在 20 世纪 50 年代治疗骨折过程中，由于错误地将骨折端牵开，并且非计划地加压，发现了牵开处有新骨形成这一现象，随后他对该现象进行研究，并在狗的胫骨上重复了牵开成骨的过程，最终将该技术应用到人下肢长度缺损的治疗中（Ilizarov，1990）。

　　牵拉成骨过程分为三期：第一期是静息期（latency phase），主要指安装外固定装置并进行截骨或皮质骨截骨，静息期主要是使修复的组织在截骨间隙形成，让骨膜得到修复，该时期一般 1 ～ 7 天，主要由患者年龄和牵拉部位决定；第二期是延长期（activation phase），这一阶段主要是在截骨断端间施加持续的牵拉应力，使截骨端间隙增大，缓慢地将骨膜牵开，并通过骨膜诱导新骨形成；最后是塑形期

(consolidation phase)，主要是在外固定的保护下使新生骨提高强度并逐渐塑形，一般需要持续8周时间。延长过程中的间隙一般分为四区：第1区是中央纤维区，主要为沿牵拉方向形成的条索状纤维；第2区为移行区，主要是沿纤维条索形成骨样基质；第3区是塑形区，主要特点是骨母细胞成骨并塑形改造新生骨；最外侧为第4区，即成熟区，主要为成熟骨质（图4-2-18）。

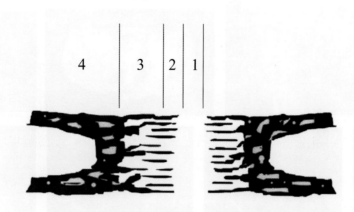

图 4-2-18　牵拉成骨过程中延长间隙分区示意图
1. 中央纤维区；2. 移行区；3. 塑形区；4. 成熟区

一般牵拉成骨按新骨形成部位分为三种类型：即单中心、双中心和多中心成骨。单中心骨延长是指单处截骨，并在截骨一段施加牵拉。双中心骨延长是指在缺损一侧进行截骨，使截骨处与缺损之间形成一个转运骨段，一般需要放置三组固定钉；两组分别位于截骨端两侧，第三组置于缺损处另一端；之后将转运骨段逐渐牵开，并在其转运方向后方逐渐形成新骨。多中心与双中心类似，主要是在缺损两端均进行截骨，并形成两个转运骨段，两个转运段相向移动，跨过骨缺损。骨延长过程中，不仅是骨骼延长，周围软组织也在新生并延长，其中包括皮肤、肌肉、神经和血管。

骨延长是一个复杂的过程，涉及生物力学和分子细胞水平的变化，两者之间又相互作用。一般在骨折断端施加机械压应力可以刺激新骨形成，但牵拉应变才是决定新骨形成的关键。例如，在延长期延长速度是1 mm/d，截骨处的间隙是1 mm，那么牵拉第1天的应变是100%，到第10天间隙是10 mm时，牵拉应变降低到10%（1 mm/10mm）。一般骨骼无法承受1%～2%以上的应变，这就是为什么在牵拉期内无新骨形成。作用于组织的生物力学信号可以诱导组织分化，骨骼再生的生物力学研究发现，周期载荷的压应力可以促进软骨再生，与此类似的是较高的牵拉应变将诱导纤维组织形成。合适的压应力和高应变会促使纤维软骨形成，在血供充分的情况下，低压应力和牵拉应变可以直接导致新骨形成，如能施加合适的中等强度压应力，就可加速新骨形成。

截骨并牵开后，首先在局部形成血肿，炎症细胞迁移到截骨断端。该部位的损伤是相对缺氧的，这样会使血管生成因子（VEGF）表达上调，促使新生血管生成，从而刺激原始间充质干细胞迁移并合成Ⅰ型胶原。血管生成是骨形成的必要条件，通过动物模型研究发现，牵开部位的血供是其他部位的10倍，血供一般在术后2周到达高峰，术后17周延长部位血供仍是对照部位的2～3倍。

随着延长的开始，延长部位的TGF-β1水平显著增高，这一变化将引起胶原纤维聚集，并形成非胶原细胞外基质蛋白，与成纤维细胞形态相似的锥形细胞和新生血管沿牵拉方向排列，大概在牵拉后14天骨样愈合和矿化开始逐渐明显，牵拉停止3周后由于骨钙素高表达，可沿纤维束逐渐出现线样钙化。之后骨母细胞出现并逐渐成骨。新生骨进行性钙化，骨缺损逐渐被新生骨替代，而后新生骨在骨母细胞和破骨细胞的共同作用下逐渐形成板层骨，并出现髓腔结构。

影响骨延长的因素很多。首先是外固定，一定要牢固固定截骨两端，避免由延长处移动导致的纤维不愈合，截骨后一定要有足够长度的搬运骨段以满足固定需要。其次延长速度要适中，不应影响截骨处新生修复组织及纤维组织形成，也不应太慢而导致新生骨塑形。此外，对于延长处骨和软组织要有足够的血供。精细的术前计划十分重要，其中包括截骨位置、延长长度、固定位置等。当患者仍处于骨骼生长阶段，一定要适当过度延长，因为延长后新骨塑形需要时间，这期间患处无法生长。

（二）股骨延长

股骨延长前需要检查下肢主要关节活动度，包括髋、膝、踝关节。要注意是否合并关节挛缩、关节过伸或关节不稳等。此外最重要的是评估下肢不等长程度，一般通过站立位双下肢全长 X 线平片测量，拍片时要将短缩侧垫高，使骨盆保持水平。建议用 1 cm 厚的木板垫高，这样可以辅助计算下肢短缩长度。一定要注意冠状面和矢状面是否存在畸形或成角等问题。在进行延长前建议常规进行骨盆平片检查，主要评估髋关节情况，如果髋臼发育不良，则延长时容易出现髋关节脱位的问题。由于髂胫束被固定钉穿透，所以在外固定架植入后，一定要将膝关节屈曲至最大角度，这样可以用固定钉划开髂胫束，以防术后膝关节屈曲障碍。如果术前出现髂胫束挛缩，则需要在手术时进行松解。由于大腿软组织较厚，在钉道管理上相对于胫骨要求更高。

1. 外固定架安装手术

（1）首先患者取仰卧位，髌骨向上，用一根金属标志线确定下肢机械轴，通过髋关节中点和踝关节中点。如果下肢机械轴通过膝关节中心，则可进行直接延长，不需要矫正力线。如果机械轴不通过膝关节中点则需要进行详细的术前计划，需要在成角最大处截骨。

（2）将 1.8 mm 定位针在大转子下方置入股骨（图 4-2-19），注意定位针方向与机械轴垂直。在导针置入过程中需要保持髌骨朝上，导针与地面平行。需要透视确认导针在侧位上位于股骨中间位置。如果定位针位置满意，需要在导针穿刺处切开皮肤 5 mm，并用直钳分离软组织，用 4.8 mm 空心钻准备钉道，最后将直径 6 mm 的羟基磷灰石喷涂外架固定钉置入钉道。该固定钉垂直于延长方向，并且延长方向应与整个下肢机械轴平行。如果延长方向与机械轴不平行，那么在逐渐延长过程中将出现继发成角畸形。如果延长方向与解剖轴平行，那么延长会将膝关节推向偏内位置，使机械轴外偏，从而导致膝关节外翻畸形。每沿解剖延长 1 cm，则机械轴会外偏 1 mm。

（3）如果进行单纯骨延长，那么第 1 根固定钉可作为其他固定钉的参照，具体操作如下，固定钉植入完毕后即可安装单边外架（如 Orthofix LRS），外架一般包括近端及远端 2 个固定针夹钳，每个夹钳可以固定 5 根固定针（成人型）或 3 根固定针（儿童型）。安装外架后通过远端夹钳植入另一根导针。如在股骨上段截骨，那么远端夹钳需要固定在股骨中下 1/3 交界处；如果在股骨下段截骨时，远端导针需要尽可能地向远端放置，但受限于膝关节或股骨远端骨骺，之后用合适的空心钻钻孔。

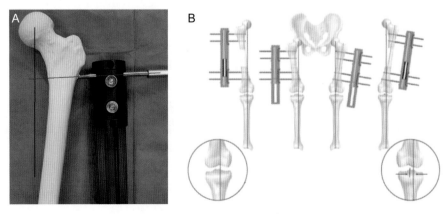

图 4-2-19　股骨延长方向

A. 先于大转子下垂直于机械轴置入第 1 枚固定钉；B. 延长示意图，方向应与机械轴平行，如果延长方向与解剖轴平行，将出现严重的膝关节外翻畸形

（4）随后分别进行近端最远及远端最近的固定钉的植入，最后植入每个夹钳中间的固定针，典型的外固定装置一般每一骨段需要 3 根固定针固定。

（5）固定针固定好后可以临时将外架取下，在计划截骨部位切开 5 ～ 10 mm 切口，用直径 4.8 mm 的钻在同一水平多方向贯穿股骨，用骨凿进行截骨。截骨后一定确保骨骺完全分离，股骨单纯延长常采用粗隆下截骨（图 4-2-20）。

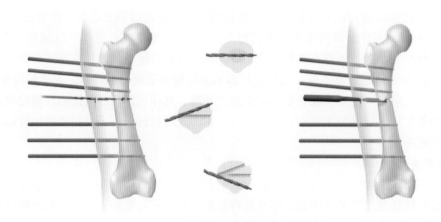

图 4-2-20　安装好固定针后进行股骨截骨

（6）截骨后再将外固定架安装好，截骨后的操作要轻柔，避免对截骨处的牵拉刺激。安装好后，截骨处复位。可以在透视下通过调整固定钉使截骨端复位。确认位置满意后拧紧夹钳并使外固定架与皮肤有一指的距离。在外架外侧保留 1 ～ 2 cm 长度的固定钉，钉道周围用无菌敷料包裹。并预紧 2 ～ 3 圈（2 ～ 3 mm）。

2．牵开操作　通常在术后 5 ～ 7 天静息期后开始延长，静息期主要是使骨、骨膜组织从截骨创伤中修复，使得牵开前有早期骨形成。对于截骨操作困难或成骨能力差的患者可以延长静息期至 10 ～ 14 天。对小于 6 岁的患者，牵开速度建议为每天 0.75 mm（3 个 1/4 圈）；对于 6 岁以上患者，牵开速度可以在每天 1 mm（4 个 1/4 圈）。牵拉速度一般需要根据骨形成速度和关节活动度进行调整。在以下情况出现时应考虑减慢延长速度：①新生骨变窄并且密度降低；②中央纤维区宽度大于 5 ～ 6 mm；③髋膝关节活动度下降。相反，在以下情况出现时应考虑适当加快延长速度：①新生骨增生明显，并且宽度大于正常骨直径；②出现新生骨区域过早骨化。小于 6 岁患者延长过程中可以在耐受情况下进行负重，大于 6 岁患者建议负重 50%。在延长过程中必须保证邻近关节的适当活动度，髋关节屈曲挛缩小于 20°，外展大于 20°，膝关节屈曲大于 45°，膝关节完全伸直。如果延长过程中关节活动度差，将导致关节挛缩并可能需要手术松解。

骨延长过程中患者教育十分重要，特别是钉道护理。应当给患者提供相应的说明指导材料，并教会患者如何进行延长操作，在住院期间要每天强化患者及家属对延长外架及钉道护理的知识。一般在术后 24 小时进行钉道周围换药，并每天进行钉道护理，术后第 1 周，需要用无菌生理盐水清洗钉道并用纱布包裹固定钉。从第 2 周开始，可以在患者洗澡时用抗菌皂和清水进行清洗固定钉。一般建议患者用纱布包裹固定钉并将纱布填塞于皮肤与外架之间，并对皮肤形成一定压力减少皮肤微动。钉道感染十分常见，平均每个月有一例钉道感染，常见的钉道周围感染是浅表的皮肤感染，通常可以通过口服抗生素治疗。钉道感染的最早症状是局部疼痛，之后 6 ～ 12 小时加重。其他症状包括渗出、红疹等。一旦出现疼痛并怀疑钉道感染，应尽早应用抗生素，必要时可以留渗出物进行细菌培养和药敏试验。严重的钉道感染较少见，当出现严重感染时应当静脉给予抗生素治疗，如果静脉抗生素治疗 24 小时无效，则应考虑将固定钉取出，并进行清创手术。一般建议患者在延长期间每 2 周复查一次，并进行 X 线检查，物理检查主要包括神经血管功能、下肢矢状位和冠状位对线、关节活动度，此外要注意检查固定钉和外架的稳定性以及各连接部位的情况。一般在骨痂塑形期不需要进行复查，可以每 4 周拍一次 X 线平片（图 4-2-21）。

　　3．外架拆除　一般按延长每厘米需要 1 个月的时间估算外架拆除时间。如果影像学显示愈合强度满意，则直接拆除外架即可；如新生骨仍然较窄或固定钉处有骨折风险，则应考虑拆除同时进行髓内针的固定。

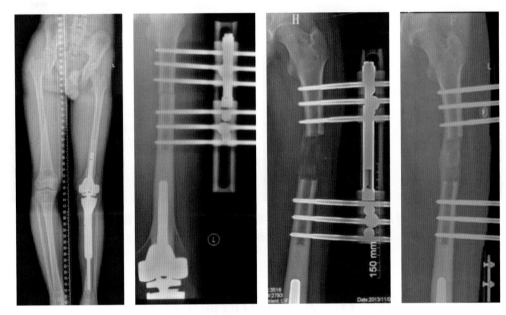

图 4-2-21　患者男性，13 岁，左胫骨中上段骨肉瘤术后，双下肢不等长 7 cm，初次术后第 5 年行股骨延长

（三）胫骨延长

　　胫骨延长可用于胫骨短缩伴或不伴肢体畸形的患者。一般如果胫骨短缩超过 7 cm，建议采用分期延长。如果胫骨短缩大于 3 cm 一般无法通过保守方法（增高鞋或对侧骺阻滞）治疗。术前要进行相应的物理检查和负重位双下肢全长 X 线片进行评估。需要注意矢状位是否存在畸形。胫骨延长手术操作如下：

　　1．胫骨截骨位置一般采用距离膝关节 6 ~ 7 cm 处，该部位成骨效果最佳。腓骨截骨位置最好在中下 1/3 交界处。如果负重轴异常，则需要注意在术前计划时判断畸形的位置，截骨位置由畸形中点位置决定。

　　2．胫腓关节固定，用直径 1.5 mm 克氏针从腓骨远端穿向胫骨，向头端 15°。通过侧位确认克氏针位于胫腓骨侧位中央。一般在胫骨侧克氏针穿出皮肤位置做一长约 1 cm 的切口，后用空心钻逆行钻透 4 层皮质。通过另一根同样长的克氏针确定长度，最后用直径 4.5 mm 螺钉固定下胫腓关节。同样的方法进行上胫腓关节固定。在进行上胫腓关节融合时，与远端胫腓关节融合斜行螺钉不同，螺钉长轴应当与胫骨长轴垂直。要避免在腓骨的定位克氏针入钉点过于偏后而损伤腓总神经，一般螺钉穿过三层皮质即已达到固定所需强度。近端固定螺钉一般需要通过侧位透视以确认螺钉穿过胫骨和腓骨。一般对于 2 ~ 3 cm 的胫骨延长可以不进行近端胫腓骨固定，因为在这种情况下损伤腓骨头的可能性较小。

　　3．腓骨截骨：一般从外侧腓肠肌、比目鱼肌与腓骨长肌肌间隙显露腓骨，显露后沿骨膜下显露腓骨。可以用线锯直接将腓骨截断。

　　4．最佳的胫骨截骨位置是位于膝关节下方 6 cm，位于胫骨结节下方。在干骺端进行骨延长时，不建议使用线锯截骨。

　　5．胫骨可以采用环形外架或单边外架进行牵拉固定，单边外架可以置于胫骨内侧，方法与前面介绍的股骨延长中使用外架的方法一致（图 4-2-22）。

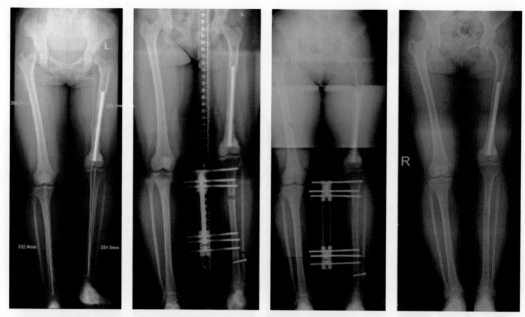

图 4-2-22   股骨下段骨肉瘤患者，一期行肿瘤切除，自体瘤骨灭活，骨水泥填充，髓内针固定；术后 8 年肢体不等长
通过骨延长纠正

第三节   人工关节假体重建方法

一、可延长关节的发展历史

在儿童患者，当肢体恶性肿瘤累及骺板或干骺端而无法保留关节时，目前常用的方法是人工关节重建，但是由于儿童骨骼尚处于发育阶段，利用标准的肿瘤型人工关节进行重建无论从可行性和功能性方面都不合适。为了解决儿童保肢对骨骼生长发育影响的问题，1976 年由 Scales 最早提出可延长假体的概念（Grimer et al，2000；Abudu et al，2006），可延长假体是指可以随患儿骨骼生长进行延长的假体，具体重建方法与标准肿瘤人工关节类似。可延长假体解决了截肢或旋转成形手术带来的心理不适、外观以及后续支具的问题。可延长假体的重建目标是对肢体恶性骨肿瘤切除后进行有效重建，在患者骨骼生长发育期保持双侧肢体等长。可延长假体的发展经历了从有创、微创再到无创的设计（Sanders et al，2020）。早期有创可延长关节由于延长过程需要反复手术，会导致严重的瘢痕组织进而影响功能，此外高感染率和多次手术的昂贵费用也是有创可延长假体的主要问题（图 4-3-1）。

可延长假体的设计在过去数十年中发展迅速。其最早应用于 1976 年，第一代可延长假体的代表有英国 SEER 假体（Stanmore Extensible Endoprosthetic Replacement），先后经历了蜗杆驱动假体、钨球填充延长假体、C 型套领延长假体。Stanmore 在可延长假体领域贡献最大，他在 1976 年设计了 Mark Ⅰ 型假体，并改进设计了四代假体：在 1982 年设计的 Mark Ⅱ 型将延长结构设计为金属球，后在 1988 年推出了 Mark Ⅲ 型，即 C 型套领延长设计；并在 1991 年过渡到微创可延长假体，即 Mark Ⅳ 型假体，后进一步通过电磁驱动技术在 2006 年实现了无创可延长假体，即 Mark Ⅴ 型假体，也就是被大家熟知的 JTS 可延长假体（Stanmore Juvenile Tumor System）。下面对这几款假体结构稍做介绍，以便对延长设计理念有更好的理解（表 4-3-1）。

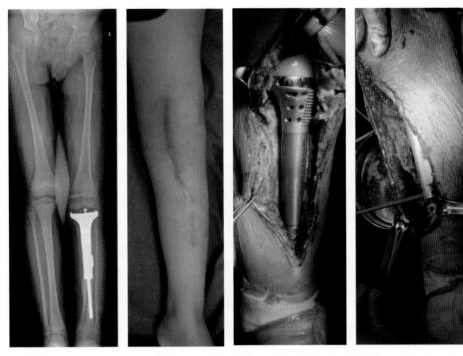

图 4-3-1　有创可延长假体，患者在延长时需要切开显露假体，通过手动方式延长假体，无法避免多次手术带来的并发症问题

表 4-3-1　不同类型可延长假体的比较

	延长机制	优点	缺点	代表性产品
组配式有创假体	通过增加一段组配锥接金属延长段实现一次延长	初步解决了发育带来的患侧肢体短缩	需要定期进行开放式手术，反复手术会增加感染风险	KMFTR，GMRS，Stanmore Mark Ⅱ & Ⅲ
微创可延长假体	采用改锥调节横向螺栓，通过齿轮装置带动轴向丝杠使假体延长	通过小切口减轻手术创伤，减少并发症	仍然需要反复多次手术，可能会由于手术瘢痕导致牵开失败	Lewis 可调延长假体（LEAP），Stanmore Mark Ⅳ
无创可延长假体	通过体外驱动装置进行非接触式延长	通过无创方式延长，不需要外科手术，减少并发症及治疗费用	相对于有创可延长假体没有明显缺点，有一定延长失败可能	Stanmore JTS，Implantcast

　　Mark Ⅱ型假体即金属球延长假体（图 4-3-2），主体为套筒结构，包括内部的延长杆和外面的套筒，向中空延长杆内放入金属球便可推动外套进而延长。球的材质为碳化钨，直径为 6.35 mm，通过斜角植入通道将金属球打入，后续的设计改进包括打入工作通道的角度、内外套之间抗旋转机制以及术中牵开装置（Abudu et al，2006）。该假体缺点除了有创假体的高感染率外，在机械方面的主要问题是打入金属球时由于撞击会导致其碎裂并卡住延长结构使其无法延长，所以在后来的设计中增加了延长牵开装置，但依旧失败率较高，后由 Mark Ⅲ型假体取代。

　　Mark Ⅲ型假体（图 4-3-3），通过术中延长牵开装置牵开后，在内部中轴卡入钛合金的 C 型套领样延长段，一般长度为 6 mm，每个延长段之间有耳状凸起，其相互连接卡紧可避免旋转。该假体的主要问题是手术切口较大，并且每次只能延长 6 mm，由于瘢痕严重，延长长度不可调，被后续的 Mark Ⅳ型假体取代。

　　Mark Ⅳ型假体（图 4-3-4）的延长结构是内部的钴铬钼驱动杆及钛合金的外套筒。延长方式是套筒

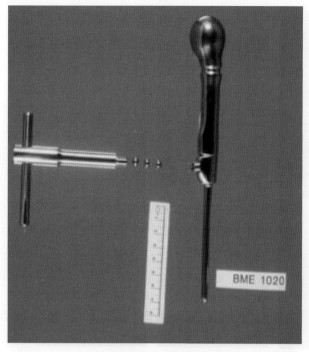

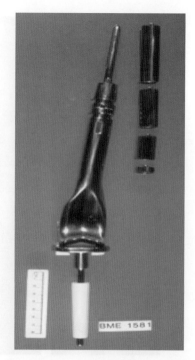

图 4-3-2　Mark Ⅱ 型假体，通过植入直径 6.35 mm 的
金属球进行延长

图 4-3-3　Mark Ⅲ 型假体的 C 型套
领样（C-collar）延长机制

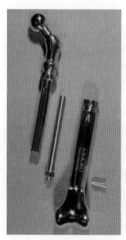
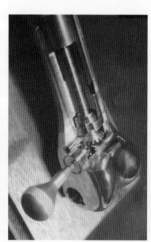
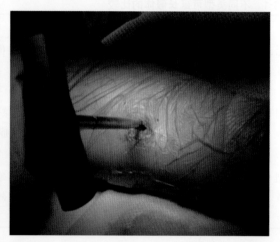

图 4-3-4　Mark Ⅳ 型假体为微创可延长假体，主要结构为横向和纵向咬合的齿轮，通过丝杠套筒设计延长假体

样结构的蜗杆丝杠，通过延长改锥驱动延长，该假体直径分别设计为 15 mm、20 mm 和 30 mm。最大延长长度为 12 cm。该假体机械失败率较前一代有所降低，手术创伤小。实际上 Mark Ⅳ 型假体的设计与最早由 Scales 和 Sneath 设计的 Mark Ⅰ 型假体相似。

通过上述可以看出可延长假体设计经历了很多结构设计的改进，在延长距离上主要参考人体骨骼生长发育特点及不同骺板每年发育长度等。在具体延长过程中由于不同机械的可靠性差别较大，最终设计回了最初的丝杠结构。有创延长无法避免的问题就是多次手术导致的高感染率。患者年龄越小，延长次数越多，除延长手术外，还需要通过外科治疗解决关节僵直、瘢痕挛缩、感染、磨损和松动等问题。

目前主流的设计是无创可延长假体，假体通过体外电磁场获得能量，从而实现延长，无需外科手术（图 4-3-5）。目前无创可延长假体主要有 JTS 可延长假体（Stanmore Implants Worldwide, Elstree, UK）（Picardo et al, 2012），MUTARS Xpand 生长假体（Implantcast Gmbh, Buxtehude, Germany）（Torner et al, 2016）。由于失败率过高，目前临床上已停止 Repiphysis 系统（Wright Medical, Inc., Arlington, USA）（Cipriano et al, 2015），即 Phoenix 假体（Phoenix Medical, Paris, France）的使用（图 4-3-6）。Tsuda 等（2020）通过对 124 例各类型可延长假体重建病例进行 10 年以上的长期随访发现，通过可延长假体重建，患者成年后肢体不等长平均为 1 cm，无创可延长假体的并发症率最低，而且对于股骨下段效果最好，功能最优。

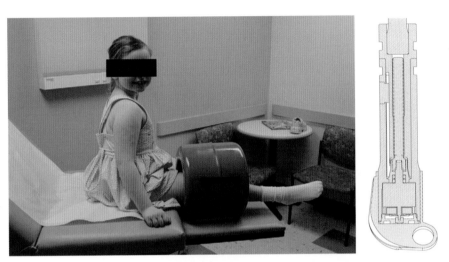

图 4-3-5　无创可延长假体，通过体外驱动装置实现非接触无创延长

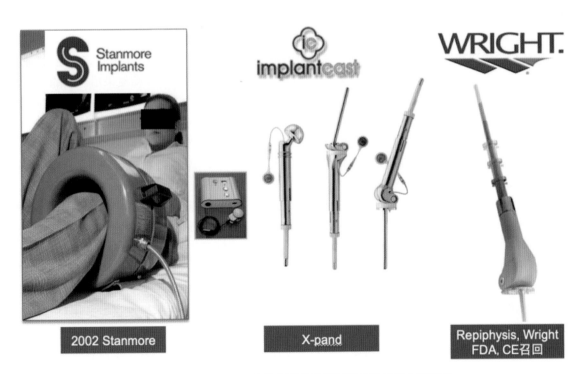

图 4-3-6　目前主要的无创可延长肿瘤型人工关节

有创可延长假体的并发症包括感染、松动、瘢痕挛缩、意外延长或短缩、肢体不等长超过假体最大延长程度以及假体周围骨折（表 4-3-2）。感染是假体重建最严重的并发症，儿童假体重建的深部感染率是10.9%～17.6%，最常见的部位是胫骨上段，慢性感染常需要二期翻修，成功率约为70%，但是部分患者最终需要截肢（Henderson et al，2011）。

表 4-3-2　可延长假体的临床应用情况

作者	研究时间	病例数	假体类型	平均延长长度 (mm)	并发症发生率	功能评分 (MSTS)
Tsuda 等（2020）	1982—2008	124	JTS 12； 微创可延长 62； Mark Ⅲ 31； Mark Ⅱ 19	39.5	90%	82%
Henderson 等（2012）	1996—2009	38	Stryker§ 18； Biomet* 12； Stanmore 8	30 31 81	42%	87%
Saghieh 等（2010）	2002—2009	17	Wright	25.8	70.6%	90%
Picardo 等（2012）	2002—2009	55	Stanmore	38.6	29.1%	80.7%
Hwang 等（2012）	2002—2009	34	Stanmore	32	23.5%	85.6%
Baumgart 等（2009）	NA	5	Implantcast	78	60%	NA
Wozniak（2012）	2000—2010	118	Stanmore* 47； Wright 4； Implantcast 67	NA	31.9% 50% 26.8%	85%

*有创可延长假体；§ 微创可延长假体

儿童保肢术后最常见的并发症是假体无菌性松动，文献报道其发生率为7.1%～26.3%（Groundland et al，2016；Torner et al，2016；San-Julian et al，2017；Sanders et al，2020；Tsuda et al，2020）。这大多由位于假体宿主骨连接处力臂较长而引起，有时也由髓内固定效果欠佳所致。可延长假体最常见的机械失败是假体无法延长，此外也存在假体疲劳断裂的问题。在长期负重过程中，即使采用再强的材料，如果直径小于 8 mm，也有较高的柄断裂风险。Picardo 等（2012）报道假体达到最大延长长度后的翻修率为16.4%，由于机械并发症导致翻修的发生率为18.2%。可延长假体保肢术后 5 年内，有约25%的假体需行翻修术。翻修术的原因主要为感染、肿瘤局部复发、假体延长失败、无菌性松动、生长板破坏。Unwin 等（1996）报道应用 SEER 系列假体 164 例，38 例需行翻修术，其中 19 例为无菌性松动。假体的 5 年失败率51.2%，股骨远端假体 5 年松动率为77.3%。Baumgart 等（2005）应用一种 MUTAR-bio 可延长髓内假体解决肢体不等长问题，传统的可延长假体治疗原理是通过逐渐延长内植物本身来延长患者肢体，但随着患者骨骼的生长，就会引起明显的假体松动问题。而 Baumgart 研制的生物可延长假体，通过可延长髓内针，每次通过皮下电磁接收装置产生驱动，使得髓内针延长，一般每天延长 1 mm，在应力作用下可以产生良好的诱导成骨作用。MUTAR-bio 由关节部件、髓内柄（Fitbone）和锁钉三部分组成。关节部件与传统的肿瘤型假体一样，髓内柄根据不同截骨长度有不同规格。Beebe 等（2009）对接受无创可延长假体重建的患儿进行术后功能及步态分析，术后平均随访31.5 个月，发现这类患儿双腿站立相延长，步速减慢，这表示髋部外展肌肌肉力量弱。但是，这种假体重建方法术后功能令人满意。

所有这些假体延长机制各不相同，这些假体不需要通过外科手术实现延长，但并不是所有的儿童患者均适合进行可延长假体重建，需要术前仔细评估骨骼尺寸、年龄、骨骼生长潜能，一般对于 4 岁以下患儿不建议进行假体重建，另外对于父母身高较高、患儿骨骼较小等情况也不推荐使用假体重建。因为这些情况下骨骼生长潜力较大，肢体短缩很难通过可延长假体进行纠正。虽然并发症发生率较高，在儿童保肢治疗中，可延长假体仍然是一种可选的重建方法。目前国内主要为有创可延长假体（图 4-3-7）。

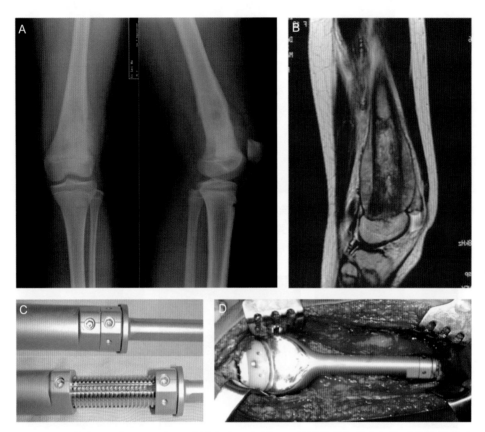

图 4-3-7　患者 12 岁，左股骨远端骨肉瘤，有创可延长假体进行肿瘤切除后的缺损重建
A、B. 术前 X 线平片及 MRI 显示肿瘤累及范围；C. 假体延长机制为手动螺纹驱动设计；D. 术中像显示可延长假体置换

二、上肢恶性肿瘤的人工关节重建

对于儿童肱骨上段肿瘤的人工关节重建，可以使用可延长假体，但该部位重建最主要的是肩关节稳定性问题（图 4-3-8）。稳定性重建指关节囊和肩袖结构的重建，与成人一样，人工假体重建肱骨上段时如果没有进行肩关节稳定性重建，术后将会出现肱骨上脱位。所以对于儿童肱骨上段肿瘤切除后应用人工假体重建，需要注意关节稳定性的重建，可以通过异体骨复合假体重建肩袖结构实现，也可以通过人工韧带等人工材料进行关节囊和肩袖结构的重建（图 4-3-9）。Tang 等（2015）通过对比研究发现，人工韧带重建可以显著提高关节稳定性，改善术后功能。在具体操作过程中，可以先将韧带补片沿顺时针与关节盂缝合，沿关节盂一周间隔均匀缝合 6 ～ 8 针，后螺旋形缠绕假体。在重建关节囊的同时，可以将肩袖肌腱重新缝合至相应的部位，完成关节囊和肩袖肌止点的重建，从而提高肩关节稳定性。也可以通过补片进行肌腱止点的重建（图 4-3-10）。

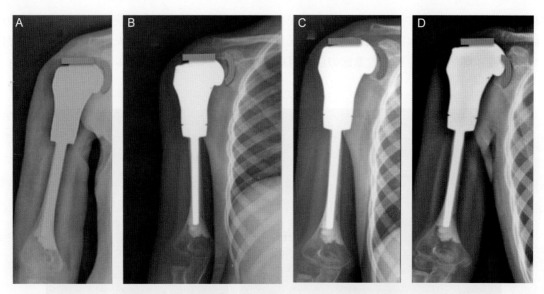

图 4-3-8 患者女性，9 岁，右肱骨近端骨肉瘤切除假体置换，人工关节最高点相对于关节盂上移明显，为肱骨上段假体置换术后常见并发症

A. 术后 X 线；B. 术后 3 个月复查；C. 术后半年复查；D. 术后 1 年复查

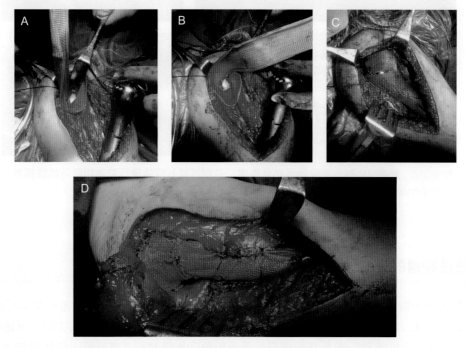

图 4-3-9 利用人工韧带进行肩关节囊及肩袖止点重建

A. 将韧带补片沿顺时针与关节盂缝合；B. 沿关节盂一周间隔均匀缝合 6 ～ 8 针；C. 螺旋形缠绕假体；D. 在重建关节囊后，将肩袖肌腱重新缝合至相应部位

三、膝关节周围恶性肿瘤的人工关节重建

（一）半关节假体

半关节置换是指将关节一侧受累的骨段切除，通过人工半关节假体进行重建，在重建过程中对另一侧未受累骨不做任何处理，重建后人工关节面对合自体的关节面（图 4-3-11），从而保留未受累侧骨骺，避免全关节重建对邻近骨骺的破坏，保留骺板生长功能，减少术后肢体不等长。由于儿童适应能力强，多数

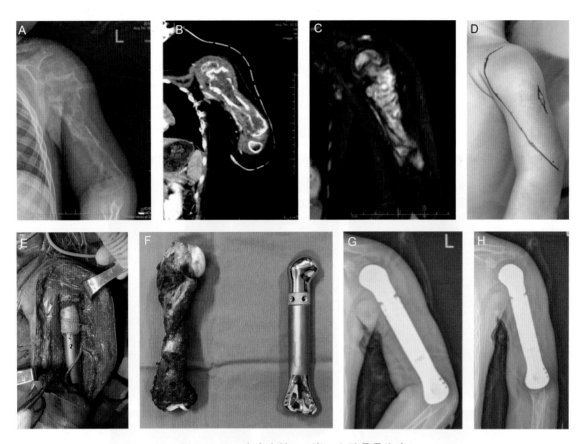

图 4-3-10　患者女性，4 岁，左肱骨骨肉瘤

A～C. 术前影像学显示肿瘤累及肱骨全长；D～F. 手术切口及术中情况，利用补片进行肩袖等结构重建，通过可延长假体进行重建；G、H. 术后 X 线显示肩关节及肘关节均为半关节结构

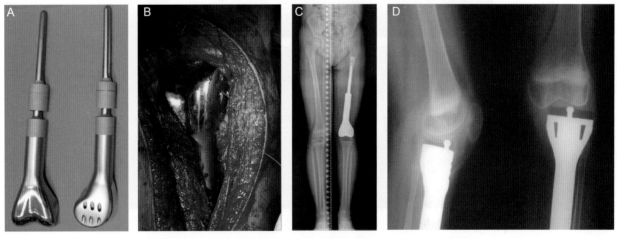

图 4-3-11　采用半关节假体进行膝关节周围肿瘤切除后重建

A. 股骨远端半关节假体；B. 术中像所示将膝关节周围韧带缝合至假体髁部内外侧孔洞处，以提高术后关节稳定性；C. 术后 X 线平片示股骨远端半关节假体重建；D. 半脱位仍是半关节的最常见并发症

患儿在接受半关节重建后有着较好的功能，由于主要韧带连续性中段，术后需要佩戴支具 4～6 个月，通过瘢痕维持关节稳定性。半关节主要的并发症为关节不稳及半脱位。

随着组配式关节假体的出现，可以通过该假体进行半关节重建，在肿瘤切除后可以通过合适长度的组配式关节假体进行重建，但不做邻近关节面成形，待患儿成年后，应用同一系统的对侧关节组件进行关节成形，形成完整金属关节结构，这样"分期置换"可以保留邻近未受累骺板的生长（图 4-3-12）。

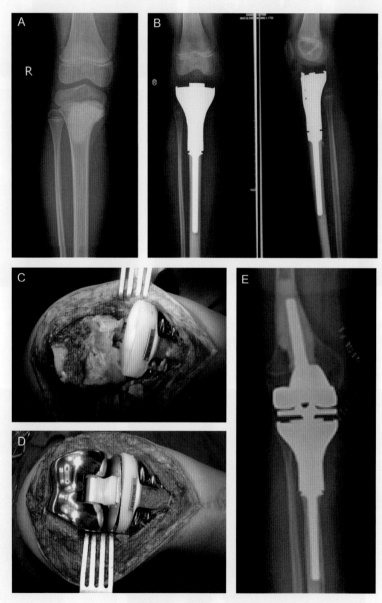

图 4-3-12　患者男性，9 岁，右胫骨上段骨肉瘤

A、B. 一期利用成人组配式关节的胫骨上段部分重建，保留股骨侧骺板；C、D. 术后 5 年行股骨髁成形，形成完整的旋转铰链结构，术中像可见股骨髁磨损情况，患者无膝关节疼痛症状；E. 翻修术后 X 线平片

（二）半限制型儿童关节

为了解决半关节不稳定的问题，笔者从 2010 年开始尝试使用半限制型关节进行儿童膝关节周围恶性肿瘤切除后重建。

通过半关节的临床应用，发现该假体存在以下不足：首先，半关节是非稳定关节，需要外支具固定较长时间，待瘢痕形成后代偿部分关节稳定性，这一过程限制了关节的活动范围，容易导致肌肉萎缩，肌力下降；其次，这种关节本质上是临时的重建方式，待患儿骨骼成熟后，需更换为成人全关节假体，短缩明显者需更换半关节假体以达到延长目的，多次手术使并发症发生率增加；此外，部分患者由于负重后磨损对侧关节正常软骨，异常应力刺激可能导致骺早闭。鉴于半关节存在以上问题，为提高关节稳定性以及解决对侧关节软骨磨损问题，从 2010 年开始，笔者对儿童股骨下段肿瘤进行半限制型关节重建。

对于关节连接结构的设计，该假体参考了髁限制型膝关节假体（CCK，constrained condylar knee joint prosthesis）（Cholewinski et al, 2015；Moussa et al, 2017），提高了关节稳定性。此外假体柄直径< 10 mm 可减少对骨骺板的损伤，在保留胫骨骨骺的基础上可以实现对胫骨侧关节面进行成形，从而提高术后膝关节稳定性。假体股骨侧缺损设计与半关节相似，但关节面为髁限制型关节面，胫骨侧设计特点为直径较细的髓内柄，平台衬垫与股骨侧匹配，并且在平台下方两髁有抗旋转固定针（图 4-3-13）。假体重建后，术中需要对软组织进行较好地重建，从而进一步提高关节稳定性，可以通过人工韧带（图 4-3-14）或人工血管等材料包裹假体表面，并将保留的肌肉断端重新附着到相应解剖位置。术后一般佩戴支具 8 ~ 10 周，术后早期即可开始股四头肌肌力训练，一般从术后 6 周开始进行关节活动度训练。术后随访发现胫骨骨骺可以正常生长，胫骨长度与对侧基本一致，患者膝关节稳定。与可延长假体相比，这种半关节假体操作简单，由于机械结构简单，较少出现机械失败并发症。假体柄一般采用生物固定，韧带附着点和肌腱的重建有利于改善关节的动力和稳定性。由于半关节假体没有铰链结构限制，降低了膝关节屈伸运动过程中对假体柄的应力作用，从而降低了假体柄松动风险。

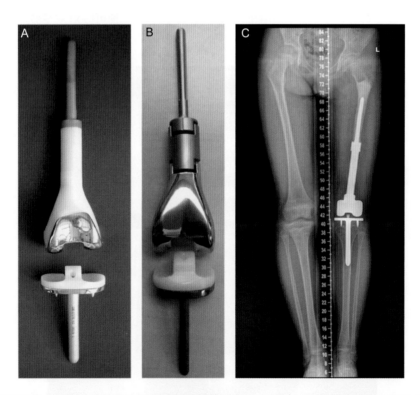

图 4-3-13　半限制型关节，假体设计结合限制型膝关节假体（CCK）设计，胫骨侧假体柄为细柄（8 ~ 10 mm），可减少对胫骨骨骺的损伤
A. 定制型假体；B. 组配式假体；C. 术后 X 线平片显示假体置换情况

术中安装胫骨假体时，不建议常规去除胫骨软骨面，而应进行髁间棘的切除，直接用细针开髓后打入胫骨假体组件（图 4-3-15）。保留软骨的目的在于更好地支撑胫骨平台，由于假体柄较细，并且为非生物固定而不是骨水泥固定，仅具有连接作用，并不能完全实现成人关节的应力传导作用，此外考虑到去除软

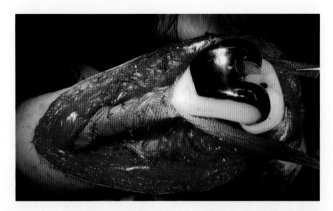

图 4-3-14　半限制型关节术中通过人工韧带等增加膝关节稳定性

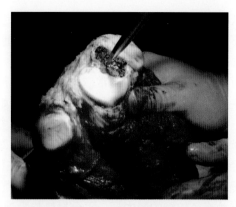

图 4-3-15　半限制型关节术中操作，胫骨侧仅行髁间棘切除，保留软骨面，安装假体

骨会使胫骨平台近端松质骨对假体的承托作用显著降低，所以常规不进行软骨面的切除。另外就是避免胫骨近端软组织剥离，因为这样可能会影响胫骨近端骺板血运，进而出现骺板钙化或早闭。在随访中大部分患者骺板可以继续正常生长（图 4-3-16），但在少部分病例中，可能由于骺板部分血运受累，导致内侧或外侧骺板早闭，进而出现膝关节成角畸形（胫骨假体柄在髓内位置改变）。Ji 等（2019）报道应用半限制型儿童关节进行股骨下段缺损重建后，胫骨近端骺板生长潜能保留率为 86.7%，脱位发生率为 7.7%。虽然该假体未能解决生长发育过程中的肢体短缩问题，但通过二期骨延长可以对双下肢不等长进行矫正。

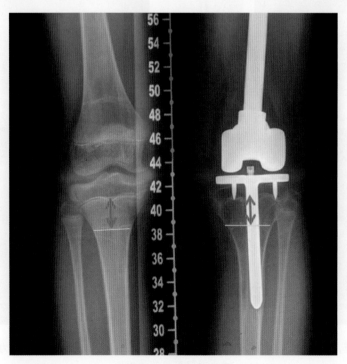

图 4-3-16　术后随访可见胫骨近端骺板正常生长，两侧关节面与生长停滞线之间的距离（箭头所示）一致

半限制型关节很好地解决了脱位问题，但没有进行韧带修补的病例仍存在关节不稳的问题，在此基础上，笔者从 2018 年开始尝试使用仿生型关节设计（图 4-3-17），通过人工韧带连接缺损段和胫骨侧假体，这样可以恢复关节连接性，模拟膝关节交叉韧带及内外侧副韧带结构，实现可靠的关节稳定性重建。目前

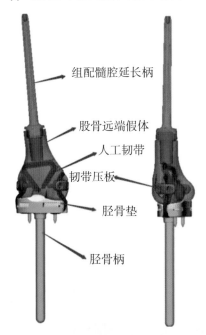

A 股骨韧带仿生假体结构示意图

组配髓腔延长柄

股骨远端假体

人工韧带

韧带压板

胫骨垫

胫骨柄

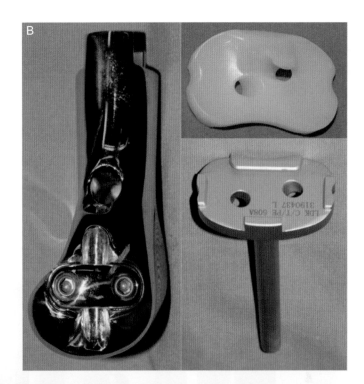

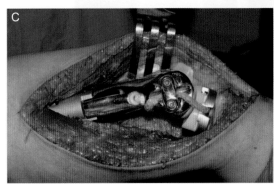

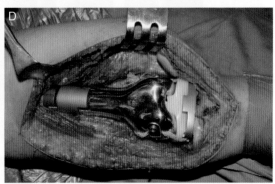

图 4-3-17　仿生型儿童关节，通过条索状人工韧带材料重建膝关节主要韧带，胫骨侧依旧采用细柄骺板微创设计
A. 假体设计示意图；B. 假体主要组件；C、D. 术中像所示假体安装

初步随访结果满意，关节稳定性得到进一步提高。

（三）保留关节的金属假体重建

保留关节（joint-preserving surgery，JPS）保肢手术是指当肿瘤边缘与关节面有一定距离，可以保留关节面及主要韧带结构的肿瘤切除，并通过适当的重建方法进行结构恢复。JPS 手术需要精确截骨，重建一般采用生物重建或具有界面整合特性的金属假体，并将重建结构与保留的关节进行坚强固定。JPS 的适应证包括：①术前化疗反应好，即化疗后 X 线平片或 CT 提示边界清晰，或 MRI 显示肿瘤软组织包块缩小，血管造影肿瘤染色下降或骨扫描浓聚降低；②能够保留关节面骨量厚度大于 1 cm 或依据重建方式可进行可靠固定；③肿瘤边界至少达到 10 mm；④无远处转移或远处转移可切除。既往对于 JPS 手术的争议主要在肿瘤边界，但随着导航和导板技术的应用（Jud et al，2019），目前截骨的准确性显著提高，特别是不规则截骨，Andreou 等（2011）回顾了 1355 例骨肉瘤中 123 例肿瘤切缘较近的病例，并发现这种情况并没有增加复发的风险。JPS 的重建一般分为生物重建和金属假体重建，生物重建已在本章第二节详细介绍，此处主要介绍金属假体重建。

在传统机加工时代，保留关节的假体重建需要在术前进行定制，既往文献对于保留关节假体重建报道中，膝关节的活动度一般可以达到屈膝 100°～110°（Gupta et al，2006；Agarwal et al，2010）。这类假体在应用中的最大特点就是会面临较短的长骨固定，一般的解决办法是通过增强界面整合能力和采用侧方辅助钢板实现（Stevenson et al，2017），一些假体在干骺端松质骨接触面进行羟基磷灰石（HA）涂层处理，以期增加骨整合作用，实现远期稳定；另外通过侧方钢板进行早期稳定性的维持（图 4-3-18）。近几年，随着 3D 打印技术的出现，提升了对这类复杂结构的加工能力，特别是在骨 - 假体接触面可以通过多孔结构，实现骨 - 金属界面的整合（Liang et al，2020）。对于干骺端假体重建的固定方式，目前认为，骨干处应通过传统的髓内固定（生物或水泥），干骺端应通过界面整合实现远期的稳定，可以辅助短柄及侧板实现初始的机械稳定，为界面整合提供稳定的力学环境。

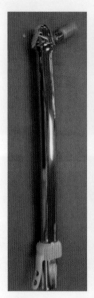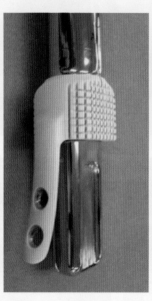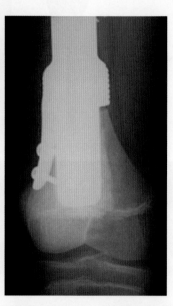

图 4-3-18　Stanmore 定制保留关节假体，在截骨端接触面为羟基磷灰石涂层，并且采用侧翼钢板辅助固定

　　Gupta 等（2006）对 8 例保留关节的股骨远端假体重建病例随访发现，通过 HA 处理过的金属缺损段和自体骨之间有很好的骨融合，强调了界面整合在这种假体重建中的重要性。Shehadeh 等（2019）对 28 例保留关节的假体重建病例进行随访，平均随访时间为 3 年，2 例假体 - 骨界面未愈合，出现假体松动，患者由于疼痛无法行走，后行翻修；1 例出现假体周围骨折。综合文献，这种保留关节的假体重建并发症主要是松动、骨折和感染，MSTS 评分一般在 80%～90%（Gupta et al，2006；Agarwal et al，2010；Stevenson et al，2017；Shehadeh et al，2019）。Agarwal 等（2010）回顾了 25 例保留骺端的肿瘤切除重加病例，其中 3 例采用假体重建，其余均采用生物重建。最常见并发症是生物重建的钢板断裂，研究者通过订制钢板增加强度以解决这一问题。不同于单纯中段假体两侧均为髓内假体柄固定，干骺端的缺损利用假体重建具备远期可行性，但界面的整合不意味生物重建，在骨量保留、翻修策略和有效髓腔长度保留方面，生物重建均有着更明显的优势。

　　随着 3D 打印技术的出现，由于假面的微孔结构加工方式完全改变，可以实现高孔隙率的钛合金加工，为假体 - 骨界面整合带来了革命性的改变。目前这一理念在骨科领域得到广泛应用，包括脊柱椎间融合、关节翻修等。在肿瘤缺损领域的应用进一步提高了干骺端保留关节假体重建的远期可靠性。骨干处连接髓内固定是唯一可靠的方式，钢板固定对于生物重建可行，因其前提是远期移植骨和近端宿主骨整合，远期钢板并不作为主要固定结构；但对于假体，骨干处采用钢板重建显然存在一定的钢板断裂风险，在新技术、新材料或新理念出现前，可能仍需进行可靠的髓内固定（图 4-3-19）。

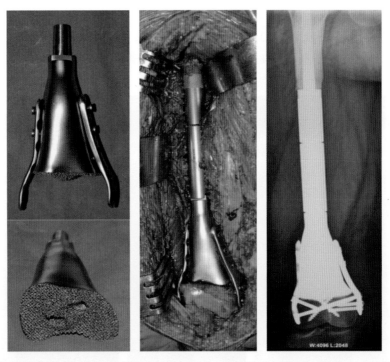

图 4-3-19　利用 3D 打印技术加工的保留关节的股骨下段假体，通过干骺端松质骨接触面孔隙结构，提高骨 - 假体界面整合效果，骨干处采用髓内固定

四、儿童恶性骨肿瘤的分期保肢治疗

对于儿童恶性肿瘤的保肢治疗，实际上面临两个要解决的问题：一个是肿瘤切除的重建；另一个是由于骨骼发育带来的双下肢不等长。在没有可延长假体的情况下，可以考虑分期治疗，也就是一期解决肿瘤治疗，肿瘤控制稳定后二期再进行肢体短缩的矫形。Kang 等（2017）报道对儿童下肢恶性肿瘤的保肢治疗，采用一期骨水泥临时填充，待发育基本结束，双下肢不等长通过骨延长进行矫正，最后再进行人工假体的重建，实际上也是一种分期保肢的概念。

这种分期治疗理念是基于患者所处不同阶段的主要治疗目标。可延长假体的延期随访显示该假体的翻修率为 50% ～ 80%，其中至少一半患者未接受延长治疗。此外，骨肉瘤和尤因肉瘤手术后的复发率为 10% ～ 15%，5 年生存率为 55% ～ 60%。此外，肢体不等长不超过 2 cm 时不影响步态，可以通过矫正鞋将肢体不等长控制在 4 cm 以内，这就为肿瘤控制期内双下肢不等长提供了解决方案，患者可以维持正常步态。待肿瘤期过后再行骨延长等治疗。图 4-3-20 所示由左至右为时间轴，对于儿童患者，一期为肿瘤治疗期，通过各类半关节进行重建，主要治疗目标是肿瘤的控制，在肿瘤复发转移高危期虽然骨骼生长，但造成的不等长可以通过矫正鞋等纠正维持；二期为肢体不等长矫正期，待肿瘤稳定后，一般为初次治疗的 3 年后，如果肢体不等长超过 4 cm 可以考虑进行骨延长等治疗，待成年后根据具体情况决定是否需要翻修为成人关节。

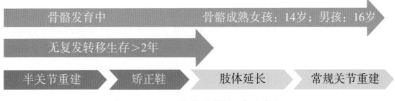

图 4-3-20　儿童分期保肢示意图

　　笔者曾报道对 12 例儿童恶性肿瘤患者进行分期保肢治疗，一期通过半限制关节重建，二期进行骨延长或采用矫正鞋纠正不等长（Ji et al，2019）。6 例接受了骨延长治疗，平均延长 5.4 cm，膝关节活动度平均为 102°，MSTS93 功能评分为 80.6%。图 4-3-21 所示为分期保肢典型病例。

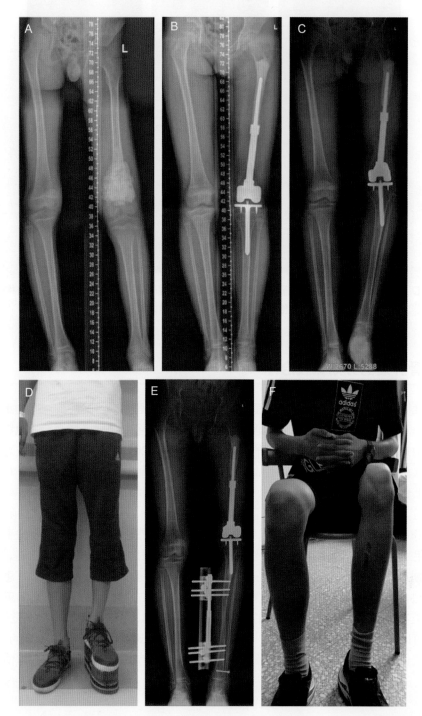

图 4-3-21　患者男性，8 岁，左股骨远端骨肉瘤，一期进行肿瘤切除非延长假体重建，并通过矫正鞋逐渐增高维持双下肢等长，避免骨盆倾斜和脊柱侧弯。在术后 8 年时通过骨延长进行肢体短缩的矫正

A. 术前 X 线平片；B. 术后 X 线平片示儿童半限制关节假体重建；C、D. 术后随访 X 线平片及体位像示明显下肢不等长；E、F. 骨延长后 X 线平片及体位像示下肢长度恢复

（姬　涛）

参考文献

姬涛，郭卫，杨荣利，等，2017. Orthofix 重建外架在骨肿瘤外科治疗中的应用. 中国修复重建外科杂志，31（10）：1161-1167.

谭磊，邢志利，姬涛，等，2019. 带血运腓骨移植修复下肢恶性肿瘤切除术后骨缺损疗效分析. 中国修复重建外科杂志，33（7）：850-853.

Abudu A，Grimer R，Tillman R，et al，2006. The use of prostheses in skeletally immature patients. Orthop Clin North Am，37（1）：75-84.

Agarwal M，Puri A，Gulia A，et al，2010. Joint-sparing or physeal-sparing diaphyseal resections：the challenge of holding small fragments. Clin Orthop Relat Res，468（11）：2924-2932.

Aldekhayel S，Govshievich A，Neel OF，et al，2016. Vascularized proximal fibula epiphyseal transfer for distal radius reconstruction in children：a systematic review. Microsurgery，36（8）：705-711.

Allison DC，Carney SC，Ahlmann ER，et al，2012. A meta-analysis of osteosarcoma outcomes in the modern medical era. Sarcoma，2012：704872.

Alman BA，De Bari A，Krajbich JI，1995. Massive allografts in the treatment of osteosarcoma and Ewing sarcoma in children and adolescents. J Bone Joint Surg Am，77（1）：54-64.

Andreou D，Bielack SS，Carrle D，et al，2011. The influence of tumor- and treatment-related factors on the development of local recurrence in osteosarcoma after adequate surgery. An analysis of 1355 patients treated on neoadjuvant Cooperative Osteosarcoma Study Group protocols. Ann Oncol，22（5）：1228-1235.

Bacci G，Longhi A，Bertoni F，et al，2006. Bone metastases in osteosarcoma patients treated with neoadjuvant or adjuvant chemotherapy：the Rizzoli experience in 52 patients. Acta Orthop，77（6）：938-943.

Barinaga G，Beason AM，Gardner MP，2018. Novel surgical approach to segmental bone transport using a magnetic intramedullary limb lengthening system. J Am Acad Orthop Surg，26（22）：e477-e482.

Baumgart R，Hinterwimmer S，Krammer M，et al，2005. The bioexpandable prosthesis：a new perspective after resection of malignant bone tumors in children. J Pediatr Hematol Oncol，27（8）：452-455.

Baumgart R，Lenze U，2009. Expandable endoprostheses in malignant bone tumors in children：indications and limitations. // Tunn P. Treatment of bone and soft tissue sarcomas. Germany：Springer-Verlag：59-73.

Beebe K，Song KJ，Ross E，et al，2009. Functional outcomes after limb-salvage surgery and endoprosthetic reconstruction with an expandable prosthesis：a report of 4 cases. Arch Phys Med Rehabil，90（6）：1039-1047.

Beris AE，Lykissas MG，Korompilias AV，et al，2011. Vascularized fibula transfer for lower limb reconstruction. Microsurgery，31（3）：205-211.

Betz M，Dumont CE，Fuchs B，et al，2012. Physeal distraction for joint preservation in malignant metaphyseal bone tumors in children. Clin Orthop Relat Res，470（6）：1749-1754.

Bielack SS，Kempf-Bielack B，Delling G，et al，2002. Prognostic factors in high-grade osteosarcoma of the extremities or trunk：an analysis of 1702 patients treated on neoadjuvant cooperative osteosarcoma study group protocols. J Clin Oncol，20（3）：776-790.

Borggreve J，1930. Kniegelenkscratz durch das in der beinlangsachse um 180 gedrehte Fussgelenk. Arth F Orthop，28：175-178.

Brigman BE, Hornicek FJ, Gebhardt MC, et al, 2004. Allografts about the knee in young patients with high-gade sarcoma. Clin Orthop Relat Res, 421: 232-239.

Canadell J, Forriol F, Cara JA, 1994. Removal of metaphyseal bone tumours with preservation of the epiphysis. Physeal distraction before excision. J Bone Joint Surg Br, 76 (1): 127-132.

Capanna R, Bufalini C, Campanacci M, 1993. A new technique for reconstructions of large metadiaphyseal bone defects. Orthop Traumatol, 2 (1): 159-177.

Cashin M, Coombs C, Torode I, 2018. A-frame free vascularized fibular graft and femoral lengthening for osteosarcoma pediatric patients. J Pediatr Orthop, 38 (2): e83-e90.

Cholewinski P, Putman S, Vasseur L, et al, 2015. Long-term outcomes of primary constrained condylar knee arthroplasty. Orthop Traumatol Surg Res, 101 (4): 449-454.

Chotel F, Nguiabanda L, Braillon P, et al, 2012. Induced membrane technique for reconstruction after bone tumor resection in children: a preliminary study. Orthop Traumatol Surg Res, 98 (3): 301-308.

Cipriano CA, Gruzinova IS, Frank RM, et al, 2015. Frequent complications and severe bone loss associated with the repiphysis expandable distal femoral prosthesis. Clin Orthop Relat Res, 473 (3): 831-838.

Codivilla A, 2008. The classic: on the means of lengthening, in the lower limbs, the muscles and tissues which are shortened through deformity. 1905. Clin Orthop Relat Res, 466 (12): 2903-2909.

Dickinson BP, Jimenez JC, Lawrence PF, et al, 2010. Functional limb salvage following muscle rigor in a pediatric patient. Vasc Endovascular Surg, 44 (4): 315-318.

Ferrari S, Briccoli A, Mercuri M, et al, 2003. Postrelapse survival in osteosarcoma of the extremities: prognostic factors for long-term survival. J Clin Oncol, 21 (4): 710-715.

Futani H, Minamizaki T, Nishimoto Y, et al, 2006. Long-term follow-up after limb salvage in skeletally immature children with a primary malignant tumor of the distal end of the femur. J Bone Joint Surg Am, 88 (3): 595-603.

Ganz R, Gill TJ, Gautier E, et al, 2001. Surgical dislocation of the adult hip a technique with full access to the femoral head and acetabulum without the risk of avascular necrosis. J Bone Joint Surg Br, 83 (8): 1119-1124.

Gottsauner-Wolf F, Kotz R, Knahr K, et al, 1991. Rotationplasty for limb salvage in the treatment of malignant tumors at the knee. A follow-up study of seventy patients. J Bone Joint Surg Am, 73 (9): 1365-1375.

Gouron R, 2016. Surgical technique and indications of the induced membrane procedure in children. Orthop Traumatol Surg Res, 102 (1): S133-S139.

Grimer RJ, Belthur M, Carter SR, et al, 2000. Extendible replacements of the proximal tibia for bone tumours. J Bone Joint Surg Br, 82 (2): 255-260.

Groundland JS, Binitie O, 2016. Reconstruction after tumor resection in the growing child. Orthop Clin North Am, 47 (1): 265-281.

Gupta A, Pollock R, Cannon SR, et al, 2006. A knee-sparing distal femoral endoprosthesis using hydroxyapatite-coated extracortical plates. Preliminary results. J Bone Joint Surg Br, 88 (10): 1367-1372.

Han CS, Chung DW, Lee JH, et al, 2010. Lengthening of intercalary allograft combined with free vascularized fibular graft after reconstruction in pediatric osteosarcoma of femur. J Pediatr Orthop B, 19 (1): 61-65.

Hanna SA, David LA, Gikas PD, et al, 2008. Very late local recurrence of Ewing's sarcoma—can you ever say 'cured'? A report of two cases and literature review. Ann R Coll Surg Engl, 90 (7): W12-15.

Hardes J, Gebert C, Hillmann A, et al, 2003. Rotationplasty in the surgical treatment plan of primary malignant bone tumors. Possibilities and limits. Orthopade, 32 (11): 965-970.

Harting MT, Blakely ML, 2006. Management of osteosarcoma pulmonary metastases. Semin Pediatr Surg, 15 (1): 25-29.

Hejna MJ, Gitelis S, 1997. Allograft prosthetic composite replacement for bone tumors. Semin Surg Oncol, 13 (1): 18-24.

Henderson ER, Pepper AM, Letson GD, 2011. What are estimated reimbursements for lower extremity prostheses capable of surgical and nonsurgical lengthening? Clin Orthop Relat Res, 470 (4): 1194-1203.

Henderson ER, Pepper AM, Marulanda GA, et al, 2010. What is the emotional acceptance after limb salvage with an expandable prosthesis? Clin Orthop Relat Res, 468 (11): 2933-2938.

Henderson ER, Pepper AM, Marulanda G, et al, 2012. Outcome of lower-limb preservation with an expandable endoprosthesis after bone tumor resection in children. J Bone Joint Surg Am, 94 (6): 537-547.

Hornicek FJ, Gebhardt MC, Tomford WW, et al, 2001. Factors affecting nonunion of the allograft-host junction. Clin Orthop Relat Res, 382: 87-98.

Hwang N, Grimer RJ, Carter SR, et al, 2012. Early results of a non-invasive extendible prosthesis for limb-salvage surgery in children with bone tumours. J Bone Joint Surg Br, 94 (2): 265-269.

Ilizarov GA, 1990. Clinical application of the tension-stress effect for limb lengthening. Clin Orthop Relat Res, 250: 8-26.

Innocenti M, Delcroix L, Romano GF, et al, 2007. Vascularized epiphyseal transplant. Orthop Clin North Am, 38 (1): 95-101.

Ji T, Yang Y, Li DS, et al, 2019. Limb salvage using non-hinged endoprosthesis and staged correction of leg-length discrepancy for children with distal femoral malignant tumors. Orthop Surg, 11 (5): 819-825.

Jud L, Muller DA, Furnstahl P, et al, 2019. Joint-preserving tumour resection around the knee with allograft reconstruction using three-dimensional preoperative planning and patient-specific instruments. Knee, 26 (3): 787-793.

Kang S, Lee JS, Park J, et al, 2017. Staged lengthening and reconstruction for children with a leg-length discrepancy after excision of an osteosarcoma around the knee. Bone Joint J, 99-B (3): 401-408.

Kaufman KR, Miller LS, Sutherland DH, 1996. Gait asymmetry in patients with limb-length inequality. J Pediatr Orthop, 16 (2): 144-150.

Kong CB, Lee SY, Jeon DG, 2010. Staged lengthening arthroplasty for pediatric osteosarcoma around the knee. Clin Orthop Relat Res, 468 (6): 1660-1668.

Kristen H, Knahr K, Salzer M, 1975. Atypische Amputationsformen bei Knochentumoren der unteren Extremität. Arch Orthop Trauma Surg, 83 (1): 91-107.

Kronenberg HM, 2003. Developmental regulation of the growth plate. Nature, 423 (6937): 332-336.

Kunz P, Berard L, 2009. Methods of biological reconstruction for bone sarcoma: indications and Limits.// Tunn P. Treatment of bone and soft tissue sarcomas. Germany: Springer-Verlag: 113-140.

Lee SY, Jeon DG, Cho WH, et al, 2018. Are pasteurized autografts durable for reconstructions after bone tumor resections？ Clin Orthop Relat Res，476（9）：1728-1737.

Guo W，Ji T，Jutte P，2020. Reconstruction in orthopaedic oncology：frontier and horizon. Ann Joint，5：22.

Masquelet AC，Begue T，2010. The concept of induced membrane for reconstruction of long bone defects. Orthop Clin North Am，41（1）：27-37.

Meyers P，2006. Osteosarcoma. // Pappo A. Pediatric bone and soft tissue sarcomas. Germany：Springer：219.

Mihara A，Muramatsu K，Hashimoto T，et al，2020. Combination of extracorporeally-irradiated autograft and vascularized bone graft for reconstruction of malignant musculoskeletal tumor. Anticancer Res，40（3）：1637-1643.

Moran SL，Shin AY，Bishop AT，2006. The use of massive bone allograft with intramedullary free fibular flap for limb salvage in a pediatric and adolescent population. Plast Reconstr Surg，118（2）：413-419.

Moussa ME，Lee YY，Patel AR，et al，2017. Clinical outcomes following the use of constrained condylar knees in primary total knee arthroplasty. J Arthroplasty，32（6）：1869-1873.

Muscolo DL，Ayerza MA，Aponte-Tinao L，et al，2008. Allograft reconstruction after sarcoma resection in children younger than 10 years old. Clin Orthop Relat Res，466（8）：1856-1862.

Muscolo DL，Ayerza MA，Aponte-Tinao LA，et al，2005. Use of distal femoral osteoarticular allografts in limb salvage surgery. J Bone Joint Surg Am，87（11）：2449-2455.

Niccolai F，Di Mento L，Mocchi M，et al，2018. Modified Masquelet's technique with nail and allograft：a case report. Injury，49（Suppl 4）：S21-S24.

Nystrom LM，Morcuende JA，2010. Expanding endoprosthesis for pediatric musculoskeletal malignancy：current concepts and results. Iowa Orthop J，30：141-149.

Paley D，Bhave A，Herzenberg JE，et al，2000. Multiplier method for predicting limb-length discrepancy. J Bone Joint Surg Am，82（10）：1432-1446.

Picardo NE，Blunn GW，Shekkeris AS，et al，2012. The medium-term results of the Stanmore non-invasive extendible endoprosthesis in the treatment of paediatric bone tumors. J Bone Joint Surg Br，94（3）：425-430.

Puri A，Byregowda S，Gulia A，et al，2018. Reconstructing diaphyseal tumors using radiated（50Gy）autogenous tumor bone graft. J Surg Oncol，118（1）：138-143.

Puri A，Pruthi M，Gulia A，2014. Outcomes after limb sparing resection in primary malignant pelvic tumors. Eur J Surg Oncol，40（1）：27-33.

Ramseier LE，Malinin TI，Temple HT，et al，2006. Allograft reconstruction for bone sarcoma of the tibia in the growing child. J Bone Joint Surg Br，88（1）：95-99.

Rodl RW，Pohlmann U，Gosheger G，et al，2002. Rotationplasty-quality of life after 10 years in 22 patients. Acta Orthop Scand，73（1）：85-88.

Saghieh S，Abboud MR，Muwakkit SA，et al，2010. Seven-year experience of using Repiphysis expandable prosthesis in children with bone tumors. Pediatr Blood Cancer，55（3）：457-463.

Sanders PTJ，Spierings JF，Albergo JI，et al，2020. Long-term clinical outcomes of intercalary allograft reconstruction for lower-extremity bone tumors. J Bone Joint Surg Am，102（12）：1042-1049.

San-Julian M，Vazquez-Garcia B，Aquerreta JD，et al，2017. Reconstruction following tumor resections in skeletally immature patients. J Am Acad Orthop Surg，25（11）：e272-e274.

Scholz AO，Gehrmann S，Glombitza M，et al，2015. Reconstruction of septic diaphyseal bone defects with the induced membrane technique. Injury，46：S121-S124.

Schubert CD，Frassica FJ，Attar S，et al，2013. Case report rotational vascularized tibiaplasty after oncologic resection and major wound healing problems：a novel technique. Eplasty，13：e43.

Shammas RL，Avashia YJ，Farjat AE，et al，2017. Vascularized fibula-based physis transfer：a follow-up study of longitudinal bone growth and complications. Plast Reconstr Surg Glob Open，5（5）：e1352.

Shehadeh AM，Isleem U，Abdelal S，et al，2019. Surgical technique and outcome of custom Joint-Sparing Endoprosthesis as a reconstructive modality in juxta-articular bone sarcoma. J Oncol，2019：9417284.

Sherman CE，O'Connor MI，Sim FH，2012. Survival，local recurrence，and function after pelvic limb salvage at 23 to 38 years of followup. Clin Orthop Relat Res，470（3）：712-727.

Sirveaux F，2019. Reconstruction techniques after proximal humerus tumour resection. Orthop Traumatol Surg Res，105（1S）：S153-S164.

Stevenson JD，Doxey R，Abudu A，et al，2018. Vascularized fibular epiphyseal transfer for proximal humeral reconstruction in children with a primary sarcoma of bone. Bone Joint J，100-B（4）：535-541.

Stevenson JD，Wigley C，Burton H，et al，2017. Minimising aseptic loosening in extreme bone resections：custom-made tumour endoprostheses with short medullary stems and extra-cortical plates. Bone Joint J，99-B（12）：1689-1695.

Tang X，Guo W，Yang R，et al，2015. Synthetic mesh improves shoulder function after intraarticular resection and prosthetic replacement of proximal humerus. Clin Orthop Relat Res，473（4）：1464-1471.

Tang X，Guo W，Yang R，et al，2017. Acetabular reconstruction with femoral head autograft after intraarticular resection of periacetabular tumors is durable at short-term followup. Clin Orthop Relat Res，475（12）：3060-3070.

Thompson RC Jr，Pickvance EA，Garry D，1993. Fractures in large-segment allografts. J Bone Joint Surg Am，75（11）：1663-1673.

Torner F，Segur JM，Ullot R，et al，2016. Non-invasive expandable prosthesis in musculoskeletal oncology paediatric patients for the distal and proximal femur. First results. Int Orthop，40（8）：1683-1688.

Toy PC，White JR，Scarborough MT，et al，2010. Distal femoral osteoarticular allografts：long-term survival，but frequent complications. Clin Orthop Relat Res，468（11）：2914-2923.

Tsuchiya H，Tomita K，Minematsu K，et al，1997. Limb salvage using distraction osteogenesis. A classification of the technique. J Bone Joint Surg Br，79（3）：403-411.

Tsuchiya H，Wan SL，Sakayama K，et al，2005. Reconstruction using an autograft containing tumour treated by liquid nitrogen. J Bone Joint Surg Br，87（2）：218-225.

Tsuda Y，Tsoi K，Stevenson JD，et al，2020. Extendable endoprostheses in skeletally immature patients. J Bone Joint Surg Am，102（2）：151-162.

Unwin PS，Walker PS，1996. Extendible endoprostheses for the skeletally immature. Clin Orthop Relat Res，322：179-193.

Van Nes C，1950. Rotation-plasty for congenital defects of the femur. J Bone Joint Surg Br，32（1）：12.

Walsh M，Connolly P，Jenkinson A，et al，2000. Leg length discrepancy—an experimental study of compensatory changes in three dimensions using gait analysis. Gait Posture，12（2）：156-161.

Weitao Y，Qiqing C，Songtao G，et al，2012. Epiphysis preserving operations for the treatment of lower limb malignant bone tumors. Eur J Surg Oncol, 38 (12): 1165-1170.

Winkelmann WW, 1992. Clavicula pro humero—a new surgical method for malignant tumors of the proximal humerus. Z Orthop Ihre Grenzgeb, 130 (3): 197-201.

Winkelmann WW, 1996. Rotationplasty. Orthop Clin North Am, 27 (3): 503-523.

Wu PK, Chen CF, Chen CM, et al, 2018. Intraoperative extracorporeal irradiation and frozen treatment on tumor-bearing autografts show equivalent outcomes for biologic reconstruction. Clin Orthop Relat Res, 476 (4): 877-889.

Xian CJ, 2014. Recent research on the growth plate: regulation, bone growth defects, and potential treatments. J Mol Endocrinol, 53 (1): E1-E2.

Yasin NF, Ajit Singh V, Saad M, et al, 2015. Which is the best method of sterilization for recycled bone autograft in limb salvage surgery: a radiological, biomechanical and histopathological study in rabbit. BMC Cancer, 15: 289.

Zekry KM, Yamamoto N, Hayashi K, et al, 2019. Reconstruction of intercalary bone defect after resection of malignant bone tumor. J Orthop Surg (Hong Kong), 27 (1): 1-9.

第5章

半骨盆切除术

第一节　概　述

5%的恶性骨肿瘤累及骨盆。儿童的尤因肉瘤、成人的成骨肉瘤和软骨肉瘤是该部位最常见的原发性肉瘤，来自乳腺、肺、前列腺、肾和甲状腺的骨盆转移瘤也比较常见。恶性肿瘤常常侵犯骨盆，髋臼周围受到破坏是最主要的问题。此类患者疼痛症状显著，功能严重受限，用减少负重和放疗等方法治疗效果不佳。

对于累及髋骨的原发骨肿瘤，其切除可以分为边缘性切除、广泛性切除、根治性切除和半骨盆切除（Enneking et al，1978，Enneking，1983）。Enneking 和 Dunham 提出了良性和恶性肌肉骨骼系统肿瘤分期的概念，以帮助选择适当的治疗，并对不同的治疗方法进行有意义的对比。Enneking 提出的分期系统包括分级（G）、部位（T）和转移（M）情况。良性肿瘤分为 1、2、3 期，恶性肿瘤分为 Ⅰ、Ⅱ、Ⅲ 期。根据病灶局部侵袭范围又进一步分为 A 和 B 亚期。随着解剖学分期成为可能以及有效的辅助化疗，现在外科切除的重点已经转移到保肢治疗上。在计划手术和活检前，需要进行精确的肿瘤影像学检查及解剖定位，以便准确诊断并确定足够的手术边界。尽管 MRI 对于术前判断肿瘤的侵犯程度非常有帮助，术后仍需要非常仔细地检查切除标本。Enneking 和 Dunham 提出了以下概念：囊内切除边界即在病变内切除肿瘤；边缘性切除边界即在与肿瘤相连的反应区内切除肿瘤；广泛性切除边界即在距离肿瘤一段距离的正常组织内切除肿瘤；根治性切除边界即将肿瘤累及的整个间室正常组织完全切除。不行截肢而切除肿瘤称为局部切除，是保肢治疗的方法。根据这一定义，肿瘤局部切除依据达到的切除边界可以分为边缘性切除、广泛性切除和根治性切除。

髋臼周围的恶性骨肿瘤的手术治疗十分棘手，长期以来，半盆截肢术是主要的治疗方法。随着化疗、影像学检查方法以及手术技术的进步，保肢切除术越来越普遍。目前，保肢术是治疗髋臼周围原发性恶性骨肿瘤和转移性恶性骨肿瘤的主要方法。保肢术治疗的目标是彻底切除肿瘤，尽量降低复发率，最大程度重建功能。由于骨盆解剖比较复杂，骨盆切除术面临巨大挑战同时也希望通过各种辅助疗法使患者术后能够快速恢复。本章将讨论部分半盆切除重建术的适应证、相关解剖、影像学检查及活检技术，并详细描述髋臼周围原发性和转移性恶性骨肿瘤的手术方法。

一、适应证和禁忌证

1. **适应证**　部分半盆切除术适用于：①用部分半盆切除术获得的切除边缘类似于半盆截肢术达到的切除边缘；②局部切除和重建能保留合理的功能；③患者的寿命和全身状况适合该术。

2. **禁忌证**　包括：①保肢切除术后复发，复发性肉瘤不能被扩大切除或者对复发性肉瘤继续进行保肢术对患者无益处；②骨盆的肉瘤向后侵犯越过骶髂关节并累及骶神经和骶孔；③骨盆的肉瘤广泛侵犯骨盆内的软组织，侵入大腿或累及坐骨神经；④患者全身状况很差，寿命较短。

二、相关解剖

（一）骨盆肌肉

骨盆几乎被肌肉完全覆盖，对于髂骨和髋臼周围肿瘤，肌肉是防止肿瘤侵犯邻近血管和神经的屏障。

1. **髂肌**　髂肌可为来自髂骨内侧皮质的肿瘤提供保护，甚至当肿瘤体积较大时该肌尚可包住肿瘤，为手术提供充分的切除边缘。

2. **臀中肌和臀小肌**　臀中肌和臀小肌覆盖髂骨外侧皮质的上部和下部。

3. **梨状肌**　梨状肌从骶骨到股骨大转子，位于坐骨大切迹，保护坐骨神经免于肿瘤侵犯。

（二）血管神经束

1. **股血管和股神经**　耻骨上支肿瘤接近股血管和股神经，血管神经鞘可保护神经血管免受肿瘤侵犯。如有需要，可以从血管神经鞘中将股神经和血管游离，血管鞘同肿瘤一并切除。

2. **坐骨神经**　髂骨肿瘤侵及坐骨切迹，邻近坐骨神经，通常坐骨神经未受直接浸润，能够从肿瘤包膜上游离下来。

（三）膀胱、尿道

耻骨梳和耻骨后脂肪延续为一厚层纤维组织，它将膀胱和前方的耻骨分开。尿道位于耻骨联合下面，两者之间有弓形韧带。在处理骨盆前部的肿瘤时必须小心保护这些结构。

（四）骶髂关节

髋臼周围的骨肿瘤浸润越过骶髂关节并不罕见，术前和术中必须仔细检查骶髂关节。软骨肉瘤浸润骶髂关节，即使采用现代影像手段也很难发现。

（五）骨盆静脉

骨盆肉瘤经常会在骨盆的大静脉中形成瘤栓。术前应采用 MRI 和静脉血管造影仔细检查。

三、术前检查

（一）体格检查

应对肌肉骨骼系统和神经血管进行全面的检查。除非有很大的软组织肿块，否则无法触及大多数髋臼周围的骨肿瘤。检查骨盆和直肠对了解有无骨盆内浸润很有必要。对年龄超过 30 岁的转移性腺癌患者，应检查骨盆和直肠。

（二）影像学检查

影像学检查是成功切除骨盆和髋臼肿瘤的关键，CT、MRI、血管造影和骨扫描是有效的术前检查手段。如果骨盆和髋臼的骨肿瘤伴有巨大的软组织肿块，并且远侧有静脉回流受阻征象，应做静脉造影。

1. **X 线平片**　最初的 X 线平片通常能显示肿瘤是原发性肉瘤、转移癌或良性病变，但有时这种表现很轻微。如果患者髋部和骨盆存在持续性疼痛，即使 X 线平片看似正常，仍应特别注意，并做进一步的影像检查。

2. **骨扫描**　骨扫描可用于检查骨盆肿瘤累及的范围以及有无转移瘤。流动相和血池相的影像对了解肿瘤血运很有帮助。同位素活性增加是个重要的表现，表明需要做活检和进一步的影像学检查。

3. CT　对于分析轻微的骨皮质破坏、钙化、骨化和骨折，CT优于MRI。CT可用于检查骨盆骨皮质破坏程度，尤其是对髋臼区的检查（如检查髋臼穹窿和骨盆柱）。CT对于检查介入化疗的效果十分准确。CT也可辅助MRI检查软组织肿块的范围以及邻近神经血管的移位情况。对于骨盆的浸润性骨肿瘤，由于CT常常低估肿瘤侵犯的范围，最好采用MRI进行检查。

4. MRI　能够发现肿瘤侵入髋关节、骶髂关节和骶骨，能够非常清楚地显示骨内肿瘤，并检查骨内肿瘤的界限。对于有些肿瘤，如软骨肉瘤，MRI能够发现髂骨内轻微的肿瘤浸润极其重要。用MRI检查软组织肿块的范围以及神经血管效果很好（如骶丛和髂血管）。

5. 动脉造影、静脉造影　虽然MRI和磁共振血管造影（MRA）可以检查骨盆的血管，但用动脉造影检查肿瘤的血管和解剖效果最好。相比于其他方法，动脉造影可以更准确地检查血管解剖，包括血管移位和先天变异。动脉造影还是检查新辅助化疗效果的最可靠方法，例如肿瘤的充血减少或消失与肿瘤坏死相关，这是肿瘤对介入化疗反应良好的指征。静脉造影有助于发现静脉阻塞或肿瘤栓塞，如果有静脉回流受阻的表现，应该做静脉造影。术前栓塞：骨盆和髋臼的血行转移瘤术前应进行栓塞，如转移性肾腺癌血供非常丰富，特别适合做栓塞，否则很难控制术中出血。

（三）活检

对于髋臼周围骨肿瘤，活检方法和部位相当重要，活检污染腹腔和盆腔的风险很大。如果活检造成大范围污染，会使肉瘤局部控制很难。活检部位不正确或活检操作不当会导致肉瘤细胞广泛播散到周围的软组织中，使肉瘤切除极其困难，甚至根本不能实施扩大切除。错误的活检可能会成为半盆截肢术的主要原因，甚至会污染覆盖截肢伤口所必需的软组织皮瓣，使半盆截肢术也无法实施。

大多数髋臼周围肿瘤最好在切口附近实施穿刺活检。一般活检应该在CT引导下进行，除非肿瘤为巨大的软组织肿块，很容易穿刺，而且远离主要的神经血管结构。对于骨盆肉瘤，髂嵴是最安全的活检部位，大多数切除术经过髂嵴上的切口进行。

当穿刺活检不能确诊时，应做切开活检。要特别注意活检部位，切取的组织要足够。

第二节　半骨盆切除的手术入路

有关骨盆肿瘤切除的手术入路，根据不同的切除范围，可采用髂腹股沟入路、髂后入路、髋臼入路、耻骨入路、坐骨入路等。多数情况下，要采用联合手术入路。Enneking（1978）、Eilber等（1979）、Karakousis（1982，1984）、Campanacci等（1991）相继提出了骨盆肿瘤的切除方法。

一、髂腹股沟入路

髂腹股沟入路可用于髂骨切除，也可用于腹膜后软组织肿瘤切除以及内半盆切除和耻坐骨切除。

手术步骤：

术前进行肠道准备，患者侧卧位，患侧在上。整个受累肢体常规消毒，生殖器和会阴区需要仔细消毒。皮肤切口自耻骨结节沿腹股沟至髂前上棘，切口可以沿髂骨翼向后延长（髂骨后侧入路）或向上倾斜沿12肋走行（腹部斜入路）。

沿皮肤切口方向用电刀切断腹肌。由于腹膜后有脂肪组织，对其进行分离显露并不困难。结扎切断腹壁下动脉、旋髂深动脉、旋髂浅动脉。对于男性患者，需要小心处理精索，通常不需打开腹股沟管。精索可在耻骨上移动，并可轻度牵拉。通过触诊可以确定坐骨大切迹的位置，如果需要也可进行手术显露。对于骨盆手术，一般需要经腹膜外入路，而且腹膜可以对肿瘤起到屏障作用。将腹膜向内侧拉开，就可显露髂血管、股神经、输尿管等（图5-2-1）。

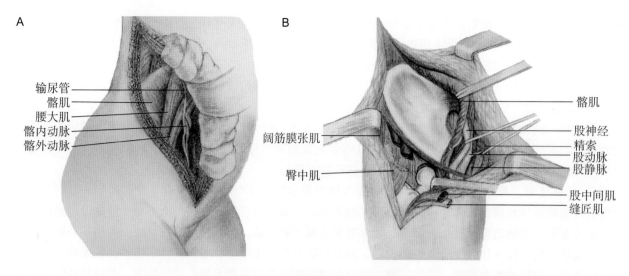

A

B

输尿管
髂肌
腰大肌
髂内动脉
髂外动脉

阔筋膜张肌

臀中肌

髂肌
股神经
精索
股动脉
股静脉
股中间肌
缝匠肌

图 5-2-1　髂腹股沟入路示意图

A. 经腹膜后，牵开腹腔脏器，显露髂血管、输尿管及股神经结构；B. 剥离覆盖于髂骨及髋臼周围的肌肉止点，显露骨盆

二、髂后入路

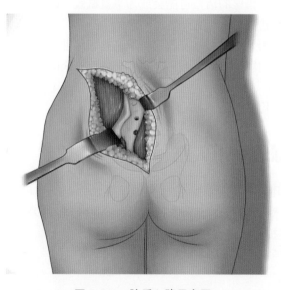

图 5-2-2　髂后入路示意图

髂后入路是髂腹股沟入路向后方的延伸。这一入路用来充分显露骶髂关节和臀大肌（图 5-2-2）。

手术步骤：

经髂骨翼做皮肤切口，切口向远侧延长至髂后下棘，为了显露髋关节切口也可延长至大转子或坐骨结节。

可以通过髂腹股沟和髂后入路切除髂骨。如果肿瘤侵犯至髂骨以外，还需要切除部分臀肌。在进行广泛切除时，肌肉远端部分被切除。如果这样没有显露肿瘤，可以自髂骨翼上分离肌肉并牵向远端至足够空间。这样髂骨得到充分显露，通过此入路可以在任何水平进行髂骨截骨。

通常不是必须进行髂骨重建，但曾经有髂骨切除后大量肠管向大腿前侧疝出的情况发生，所以腹股沟区的软组织必须紧张缝合。如果缺损较大，可以用 Marlex 网或 LARS 人工韧带进行覆盖。

三、髋臼入路

包括 Smith-Peterson 前侧入路和改良的内半盆切除入路。Smith-Peterson 前侧入路可用于良性肿瘤病例的刮除。对于骨盆恶性肿瘤大范围切除病例，则需要改良的内半盆切除入路（例如髂腹股沟、髂骨后方、坐骨后方入路）。需要注意保护皮瓣的血运。两组供应臀部皮肤血运的血管是侧方的旋股动脉和臀上、臀下动脉。阔筋膜张肌或臀大肌肌皮瓣是较为理想的皮瓣。

四、耻骨入路

　　经会阴和髂腹股沟入路可以切除耻骨上下支和体部。以往认为该入路不能显露坐骨，实践证实此切口向下延伸至大腿内侧，将内收肌群剥离，向外侧牵拉，可以显露坐骨。在做骨盆Ⅱ、Ⅲ区切除时，需要通过此切口显露坐骨结节（图5-2-3）。

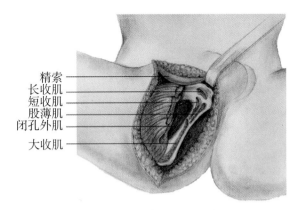

精索
长收肌
短收肌
股薄肌
闭孔外肌
大收肌

图 5-2-3　耻骨切口显露示意图

　　手术步骤：

　　可以采用髂腹股沟入路或直接取会阴入路。前面已经描述了髂腹股沟入路。当采用经会阴入路时，患者一般采取45°侧卧位，常规消毒铺单。对于女性患者，暂时缝合大阴唇，仔细消毒会阴。可以延长髂腹股沟的切口至对侧，以便更好地显露耻骨联合和耻骨角。

　　沿耻骨下支做会阴部切口，可将切口延长至大腿内侧以显露内收肌。

　　首先显露耻骨内侧面。钝性分离膀胱，牵开后暴露耻骨角。辨认并结扎切断闭孔动脉，游离闭孔神经，如果需要可予切断。可采用腓肠神经移植进行重建，并可获得良好的预后。然后确定闭孔的位置。

　　进行广泛切除时需要切断内收肌、耻骨肌、闭孔内外肌。用线锯分别做耻骨联合、耻骨上支、耻骨下支三次截骨。也可以采用电刀切断耻骨联合。这时仅有泌尿生殖膈与耻骨连接。牵引骨块，小心切断与之连接的软组织。如果没有足够的外科边界，就需要切断尿道并做尿道改道术。

　　可采用该入路切除整个耻骨。重建耻骨的文献报道不多。多数作者认为并不需要骨性重建。但有些未进行耻骨重建的患者主诉同侧骶髂关节疼痛。因此通常不需要进行耻骨重建，但是如果存在骨盆环不稳的危险，可采用游离腓骨移植重建耻骨。泌尿生殖膈的残端无需处理。总体上不会发生膀胱直肠并发症。

五、坐骨入路

　　坐骨后侧入路只能用于坐骨的刮除和骨膜下切除。如果需要广泛的坐骨切除，必须联合髂腹股沟入路和经会阴入路，同半盆截肢一样，建议采用侧卧位。

　　手术步骤：

　　患者采用侧卧位，常规消毒铺单。自髂后上棘至坐骨结节做波浪形切口，向深部进入，切断臀大肌的下三分之一。如果需要大范围显露，应分辨坐骨神经并安全牵拉予以保护。在坐骨切断闭孔外肌和上、下孖肌。这样就可以显露整个坐骨的后侧面，切除坐骨。

　　常规术前肠道准备。侧卧位，整个患肢消毒铺单，仔细消毒会阴。联合应用坐骨后侧入路、髂腹股沟入路和经会阴入路。当保留耻骨下支时，不需要经会阴切口。经髂腹股沟入路，在骨盆内侧切断上、下孖肌和闭孔内肌。这些肌肉的远端可经后侧入路切断。如果需要可切断闭孔动脉和神经。然后开始后侧切口。在其附着部位切断梨状肌等外旋肌群肌肉。小心切断骶结节韧带，完整切除坐骨。

六、内半盆切除

　　内半盆切除是对半盆截肢的特殊改进，可用于保肢治疗。相当一部分半骨盆恶性肿瘤的患者可以保留同侧肢体。总体上，如果可以保留髂外动脉和有良好的皮瓣覆盖就可能保留肢体。这一手术采用了髂腹股沟入路、髂骨后方入路和坐骨联合入路（图5-2-4）。需要特别注意处理股神经和坐骨神经。股神经一般较为紧张，比坐骨神经更易受损。术中需要注意保护皮瓣的血运。两组供应臀部皮肤血运的血管是侧方的旋股动脉和臀上、臀下动脉。阔筋膜张肌或臀大肌肌皮瓣是较为理想的皮瓣。

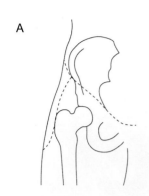
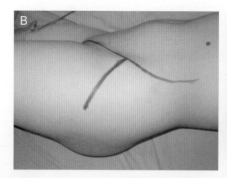
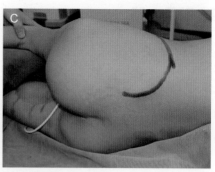

图 5-2-4　内半盆切除髂腹股沟、髂骨后方和坐骨联合入路

A. 切口示意图；B. 切口前侧体位像；C. 切口后侧体位像

手术步骤：

术前常规肠道准备。患者侧卧位，患侧在上，患肢消毒铺单，仔细消毒会阴。

首先沿髂腹股沟入路进入（图 5-2-5）。这一入路主要是为了显露髂内外血管。还需要辨认股神经、闭孔神经和动脉。如果切除耻骨，就要切断闭孔神经和动脉。如果需要，应在肌腱部分切断髂肌。显露坐骨大切迹。钝性分离膀胱后显露耻骨角，塞入纱布压迫，以防出血。

第二步进行后侧切口。从髂骨剥离臀大肌的起点，将臀大肌肌皮瓣牵向远端。如果臀大肌被切除，仅剩下臀筋膜皮瓣可能比较危险。切断附着于髂骨的椎旁肌肉。如果可能应从臀中肌起点将其剥离。如果肿瘤侵犯该肌肉，就必须牺牲臀中肌，自股骨附着点予以切断。臀小肌的处理方法同臀中肌。可在任何水平切断阔筋膜张肌。坐骨大切迹通常较容易显露。还需显露坐骨神经，臀上、臀下动脉及梨状肌。如果肿瘤在切迹皮质以内，则可以保留这些结构。一旦肿瘤突破切迹皮质，就需要切除梨状肌及臀上、臀下动脉，以获得足够的边界。一般情况下，即便结扎臀上和臀下动脉，也不会影响臀大肌肌皮瓣的血运。后按骶骨切除的方法切断骶棘韧带和骶结节韧带。

第三步为髋关节脱位。经 Smith-Peterson 切口进入，切断缝匠肌、股直肌止点，显露髋关节囊。如果需要可以切除髂腰肌肌腱。沿耻骨支闭孔外肌外侧切断内收肌、股薄肌、耻骨肌、腘绳肌。切开髋关节囊，关节脱位。如果关节被肿瘤污染，就需要在股骨颈截骨，连同髋关节一同切除。

现在需要切除的半骨盆还与耻骨联合、泌尿生殖膈和骶髂关节连接。用电刀或线锯切断耻骨联合，而后用线锯截断骶髂关节，即可移除半骨盆。切断髂内动、静脉的分支以及盆底的泌尿生殖膈和肌肉，完成内半盆的切除。

七、腹膜后肿瘤切除的手术入路

（一）腹膜外入路

腹膜外入路主要有两种：一种是联合髂腹股沟入路和腹部斜切口，同髂骨入路；另一种是直肠旁入路，通常用于腹股沟淋巴结清扫。腹膜外入路只能提供有限显露，不能用于大块肿瘤切除。

采用侧方腹膜外入路（联合髂腹股沟和腹部斜切口入路）可以显露至 L3 椎体水平。如需要显露更高水平，就要切除低位肋骨和切断膈肌。

术前必须明确输尿管、膀胱、髂外血管的受累情况，并请泌尿外科和血管外科医生会诊。对于一些病例，甚至需要切除同侧肾。如果怀疑髂外血管受累，应当准备血管重建。

许多病例需要进行髂外动静脉的重建，其髂腹股沟切口需要向下延长至大腿前侧，形成 T 字形切口。髂外动脉可用人工血管代替，但其效果却不能令人满意。用大隐静脉移植可以将静脉回流血液成功引入对侧髂外静脉。

手术步骤：患者侧卧位，患侧在上。首先取髂腹股沟切口，再将切口自髂骨翼向第 12 肋延长。沿皮

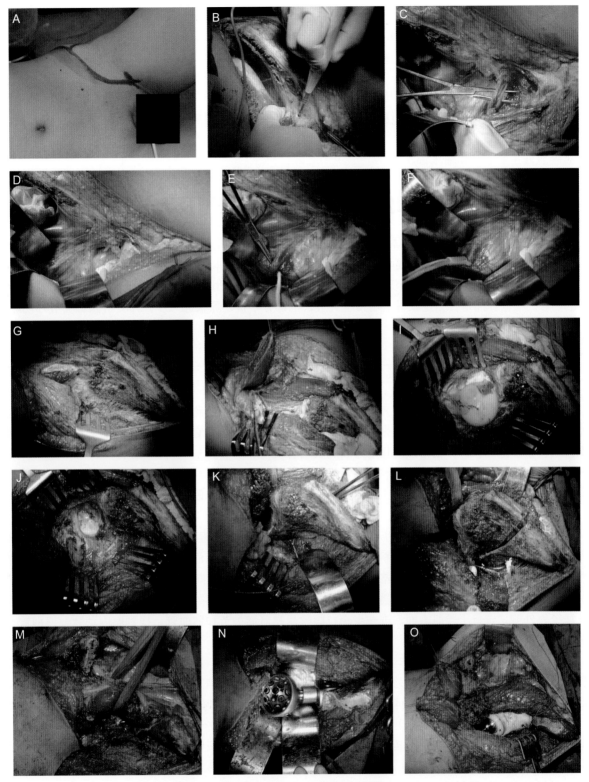

图 5-2-5　术中像显示内半盆切除术的操作步骤

A．髂腹股沟入路切口；B．切开腹壁肌肉进入腹膜后间隙；C．显露切断腹壁下动静脉；D．向内牵开腹膜，显露髂血管；E．游离髂总动脉并套过血管阻断带；F．临时阻断髂总动脉，减少术中出血；G．切断臀肌并分离髂骨肿瘤外侧面，可见髂前下棘股直肌止点；H．切断并向下翻起股直肌、显露髋关节囊；I．切开关节囊，股骨头脱位；J．锯断股骨头颈，显露髋臼；K．经坐骨大孔导入线锯；L．锯断髂骨；M．切除骨盆Ⅱ、Ⅲ区后，用纱布条悬吊腰大肌及血管神经；N．安装人工半骨盆假体；O．完成骨盆及髋关节重建

肤切口方向切断腹肌，按骶骨前入路和全骶骨切除的方法游离盆腔内空间，显露腹膜后区域。大范围显露腹主动脉也是可能的。如果需要血管重建且手术时间较长，应当首先重建髂外动静脉。髂内血管可以结扎切断。

（二）经腹膜入路

在需要做结肠造瘘时，建议采用腹－腹股沟入路。这一入路可以大范围显露盆腔空间。剖腹术采用腹正中切口，切口下端可向下延长横过腹股沟区到达大腿前侧。然后显露股血管和神经。当切断腹直肌，将外侧 1/3 的腹股沟韧带自髂筋膜上剥离后，就可以充分显露同侧半骨盆。如果肿瘤与后腹膜粘连，可以切开后腹膜显露主要血管和输尿管。

第三节　部分半骨盆切除术的类型及手术方法

部分半盆切除术主要有三种基本类型：Ⅰ型为髂骨切除，Ⅱ型为髋臼周围切除，Ⅲ型为耻坐骨切除。如果肿瘤累及骶骨（Ⅳ型），则需要与其他类型联合一并切除。切除范围应结合两种手术类型所需切除的部位，例如，用Ⅰ＋Ⅱ型部分半盆切除术表示髂骨和髋臼的切除，用Ⅱ＋Ⅲ型部分半盆切除术表示髋臼和耻坐骨的切除。根据肿瘤是否累及股骨上端和髋关节，把部分半盆切除术进一步分为关节内和关节外切除。

一、髋臼周围肿瘤切除术

（一）手术入路

对于髋臼周围肿瘤的手术，需要重点考虑以下几个方面：手术入路、肿瘤切除是否彻底、术中控制出血和如何重建功能。由于骨盆肿瘤复杂的解剖结构及其与周围重要器官的毗邻关系，且该区域的肿瘤通常体积较大、累及范围较广，使得以上几个方面的成功解决均非易事。

1. **切口**　患者侧卧位，患侧骨盆在上。消毒患侧下肢，无菌消毒巾包裹。胸腹部及背部消毒、铺巾，使身体呈前后摇摆体位。切口自髂后上棘沿髂嵴和腹股沟韧带至耻骨联合。通过大转子后侧再做一与上述切口垂直的切口，向下到股部近侧。

2. **骨盆内部和腹膜后的暴露**　切开腹外斜肌腱膜，暴露男性精索（女性为圆韧带），仔细游离后暴露腹股沟管后壁。腹股沟管后壁由腹内斜肌和腹横肌组成。腹壁下动脉沿深腹股沟环内缘经过后壁，识别并结扎。切断腹股沟管后壁的肌肉，从髂前上棘上切断腹股沟韧带，拉向近侧，暴露股血管和神经。

暴露腹膜，其上有腹膜外脂肪覆盖，用大拉钩向上拉开，暴露髂外动脉和股鞘，其中含股血管。股鞘中股神经靠外侧，走行于腰肌表面。进一步牵拉腹膜暴露骶髂关节和髂血管，找到髂内动脉，识别臀上血管和臀下血管。

3. **股骨上段和髋臼后部的暴露**　切开大腿外侧的切口，暴露股骨上段、坐骨神经和髋臼后部和坐骨。延长髂腹股沟切口外侧，以大转子为中心，沿大腿外侧向下。下部稍向后弯曲，掀起前、后筋膜皮瓣。松解阔筋膜的止点，将部分保留在股骨上段。把臀大肌的腱性部分从股骨后侧切下来，识别并分离坐骨神经，分离外展肌（臀中肌、臀小肌），它止于大转子，用钝性拉钩拉开。如果肿瘤未浸润大转子，可以用电锯或线锯截骨；如果肿瘤浸润大转子，在止点上方切断外展肌。识别梨状肌和外旋肌，松解，翻向后面保护坐骨神经。

如果经髋关节切除肿瘤，环形切开髋关节囊的止点，从前面做"T"形切口切开关节囊，暴露股骨颈、股骨头，用电锯截断股骨颈。如果肿瘤侵入髋关节，需要从关节外切除肿瘤，不打开髋关节囊，从转子间或转子下截骨，切断腰肌在小转子上的止点。根据肿瘤的部位和大小，在股骨近端上留下适当的软组织，使肿瘤被正常组织包裹。

4. **截骨**　髋臼切除包括三个部位截骨：髋臼近侧髂骨截骨，经坐骨切迹或坐骨切迹和骶髂关节间；前侧截骨经耻骨上支基底截断髋臼前柱；后部截骨经髋臼后柱或坐骨前面，截断髋臼的后下部。如果肿瘤侵入髋臼后柱，将整个坐骨连同髋臼一起切除。只有充分暴露并控制髂血管、臀血管和股血管后，才能开始截骨。

在耻骨结节处剥离腹股沟韧带，从耻骨嵴剥离腹直肌。清除耻骨联合处的软组织，用手术刀切开耻骨联合间的软骨。如髂腰肌未被肿瘤侵及，应予以保留。然后在腰大肌和髂血管的周围穿过纱布条。在骶髂关节水平切断髂肌，从耻骨处切断内收肌，切断闭孔神经和血管。尚需将缝匠肌、阔筋膜、股直肌及臀中肌和臀小肌于大转子的起点处切断。在大转子下切断外旋肌群。显露骶髂关节，用骨刀截断。如肿瘤已侵及关节，则向内侧牵开腰骶神经干，截断骶骨。切断肛提肌、骶棘韧带和骶结节韧带。从耻骨结节处剥离腘绳肌起点。向外侧牵拉骨盆，松解大收肌在耻骨支上残留的附着，将肿瘤取出。根据具体情况可对本手术方法进行修改，以使未受肿瘤侵及的髋骨得以保留。

5. **重建方法**　对于Ⅱ型部分半盆切除术后的重建，目前可选择的髋臼重建方法有瘤骨壳灭活再植、异体半骨盆移植、人工半骨盆置换及鞍状假体等。每种方法都有优缺点。瘤骨壳灭活再植优点是大小、外形合适，无排异反应，愈合后能达到生物固定的效果；缺点是局部复发率高。异体半骨盆移植优点是愈合后能达到生物固定的效果，局部复发率低，但缺点是排异反应会引起伤口不愈、骨质吸收等。定制性人工半骨盆置换早期可达到坚强固定，局部复发率低，但后期可出现骨盆松动、关节脱位等。鞍状假体最初用于全髋关节成形术失败后大范围缺损的重建。切除髋臼周围的骨肿瘤后，有相似的骨缺损，用鞍状假体重建局部复发率和并发症发生率很高，存在着关节活动受限及容易脱位等缺点。Guo 等（2007）报告设计使用组装式人工半骨盆假体重建其优点是可根据病灶切除后的缺损大小进行现场组装，非常便于安装。另外，由于该骨盆的设计承重点是卡在骶骨或剩余髂骨上，或同时固定于骶骨或腰椎上，因而非常牢固，不容易出现松动等并发症。

6. 康复治疗

（1）功能：髋臼周围的骨肿瘤切除重建康复后，患者通常能够行走，有时需要拄拐，多数情况下不用拄拐。当重建外展肌或切除范围较大（Ⅱ、Ⅲ型切除术）时，恢复运动和肌力可能需要半年以上。

（2）康复：康复过程取决于肿瘤切除范围、重建方法以及患者的全身情况。患者术后早期卧床，患肢放在平衡牵引架上，持续一周或者直到拔除引流管为止，这样能可靠地抬高患肢，减少活动。引流管拔除、伤口愈合需要 2 周以上。一般允许患者 4～6 周后开始行走训练。

（二）髋臼周围肿瘤切除的分型

髋臼周围肿瘤包括耻坐骨肿瘤侵犯髋臼或髂骨肿瘤侵犯髋臼，整个髋骨均受累者少见。髋臼部位肿瘤多数为髂骨或耻坐骨连同髋臼同时受累。肿瘤切除的范围包括：耻坐骨、髋臼和部分髂骨，或是大部分髂骨、髋臼和闭孔环。半骨盆截肢可以达到根治性切除的目的，但患侧肢体的丧失，使患者难以接受。

根据改良 Enneking 骨盆肿瘤分区，髋臼区肿瘤可分为单纯Ⅱ区、Ⅰ+Ⅱ区、Ⅰ+Ⅱ+Ⅳ区、Ⅱ+Ⅲ区、Ⅰ+Ⅱ+Ⅲ区、Ⅰ+Ⅱ+Ⅲ+Ⅴ区 6 种类型（图 5-3-1）。术前所有患者均行 CT 及 MRI 检查，确定肿瘤及切除的范围。

（1）Ⅰ+Ⅱ区肿瘤切除：对于累及Ⅰ+Ⅱ区的恶性肿瘤及超过髋臼1/3 的骨巨细胞瘤必须行大块（en bloc）切除，重建髋臼骨缺损。由于切除了整个髂骨翼及髋臼部位，骨盆Ⅰ+Ⅱ区切除后，半侧骨盆假体必须固定在骶骨及 L5 椎体上。一般情况下，手术要分前后两路进行，首先，患者取俯卧位，腰骶部后正中切口，沿棘突两侧分离竖脊肌，显露 L4、L5 椎板及关节突。分别于 L4、L5 双侧植入 4 枚椎弓根钉，于健侧 S1 椎弓根处植入 1 枚椎弓根钉，用钛合金棒连接固定健侧腰、骶椎弓根钉。沿患侧髂后上棘向外分离髂骨后方，注意要在软组织肿块浅层分离，留有一层正常臀肌。临时关闭后方切口。患者改侧卧位，患侧在上，呈摇摆体位。消毒、前后铺巾。切口始于耻骨联合、沿腹股沟韧带向上，沿髂嵴向后至髂后上棘顶部。沿髂嵴切开腹肌、腹股沟韧带、结扎切断腹壁下血管、向中线游离，进入腹膜后间隙。显露股神经、髂血管、输尿管等结构。于肿瘤浅层锐性分离髂肌、腰大肌至骶骨侧翼，纱布垫开。患者向前俯卧 30°，沿髂嵴向后切断臀肌附丽，沿肿瘤浅层切除部分臀中肌、臀小肌。于髂前上棘处向大转子方向、

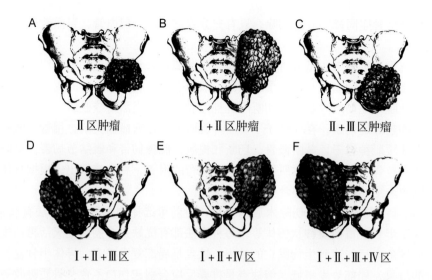

图 5-3-1　髋臼肿瘤分区示意图

A. Ⅱ区肿瘤；B. Ⅰ+Ⅱ区肿瘤；C. Ⅱ+Ⅲ区肿瘤；D. Ⅰ+Ⅱ+Ⅲ区；E. Ⅰ+Ⅱ+Ⅳ区肿瘤；F. Ⅰ+Ⅱ+Ⅲ+Ⅳ区肿瘤

垂直于原来切口做一纵向切口，切断缝匠肌、股直肌止点，显露髋关节囊。呈矩形切开关节囊，保留前部关节囊瓣、并向远侧翻开。与股骨颈底部锯断股骨头颈，外旋下肢，切断髂骨外侧的臀肌，保留臀肌与大转子止点的连续性。沿耻骨上支外侧切断部分内收肌，于闭孔处导入线锯、锯断耻骨上支。于坐骨大孔向闭孔处导入线锯、锯断坐骨。于坐骨大孔经骶骨翼向骶髂关节上缘导入线锯，从后方髂后上棘内侧锯断骶骨翼，完整切除髂骨、髋臼及骶髂关节（图 5-3-2）。安装经腰椎固定的半骨盆假体。

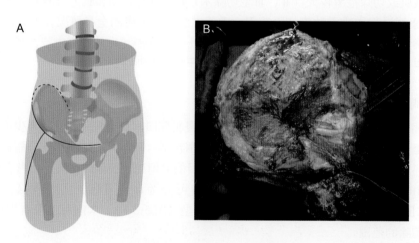

图 5-3-2　骨盆Ⅰ+Ⅱ区切除

A. 手术切口示意图；B. 显露髂骨及髋臼

（2）Ⅱ+Ⅲ区肿瘤切除：Ⅱ+Ⅲ区肿瘤切除难度要大于Ⅰ+Ⅱ区肿瘤切除。因为坐骨结节处位置深、其上附着许多肌肉，另外盆底处肌肉亦与骨盆连接，耻骨内侧有直肠、膀胱、尿道等脏器。肿瘤巨大时容易与脏器粘连。切除方法见经典髋臼切除手术入路。

（3）Ⅰ+Ⅱ+Ⅲ区肿瘤切除：手术后方入路与骨盆Ⅰ+Ⅱ区切除的入路相同，前方入路要结合骨盆Ⅱ+Ⅲ区切除的入路。切除全部骨盆时，剥离范围较大，并且相当多的骨盆肿瘤会形成较大的软组织包块，在肿瘤周围肌肉中分离切除，加之部分恶性肿瘤血供丰富，会造成创面软组织广泛渗血。由于骨盆解剖结构的复杂性，不是所有的出血点都能清晰显露，对不能立即止血的部位，暂用纱布填塞压迫，并且应尽快使肿瘤离体，无需过分关注局部出血，这可能是减少出血最现实的途径。根据肿瘤的侵及范围和血供情况，可以在术前或术中进行髂内动脉栓塞或结扎、腹主动脉球囊临时阻断等辅助技术。

（4）Ⅰ＋Ⅱ＋Ⅳ区：手术切口及入路与骨盆Ⅰ＋Ⅱ区切除基本相同。对于侵及Ⅳ区的肿瘤，由于骶骨为松质骨，且有骶孔、骶管，有时难以达到足够的外科边界，具体切除方法见本章第四节。骶骨部分切除使人工半骨盆较难安装、固定，另外该部位切除容易损伤坐骨神经。

（5）Ⅱ＋Ⅲ＋Ⅴ区：骨盆Ⅱ＋Ⅲ区肿瘤生长形成巨大软组织包块或破坏髋臼会累及股骨头颈部，定义为Ⅴ区。该种切除方式为关节外切除，需同时重建骨盆及股骨近端（图 5-3-3）。手术切口及入路与骨盆Ⅱ＋Ⅲ区切除相似。

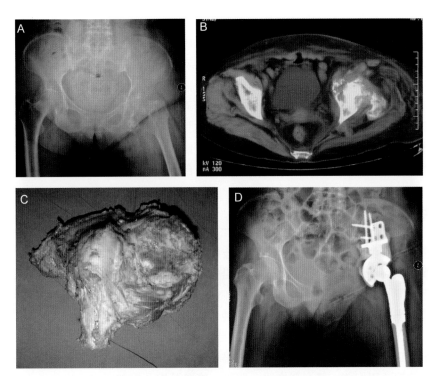

图 5-3-3　患者女性，68 岁，骨盆骨肉瘤累及股骨头颈部，行关节外切除、骨盆及股骨上端人工假体重建
A、B. 术前 X 线平片及 CT 显示右侧髋臼及股骨头破坏；C. 关节外切除肿瘤标本像；D. 术后 X 线平片显示骨盆及股骨近端重建情况

二、坐骨和耻骨切除术

耻坐骨肿瘤一般多涉及髋臼，单纯累及耻骨及坐骨的肿瘤较少。由于耻坐骨仅参与维持骨盆环的连续性，本身并不负重，因此不涉及髋臼的Ⅲ区肿瘤切除后，一般不需重建。该部位肿瘤容易侵犯膀胱及后尿道，在切除肿瘤时应注意保护这些器官。切除范围一般包括耻骨联合到耻骨支与耻骨体交界处和耻骨下支，坐骨体与坐骨上支交界处。对于老年患者，由于腹部肌肉薄弱，常出现下腹部疝，因而建议重建耻骨联合处缺损。常采用钢板螺钉固定于对侧耻骨及同侧髋臼部，同时可用骨水泥包裹钢板或钢针。由于失去耻骨联合，骨盆环中断，当患者术后负重活动后，两侧骨盆有向外分离的趋势，有些患者还会感觉到骶髂关节的轻微疼痛不适，内固定也有可能因此而松动，但对正常功能影响不大。

手术方法一：患者取截石位，臀部垫高。触及坐骨结节、耻骨的下界和相连的耻骨支。切口起自腹股沟韧带中部下 0.6 cm 处，并与之平行向内走行，切开皮肤和皮下组织。在阴茎根部或阴阜外侧，向下弯向阴囊或大阴唇外侧，沿耻骨下支到坐骨结节。然后从坐骨和耻骨剥离内收肌和闭孔外肌，显露部分耻骨体、耻骨下支外侧缘、坐骨下支和坐骨结节。如需更充分地显露坐骨和耻骨，可牵开或沿切口切开臀大肌下缘。然后从坐骨结节外侧切断腘绳肌和股方肌；骶结节韧带从坐骨结节内侧面剥离。同样，从坐骨下部内侧缘和耻骨支骨膜下剥离会阴浅、深横肌，阴茎脚及尿道括约肌。然后，从耻骨联合下缘切断尿生殖膈，应避免损伤尿道，阴茎背侧深动、静脉及神经。从耻骨处切断腹直肌和锥状肌。并于耻骨处切断腹股沟韧带，将耻骨肌沿耻骨上支的耻骨线从起点游离。牵开耻骨肌，但应避免损伤位于肌肉外侧的股管和内容物。在骨膜下切断闭孔内肌和闭孔外肌，如有可能应保护所遇到的闭孔动、静脉和闭孔神经。用骨刀或线锯从上侧截断耻骨，在下侧用骨凿或线锯切断坐骨支。如一期缝合伤口，则缝合深筋膜，否则不缝合深筋膜，让肌肉回缩至原位。

　　手术方法二（Guo et al, 2010）：患者取侧卧摇摆体位，患侧下肢消毒包裹。手术开始时体位摆至仰卧45°。切口起自髂前上棘水平向下沿腹股沟韧带至耻骨结节水平拐向大腿内侧。切开皮肤、皮下组织、腹外斜肌腱膜及腹股沟韧带，向内侧牵开精索，切断结扎腹壁下动脉。从耻骨处切断腹直肌和锥状肌。钝性分离耻骨联合与膀胱的间隙，塞入湿纱布。然后自坐骨和耻骨上剥离内收肌群，向内显露闭孔外肌、部分耻骨体、耻骨下支外侧缘、坐骨下支和坐骨结节。一般需要切断闭孔动、静脉和闭孔神经。从坐骨结节外侧切断腘绳肌和股方肌；骶结节韧带从坐骨结节内侧面剥离。同样，从坐骨下部内侧缘和耻骨支骨膜下剥离会阴浅、深横肌，阴茎脚及尿道括约肌。然后，从耻骨联合下缘切断尿生殖膈，应避免损伤尿道、阴茎背侧深动、静脉及神经。自闭孔导入线锯，从上侧截断耻骨，在下侧用骨凿或线锯切断坐骨支，用手术刀切断耻骨联合间软骨。切除完成后，尽量将内收肌群缝合于腹肌。

三、骶髂关节切除术

　　手术方法：患者侧卧位，患侧在上。躯干至患肢膝下消毒、铺巾。做 L 形切口，切口垂直部分沿腰椎棘突下行，切口横行起自切口垂直部分的远侧端，沿髂嵴至下腹部。沿病变侧剥离竖脊肌，然后在骶髂关节处切断其附着点。寻找 L4、L5 和 S1 神经根，向侧方分离至骶髂关节区域。从髂骨外板剥离臀部肌肉，然后从髂骨内板前面剥离腹壁肌肉和髂肌。腹膜后钝性分离，将输尿管和大血管推向前方。自骶髂关节下方寻找坐骨大孔，经坐骨大孔导入线锯截断髂骨，自骶神经孔外侧凿断骶骨。注意保护 L4、L5 和 S1 神经根。一般情况下，建议用椎弓根钉棒连接固定腰椎及髂骨，年轻患者需要联合植骨。取出肿瘤及与其相连的髂骨和骶骨。放置负压引流，缝合竖脊肌、髂肌、腹壁肌肉及臀部肌肉。患肢做平衡牵引。

　　术后处理：术后 2～3 周扶拐行走，随后数周逐渐开始负重。

四、髂骨肿瘤切除术

（一）手术方法

　　1. 切口　患者侧卧摇摆体位，患侧在上呈仰卧45°。切口自髂后上棘沿髂嵴和腹股沟韧带至耻骨联合，向上向后沿髂嵴至髂后上棘。

　　2. 骨盆内部和腹膜后的暴露　切开腹外斜肌腱膜，暴露男性精索（女性为圆韧带），仔细游离，暴露腹股沟管后壁。腹壁下动脉沿深腹股沟环内缘经过后壁，识别并将其结扎。切断腹股沟管后壁的肌肉，从髂前上棘上切断腹股沟韧带，拉向近侧，暴露股血管和神经。暴露腹膜，其上有腹膜外脂肪覆盖，用大拉钩向上拉开，暴露髂外动脉和股鞘，其中含股血管。股鞘中股神经靠外侧，走行于腰肌表面。进一步牵拉腹膜暴露骶髂关节和髂血管，寻找髂总、髂内动脉。

　　3. 切除髂骨　自髂肌下与髂骨内侧肿瘤之间寻找间隙塞入纱布。自髂后上棘沿髂嵴外侧游离臀大肌至坐骨切迹，通过坐骨大孔向髂肌下与髂骨内侧肿瘤的间隙处送入线锯，根据肿瘤范围锯断髂骨。向上凿断骶髂关节，完整切除髂骨肿瘤。

（二）髂骨肿瘤切除的分型及原则

单纯髂骨Ⅰ区部分切除不需重建，其手术入路与切除方式已相对比较成熟，是骨盆肿瘤中手术难度相对较低的一类。由于髂骨在骨盆环中连接髋臼和骶骨，承接髋关节和骶髂关节这两大关节的力学传导，因而侵犯髂骨的肿瘤较易累及髋臼和骶髂关节，这使得累及这两个区域（Ⅰ+Ⅱ区、Ⅰ+Ⅳ区）的髂骨肿瘤的局部广泛切除和重建是髂骨肿瘤手术的难点所在。

1. **Ⅰ区部分切除**　这里所指的Ⅰ区部分切除，是仅切除或刮除受肿瘤侵犯的部分髂骨，切除后无需进行骨盆环重建。对于良性肿瘤或体积较小的恶性肿瘤，采用单纯刮除或楔形切除、植骨或骨水泥填充，不需要重建骨盆环稳定性。本类型手术一般出血量相对较少，对于恶性肿瘤也容易达到广泛切除的要求。但对于包括动脉瘤样骨囊肿在内的部分血供丰富的良性肿瘤，刮除时亦可出现较多出血；对于恶性肿瘤的髂骨部分切除，有时需要剥离部分臀肌，也会造成一定的出血。此类手术术后功能一般良好。

2. **Ⅰ区切除及Ⅰ+Ⅳ区肿瘤切除**　Ⅰ区切除及Ⅰ+Ⅳ区肿瘤（图 5-3-4）切除是指对于从骶髂关节至髂骨颈切除大部或全部髂骨，甚至部分骶骨，影响骨盆环稳定性，切除后需进行重建。

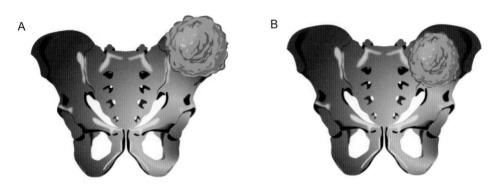

图 5-3-4　髂骨肿瘤切除示意图
A. 骨盆Ⅰ区肿瘤；B. 骨盆Ⅳ区肿瘤

在切除肿瘤时，一般采取髂腹股沟向后沿髂嵴至髂后上棘切口，必要时可辅助自髂前上棘向大转子的短切口以达到充分显露的目的（郭卫等，2006）。切断髂嵴诸肌肉附丽后，根据肿瘤侵袭情况决定是否保留相应肌肉，虽然保留臀中肌对于术后下肢功能的恢复具有重要影响，但当肿瘤侵犯该肌肉时，必须在远离肿瘤的安全边界中离断该肌肉。

在充分显露髂骨内外板后，方能进行髋臼上缘髂骨截骨和骶髂关节离断或骶骨翼部分切除。对于侵及Ⅳ区的肿瘤，大多数学者公认难以达到足够的外科边界。而对于髋臼上缘髂骨截骨时，如病灶距离髋臼较近，出于保肢的目的，同样也不一定能达到足够的外科边界。当发现截骨边缘存在或有可疑残存病灶时，应进一步截骨或刮除病灶，并可以根据具体情况应用其他辅助技术，以使边界尽量趋于安全。

在术者使用骨刀在沿髂骨后缘平行于骶骨翼的方向截骨或行骶髂关节离断时，有的学者主张沿髂骨内板将深腹拉钩置于坐骨大切迹深面保护盆腔脏器，根据笔者经验，此时最好由第一助手将右手伸至髂骨内侧面，挡开盆腔脏器及血管神经，并同时配合引导术者的切骨方向，此举一方面可以保护重要结构的安全，另一方面也可以在出血较多的情况下加快术者的截骨速度，尽快使肿瘤离体以减少出血。近年来，笔者已摸索出更为安全的骶骨翼侧切除方法。用直角钳经坐骨大孔导入线锯，向内绕至骶髂关节前方骶骨翼位置，经骶髂关节上缘绕行至后方，用巾钳将髂骨拽向腹侧，拉紧线锯将骶骨翼斜向髂后上棘中线侧锯断（郭卫等，2013）。这种方法既快又准确，断面整齐，不会将肿瘤凿碎，出血也少。当肿瘤侵犯骶肌和臀肌时，应同时整块切除髂骨肿瘤与受累肌肉。在手术的每一步骤，术者及主要助手都需要清楚血管神经束正处于安全的位置。

有一定骨盆肿瘤治疗经验的骨科医生可能都有体会，骨盆肿瘤手术是骨科手术中最具难度的领域之一，仅术中出血一项即可堪称是对医生心理、技术与经验的综合考验。根据笔者经验，尽管累及髋臼肿瘤的手术切除难度可能在骨盆肿瘤手术中是较大的，但有时切除累及骶髂关节肿瘤所造成的出血并不少于髋臼肿瘤手术的出血。

根据肿瘤的侵及范围和血供情况，可以在术前或术中进行髂内动脉栓塞或结扎、腹主动脉球囊临时阻断等辅助技术。切除全部髂骨时，剥离范围较大，并且相当多的骨盆肿瘤会形成较大的软组织包块，在肿瘤周围肌肉中分离切除，加之部分恶性肿瘤血供丰富，会造成创面软组织广泛渗血。由于骨盆解剖结构的复杂性，不是所有的出血点都能清晰显露，此时需要术者使用电刀边电凝边分离，其余助手需密切配合术者，对不能立即止住的出血点，暂用纱布填塞压迫，不要过于关注局部出血，而应紧密跟随术者思路，尽快使肿瘤离体。在大出血的情况下，团队的密切配合和熟练的止血技术同样重要。在出血迅猛、血压波动时，需要麻醉医师的密切配合，快速加压输血，维持血压，尽量避免使用肾上腺素等血管活性药物。在术者与助手的通力合作下使肿瘤尽快离体，有时可能是减少出血的最现实途径。

在切除邻近或位于骶髂关节的肿瘤时，易造成骶前静脉丛出血，这种静脉丛的弥漫渗血难以用电凝或结扎止血，通常可采用局部喷洒纤维蛋白胶，使用止血海绵、止血纱布，再填塞纱布、纱垫局部压迫止血，为了提高患者术后的安全性，在压迫止血时要有足够耐心，有时甚至需要压迫 1～2 个小时。

在缝合伤口时，由于骨盆手术切口较长，剥离创面较大，需要缝合重建的组织较多，缝合所花费的时间较长，为减少失血及缩短手术时间，在保证缝合质量的情况下应加快缝合速度。缝合时应特别注意不要轻易触及在骶前或其他部位形成的新鲜凝血块，以免造成新的出血。

对于 I 区切除及 I + Ⅳ区肿瘤切除后的重建方式，根据文献报道，目前主要采取生物学重建方式，在髂骨截骨远端与骶髂关节之间搭桥植骨以增加骶髂关节的稳定性，包括自体腓骨、对侧髂骨取骨或取切下髂骨翼上的残存骨灭活等，同时使用内固定增强其稳定性。

笔者主要采用的重建方式包括：应用钉棒系统进行重建，于腰骶椎的椎弓根及髋臼顶部的耻骨及坐骨上分别固定 2 枚椎弓根螺钉，并连接两根棒于 4 枚椎弓根螺钉之间，以维持骨盆环的完整，这可以满足将力学负荷由躯干传导至下肢的需求；也可根据缺损的大小选择两段或三段腓骨，植于 L4、L5 和髂骨之间，或植于骶骨和髂骨之间；此外，在对侧髂骨取骨或取切下髂骨翼上的残存骨灭活，应用钢丝或螺钉固定于缺损区。患者术后 6 周开始部分负重行走，3 个月后完全负重。移植的腓骨与髂骨逐渐与骶骨和髂骨融合。对于老年患者可采用斯氏针插入骶骨及耻骨坐骨，用骨水泥包裹，重建髂骨缺损。

五、半侧骨盆切除术

Steel（1978，1981）首先提出用半盆切除术治疗髋臼软骨肉瘤，并强调要选择合适的患者。半盆切除术即切除整个半侧髋骨，保留患侧肢体，适用于髋骨的恶性骨肿瘤和邻近并浸润髋骨的软组织恶性肿瘤。为了降低局部复发率，术前应按照适应证选择手术患者。术中切断骶髂关节和耻骨联合，切断骶结节韧带、骶棘韧带以及附着在髋骨上的肌肉，保留股神经、股动脉和静脉，切除闭孔神经，切断腹壁下动脉，将腹股沟韧带切断，连同前腹壁一起掀起，切断耻骨联合，分离髂血管，从髂骨、坐骨和耻骨上游离肌肉的附着点，切断骶髂关节，完整切除肿瘤。

（一）适应证和禁忌证

半盆切除术适用于髋骨的成骨肉瘤、软骨肉瘤及邻近并浸润髋骨的软组织肉瘤。邻近骶髂关节或耻骨联合的肿瘤需要切除骶骨翼或对侧耻骨，以获得阴性切除边缘。髋骨内侧邻近神经血管束的肿瘤可能无法彻底切除。对于这种肿瘤，先用化疗缩小肿块，再行手术可能会完整切除肿瘤。治疗该部位恶性肿瘤有时会出现以下问题：在实施活检或者肿瘤部分切除术时，肿瘤细胞播散到周围正常组织中；由于局部出血或肿瘤污染的血肿出现，导致无法完成肿瘤局部控制；如果活检造成局部感染，则不能使用假体。手术的禁忌证是肉瘤有全身转移或腹腔脏器转移。

（二）手术方法

要切除整个髋骨，必须离断骶髂关节和耻骨联合，切断骶结节韧带和骶棘韧带。切口要能暴露耻骨联合、骶髂关节和坐骨结节，还要能暴露髂内、外血管、股血管、坐骨神经和股神经。

1. **切口**　患者仰卧位，暴露患侧下肢。切口从髂后下棘开始，沿髂嵴到髂前上棘，继续沿腹股沟韧带到耻骨联合。切开切口，分离切断腹壁下动脉，从耻骨结节和髂前上棘上分别切断腹股沟韧带，从耻骨嵴上切断前外侧腹壁，暴露髂窝、髂血管和股神经。如果肿瘤局限于骨内或仅向内侧蔓延，用骨刀从髂骨上切断外侧的臀中肌、臀小肌和少量臀大肌，一直到坐骨大切迹，切断髂骨，以避免损伤位于梨状肌下面的坐骨神经。如果髋骨肿瘤向外侧蔓延，浸润臀大肌，则切除整块臀肌与髋骨，从髂前上棘到大转子做辅助切口，扩大暴露范围，便于分离、保护坐骨神经。

手术最好从髂嵴上的切口开始。如果术前做过活检，把活检部位包括在切除标本中，则需要根据具体情况设计手术切口。

2. **暴露骨突和深筋膜**　切开皮肤、皮下组织，从髂嵴上切断腹外斜肌、腹内斜肌、腹横肌和筋膜。

3. **暴露股血管，结扎腹壁下动脉和静脉**　在切口前部腹股沟韧带下方暴露股血管，向内侧推开腹膜，进入腹膜后间隙，从髂前上棘上切断腹股沟韧带，把外侧 1/3 腹股沟韧带与髂筋膜分开，这两种结构在腹股沟韧带中、外 1/3 处分开，韧带在血管之前，髂筋膜在血管之后。拉开外侧腹股沟韧带，暴露腹壁下动脉，切断结扎。

4. **切断腹股沟韧带和耻骨联合**　靠耻骨结节切断腹股沟韧带、腹直肌和前鞘。用手指钝性分离耻骨联合后方膀胱前间隙，一直到耻骨联合后弓；锐性分离耻骨联合的前面，一直到后弓。用直角钳把线锯穿过耻骨联合，截断耻骨联合。

5. **游离髂总血管、股神经和腰肌**　在髂窝暴露髂血管，用一个橡皮条绕过血管，结扎髂总动脉分支——旋髂浅动脉和阴部外动脉。分开股动脉后外侧，暴露股神经，在近侧，股神经位于腰肌和髂肌之间。把髂肌留在髂骨上，包住肿瘤。即使髂肌没有受到肿瘤的浸润，髂骨切除后，也不保留髂肌。如果腰肌未受肿瘤浸润，可以保留，如果怀疑腰肌受到浸润，则把腰肌两端切断，与肿瘤一起切除。用橡皮条将神经血管一起拉开。

6. **切断内收肌群和闭孔神经**　沿耻骨嵴、耻骨结节和耻骨线切断内收肌群起点。骨薄肌靠内侧，大收肌和耻骨肌靠前面，短收肌居中，大收肌靠后，靠近耻骨支切断肌肉止点。切断闭孔神经和血管，二者分别位于短收肌的前方和后方。由于整个耻骨被切除，所以无法保留闭孔神经。如果只切除髂骨和髋臼，保留耻骨前、后支，那么应保留闭孔神经，同时不用切断内收肌群止点。

从耻骨上切断内收肌群起点，暴露闭孔外肌下方，将闭孔外肌留在标本上。随后经切口外侧切断大收肌在坐骨结节上的起点。

7. **切断大腿前群肌肉起点，截断股骨颈**　从起点稍下切断阔筋膜张肌和缝匠肌，分别从髂前下棘和髋臼边缘上切断股直肌的直头和斜头，横行切开髋关节囊，暴露股骨颈，用线锯截断。另一种办法是离断髋关节：向下牵引下肢，切断股骨头圆韧带，切断髋关节后囊。为了避免不必要的出血，此时切开下外侧切口。

8. **暴露骶髂关节，游离坐骨神经，切断附着在坐骨上的肌肉**　从髂前上棘到大转子切开下外侧切口，深达阔筋膜表面，从臀小肌和臀中肌筋膜表面掀起后外侧皮瓣，如果臀大肌没有受到肿瘤浸润，靠后侧从臀大肌深层掀起皮瓣，将臀大肌带在皮瓣上。臀大肌只有少量起于髂骨的外侧面，靠近骶髂关节，大部分起于骶骨外缘。用骨膜剥离器暴露骶髂关节，将臀大肌保留在后外侧皮瓣上，避免皮瓣缺血坏死。从大转子前方切断阔筋膜张肌，进入臀大肌前方。如需进一步暴露，可切断臀大肌位于股骨上的止点。找到坐骨神经，用橡皮条提起，向上分离到大切迹。切断梨状肌，暴露坐骨结节，切断大收肌在坐骨结节上的起点。靠近坐骨结节切断骶结节韧带，进入坐骨直肠窝，经前后入路从闭孔内肌上分离膀胱和直肠，此时切断骶棘韧带，或者在切断骶髂关节后切断骶棘韧带。暴露骶髂关节的前方和后方，用骨刀或手术刀切开。当患者仰卧位时，从后方切开骶髂关节；当患者侧卧位时，从内侧或上方切开骶髂关节。截骨时，术中需反复检查骶髂关节的另一面，掌握好骨刀的方向。

9. **离断骶髂关节**   如果肿瘤接近骶髂关节，经骶神经孔截骨。L4、L5（腰骶干）从骶骨翼前方经过，与S1 ~ S3组成坐骨神经，截骨前识别清楚，向侧方拉开。这时，肿瘤的大部分已经游离，把剩余的肌肉和韧带逐一切断。如果之前还没有切断，就切断臀小肌、臀中肌、梨状肌、闭孔内肌、闭孔外肌、子肌和股方肌。术者不用一一认清这些肌肉，只要统统切除即可。注意在接近髂、股血管、股神经和坐骨神经时，小心操作，不要损伤这些结构。

切除肿瘤后，患侧下肢与躯干相连的结构有髂股血管、股神经、坐骨神经、腰肌（有时腰肌被切除）以及后内侧的皮肤和皮下组织。伤口中放置两根负压引流管，逐层缝合皮下脂肪和皮肤。

（三）术后处理与康复

术后患肢置于外展中立位，患者卧床 2 ~ 4 周，患者需要经常改变体位，预防褥疮。用抗凝剂或阿司匹林预防深部血栓性静脉炎。术后立即开始上肢力量训练，术后 4 周下床，患肢不负重，术后 2 ~ 3 个月开始部分负重，术后 6 个月，挂拐负重。术后股骨的截骨端会向近侧移位 3 ~ 5 cm。有时用异体骨或人工假体重建骨缺损，或者用内固定把股骨与骶骨翼固定。如果没有做任何重建，术后 4 ~ 6 个月，局部形成致密的瘢痕组织，将限制股骨向近侧进一步移位，患者可以负重，一般情况下患肢比健侧下肢短约 4 cm。患者日后需用拐杖。患肢的膝关节和踝关节功能正常，髋关节无功能。年轻患者走平路基本上没有问题，也能够上下楼梯。

（四）相关讨论

半侧骨盆切除术切除整个髋骨，保留患侧下肢，适用于髋骨的原发性恶性骨肿瘤和邻近并直接浸润髋骨的软组织恶性肿瘤。手术时患者侧卧位，患侧肢体消毒包裹，呈摇摆体位。如果肿瘤蔓延至臀肌，浸润骶髂关节，更宜采用侧卧位。采用 45° 半侧卧位，既能暴露前面，也能暴露后面，这是一种介于仰卧位与侧卧位之间的手术体位。

Steel（1978）的手术切口从髂后下棘开始，沿髂棘、腹股沟韧带、耻骨联合，继续沿耻骨下支和臀横纹到大转子。Enneking 等（1978）的手术切口从髂后下棘开始沿髂棘到腹股沟韧带的中点，沿股直肌向远侧 5 ~ 7 cm，再向外侧到大腿中、下 1/3 交界处，掀起大皮瓣可以暴露整个臀部。但是，暴露耻骨联合需要一个辅助切口：从腹股沟韧带中点到耻骨联合。Enneking 和 Steel 指出在可能的情况下，尽量保留股骨头，可加强患肢的稳定性。

由于这种手术本身对患侧下肢的功能影响很大，所以如果肿瘤同时浸润一根主要神经（如股神经或坐骨神经），最好改做其他术式，如半盆截肢术。术前应向患者解释清楚这种可能性，征得患者的理解和同意。如果术后不进行半骨盆重建，术后只能依靠股骨转子与骶骨之间的瘢痕组织提供稳定。如果用异体骨移植或半盆假体重建肿瘤切除后的缺损，感染风险可能会增加。如果严格掌握手术适应证，半盆切除术无论在外观还是功能上都优于半盆截肢术，尤其对于年轻患者。

第四节   骨盆肿瘤累及骶骨的外科分型、切除及重建方法

对于骨盆肿瘤累及骶骨的病例，难以进行理想的外科边界整块切除（Ozaki et al, 2003；Court et al, 2006；Sabourin et al, 2009）；即使切除完整，功能重建也相当复杂。对累及骶骨的原发骨盆恶性肿瘤进行外科分型是规范外科切除的关键。应根据骨盆肿瘤累及骶骨范围不同采用合适的切除方法并进行重建（Zhang et al, 2018；Zhang et al, 2018）。肿瘤累及骶骨分为 I 型（累及骶骨翼）、II 型（累及同侧骶孔）、III 型（累及对侧骶孔）；基于肿瘤是否累及髋臼将骨盆侧分为 a、b 两型。该分型将骶髂部位切除分为 P-s I a、P-s II a、P-s III a、P-s I b、P-s II b、P-s III b 6 个亚型，根据该外科分型，可对累及骶骨的骨盆肿瘤进行整块切除（图 5-4-1）。

　　获得骨盆侧、骶骨侧、盆腔内软组织以及臀部的广泛边界是切除的第一追求。但同时保留重要神经功能并获得广泛边界极其困难。由于肿瘤整块切除能与半骨盆离断获得相同边界，为了最大限度重建骶髂关节连续性并保留下肢功能，应避免采取半骨盆离断术，而选择保肢治疗。

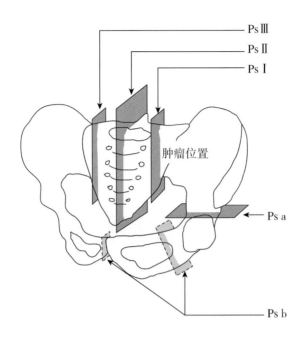

图 5-4-1　骨盆肿瘤累及骶骨的 PKUPH 分型（ P-s Classification ）。PKUPH 为北京人民医院（ Peking University People's Hospital ）英文缩写

一、手术方法

（一）骨盆肿瘤累及骶骨 P-s I a 型的切除及重建方法

　　侧卧位，患侧在上。切口起自腹股沟韧带下端，向上沿腹股沟韧带及髂嵴向后至骶髂关节下缘，必要时行 S-P 切口辅助显露。腹膜外分离至骶髂关节，从坐骨大孔导入线锯，自坐骨大孔垂直于髂前上棘锯断髂骨。向上于骶骨孔外侧锯断髂骨翼，或于骶孔外缘行骨刀截骨，注意保护骶神经、髂血管及输尿管，获得骶骨侧安全边界。骶骨侧截骨时最好使用线锯，以保证截骨面整齐。使用骨凿截骨容易造成肿瘤碎裂，导致肿瘤污染截骨面。肿瘤切除后进行相应髂骨重建（图 5-4-2）。

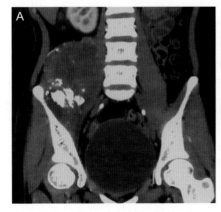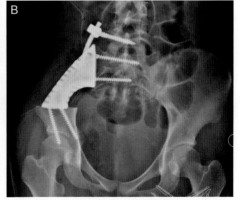

图 5-4-2　患者女性，18 岁，髂骨骨肉瘤，行 P-s I a 型切除重建
A．术前 CT 显示肿瘤侵犯范围；B．术后 X 线平片显示 3D 打印假体重建情况

（二）骨盆肿瘤累及骶骨 P-sⅡa 型的切除及重建方法

由于肿瘤累及同侧骶神经孔，骶骨侧需行中线截骨（图 5-4-3），因而要采用前后路两个切口。患者先行俯卧位，行腰骶部后正中切口。向患侧分离皮瓣至髂后上棘，继续沿髂骨肿瘤外与臀肌之间向外侧剥离，注意肿瘤外要有正常肌肉覆盖。自骶骨向头侧剥离双侧竖脊肌，于 L4、L5 双侧椎弓根各植入 2 枚椎弓根钉。凿开骶管，结扎切断患侧骶神经，将硬膜向健侧牵开。于骶骨中线腰 5 骶 1 椎间盘处，由后向前拧入一枚空心钉至腰 5 骶 1 椎间盘前缘处，以备在前路手术时导入线锯之用。在切断患侧骶神经根后，将硬膜牵拉向健侧。此时也可以使用超声骨刀于骶骨中线处纵行切割骶骨，同时助手将手指伸向骶前感觉骨刀切割的深度，以防损伤直肠及血管分支。临时关闭后方切口。

患者改侧卧位，患侧在上。切口起自腹股沟韧带下端，向上沿腹股沟韧带及髂嵴向后至骶髂关节上缘，必要时可与后方切口会合腹膜外分离前方至骶骨中线处，打开后方切口，将空心钉继续向前拧出椎间盘，导入两条线锯，分别自骶骨中线处锯断骶骨，自 L5～S1 处锯断患侧半侧椎间盘。另外，自坐骨大孔处导入线锯，自髋臼上方锯断髂骨，肿瘤切除完成。

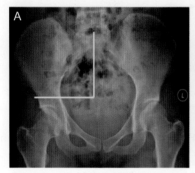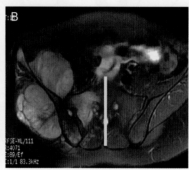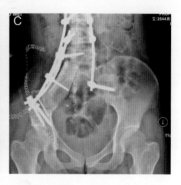

图 5-4-3　患者女性，30 岁，髂骨软骨肉瘤，行 P-sⅡa 型切除重建

A、B．术前 X 线平片及 MRI T2 轴位像显示，肿瘤累及右侧髂骨及骶神经孔，预计从骶骨中线行矢状位截骨（黄线所示）；C．术后 X 线平片显示异体骨段植骨内固定重建情况

（三）骨盆肿瘤累及骶骨 P-sⅢa 型的切除及重建方法

由于肿瘤累及对侧骶神经孔，要从对侧骶髂关节处截骨（图 5-4-4），因而要采用前后路两个切口。患者先行俯卧位，行腰骶部后正中切口。向患侧分离皮瓣至髂后上棘，继续沿髂骨肿瘤外与臀肌之间向外侧剥离，注意肿瘤外要有正常肌肉覆盖。健侧也要分离至骶髂关节。自骶骨向头侧剥离双侧竖脊肌，于 L4、L5 双侧椎弓根各植入 2 枚椎弓根钉。凿开骶管，于 L5～S1 之间切断结扎硬膜。分离健侧骶髂关节上下缘，凿掉健侧 L5～S1 之间关节突。用手指钝性分离骶髂关节前方，用长弯钳导入一根细塑料管，经塑料管导入线锯，锯断健侧骶髂关节。自后向前切除部分 L5～S1 椎间盘，完成后方手术操作，临时关闭后方切口。

患者改侧卧位，患侧在上。切口起自腹股沟韧带下端，向上沿腹股沟韧带及髂嵴向后至骶髂关节上缘，必要时可与后方切口会合。腹膜外分离前方至对侧骶髂关节处，打开后方切口，自坐骨大孔处导入线锯，自髋臼上方锯断髂骨。于腹膜后分离寻找髂血管分叉处，确认双侧髂动静脉。游离患侧髂动静脉，切断结扎分支。于髂总动静脉分叉处下方，确认 L5-S1 椎间盘，切除椎间盘，用巾钳提起骨盆，游离切断其他软组织，肿瘤切除完成。

（四）骨盆肿瘤累及骶骨 P-sⅠb 型的切除及重建方法

患者先行俯卧位，行腰骶部后正中切口。向患侧分离皮瓣至髂后上棘，继续沿髂骨肿瘤外与臀肌之间向外侧剥离，注意肿瘤外要有正常肌肉覆盖。自骶骨向头侧剥离双侧竖脊肌，于 L4、L5 双侧椎弓根各植

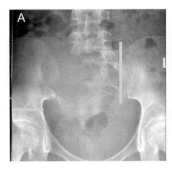
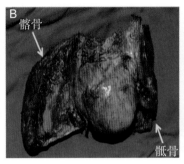
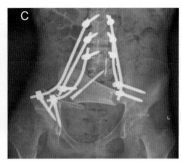

图 5-4-4　患者女性，22 岁，骨肉瘤，行 P-sⅢa 切除重建

A．术前 X 线平片显示肿瘤累及髂骨及对侧骶神经孔，预计需要从对侧骶髂关节截骨（黄线所示）；B．切除肿瘤标本大体像；C．术后 X 线平片显示异体骨段移植内固定重建情况

入 2 枚椎弓根钉。于健侧 S1 椎弓根处植入一枚椎弓根钉，金属棒连接固定健侧 L4、L5 及 S1 椎弓根钉。临时关闭后方切口。

　　侧卧位，患侧在上。切口起自腹股沟韧带下端，向上沿腹股沟韧带及髂嵴向后至骶髂关节下缘，切口向下至大腿内侧。显露髋关节需行 S-P 切口辅助。腹膜外分离至骶髂关节，于髂骨外肿瘤与臀肌之间分离至后方，于后方分离会合。从坐骨大孔导入线锯，向上于骶骨孔外侧锯断骶骨翼，或于骶骨孔外缘行骨刀截骨，注意保护骶神经、髂血管及输尿管，获得骶骨侧安全边界。骶骨侧截骨时最好使用线锯，以保证截骨面整齐。使用骨凿截骨容易造成肿瘤破裂，导致肿瘤污染截骨面。于切口下方分离切断部分内收肌，于闭孔处导入线锯，锯断耻骨上支。于闭孔向髋臼下方坐骨处导入线锯，锯断坐骨支。用巾钳提起骨盆，游离切断其他软组织，肿瘤切除完成。如果肿瘤累及了耻骨和坐骨，则无需锯断耻骨和坐骨，只需沿大腿内侧切口分离切断内收肌群、腘绳肌等，游离耻骨和坐骨。于耻骨联合处分离膀胱尿道，切断耻骨联合软骨，切除整个半侧骨盆（图 5-4-5）。

（五）骨盆肿瘤累及骶骨 P-sⅡb 型的切除及重建方法

　　由于肿瘤累及了同侧骶神经孔，骶骨侧需进行中线截骨（图 5-4-6），因而要采用前后路两个切口。患者先行俯卧位，行腰骶部后正中切口。向患侧分离皮瓣至髂后上棘，继续沿髂骨肿瘤外与臀肌之间向外侧剥离，注意肿瘤外要有正常肌肉覆盖。自骶骨向头侧剥离双侧竖脊肌，于 L4、L5 双侧椎弓根各植入 2 枚椎弓根钉。凿开骶管，结扎切断患侧骶神经，将硬膜向键侧牵开。于骶骨中线腰 5 骶 1 间盘处，由后向前拧入一枚空心钉至腰 5 骶 1 椎间盘前缘处。在切断患侧骶神经根后，将硬膜牵拉向健侧。此时也可使用超声骨刀于骶骨中线处纵行切割骶骨，同时助手将手指伸向骶前感觉骨刀切割的深度，以防损伤直肠及血管分支。临时关闭后方切口。

　　患者改侧卧位，患侧在上。切口起自腹股沟韧带下端，向上沿腹股沟韧带及髂嵴向后至骶髂关节上缘，必要时可与后方切口会合。切口向下至大腿内侧。显露髋关节需行 S-P 切口辅助。腹膜外分离前方至骶骨中线处，于腹膜后分离寻找髂血管分叉处，确认双侧骶动静脉。游离患侧髂动静脉，切断结扎分支。打开后方切口，将空心钉继续向前拧出椎间盘，导入两条线锯，分别自骶骨中线处纵行锯断骶骨，自 L5 ～ S1 处锯断患侧半侧椎间盘。于切口下方分离切断部分内收肌，于闭孔处导入线锯，锯断耻骨上支。于闭孔向髋臼下方坐骨处导入线锯，锯断坐骨支。用巾钳提起骨盆，游离切断其他软组织，肿瘤切除完成。如果肿瘤累及了耻骨和坐骨，则无需锯断耻骨和坐骨，只需沿大腿内侧切口分离切断内收肌群、腘绳肌等，游离耻骨和坐骨。于耻骨联合处分离膀胱尿道，切断耻骨联合软骨，切除整个半侧骨盆及半侧骶骨。

（六）骨盆肿瘤累及骶骨 P-sⅢb 型的切除及重建方法

　　由于肿瘤累及对侧骶神经孔，骶骨侧需从对侧骶髂关节处截骨（图 5-4-7），因而要采用前后路两个切

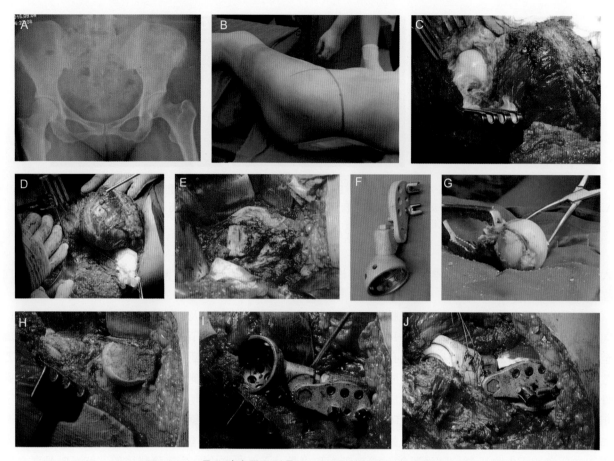

图 5-4-5　骨盆肿瘤累及骶骨 P-sⅠb 型的切除及重建手术步骤

A．术前骨盆 X 线平片显示肿瘤位置；B．完成后侧椎弓根钉置入后，改侧卧位手术切口；C．显露髂骨及髋臼，并截断股骨头颈；
D 线锯截断髋臼；E．自骶骨翼截骨，完整切除肿瘤；F．使用重建骨盆假体；G．修剪自体股骨头，以备植骨；H．将自体股骨头植骨
于骶骨翼外侧截骨面；I．安装人工骨盆假体；J．骨盆假体安装完毕，可见埋于骨水泥中的韧带缝合线，备修复关节囊之用

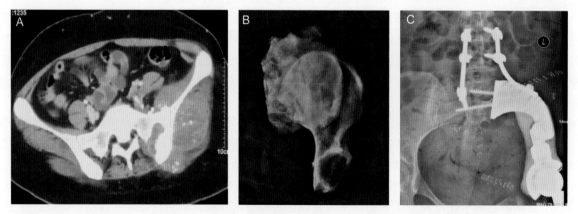

图 5-4-6　患者女性，29 岁，骨盆骨肉瘤累及骶骨，行 P-sⅡb 型切除重建

A．术前增强 CT 显示肿瘤累及左侧骨盆及骶骨；B．肿瘤标本 X 线平片显示切除左侧半骶骨、髂骨及髋臼；C．术后 X 线平片显示
超半盆 3D 打印假体重建情况

口。患者先行俯卧位，行腰骶部后正中切口。向患侧分离皮瓣至髂后上棘，继续沿髂骨肿瘤外与臀肌之间向外侧剥离，注意肿瘤外要有正常肌肉覆盖。健侧也要分离至骶髂关节。自骶骨向头侧剥离双侧竖脊肌，于 L4、L5 双侧椎弓根各植入 2 枚椎弓根钉。凿开骶管，于 L5 ~ S1 之间切断结扎硬膜。分离健侧骶髂关节上下缘，凿掉健侧 L5 ~ S1 之间关节突。用手指钝性分离骶髂关节前方，用长弯钳导入一根细塑料管，经塑料管导入线锯，锯断健侧骶髂关节。自后向前切除部分 L5 ~ S1 椎间盘，完成后方手术操作，临时关闭后方切口。

患者改侧卧位，患侧在上。切口起自腹股沟韧带下端，向上沿腹股沟韧带及髂嵴向后至骶髂关节上缘，必要时可与后方切口会合。切口向下至大腿内侧。显露髋关节需行 S-P 切口辅助。腹膜外分离前方至对侧骶髂关节处，于腹膜后分离寻找髂血管分叉处，确认双侧髂动静脉。游离患侧髂动静脉，切断结扎分支。于髂总动静脉分叉处下方，确认 L5 ~ S1 椎间盘，切除椎间盘。于髂骨外肿瘤与臀肌之间分离至后方，与后方分离会合。于切口下方分离切断部分内收肌，于闭孔处导入线锯，锯断耻骨上支。于闭孔向髋臼下方坐骨处导入线锯，锯断坐骨支。用巾钳提起骨盆，游离切断其他软组织，肿瘤切除完成。如果肿瘤累及了耻骨和坐骨，则无需锯断耻骨和坐骨，只需沿大腿内侧切口分离切断内收肌群、腘绳肌等，游离耻骨和坐骨。于耻骨联合处分离膀胱尿道，切断耻骨联合软骨，切除整个半侧骨盆及全骶骨。

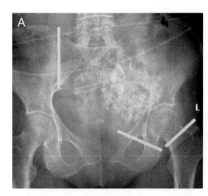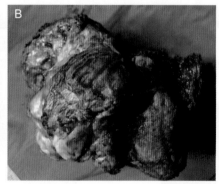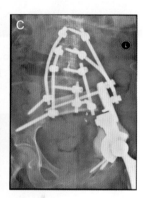

图 5-4-7　患者女性，51 岁，骨盆软骨肉瘤，行 P-sⅢb 型切除重建

A. 术前 X 线平片显示肿瘤侵犯范围，预计切除左侧髂骨、髋臼及全部骶骨（黄线所示）；B. 切除肿瘤标本大体像；C. 术后 X 线平片显示异体骨段植骨、半骨盆假体置换内固定重建情况

二、重建方法讨论

基本的功能重建方法（图 5-4-8）包括钉棒系统重建、钉棒系统连接人工半骨盆重建、植骨＋人工半骨盆重建三种主要重建方式（Guo et al, 2007；Ji et al, 2013；Zhang et al, 2018）。其中累及 P-sⅡa、Ⅲa 型切除有必要行双侧钉棒系统重建骶髂关节稳定性。植骨＋人工半骨盆重建适用于 P-sⅠb 型切除的病例，由于骶骨翼部分缺损，此型切除后必须行骶骨翼结构性植骨，才能满足人工半骨盆重建所需的骨量及骨质强度。而对于 P-sⅡb、P-sⅢb 型切除的患者，单纯人工半骨盆置换已无牢固重建可能，此时可能需要大段异体骨移植复合经腰椎固定人工半骨盆的重建方法。此外，较好的重建方法为定制型 3D 打印人工半骨盆重建（图 5-4-9）。

植骨是填充骨缺损、恢复骶髂关节强度的重要方法。本文中主要骨来源于自体股骨头、自体髂骨、自体腓骨和异体骨。自体股骨头植骨只适用于髋关节全部切除的病例，术中可以将切下的自体股骨头修剪后通过螺钉回植于骶骨处，再造一个小的"髂骨"。自体腓骨、大段异体骨植骨主要适用于髂骨翼连同部分骶骨切除的病例，在钉棒系统固定后将髂骨或腓骨回植在骶骨与髂骨之间，填补骨缺损，以期在骨愈合后达到远期融合。对于老年患者或转移瘤患者，无骨性愈合需求，在钉棒系统固定后可填充骨水泥辅助增加

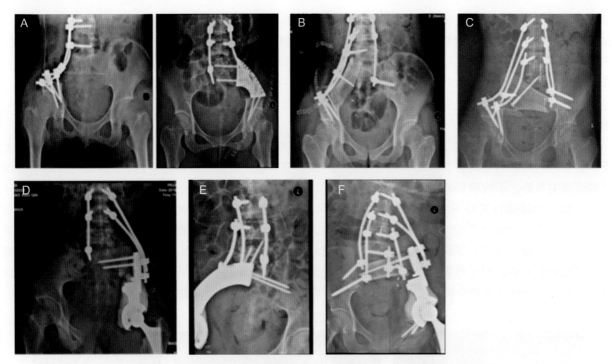

图 5-4-8　术后 X 线平片显示不同 P-s 分型肿瘤切除后的功能重建方法
A. P-sⅠa 型；B. P-sⅡa 型；C. P-sⅢa 型；D. P-sⅠb 型；E. P-sⅡb 型；F. P-sⅢb 型

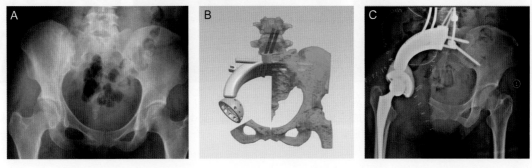

图 5-4-9　P-sⅡb 型切除后功能重建
A. 术前 X 线平片；B. 计算机辅助设计 3D 打印半骨盆假体；C. 术后 X 线平片显示假体重建情况

骶髂关节结构强度及稳定性。

原发骨盆恶性肿瘤累及骶骨会给手术完整切除带来巨大困难。手术创面大、神经血管分布密集、内脏器官位置毗邻、骨性结构连接紧密都是在切除肿瘤时需要解决的重要问题。解剖结构不熟悉、手术方式不规范都会给骨盆骶骨肿瘤切除带来灾难性的后果。手术边界是否满意是决定患者预后的显著性因素。

原发骨盆肿瘤同时累及骶骨者较少，以往的研究并没有对大宗病例进行系统分析，也没有对骨盆肿瘤累及骶骨的规范化手术切除进行过总结归纳。本节通过总结大宗病例的中期随访研究结果，细化累及骶骨的骨盆肿瘤进行了分型，规范了不同亚型的手术切除及功能方法。

首先，体位不同时 P-sⅠ区肿瘤切除与 P-sⅡ，P-sⅢ区肿瘤切除大不相同。前者一般单纯侧卧摇摆体位已足够显露肿瘤并行切除重建，后者由于要在骶骨中线、或者健侧骶髂关节处截骨，因而需要打开椎管、结扎硬膜囊、分离神经根。所以需要先按照骶骨肿瘤切除方法行后侧入路，完成后方操作后再换侧卧位行骨盆肿瘤切除。否则无法达到完整广泛切除的目的，而且手术操作极其困难，极有可能在显露过程中进入病灶造成肿瘤分块。

另外，骶髂关节部位肿瘤不同亚型之间的重建方式明显不同。P-sⅠa型切除仅单侧骶髂关节连续性丢失，单侧钉棒系统重建已足够稳定。P-sⅡa，P-sⅢa型切除，虽然对侧骶髂关节连续性仍然存在，但由于腰5骶1椎间盘切断，腰骶椎连续性丢失，故有必要行大段骨移植及双侧钉棒系统重建骶髂关节连续性及稳定性。

以往文献报告（Ozaki et al，2003；Court et al，2006；Sabourin et al，2009）骨盆肿瘤累及骶髂关节手术很难达到边界满意切除（表5-4-1）。北京大学人民医院的数百例累及骶骨的骨盆恶性肿瘤病例中，不仅累及骶髂关节，还包括累及部分骶骨或整个骶骨的病例，手术切除难度极大。原发骨盆恶性肿瘤累及骶骨时与不累及骶骨时获得满意边界的比例具有显著性差异。由于本中心有大量骶骨肿瘤部分切除甚至全骶骨切除的病例，对骶骨解剖结构和手术入路较为熟悉，掌握了骨盆肿瘤累及骶骨的最佳手术方式。想要获得满意边界，术者不仅要按照规范化术式操作，还要根据肿瘤的位置及入侵范围不同做个体化调整。肉眼边界广泛并不能与镜下切缘阴性完全等同，临界情况下有必要要求病理科检视切缘，为患者预后提供评估依据。半骨盆离断术是某些复发病例的唯一选择，但没有证据显示半骨盆离断术能获得更好的外科边界。

表 5-4-1　骨盆肿瘤累及骶髂关节手术切除所达到的外科边界

年份	作者	病例数	外科边界	
			满意	不满意
2003	Ozaki T.	15	9（60%）	6（40%）
2006	Court C.	38	28（74%）	10（26%）
2009	Sabourin M.	24	11（46%）	13（54%）

重建方面，是否有必要行骨盆环的重建仍然存在一些争议。在儿童病例方面，有关于骨盆Ⅰ、Ⅳ区肿瘤切除后不必行骶髂关节重建的先例。但有生物力学实验证实，骨盆Ⅰ区切除后行骨盆环重建具有重要意义，否则骨盆环会严重不稳。单纯Ⅰ、Ⅳ区肿瘤行钉棒系统重建可以达到良好的术后功能。作者认为在肿瘤切除后都尽可能重建骶髂关节及髋关节连续性，部分病例出于观察肿瘤学疗效、减少并发症发生率的考虑，仅行旷置或行半骨盆离断。理论上，植骨是骨盆骶骨术后恢复骶髂关节连续性的一种尝试，以往有许多通过自体带蒂游离腓骨移植重建骨盆环的先例。在有些情况下，可通过自体股骨头、自体髂骨、自体腓骨或异体骨植骨等多种方法促进术后骨盆环的骨性愈合。在行髂骨及髋臼同时切除的情况下，自体股骨头植骨复合人工半骨盆重建是最可靠方便的方法，自体股骨头植骨可快速实现骨性愈合。这于松质骨接触面积大、螺钉加压紧密有关。该重建适用于连同骨盆Ⅰ+Ⅱ区或Ⅱ+Ⅲ区一同切除后行髋关节重建的病例。

经典骨盆肿瘤Enneking分型中对于累及骶骨的骨盆Ⅳ型肿瘤研究并不足够深入。我们根据骨盆肿瘤对骶骨的侵犯范围不同，将骨盆原发恶性肿瘤累及骶骨的病例进行了进一步的分型P-sⅠ型（累及骶骨翼）、P-sⅡ型（累及同侧骶神经孔）、P-sⅢ型（累及对侧骶神经孔）。另外，基于骨盆侧是否累及髋臼又分为a、b两型。该分型是对骨盆肿瘤Enneking分型的重要补充。不同亚型者采用不同的手术入路才有可能达到肿瘤的整块切除以及骶骨一侧的广泛边界。另外，不同亚型切除后的功能重建方法也完全不同。

（郭　卫）

参考文献

郭卫，唐顺，董森，等，2006. 髂骨翼肿瘤的切除与重建. 中华外科杂志，44（12）：813-816.
郭卫，杨荣利，李大森，等，2013. 累及骶骨的骨盆恶性肿瘤的外科治疗. 中国骨与关节杂志，2（5）：249-

254.

Campanacci M, Capanna R, 1991. Pelvic resections: the Rizzoli Institute experience. Orthop Clin North Am, 22 (1): 65-86.

Court C, Bosca L, Le Cesne A, et al, 2006. Surgical excision of bone sarcomas involving the sacroiliac joint. Clin Orthop Relat Res, 451: 189-194.

Enneking WF, Dunham WK, 1978. Resection and reconstruction for primary neoplasms involving the innominate bone. J Bone Joint Surg Am, 60 (6): 731-46.

Eilber FR, Grant TT, Sakia D, et al, 1979. Internal hemipelvectomy—excision of the hemipelvis with limb preservation. An alternative to hemipelvectomy. Cancer, 43 (3): 806-809.

Enneking WF, 1983. Musculoskeletal tumor surgery. New York: Churchill Livingstone.

Guo W, Li D, Tang X, et al, 2007. Modular hemipelvic prosthesis reconstruction of acetabulem after resection of periacetabular tumors. Clin Orthop Relat Res, 461: 180-188.

Guo W, Li D, Tang X, et al, 2010. Surgical Treatment of pelvic chondrosarcoma involving periacetabulum. J Surg Oncol, 101 (2): 160-165.

Ji T, Guo W, Yang RL, et al, 2013. Modular hemipelvic endoprosthesis reconstruction-experience in 100 patients with mid-term follow-up results. Eur J Surg Oncol, 39 (1): 53-60.

Karakousis CP, 1982. Exposure and reconstruction in the lower portions of the retroperitoneum and abdominal wall. Arch Surg, 117 (6): 840-844.

Karakousis CP, 1984. The abdominoinginal incision in limb salvage and resection of pelvic tumors. Cancer, 54 (11): 2543-2548.

Ozaki T, Rodl R, Gosheger G, et al, 2003. Sacral infiltration in pelvic sarcomas: joint infiltration analysis II. Clin Orthop Relat Res, 407: 152-158.

Steel HH, 1978. Partial or complete resection of the hemipelvis. An altermative to hindquarter amputation for periacetabular chondrosarcoma of the pelvis. J Bone Joint Surg Am, 60 (6): 719-730.

Steel HH, 1981. Resection of the hemipelvis for malignant disease: An alternative to hindquarter amputation for periacetabular chondrosarcoma of the pelvis. Semin Oncol, 8 (2): 222-228.

Sabourin M, Biau D, Babinet A, et al, 2009. Surgical management of pelvic primary bone tumors involving the sacroiliac joint. Orthop Traumatol Surg Res, 95 (4): 284-292.

Zhang Y, Guo W, Tang X, et al, 2018. En bloc resection of pelvic sarcomas with sacral invasion. Bone Joint J, 100-B (6): 798-805.

Zhang Y, Tang X, Ji T, et al, 2018. Is a modular pedicle-hemipelvic endoprosthesis durable at short term in patients undergoing Enneking Type I + II tumor resections with or without sacroiliac involvement? Clin Orthop Relat Res, 476 (9): 1751-1761.

SIX

第6章

骨盆肿瘤切除术后的功能重建

第一节 概　述

骨盆肿瘤切除术后，骨盆环的重建十分重要，这样可以将躯干的重量传导至下肢。无论是否需要柱拐或架拐等特殊支持，这种重建对于患者术后坐立、站立和行走功能非常重要。本章将讨论我们对于骨盆肿瘤切除后骨环重建的一些初步经验。累及单侧或双侧骶髂关节的肿瘤，以及任何骶髂关节和髋关节之间的肿瘤切除术后的骨缺损，均需进行重建，根据具体情况决定采用骨移植或金属内支持物。对于耻骨联合缺损，当双侧骶髂关节没有受到影响、骨盆环保持完整时，则无需进行骨重建。本章将讨论肿瘤切除术后骨缺损的几种重建方法。

髋骨和骶骨的骨及软组织肿瘤分类如下。根据改良的Enneking骨盆肿瘤外科分区（图6-1-1），骨盆切除分为3个主要的解剖区域（Enneking et al, 1978；Enneking, 1983；Campanacci et al, 1987；Campanacci, 1990）：Ⅰ髂骨，Ⅱ髋臼周围，Ⅲ耻骨和坐骨，Ⅳ累及骶骨。"A"表示更广泛的切除：ⅠA包括髂骨翼的臀部整块切除；ⅡA股骨近端和髋关节囊随髋臼一同切除；ⅢA股神经束随耻骨支一同切除。一些更广泛的切除包括髋骨和骶骨以上的区域。根据切除范围，髋骨每一区域的切除可以进一步分为四种亚型（Campanacci et al, 1991；Campanacci, 1999）。

治疗骨盆肿瘤时，根据肿瘤的良恶性、对放化疗是否敏感以及肿瘤的侵袭范围，结合肿瘤病理，选择恰当的外科治疗、放疗或化疗手段。尽管术前放疗或者术后放疗对于一些肿瘤的控制以及维持一些病例的生活质量效果显著，外科切除仍然是首选的治疗方法。任何骨盆肿瘤的切除均会造成骨缺损，大部分骨缺损需要进行重建以维持躯干和骨盆、骨盆和下肢的连续性和稳定性，从而可以使患者能够坐立、站立和行走，维持日常生活的必要活动。

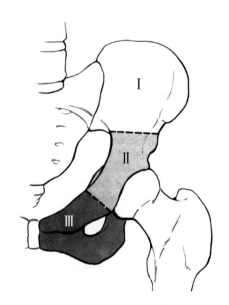

图 6-1-1　Enneking 骨盆肿瘤外科分区

肿瘤切除术后的重建方法根据病变解剖部位和缺损范围而定。Enneking 切除分类（Enneking et al, 1978）对于根据切除类型选择重建方法十分有效。重建可以选用不同类型的髋关节假体、金属内固定物和脊柱支持装置，以及外固定系统等（Campanacci et al, 1991；O'Connor et al, 1992）。

重建方法的选择需要根据每一个具体患者的缺损部位和性质决定，也需要考虑到患者的生活质量，因此可能不得不选择边缘性切除方法来切除骨盆肿瘤。重建不仅包括骨组织重建，还有软组织重建，包括皮肤、肌肉以及盆内脏器，如泌尿生殖器官。当骨科医生决定骨盆肿瘤及周围组织的切除范围时，需要在术前对可能造成的缺损大小进行评估。

第二节　髂骨翼肿瘤切除术后的功能重建

髂骨肿瘤的楔形切除（Ⅰ型切除），不影响骨盆环的连续性，因此不需要进行骨移植重建。但是当全部的髂骨均被切除后，骨盆环中断，或者是ⅠA型切除后，造成的骨缺损则需要进行重建。

一、术前计划

髂骨或者骶骨，包括骶髂关节的肿瘤切除术后，若骨盆环连续性中断，则必须重建骨盆环的完整性。如果没有骨盆环的完整性，患者将无法承担体重，并在行走时产生疼痛。骶髂关节应当能够承担步态周期所造成的压力负荷，以及骨盆旋转造成的张力负荷。髂骨Ⅰ区切除后，如果不进行重建，日后患者负重行走会导致髋臼出现内倾、上移。骨盆倾斜后会导致脊柱侧弯。为了能够重新获得骨盆环的完整性，可行自体骨腓骨移植及Harrington压力棒（用于脊柱侧弯）以承担压力负荷，应用钩和螺母固定的骶骨棒来对抗张力负荷。随着椎弓根钉棒系统技术的不断发展，可采用椎弓根钉棒系统来进行腰骶部的稳定性重建。对于青少年或年轻患者，应尽量采用自体或异体骨移植方法重建，或联合椎弓根钉棒系统进行复合重建，以达到长期的生物学重建。而对于老年患者或转移瘤患者，建议采用机械性固定，可采用椎弓根钉棒系统或复合钛金属网固定，不建议采用需等待骨愈合的生物学重建。

二、重建方法

肿瘤切除术后，检查骨缺损的大小。在肿瘤累及骨盆Ⅰ区或Ⅰ＋Ⅳ区的部分病例中，可应用椎弓根钉棒系统重建髂骨肿瘤切除后的缺损。将钉棒系统中的两枚椎弓根螺钉分别固定于腰5骶1的椎弓根上，或者另置一颗螺钉于骶1椎体上，于髋臼顶部分别向耻骨支及坐骨支植入一枚椎弓根钉。用两根钛棒连接固定相对的椎弓根钉，维持骨盆环的完整性（图6-2-1）。此举可满足将力学负荷由躯干传导至下肢的需求。可根据缺损的大小选择两段自体腓骨或异体骨或钛金属网，以对角的方式植于L5、S1和髂骨之间，或者植于骶骨和髂骨之间（图6-2-2）。在插入椎体松质骨之前，在每一段腓骨的两端开一个5 mm深的交叉裂口，这样可以增加皮质骨的表面积，以利于再血管化。腓骨插入骶骨和髂骨的松质骨中，与固定棒平行。移植的腓骨逐渐与骶骨和髂骨融合。此外，也可在对侧髂骨取骨，或切下髂骨翼上的残存骨，应用螺钉固定于骨缺损区（图6-2-3）。患者术后6周开始部分负重行走，3个月后可完全负重行走。

使用金属钉棒来稳定骶髂之间的骨缺损，在脊柱和骨盆之间传导应力是最简单有效的方法。然而，内固定物的松动率较高。Sakuraba等（2005）应用内固定物，同时移植带血管蒂的腓骨来重建骶髂关节（图6-2-4）。应用椎弓根钉棒的同时，游离移植带血管蒂的腓骨，可减少上述术后松动率。腓骨是由腓血管供应的长骨，移植时最大可取长度为28 cm。取出的腓骨可分为两段，将两段腓骨并列移植。也可将取出的腓骨分为三段，骨膜下去除中间的一段，在骨膜下剥离并取出，在将剩余的两段腓骨移植到下位腰椎与残留骶骨间时，可以获得一个较长的血管蒂。腓动脉作为腓骨的血管蒂，血流通畅，因此可将另一移植物的血管蒂（动脉）吻合在其远端。应用这项技术，在移植过程中可将双侧腓骨移植物的腓动脉串联起来。为增加软组织覆盖，还可将背阔肌肌皮瓣的血管蒂串联起来。两段腓骨并列移植的方法可重建最宽约13 cm的骨缺损。骨愈合后，移植腓骨会增生肥大，这表明移植腓骨在新的应力环境中重新塑形。

单纯应用带血管蒂或不带血管蒂的游离自体腓骨移植是髂骨Ⅰ区肿瘤切除后重建骨盆环连续性最常用的方法。游离自体腓骨连接骶骨及髋臼上方残存的髂骨，骨愈合后可达到生物学重建的效果。这种方法也存在许多缺点，包括固定不牢靠、不能早期下地、植骨端不愈合、移植的腓骨骨折等。Nassif等（2013）

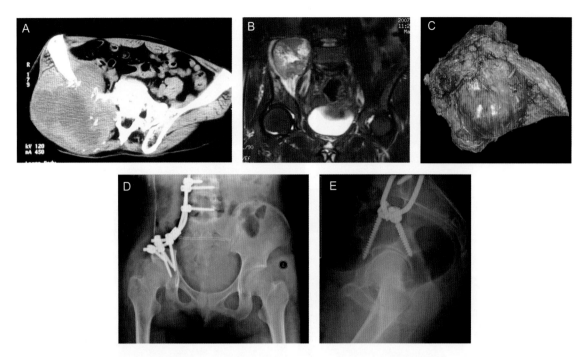

图 6-2-1　患者女性，72 岁，髂骨恶性骨巨细胞瘤，行肿瘤广泛切除，应用脊柱钉棒系统连接固定腰椎及残存髂骨
A、B. 术前 CT 及 MRI 显示右髂骨破坏伴巨大软组织肿块；C. 切除肿瘤标本大体像；D、E. 术后 X 线平片显示内固定情况

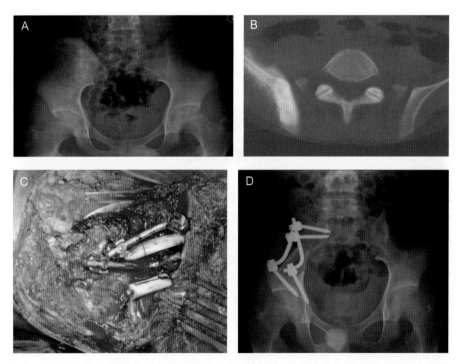

图 6-2-2　患者男性，14 岁，髂骨尤因肉瘤，行肿瘤广泛切除，应用脊柱钉棒系统连接固定腰椎及残存髂骨
A、B. 术前 X 线平片及 CT 显示右髂骨破坏；C. 术中像显示行自体腓骨植骨及内固定；D. 术后 X 线平片显示植骨及内固定情况

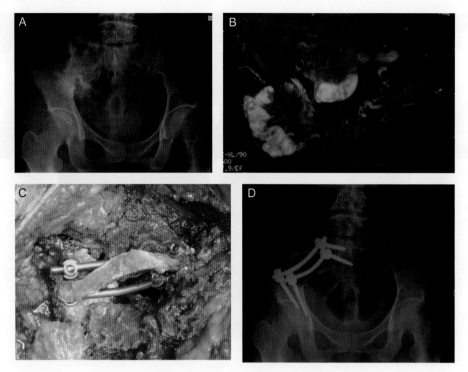

图 6-2-3　髂骨软骨肉瘤，行肿瘤切除自体骨移植重建

A、B. 术前 X 线平片及 MRI 显示软骨肉瘤累及右侧髂骨及骶骨翼；C. 术中像显示肿瘤切除后采用钉棒系统重建骨盆环稳定性，将残存正常髂骨取下植骨于骶骨、髂骨之间；D. 术后 X 线平片显示植骨及重建情况

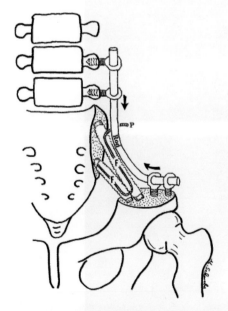

图 6-2-4　髂骨肿瘤切除后应用带血管蒂腓骨移植重建示意图（Sakuraba et al, 2005）

对于处理髂骨肿瘤切除后的骨缺损，在游离移植自体腓骨后，同时行钉棒系统内固定，术后骨盆稳定性好、不需要额外的支持就可以获得满意的步态。术中也可以在切除的骨盆标本上，将残存的正常髂骨取下，移植于髋臼上髂骨与骶骨之间。

三、相关讨论

切除髂骨、骶髂关节和骶骨翼会导致骨盆环中断。如果没有骨盆环完整性，患者将不能承担体重，并在行走时产生疼痛。骶髂关节应当能够承担步态周期所造成的压力负荷，以及骨盆旋转造成的张力负荷，因此术前应制订髂骨肿瘤切除后的重建方案。为了能够重新获得骨盆环完整性，可考虑行自体骨腓骨移植及钉棒系统内固定以承担压力负荷。楔形切除髂骨肿瘤不影响骨盆环连续性，因此不需要进行骨移植重建。但是当全部的髂骨均被切除或是行ⅠA型切除后，骨盆环中断，造成的骨缺损需要进行重建。

我们将脊柱钉棒系统应用于髂骨肿瘤切除后的缺损重建中。应用钉棒系统连接固定腰骶椎及髋臼上方残留髂骨，维持骨盆环完整性。此举可满足将力学负荷由躯干传导至下肢的需求。应用钉棒系统重建髂骨肿瘤切除后缺损的优点在于，固定坚实，可早期承重，术后一周即可下地进行功能锻炼。长期随访中发现，如果不进行植骨融合，长时间负重行走患者会出现金属钉棒松动、断裂，系应力集中所致。应用带臀中肌组织蒂（同侧）或游离血管蒂的自体髂骨结合椎弓根钉棒系统重建骨盆环稳定性，可增加移植骨块愈合能力。肿瘤切除后骨盆环骨缺损范围较小的病例可以考虑应用上述自体髂骨块移植。而对于骨缺损范围较大的病例，仍要考虑大段自体腓骨移植。

儿童髂骨肿瘤切除后行重建时，应考虑到儿童发育的问题。最好采用比较简单的固定方法。可将异体骨或自体髂骨（可以取自残存的部分髂骨）植于髋臼上方残留髂骨与骶骨翼之间，用加压螺丝钉固定，以恢复骨盆环连续性。

Campanacci 等（1991）报道，在儿童中完全切除髂骨会造成进行性短缩畸形，故有必要应用骨移植重建骨缺损。有时残留骨盆可以逐渐变形，耻骨联合处出现弯曲，患侧髋臼及残留的髂骨逐渐移位到达骶骨，形成相对无痛的状态。但患者会出现代偿性脊柱侧弯。Leung 等（1992）建议在髋臼上方骶骨和髂骨之间应用带血管蒂的腓骨移植。

对于累及髋臼顶部的 I 区良性肿瘤，如骨巨细胞瘤、动脉瘤样骨囊肿及骨转移瘤，建议采取肿瘤病灶刮切、骨水泥填充术，尽量保留残余骨结构的支撑作用。

近年来，3D 打印技术的出现使部分年轻患者可以采用 3D 打印定制人工髂骨假体，重建髂骨缺损。3D 打印技术的优势主要体现在外形的匹配及界面金属骨小梁的制备，3D 打印技术可以制备出外形及界面角度与骨缺损精确匹配的钛合金假体。另外，自体骨可以长入金属假体的骨小梁界面，与之融合为一体，达到长期稳定（图 6-2-5）。

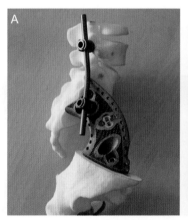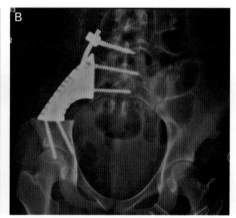

图 6-2-5　3D 打印定制人工假体重建髂骨肿瘤切除后骨缺损
A．术前模拟安装假体；B．术后 X 线平片显示假体重建情况

第三节　髋臼周围肿瘤切除术后的功能重建

髋臼部位肿瘤多数为髂骨或耻骨坐骨连同髋臼同时受累。软骨肉瘤、骨巨细胞瘤较为多见，高度恶性肿瘤如尤因肉瘤、成骨肉瘤也不少见。肿瘤切除的范围包括耻骨坐骨、髋臼和部分髂骨，或大部分髂骨、髋臼和闭孔环。半骨盆截肢可以达到根治性切除的目的，但由于丧失了患侧肢体，患者常常难以接受。近20 年来，随着诊断技术、新辅助化疗的发展及肿瘤外科切除技术的进步，骨盆恶性肿瘤的保肢治疗及功能重建有了巨大的进步。

当肿瘤累及髋臼区域时，有很多种重建方法。当仅仅一部分髋臼被切除时，可应用自体骨移植来重建骨缺损。当病变累及整个髋臼时，则需行全髋臼切除（ II 型），或将股骨近端和髋关节囊一并切除（ II A 型）。切除后需要在关节融合、关节成形术及切除关节成形术之间选择重建方法。骨盆肿瘤单纯局限于髋臼者（ II 区）较少，最常见的是肿瘤累及耻骨坐骨及髋臼（ II ＋ III 区），其次为髂骨翼及髋臼（ I ＋ II

区）。其他较少见的类型包括整个半侧骨盆受累（Ⅰ＋Ⅱ＋Ⅲ区）、髋臼周围肿瘤累及骶骨（Ⅰ＋Ⅱ＋Ⅳ区、Ⅰ＋Ⅱ＋Ⅲ＋Ⅳ区）等。

一、术前计划及重建方法的选择

髋臼周围肿瘤的切除可分为关节内切除和关节外切除。前者是将股骨头脱位切除髋臼，而后者是不打开关节囊，将髋臼及股骨近端一并整块切除。应通过 CT 及 MRI 评估髋臼病变的范围和性质，并且通过活检了解肿瘤的良恶性及侵袭性，以明确手术的适应证。在获得足够切除边界的同时，必须保留主要的神经血管束，尤其是坐骨神经。在恶性肿瘤中，保肢手术通常能够获得与截肢相同的足够的手术切除边界。

骨盆肿瘤切除重建的原则为：首先要完整切除肿瘤，其次才考虑功能重建。在安全边缘进行肿瘤切除，即使是高度恶性肿瘤，尤其是对化疗敏感的肿瘤，都能得到根治性切除效果。如果肿瘤巨大，无法做到广泛性切除，应选择半骨盆截肢术。否则，局部复发率很高。目前可选择的髋臼重建方法有瘤骨壳灭活再植、异体半骨盆移植及人工半骨盆假体置换等。由于异体半骨盆移植的高并发症发生率，近年来已基本弃用此方法。

切除髋臼周围肿瘤时，需要根据病理诊断，患者的年龄和职业以及患者对于屈曲、稳定性及耐久性的不同要求考虑具体的方法。如果行关节内切除，需要环形切开关节囊并将股骨头脱位。如果行关节外切除，则可以在股骨头基底处切断股骨头，或者在粗隆下方截断股骨干，无需打开关节。对于需要屈曲关节功能的患者可考虑行人工骨假体置换。如果决定行关节融合术，可以考虑髂股融合，内侧应用螺钉钢板固定，也可考虑坐股融合（Enneking，1978）。还可以采用髂股假关节，即切除关节成形术（图6-3-1）。

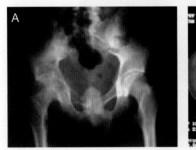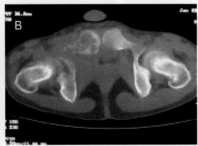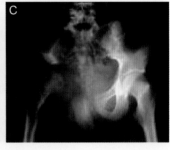

图 6-3-1　患者男性，25 岁，右骨盆骨肉瘤，行髋关节切除关节成形术

A、B. 术前 X 线平片及 CT 显示肿瘤侵犯骨盆Ⅱ、Ⅲ区；C. 术后 X 线平片显示肿瘤切除后进行旷置形成髂股假关节

关节融合术适用于需要体力工作，对于稳定性和耐久性要求高的病例。而人工骨盆假体置换术适用于需要长期坐立，保持髋关节屈曲的患者。对于儿童或青少年患者，最好采用融合术、瘤骨壳灭活再植或旷置术等生物学重建，而人工骨盆假体置换术比较适用于成年人或老年患者。

对累及整个髋臼和邻近的髂骨、坐骨和耻骨支的Ⅱ型低度恶性骨肿瘤进行切除时，建议将股骨头脱位并保留股骨头（Enneking et al，1978）。当肿瘤累及髋关节时，则需要行包括髋臼周围骨、髋臼、关节囊及股骨近端在内的髋关节整块广泛切除。

人工假体曾用于肿瘤切除后髋关节缺损的重建。Van der Lei 等在 1992 年报道了软骨肉瘤切除术后应用马鞍假体置换。后又有文献报告使用限制性髋关节假体，应用于软骨肉瘤、骨肉瘤、恶性纤维组织细胞瘤和转移癌切除术后的重建（Uchida et al，1996）。还有作者应用非限制性定制的骨盆假体和传统的 Stanmore 股骨假体进行重建（Abudu et al，1997）。Campanacci 和 Capanna 在 1991 年报道了应用自体骨移植和股骨假体重建髋臼切除后的骨缺损。

应用自体骨移植进行髂骨和股骨头融合，或将坐骨与股骨头融合是一种非常好的方法，因为它无痛，耐久并且稳定（Enneking et al，1987；Enneking et al，1993）。但是这种方法会造成肢体短缩，并且需要很长时间达到骨性融合。现代技术的发展已经可以从腰椎到骶骨，通过髂骨，与股骨近端进行固定，此法可缩短达到骨性融合所需的时间，而且不需要石膏进行外固定。此外，肢体长度的短缩可以通过应用外固定器增加股骨的长度而得到纠正（Ilizarov，1992；Kusuzaki et al，1998）。

切除关节成形术曾被报道为一种截肢的替代方法（Steel，1978）。患者需要双髋人字形石膏固定 6 周。大多数患者可以不扶拐行走，但是有明显的肢体短缩跛行，股骨来回滑动并且表现为 Trendelenburg 步态（Nilsonne et al，1982）。Kusuzaki 等在 1998 年报道 5 例行切除关节成形术的病例，术后应用外固定器固定 6 周。为解决术后固定造成的肢体短缩，手术时行小腿延长术。切除关节成形术是一种很好的方法，但是这样的病例较少，而且随访的时间较短，不足以进行更深入的评估。

在一些病例中可以应用异体骨移植。有报道应用异体骨、高压灭活或者照射灭活的自体骨盆瘤骨进行髋关节重建，但是均需较长时间的固定，直到移植骨融合并且可以完全负重。Rosenberg 和 Mankin 在 1986 年报道应用带关节软骨的异体骨盆进行重建，可以同时行半髋关节置换。这种方法可获得相对较好的功能，因为它恢复了髋关节的活动，并且没有肢体短缩的情况，但是这种方法发生感染的概率非常高。因为移植的髋臼关节软骨很快就会退变，后来应用全髋关节置换代替半髋关节置换。

每种重建方法均有其优缺点。瘤骨壳灭活再植大小、外形合适，无排异反应，愈合后能达到生物固定的效果，缺点包括局部复发率相对较高、伤口易感染、骨断端不愈合等。异体半骨盆移植有愈合后能达到生物固定的效果，但缺点包括排异反应引起伤口不愈、感染、骨质吸收、骨断端不愈合等。人工半骨盆假体置换早期可实现较好固定，但后期可能出现迟发性感染、骨盆假体松动、关节脱位等并发症。

无论是异体半骨盆还是灭活再植的半骨盆，早期稳定性依靠外展中立位的矫形鞋或骨牵引，去牵引后的稳定性依靠周围瘢痕组织维持。灭活再植骨盆与异体骨盆的愈合所需的爬行代替是一个长期过程。人工半骨盆置换早期可实现较好的稳定性，后期可能会由于螺钉松动或断裂造成骨盆假体不稳定。虽然组合式人工半骨盆的稳定性较以往有所改善，但长期使用仍存在后期骨盆松动的可能性。

二、生物学重建

（一）自体骨移植

异体骨移植、自体骨移植以及灭活骨移植是目前生物学重建骨盆环缺损常用的方法。自体骨移植主要用于部分髋臼缺损时的功能重建（图 6-3-2）。用于髋臼结构性植骨的可取材料不多，可用的部位包括自体腓骨、患侧股骨头、自体髂骨等，常用于髋臼顶部的部分缺损修复。在髂骨肿瘤只累及髋臼顶部的情况下，不必切除整个髋臼，考虑到骨盆假体重建的并发症因素，最好选择髋臼顶部的结构性植骨重建。结构性植骨重建使用较多的是患侧股骨头。将股骨头侧面向髋臼缺损部固定，一般会使用两枚松质骨螺钉分别穿过股骨头拧入耻骨支及坐骨支，可根据缺损的大小选择两段自体腓骨或异体骨，以对角的方式植于骶骨和移植股骨头之间。也可选用较长的椎弓根螺钉直接穿过移植股骨头拧入耻骨支及坐骨支，然后与腰椎的椎弓根钉固定（图 6-3-3）。用髋臼锉将移植股骨头锉成弧形，安装髋臼杯，行全髋置换术（Tang，2017）。

（二）异体半骨盆重建

在一些病例中可以应用异体骨移植。有报道应用异体骨、高压灭活或者照射灭活的自体骨盆瘤骨进行髋关节重建，但是均需较长时间固定，直到移植物融合并且可以完全负重。Rosenberg 和 Mankin（1986）报道应用带关节软骨的异体骨盆进行重建，可以同时行半髋关节置换。这种方法可以获得较好的功能，因为它恢复了髋关节的活动，并且没有肢体短缩的情况，但是这种方法发生感染的概率非常高。因为移植的髋臼关节软骨很快就会退变，后来应用全髋关节置换代替半髋关节置换。目前随着其他重建技术及方法的迅速发展，异体半骨盆因并发症发生率较高，应用已较少。大块异体骨移植的主要并发症为感染、排异、

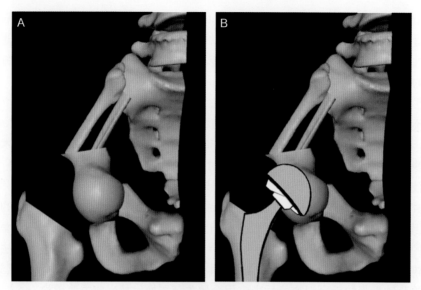

图 6-3-2　自体植骨重建髋臼示意图

A. 采用腓骨及股骨头重建骨盆连续性；B. 采用全髋关节假体重建髋关节

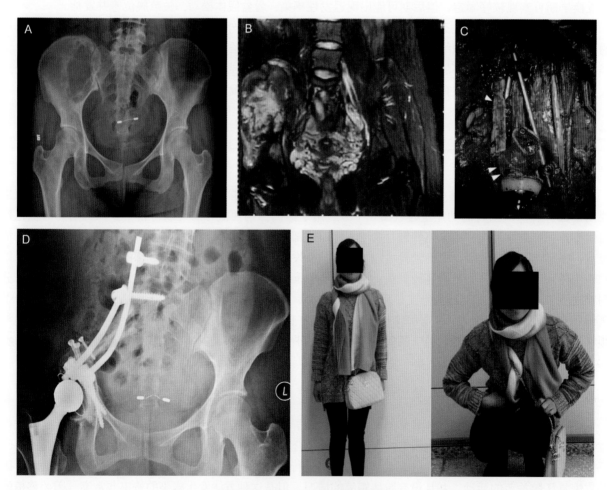

图 6-3-3　骨盆 Ⅰ + Ⅱ 区软骨肉瘤

A、B. 术前 X 线平片及 MRI 显示肿瘤累及髂骨及髋臼顶部；C. 术中像显示肿瘤切除后自体腓骨及股骨头植骨、椎弓根钉棒固定重建髋臼；D. 术后 X 线平片显示植骨及内固定情况；E. 术后随访显示患者功能良好

骨折及骨吸收等（Langlais，1989，2001；Mankin，1996，2005；Ozaki，1996；Karim，2015）。

　　大段异体骨的愈合包括植入骨与宿主骨间的连接和植入骨的内部改建。异体骨在体内可以从宿主骨端向移植骨、从移植骨周围侵入至移植骨中央、从移植骨原有骨小管和哈弗斯管向其四周实现活化过程。与骨诱导相比较，骨传导在大段骨移植愈合中具有更重要的作用。骨传导是使宿主骨骨膜跨越断端形成骨痂的重要机制。当骨传导越过断端延伸到缺乏骨膜的异体骨表面时，将与这里增生的结缔组织共同组成新的骨膜，并将在骨诱导的参与下构成骨膜下的外环骨板，继而局部毛细血管沿着 Volkmann 管向骨内深部传导延伸，并与哈弗斯管汇合，开始建立新的骨单位。骨传导和骨诱导的共同结果是爬行替代。异体骨植入后在 Volkmann 管等骨内血管系统附近出现骨吸收，而后形成新骨的沉积。该过程速度缓慢，主要发生在异体骨与宿主骨的接合部位，以及异体骨的表面（图 6-3-4）。由于在较长一段时间里死骨吸收大于新骨形成，因此出现骨质疏松，骨强度下降，易发生骨折。

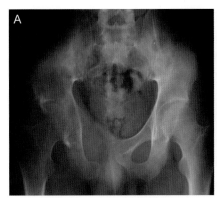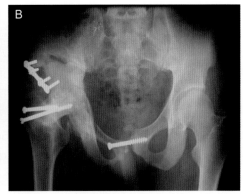

图 6-3-4　患者男性，28 岁，骨盆尤因肉瘤，肿瘤切除后异体半骨盆移植
A．术前 X 线平片；B．术后 X 线平片显示部分骨吸收

（三）半骨盆灭活再植

　　自体瘤骨灭活再植，是指将去除肿瘤组织后的残余自体骨用物理或化学方法灭活，然后原位回植的技术。自体灭活骨在免疫学及解剖结构上与宿主骨十分匹配，相比于假体置换价格低廉，同时这种生物固定技术的远期并发症低于现有的假体置换技术。在没有大型异体骨骨库、内固定假体又相对昂贵的情况下，植入自体灭活骨是一种适合中国国情的重要重建方法。

　　肿瘤骨的灭活大致可以分为物理和化学方法，巴氏灭活、外照射灭活、液氮冷冻灭活、乙醇灭活或高渗盐水（10% ～ 20%）浸泡灭活等技术方法在国内外的骨肿瘤中心均有报道。但上述灭活方法在实施过程中会面临一个巨大的矛盾——灭活彻底性与骨生物力学强度损失。在肿瘤细胞被彻底杀灭的同时，灭活骨的力学强度严重受损，骨形成蛋白（bone morphogenetic protein，BMP）等促进骨愈合的蛋白结构完全丧失，术后骨折、骨不连的发生率很高；而如果肿瘤骨灭活不彻底，回植后将面临灾难性的局部复发。

　　1. 液氮冷冻灭活　肿瘤骨灭活再植技术兴起于 20 世纪 80 年代，液氮冷冻是最先用于肿瘤骨灭活的方法。美国纽约 MSKCC 的 Marcove（1984）最先报道了液氮冷冻灭活肿瘤骨后原位回植，重建骨肉瘤切除后骨缺损的个案。此后，日本 Kanazawa 大学的 Tsuchiya 等（2005）对液氮冷冻灭活技术进行了系统总结。常规操作流程包括：离体或在体肿瘤骨浸泡液氮 20 分钟，监测肿瘤骨表面和髓腔温度达到 -60℃，如未达到此温度，延长浸泡时间至 30 分钟，置于室温 15 分钟，蒸馏水浸泡 15 分钟。目前，国内外学者普遍认为液氮冷冻的温度差对肿瘤细胞的杀伤力很强，研究显示，冷冻的杀伤深度可达 3 cm。液氮冷冻后几乎全部细胞都无法幸存，血管管腔闭塞，肿瘤骨彻底成为死骨，术后不愈合和骨折发生率较高，灭活骨复发率较低。液氮冷冻灭活骨导致肿瘤复发率 0% ～ 3.7%，不愈合率 1.9% ～ 7%，机械性并发症（骨折或内固定折断）为 7.5% ~ 11.1%，感染率 5.6% ~ 10.5%，关节退变率 22.2%（Tsuchiya，2005；Mohamed，2009）。

2. **外照射灭活** 比利时 Ghent 大学的 Uyttendaele（1988）最先报道了应用外照射肿瘤骨实现灭活并回植的重建方法，世界范围内公认的安全杀灭肿瘤骨内全部肿瘤细胞的外照射强度为 300 Gy，也有学者提出 50 Gy 的剂量已经足够。这一技术对肿瘤的杀伤作用可靠，对骨活性蛋白的损伤较小。但术中对肿瘤骨实施外照射的操作过程较为复杂，对手术室和放疗设备的要求较高，在一般医疗单位很难实现。手术时间延长势必导致感染的发生率增加。外照射灭活骨导致肿瘤复发率 1% ~ 6.7%，不愈合率 0% ~ 18%，机械性并发症（骨折或内固定折断）为 0 ~ 10%，感染率 0 ~ 32.7%（26-30）（Gwen，2002；Bart，2011；Davidson，2005）。

3. **高压蒸汽灭活** Harrington 等（1993）报告使用高压蒸汽灭活肿瘤骨回植重建瘤段切除后骨缺损。常用的高压蒸汽灭活操作是将肿瘤骨置于 200 kPa 压力下，温度达 130℃维持 8 ~ 10 分钟。高压蒸汽灭活对骨活性蛋白的损伤很大，100℃以上的热损伤将导致骨的生物活性彻底丧失，术后骨折、不愈合等并发症的发生率很高，现已较少使用。高压蒸汽灭活骨导致不愈合 5% ~ 30%，机械性并发症（骨折或内固定折断）为 5.3% ~ 20%，感染率 7.5% ~ 10%（Asada，1997；Pan，2012；Umer，2013）。

4. **乙醇灭活** Sung 等（1986）报道了尝试使用乙醇灭活肿瘤骨的方法。乙醇灭活再植术之所以广泛应用，一个重要原因是治疗费用低且操作简单易行。丁易等（2011）报告了北京积水潭医院 1965—2003 年应用乙醇灭活肿瘤骨的 287 例患者资料，是迄今为止灭活再植技术数量最大的报道。局部复发率 26.7%（51/191），除外肿瘤因素的并发症发生率为 50.3%（96/191），局部并发症包括骨不愈合 33 例（17.3%）、灭活骨骨折 39 例（20.4%）、再植物感染 39 例（20.4%）、内固定断裂 15 例（7.9%）、关节不稳定或半脱位 5 例（2.6%）。灭活骨五年保有率为 55%。统计学分析显示，溶骨性病变的复发率和灭活骨保有率都显著优于成骨性病变。

乙醇杀灭肿瘤的机制研究证实，乙醇灭活后仅骨表面和髓腔内薄层组织变性坏死，蛋白凝固，肿瘤骨内的肿瘤细胞在这一隔绝状态下 4 天内死亡，而新生血管的生成需要 7 天以上的时间。国内的骨肿瘤领域在很长一段时间内均使用乙醇灭活肿瘤骨的方法，普遍认为该方法的骨愈合率较高，部分患者获得长期良好的肢体功能（Sung，1986）。

5. **巴氏灭活和改良巴氏灭活（高渗盐水浸泡法）** 应用巴氏灭活肿瘤骨最早于 1991 年由 Inokuchi（1991）报道，具体操作是将肿瘤骨置于 65℃环境下，保持 30 分钟，有学者指出，将灭活温度提高至 70℃，灭活时间缩短至 10 分钟，可保留更多骨内蛋白的活性。巴氏法相较于液氮冷冻、外照射和高压蒸汽灭活等方法更为温和，骨不愈合率低，但复发率也相对较高。有文献报道，10 年灭活骨保有率为 74%，感染、骨折和骨不连的发生率分别为 14.3%、9.5% 和 23.8%（Adel，2003；Jeon，2007）。

杨毅、郭卫等（2014）报告了近 10 余年一直使用的改良巴氏灭活技术，即将肿瘤骨置于 63℃的 10% ~ 20% 高渗盐水中浸泡 30 分钟。该方法改良自巴氏灭活，与常规巴氏法相比，高渗盐水的渗透压进一步提高肿瘤杀伤率，局部复发率随之降低。使用 10% ~ 20% 的高渗盐水灭活，高渗透压导致细胞不可逆脱水，肿瘤细胞灭活彻底。经研究证实，高渗盐水对骨内活性蛋白结构有一定的保护作用，回植后骨愈合率高，骨不连发生率低（彭长亮，2012）。相对于液氮冷冻、外照射灭活方法，高渗盐水浸泡灭活肿瘤骨能够较好地保留骨强度，骨折的发生率较低（Qu et al，2015）。具体操作流程如下。

肿瘤标本切除后，置于另一无菌台上，去除骨内外肿瘤及其周围软组织。如果肿瘤去除后，残余的骨壳尚有一定强度，可以考虑将骨壳灭活，植回原位。将骨壳置于预先消毒可容纳浸没肿瘤骨的不锈钢盆内，电磁炉覆盖无菌单，不锈钢盆内放入足量高渗盐水浸没肿瘤骨，加热至 65℃后改为恒温模式，温度计监测温度变化，计时 30 分钟。浸泡完成后取出，抗生素盐水洗净，纱布擦干。骨壳空腔内灌入骨水泥，将骨壳植回原位。在耻骨联合处及骶髂关节处用钢板螺丝钉固定。用髋臼锉磨去髋臼软骨，装入大小合适的骨水泥型人工髋臼。股骨侧植入相对应的股骨近端假体（图 6-3-5）。术后抬高患肢，骨牵引 6 周后练习关节活动，扶双拐下地部分负重走路。肿瘤骨灭活再植的优点是大小、外形合适，无排异反应，相对于异体半骨盆，愈合能力强，愈合后能达到生物固定的效果。缺点是死骨引起的异物反应会导致伤口不愈、感染、骨质吸收等。

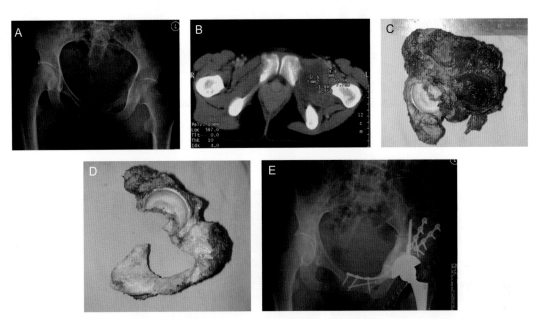

图 6-3-5　患者女性，38 岁，骨盆软骨肉瘤，行肿瘤切除、半骨盆灭活再植、全髋关节置换术

A、B. 术前 X 线平片及 CT 显示左侧髋臼及耻骨坐骨破坏；C. 术中完整切除肿瘤；D. 肿瘤骨灭活处理后；E. 术后 X 线平片显示重建情况

（四）髋关节旷置

1. **全髋白切除旷置**　髋臼周围肿瘤切除后可以只行旷置术，即形成连枷髋。1903 年 Theodore Kocher 最先报道了该术式，Eilber（1979）报道了一种改进术式。这是与恢复骨盆环完整性截然相反的方法，由于没有恢复骨盆环完整性，也就无法得到稳定的骨盆环。这种重建方法最主要的问题即肢体短缩和功能较差。有文献报道，对于年轻患者，该方法可能达到较满意的术后功能，但需要术中进行良好的软组织重建和术后长期的康复锻炼（Schwartz et al, 2009）。

近年来，有文献报道了另外一种改良旷置手术，髋关节上移术（Gebert et al, 2011）（图 6-3-6），即将一侧髂骨髋臼和耻骨坐骨全部切除后将股骨头移位到骶髂关节的位置。该手术通过在骶骨侧利用聚四氟乙烯补片重建出关节囊，将股骨头包裹在内，并通过周围软组织覆盖形成假关节。术后功能优于截肢手术。

2. **髋白顶部半侧切除旷置**　髋臼顶部半侧切除后，尚存留半侧髋臼，较理想的重建方法是利用下半侧髋臼将股骨头保持在原位。采用适当的螺钉、铆钉等将 LARS 韧带或异体肌腱牵拉股骨头固定于残余的下半侧髋臼上，之后异体肌腱或人工韧带可刺激瘢痕组织形成，进一步加强固定股骨头位置（图 6-3-7）。这种重建方法的优点是股骨头基本维持在原位，由于有人工韧带或者异体韧带的包裹，形成了一个新的关节囊，维持股骨头在原位。而人工韧带或异体韧带由螺钉或铆钉固定于剩余髋臼，因而能够即时维持股骨头在原位，后期由于周围瘢痕组织形成，加强了维持股骨头于原位的作用。

（五）髋臼肿瘤切除、髋关节融合

对于部分进行髋臼周围肿瘤切除的年轻患者，可以考虑行股骨近端与残存骨盆融合重建缺损。一种方法是股骨近端与残存髂骨融合，另外一种方法是股骨近端与残存坐骨融合。这种重建的优点是属于生物学重建，一旦融合成功可终生使用，且手术并发症少。由于无需使用假体或同种异体骨等昂贵材料，因而手

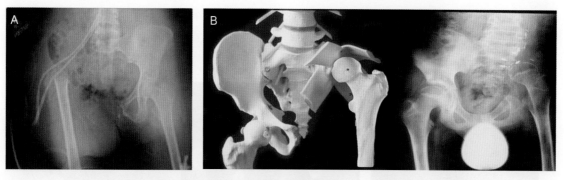

图 6-3-6　髋关节上移术（Gebert et al, 2011）

A. 术后 X 线平片显示髋臼旷置术；B. 示意图及术后 X 线平片显示髋关节上移术

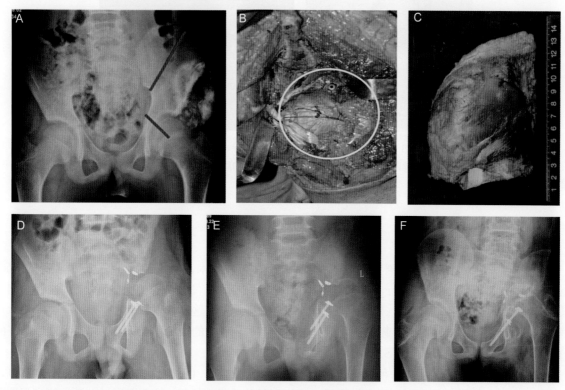

图 6-3-7　患者 10 岁，骨盆骨肉瘤，髋臼部分切除旷置术

A. 术前 X 线平片显示肿瘤累及范围，预计切除左侧髂骨及髋臼上部（红色实线所示）；B. 术中像显示肿瘤切除后，使用 LARS 韧带及螺钉将股骨头固定于原位（黄色圆圈所示）；C. 切除肿瘤标本大体像；D. 术后 2 周 X 线平片；E. 术后 6 个月 X 线平片；F. 术后 15 个月 X 线平片显示股骨头无明显移位

术价格较低。缺点是术后肢体短缩，且部分病例难以融合成功，尤其是股骨近端与残存坐骨融合较困难。

对于骨盆恶性肿瘤保肢手术来说，髂股、耻股融合或假关节是较为经典的重建方法，该方法本质是恢复骨盆到股骨的连续性（图 6-3-8），其稳定性和术后功能取决于肿瘤切除后剩余骨盆的骨量。但该重建方法有肢体短缩的问题，平均较健侧肢体短 3.5 ～ 6 cm。近 20 年随着重建手术的改进，外科技术的提高，该重建方法已较少被使用。髂股融合或假关节主要适合于骨盆Ⅱ区，Ⅱ＋Ⅲ区缺损的重建，并且截骨位置越接近髋臼顶部，术后肢体短缩的程度越小，可以实现较为牢固的关节融合。髂股融合主要适用于对于功能要求较高的年轻患者，因为该重建方法可以提供更为稳定持久的重建，髂股假关节主要适用于年龄偏大对活动要求不高的患者，并且假关节相对于融合来说，术中技术相对简单，术后并发症发生率较低。如果髂骨截骨位置较高，剩余髂骨很薄，螺钉固定相对较短，则较难实现牢固的关节融合。这种情况下应该考虑进行髂股假关节重建。如果肿瘤侵犯Ⅰ区较为广泛，切除后残留髂骨较少，则不建议行髂股关节融合。文献报道的髂股关节融合率为 86%（Fuchs et al，2002）。

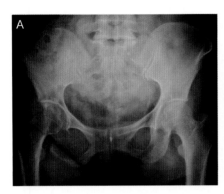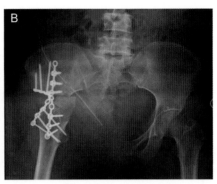

图 6-3-8　患者女性，30 岁，右髋臼周围恶性神经鞘瘤，行肿瘤切除髋关节融合术

A．术前 X 线平片显示髋臼及耻坐骨肿瘤破坏；B．术后 X 线平片显示肿瘤切除后，采用股骨近端与残留髂骨融合

由于切除关节成形术术后会造成肢体短缩，手术时可行小腿延长术。切除关节成形术是一种良好的方法，但病例较少，而且随访时间较短不足以进行更深入的评估。

每种方法均有其优缺点。肿瘤骨灭活再植有大小、外形合适，无排异反应，愈合后能达到生物固定的效果，缺点是伤口感染、骨断端不愈合等。异体半骨盆移植有愈合后能达到生物固定的效果，但缺点是排异反应引起伤口不愈、感染、骨质吸收、骨断端不愈合等。

三、人工半骨盆假体重建术

近年来，髋臼部肿瘤切除后的重建方法大多为人工半骨盆重建髋臼部肿瘤切除后的骨缺损。相对于其他重建方法，人工半骨盆置换术后早期可实现较好的稳定性，能够较好地保留髋关节功能，但后期可能会出现松动，随着假体设计及加工工艺的不断优化，尤其是 3D 打印技术的发展，人工骨盆假体置换的远期效果也在不断改善。

Scales 和 Rodney 在 20 世纪 70 年代初期最早尝试应用人工内植物进行骨盆重建，他们用丙烯酸骨水泥和金属内植物重建了髂骨肿瘤切除后的骨缺损。针对第二例患者他们使用了假体重建，并用钢针和骨水泥进行固定，但是假体由于术后感染几个月后被取出（Dominkus，2011）。Schöllner 和 Ruck 在 1974 年报道了第一例真正意义上的骨盆假体重建，患者是一位骨盆软骨肉瘤的 53 岁男性患者，肿瘤切除后进行了假体重建。他们根据患者术前 X 线平片确定了截骨范围，之后制做了一个与患者骨盆尺寸相似的骨盆石膏模型，而后在石膏模型上标出截骨线然后根据缺损范围制做出金属假体。术中利用螺钉和假体表面的侧翼进行固定，利用常规的 Charnley-Mueller 关节重建髋。Johnson 在 1978 年对两例骨盆肿瘤患者进行了肿瘤切除，利用克氏针和克氏棒复合骨水泥重建，其中一例患者术后 5 年仍可独立行走。由于早期人工半骨盆的制做和设计均不够完善，20 世纪 70 年代至 90 年代初期仍是以异体半骨盆重建为主。但随着人工半骨盆假体设计及制造技术的逐步改进，从 20 世纪 90 年代起，更多人工半骨盆假体被应用到骨盆肿瘤切除后的功能重建术中。近年来随着人工骨盆假体设计的改进，该技术日趋成熟。目前人工半骨盆假体重建的主要并发症包括感染、松动、假体断裂和局部复发。近年来，国际主要骨肿瘤中心报道了人工半骨盆假体的应用情况及常见并发症发生率（表 6-3-1）。对于年龄小于 10 岁的儿童患者建议采用生物学重建方法。Jeys 等（2008）总结了文献中报道的 776 例假体并发症情况，其中骨盆假体的 10 年完好率是

表 6-3-1　文献报道半骨盆假体重建的情况

研究（年份）	患者数量	使用的假体	平均随访时间（月，范围）	因病死亡率	功能结果	主要并发症发生率（%）					
						局部复发	伤口愈合不良	深部感染	脱位	无菌性松动	断裂
当前研究（2012）	100	组配式半骨盆假体	53（24～103）	36%	MSTS93　57.2%±16.0%	20	18	15	9	2	5
郭等（2007）	28	组配式半骨盆假体	30（10～59）	29%	MSTS93　62%（范围30%～83%）	25	17.9	14.3	3.6	—	3.6
Fisher 等（2011）	27	"冰淇淋杯"半骨盆假体	39（18～80）	30%	TESS　69%（范围52%～90%）	7.4	—	11.1	14.8	—	—
Dominkus 等（2011）	39	支柱式假体	2000 年以后	—	—	—	10	7	13	—	—
Witte（2009）	40	定制式半骨盆假体	24（1～60）	18%	MSTS93　50%±19%	18	42.5	7.5	2.5	15	5
Menendez 等（2009）	25	髋臼周围重建假体	29（13～108）	60%	MSTS93　67%	20	12	24	12	—	—
Jaiswal 等（2008）	98	定制式半骨盆假体	65（2～402）	32%	TESS　59.4%（范围16.7%～100%）	31	12	18	20	13.7	—
Tunn（2007）	24	定制式半骨盆假体	98	67%	MSTS　好40%，差60%	20.8	—	41.7	—	16.7	—
Ozaki 等（2002）	12	定制式半骨盆假体	57（26～77）	25%	MSTS87　37%	33	—	25	8.3	25	—
Muller 等（2002）	9	定制式半骨盆假体	62（40～102）	33%	1 名（11%）患者功能良好	0	22.2	55.6	11	22.2	—

59.9%，但是该研究中没有区分骨盆假体种类及固定方式。

目前所有报道的人工半骨盆假体的主要不同在于以下两个方面：

1. **组配式与定制式**　至今为止，大多数人工半骨盆假体采用的是定制式设计，术前需要详细的解剖学资料，如 CT 或 MRI 扫描数据，通过计算机建模，模拟出实际骨盆及预计的缺损，并根据缺损进行定制式假体制做。通过表 6-3-1 可见，仅有少数假体实现了组配式，即根据术中肿瘤切除的实际范围，进行相应的调节。在四肢，组配式假体已基本取代了定制式假体，对于骨盆假体，组配式假体也是目前的发展趋势。该类设计主要包括北京大学人民医院肉瘤与罕见肿瘤诊疗中心设计的组配式半骨盆人工假体和各类马鞍式假体。

2. **骨性解剖恢复与关键力学恢复**　大多数半骨盆假体设计的初衷在于完整恢复骨盆的骨性解剖结构以及髋臼中心位置。但是这类假体的主要问题是体积较大，软组织覆盖困难，术后血肿和感染的发生率较高。坚强固定到对侧耻骨无法完全模拟行走状态下的耻骨联合关节微动，所以常会出现耻骨板的断裂，假体松动。仅恢复关键力学传导结构的假体常常体积较小，软组织覆盖容易，术后感染发生率大大降低，但是该类假体重建效果取决于髂骨保留的程度，如果髂骨完全切除，可能重建较为困难。从并发症角度来说，仅恢复重要力学结构的人工假体更具优势，目前需要解决的问题主要在于髂骨完全切除的情况下，如何实现更为合理的重建。

（一）定制式人工半骨盆假体重建

随着影像学和计算机辅助技术的进步，定制式半骨盆的精度越来越高，术前可以完全模拟出缺损的范围并根据缺损范围制做出相应的半骨盆假体。Gradinger 在 1993 年报道了 25 例骨盆恶性肿瘤病例，该组病例早期假体均是根据术前 X 线平片进行定制，精确度不高，所以术中很难将人工髋臼安装在满意的位置。随着 CT 技术和计算机辅助设计的应用，Gradinger 设计出了新型解剖定制式假体（图 6-3-9），主要通过假体侧翼插入髂骨内外板之间髓内部分进行固定，侧翼可以通过螺钉进一步固定。为了降低侧方的剪切力，他们设计了一种模拟耻骨联合的微动关节并恢复了骨盆前环。该组病例中并发症发生率为 80%，其中包括脱位 11%，耻骨支固定松动 11%，感染 22%，肿瘤局部复发 56%。Windhager 在 1996 年报道了 21 例骨盆恶性肿瘤切除后进行人工假体重建病例，其中 9 例进行了实体模型的缺损模拟，并制做了精度较高的定制式人工半骨盆假体（图 6-3-10）。通过随访发现，该假体重建后功能优于马鞍式假体和异体半骨盆重建。其并发症包括假体周围感染 21% 和脱位 7%。

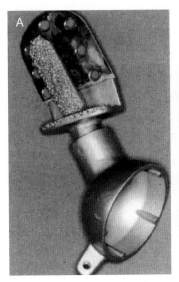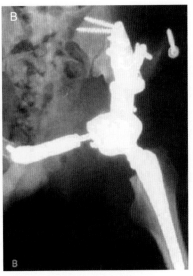

图 6-3-9　Gradinger 等设计的新型解剖定制式假体

A. 假体；B. 术后 X 线平片显示假体重建情况

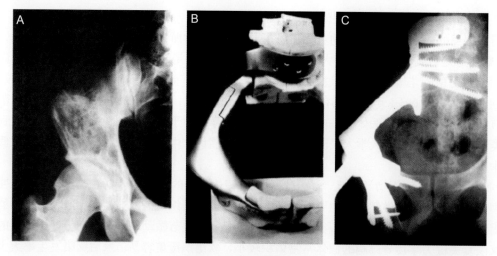

图 6-3-10　Windhager 等通过实体模型缺损模拟，设计了定制式人工半骨盆假体

A．术前 X 线平片显示肿瘤位置；B．术前模拟安装假体；C．术后 X 线平片显示假体重建情况

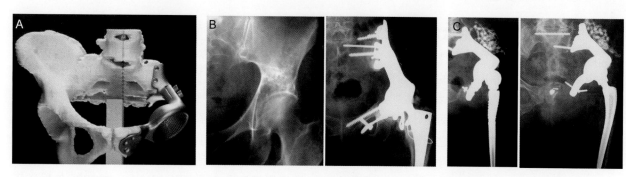

图 6-3-11　Winkelmann 等经术前 CT 影像学资料进行缺损模拟，通过计算机辅助设计制做的假体

A．术前模拟安装假体；B．术前 X 线平片显示肿瘤累及范围及术后 X 线平片显示假体重建情况；C．术后 X 线平片显示内固定失败

　　Winkelmann 在 2002 年报道了 12 例定制式人工半骨盆重建的病例（图 6-3-11），所有假体均通过术前 CT 影像学资料进行缺损模拟，并通过计算机辅助设计制做假体，所有病例进行了人工关节囊的重建。术后平均随访 57 个月，假体完好率为 42%。并发症发生率很高，其中，深部感染 25%，无菌性假体取出 25%，耻骨支固定松动 25%，肿瘤局部复发 33%，脱位 8.3%。

　　Kotz 等在 2000 年之前主要应用定制式人工半骨盆进行重建，但由于感染，伤口不愈合和假体松动等并发症发生率较高、术后翻修率较高等原因，在 2000 年后他们改用台柱式臼杯（pedestal cup，Schoellner-cup，Zimmer）进行重建，该假体最初是为髋关节翻修严重骨缺损设计的。

　　近年来，由于 3D 打印技术的出现，定制式人工半骨盆假体再度流行起来。3D 打印技术主要解决了 2 个关键问题：一是根据骨盆缺损可以精确地打印出与骨缺损相匹配的钛合金金属假体；二是可以在与盆骨连接的界面上制做出金属骨小梁结构，使自体盆骨可以长入假体，产生骨融合。Liang 等（2017）在国际上首次报道了 3D 打印钛合金骨盆假体的临床应用结果。至今，3D 打印定制式人工半骨盆在国际上已有许多研究报道。3D 打印技术解决了人工骨盆与自体髂骨融合、人工半骨盆长期稳定的问题。而且，3D 打印技术可以制做出任意形状的人工假体。但是，定制式人工半骨盆的缺点是术中不能调节，灵活度差，术中必须根据导板截骨，而骨盆肿瘤往往生长为很大的软组织肿块，导板难以与骨盆贴合，因而术中难以精确截骨，结果导致骨缺损与假体不匹配。另外，3D 打印定制式半骨盆制做需要 3 ~ 4 周的时间，其间，肿瘤可能会继续发展，术中需要截骨的范围可能与定制的骨盆不匹配，因而不能使用。

（二）组配式人工半骨盆假体重建

Guo 等（2007）报道了他们设计使用国际上真正意义上的组配式人工半骨盆假体，经过 10 余年的使用和改进，临床效果满意。定制式人工半骨盆假体的设计理念大多是依据手术中计划切除的骨盆部分来设计制做与缺损相匹配的人工假体。制做时间长，假体不能调节，术中肿瘤切除范围有一定的不确定性，如术中切除范围稍有变化将会使定制式假体安装变得十分困难。即使早期可达到坚强固定，但由于体积大，造成软组织覆盖困难，术后感染率较高。与四肢肿瘤型假体重建相似，组配式假体有着无法替代的优势，即根据术中缺损范围进行临时组装，完成缺损重建。基于上述原因，北京大学人民医院在国际上率先设计出并应用了组配式人工半骨盆假体。该假体系统由髂骨固定组件、人工臼杯联合耻骨连接板组成，髂骨固定组件与人工臼杯之间通过锥度连接，最后通过主钉加强固定。髂骨固定组件有不同长度的套筒与人工臼杯连接，具体长度由术中缺损范围决定。对于髂骨翼全部切除的病例，该假体系统可以将髂骨固定组件与骶骨及脊柱钉棒系统相连，满足髂骨完全切除情况下的重建需求。

组配式人工骨盆假体的优点是：可根据病灶切除后的实际缺损大小进行现场组装，安装方便；体积小，使软组织覆盖容易，术后感染率低于定制式人工半骨盆假体；固定牢，由于该骨盆的设计承重点是卡在残留髂骨或（和）骶骨、腰椎上，因而可有效地恢复应力传导，非常牢固，此外螺钉可以提供三轴立体固定，进一步增加了假体初期和远期的稳定性，降低了松动等并发症的发生率（图 6-3-12）。髋关节采用限制性防脱位设计。

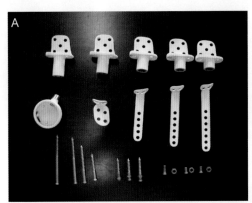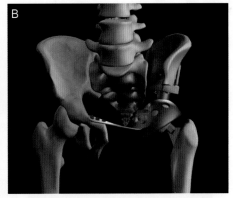

图 6-3-12　组配式人工半骨盆假体
A. 假体的各种配件；B. 假体安装后的三维示意图

2007 年，Guo 等最先报道了一组 28 例组配式半骨盆假体的随访结果。2013 年，Ji 等发表的 100 例中期随访结果显示，总体功能评分为 MSTS93 57.2%，深部感染率为 15%，伤口并发症发生率为 18%，髋关节脱位率为 9%，假体断裂发生率为 5%。对于重建的髋关节可以考虑应用人工韧带或补片进行关节囊再造，提高髋关节稳定性。半骨盆置换术后早期仍须外展中立位的矫形鞋稳定，6 周后主要依靠周围瘢痕组织维持局部稳定性。人工半骨盆置换术后早期可达到比较可靠的稳定，后期由于螺钉松动可能会造成骨盆不稳定，但由于有周围瘢痕组织的限制，一般不会脱位。虽然组配式人工半骨盆的稳定性较以往有明显改善，但仍存在术后松动的可能。术中整个骨盆安装完成后，外面用骨水泥包裹，使之成为一个整体。术后 2 个月开始负重，站立时在健侧挂一手杖，减少对患侧髋关节的压力，保护重建的人工髋关节。不管采用何种骨盆重建方法，术中均应注意保留髂腰肌及臀大肌，这对于维持再造髋关节的稳定是至关重要的。

1. **骨盆Ⅰ＋Ⅱ区肿瘤切除后人工假体重建**　骨盆肿瘤Ⅰ＋Ⅱ区或者Ⅰ＋Ⅱ＋Ⅲ区切除术后，向下肢传递躯干重量的骶髂关节和维持正常步态的髋关节同时缺损。累及骨盆Ⅰ＋Ⅱ区的肿瘤切除相对容易，但如果髂骨肿瘤越过了骶髂关节，对于经验不足的外科医生来说，在骶骨侧获得满意的外科边界，可能会变得比较困难（Court，2006）。由于切除了全部髂骨翼，人工半骨盆假体失去可固定的部位。2005 年，北京大学人民医院肉瘤与罕见肿瘤诊疗中心开始采取将切下的股骨头颈修剪后移植于髂骨翼部位，用长螺丝钉固定于髂骨体，而后将人工半骨盆固定于髂骨及植骨块的方法（图 6-3-13），取得了较为满意的临床结果。但患者需要卧床 8～10 周以上，等待股骨头植骨与髂骨愈合方能下地。在之后的病例随访中观察到，所有自体股骨头植骨的病例中，3 个月后均能实现较好的融合（图 6-3-14）。

　　虽然之前的尝试都有一定的效果，但相比骨盆Ⅱ+Ⅲ区缺损重建而言，骨盆Ⅰ+Ⅱ区切除重建后较差的下肢功能和较高的并发症发生率依旧长期困扰着骨科医生。无论采用何种方法，重建的原则主要包括：①恢复躯干到肢体的稳定力学传导；②最大程度地保存髋关节活动度；③减少与重建方法相关的围术期及远期并发症。由于股骨头植骨复合人工半骨盆重建的患者不能早期下地，需要等待股骨头与髂骨愈合，而且存在人工髋臼内移等缺点，Zang 和 Guo（2006）报道了他们设计使用的第一代"经腰椎固定半

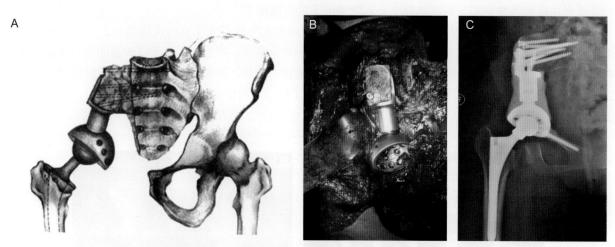

图 6-3-13　自体股骨头植骨用于半骨盆假体安装
A. 重建示意图；B. 术中像显示植骨后安装假体；C. 术后 X 线平片显示假体重建情况

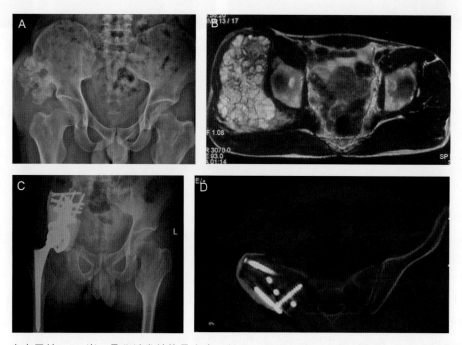

图 6-3-14　患者男性，23 岁，骨盆继发性软骨肉瘤，行Ⅰ+Ⅱ区切除、股骨头植骨、人工半骨盆假体置换术
A、B. 术前 X 线平片及 MRI 显示肿瘤累及范围；C. 术后半年 X 线平片；D. 术后半年 CT 检查显示股骨头植骨已完全愈合

骨盆假体"（图 6-3-15）。设计理念包括：①经腰椎固定假体；②不要求外形匹配，追求力线恢复；③组配式假体术中安装快捷方便。

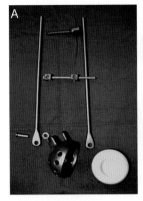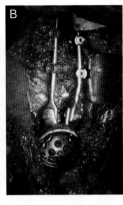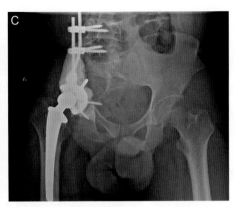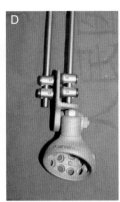

图 6-3-15　经腰椎固定半骨盆假体

A. 2006 年设计的第一代假体；B. 术中像显示假体安装情况；C. 术后 X 线平片显示假体重建情况；D. 2008 年改进成双轴齿轮设计，方便术中任意调节髋臼角度

　　"经腰椎固定半骨盆假体"经过数年来的临床应用发现依然存在一些缺陷：①腰椎与半骨盆假体完全依靠椎弓根钉棒系统实现连接，步行周期中应力过于集中，钉棒系统有可能在行走功能良好的患者中出现松动、移位或断裂；②为增加钉棒系统强度，在腰椎椎体侧方拧入的椎弓根螺钉容易与腰骶干神经发生干涉，严重时可能诱发神经功能损伤和下肢疼痛症状；③假体与骶髂关节或骶骨无骨性接触面、无机械连接、无法实现骨性愈合。针对以上缺陷，Zhang 和 Guo 等（2018）重新设计了一款用于骨盆 I＋II 型切除术后重建的第二代"经腰椎固定半骨盆假体"（图 6-3-16），该假体设计新颖之处在于：①通过自锁双轴多维度调整髋臼位置及角度；②自带松质骨螺钉钉孔可实现假体与骶骨的机械固定；③自带万向螺钉钉孔可通过钛棒与腰椎椎弓根螺钉连接；④自带平台结构承托骶髂关节下缘，分散螺钉和钉棒系统的纵向应力；⑤采用电子束熔融钛合金 3D 打印快速成型，并采用多孔钛颗粒喷涂技术处理假体 - 骶骨接触界面，促进假体的远期骨长入。

　　北京大学人民医院骨肿瘤科设计的第一代"经腰椎固定半骨盆假体"在一定时期内解决了同时累及髋臼和骶髂关节肿瘤切除后的连续性重建问题，保留了髋关节活动度，能够实现负重和行走。但该假体由于未能实现机械结构的坚强固定和骶髂关节的稳定重建，患者的远期功能可能受到一定影响。为此，北京大学人民医院骨肿瘤科对该假体进行了改良设计，假体除自带钉孔实现与骶骨的机械固定外，我们还采用 EBM 3D 打印技术将钛合金喷涂于假体与骶骨的接触面，形成多孔颗粒结构，为骨长入创造了有利条件。该假体在安装过程中，为了避免髋臼内移，通常要把股骨头植骨于假体与骶骨之间（图 6-3-17）。该假体已在临床应用多年，尚未发现骨不连和骨吸收发生。股骨头自体植骨全部与骶骨愈合，但假体的金属骨小梁是否与股骨头愈合还有待于进一步长期观察。对于髋臼及整个髂骨翼切除的病例，即使重建方法非常可靠稳定，但是由于臀肌起点全部从骨盆切除，臀肌需要与腹肌等缝合，因而行走时跛行明显，有典型的臀肌步态。

　　2. 骨盆 II＋III 区肿瘤切除后人工假体重建　由于坐骨部位位置深、坐骨上有大腿屈肌群的附力，后方还有坐骨神经通过，累及骨盆 II＋III 区的肿瘤切除相对困难一些，但由于保留了全部髂骨翼，因而安装骨盆假体比较容易（图 6-3-18）。

　　自 2003 年开始使用组配式人工半骨盆假体用于骨盆 II 区或 II＋III 区肿瘤切除后功能重建，到 2015 年开始使用 3D 打印组配式人工半骨盆假体，该型假体已经临床应用了 500 余例。临床效果满意，并发症发生率较低。尤其是假体周围感染率低于 15%，是国际上文献报告的人工半骨盆重建中感染率最低的假体。在中长期随访中表现出良好的假体保有率及功能状态，另外体外实验及有限元模型进行生物力学分析

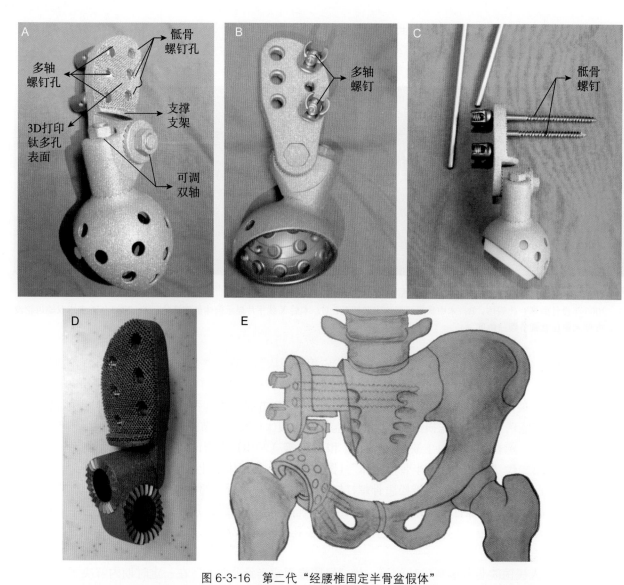

图 6-3-16　第二代"经腰椎固定半骨盆假体"

A、B、C. 假体内侧、外侧、前面观；D. 带 3D 打印界面的骶髂关节承托平台结构组件；E. 假体安装示意图

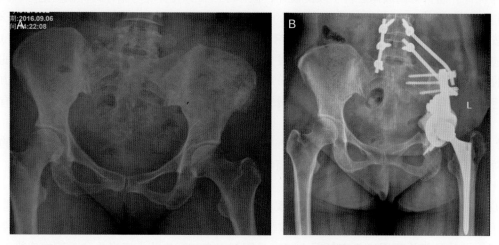

图 6-3-17　患者女性，41 岁，骨盆骨肉瘤，应用"经腰椎固定半骨盆假体"重建

A. 术前 X 线平片显示肿瘤破坏左侧骨盆Ⅰ＋Ⅱ区；B. 术后 X 线平片显示肿瘤切除后假体置换情况

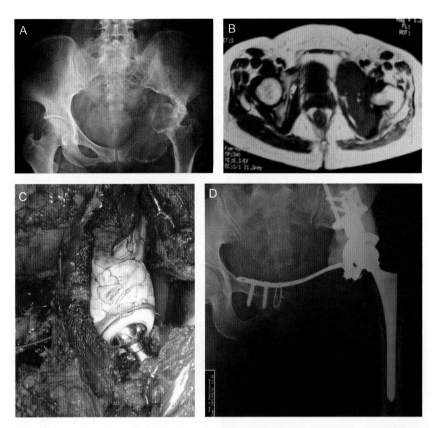

图 6-3-18　患者女性，49 岁，左骨盆骨巨细胞瘤，行肿瘤切除、组配式人工半骨盆假体置换
A、B．术前 X 线平片及 MRI 显示左侧髋臼及耻骨坐骨溶骨性、膨胀性破坏，股骨头中心型脱位；C．术中安装假体并用骨水泥覆盖；D．术后 X 线平片显示假体髋臼位置良好，固定牢靠

亦显示，该假体符合骨盆生物力学特性，能较好地恢复力学传导。然而，在临床应用中，我们发现该假体尚有一些缺点，如假体的髂骨固定座与残留髂骨外板不匹配、髂骨固定钉应力集中易断裂、患者下地后易出现骶髂关节不稳甚至分离等（Guo，2007，2010，2012；Ji，2013）。由于 3D 打印技术的出现，2015年设计了第二代"组配式人工半骨盆假体"（图 6-3-19）。3D 打印技术的优势主要在于假体的外形匹配及界面制做，后者尤甚。3D 打印技术给予骨肿瘤科医师及工程师在骨盆假体设计方面更多的灵感和自由度。理论上，3D 打印技术可制造任意形状的假体以实现假体与截骨面的精确配对；同时可于假体上预留任意方向的钉道用于固定，以恢复正常力学传导；还能制造出固定孔径及孔隙率的表面结构以诱导骨长入和融合，假体可与髂骨融合，最终在假体重建的基础上实现生物学重建。新型假体在原有组配式半骨盆假体的基础上，改变了髂骨固定座的外形及骨接触面的结构，使之更加匹配髂骨外板的形状及骨长入。另外，改变了固定螺钉的钉道方向，使固定螺钉平行于骶髂关节的力线方向，更加符合下肢行走时的力线分布。新型假体的基座外形不但与髂骨外板匹配度高，而且还设计了后倾 30° 角，使得固定螺钉可以穿过骶髂关节至骶骨，避免骶髂关节不稳及分离（图 6-3-20）（梁海杰，2018；Liang，2017；Ji，2019）。另外，对于Ⅱ＋Ⅲ区肿瘤并累及部分Ⅰ区的肿瘤切除后重建，亦可使用该假体进行重建，仅需将术中切除的自体股骨头修剪成大小合适的楔形，回植于残留髂骨翼与安装的假体之间即可（图 6-3-21）。

　　与第一代组配式半骨盆假体相比，3D 打印标准型半骨盆假体的应用不会增加手术时间及术中出血量。3D 打印半骨盆假体的安装简便得益于其高度模拟解剖结构的外形设计及带有固定方向的预留钉道，使术中截骨后可迅速找到假体安装位置、精确拧入固定螺钉并使其穿过骶髂关节至骶骨。3D 打印组配式人工半骨盆优势明显，至今已使用 200 余例，临床效果满意。假体周围感染率在 5% 以下，MSTS93 功能评分在 90% 左右。相关论文分别发表在 *Bone Joint Journal*（2018）及 *Journal Bone Joint Surgery*

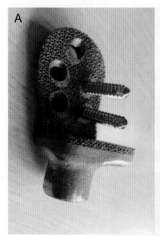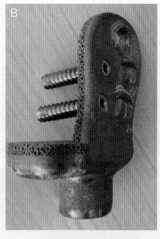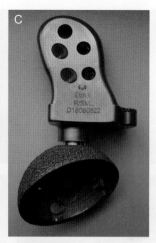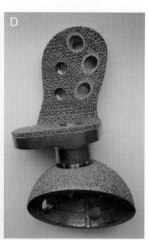

图 6-3-19   3D 打印组配式人工半骨盆假体，通用骨盆环重建系统（global pelvic system，GPS）Ⅱ 型

A、B. 髂骨固定座内外侧像；C、D. 假体部件组合后内外侧像

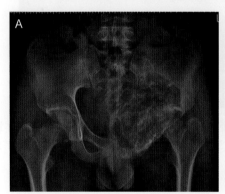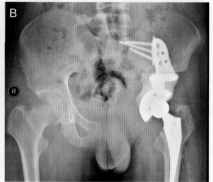

图 6-3-20   患者男性，28 岁，骨巨细胞瘤，3D 打印组配式人工半骨盆重建

A. 术前 X 线平片显示肿瘤侵犯右侧骨盆 Ⅱ + Ⅲ 区；B. 术后 X 线平片显示 3D 打印组配式半骨盆假体重建情况

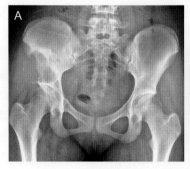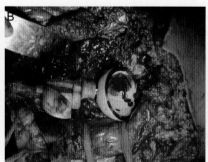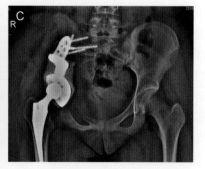

图 6-3-21   髋臼周围软骨肉瘤，行肿瘤切除、3D 打印组配式人工半骨盆重建

A. 术前 X 线平片显示肿瘤累及髋臼和部分髂骨翼；B. 术中像显示切除大部分髂骨翼及髋臼、自体股骨头移植并安装假体；C. 术后 X 线平片

（2020）上。

那么，自体髂骨能否长入 3D 打印人工半骨盆假体界面金属骨小梁结构中？笔者在 2 例人工半骨盆重建后因为局部肿瘤复发做了半骨盆截肢技术的标本中发现，人工骨盆假体与髂骨融为一体，分离不开。Micro CT 及硬组织切片均发现自体髂骨完全长入假体界面金属骨小梁内。首次证实在人体内 3D 打印金属骨小

梁可以与自体骨完全融合（图 6-3-22，图 6-3-23）。

　　3. 一侧全骨盆（Ⅰ＋Ⅱ＋Ⅲ区）肿瘤切除后人工假体重建　　由于术中切除了整个半侧骨盆，没有自体髂骨固定人工半骨盆，因而安装人工半骨盆极其困难。在切除整个半侧骨盆后，笔者依然使用"经腰椎固定人工半骨盆假体"进行功能重建，将人工半骨盆假体固定于腰椎上（Qu et al，2019）（图 6-3-24）。

　　由于新设计的骨盆Ⅰ＋Ⅱ区重建假体与骶骨存在机械连接，有 2 枚较长的松质骨螺钉穿过假体基座固定于骶骨，而且假体界面还设计了金属骨小梁结构，后期可以与骶骨融合，所以第二代"经腰椎固定人

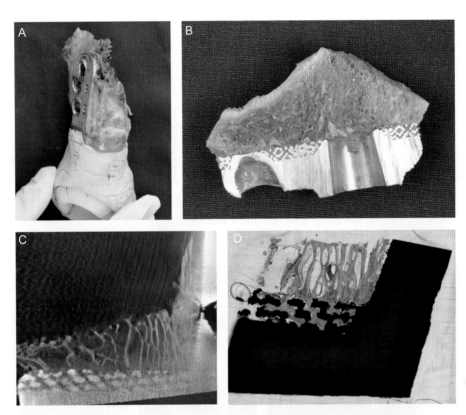

图 6-3-22　自体骨与 3D 打印人工半骨盆假体金属小梁界面融合

A. 肿瘤复发患者的半骨盆截肢标本；B、C、D. 标本大体切面、Micro CT、硬组织切片显示，髂骨与 3D 打印金属小梁之间完全融合

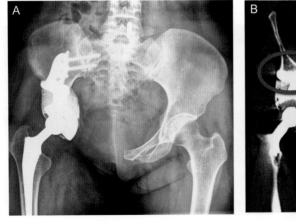
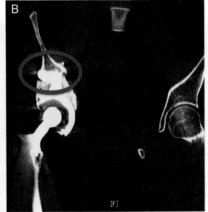

图 6-3-23　患者女性，39 岁，软骨肉瘤，3D 打印半骨盆置换术 2 年后随访

A. X 线平片显示假体位置良好；B. CT 检查显示人工半骨盆与髂骨完全融合

工半骨盆假体"无需和第一代半骨盆假体那样依赖腰椎螺钉与钛棒连接提供纵向机械强度（图 6-3-25）。2～3 枚椎弓根螺钉就可以为固定半骨盆假体提供足够机械强度，无需为增加钉棒系统强度在腰椎椎体侧方拧入椎弓根螺钉，避免了出现与腰骶干神经发生干涉导致的神经损伤和下肢疼痛症状的情况（图 6-3-26）。

　　在整个半侧骨盆切除的情况下，由于整个臀肌、髂肌、内收肌群、腘绳肌等附丽点均被剥离或切除，骨盆切除后，剩余臀肌需要和腹肌缝合，内收肌和附近的股四头肌、腘绳肌等缝合。术后，即使在神经功能完整的情况下，也会出现严重的臀肌步态，跛行明显。一般需要挂拐行走，在康复训练良好的情况下，

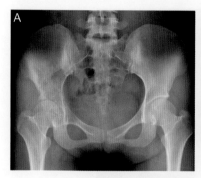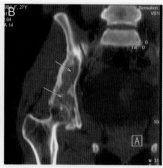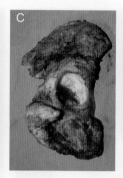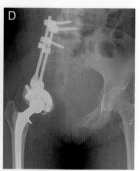

图 6-3-24　骨盆 Ⅰ + Ⅱ + Ⅲ 区切除后，采用第一代"经腰椎固定人工半骨盆假体"重建
A、B. 术前 X 线平片及 CT 显示肿瘤累及右侧骨盆；C. 半侧骨盆切除肿瘤标本大体像；D. 术后 X 线平片显示假体重建情况

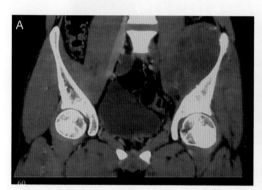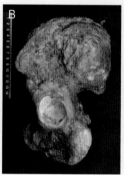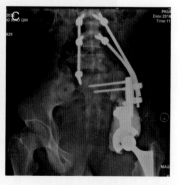

图 6-3-25　骨盆 Ⅰ + Ⅱ + Ⅲ 区切除后，采用第二代"经腰椎固定人工半骨盆假体"重建
A. 术前 CT 显示肿瘤累及左侧骨盆；B. 术中切除肿瘤标本大体像；C. 术后 X 线平片显示假体重建情况

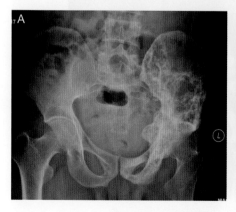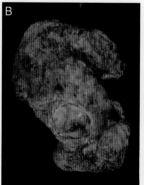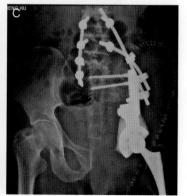

图 6-3-26　患者男性，51 岁，软骨肉瘤，行一侧半骨盆切除及重建
A. 术前 X 线平片显示肿瘤累及整个左侧半骨盆；B. 切除肿瘤标本大体像；C. 术后 X 线平片显示假体重建情况

也需拄单拐行走。由于肌肉张力差，该型人工骨盆重建患者更容易髋关节脱位。术中要尽量保留髋关节囊前半部分，于股骨头顶部水平切开，内外两侧向下切开，呈瓣状向下翻起，保留与股骨颈底部的连接。此关节囊瓣非常坚韧，待人工髋关节安装完后，将保留的关节囊瓣向上盖回，用预先埋于骨水泥的韧带缝合线缝合，可有效降低髋关节的脱位率。

对于骨盆连同部分骶骨翼一并切除的病例，或者无法使用自体股骨头移植的患者，笔者还设计了另外一款骨盆假体（图 6-3-27）。该骨盆假体的特点包括：①制备了金属骨小梁骨长入界面；②双齿轮结构可任意调节髋臼角度；③经腰椎、骶骨双重固定，增加了即刻稳定性；④有长、短臂两型，可用于髂骨连同骶骨翼切除或髂骨连同半侧骶骨切除两种情况下使用。

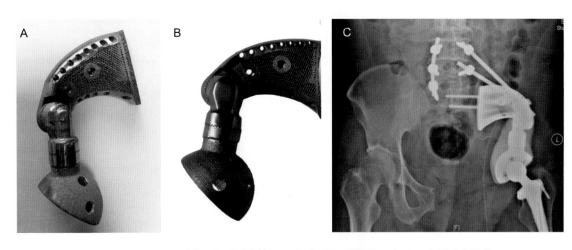

图 6-3-27　用于骶骨翼切除病例的 3D 打印"经腰骶椎固定人工半骨盆假体"
A、B. 分别显示长、短臂两型假体；C. 术后 X 线平片显示假体置换情况

（三）马鞍式假体重建

马鞍式假体最早在 1979 年由德国的 Nieder 设计（Nieder et al, 1990）。最初的设计是为了对全髋关节置换后造成的髋臼较大缺损进行重建。1984 年后该假体逐渐被应用于髋臼周围肿瘤切除后的重建。马鞍式假体重建的适应证为髋臼周围恶性肿瘤切除后的骨缺损，但是对于髂骨切除范围较大的病例，应谨慎选择。因为马鞍式假体需要一定厚度的髂骨来提供支撑，否则会有髂骨翼骨折的风险。外展肌缺损会增加脱位的风险，严重的骨质疏松病例可能出现假体上移或骨折（Cottias et al, 2001）。

目前使用的马鞍式假体是一种组配式假体（图 6-3-28），鞍状部件较宽，假体颈部的套筒能够自由旋转。术中使用方便，能够根据术中骨缺损选择相应的套筒长度。该假体的鞍形部件直接与髂骨相连。基底部件与股骨假体柄的拔销相连接，套筒远端螺钉可以将套筒固定在股骨柄上端，防止鞍形端件与基底部件脱离。假体鞍形部件安装在残留髂骨切迹中，鞍的一角位于骨盆中，被髂腰肌覆盖，另一角在骨盆外，被臀中肌和臀小肌覆盖。马鞍式假体安装的要点为：①切除肿瘤后要至少保留 2 cm 的髂骨；②在残留髂骨内侧最厚的部位上做切迹，与鞍形部件形成关节；③保留髂腰肌和外展肌，注意选择合适长度的假体以保持合适的肌肉张力。

切除肿瘤后，用磨钻或骨刀在残留髂骨上面做一个切迹，切迹应位于髂骨最厚的部位。该切迹与马鞍式假体的基底一致，深度匹配，形成稳定的关节结构。安装假体后，假体两个角之间的切迹应该与髂骨的人工切迹相垂直。人工切迹有助于假体与残留髂骨相连接，使马鞍式假体在髋关节活动时保持稳定。人工切迹不够深，或前、后骨量不足时，下肢旋转易导致鞍形部件移位。加深髂骨切迹或在关键部位植骨，能避免该情况发生。还可用人工韧带把鞍形部件固定在髂骨上，但要注意需实现既能阻止鞍形部件脱位又不限制活动的效果（图 6-3-29）。试行复位后，活动髋关节。

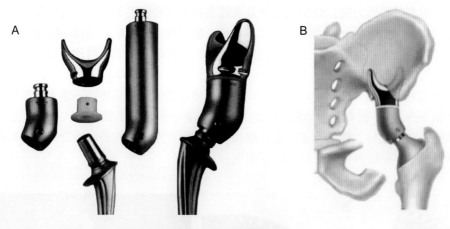

图 6-3-28　马鞍式假体
A. 假体部件；B. 假体安装示意图

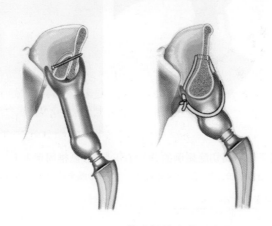

图 6-3-29　马鞍式假体安装示意图

应注意鞍形部件不可过紧地卡入髂骨切迹中。如果鞍形部件过紧地卡到髂骨切迹中，要用磨钻进一步扩大切迹，否则会导致患肢活动受限或假体脱位。髋关节活动应达到屈曲 90° 以上、伸直 30°、外展 45°、内收到中立位，并能够旋转。外展肌装置重建完成后，再次检查软组织张力和假体稳定性（图 6-3-30）。

术后，患者躺在牵引床上，抬高患肢，减少患肢活动。伤口愈合后，患者需佩戴外展支具 6 周，以便重建的外展肌愈合。在鞍状关节周围的瘢痕组织会形成一个假关节囊，并逐渐骨化。骨化后马鞍关节很少脱位。如果马鞍式假体鞍状关节面和髂骨关节前后有多余的骨质或过多的瘢痕组织，或关节周围软组织张力不足，均会导致脱位。选择合适的安装部件及足够的软组织张力能有效防止脱位。总之，如果发生假体脱位，解决的方法包括更换较长的部件、加深髂骨切迹、切除影响关节稳定性的骨质（或）瘢痕组织、利用植骨或缝合材料增加鞍形部件的稳定性。

马鞍式假体的常见并发症包括脱位、假体组件分离、假体切割髂骨上移、髂骨骨折和异位骨化。文献报道脱位率为 2%～22%，常见于术后早期；假体组件分离发生率为 0%～12%，主要为假体延长部分与股骨柄的分离；进行性假体上移的发生率最高为 25%；髂骨骨折发生率为 20%；异位骨化发生率高达 35%（Aljassir，2005；Jansen，2013）。

由于马鞍式假体的脱位及上移发生率较高（图 6-3-31），近年出现了一类改良型马鞍式假体应用于临床（图 6-3-32）。该假体髂骨固定部件可通过螺钉固定于髂骨，大大提高了假体稳定性。Falkinstein 在 2008 年报道了 21 例应用该类假体重建的病例，2 例患者因术后跌倒导致脱位，总并发症发生率为 66%。

人工切迹不够深，或前、后骨质不足时，下肢旋转就容易导致鞍形部件移位。加深髂骨切迹或在关键

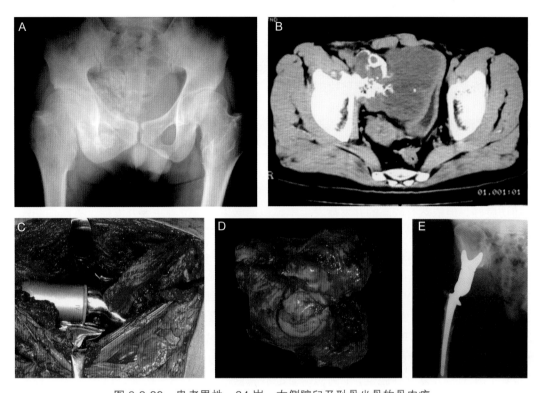

图 6-3-30　患者男性，34 岁，右侧髋臼及耻骨坐骨软骨肉瘤

A、B. 术前 X 线平片及 CT 显示右侧骨盆巨大肿瘤，侵犯骨盆 Ⅱ，Ⅲ区，可见软组织包块突入盆腔，其中钙化明显；C. 术中像显示安装假体；D. 切除肿瘤标本大体像；E. 术后 X 线平片显示马鞍式假体安装于残留的髂骨切迹中

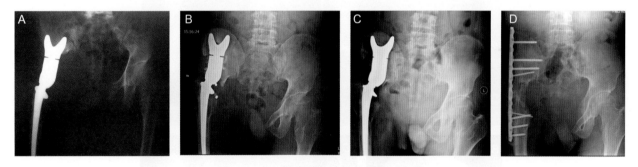

图 6-3-31　骨盆马鞍式假体重建后失败

A. 术后 1 个月 X 线平片；B. 术后 3 年 X 线平片显示假体上移至 L5 水平；C. 术后 6 年 X 线平片显示假体上移至 L4 水平；D. 行马鞍式假体取出、翻修融合术后 X 线平片

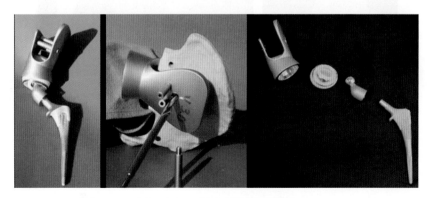

图 6-3-32　改良型马鞍式假体

部位植骨，能避免这种情况发生。还可用 Dacron 带把鞍形部件固定在髂骨上，但要注意这种固定必须做到既能阻止鞍形部件脱位又不限制活动。

总之，如果发生假体脱位，解决的方法包括更换较长的基底部件、加深髂骨切迹、切除起支点作用的骨或瘢痕组织、植骨、用缝合材料固定鞍状部件等。

（四）"冰淇淋杯"假体重建

由于定制式假体体积较大，软组织覆盖困难，术后深部感染发生率较高，后来，台柱锥形髋臼重建假体逐渐应用于临床，由于其外形与冰淇淋杯相似，所以也被称为"冰淇淋杯"骨盆假体（图 6-3-33）。该假体最初应用于髋关节翻修后大范围骨缺损的重建。在应用于骨全肿瘤切除重建时，"冰淇淋杯"假体中短期功能随访良好，但依然有较高的并发症发生率，包括感染、脱位等主要并发症。英国伯明翰皇家骨科医院报道了类似假体的应用效果（Fisher et al, 2011），他们在老式 McKee-Farrar 假体的基础上进行改进，安装假体后在周围用抗生素骨水泥加强，2004—2009 年共 27 例患者采用了此种假体重建（图 6-3-34），本组病例的并发症发生率为 37%，脱位发生率为 14.8%，深部感染发生率为 11.1%。

Bus 等（2014）报道了 19 个病例使用 Pedestal cup 假体重建，平均随访 39 个月。15 个病例（78.9%）发生并发症，包括 3 例复发性脱位、3 例无菌性松动、9 例感染（47.4%）。平均 MSTS93 功能评分为 49%（13% ~ 87%），效果不理想。Bus 等（2017）报道了一个欧洲多中心的研究，使用了新型台柱锥形髋臼假体（LUMiC 假体，图 6-3-35）进行髋臼肿瘤切除后的功能重建。纳入 57 个病例，6 例（13%）出现一次脱位，4 例（9%）复发性脱位，1 例初始固定不满意，1 例无菌性松动，13 例感染。并发症发生率仍然较高。平均 MSTS93 功能评分为 70%（33% ~ 93%）。

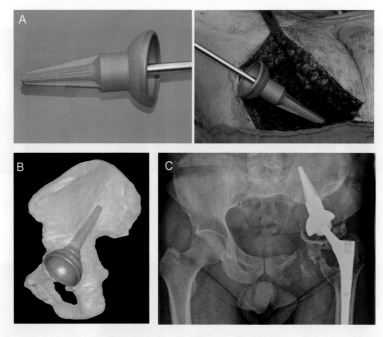

图 6-3-33 "冰淇淋杯"假体重建
A. 术中像显示安装假体；B. 假体放置位置示意图；C. 重建后 X 线平片

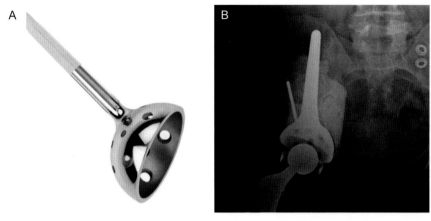

图 6-3-34　Coned Hemi-Pelvis 假体
A. 假体示意图；B. 重建术后 X 线平片

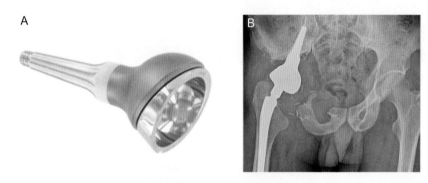

图 6-3-35　LUMiC 假体重建骨盆肿瘤切除后髋关节功能
A. 假体实物图；B. 假体重建术后 X 线平片

第四节　耻骨坐骨肿瘤切除术后的功能重建

在 Enneking 和 Dunham 的骨盆切除分型中，Ⅲ型指将部分耻骨或从耻骨联合到外侧闭孔全部切除。由于下肢力线轴（骶髂关节 - 髋臼 - 股骨近端）未受影响，从传导体重的角度讲，不必进行重建（Enneking et al，1978）。如果骶髂关节完好，即使骨盆环在耻骨联合处失去连续性，患者髋关节的负重能力也是正常的，不需要进行骨重建。

应用自体骨或异体骨重建骨盆环连续性，术后并发症发生率较高，包括手术区感染、骨不愈合、骨折。Mankin 等（1996）报道应用异体骨进行骨盆切除后重建的感染发生率高达 20%。因此，多数外科医生在切除后不进行骨盆重建。随着随访时间的延长，Kraybill 等（1992）发现多数患者会因盆底缺损而出现闭孔疝或坐骨直肠窝疝。由此多数外科医生建议在Ⅲ型切除后进行盆底修复。有时为了防止出现脏器疝并且保护盆内脏器，包括膀胱、尿道及其他脏器，耻骨联合处肿瘤切除术后的骨缺损也可考虑骨重建。这对于老年患者尤其重要，老年患者腹部肌肉薄弱，常出现下腹部疝，因而建议重建耻骨联合处骨缺损。常采用钢板螺钉固定于对侧耻骨及同侧髋臼部（图 6-4-1），内固定物周围可用骨水泥包裹。修复闭孔区及盆底缺损的方法尚无统一定论。对于接受骨盆Ⅲ型切除的患者，常常使用 LARS 进行盆底修复（图 6-4-2）。

当肿瘤切除后软组织条件较差时，需要进行皮肤覆盖和皮下供养筋膜瓣的重建或应用人工补片修补重

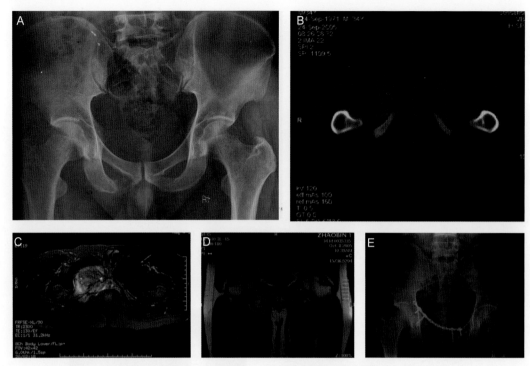

图 6-4-1　患者男性，35 岁，右耻骨坐骨骨肉瘤，经术前化疗后，切除骨盆Ⅲ区，并行钢板螺丝钉内固定

A、B. 术前 X 线平片及 CT 显示右耻骨下支部位溶骨性破坏，周围边界不清，伴软组织肿块；C、D. 术前 MRI T2 像及 T1 像显示肿瘤累及骨盆Ⅲ区；E. 术后 X 线平片显示内固定情况

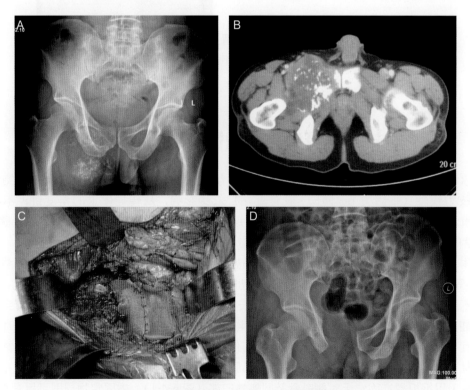

图 6-4-2　患者男性，49 岁，右耻骨软骨肉瘤

A、B. 术前 X 线平片及 CT 显示肿瘤起于耻骨上支，骨质破坏明显，向前突出形成较大软组织包块，肿瘤内有点状钙化；C. 术中像显示肿瘤切除后，应用人造韧带修复骨盆环缺损；D. 术后 X 线平片显示肿瘤切除情况

建。从大腿外侧取阔筋膜张肌肌瓣，填补缺损并且与周围组织缝合。可应用人工补片代替自体组织移植，也可以转移局部皮瓣覆盖伤口，如腹股沟皮瓣、游离带血管蒂皮瓣。

第五节 外科团队的合作

骨盆肿瘤的治疗是一个复杂的过程，其中包括外科手术、疼痛控制、患者安全、出血控制及伤口处理等关键步骤，需要不同专业的专家分工协作。骶骨骨盆肿瘤解剖关系复杂，手术可能涉及骨骼肌肉、膀胱、输尿管、子宫、阴道、直肠、血管等组织结构，极为复杂，对机体循环、呼吸系统等重要系统影响大，需由资深外科医师、麻醉医师、护士等组成外科团队来负责患者术前准备、围术期（包括手术），以及术后康复过程。

麻醉科医师负责术前、术中、术后患者的疼痛控制及生命安全，根据病情选择恰当的麻醉方法。麻醉医师必须熟悉骨盆肿瘤手术过程中可能出现的意外情况，做好快速纠正失血性休克的准备，应用各种先进的麻醉监测技术保证手术安全。

骨肿瘤科医师是外科团队的灵魂。只有经过严格专业培训的骨肿瘤科医师才有资格实施骨盆肿瘤手术。这些医师不但要具备扎实的骨科基本功，同时还应掌握脊柱外科和肿瘤外科技术，熟悉脊柱内固定系统和人工关节假体的应用。骨盆肿瘤的切除与重建手术步骤复杂，手术时间长，只依靠一组医师几乎不可能完成，常常需要两组或三组医生接力完成。这些医师必须在术前共同详细讨论，制订周密的手术计划，完善术前准备，做到术中默契分工协作。优秀的骨肿瘤科医师必须具备良好的心理素质、较好的全局观念和较强的术中应变能力。

普通外科医师：多数骨盆肿瘤体积巨大，有时累及肛门和直肠，这就需要普通外科医师共同参与制订手术方案并参与手术过程。有时为了保证肿瘤的切除边界，避免肠瘘等并发症，需要一期先行结肠造瘘手术，二期行骨盆肿瘤切除术。术前影像学或肛门指诊发现肿瘤与直肠关系密切时，应行肠镜检查。术前行严格的肠道清洁准备。术中切除肿瘤过程中一旦需要切除肠管或出现肠管损伤时，由普通外科医师根据情况实施修补、肠切除肠吻合或肠造瘘术。极少数病例术后可能出现因缺血导致的肠管坏死或深部感染导致的肠瘘，这也需要普通外科医师协助处理。

泌尿外科医师：累及泌尿系统的骨盆肿瘤不在少数，膀胱与输尿管均可受累。必要时需行膀胱镜检查，帮助确认肿瘤累及范围。对于累及输尿管周围的肿瘤，术前留置输尿管插管对避免术中误伤输尿管有帮助。有时需要泌尿外科医生切除部分或全部膀胱以完整切除肿瘤，并根据情况实施修补或成形手术，必要时需行输尿管造瘘或膀胱造瘘。骨盆肿瘤切除术后可能出现性功能障碍，为提高生活质量，部分生存期较长的男性患者会需要手术治疗。

血管外科医师：术前血管造影能够帮助诊断并预测术中出血量；术前栓塞肿瘤供血管或留置主动脉球囊能够帮助控制术中出血。骨盆肿瘤切除术后，即便积极采取了预防措施，很多患者也会出现下肢静脉血栓。血管外科医师能够帮助及时诊断和处理静脉血栓。通过血管技术留置下腔静脉滤网能够有效预防致命的肺栓塞。

妇科医师：累及女性器官的骨盆肿瘤需要妇科医师参与诊治。

整形外科医师：应用带血管蒂的骨移植和皮瓣移植能够重建一些骨盆肿瘤切除后的巨大骨与软组织缺损，改善术后功能，减少切口并发症的发生率。

专科护士及手术室护士：也是外科团队的重要组成部分。富有责任心、业务精湛的专科护士不但能够提供综合护理，避免并发症发生，还能够协助医师指导患者进行康复训练，提高其生活质量。训练有素、熟悉专业器械的手术室护士是手术顺利进行的保障。

一方面，恰当的手术可以明显改善骨盆肿瘤患者的生存质量，甚至使部分患者得以痊愈；另一方面，骨盆肿瘤手术风险极大，对于外科团队来讲是一种真正的挑战。所以，骨盆骶骨肿瘤手术最好在具有专业骨肿瘤治疗中心的大型综合医院实施。

（郭　卫）

第六节　骨盆切除及功能重建的生物力学

　　骨盆部位骨骼的结构特点和力学属性与四肢长骨显著不同，这种不同体现在假体重建和假体固定等方面。髂骨、髋臼、耻骨坐骨是扁状骨，没有明显的髓腔结构，是典型的"三明治"结构，这一结构特点提示骨盆假体固定需要寻求新的固定方式，不是传统的长冠状骨的生物固定或水泥固定，对于这种扁状骨的固定方式一直在不断改进，从简单的短侧翼螺钉固定，逐渐发展到多方向的螺钉固定，再到充分考虑肢体力线的固定方式。假体设计需要遵从重建部位生物力学特性，骨盆假体的设计也是经历近40年的演变（图6-6-1），目前形成了相对成熟的设计理论和核心设计要素。从假体发展可以看出，主体结构设计从简单的"外形恢复"逐渐演变为"力学结构恢复"，在这一过程中，马鞍式假体可以被看做是一种从"外形"重建到"结构"重建的过渡设计；在固定方式方面，也从最初的简单螺钉固定逐渐发展到髓内（骨盆内外板皮质之间）固定为主的固定理念，并实现了生物固定和水泥固定，再到目前最新的3D打印多孔结构提供了界面整合理念；在组配化方面，从最早的一体化逐渐发展为组配式设计，增加了术中可调性；对于臼杯角度，在新的设计中可以进行术中调整。这些设计要素的演变和迭代反映出我们对骨盆假体认识的逐渐深入，并且与骨盆重建生物学的研究密不可分。对于骨盆区域力学环境及应力传导特点认识的深入，有助于更好地进行假体设计、术中重建。本节将对骨盆重建相关的生物力学内容进行简要介绍。

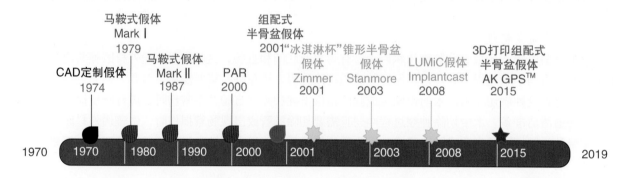

图 6-6-1　骨盆假体设计演变，代表性骨盆假体设计特点（主体结构、固定方式、组配式或一体化设计、臼杯角度可调性等）

　　重建的合理性将直接影响患者术后功能以及生活质量。从生物力学角度来说，自体或异体骨重建最接近生理状态的骨盆生物力学环境，但术后骨不愈合严重影响了术后患者功能。金属假体重建术后即刻稳定，功能满意，但感染是金属假体的主要并发症。Insall（1992）曾提出"假体符合机械力学因素优于解剖复制正常的关节活动"。笔者曾对重建后骨盆的力学分布进行了系统研究，分别通过离体及模拟实验方法进行研究。对于第一代组配式人工半骨盆假体进行模拟计算，研究结果发现重建后健侧骨盆应力分布与生理状态基本一致（图 6-6-2），说明人工假体重建基本恢复了健侧骨盆生物力学的分布特点。重建不仅恢复了骨盆结构的完整性，同样基本恢复了骨盆力学结构，说明人工假体重建是较为合理的。

　　一项关于髂骨截骨处内外侧皮质应力分布的研究（姬涛等，2009）发现，在生理骨盆中，内侧皮质与外侧皮质应力大小基本一致，但在重建骨盆假体与髂骨接触面时，外侧皮质应力值可达到生理状态的近 20 倍，这种力学传导特点提示主要应力通过外侧皮质向下传递至人工臼杯（图 6-6-3），这可能是造成假体下排钉孔应力集中的原因。内侧皮质虽然不存在明显的应力遮挡，但如果可以起到与外侧皮质相同的应力传导作用，不仅更符合生理状态的应力传导，而且对于消除假体表面应力集中、改善固定效果均有重要意义。

　　由于不同肿瘤累及范围不同，组配式假体是否能够合理重建不同范围的骨盆缺损对于组配式假体设计至关重要。通过模拟不同截骨位置，分析骨盆假体应力情况发现，随着截骨水平上移，内固定的稳定性下降，系统应力增加。较为明显的是②、③截骨平面固定效果明显好于④、⑤截骨平面（图 6-6-4）。

　　可能因为由髋臼上缘至髂骨内外骨板之间的髂骨形态逐渐变薄，一方面截骨面面积减少，固定程度受到影响，另一方面髂骨厚度降低后，横向 4 枚螺钉固定的牢固程度也逐渐降低。如在④、⑤截骨平面，应力主要通过邻近骨质较厚的坐骨切迹的横向螺钉传导。另外从截骨面与水平成角可以看出，②、③截骨平面基本与水平面平行，而④、⑤截骨平面与水平面成角，且逐渐增大，截骨平面与水平面夹角也可能是影响内固定稳定性的另一重要因素。当截骨面与水平成角时，截骨面处出现部分剪切力，而非水平截骨面下

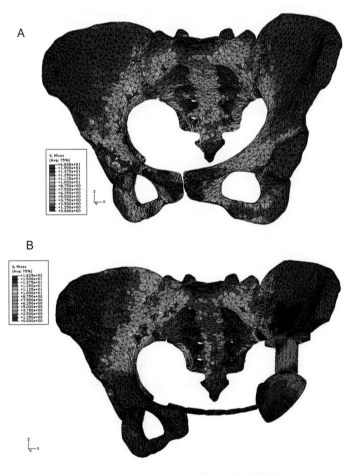

图 6-6-2　骨盆假体生物力学分析

A．模拟站立位 S1 椎体上终板 600 N 载荷下，正常骨盆 Mises 应力分布云图；B．人工半骨盆假体重建后同样载荷下全场 Mises 应力分布云图

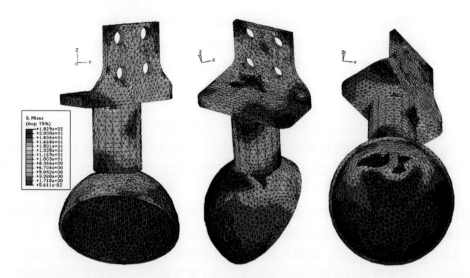

图 6-6-3   S1 椎体加载 600 N 压力时组配式人工半骨盆假体 Mises 应力分布云图，红色区域显示为应力集中部位

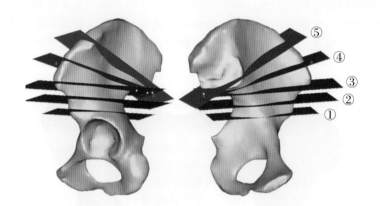

图 6-6-4   截骨平面分别定义为：①髂前下棘水平截骨；② 1、3 截骨线中间位置；③髂前上棘水平截骨；④ 3、5 截骨位置角平分线；⑤髂结节与骶髂关节下缘连线。实际应用中很少使用截骨位置①

全部为压应力。将后方螺钉看做是支点，则髋关节接触力存在转动力矩，这也能在一定程度上解释后方两枚螺钉应力明显高于前方的原因。骨科内固定失效主要有松动和断裂两种形式。断裂由疲劳引起，疲劳多起源于高应力或高应变的局部，静载下的破坏，取决于结构整体；疲劳则是由应力或应变较高的局部开始，形成损伤并逐渐累积，导致破坏发生。疲劳破坏是在足够多次的扰动载荷作用下形成裂纹或完全断裂。从裂纹产生到扩展到最后的断裂标志着疲劳过程的终结，一般骨科内固定的疲劳多为高周疲劳，即疲劳寿命 Nf 大于 10 000 次。通过了解应力集中部位及应力峰值，可以预测内固定系统寿命；此外可以通过改进设计或安装方式来降低应力峰值，延长假体系统寿命。人工半骨盆假体在截骨面与水平面平行情况下，系统应力峰值低于钛合金疲劳强度，满足重建要求。但随着截骨位置升高，截骨角度增加，系统应力峰值急剧升高，特别是在横行固定螺钉上，如缺损进一步增大，可能需要其他辅助固定方法增加内固定重建系统的稳定程度。

截骨水平决定半骨盆假体固定的稳定性和内固定系统的应力峰值，随着截骨位置的上移，半骨盆假体的最大位移逐渐增大，即稳定性下降，同时系统应力峰值逐渐增加。在特定的缺损范围内半骨盆假体重建可以获得较好的稳定性。

针对第一代骨盆存在的问题，特别是力学传导及接触面两方面，笔者首先优化了固定螺钉方向，在第一代假体设计中，固定螺钉仅限于髂骨内外板固定，这样将会在骶髂关节前方产生较大应力，并且螺钉受到的剪切应力较大，会在钉孔周围形成微骨折，进而导致固定失效。在改进过程中，沿骶髂关节应力传导方向固定螺钉，螺钉平行于坐骨切迹的切线方向穿过骶髂关节，以避免应力集中于螺钉产生较大的剪切应力（图 6-6-5）。

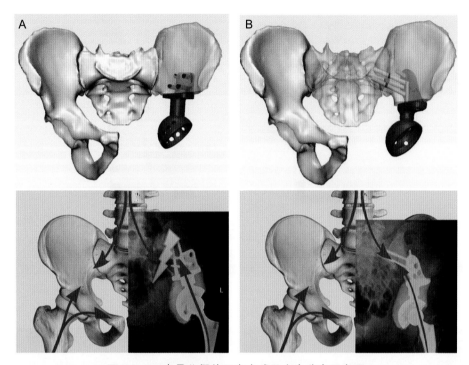

图 6-6-5　半骨盆假体固定方式及应力分布示意图

A. 第一代半骨盆假体固定方式及应力分布示意图；B. 改进后半骨盆假体固定及应力传导示意图，整个重建系统解决了剪切应力的集中问题

　　在界面整合方面，笔者通过引入 3D 打印技术，将 2 ～ 3 mm 厚度的孔隙设计应用于髂骨 - 假体接触面，从而使得纵向应力传导更为均匀，即从髂骨内外板共同传导应力，而非第一代假体中主要通过外板传导应力（图 6-6-6）。

　　随着 3D 打印技术的逐步应用，笔者主要将该技术的微孔加工优势应用于髂骨 - 假体界面，通过垂直方向上的应力，实现骨长入，从而提高远期的假体稳定性，减少松动等问题。笔者利用标准力学属性人造骨盆模型进行力学实验，并制备模型（图 6-6-7）。具体实验条件如下：①人体生理骨盆站立位：于 S1 椎体上终板垂直加载 600 N，约束双侧髋臼，并限制骨盆旋转；②利用人造骨盆上建立一侧髋臼及耻骨坐骨缺损的模型（Ⅱ + Ⅲ区缺损），同样对 S1 椎体上终板垂直加载 600 N，约束双侧髋臼及骨盆旋转；③极限载荷：在保护下，持续线性加载，直至出现明显卸载或固定失效。测量方式为非接触式三维光学应变测量系统（图 6-6-8），通过不同工况的表面应变方向进行矢量测量（图 6-6-9）。

　　重建后假体系统应变分布特点分析：通过对比植入前后健侧髋臼上方 3 mm 处的应变值为 2.23e-4±0.012（植入前）、2.14e-4±0.016（植入后），证明重建后假体周围正常骨骼结构应力分布没有显著改变（图 6-6-10）。重建后假体系统稳定性评价：分别将重建后骨盆两侧（健侧和重建侧）髋臼在受力情况下的纵向位移与完整骨盆的同一位置（取表面上三点）比较，健侧位移差为 0.219±0.013 mm，重建侧位移差为 0.346±0.032 mm，表明假体重建可以提供稳定的髋臼结构。极限载荷：通过 50 N 预加载消除系统未接触缝隙后进行线性加载，加载至 7.126 kN 时出现明显的卸载表现，同时实验中有断裂声，认为固定失效，通过标本观察发现健侧髋臼臼底结构出现裂纹（图 6-6-11）。

　　通过对 3D 打印骶髂稳定型人工半骨盆假体进行初步力学评价发现，该假体系统可以重建出稳定的髋

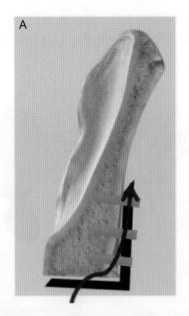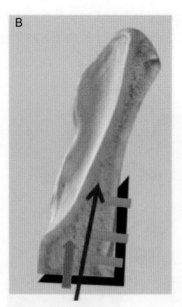

图 6-6-6　髂骨 - 假体界面应力传导示意图

A. 第一代假体，由于金属为光滑面，无法与髂骨实现整合，应力多通过外板向上传导，会在外板形成应力集中；B. 第二代假体通过孔隙设计，在接触面形成压应力的作用下，实现髂骨 - 假体界面的良好整合，可以通过髂骨内外板更均匀地进行应力传导

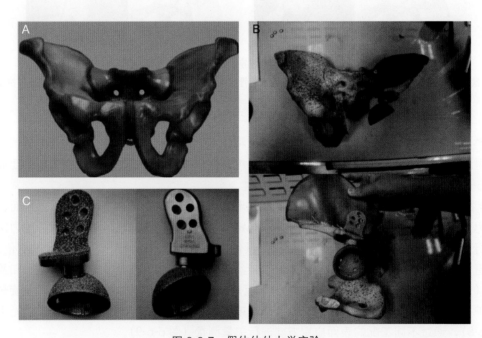

图 6-6-7　假体体外力学实验

A. 仿真骨盆模型；B. 骨盆 Ⅱ + Ⅲ 区的缺损及重建；C. 3D 打印组配式假体

臼结构，并对周围正常骨骼结构力学性能扰动较小，极限载荷提示该设计及固定效果可以满足人日常生活极限需要的受力。整体上，假体设计合理，重建后力学分布特点接近生理骨盆。

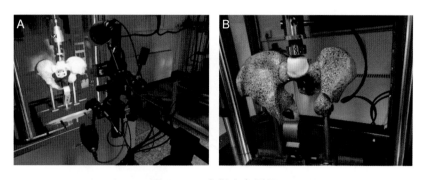

图 6-6-8　全场应变测量
A. 使用 3D 结构光对骨盆进行实时测量；B. 用于测量的识别散斑

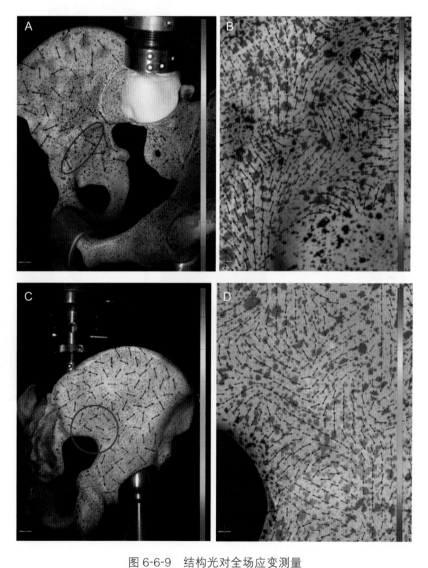

图 6-6-9　结构光对全场应变测量
A. 骨盆内壁；B. 骨盆内壁局部应变矢量图；C. 坐骨切迹处情况；D. 坐骨切迹局部应变矢量图

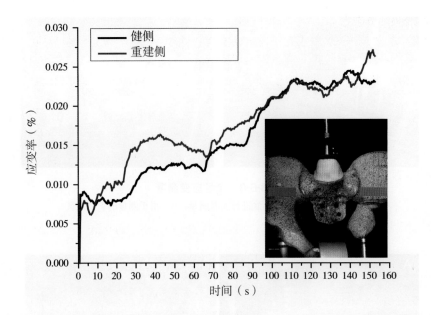

图 6-6-10 截骨面上方 3 mm 处对比健侧与重建侧的应变可见应变分布特点相似，说明该假体很好地恢复了应力传导

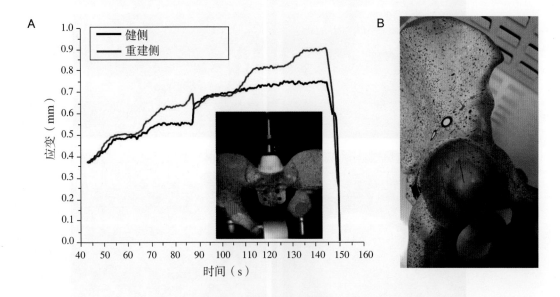

图 6-6-11 极限载荷试验
A. 健侧与重建侧髋臼的纵向位移；B. 失效载荷下健侧髋臼的裂纹位置

（姬 涛）

参考文献

丁易，牛晓辉，刘巍峰，等，2011. 乙醇灭活再植术在骨肿瘤治疗中的应用. 中华骨科杂志，31（6）：652-657.

姬涛，郭卫，董森，等，2009. 组配式人工半骨盆假体重建的生物力学分析. 中华骨科杂志，2009（10）：954-959.

梁海杰，郭卫，张熠丹，等，2017. 3D 打印半骨盆假体重建骨盆 Ⅱ 区或 Ⅱ + Ⅲ 区肿瘤切除后骨缺损的回顾性病例对照研究. 中国骨与关节杂志，6（5）：326-333.

彭长亮，杨毅，孙馨，等，2012. 高渗盐水灭活自体骨再植的动物实验. 北京大学学报（医学版），44（6）：950-953.

杨毅，郭卫，2014. 肿瘤骨灭活再植重建骨盆肿瘤切除后骨缺损的临床研究. 中华外科杂志，52（10）：754-759.

Abudu A, Grimer RJ, Cannon SR, et al, 1997. Reconstruction of the hemipelvis after the excision of malignant tumors. Complications and functional outcome of prostheses. J Bone Joint Surg Br, 79（5）：773-779.

Adel R. A, Jun M, Noriyoshi K, 2003. Radiographic analysis of pasteurized autologous bone graft. Skeletal Radiol, 32（8）：454-461

Aljassir F, Beadel GP, Isler MH, et al, 2005. Outcome after pelvic sarcoma resection reconstructed with saddle prosthesis. Clin Orthop Relat Res, 438：36-41.

Asada N, Tsuchiya H, Kitaoka K, et al, 1997. Massive autoclaved allografts and autografts for limb salvage surgery. A 1-8 year follow-up of 23 patients. Acta Orthop Scand, 68（4）：392-395.

Bart P, Gwen S, Alexander M, 2011. Extracorporeally irradiated autografts for the treatment of bone tumours：tips and tricks. Int Orthop, 35（6）：889-895.

Bus MPA, Boerhout EJ, Dijkstra PDS, et al, 2014. Clinical outcome of pedestal cup endoprosthetic reconstruction after resection of a peri-acetabular tumour. Bone Joint J, 96-B（12）：1706-1712.

Bus MPA, Szafranski A, Sellevold S, et al, 2017. LUMiC endoprosthetic reconstruction after periacetabular tumor resection：short-term results. Clin Orthop Relat Res, 475：686-695.

Campanacci M, Capanna R, 1991. Pelvic resections：the Rizzoli Institute experience. Orthop Clin N Am, 22（1）：65-86.

Cottias P, Jeanrot C, Vinh TS, et al, 2001. Complications and functional evaluation of 17 saddle prostheses for resection of periacetabular tumors. J Surg Oncol, 78（2）：90-100.

Court C, Bosca L, Le Cesne A, et al, 2006. Surgical excision of bone sarcomas involving the sacroiliac joint. Clin Orthop Relat Res, 451：189-194.

Davidson AW, Hong A, McCarthy SW, 2005. En-bloc resection, extracorporeal irradiation, and re-implantation in limb salvage for bony malignancies. J Bone Joint Surg Br, 87（6）：851-857.

Dominkus M, Kotz R, 2011. Pelvic Prosthesis. // Sim FH CF, Weber KL. Orthopedic Oncology and Complex Reconstruction. Wolters Kluwer, New York：Lippincott Wiliams & Wilkins.

Eilber FR, Grant TT, Sakai D, et al, 1979. Internal hemipelvectomy—excision of the hemipelvis with limb preservation. An alternative to hemipelvectomy. Cancer, 43（3）：806-809.

Enneking WF, Dunham WK, 1978. Resection and reconstruction for primary neoplasms involving the innominate bone. J Bone Joint Surg Am, 60（6）：731-746.

Enneking WF, Menendez WK, 1987. Functional evaluation of various reconstructions after periacetabular resection of iliac lesions. // Enneking WF. Limb salvage in musculoskeletal oncology. Bristol-Myers/Zimmer Orthopaedic Symposium. New York：Churchill Livingstone：117-135.

Falkinstein Y, ER Ahlmann, LR Menendez, 2008. Reconstruction of type II pelvic resection with a new peri-acetabular reconstruction endoprosthesis. J Bone Joint Surg Br, 90（3）：371-376.

Fisher NE, Patton JT, Grimer RJ, et al, 2011. Ice-cream cone reconstruction of the pelvis：a new type of pelvic replacement：early results. J Bone Joint Surg Br, 93（5）：684-688.

Fuchs B, O' Connor MI, Sim FH, et al, 2002. Iliofemoral arthrodesis and pseudarthrosis：a long-term functional outcome evaluation. Clin Orthop Relat Res, 397：29-35.

Gebert C, Wessling M, Hoffmann C, et al, 2011. Hip transposition as a limb salvage procedure following the resection of periacetabular tumors. J Surg Oncol, 103 (3): 269-275.

Gradinger R, Rechl H, Ascherl R, et al, 1993. Partial endoprosthetic reconstruction of the pelvis in malignant tumors. Orthopade, 22 (3): 167-173.

Guest CB, Bell RS, Davis A, et al, 1990. Allograft-implant composite reconstruction following periacetabular sarcoma resection. J Arthroplasty, 5 (Suppl): 25-34.

Guo W, Li D, Tang X, et al, 2007. Reconstruction with modular hemipelvic prostheses for periacetabular tumor. Clin Orthop Relat Res, 461: 180-188.

Guo W, Sun X, Ji T, et al, 2012. Outcome of surgical treatment of pelvic osteosarcoma. J Surg Oncol, 106 (4): 406-410.

Guo W, Li D, Tang X, et al, 2010. Surgical treatment of pelvic chondrosarcoma involving periacetabulum. J Surg Oncol, 101 (2): 160-165.

Gwen S, Dirk U, Bart P, 2002. Extracorporeally irradiated autografts in pelvic reconstruction after malignant tumour resection. Int Orthop, 26 (3): 174-178.

Harrington KD, 1993. The use of hemipelvic allografts of autoclaved grafts for reconstruction after wide resection of malignant tumor of the pelvis. J Bone Joint Surg Am, 74 (3): 331-341.

Inokuchi T, Ninomiya H, Hironaka R, et al, 1991. Studies on heat treatment for immediate reimplantation of resected bone. J Craniomaxillofac Surg, 19 (1): 31-39.

Jansen JA, MA van de Sande, PD Dijkstra, 2013. Poor long-term clinical results of saddle prosthesis after resection of periacetabular tumors. Clin Orthop Relat Res, 471 (1): 324-331.

Jeon DG, Kim MS, Cho WH, et al, 2007. Pasteurized autograft for intercalary reconstruction: an alternative to allograft. Clin Orthop Relat Res, 456: 203-210.

Jeys LM, Kulkarni A, Grimer RJ, et al, 2008. Endoprosthetic reconstruction for the treatment of musculoskeletal tumors of the appendicular skeleton and pelvis. J Bone Joint Surg Am, 90 (6): 1265-1271.

Ji T, Guo W, Tang X, et al, 2010. Reconstruction of type II + III pelvic resection with a modular hemipelvic endoprosthesis: a finite element analysis study. Orthop Surg, 2 (4): 272-277.

Ji T, Guo W, Yang R, et al, 2013. Modular hemipelvic endoprosthesis reconstruction-experience in 100 patients with mid-term follow-up results. Eur J Surg Oncol, 39 (1): 53-60.

Ji T, Guo W, 2019. The evolution of pelvic endoprosthetic reconstruction after tumor resection. Ann Joint, 4: 29.

Johnson JT, 1978. Reconstruction of the pelvic ring following tumor resection. J Bone Joint Surg Am, 60 (6): 747-751.

Karim SM, Colman MW, Lozano-Calderon, et al, 2015. What are the functional results and complications from allograft reconstruction after partial hemipelvectomy of the pubis？ Clin Orthop Relat Res, 473 (4): 1442-1448.

Kraybill WG, Standiford SB, Johnson FE, 1992. Post hemipelvectomy hernia. J Surg Oncol, 51 (1): 38-41.

Kusuzaki K, Shinjo H, Kim W, et al, 1998. Resection hip arthroplasty for malignant pelvic tumor: outcome in 5 patients followed more than 2 years. Acta Orthop Scand, 69 (6): 617-621.

Langlais F, Lambotte JC, Thomazeau H, 2001. Long-term results of hemipelvis reconstruction with allografts. Clin Orthop Relat Res, 414: 178-186.

Langlais F, Vielpeau C, 1989. Allografts of the hemipelvis after tumor resection. Technical aspects of four cases. J Bone Joint Surg Br, 71 (1): 58-62.

Leung PC, 1992. Reconstruction of the pelvic ring after tumor resection. Int Orthop, 16 (2): 168-171.

Li X, Ji T, Huang S, et al, 2020. Biomechanics study of a 3D printed sacroiliac joint fixed modular hemipelvic endoprosthesis. Clin Biomech (Bristol, Avon), 74: 87-95.

Liang HJ, Li DS, Guo W, et al, 2016. Lateral lumbar limbvertebral body screw predisposes to neuralgia after limb-salvage surgery for pelvic tumors: a single-center, retrospective study of 349 cases. European Spine Journal, 25 (12): 4094-4102.

Liang H, Ji T, Zhang Y, et al, 2017. Reconstruction with 3D-printed pelvic endoprostheses after resection of a pelvic tumor. Bone Joint J, 99-B (2): 267-275.

Dominkus M, Darwish E, Funovics P, 2009. Reconstruction of the pelvis after resection of malignant bone tumours in children and adolescents. Recent Results Cancer Res, 179: 85-111.

Mankin HJ, Gebhardt MC, Jennings LC, et al, 1996. Long-term results of allograft replacement in the management of bone tumors. Clin Orthop Relat Res, 324: 86-97.

Mankin HJ, Hornicek FJ, 2005. Internal hemipelvectomy for the management of pelvic sarcomas. Surg Oncol Clin N Am, 14 (2): 381-396.

Marcove RC, Abou ZK, Huvos AG, et al, 1984. Cryosurgery in osteogenic sarcoma: report of three cases. Compr Ther, 10 (1): 52-60.

McKee GK, Watson-Farrar J, 1966. Replacement of arthritic hips by the McKee-Farrar prosthesis. J Bone Joint Surg Br, 48 (2): 245-259.

Mnaymneth W, Lane J, Malinin TI, et al, 1997. Pelvic allografts in surgery of pelvic bone tumors. Chir Organi Mov, 75 (1 Suppl): 255-257.

Mohamed AR, Ayman B, Hisham S, 2009. Reimplantation of the resected tumour-bearing segment after recycling using liquid nitrogen for osteosarcoma. Int Orthop, 33: 1365-1370.

Nassif NA, Buchowski JM, Osterman K, et al, 2013. Surgical technique: iliosacral reconstruction with minimal spinal instrumentation. Clin Orthop Relat Res, 471 (3): 947-955.

Nieder E, Elson RA, Engelbrecht E, et al, 1990. The saddle prosthesis for salvage of the destroyed acetabulum. J Bone Joint Surg Br, 72 (6): 1014-1022.

Nishida J, Shiraishi H, Okada K, et al, 2006. Vascularized iliac bone graft for iliosacral bone defect after tumor excision. Clin Orthop Relat Res, 447: 145-151.

O' Connor MI, Sim FH, 1989. Salvage of the limb in the treatment of malignant pelvic tumors. J Bone Joint Surg Am, 71 (4): 481-494.

Ozaki T, Hillmann A, Bettin D, et al, 1996. High complication rates with pelvic allografts. Experience of 22 sarcoma resections. Acta Orthop Scand, 67 (4): 333-338.

Ozaki T, Hoffmann C, Winkelmann W, et al, 2002. Implantation of hemipelvic prosthesis after resection of sarcoma. Clin Orthop Relat Res, 396: 197-205.

Pan KL, Chan WH, Ong GB, et al, 2012. Limb salvage in osteosarcoma using autoclaved tumor bearing bone. World J Surg Oncol, 10: 105.

Qu H, Guo W, Yang R, et al, 2015. Reconstruction of segmental bone defect of long bones after tumor resection by devitalized tumor-bearing bone. World J Surg Oncol, 13: 282.

Qu H, Li D, Tang S, et al, 2019. Pelvic reconstruction following resection of tumour involving the whole ilium and acetabulum. J Bone Oncol, 16: 100234.

Sakuraba M, Kimata Y, Iida H, et al, 2005. Pelvic ring reconstruction with the double-barreled vascularized fibular free flap. Plastic Reconst Surg, 116 (5): 1340-1345.

Scuderi GR, Insall JN, 1992. Total knee arthroplasty. Current clinical perspectives. Clin Orthop Relat Res, 276: 26-32.

Schwartz AJ, Kiatisevi P, Eilber FC, et al, 2009. The Friedman-Eilber resection arthroplasty of the pelvis. Clin Orthop Relat Res, 467 (11): 2825-2830.

Steel HH, 1978. Partial or complete resection of the hemipelvis. An alternative to hindquarter amputation for periacetabular chondrosarcoma of the pelvis. J Bone Joint Surg Am, 60 (6): 719-730.

Sung HW, Wang HM, Kuo DP, et al, 1986. EAR method: an alternative method of bone grafting following bone tumor resection (a preliminary report). Semin Surg Oncol, 2 (2): 90-98.

Tang X, Guo W, Yang R, et al, 2017. Acetabular reconstruction with femoral head autograft after intraarticular resection of periacetabular tumors is durable at short-term followup. Clin Orthop Relat Res, 475 (12): 3060-3070.

Tsuchiya H, Wan SL, Sakayama K, 2005. Reconstruction using an autograft containing tumour treated by liquid nitrogen. J Bone Joint Surg Br, 87 (2): 218-225.

Uchida A, Myoui A, Araki N, et al, 1996. Prosthetic reconstruction for periacetabular malignant tumors. Clin Orthop Relat Res, 326: 238-245.

Umer M, Umer HM, Qadir I, et al, 2013. Autoclaved tumor bone for skeletal reconstruction in paediatric patients: a low cost alternative in developing countries. Biomed Res Int, 2013: 698461.

Uyttendaele D, De Schryver A, Claessens H, 1988. Limb conservation in primary bone tumours by resection, extracorporeal irradiation and re-implantation. J Bone Joint Surg Br, 70 (3): 348-353.

Windhager R, Karner J, Kutschera HP, et al, 1996. Limb salvage in periacetabular sarcomas: review of 21 consecutive cases. Clin Orthop Relat Res, 331: 265-276.

Witte D, Bernd L, Bruns J, et al, 2009. Limb-salvage reconstruction with MUTARS hemipelvic endoprosthesis: a prospective multicenter study. EJSO, 35: 1318-1325.

Zang J, Guo W, Yang Y, et al, 2014. Reconstruction of the hemipelvis with a modular prosthesis after resection of a primary malignant peri-acetabular tumor involving the sacroiliac joint. Bone Joint J, 96-B (3): 399-405.

Zhang Y, Tang X, Ji T, et al, 2018. Is a modular pedicle-hemipelvic endoprosthesis durable at short term in patients undergoing Enneking type I + II tumor resections with or without sacroiliac involvement? Clin Orthop Relat Res, 476 (9): 1.

Zhang Y, Guo W, Yang R, et al, 2016. Malignant pelvic tumors involving the sacrum: surgical approaches based on a new classification. Orthop Surg, 8 (2): 150-161.

第7章

肿瘤型人工关节假体置换

第一节　肿瘤型人工关节假体的发展历史与现状

关节周围是骨原发恶性肿瘤的常见部位之一，恶性肿瘤如骨肉瘤、尤因肉瘤、多形性肉瘤、软骨肉瘤等，侵袭性肿瘤如骨巨细胞瘤等，均好发于该部位。在规范、有效的化疗药物及高精度影像学检查技术出现以前，截肢曾长期作为治疗该部位恶性骨肿瘤的治疗方式，然而在使患者身心蒙受肢体缺失的巨大伤害的同时，其生存率与治愈率并未得到显著提高。20 世纪 70 年代后，随着辅助化疗、新辅助化疗的成功开展和人工假体的出现，患者生存率得到明显提高，保肢手术成为可能。近年来，肿瘤切除、人工关节假体重建因其具有术后即刻稳定好及允许早期负重行走的优点，且术后功能较好，已成为恶性骨肿瘤保肢治疗的主要重建方法。然而，随着患者生存期的延长和保肢手术的大量开展，肿瘤型关节假体存在感染、松动、折断等诸多问题，继而引发二次、多次翻修手术，甚至截肢，威胁患者的关节功能和生活质量。目前每年有相当数量的肿瘤型关节假体需进行翻修手术。控制肿瘤的同时获得假体长期稳定的使用依旧是当前学界研究的重点。

一、肿瘤型人工关节假体的发展历史

长期以来，骨科手术常伴随着骨与软组织的切除，早在 20 世纪初叶，Venable 等（1937）就尝试寻找能够植入人体而又不被机体环境所腐蚀的材料用以重建或支撑骨结构，但多种实验金属材料都因难以抵挡机体环境的腐蚀而无法应用。1932 年，Austenal 实验室首次将一种由惰性金属钴、铬、钼合成的名为"Vitallium"的合金作为口腔内植物应用于临床，随后的观察发现这种合金对口腔唾液的生物电解率很低，具有良好的耐受性。这一发现启发了 Venable 等（1948）将该合金制成内固定板和螺钉，作为骨科手术的内植入器械，随访发现这种合金也能够良好耐受软组织包裹和体液腐蚀，同时保持了良好的机械强度，钴铬钼合金作为骨科内植入物登上历史舞台。1943 年，Moore 等对一名股骨近端骨巨细胞瘤患者行肿瘤段切除，股骨近端及髋关节应用钴铬钼合金定制髋关节假体置换，标志着历史上第一个肿瘤关节金属假体成功应用于临床。1952 年，Venable 等成功对一名肱骨下段骨缺损的患者行钴铬钼合金假体肘关节置换手术。20 世纪 50 至 60 年代，随着假体工艺和材料科学的发展，除钴铬钼合金外，聚乙烯、聚丙烯酸树脂、不锈钢等多种材料也被用于骨科关节假体的设计和使用。例如，1949 年，Seddon 等应用聚乙烯制成肱骨近端肩关节假体行置换手术治疗；1954 年，Macausland 等首先使用聚丙烯酸树脂制成的假体先后对 4 名患者行肱骨远端置换手术；1955 年，Horwitz 采用不锈钢材料制成的假体对一名肱骨中段骨折患者行置换手术治疗。虽然各种内植入物材料各有利弊，但钴铬钼合金因其较好的生物相容性、适宜的硬度和弹性模量、相对简便的生产工艺和并不高昂的生产成本逐渐成为骨科内固定物和关节假体的主要材料，从 20 世纪中后期至今一直广泛用于骨科手术中。20 世纪后期以来，假体材料的另一大进步是钛金属、钽金属、和钛铝钒合金的合成及应用。钛金属因其质量小、强度高、惰性强的特点曾广泛应用于航空航天产业。钛合金质量小、惰性更强，组织生物相容性更好，弹性模量类似人体骨组织，近年来合成生产成本也有下降趋势，逐渐成为关节假体的主要材料（Golish et al，2011）。

20 世纪 70 年代前，肿瘤型关节假体材料和手术技术虽经历了从无到有的发展，但也仅作为部分保肢愿望强烈患者的辅助治疗方式，对于肢体恶性骨肿瘤，截肢是当时的主流治疗方式，然而截肢手术在使患者遭受肢体缺失的巨大痛苦的同时，未能提高患者的总生存率（Bleyer，1982）。时至 20 世纪 70—80 年代，辅助化疗和新辅助化疗的有效开展使恶性骨肿瘤患者的生存率有了明显提高（Rosen，1981）。以计算机断层成像（computed tomography，CT）、磁共振成像（magnetic resonance imaging，MRI）、单光子发射计算机断层成像（single-photon emission computed tomography，SPECT）为代表的高准确度的影像学技术使骨科医生可以更加精确地判断肿瘤范围。以 Enneking 外科分期为代表的外科边界理论、手术技术的进步使肿瘤广泛切除成为可能。同时，对肿瘤生物学理解的深入、材料科学的进步、放射治疗等多学科的共同发展，都对肿瘤型关节假体发展具有革命性的意义。20 世纪 70 年代早期，Ralph Marcove、Kenneth Francis 等外科医生首先开始应用定制式假体重建肿瘤切除后骨缺损，化学治疗联合手术治疗恶性骨肿瘤的保肢治疗方法逐渐被重视并成为主流治疗手段，从这一时期开始肿瘤关节假体才得到真正意义上的发展和广泛使用。

（一）肿瘤型假体类型：定制式假体与组配式假体

早期用于肿瘤切除后大段骨缺损重建的肿瘤型人工假体是定制式假体（custom-made endoprosthesis）。即根据术前影像学检查结果确定假体尺寸规格，再交由工厂量体裁衣，这一过程常需等待数周时间。但随着手术数量增多、术前等待时间长、术中难以调整尺寸或更改手术方案等原因，定制式假体不再能满足临床需要。另外，早期假体多为模型铸造，合金在铸造过程中回火温度不一，假体强度良莠不齐。此外，在结构设计方面，对生物力学认识欠缺导致假体柄折断等机械性失败的发生率并不低，若翻修假体需将整个假体全部翻修，而不仅仅是折断的假体柄。在多种因素的促使下，假体厂商逐渐开始预先制做不同规格大小的定制式人工假体，在手术时按需选择。随后进一步发展为预先制做假体模块，在术中按需组装成完整假体，在假体各模块间采用莫氏锥度配合，在满足精确匹配的同时传递扭矩，又方便拆卸，此即组配式假体（modular endoprosthesis）的诞生。该设计能较好满足患者的个体差异，术前无需刻意等待假体生产，假体损坏时也仅需翻修发生损坏的假体模块（Duda，1997）。目前，定制式假体也作为对组配式假体的一种补充而被保留，多家骨科器械生产商也提供定制服务，在一些结构特殊（如髓腔直径大）或翻修假体的病例中使用。近年来，3D 打印技术及金属 3D 打印技术作为一个快速发展的新兴产业受到国内外的高度重视。一些金属 3D 打印技术，包括选区激光烧结（selective laser sintering，SLS）、直接金属粉末激光烧结（direct metal laser sintering，DMLS）、选区激光熔化技术（selective laser melting，SLM）、激光工程化净成形技术（laser engineered net shaping，LENS）和电子束选区熔化技术（electron beam selective melting，EBSM）等发展迅速，有实用价值极高。3D 打印技术可以实现假体规格的完全仿生化，但打印产物的结构强度、与宿主匹配方式等还需要大量研究，但无疑是将来假体设计和发展的方向。

（二）关节连接机制：单纯铰链与旋转铰链

膝关节周围骨肿瘤的切除常伴随着较多韧带和腱性组织的切除，直接导致膝关节的不稳定，早期定制式膝关节假体多为单纯铰链式（simple hinge），即股骨和胫骨组件通过单一铰链轴连接，仅使膝关节在矢状面上做屈伸运动，重建膝关节的稳定性。但随访发现无菌性松动发生率较高，随着人们对膝关节生物力学认识的深入，发现膝关节在股骨和胫骨做屈伸运动时还伴有水平面的相对旋转运动，该相对运动很大程度上导致了无菌性松动的发生（Unwin，1996）。据此改进设计并出现了旋转铰链式（rotating hinge）肿瘤型膝关节，允许膝关节假体在矢状面和水平面均可有旋转运动，设计更加仿生，集中于假体柄 - 骨界面的大部分旋转力被旋转平台所吸收。Eckardt 等在 1987 年最先报道了旋转铰链式膝关节用于保肢重建的早期随访结果，并发现无菌性松动发生率大大降低，旋转铰链式逐渐代替单纯铰链式应用于临床。Myers 等（2007）通过对比观察单纯铰链式和旋转铰链式股骨远端假体，发现旋转铰链假体生存率明显较高，其 10 年翻修率较单纯铰链式假体低 11%，但 6 例旋转平台假体出现了旋转轴断裂的问题。随后又有研究对旋转轴进行加长设计以减少应力遮挡并预防脱位，对于旋转铰链式假体，研究发现旋转轴和铰链轴具有相对较高的应力集中问题，值得进一步研究。郭卫等（2013）设计的双动型肿瘤型人工膝关节，将假体的股骨部件和胫骨部件以三通组件相连接，三通与各部件之间采用球形面配合，并将内衬设计成双动型压配于胫骨假体上，很大程度上减少了膝关节活动过程中股骨假体和胫骨假体间的应力，股骨假体与胫骨垫运动过程中的相互磨损同样减轻，这是对关节假体铰链机制的一种全新探索。

（三）固定方式：骨水泥固定与生物学固定

肿瘤型假体的固定方式主要包括骨水泥固定（cemented fixation）和生物学固定，后者又称为非骨水泥固定（cementless fixation）或压配固定（press-fit fixation）。这两种固定方式均能获得假体的坚强固定，但又都有一定比例的松动概率。骨水泥固定型假体常在假体柄和骨水泥界面形成松动区域，而生物学固定型假体常由于假体柄周围应力遮挡和骨质溶解所致，两种固定方式目前均应用于临床实践中。目前尚无随机对照试验或循证医学证据对比骨水泥固定和生物学固定哪种方式更优，也没有充分的证据证明何种固定方式更便于翻修手术时假体取出。肿瘤型单纯铰链式定制假体应用早期，采用骨水泥固定的患者较多，骨水泥固定型假体曾一度被认为具有更高的松动率和假体周围感染率（Sharma，2006）。随着旋转铰链式假体的广泛应用，骨 - 假体或水泥 - 假体界面的应力明显降低，其松动率大幅降低（Chao，1985）。近年研究多集中在改进假体以更利于骨水泥固定或生物固定，以及新固定技术的开发。有研究（Sharma，2007）认为骨水泥固定假体在使用中会产生微小的骨水泥碎屑，这些碎屑导致假体周围感染和松动。Ward 等（1993）在假体体部和假体柄交接部进行多孔涂层处理，更加利于软组织附着和皮质外骨桥形成，形成生物学固定的同时阻挡髓腔内骨水泥碎屑的逸出，降低假体松动的发生率。有研究提示（Tayara et al，2021），在行假体植入手术时，髓腔扩髓应扩至与假体柄粗细相同的尺寸，而不是更大，再使用骨水泥填充假体与骨骼之间的微小间隙，在保留更多骨量的同时可以使用直径更粗的假体柄，以获得坚强固定。Langlais 等（2006）认为，对于生物学固定假体，为了获得更加稳定的固定，将假体的光滑表面改为多孔涂层表面和羟基磷灰石涂层表面，以期获得更大的接触面积，增加骨长入，此法获得了良好效果。除了这两种固定方式以外，2000 年 Biomat 公司设计出一种新型断端加压固定假体，该假体利用弹簧产生的压力作用于截骨断端，避免了应力遮挡，假体近端采用锁针固定，假体领部采用羟基磷灰石喷涂设计便于骨长入，研究表明短期内随访效果良好（Andrew，2012）。

（四）骨缺损重建方式：单纯假体与复合假体

膝关节周围保肢治疗中常见的重建方式除单纯肿瘤型假体植入外，还包括复合肿瘤型假体重建。复合方式又包括自体骨复合（autograft prosthesis composites）和异体骨段复合（allograft prosthesis composites），主要是指使用自身瘤骨灭活或自体骨移植或大段异体骨，套接于假体柄肩部，制成复合假体后再植入，并以骨水泥固定。骨组织较之金属假体是更好的骨生长爬行基质，自体骨通过长入植入骨残端以形成生物学固定，可加强对假体的骨性包裹与固定，并能提供较好的软组织附着环境（Zehr et al，1996）。Chen 等（2002）报道了使用自体瘤骨灭活后复合人工关节假体在保肢治疗中的应用，灭活骨与自体愈合后可以增加假体柄的固定长度，增加稳定性。

复合假体重建在早期应用较多，随访发现复合假体并发症和假体失败发生率高于单纯假体，可能因为异体骨和自身骨组织形成生物学固定常需较长时间，假体植入术后早期牢固性差，此外还可发生排斥反应、骨不连、骨吸收、假体及植入骨周围感染，瘤骨灭活不良导致的肿瘤复发等问题（郭卫，2003；Sharma，2007）。有学者建议将其用于年轻、预期寿命较长及需要翻修的患者。另外，随着近年假体设计和工艺上的进步，即便是较大骨缺损也可通过单纯假体重建获得良好的功能和较低的并发症发生率。

（五）软组织重建方式：物理重建与生物重建

膝关节周围骨肿瘤的切除常伴随着较大组织缺损，大量肌腱、韧带等维持膝关节稳定的腱性组织被切除。其中以胫骨近端肿瘤切除重建较为明显。胫骨近端肿瘤切除常伴随着位于胫骨结节的髌韧带止点的破坏，需要将髌韧带附着于假体表面以重建伸膝功能。然而长期以来由于髌韧带拉力大、金属假体表面难以附着等诸多原因，导致重建困难、术后功能不理想、关节稳定性差等问题。学者们曾尝试使假体附着点表面结构粗糙化、多孔化或制做金属锚点以利于附着，以及编织缝合韧带等方法，在一定程度上改善了韧带附着的强度（Inoue，2002）。近年来提出了生物学固定的理念，如通过在附着点植骨，以生物长入的方式固定韧带。Higuera 等（2005）提出使用异体骨片和重组人成骨蛋白构成增强腱锚来加强韧带附着，初期实验结果良好。

（六）儿童保肢与可延长假体

罹患膝关节周围恶性骨肿瘤的患者中很大一部分是未成年儿童，由于儿童的生长发育问题，若简单使用普通成人假体会逐渐导致双下肢不等长。此外，双下肢不等长会造成假体松动、健侧关节磨损增加、骨盆倾斜、甚至脊柱侧弯等一系列严重问题。儿童保肢目前仍是骨肿瘤保肢治疗的难点。儿童保肢手术的特殊性在于需不丢失功能的同时维持患肢长度，至成年骨骺闭合停止生长后继续使用或更换成人假体。目前研究主要集中在假体延长机制和保留骨骺及自身生长能力两方面。其中，可延长假体是最常用的方法，主要有微创可延长假体和无创可延长假体，而保留骨骺的理念主要包括可延长假体、半关节假体、骨骺微创假体等。

最早问世的可延长假体是 Stanmore 公司在 1976 年推出的第一代 Seer 系列假体，Lewis 等（1987）在此基础上提出一种旋转螺纹可延长假体（LEAP），以及其后研制了钨球充填型假体和 C 型套领型假体。它们都通过小切口调节假体的可延长部件以驱动延长假体（Mavrogenis，2012），创伤远低于假体翻修。Wilkins 等（2001）报道了 Phenix 公司无创可延长假体的初步临床应用结果，这种可延长假体在延长时将假体置于外界磁场中，通过电磁感应原理调节体内金属假体的可延长重叠部分以延长假体。相似的，Wright 公司研制的 REPIPHYSIS 假体，延长时将患肢放入预先设置好的电磁场中，假体的特制部件在电磁场中会被加热，从而软化相邻的压紧弹簧的聚乙烯，后者软化后，弹簧扩张假体延长。假体延长设备轻巧便于移动，可在门诊和社区完成。在 X 线检查的指导下，每次可延长肢体 5～20 mm（Maheshwari，2011）。原理相似的还有 Stanmore 公司的假体，通过外界磁场驱动内在电机工作来延长假体（Henderson，2012）。

临床随访发现可延长假体并发症发生率显著高于普通成人假体，可能与儿童较大的活动量、可延长假体复杂的延长机制、延长失败可能性高有关（Mavrogenis，2012）。另外，儿童在生长发育过程中骨段延长、髓腔增粗，势必会造成假体柄在髓腔内的松动。此外，微创可延长假体需要的多次延长手术增加了假体感染风险，假体周围形成瘢痕导致患肢僵直，电磁场驱动机制的可延长假体患者无法进行 MRI 检查等（Henderson，2012）。Abudu 等（2006）提出，应严格规定可延长假体植入的适应证，对预计下肢肢体短缩大于 3 cm 的患儿可考虑使用可延长假体，但对于年龄大于 11 岁的女童和大于 13 岁的男童可通过选择略长的非可延长假体来弥补生长发育导致的差值。郭卫等（2013）提出保留骨骺的半限制型肿瘤关节假体。当肿瘤局限于膝关节一侧时，肿瘤未受累侧仅截除一薄层骨片，采用细假体柄和小固定螺钉固定，以最大限度保留骨骺并牢固固定假体组件。为降低假体铰链机制所带来的应力，同时避免假体脱位，在铰链部分采用仿生半月板的高分子交联聚乙烯衬垫以配合股骨关节曲面，达到半限制固定的效果。目前，已有 10 余例患者使用了该型假体，效果良好、没有假体出现松动。长期结果还有待于观察。此外，对病变累及膝关节一侧、对侧正常的患儿设计应用儿童股骨远端或胫骨近端半关节定制或可延长假体，保留了膝关节一侧骨骺的生长能力，随访发现，此方法在一定程度上减少了患儿肢体的不等长。但由于骨肿瘤手术切除范围较大，膝关节周围支持结构常被破坏，半关节假体置换后容易出现膝关节不稳定，股骨远端易向前半脱位，半关节假体置换比较适合儿童胫骨上端瘤段切除的病例。术中，尽量修复剩余交叉韧带与半关节假体之间的连接，同时使用人工韧带缠裹于假体周围、并与侧副韧带等组织缝合固定（郭卫，2019）。

二、目前常用的肿瘤型关节假体类型

现阶段，欧美国家保肢手术主要使用以下几种组配式肿瘤型假体：GMRS（图 7-1-1）、Compress（图 7-1-2）、Stanmore（图 7-1-3）、Mutars（图 7-1-4）以及 MEGASYSTEM-C（图 7-1-5）等。

Kotz 组配式股骨 - 胫骨重建系统 KMFTR 于 1982 年首先投入使用，是第一批组配式固定铰链膝关节系统之一（Kotz，1986）。此假体股骨柄侧方有两个侧板，每个侧板有 3 个孔洞，股骨柄共有 6 个孔洞，6 枚螺钉横穿两个侧板、股骨干、骨皮质及假体柄，将假体锚定于股骨干。大部分此类假体会逐渐磨损聚乙烯套管导致松动，而且与假体体部最近的螺钉固定处是最常见的断柄部位（Campanacci，1990；Kotz，2005；Griffin，2005）。Mittermayer 等（2002）报道了 100 例患者的长期随访结果，发现最常见的导致假体失败的原因是无菌性松动（27%）。

KMTFR 系统在 1988 年被改进为固定铰链的 Howmedica 组配式重建系统 HMRS。改动内容包括：①解剖式股骨柄侧方由两个侧板改为一个（为了减轻应力遮挡）；②新的铰链设计；③新一代聚乙烯材料（Lan，2000；Ilyas，2001；Kotz，2005）；④去除了股骨柄根部的交锁钉孔为了降低断柄率。

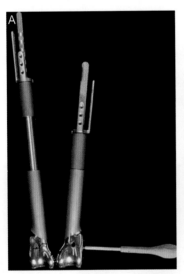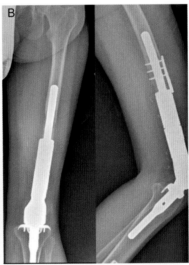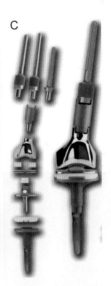

图 7-1-1　GMRS 膝关节假体
A. KMTFR 假体；B. HMRS 假体；C. GMRS 假体

Ruggieri 等（2012）回顾分析了 1983—2006 年 669 例使用 KMTFR 及 HMRS 进行肿瘤切除及重建的患者情况。整体假体折断率为 4.8%，需要进行翻修手术。KMFTR 组与 HMRS 组的假体折断率分别为 10.5% 和 3.5%，差异显著。无菌性松动率 HMRS 组（4.9%）低于 KMTFR 组（9.6%），但无显著性差异。Capanna（1991）认为，对于那些股四头肌切除范围大、全股骨置换、老年人以及肌肉力量弱的患者群体应选用 HMRS 系统假体以增强膝关节稳定性。

旋转铰链式 Global 组配式重建系统 GMRS 是由之前的 HMRS 系统进化而来，并于 2003 年投入使用。新研发的旋转铰链技术是一重大突破，可以帮助降低机械性应力，并降低发生于骨 - 假体接触面的并发症发生率（Pala，2013）。

Pala 等（2013）回顾了 2003—2010 年 295 例 GMRS 假体使用情况，发现没有假体组件断裂及假体周围骨折情况发生。无菌性松动发生率即使比固定铰链系统低，但仍是该型假体比较常见的导致假体失败的原因。在 295 例下肢假体植入病例中，无菌性松动发生率为 5%（Pala，2015）。其中 247 例为膝关节周围假体植入，无菌性松动发生率为 5%（Pala，2015）。其功能结果也很好，根据 MSTS93 评分系统，其功能评分为 24.5/30 分。

压配式骨整合是一项新颖技术，可大大降低胫骨近端及股骨远端假体重建术后骨溶解的发生率。动力压配固定式肿瘤型假体（Compress）的设计理念是，在刺激骨整合过程中使假体的生物力学更为持久和稳定，并通过刺激骨整合提高假体的远期生存率（Bini，2000；Flint，2006）。

压缩预应力假体就是基于这种设计理念。此假体通过一短牵引杆在弹簧张力作用下使骨 - 假体接触面获得高强度的压缩力量，促进负重骨增生，同时可避免应力遮挡。这类假体的设计旨在不通过长柄固定的情况下提供稳定性，兼备降低应力遮挡、减少颗粒诱导的骨溶解及增强骨 - 假体接触面骨整合等优点（Palumbo，2011；Lazarov，2015）。

与其他类型假体不同，此假体常见的并发症为无菌性松动。其原因是虽然由压缩仓内的盘形垫圈产生的压力不断被调整，但依然会出现骨长入失败。另一个比较独特的失败类型是在锚栓与主轴之间骨质骨折或碎裂。Healey 等（2013）报道了 9.7%（8/82）的失败率，包括因无菌性松动导致的接触面失败，以及假体周围骨折影响到接触面导致的无菌性松动。尽管有以上并发症的存在，此型假体 5 年及 10 年假体生存率依旧高达 85% 及 80%。

Stanmore 关节假体最早在 1949 年投入使用，是临床使用时间最长的假体。它是一种定制型假体，最初配有水泥型假体柄，但自 1991 年开始，使用羟基磷灰石喷涂的钛合金柄作为非水泥柄投入使用。假体缺损段及髓内柄部是由钛合金铸造而成。膝关节由钴铬钼合金铸造而成的旋转铰链机制连接（Unwin，1993；Kay，1994；Coathup，2013）。

Unwin 等（1996）回顾了自 1993 年起的 1001 例病例，并报道最大的失败原因为无菌性松动，在股骨远端、胫骨近端及股骨近端的无菌性松动率分别为 9.9%、6.5% 和 2.3%。Coathup 等（2013）分析了 61 例由 Stanmore 皇家骨科医院进行的股骨远端假体进行肢体重建的结果。该 61 例假体均为骨水泥柄并

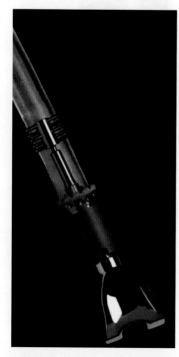

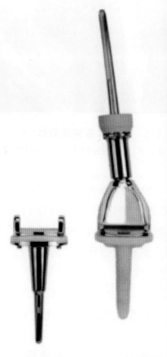

图 7-1-2　Compress 假体

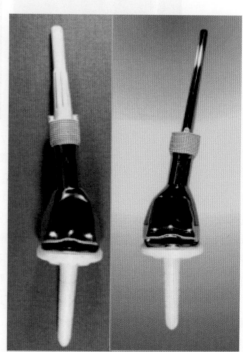

图 7-1-3　Stanmore 假体

使用羟基磷灰石喷涂领部，研究报道在 10 年随访期时，有 66% 的患者出现了喷涂领部处的骨长入，以及在 2～18 年随访期间内有 70% 的患者有影像学证据可证实喷涂颈圈处的骨长入。他们的研究还报道了此法的无菌性松动率低至 8%，5 年和 10 年假体无松动率分别为 93.7% 和 88.9%，因此假体翻修率很低。

MUTARS 系统于 1995 年首次投入使用。髓内柄根据残留股骨干前弓被制成弧形，有压配及骨水泥两种固定方式。生物柄为钛合金铸造，水泥柄为钴铬钼合金铸造，截面为交叉六边形。六边形设计可提高柄的抗旋转能力、降低松动率及断柄率。

Gosheger 等（2006）报道了 250 例 MUTARS 假体使用情况，结果与其他文献一致：感染率 12%，无菌性松动率 8%，断柄率 1.6%，MSTS93 评分良好（63%～83%）。Heisel 等（2004）分享了 100 多例 MUTARS 假体使用经验，发现最主要的并发症是无菌性松动（22%）和感染（12%）。此研究分析了各种可能影响无菌性松动发生率的因素但并没有发现显著性差异。250 例病例中没有骨 - 假体接合处骨折发生。

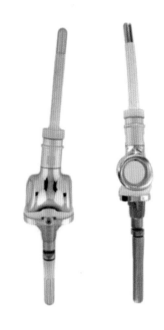

图 7-1-4　MUTARS 假体

MEGASYSTEM-C 系统由德国 Link 公司生产，2010 年开始使用。关节为旋转铰链设计，有水泥柄和生物柄两种类型假体。该假体特点是，既可以使用人工关节假体本身重建，又可以和异体骨移植复合重建，尤其是在髋关节进行复合重建具有优势。异体骨可以提供外展肌韧带的重建，假体可以提供关节的重建。

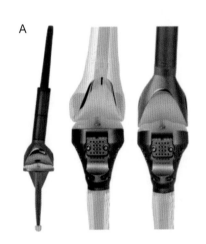
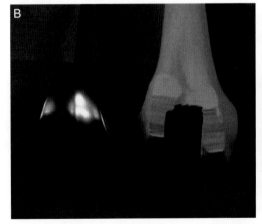
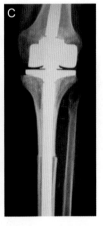

图 7-1-5　MEGASYSTEM-C 假体

A. 假体及模具安装示意图；B. 适合假体的股骨髁截骨；C. 术后 X 线平片显示铰链型膝关节表面置换

肿瘤型假体重建骨肿瘤切除后骨缺损是目前较为适宜的治疗方式，在治疗原发病的同时，为患者提供了良好的功能，近 30 年的大量相关研究大幅提高了肿瘤型假体应用范围，延长了使用寿命，并大幅降低了并发症的发生率。然而现阶段仍有不少问题亟待解决，肿瘤型人工关节的设计和使用值得进一步探索和完善。未来的研究方向应集中在：研发更加有优势的假体材料，如具有抗感染功能或强度更大、弹性模量更适宜人体的假体；设计更符合人体生物力学环境的假体，如仿生学人工关节假体的研发，降低铰链及假体柄部位的应力集中；应用 3D 打印技术；研发更加稳定的固定方式，如不局限于骨水泥或生物学固定的创新固定方式；探究更简便、高效的儿童保肢方法，如生物牵引技术等更侧重人体生长规律的技术等。未来肿瘤型人工关节假体应用充满机遇和挑战，在控制肿瘤、治疗原发病的同时获得假体持续的长期稳定使用依然是未来努力的方向。

（郭　卫）

第二节　肿瘤型膝关节假体置换术后假体生存及假体失败类型

随着抗肿瘤药物治疗的不断发展，肉瘤患者的生存率也得到了明显的提高。人工关节假体置换是膝关节周围恶性骨肿瘤切除后的常用重建方法，人工关节假体的使用也在逐年增加。以往主要使用定制式膝关节假体，近年来多采用组配式关节假体。虽然人工假体重建具有较好的功能效果，但也存在深部感染、无菌性松动、机械性失败等各种并发症。股骨远端和胫骨近端肿瘤假体置换术后的假体 5 年生存率为 57%～93%，10 年生存率为 50%～88%（Liang et al，2018）。

一、假体生存研究

近年来全世界多个治疗中心先后发表了对于不同人群、不同假体的回顾性随访研究结果。不同研究对假体失败的定义有所不同，因此在统计假体生存率方面存在一定差异。大多数研究对于假体失败的定义多包括：任何原因导致人工假体的整体翻修，非计划的部分假体的翻修，假体周围骨折，为修复膝关节稳定性而进行的软组织重建，假体非翻修取出以及截肢等。近几年的研究中，肿瘤型膝关节假体的 5 年生存率约为 50%～80%，假体部位是影响假体生存率的主要因素（Unwin，1996；Gosheger，2006；Myers，2007；Pala，2015）。

Henderson 等（2011）报道了包括美国麻省总医院、Lee Moffitt 肿瘤中心、意大利 Rizzoli 骨科中心等在内的全世界 5 个较大的骨肿瘤治疗中心，1974—2008 年 2174 名行肿瘤关节置换患者的随访数据，其中股骨远端肿瘤 951 例，失败 261 例（27.4%），最常见失败原因是假体感染（79 例，30.3%）；胫骨近端 298 例，失败 101 例（33.9%），最常见失败原因也是假体感染（45 例，44.6%）；股骨远端及胫骨近端肿瘤切除 44 例，失败 19 例（43.2%）；假体类型主要包括 GMRS、HMRS、KMRS 等。股骨远端假体 5 年生存率约为 82%，10 年生存率约为 77%，胫骨近端假体 5 年生存率约为 76%，10 年生存率约为 70%。作者同时回顾了历史文献中共 4359 例行肿瘤关节置换患者的数据，其中股骨远端 2861 例，失败 761 例（26.6%），最常见失败原因是无菌性松动（328 例，43.1%）；胫骨近端 702 例，失败 289 例（41.2%），最常见失败原因是假体周围感染（138 例，47.8%）。意大利 Rizzoli 骨科中心回顾了 2003—2010 年 247 例 GRMS 肿瘤型膝关节假体植入病例，平均随访 4 年，29.1% 的假体失败。假体 4 年生存率 70%，8 年生存率 58%（Pala，2015）。Myers 等（2007）报道了 335 例股骨远端肿瘤假体置换患者的随访数据，平均随访 12 年，其中 162 例单纯铰链假体和 173 例旋转铰链假体，单纯铰链假体最常见的并发症为无菌性松动，旋转铰链假体最常见的并发症为假体感染和机械性失败，10 年假体生存率 61%。Hardes 等（2013）报道了 59 例关节外切除、MUTARS 肿瘤型膝关节假体植入术后结果，假体 5 年生存率约为 76%，假体周围感染是最常见的并发症（37%），此外还有无菌性松动（17%）。Niimi 等（2012）报道了 63 例膝关节周围骨肿瘤切除假体置换分析结果，5 年假体生存率 73%。Sharma 等（2007）对 135 名骨水泥固定的组配式假体置换术后的患者平均随访了 57 个月，股骨远端假体术后 MSTS93 评分 28.1，TESS 评分 67%。Gosheger 等（2006）回顾性研究 250 例生物学固定六边形钛合金柄的肿瘤型假体（MUTARS 假体），平均随访 45 个月，假体周围感染 12%，无菌性松动 8%，机械性失败 1.6%，下肢假体 5 年生存率 68.5%。Morgan 等（2006）回顾性分析了美国华盛顿医疗中心肿瘤型膝关节假体植入病例数据，假体 5 年生存率 73%，10 年生存率 59%，其中儿童假体的无菌性松动发生率达到了 56%。此外，可延长假体生存率低于普通假体。Picardo 等（2012）报道了 55 例 Stanmore 假体置换术后结果，平均随访 41.2 个月，16 例发生并发症（29.1%），MSTS93 评分平均为 24.7 分，TESS 评分平均为 92.3%。Guo 等（2008）回顾性分析了 1997—2005 年 104 名行肿瘤型关节置换的患者，假体总 3 年和 5 年生存率分别为 79% 和 71%，股骨远端假体 5 年生存率为 81%，胫骨近端假体 5 年生存率为 56%，二者具有显著差异。Tan 等（2012）报道了单中心 120 例膝关节周围骨肉瘤患者随访 56.8 个月的结果，假体总 5 年和 10 年生存率为 77% 和 71%。

二、假体失败分类方法

目前肿瘤型膝关节假体置换术后的并发症发生率仍远高于普通全膝关节表面置换手术。肿瘤型人工假体置换术后并发症的发生是导致假体失败的原因，是骨肿瘤医生长期面对并积极研究解决的问题。假体失败的种类较多，目前对并发症分类暂无统一认识。1999 年 Wirganowicz PZ 等基于 64 名患者的资料将假体失败分为机械性失败（mechanical failure）和非机械性失败（nonmechanical failure）两种。机械性失败指因假体和（或）部分假体本身、假体周围骨质和假体周围软组织损坏而使患者关节正常功能受影响的一类失败。非机械性失败是指不以膝关节功能受损为原因的假体取出和翻修，如假体周围感染、肿瘤复发等。2011 年，Henderson 等进一步将假体失败分为 5 类。Ⅰ型：软组织失败（soft-tissue failure），包括任何原因导致的关节失稳、韧带、肌腱断裂和无菌性伤口不愈合；Ⅱ型：无菌性松动（aseptic loosening），包括临床和影像学的松动证据；Ⅲ型：结构性失败（structural failure），包括假体周围骨折、假体折断、脱位和骨性支持结构不完整等；Ⅳ型：假体周围感染（infection），包括需要进行部分或全部假体取出翻修的假体周围感染；Ⅴ型：肿瘤复发（tumor progression），包括威胁到假体的局部肿瘤复发或进展。其中作者将Ⅰ～Ⅲ型失败归类为 Wirganowicz PZ 分型中的机械性失败，将Ⅳ、Ⅴ型失败归为非机械性失败。但该分类并未包含可延长假体和复合假体。

肿瘤型人工假体的发展伴随着外科技术的进步、假体设计的完善、假体材料的优化等，不同时期导致假体失败的并发症也不尽相同。20 世纪 70—80 年代是肿瘤型人工假体开始大规模使用的时期，假体机械性失败、假体周围感染和无菌性松动是常见的假体失败的类型。20 世纪 80—90 年代，随着假体设计和材料的进步，假体机械性失败的比例下降，假体周围感染和无菌性松动更为多见。20 世纪 90 年代后期至今，假体结构失败的比例进一步下降，假体周围感染、无菌性松动成为最常见的并发症，软组织覆盖和伤口问题、肿瘤复发的比例有所上升。

（一）假体周围感染

假体周围感染是目前文献报道中最常见、对假体威胁最大的并发症，是继局部肿瘤复发导致保肢术后截肢的第二位原因，可导致约 30% ~ 80% 患者截肢（Manoso，2006），预防和治疗假体周围感染是保肢治疗中的棘手问题。假体周围感染的诊断主要包括感染的典型临床表现和病原学诊断依据。参考各国或各中心的感染诊断标准，应用较多的有国家疾控中心等发布的外科手术部位感染的诊断治疗指南（Mangram，1999）。目前关于假体周围感染的研究主要集中在假体周围感染的临床表现、病因学分析和预防治疗手段等方面。Henderson 等（2011）报道了全世界 5 个较大的骨肿瘤治疗中心肿瘤关节置换患者的随访数据，股骨远端假体 951 例，胫骨近端假体 298 例，假体周围感染都是最主要导致失败的原因，股骨远端感染 79 例，占总失败例数的 30.3%，胫骨近端感染 45 例，占总失败的 44.6%。作者发现单纯铰链关节假体的假体周围感染发生率要显著多于旋转铰链关节假体。在其回顾文献中的 2861 例股骨远端假体置换患者中，假体感染 155 例，约占全部失败的 1/5；胫骨近端 702 例患者中，假体感染 138 例，约占到全部失败的一半。意大利 Rizzoli 骨科中心回顾了 2003—2010 年 247 例 GRMS 肿瘤型膝关节假体植入病例，平均随访 4 年，假体周围感染也是最主要导致假体失败的原因，约占全部假体置换的 9.3%，占全部假体失败的 1/3（Pala，2015）。Myers 等（2007）报道了 335 例股骨远端肿瘤假体置换患者结果，平均随访 12 年，其中旋转铰链假体最常见的并发症为假体感染和机械性失败。Hardes 等（2013）报道了

59 例关节外切除、肿瘤型膝关节假体植入术后结果，假体周围感染是最常见的并发症（37%），其次为无菌性松动（17%）。Gosheger 等（2006）回顾性研究了 250 例生物学固定六边形钛合金柄的肿瘤型假体（Mutars 假体），平均随访 45 个月，假体周围感染（12%）也是最常见的假体并发症。股骨远端假体周围感染的平均出现时间约为 45 ± 56 个月，胫骨近端假体周围感染的平均出现时间约为 46 ± 74 个月，但一半以上的假体周围感染发生在术后前两年。术后早期假体周围感染发生率高，多出现于术后 1 年左右，但亦不乏术后较长时间后的感染。而感染一旦出现，完全控制常需 1 年时间（Morii，2013）。

导致假体周围感染的因素混杂众多，现有研究报道的危险因素包括手术部位、手术时间、手术室无菌条件、术者的外科操作技术、软组织切除范围、内植入物体积、可延长假体、恶性肿瘤病史、放疗、化疗等。Berbari 等在 1998 年进行的病例对照研究中发现，关节假体外的感染灶、美国国家感染检测系统外科患者风险评分 1～2 分、恶性肿瘤和关节置换手术史等均是假体感染的高危因素。Jeys 等（2005）对 1264 名假体置换术后患者随访 5.8 年，136 名患者出现假体周围感染，其中凝血酶阴性的葡萄球菌是最常见的致病菌，假体周围感染的高危因素包括胫骨近端假体、可延长假体和放疗。McDonald 等（1990）回顾分析了 304 名下肢假体置换术后患者，感染是最常见的并发症，化疗患者的术后假体感染发生率显著高于未化疗者。Griffin 等（2005）研究认为化疗对假体周围感染的影响并不显著。Morii 等（2013）分析了 57 例膝关节肿瘤假体术后感染的患者数据，假体 10 年生存率为 41.6%，软组织覆盖和软组织条件是影响假体周围感染的重要因素。相似的，Hardes（2006）回顾性分析了 30 例肿瘤型假体置换术后假体周围感染患者，患处软组织条件欠佳是导致假体周围感染的重要因素。

假体周围感染的治疗常较为困难，甚至因此截肢，目前尚无公认的治疗方案。但研究发现单纯口服或静脉使用广谱抗生素常常难以奏效，尤其是对于深部或严重感染者，或演变为长期慢性感染。假体周围感染绝大多数需进行翻修手术治疗，彻底清除感染灶。对于大多数的感染患者，一般选择二期翻修，研究发现二期翻修成功率远高于一期翻修，二期植入假体应当在化疗结束后进行。在翻修手术时改善软组织覆盖条件也十分重要。Morii 等（2013）分析了 57 例膝关节肿瘤假体术后感染的患者，发现二期翻修成功率要显著高于一期翻修。Wang 等（2007）回顾性分析了 32 例假体周围感染患者，发现一期假体翻修手术的感染根治成功率为 42.9%（3/7），二期假体置换感染根治的成功率为 81.8%（9/11），截肢根治感染的成功率为 100%。二期假体翻修手术是治疗肿瘤型关节假体置换术后深部感染的首选办法（图 7-2-1），一期假体翻修手术需慎重。Hardes（2006）回顾性分析了 30 例肿瘤型假体置换术后假体周围感染患者数据，6 例患者因感染截肢，4 例行旋转成形术，19 例保肢患者中 14 例行二期翻修手术，其中 13 例成功。

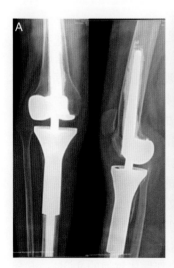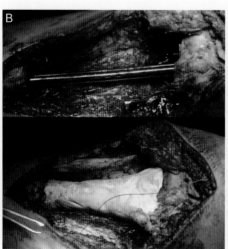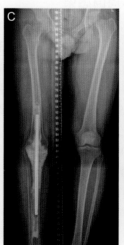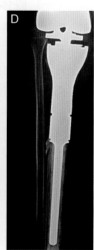

图 7-2-1　胫骨近端假体置换术后感染，行二期翻修术

A. 胫骨近端假体置换术后感染 X 线平片未见异常；B. 术中取出假体，放置骨水泥占位器；C. 旷置术后 X 线平片；D. 感染控制后行二期翻修术

Manoso 等（2006）提出针对假体周围感染行假体取出、抗生素骨水泥临时假体置入并积极更换、静脉抗生素治疗、清创手术以及软组织游离覆盖假体等方法的联合应用可较好地应对假体周围感染。

　　大量研究证明，假体周围感染的治疗是复杂而困难的，所以预防假体周围感染十分重要。大量研究中都强调了预防假体周围感染的有效措施包括：改善手术室无菌条件，提高术者的手术技术和对假体操作器械的熟悉程度，加强无菌观念，适当增加假体的软组织覆盖，例如胫骨近端假体常规行腓肠肌内侧头转位覆盖，术前半小时及术中抗生素的应用和围术期抗生素的使用，根据所在医院和地区的细菌感染谱经验选取广谱抗生素治疗，患者宣教，术后复查及术后有创操作时应用抗生素预防及治疗。Kawai 等（2000）研究发现腓肠肌皮瓣覆盖胫骨近端假体不仅提供了较好的功能，亦提供了较好的软组织附着，并且覆盖于假体表面，一定程度上降低了假体感染的概率。此外，目前很多研究还侧重于假体自身抗菌性能的研究，如混合抗生素骨水泥、抗生素涂层、抗生素缓释剂等（Nair, 2008）。Furno 等（2004）研究发现银离子因其强氧化性被证明具有良好的抗菌活性。此外，银离子与钛合金具有良好的相容性，与目前假体表面所使用的羟基磷灰石涂层也能良好符合，且对骨长入无影响。Ghani 等（2012）观察到将银离子镀层复合钛合金后，银离子通过自钝化过程在假体表现形成一层抗腐蚀膜，具有较好的抗假体周围感染的能力。

（二）无菌性松动

　　无菌性松动是主要的假体失败原因之一（图 7-2-2）。无菌性松动呈渐进性发展的过程，可导致假体折断、膝关节不稳定、关节下沉等，进而危及假体功能，最终导致假体失败和翻修（图 7-2-3）。Taylor 等（1998）通过遥感侦测技术测量了人在多种路况行走和休息时下肢的受力情况，发现由于股骨前弓角等生理结构的存在，股骨远端和胫骨近端大段缺损行假体置换术后，会在假体柄 - 水泥或假体柄 - 髓腔骨界面产生应力，应力长时间的作用导致了无菌性松动的发生。此外，回顾性研究观察到无菌性松动在儿童患者的发生率明显高于成人，多由于未成年儿童的生长发育因素势必会影响假体柄固定处的髓腔结构，从而导致松动的发生。Golishd 等（2011）回顾性分析美国华盛顿医疗中心肿瘤型膝关节假体植入的病例，儿童假体的无菌性松动发生率达到了 56%，显著高于成人肿瘤型膝关节假体。文献中报道的关于无菌性松动的研究主要集中在其发病率、病因学讨论及治疗和改进手段等方面。早期 Unwin 等（1996）回顾性分析了 1001 例定制型肿瘤假体置换病例数据，股骨远端 493 例，胫骨近端 245 例，预测 10 年内，股骨下段无菌性松动发生率为 32.6%，胫骨上段无菌性松动发生率为 42%，作者亦提出股骨远端假体松动与患者年龄和骨缺损体积相关。近些年文献报道的无菌性松动发生率有所下降。Henderson 等（2011）报道了全世界 5 个较大的骨肿瘤治疗中心 1974—2008 年 2174 名行肿瘤关节置换患者的随访数据，其中股骨远端肿瘤 951 例，无菌性松动 65 例（6.8%），约占全部股骨远端假体失败的 1/3，松动发生时间为 75±62 个月；胫骨近端 298 例，无菌性松动 14 例（4.7%），约占全部胫骨近端假体失败的 13.9%，松动发生时间为 76±56 个月。在作者回顾的历史文献中包含 4359 例行肿瘤关节置换患者，其中股骨远端 2861 例，无菌性松动 328 例（11.5%），约占全部假体失败的一半，胫骨近端 702 例，无菌性松动 62 例（8.8%），约占全部失败的 1/5。可见无菌性松动的发生率与假体部位有关，在全身各关节部位中，膝关节周围发生率最高，股骨远端多于胫骨近端。Myers 等（2007）报道了 335 例股骨远端肿瘤假体置换患者结果，平均随访 12 年，其中 162 例单纯铰链假体和 173 例旋转铰链假体，单纯铰链假体最常见的并发症为无菌性松动，并显著多于旋转铰链假体。意大利 Rizzoli 骨科中心（Pala, 2015）回顾了 2003—2010 年 247 例肿瘤型膝关节假体植入病例，平均随访 4 年，无菌性松动发生率为 5.6%。假体的固定方式常被认为是影响无菌性松动的主要因素。从时间角度观察，早期较多回顾性文献报道骨水泥固定假体具有更高的松动率。Horowitz 等（1991）研究认为，近年来文献中报道的无菌性松动率有所降低的原因，可能是由于生物学固定假体的大量应用及其较低的松动率所导致。研究发现，生物学固定虽然早期稳定性没有骨水泥固定假体稳定，但假体柄周围骨质重塑会使生物学固定柄更加牢固（Hardes, 2006）。亦有研究显示骨水泥固定与生物学固定假体间无菌性松动发生率并无显著差异，骨水泥固定也可以获得长期稳定。Mangram(1999) 等研究发现，聚甲基丙烯酸甲酯骨水泥固定的本质是水泥微结构渗入骨小梁以及骨小梁长入骨水泥微结构

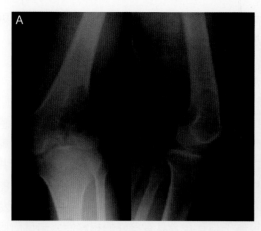
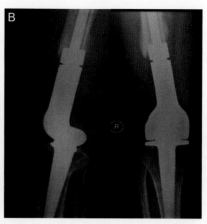

图 7-2-2　患者男性，50 岁，股骨远端骨巨细胞瘤，瘤段切除、人工假体置换术后 5 年股骨侧假体柄松动
A. 术前 X 线平片显示肿瘤累及股骨远端；B. 术后 5 年随访 X 线平片

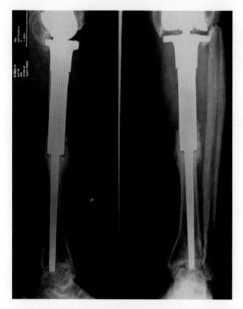

图 7-2-3　胫骨近段肿瘤假体置换术后 X 线平片显示假体柄松动、假体下沉

间，达到生物学固定。因此，骨水泥固定假体翻修时，髓腔内表面的骨小梁微结构被暴力破坏，其翻修后的松动率也较高。无菌性松动是较晚发生的一类假体失败，而假体周围感染发生普遍早于无菌性松动，因而，假体周围感染的这部分病例，没有为无菌性松动的发生留有充分时间。Ruggieri 等（2009）认为生物学固定假体应用时间较短，简单对比两种固定方式与无菌性松动发生率并不科学。目前仍无随机对照试验比较这两种固定方式，并且由于众多因素限制，无菌性松动又是出现时间较晚的并发症，未来进行类似试验也较困难。

有学者认为无菌性松动是导致假体出现并发症的过程而非结果。分析无菌性松动时，除假体固定方式外，还应考虑诸如假体设计及材料、随访距手术时间、年龄及活动量、患者病理类型和预计生存期、部位、当地医疗条件、术者手术技巧和熟练程度、是否为翻修手术等因素的影响。目前有很多研究是单因素研究的结果，开展无菌性松动的多因素病因学分析十分重要。此外，无论何种固定方式，获得假体长期稳定的固定是所有研究的目的。近年来，为了使假体柄更加利于和骨质形成牢固固定，假体设计者对假体柄进行一系列改造和修饰。例如羟基磷灰石喷涂设计、羟基磷灰石复合磷酸三钙喷涂设计、钛珠烧结、支架粉末沉积、孔隙占位、金属丝定向编织构建金属微孔表面等设计。Blunn 等（2000）发现在羟基磷灰石涂层的生物学固定柄中，在紧邻假体柄周围的骨质中并未观察到无菌性松动的典型透亮区，其周围的外侧皮质骨却有不同程度的疏松发生。通过有限元分析后发现，将羟基磷灰石喷涂仅用于假体柄的 1/3 而不是全部假体柄将有效减少应力遮挡和外侧皮质骨溶解。Race 等（2011）研究提示，对假体柄交接部进行羟基磷灰石喷涂有利于假体外侧皮质外骨桥的形成。但皮质外骨桥是否能有效降低松动尚需长期随访结果。Myers 等（2007）研究发现羟基磷灰石喷涂设计降低了假体松动的概率，其随访的 192 例羟基磷灰石喷涂的股骨远端假体 10 年翻修率降低了 24%。此外，Zimmer 公司的钽合金骨小梁材料被应用于髋关节假体并取得良好效果。Holt 等（2009）使用钽金属骨小梁定制 4 例股骨远端和 1 例胫骨近端假体，平均随访 81 个月，功能良好，未出现过假体周围骨质溶解等松动迹象。3D 打印技术，特别是金属 3D 打印技术的出现和应用，是金属微孔表面技术的一个突破性进展。3D 打印的特点在于可以实现自由构建空间构型。通过 3D 打印可以实现孔径大小可控甚至是梯度孔径、高孔隙率、孔径之间互相连通等，利于宿主骨的长入，有效降低金属假体的弹性模量，并可完成假体的个体化制造。Compress 假体通过增大假体与骨接触面积、减轻应力遮挡的设计，用外科技术对假体和骨界面加压来预防松动的技术不失为一种全新的理念。该假体通过断端加压技术使假体和截骨端形成一定压力，还避免了长节段髓内针置入对髓腔内骨质的破坏，极大减少了应力遮挡及骨水泥碎屑所导致的松动，促进了骨与假体接触面骨长入（Bhangu，2006；Andrew，2012）。Bini 等（2000）对 1 例假体置换术后 10 个月的截肢标本观察发现，在 79% 的骨与假体接触面有骨组织形成和长入。

（三）假体结构性失败

假体结构性失败主要包括假体折断、假体周围骨折、假体衬垫磨损、假体脱位等并发症，也是较为常见的一类假体置换术后并发症（图 7-2-4）。Henderson 等（2011）报道了包括美国麻省总医院、Lee Moffitt 肿瘤中心、意大利 Rizzoli 骨科中心等在内的全世界 5 个较大的骨肿瘤治疗中心，1974—2008 年 2174 名行肿瘤关节置换患者的随访数据，其中股骨远端假体 951 例，发生结构性失败者 60 例（6.3%），约占全部股骨远端假体失败的 23%；胫骨近端假体 298 例，发生结构性失败者 19 例（6.4%），约占全部胫骨近端假体失败的 18.8%。对历史文献中 4359 例肿瘤关节置换患者数据进行分析发现，其中股骨远端假体 2861 例，发生结构性失败者 163 例（5.7%）；胫骨近端假体 702 例，结构性失败者 52 例（7.4%），均占各部位假体失败的 1/5。Myers 等（2007）报道了 335 例股骨远端肿瘤假体置换患者结果，平均随访 12 年，旋转铰链假体最常见的并发症为假体感染和机械性失败。Gosheger 等（2006）回顾性研究 250 例生物学固定六边形钛合金柄的肿瘤型假体（Mutars 假体），平均随访 45 个月，机械性失败 1.6%。Pola 等（2015）回顾了意大利 Rizzoli 骨科中心 2003—2010 年 247 例 GRMS 肿瘤型膝关节假体植入病例，平均随访 4 年，未出现机械性失败。

从时间角度分析，假体结构性失败早年较多，近年来有逐渐减少趋势。这与近 30 年来假体设计、假体材料科学和固定技术的进步密不可分。Crowninshield 等（1980）发现假体的长期使用和折断与假体植入后的应力分布密切相关。这与假体柄长、直径、假体柄弹性模量、骨水泥摩擦系数和弹性模量密切相关。早期的聚丙烯酸假体、不锈钢假体等因材料性能不足而退出历史舞台，钴铬钼合金和钛合金假体出现后机械性失败大幅减少，钛铝钒合金具有较好的组织相容性和耐腐蚀性，以及与人体相宜的弹性模量，减少应力遮挡的问题（Svesnsson，1977）。组配式假体的出现也更加方便了假体翻修。然而，假体结构性失败发生率虽有大幅降低，但仍不能被消除。随着假体使用时间的延长，假体局部损伤累积造成的金属疲劳，以及暴力外伤也是近年假体结构性失败发生的常见原因。近年来研究多集中在假体材料的深入优化、假体固定方式和生物力学研究方面。Zeegen（2004）对于假体柄进行改进设计，如符合股骨前弓的弧形柄和带有侧边凹槽的多边形柄等，更加有利于假体柄的固定，提高了抗旋转稳定性。Gosheger 等（2006）回顾性研究 250 例生物学固定，横截面为六边形的钛合金假体柄肿瘤型假体（MUTARS 假体），平均随访 45 个月，机械性失败发生率仅有 1.6%。Griffin 等（2005）对 99 例生物学固定的股骨远端假体研究发现，较多的截骨长度和较细的假体柄是假体机械性失败的高危因素。对膝关节生物力学分析发现，较长的假体柄长度和较大的假体柄直径能够明显降低假体折断、松动等并发症的发生率，在骨缺损段较大时优势更为明显。有研究提示假体柄直径小于 13 mm 是假体柄折断的高危因素。但这一结果在东亚地区临床操作中并不现实，临床操作中使用的假体柄直径多为 10 ~ 12 mm。假体柄折断位置在假体柄应力集中部位，多位于假体柄的根部（图 7-2-5）。

聚乙烯衬垫磨损在早期应用单纯铰链式假体时发生率曾高达 42%（Capanna，1994）。在旋转铰链式假体出现后明显下降。近年应用于临床的超高分子交联聚乙烯，机械强度更高，耐磨性、抗蠕变性能更好，衬垫磨损率更低。但随着人工假体使用时间的延长，聚乙烯衬垫磨损的问题亦不可忽视（Biau，2006）。Myers 等（2007）对 335 例股骨下段假体重建患者的长期随访中发现，55 例需要更换衬垫，并且初次术后平均更换衬垫的时间是 11 年，有些患者可能需要多次更换。目前部分观点认为应积极更换衬垫，否则会导致无菌性松动等其他并发症。

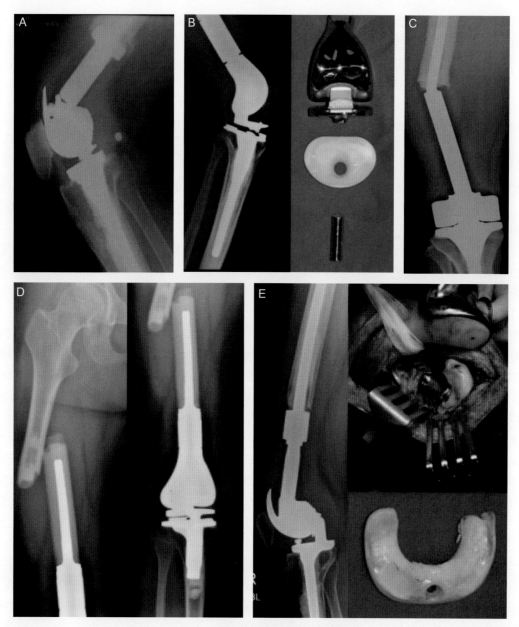

图 7-2-4　各种机械性失败并发症
A. 假体断裂；B. 旋转轴断裂；C. 假体柄断裂；D. 假体周围骨折；E. 衬垫磨损伴脱位

历史文献中关于旋转铰链式膝关节肿瘤假体脱位的报道较少，主要与假体的工业设计有关。目前大多数厂家生产的假体胫骨部件均按膝关节牵开大于 39 mm 才可脱位的设计标准制做。Ward 等（2003）通过对国际上较常见的 6 种假体胫骨旋转部件进行生物力学分析发现，胫骨侧部件如果长度小于 4.5 cm，则有较高的风险发生脱位，这类胫骨部件不应用于软组织广泛切除的肿瘤患者。研究还发现，假体旋转平台旋转轴长度越短，锥度越大，导致关节不稳和脱位的可能性越大。目前临床上相当一部分假体脱位是由受外界暴力导致的旋转轴、铰链轴或衬垫损伤所致，对铰链机制和铰链部分材料的改进是未来的发展方向。

（四）其他并发症

髌骨并发症因发生率低、症状不典型而容易被忽视，多由解剖学、生理学和外科手术后关节力线重建

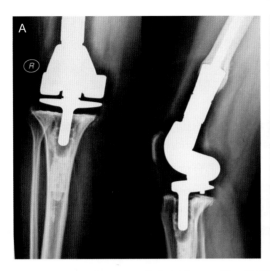
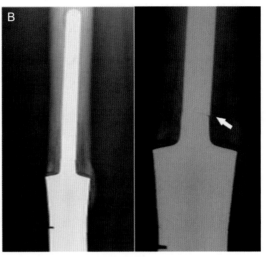

图 7-2-5　患者女性，28 岁，股骨远端骨肉瘤术后 5 年假体柄根部折断
A．术后 X 线平片显示假体置换；B．仔细观察假体柄部可见断裂表现（白色箭头所示）

欠佳等原因共同造成。常表现为膝关节周围的慢性疼痛，严重者可影响膝关节功能，多由髌骨关节面撞击胫骨平台及平台上的聚乙烯衬垫导致。Schwab 等（2006）对 35 例股骨下段旋转铰链式膝关节植入患者随访发现，27 例出现髌骨并发症，其中以髌骨撞击（26%）及低位髌骨（21%）最常见（图 7-2-6）。髌骨撞击及低位髌骨大多由于膝关节线异常造成，可能会影响功能状态，但不一定引起髌骨疼。Insall-Salvati 指数是指膝关节 X 线侧位相髌腱止点到髌骨关节面下极的距离与髌骨关节面长度的比值。发生髌骨撞击的患者 Insall-Salvati 平均指数为 0.9，明显低于无撞击发生的患者指数 1.4。目前的观点认为对于髌骨引起的膝关节疼痛患者，因翻修或其他原因需要再次手术时应考虑进行髌骨表面置换以缓解症状。

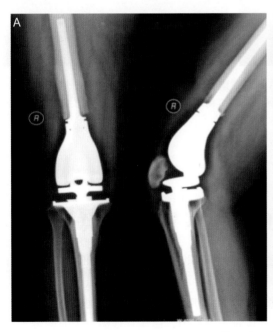
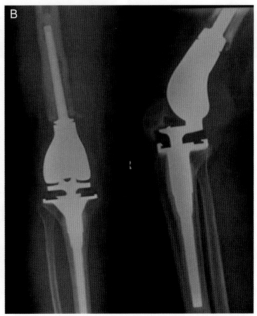

图 7-2-6　股骨远端置换术后假体髌骨并发症
A．术后 3 个月 X 线平片提示低位髌骨；B．术后 36 个月 X 线平片可见髌骨低位、髌骨撞击，股骨假体柄松动

（五）胫骨近端假体伸膝装置的问题

胫骨近端肿瘤型假体重建在所有部位保肢手术中满意度最差、并发症发生率最高（Eckardt，1991；Horowitz，1991；Mavrogenis，2013）。其问题根源在于伤口缺少软组织覆盖以及不恰当的伸膝装置重建方法。腓肠肌内侧头无论对于重建伸膝装置还是进行伤口覆盖都是最好的选择，而且可降低感染率（Malawer，1989）。

大量研究报道了各种各样的黏附伸膝装置及覆盖胫骨近端假体的技术，如：使用螺钉、缝线、环扎及机械性钳夹直接将伸膝装置固定在假体上；使用假体上的羟基磷灰石进行生物学固定加强；在腱性-假体接触面进行自体骨移植；使用人造韧带（图7-2-7）以及人工合成材料，如聚乙烯补片；腓骨移位术；带血管蒂肌瓣及混合使用的方法，但人造韧带及人工合成材料可导致滑膜炎、感染等（Bickels，2001；Oddy，2005）。直接将伸膝装置黏附于假体表面对于提供初期机械性稳定很重要，但需要时间愈合及瘢痕化。Malawer（1989）认为使用腓肠肌内侧或外侧肌瓣可以更好地为伤口愈合及伸膝装置生物学重建提供血供并可降低感染率。

Mavrogenis 等（2013）报道了1985—2010年225例胫骨近端肿瘤型膝关节置换伸膝装置重建术患者的临床结果。大部分病例（167/225）通过不可吸收缝线穿入假体前方孔洞，将伸膝装置无张力地缝合至临近假体的腓肠肌肌瓣。直接将髌韧带缝合至包裹腓肠肌肌瓣的假体上，无论是否使用人造韧带，均可减少伸直受限的发生。使用腓肠肌肌瓣来增强伸膝装置强度的同时也可更好地覆盖伤口，对于那些因肿瘤切除范围过大导致腓肠肌不完整、老年或放化疗导致的腓肠肌萎缩的患者，建议使用人造韧带或合成材料来增强伸膝装置功能。

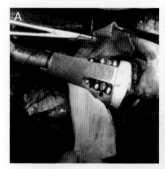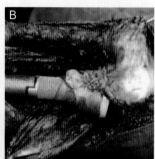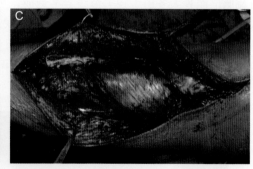

图 7-2-7　使用 LARS 韧带重建髌韧带止点

A. 将 LARS 韧带包裹胫骨近端并缝合固定；B. 将髌韧带缝合至 LARS 韧带上；C. 使用腓肠肌内侧头肌瓣覆盖胫骨假体

（王冀川）

第三节　肱骨上段肿瘤切除人工关节假体置换术

成人肱骨上段是高度恶性骨肿瘤最好发的部位之一，也是成骨肉瘤的第三好发部位（Wittig，2002；Kumar，2003）。肱骨上段的恶性骨肿瘤常有明显的骨外软组织肿块。以往手术多以肩胛带截肢为主，随着新辅助化疗的开展，保肢治疗已成为主要的外科治疗方式。约90%的肱骨上段恶性肿瘤可行保肢术，肱骨近端原发肿瘤切除后的重建方式包括人工假体、异体骨关节移植、自体骨移植和关节融合等。由于并发症少、功能恢复快等优点，使用人工假体重建肱骨上段的骨缺损已成为最主要的功能重建方法（Ross，1987；Olsson，1990；Malawer，1995）。术前必须确定恶性肿瘤尚未累及神经血管束和胸壁。对肱骨上段高度恶性肿瘤采用Ⅰ型切除术局部复发的风险比Ⅴ型切除术要高（Malawer，1991）。肱骨上段也是转移癌的好发部位，外科治疗多采用瘤段切除、肱骨近端肿瘤型人工假体置换的治疗方式。

一、肱骨上段肿瘤切除的分型

对于累及肩部的恶性肿瘤，约95%的病例可以施行保肢术，肱骨上段恶性肿瘤切除最常见的术式是 I 型和 V 型切除（图 3-3-16），每种方式又根据是否保留三角肌等外展肌群分为 A、B 两类。对于肱骨上段肿瘤累及肩关节或肩胛盂的病例，可采用 Tikhoff-Linberg 切除术或其改良术式（V 型），切除范围可以包括肩胛骨、锁骨、肱骨上段和所有起于或止于病变骨上的肌肉，而后用假体重建肱骨上段的骨缺损。术前应对肿瘤进行外科分级，严格掌握手术的适应证，术前必须确定恶性肿瘤尚未累及神经血管束和胸壁。

二、术前准备

1. **影像学检查** 影像学检查是切除肱骨上段和肩胛带恶性肿瘤的关键。常用的检查有 X 线平片、CT、MRI、动脉造影和骨扫描。用 CT 检查骨皮质的变化，辅助 MRI 检查胸壁、锁骨和腋窝的情况。用 MRI 检查肿瘤的范围，确定骨的切除长度。用血管造影检查了解肱动、静脉与肿瘤的关系，有无血管变异等。

2. **术前活检** 对肱骨上段肿瘤的术前穿刺或切开活检，应经三角肌前部入路，禁忌经过胸大肌三角肌间隙做活检。因为后者会使肿瘤细胞播散到三角肌胸肌筋膜、肩胛下肌和胸大肌，严重影响肿瘤的局部扩大切除。

3. **保肢适应证和禁忌证** 肱骨上段切除重建术适用于肱骨上段和肩胛带的高度恶性骨肉瘤、部分低度恶性骨肉瘤以及累及到肱骨的某些软组织肉瘤。对上述肉瘤能否实施保肢术取决于肿瘤的发生部位和肿瘤特性。恶性肿瘤累及神经血管束或广泛累及临近胸壁是保肢术的绝对禁忌证。不正确的活检或病理骨折的血肿使肿瘤污染手术区域、局部有淋巴转移是保肢术的相对禁忌证。对有病理骨折的病例，可先采用化疗和外固定治疗，如果对化疗的临床反应良好，病理骨折有愈合的迹象，再采用保肢术治疗。

三、手术方法

为了确保安全地切除肉瘤，首先经前切口自喙突向下沿三角肌胸大肌间隙进入，于肱骨头水平向外切断部分三角肌。向内探查腋部和肱骨上部的神经血管束，最后一次判断肉瘤能否扩大切除。如果保肢术不能扩大切除肉瘤，再改做肩胛带截肢术。这时胸前的皮肤仍能用于肩胛带截肢术而不致使截肢术受影响。根据术前的影像学检查，对肱骨上段的肿瘤，在肿瘤远侧 3～5 cm 处截断肱骨，对于术前化疗效果好的患者，截骨长度离肿瘤边缘也可以稍短。测量切下来的肱骨长度，选择比它短 2～3 cm 的假体。假体稍短，利于软组织覆盖及伤口闭合。用肱骨上段的人工假体重建骨缺损效果良好，这种方法适用于肱骨上段经肩关节内切除术（I 型）和经肩关节外切除术（V 型）的重建。

（一）关节内切除重建

对未侵犯肩胛骨的肱骨上段肿瘤，可以进行保留肩胛盂的经关节内手术，广泛切除肱骨上段，而后利用人工肱骨上段假体进行置换。此手术适用于：① 肱骨上段低度恶性骨肿瘤（I A / B 期），如破坏广泛的骨巨细胞瘤；② 肱骨上段高度恶性，但对化疗等辅助治疗敏感的肿瘤（Ⅱ A / B 期），如骨肉瘤。手术多采用全身麻醉或臂丛联合颈丛阻滞。患者仰卧位，患侧垫高。

1. **切除肿瘤** 采用 Henry 切口，梭形切除活检通道，注意保护头静脉，游离后将其牵向内侧保护，切断部分三角肌前部纤维止点，自三角肌胸大肌间隙进入，向外侧翻起三角肌皮瓣（图 7-3-1）。探查腋神

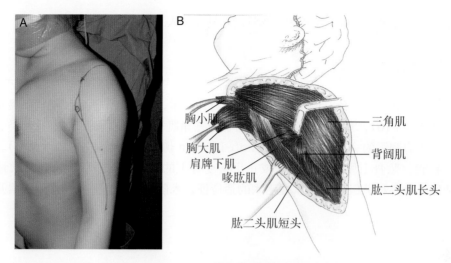

图 7-3-1　肱骨近端肿瘤切除
A．手术切口；B．手术入路及显露示意图

经及三角肌是否受累，如受累则予以切除（Frassica，1987）。于肿瘤外正常组织中切断胸大肌在肱骨的止点，连同肿瘤切除或部分切除肱肌、喙肱肌、肱二头肌，向内侧牵拉上述遗留的肌肉并填塞纱布止血，向内侧推移保护神经血管束。在外侧切断三角肌肱骨止点，于外后侧切除或部分切除肱三头肌，距肿瘤边缘 3 ～ 5 cm 处截骨，向上掀起瘤段骨，根据肿瘤的累及程度切断肩袖肌及关节囊，完整切除肱骨上段（图 7-3-2）。如果肿瘤沿骨髓腔向下生长累及肱骨下段，则需要做全肱骨切除。此时，切口需要向下、向后方延伸，直至尺骨鹰嘴处（图 7-3-3）。

2．**肱骨上段人工假体重建**　肿瘤离体后充分止血并进行肩关节重建。一般采用单纯肱骨近端的半关节假体置换，假体多为钛合金制成。由于全关节假体存在肩胛盂部件的松动问题，而功能并不优于半关节假体置换，因此临床上多选择肱骨上段的半关节置换。当采用定制式假体重建时，除注意假体与瘤骨等长或略短外，更要注意髓内柄插入部分的粗细合适。由于上肢假体对负重要求较低，且肱骨髓腔直径较小，因此假体柄应较下肢相应缩小（多在 8 ～ 10 mm）。假体固定多采用骨水泥固定。安装时应注意保持假体肱骨头在上肢保持中立位时旋后 30°，以对应肩胛盂（图 7-3-4）。待骨水泥固定牢靠后，应将残留的肩袖和关节囊在假体肱骨头周围做紧缩缝合，重建肩关节的软组织稳定，如果有条件的话，最好使用 LARS 韧带缠裹于人工假体外面，向上于残留关节囊紧密缝合（图 7-3-5），并尽量重建各肌肉止点，避免假体术后脱位。术后患肢需外层固定 4 ～ 6 周，以便于软组织愈合。全肱骨假体置换时需要同时做肘关节置换，术中注意游离、保护桡神经，安装假体时可将桡神经前置（图 7-3-6）。

重建后的肩关节有完好的外形，并有部分外展功能，但一般外展上举前臂功能较差。若肿瘤侵犯范围较大，三角肌及腋神经连同肿瘤一起切除者，可能完全丧失肩关节外展功能。肱骨上段人工关节假体重建很少发生假体折断、松动、感染等并发症，但远期容易出现假体向上脱位。

（二）关节外切除重建

肱骨上段恶性肿瘤累及关节囊或肩胛骨时，如进行保肢手术就需要进行肩关节外肿瘤切除，即 Tikhoff-Linberg 手术（图 7-3-7）。该术式 Liston 在 1819 年就已提到，后经完善而成为经典手术，1928 年 Linberg 将其写进他的著作并命名，随后被广泛应用于肩胛带恶性骨肿瘤的外科治疗中。因此 Tikhoff-Linberg 手术先于下肢保肢手术百余年。上肢能在缺乏有效的化学辅助治疗的情况下保留肢体是因为：①肩胛骨和肱骨上段被发达丰满的肌肉所包绕，可以进行广泛性或根治性切除；②上肢不要求切除肿瘤后的肢体与健侧肢体等长或接近等长，因此不受年龄与病骨是否成熟的限制；③切除肿瘤后的连枷肩虽然外观不好，丧失了肩的外展与前臂上举的功能，但完好的肘、腕、手功能是患者愿意接受的；④近年

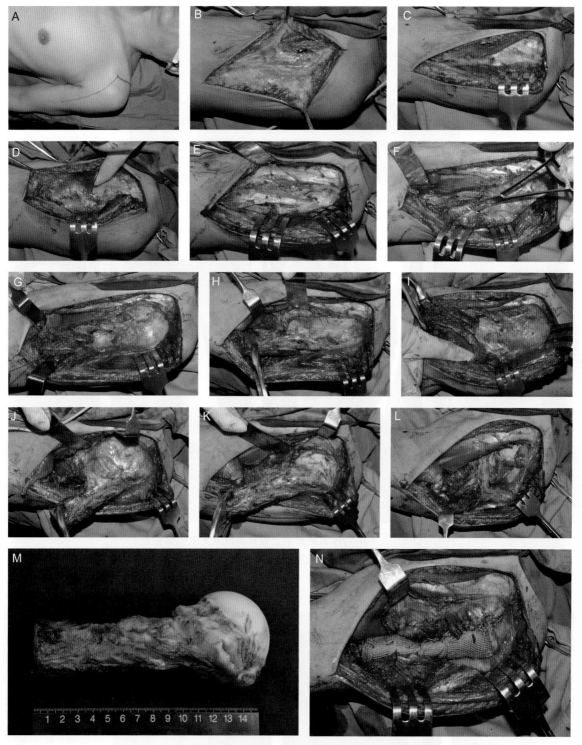

图 7-3-2　术中像显示肱骨近端肿瘤整块切除手术操作步骤

A. 手术切口；B. 切开皮下组织、显露头静脉；C. 经三角肌与胸大肌间隙进入；D. 显露胸大肌肱骨止点；E. 显露肱二头肌长、短头及喙肱肌肌腱；F. 三角肌肱骨止点；G. 在距离肿瘤远端 2 cm 处用线锯锯断肱骨；H. 外旋肱骨显露肩胛下肌等内旋肌群；I. 内旋肱骨显露切除部分肱三头肌；J. 显露、切断肩袖肌；K. 切开肩关节囊；L. 切除肱骨近段后，可见保留支配三角肌的腋神经；M. 测量切除的肱骨近段长度，以便组装人工假体；N. 完成安装假体后用 LARS 韧带缠裹人工假体，将关节囊、内旋肌群、胸大肌、三角肌止点缝合固定于 LARS 韧带

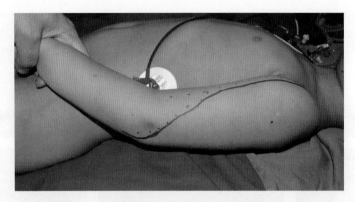

图 7-3-3　肱骨肿瘤全肱骨切除的下段手术切口

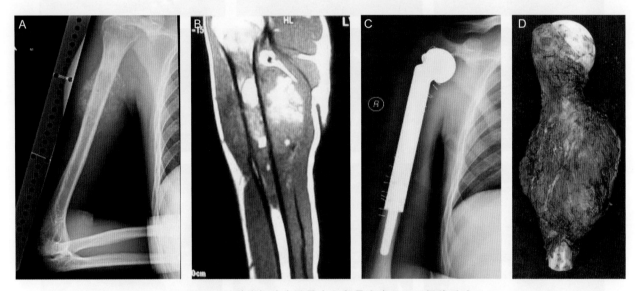

图 7-3-4　关节内切除右肱骨中上段骨肉瘤及人工假体重建

A、B. 术前 X 线平片及 MRI 结果；C. 术后 X 线平片显示假体置换后位置良好；D. 切除肿瘤标本大体像

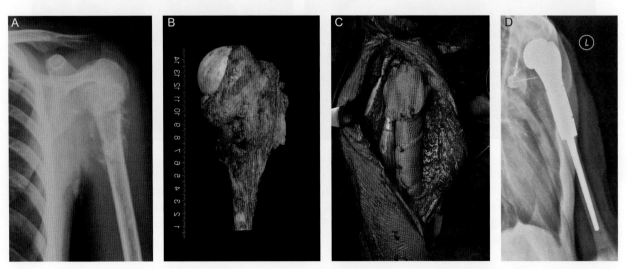

图 7-3-5　右肱骨上段骨肉瘤，瘤段切除、人工假体置换、LARS 韧带关节囊重建术

A. 术前 X 线平片；B. 切除肿瘤标本大体像；C. 术中像显示软组织重建；D. 术后 X 线平片显示假体重建情况

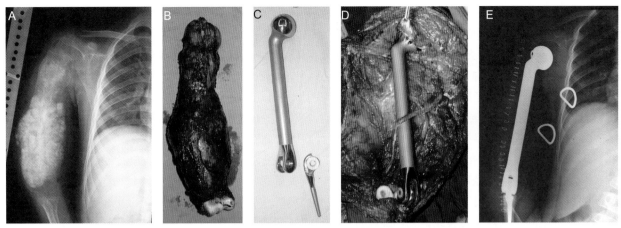

图 7-3-6　患者男性，9 岁，肱骨骨肉瘤，行全肱骨切除、人工全肱骨假体置换术

A. 术前 X 线平片显示肿瘤累及肱骨全长；B. 切除肿瘤标本大体像；C. 采用全肱骨假体重建；D. 术中像；E. 术后 X 线平片显示假体重建情况

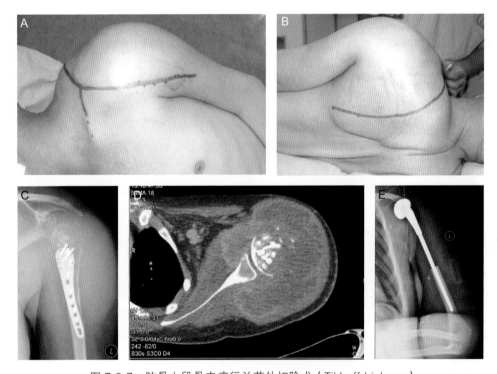

图 7-3-7　肱骨上段骨肉瘤行关节外切除术（Tikhoff-Linberg）

A、B. 手术切口；C、D. 术前 X 线平片及 CT 片显示肿瘤累及肩胛盂；E. 术后 X 线平片显示人工假体悬吊于锁骨残端上

来随着有效化疗的实施，肩部恶性肿瘤的保肢手术适应证可放宽，只要大的神经血管不被肿瘤侵犯，均可进行肿瘤的局部切除，保留前臂功能。此手术适用于肩胛骨与肱骨上段同时受累的恶性肿瘤（ⅡA/B），如骨肉瘤、尤因肉瘤，但必须确定主要神经血管束未受累。多采用全身麻醉，患者侧卧位。

手术要点见下。

1. 切口

（1）前侧切口起自锁骨的内中 1/3 处，沿胸大肌、三角肌间隙下行，至上肢的肱二头肌内缘。活检部位应距正常皮肤 2～3 cm 处切除。

（2）另一切口起于锁骨的中外 1/3 处，切口沿至肩胛骨的外 1/3，直至肩胛下角，皮瓣可通过前后切口间，从三角肌至肱骨中段水平游离皮肤和皮下组织来扩大，如果肩胛骨需要全部切除，后侧切口应足够长来显露所有起止于肩胛骨的肌肉，这和全肩胛骨切除术相似。

2. **神经血管束的探查显露**　切开皮肤及浅筋膜，保留深筋膜，前方皮瓣自胸大肌分离至远侧 1/3，显露肱二头肌短头，显露胸大肌止点，并在止点处切断。向内侧掀起胸大肌，即可显露腋血管鞘和喙突。为了充分显露腋血管、神经鞘，可切断胸小肌、肱二头肌短头以及喙肱肌在喙突上的止点。所有的肌肉均应进行标记，以利辨认和重建。在探查神经血管束前，皮瓣应小范围扩大，患者的肿瘤可能不适合行保肢术，在这时行更大的皮瓣游离可能导致肿瘤污染到行肩胛带离断术所需皮瓣。

3. **上臂段的神经探查显露**　如果血管神经束与肿瘤无关，则可行保肢术。肌皮神经应该游离并加以保护，尽管会牺牲该神经用于安全切除肿瘤，但它的丧失就意味着术后患者丧失屈肘功能。肱二头肌长短头间的深筋膜可在肿瘤以下切断，以利最大限度地分离肱二头肌的长短头，这样可以更容易地看到肌皮神经。在背阔肌的下缘辨认桡神经，它环绕肱骨后方进入肱三头肌群，在肱骨中段的后侧通过桡神经沟，手指可通过肱骨钝性分离该神经使之与肱骨分离。同样尺神经也到达了上肢，术者必须分离肱二头肌与肱三头肌肌间隔膜来清楚地看到尺神经。

4. **肱骨与肩胛颈的显露**　广泛游离肱二头肌的长短头来显露肱骨，决定肱骨截骨面后，在这个水平横断肱二头肌长头以及肱肌，切断背阔肌和大圆肌止点，外旋肱骨显露肩胛下肌，在喙突水平横断。应注意不要进入关节间隙，肌肉残端用缝线标志以利后期重建。横断这些肌肉后，肩胛颈的前部显露。

5. **锁骨与肩胛颈的显露与截断**　关节外切除暨改良的 Tikhoff-Linberg 手术需要切除锁骨外 1/3 及肩胛颈。自肩胛冈上切断三角肌起点，切断斜方肌止点，在肩胛颈水平切断冈上肌、冈下肌和小圆肌。在保护桡、尺神经的同时，在选择的水平切断肱三头肌。锁骨在其外中 1/3 处锯断，离断肱骨外科颈内侧到喙突连线，二者均在肱骨截骨术前完成。

6. **肱骨截骨**　如果该手术应用于肱骨上段肉瘤，则应在肿瘤远端 4～6 cm 处截断肱骨，这依据术前骨扫描结果决定。截骨处应行术中病理检查以及骨髓病理检查。测量肱骨截骨段长度，假体应较其短 2～4 cm，肢体短缩有利于软组织的覆盖。

7. **安装假体**　如果应用假体重建，残留的肱骨必须保留 5～7 cm 长度，用髓腔钻扩大肱骨残端的髓腔，直到髓腔直径比假体直径大 1～2 mm，测量切除长度，置入适当长度的假体，假体肱骨头在上肢保持中立位时，旋后 30° 固定，桡神经置于假体前方，以避免重建时被损伤。待骨水泥固定牢靠后，可将肱骨假体悬吊于锁骨残端、肩胛骨残端或肠壁上。如果有条件的话，最好使用 LARS 韧带缠裹于人工假体外面，并尽量重建各肌肉止点。

这种手术后手功能正常，肘关节功能除伸展功能部分丧失外，其余功能正常，但肩关节外展功能丧失严重，外展一般限制在 30° 内。这手术功能优于肩胛带离断术，肩关节稳定性由多个肌肉转移重建来维持（斜方肌、胸大肌及背阔肌）。术后患肢需悬吊 2～4 周，肌肉转移重建是稳定性重建成功的关键。

（三）肩关节融合术

由于肱骨上段人工假体置换属于半肩关节置换，因而术后脱位率较高。肩关节脱位后，失去正常外形，周围肌肉张力松弛，肩关节功能差。为了防止人工假体脱位，保持肩关节外形正常，可以考虑进行肩关节融合术。由于大段异体骨的并发症高、来源存在问题，自体腓骨太细，容易出现骨折、不愈合等术后问题，所以肱骨上段肿瘤切除肩关节融合术开展很少。近年来，3D 打印技术的出现，使得人工假体与自体肩胛融合成为可能。3D 打印技术可以在金属假体与骨接触的界面上制做出金属骨小梁结构，使之与骨界面连接后，产生骨长入，从而发生骨融合。融合后形成稳定的肩关节，可有效避免脱位，保持良好的肩部外形。肩部肌肉也保持张力，改善外展肌力，并可与肩胛骨的运动形成联动，改善肩部活动范围。笔者已经为 10 余例患者施行了该种肩关节融合术，临床效果明显优于肱骨上段半关节置换术（图 7-3-8）。

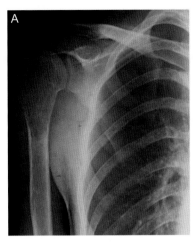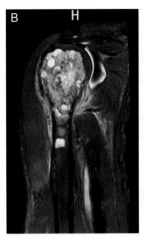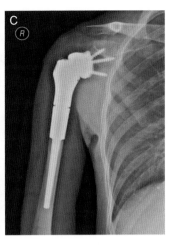

图 7-3-8　患者男性，20 岁，骨肉瘤，肱骨上端骨肉瘤，3D 打印人工假体肩关节融合术

A、B. 术前 X 线平片及 MRI T2 像显示肿瘤累及肱骨近段；C. 术后 X 线平片显示肩关节融合假体重建情况

四、相关讨论

相对于肩胛带离断，患者更愿意选择保留上肢的手术，尽管保肢手术后的肩关节功能并不十分理想，但可以保留完好的肘关节和手部功能。过去对肱骨上段的肉瘤只能做肩胛带截肢术，很少能够保留患侧上肢。Marcove 等（1977）介绍了治疗肱骨上段肉瘤的改良 Tikhoff-Linberg 术式。由于新辅助化疗的发展，术前化疗能使多数肱骨上段骨肉瘤体积缩小、边界清楚，因而使得 85% 以上的肱骨上段骨肉瘤得到保肢治疗。

肱骨上段的肉瘤通常根据术前 CT 和 MRI 的检查结果决定肱骨的切除长度。在肉瘤远侧边缘以 3 ~ 5 cm 截断肱骨。

对于肱骨近端恶性肿瘤的切除范围，一直存在争议。Malawer 等（1984）认为肿瘤可以通过关节囊、病理骨折、关节面、滑膜下扩展，以及肱二头肌长头腱侵犯肩胛盂，进行肩关节内切除会产生较高的复发风险，因此建议对所有高度恶性肿瘤进行包括三角肌和肩袖肌肉的肩关节外切除。他们对 22 例肱骨近端骨肉瘤进行此类切除后，未见局部复发。而 Getty 等（1999）对 16 例肱骨近端恶性肿瘤进行关节内切除后也未见局部复发。对肿瘤没有明显侵犯肩胛盂的患者来说，关节外切除与关节内切除的局部复发率相似；而对肿瘤明显侵犯了肩胛盂的病例来说，即使进行了关节外切除，肿瘤对血管神经束的侵犯仍然可以导致复发。Mayo Clinic 的结果显示，临近肩关节的肿瘤复发率较高，但关节外切除与关节内切除的局部复发率相似（O'Connor et al，1996）；Mayilvahanan 等（2006）报道了 24 例肱骨近端骨肉瘤接受关节外切除并获得广泛边界的病例，但仍有 3 例局部复发，复发率 12.5%。笔者的经验表明，关节内切除后复发病例的影像评估多同时存在肩胛盂和三角肌侵犯，而影像评估阴性的患者少有复发。因此笔者认为，按照骨与软组织肿瘤治愈性外科边界的概念，关节囊、韧带及关节面属于较厚的屏障，可以阻止肿瘤侵犯，对大多数肱骨近端骨肉瘤进行关节内切除符合肿瘤切除原则，但对于影像检查提示有肩胛盂或三角肌侵犯的病例则应进行包括三角肌在内（肩关节常与三角肌同时受侵犯）的关节外切除。

肱骨近端肿瘤保肢治疗的并发症与重建方式有关。常用重建方法包括异体骨关节移植、异体骨 - 假体复合物（allograft-prosthetic composite，APC）和人工关节假体，也有进行自体锁骨代替肱骨的报道。异体骨关节移植有利于肩部软组织重建，但多项研究结果表明，虽然肱骨近端并非承重骨，但 25% ~ 53% 的病例可能发生异体骨骨折。锁骨代替肱骨也存在骨折、愈合困难、感染及骨端向肩峰以上移位等并发症。Potter 等（2009）比较了 49 例肱骨近端肿瘤切除重建病例，采用异体骨关节移植的 17 例中有 5 例进行了翻修，16 例 APC 中有 1 例翻修，而 16 例人工假体中没有翻修。大段异体骨移植骨折发生率为

53%，因此，建议对于年轻患者使用 APC 重建。在 Wittig 等（2002）的研究中，对 23 例肱骨近端骨肿瘤假体重建患者平均随访 10 年，仅 1 例出现无菌性松动且无任何症状。肱骨假体重建的并发症主要是出现肩关节不稳定、脱位率较高、肩关节功能较差，而非感染或机械性失败等在其他部位常见的问题。

　　肩关节功能一般随肿瘤切除范围的扩大而变差。保留具有腋神经支配的三角肌对维持肩关节外展具有重要作用，即便失去神经支配，三角肌也可以提供血供良好的软组织覆盖，有利于斜方肌的肌肉固定以便发挥代偿功能，并能维持肩部外形利于美观和穿衣。O'Connor 等（1996）的研究结果显示切除肩关节盂对术后功能有较大影响。一般认为肩关节肿瘤切除后功能重建的目的是维持肩关节稳定，保证肘关节和手部的功能。在 Wittig 等（2002）的报道中，虽然关节外切除重建后肩关节活动范围受限，但整体上肢 MSTS93 评分仍然可以达到 24～27 分（80%～90%）。其他研究结果也显示关节外切除与关节内切除的功能评分结果相似，保留肩关节盂并不能提高 MSTS93 评分。也有可能是由于腋神经被切除导致肩关节外展功能受限，因此切除肩关节盂并不会影响功能评分，对肩关节活动度没有明显影响，多数病例肩关节主动外展角度均小于 30°，总体 MSTS93 评分为 79%。在我们以前的研究中，关节内切除的功能评分及肩关节外展角度均高于关节外切除，说明关节内切除在功能方面具有一定优势。

　　肱骨近端切除后，必须重建骨缺损，确保肩部稳定，维持上肢长度，为肘部活动提供必要支点。既可以用肱骨上段的组合式假体或定制式假体重建肱骨缺损，也可用自体腓骨或异体骨重建骨缺损，融合肩关节。对肱骨上段的恶性骨肉瘤经肩关节内切除后最好不用异体骨移植。用人工假体置换以及软组织重建后，患肢功能良好。手术的关键是要做到肩关节的稳定性以及用软组织将人工假体完全覆盖（Malawer，1991）。术中注意修复肩关节囊及外展肌的附着点，术后常规悬吊上臂 4 周以上，防止肩关节下沉。由于肱骨上段肿瘤切除、人工假体置换术后，肩部三角肌及外展肌群萎缩，肩部不同程度的下沉，肱骨假体可能处于半脱位状态，但不影响前臂及手的功能。由于上肢无需负重，因而假体折断的发生率很小；但上肢的旋转运动较多，出现松动的概率较多。

　　对于肱骨上段的恶性肿瘤，保肢治疗的首要目的是彻底切除肿瘤，减少局部复发率；其次是尽可能的重建肩部功能。重建方式需要依据肿瘤的大小、累及的范围、外科医生所熟悉的重建技巧及可用的方法。异体半关节移植可被用来重建肩关节功能，移植后早期的功能尚可，但后期并发症很高，包括骨折、感染、关节不融合等，进而导致疼痛、即使肩关节融合也会丧失肩关节及上肢的旋转功能等（Gebhardt，1990；Mankin，1996；Getty，1999），现在该方法已很少被应用。非血管化的腓骨移植也有很高的并发症，如骨折、移植骨不愈合等（Enneking，1980）。带血管的腓骨移植需要较长的手术时间、特殊的显微外科技术、长时间的术后制动等，而且该方法并不能改善肩部功能（Wada，1999）。因而，假体置换已成为肩部肿瘤切除后的首选重建方法（Bos，1987；Jensen，1995；Rodl，2002）。假体重建后的肩关节功能依赖于肌肉保留的程度，包括肱二头肌及三角肌等。肱二头肌腱切除后术中要进行重建，在保证广泛切除的原则下，尽量保留三角肌。肱骨近端切除范围在三角肌止点以近的功能较好，切除范围较长的病例则功能较差。

（郭　卫）

第四节　肘部肿瘤切除后人工关节假体置换术

　　在过去，肢体恶性骨肿瘤大多需要截肢，术后不仅造成患者肢体功能丧失，心理上同样遭受巨大痛苦。随着影像学检查、外科切除技术、放疗、化疗等辅助治疗的发展，使得局部切除肿瘤、保留肢体成为可能。然而，由于肘部骨肿瘤发病率很低，约仅占全身骨肿瘤发病率的 1%，因此有关肘部肿瘤切除重建的报道较少。肘部的重要解剖结构密集，局部切除术后会导致肘、腕、手部关节不稳定及功能丧失，肿瘤切除术后需要重建肘关节，以恢复稳定性及功能。在人工全肘关节出现以前，仅有为数不多的几种重建方法可供选择，包括关节融合术、切除成形术、异体骨关节移植等，但每种方法各自存在弊端，导致术后肘关节运动受限、关节不稳定等，且以上方法多适用于肘关节骨缺损范围较小的病例。

　　人工肘关节置换最初用于创伤、退行性关节病、类风湿关节炎等，仅有少数有关肿瘤的报道显示其重建效果较好。尺骨近端或肱骨远端肿瘤切除后接受肘关节人工假体重建的病例，一般需要使用个体化定制的肘关节假体，术后可缓解疼痛并获得满意的功能。并发症多为肿瘤复发、神经损伤、感染和假体机械性失败。

一、常用肘关节假体

（一）Coonrad-Morrey 肘关节假体

　　Coonrad-Morrey 肘关节假体是较为常用的非定制式肘关节假体（图 7-4-1），肱骨和尺骨部分均采用骨水泥固定，允许有 8° 的内外旋以及 8° 的外翻。为了抵抗向后方移位和轴向旋转的应力，肱骨部分还有向前延伸的扩展部分以便进行皮质外固定，该设计还有利于在肱骨前侧进行植骨。在假体与肱骨和尺骨的接触面喷涂有钛浆或珊瑚面，以增加假体的稳定性。其优点是无需术前设计假体，可根据术中情况选择大小适合的关节，但缺点是当骨缺损范围较大时，多需要进行自体植骨或复合异体骨段移植。

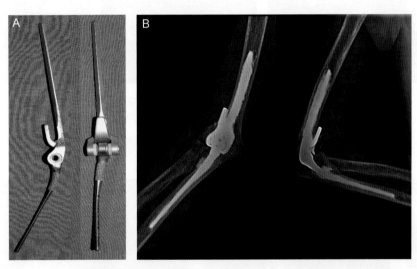

图 7-4-1　Coonrad-Morrey 肘关节假体置换
A. 假体大体像；B. 术后 X 线平片显示假体置换重建肘关节

（二）定制式肘关节假体

　　定制式肘关节假体常用于肘部肿瘤切除后的重建，术前需要预估骨缺损范围，以精确设计假体。笔者多使用定制式铰链式肘关节假体，其肱骨和尺骨部分均为骨水泥固定（图 7-4-2）。为了加强植入物的稳定性，与尺骨及远端肱骨接触的植入物表面有钛喷涂层。由于尺骨髓腔较细，不易注入骨水泥，因而尺骨假体柄具有螺纹，可旋入髓腔内，配合骨水泥防止后期假体松动。设计假体时应注意：尺骨髓腔直径较小且弯曲度较大，因而尺骨的假体柄设计较细，一般直径为 6 ~ 7 mm，长度在 6 ~ 8 cm，否则安装时容易穿出骨外；另外假体不能太长，可以适当缩短，以利于软组织覆盖。

（三）3D 打印定制式半肘关节假体

　　肘关节切除后使用铰链式人工关节置换失败率极高。原因包括：①尺骨髓腔很细，很难注入理性量的骨水泥，尺骨柄固定不牢靠；②肘关节日常屈伸活动频繁，对人工肘关节柄的应力大、容易造成松动（图 7-4-3）。肱骨远端或尺骨近端切除后，理想的重建方法为半肘关节，即置换肱骨远端假体或尺骨近端假

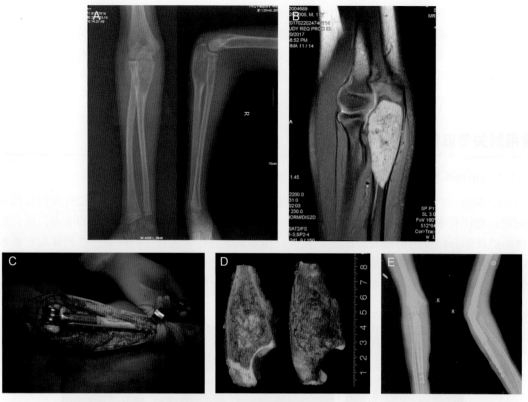

图 7-4-2　患者男性，12 岁，尺骨近端间叶性软骨肉瘤，行肿瘤切除、定制式肘关节假体置换术

A、B. 术前 X 线平片及 MRI 显示尺骨近端肿瘤破坏；C. 术中像显示肿瘤切除后假体重建；D. 切除肿瘤标本大体像；E. 术后 X 线平片显示肘关节假体重建

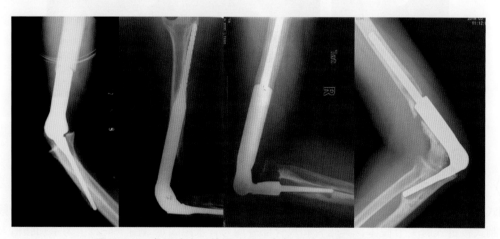

图 7-4-3　术后随访 X 线平片显示定制式肘关节假体柄松动

体。应用人工韧带修复肘关节囊及连接，这样肘关节屈伸运动时对假体柄的应力可以减至零（图 7-4-4）。3D 打印技术可以制做出肱骨远端或尺骨鹰嘴大小、形状与肘关节对侧骨完全匹配的人工假体，对肘关节进行完美的修复重建（图 7-4-5）。

二、手术技术

虽然肘部软组织覆盖并不丰富，但切除恶性肿瘤时仍应遵循广泛切除的原则，否则易导致局部复发。

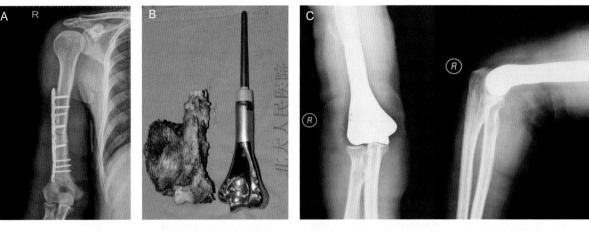

图 7-4-4　患者小圆细胞未分化肉瘤局部复发，行肱骨远端瘤段切除、3D 打印半肘关节置换术

A. 术前 X 线平片；B. 术中切除肿瘤标本及 3D 打印半肘关节假体；C. 术后 X 线平片显示假体置换情况

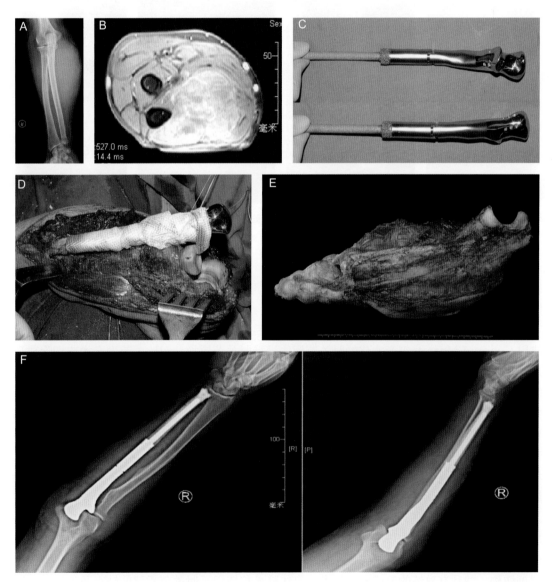

图 7-4-5　患者男性，67 岁，右前臂多形性未分化肉瘤，尺骨近段肿瘤切除后行 3D 打印人工假体置换

A、B. 术前 X 线平片及 MRI 显示软组织肿瘤累及尺骨；C. 计算机辅助定制 3D 打印假体实物图；D. 术中像显示肿瘤切除后假体及人工韧带重建；E. 切除肿瘤标本大体像；F. 术后 X 线平片显示 3D 打印假体重建情况

手术多采用后侧入路，根据手术病灶范围，确定手术切口长短，弧形绕肱骨内髁，沿尺骨嵴纵行向下，向尺侧掀起皮瓣，于尺神经沟处显露神经并且加以保护，尺神经最后前置。舌形瓣切开肱三头肌腱膜，向下翻起筋膜瓣，保留其在尺骨上的附着。如果是肱骨远端病变，向近端延长切口，如果是尺骨近端病变，向远端延长切口。对于肱骨远端的肿瘤，肿瘤切除后，应尽量修复前臂屈伸及旋前、旋后肌群的起止点。对于尺骨近端的肿瘤，手术切除肿瘤后，将尺骨假体柄旋于髓腔内，安装肱骨远端假体时，锯掉肱骨远端髁间窝，保留肱骨内、外髁，并将假体嵌入髁间窝部位。这样既保留了肌肉的起止点，又能防止假体旋转。一般肱骨柄采用骨水泥固定，尺骨柄除骨水泥外也可采用生物学固定。肿瘤切除后，局部要有充分的软组织覆盖，以免切口出现问题，导致假体置换失败（图7-4-6）。被动活动尽量在术后早期进行，主动屈伸活动在伤口愈合后即可开始。所有患者都应进行定期复查。

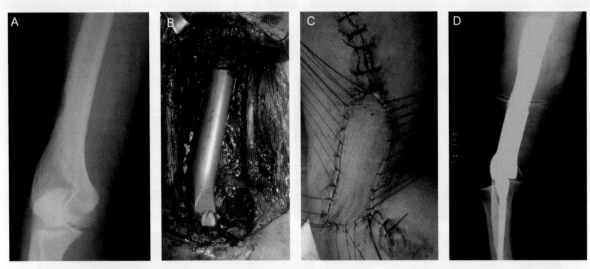

图 7-4-6　患者男性，58 岁，肘部软组织纤维肉瘤，广泛切除后行定制式人工肘关节置换、皮瓣转移软组织覆盖
A. 术前 X 线平片；B. 术中像显示安装假体；C. 术中像显示皮瓣移植；D. 术后 X 线平片

　　肿瘤切除后要重建功能稳定的肘关节，可供选择的重建方法不多，常用方法包括：肿瘤型假体重建，同种异体骨关节重建，自体骨瘤壳灭活，自体腓骨移植，关节融合术。以往，对于范围较小的骨缺损，常选用关节融合术或切除成形术，但关节融合术会导致术后肘关节运动受限，切除成形术会导致术后关节不稳定。使用 Coonrad-Morrey 等商业化的肘关节假体进行肘关节置换，对比关节融合术或切除成形术，可以明显地改善功能，缓解症状。对于较大的骨关节缺损，以往多选用同种异体肘关节移植。虽然异体肘关节移植能让软组织附着，保留肌肉功能，保持关节相对稳定性，但术后常出现感染、关节不稳定、肘关节脱位等并发症，发生率约为 70%。此外，尽管有牢固的内固定，但术后骨不连的发生率仍较高。部分患者还可出现异体骨吸收。Dean 等（1997）报道了 23 例肱骨远端病变进行同种异体骨重建的病例，结果 3 例发生深部感染，6 例关节不稳，4 例桡神经麻痹，7 例骨不连。因此同种异体骨重建不应作为常规肘关节手术应用，应该把它看做一种挽救性方法。自体骨瘤壳灭活是指将截下的肿瘤标本去除肿瘤组织后，残存的骨壳尚有一定的坚固性，经过灭活处理，原位再植，应用钢板或者髓内针进行内固定，恢复骨与关节的连续性。其优点是费用低，伤口愈合好，感染率较低，骨愈合较好，但是有局部复发的可能。另一方面，如果骨质破坏较多，自体骨瘤壳将难以应用。带血管蒂的自体腓骨移植是一种很好的生物学重建方式。该方法不仅移植骨吸收较少，并且病变部位与移植腓骨的愈合较快，但是需要术者非常熟悉腓骨血管和受区血管的解剖结构，并且有熟练的显微外科技术。自体腓骨移植用于肘关节重建的缺点是不能恢复肘关节的屈曲功能，因此使其应用受限。对于肘关节周围的肿瘤切除术后功能重建而言，目前没有比人工肘关节置换更好的方法。临床使用经验表明，原发肿瘤切除后实施全肘关节成形术能够显著地减轻疼痛，改善功

能。转移瘤的患者，特别是其他方法均不能缓解症状时，也可以采用这种手术方法。假体的设计必须容易安装，并且能保证即时固定牢靠。

　　肘关节周围肿瘤切除后，人工假体重建通常可以较好地缓解疼痛及改善术后功能。即便是进行关节外切除或骨转移瘤的患者也是如此。不同的研究所采用的评估系统也有所不同，常用的是 MSTS 或 MEPS 评分系统（表 7-4-1），结果多为优良。在本组病例中，所有患者术后 2 ~ 3 周开始功能锻炼。8 周后患者肘关节活动接近正常，多数患者可以获得近 90° 的肘关节屈曲活动范围，80% 患者术后保留了前臂的旋转功能。虽然有较好的术后功能，但人工肘关节置换术后的患者仍应避免手提重物及用力旋转前臂，以免出现假体松动及骨折。总之，铰链式肘关节假体可以与宿主有良好的生物相容性，置入后可以减少疼痛，有较好的肘关节功能。

　　Tang 等（2009）报道了 25 例接受肿瘤切除、人工肘关节置换的患者，平均 MSTS93 评分为 23.9 分（79.7%；范围 56.7% ~ 93.3%）。接受全肱骨置换的患者平均评分为 20.3 分（67.7%；范围 56.7% ~ 80%）；而接受肘关节置换的患者平均评分为 25.3 分（84.3%；范围 73.3% ~ 93.3%）。所有患者疼痛均获缓解，但提物能力均受限。当采用 MEPS 评分系统评估时，平均为 82 分（60 ~ 95 分），其中 8 例优秀，12 例良好，5 例一般。10 例患者肘关节屈曲可以大于 100°，7 例全肱骨置换的患者肩关节外展受限，仅有 3 例外展超过 45°。

表 7-4-1　肘关节 MEPS 评分 *

功能评价内容功能	评分分值
疼痛（45 分）	
无	45
轻	30
中	15
重	0
运动功能（20 分）	
活动范围 100°	20
活动范围 50° ~ 100°	15
活动范围 < 50°	5
关节稳定性（10 分）	
无明显内外翻松动	10
内外翻松动 < 10°	5
内外翻松动 ≥ 10°	0
日常功能（25 分）	
梳头	5
饮食自理	5
个人卫生自理	5
穿衬衫	5
穿鞋	5
总分	100

* 90 分或以上为优秀；75 ~ 80 分为良好；60 ~ 74 分为一般；小于 60 分为差

三、人工肘关节假体置换术并发症

虽然有关肿瘤切除术后肘关节假体置换的报道较少，但多数研究显示其术后并发症发生率较低，主要包括神经损伤、假体周围感染、机械性失败、晚期无菌性松动等。1987 年，Ross 等报道了 26 例肱骨远端骨破坏接受定制式肘关节假体置换的患者，并发症包括 8 例患者出现神经损伤，3 例深部感染，3 例假体松动，3 例局部复发。Speriling 等（1999）应用半限制性肘关节假体治疗 13 例肘关节周围肿瘤患者，共 6 例出现并发症，包括 3 例肿瘤局部复发、2 例神经麻痹和 1 例异位骨化，没有感染、假体松动和柄断裂的情况发生。Kulkarni 等（2003）报道了 10 例肱骨远端病变进行全肘关节成形术的患者，所用假体为 Stanmore 定制式肘关节假体，所有患者的功能良好，疼痛减轻，3 例患者因为无菌性松动进行了翻修手术，3 例患者因为衬垫磨损进行了翻修手术，没有感染、神经损伤和肿瘤复发的情况发生。Weber 等（2003）报道了 23 例假体置换患者，其中 12 例进行了全肱骨置换，11 例行节段性假体全肘关节置换。35% 的患者发生了早期并发症，最常见的并发症是神经损伤（17%），其次是感染率（9%）。Athwal 等（2005）报告了他们使用 Coonrad-Morrey 关节，对 2 例原发及 18 例转移瘤的患者进行了肿瘤期切除、人工肘关节重建术的治疗结果。术后平均 MEPS 评分从 22 分（5～45）改善到 75 分（55～95），4 例患者假体失败需要翻修，1 例因为衬垫磨损，进行了尺骨部分的假体翻修，1 例复合假体发生了骨不连，进行了翻修，1 例假体周围骨折合并肱骨柄松动，进行了翻修。7 例（35%）发生早期并发症，最多见的是神经损伤（25%）。虽然，90% 的患者都接受过放疗，但未出现感染并发症。所有患者都获得了疼痛缓解及功能恢复。Rolf 等（2004）报告了对 4 例肘部孤立性肾癌转移的病例实施了肿瘤整块切除、定制式人工肘关节假体置换的治疗结果，所有患者均获得疼痛缓解及功能良好恢复。Henrichs 等（2019）报告了 12 个肱骨远端肿瘤采用肿瘤切除、人工肘关节假体置换的病例，包括骨和软组织肉瘤 6 例、骨巨细胞瘤 2 例、肾癌转移 2 例，多发性骨髓瘤及动脉瘤样骨囊肿各 1 例。假体 2 年生存率 82%、5 年生存率 64%。并发症主要为假体肱骨柄松动 3 例（27%）、尺骨柄松动 1 例（9%）、假体周围骨折 1 例（9%）、3 例局部复发（27%）。Capanna 等（2016）报告 36 例使用组配式人工肘关节重建的病例，其中，31 例是肿瘤患者，5 例是非肿瘤病变所致骨缺损。6 例（16.7%）术后出现并发症，包括 3 例桡神经损伤、1 例尺神经损伤、1 例假体机械性问题及 1 例深部感染。作者认为，人工肘关节假体重建的并发症低于异体骨移植重建的并发症。Funovics 等（2011）报告了 53 例人工肘关节置换的病例，包括 12 例全肱骨假体及 41 例肱骨远端假体，病例包括 38 例肿瘤患者及 15 例非肿瘤性患者。38 例肿瘤患者中，24 例肘关节是转移性肿瘤，14 例是原发性肿瘤。肿瘤患者术后并发症中，8 例（15%）发生深部感染、4 例（7.5%）出现关节松动。Sewell 等（2012）报告了 4 例患尺骨近端恶性肿瘤行肿瘤切除、人工肘关节置换的年轻病例，1 例局部复发行截肢治疗、2 例出现肘关节屈曲畸形。Casadei 等（2016）报告了 47 例在 Rizzoli 骨科中心因肿瘤切除行肘关节置换的病例，其中，25 例为组配式肘关节，22 例为定制式肘关节。早期并发症为 12 例（25%）发生神经损伤，其中 5 例于半年内恢复，2 例（4%）出现深部感染，3 例（6%）出现假体柄松动迹象，3 例（6%）出现异体骨吸收，7 例（15%）出现肿瘤局部复发。

神经损伤是人工肘关节置换术后常见的早期并发症。当肘关节的恶性肿瘤向外生长形成较大软组织包块时，行肿瘤广泛切除容易损伤神经。正中神经、桡神经和尺神经都有可能损伤，但是尺神经最容易损伤，术中应注意游离出尺神经加以保护。手术切口及入路选择可能会影响神经损伤。有报道采用 Kocher 入路进行肘关节假体置换的患者容易出现尺神经损伤。Athwal 等（2005）报道应用 Coonrad-Morrey 肘关节假体治疗肘关节周围肿瘤患者时，采用后内侧入路，25% 的患者发生了神经损伤，尺神经最常见，其次是桡神经。作者认为神经损伤的原因是病理性骨折（90% 的患者发生）导致解剖位置异常、术前放疗和既往有局部手术史。Tang 等（2009）报告的病例中，全部采用后内侧切口，仅 1 例出现桡神经牵拉伤，于术后 6 个月完全恢复。因此该入路仍是较为安全的选择，该切口可显示尺神经、肱骨远端和尺骨近端，可以采用切开或者舌形瓣保留肱三头肌腱膜，有利于术后早期肘关节的康复，并且肱三头肌损伤较少。肘关节置换的神经损伤主要是大范围肿瘤切除所造成，与手术入路并无明显联系。

（郭　卫）

第五节　股骨上段肿瘤切除后人工关节假体置换术

股骨上段和股骨中段是骨原发肉瘤的好发部位，大约有 16% 的尤因肉瘤、13% 的软骨肉瘤和 10% 的成骨肉瘤发生在该部位。另外，股骨上段常见的恶性肿瘤是转移性肿瘤，主要表现为局部肿瘤合并病理骨折，其次为肿瘤持续增长引起的疼痛。传统上对多数股骨上段和股骨中段的骨原发性肉瘤行截肢术。随着新辅助化疗、外科切除技术、人工关节假体设计生产的发展，约 85% 的患者可以接受保肢手术，即股骨上段肿瘤切除重建术。它不仅是通过手术重建肢体功能，而且还能满足广泛切除肿瘤边缘的要求。组配式肿瘤型人工关节假体具有方便实用、快速固定、早期负重行走及更好的功能等优势，已成为四体长骨瘤段切除后最常见的重建方式。虽然材料学及假体设计已取得较大进步，但此重建方式仍有较高的并发症发生率。

一、股骨上段肿瘤切除重建的历史

1943 年 Moore 和 Bohlman 第一次采用钴铬合金假体为一例股骨上端复发性骨巨细胞瘤患者进行了肿瘤切除股骨近端人工关节假体置换手术。1951 年 Bingold 进行了第二例同类手术，并随访了 18 年。虽然该患者可以在无支撑下进行短距离行走，长距离行走需要手杖辅助，存在较明显的 Tredelenburg 步态，但患者对手术效果非常满意。随着技术的进步，股骨近端假体置换的可靠性得到了大幅提高，但术后功能情况仍与先期报道类似。早期报道的一些股骨上段人工假体置换的原则包括：①假体设计时应采用高强度合金及髓内假体柄固定；②应将残留的外展肌固定在假体周围的软组织上，而不是直接固定在假体上；③某些病例可以采用临时骨水泥假体，以等待定制式假体的制做。目前，随着组配式人工假体的出现及不断完善，已经很少使用定制式人工关节假体。

二、适应证及术前检查

股骨上段切除重建术适用于股骨近端至骨干部的恶性骨肿瘤：①骨原发恶性肿瘤生长引起大量骨质破坏，向下超过小转子；②股骨上段的转移瘤；③部分股骨上段良性肿瘤可以采取切除股骨头颈，用长柄双极股骨头假体重建。

全面的影像学检查包括 X 线平片、CT、MRI 和同位素扫描。CT 和 X 线平片用于检查骨质破坏的范围；MRI 用于检查肿瘤在骨髓内的范围和骨外成分的范围；同位素扫描对检查骨转移瘤十分重要，有效化疗后，血池期和血流期的同位素摄取减少。通过体检和影像学检查，必须确定：①骨切除的范围；②软组织切除的范围和重建的可能性；③肿瘤与股神经、股血管和坐骨神经的关系。

三、手术步骤

（一）肿瘤切除

股骨近端恶性肿瘤的切除常选择后外侧切口入路（图 7-5-1）。患者侧卧位，留置尿管，整个下肢及半侧骨盆备皮。切口起自大转子近端 4 ～ 6 cm、髂嵴中前 1/3 交界处，沿股骨干后外侧下行直达准备截骨平面以远 4 ～ 6 cm。通过该切口将活检部位的皮肤、皮下组织、筋膜、肌肉连同肿瘤一并切除。切开皮肤及阔筋膜，显露臀中肌、大转子和股外侧肌，于股外侧肌及臀中肌后缘进入，于大转子顶端切断臀中肌、臀小肌止点，于大转子下方剥离切断股外侧肌。将臀中肌向上牵开、股外侧肌向前牵拉，显露深面的关节囊，内旋，剥离切断梨状肌，自股骨后方臀大肌附着点处游离切断该肌肉，在其深面可触摸到坐骨神经，注意保护，勿损伤。根据肿瘤部位的不同，距肿瘤下 3 ～ 5 cm 切断骨膜，用线锯截断股骨，截骨前做中立位标记。远端骨干刮出物送冰冻活检，以保证远端切除边界无瘤。近端骨段外旋于小转子处切断内收肌

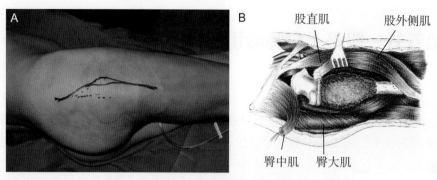

图 7-5-1　股骨近端肿瘤切除术的切口及显露
A．手术切口；B．手术入路解剖示意图

和髂腰肌，切开关节囊，脱位髋关节，切断圆韧带，将肿瘤完整切除，充分止血（图 7-5-2）。如果肿瘤局限于骨内且软组织包块不大，则不需要显露股血管，切除股骨时只需附带部分正常软组织，股血管不易损伤。但如果肿瘤向大腿内侧侵犯较大，为达到较广泛的切除，最好显露股血管的上段，并加以保护。广泛切除股骨上段时，常需要切除近端的股中间肌和部分股内侧肌，必须注意保护股血管的上段及深部的股深血管。股血管靠近股骨，位于股内侧肌的后方，长收肌内侧方和短收肌的前方。为了确保有足够的外科边界，股深血管可以切断。完整切除后，医生应对标本的外科边界进行检查，以确保切除范围可靠。创面进行彻底止血。如果肿瘤累及髋关节囊甚至髋臼，则需要做关节外切除，做股骨近端假体置换时，同时需要做髋臼重建（Li et al，2018）（图 7-5-3）。如果肿瘤累及范围广、需要做全股骨切除时，切口需向下延伸至胫骨结节处，同时需置换膝关节（图 7-5-4）。术中要注意保护由大腿前内侧向下行走至股骨下端后方的股血管及位于股骨后方的坐骨神经。

（二）人工关节假体置换

股骨上段肿瘤切除后，为减少肿瘤复发累及髋臼，一般多采用半髋关节假体置换。股骨上段人工关节假体多采用双动股骨头，假体的设计应根据术前患者影像学相关资料测量、定制假体的大小。假体由头、颈、体和远端髓腔的假体柄组成。应准备多个直径大小的头，术中备用。也可采用组装式假体。假体的外上方有多孔的耳状大转子，便于外展肌缝合重建。当截骨面位于股骨中段以远时，假体柄可为直的；而当截骨面较高时，假体柄要有一定的向前弧度，才能完全充满股骨髓腔。肿瘤切除后，可扩大髓腔来容纳假体柄。采用非骨水泥固定时，扩大的髓腔与假体柄应完全匹配，如果柄偏细，可考虑使用骨水泥填充。而后测量股骨头大小，选择适当的双动组件，并进行常规半髋关节置换。假体放置时，允许有 10°～15° 的生理前倾角，随后复位髋关节（图 7-5-5）。

软组织的重建要点是将残余肌肉拉直后相互缝合或缝至筋膜上。可使肌肉有足够的收缩力量和长度，以便增强术后功能。软组织修复时，如果肌肉处于收缩状态，将导致术后功能不良。外展肌应于髋外展 30° 位缝合至假体外侧的耳状大转子上。髋臼周围软组织如关节囊、髂腰肌等，在股骨颈周围拉紧缝合，加强髋关节的稳定性，防止术后脱位。随着人工韧带（LARS）的出现，目前多采用将 LARS 韧带缠裹于人工关节假体上，然后将剩余关节囊、髂腰肌及外展肌等缝于人工韧带上（图 7-5-6），可有效加强关节的稳定性及外展功能（Du et al，2018）。残留的股外侧肌尽量拉向近端，拉紧后与臀中肌止点缝合，以保持其长度。股外侧肌的前部纤维可以缝至阔筋膜张肌，尽量使假体有肌肉覆盖。逐层缝合，放置深部引流。股骨上段重建后，重建外展肌止点对于恢复术后功能有重要影响。

四、术后治疗

术后为了防止患肢水肿和假体脱位，应即刻穿矫形鞋并置患肢外展中立位，如进行了关节囊的修复，

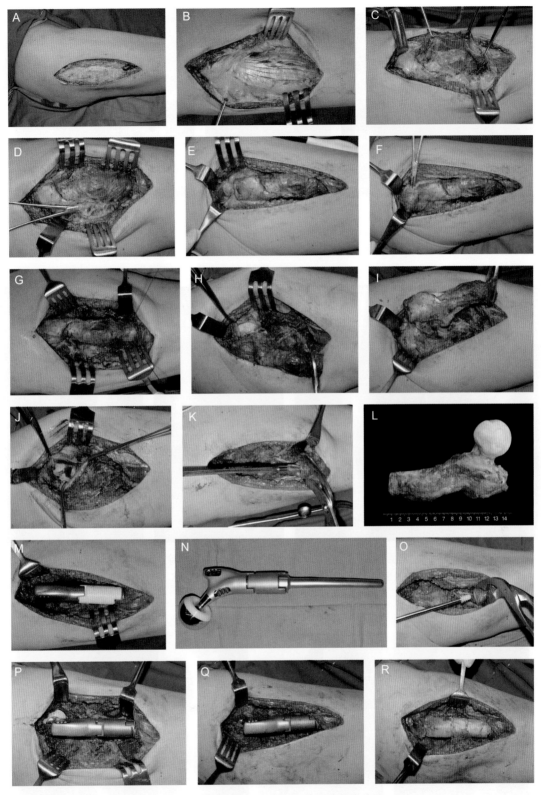

图 7-5-2　股骨上段肿瘤切除重建手术步骤

A．切开皮肤、皮下组织，可见深筋膜；B．切开阔筋膜，显露股外侧肌；C．剥离、切断股外侧肌，显露肿瘤及大转子；D．内旋股骨、显露后方臀大肌止点，予以切断；E．挑起止于大转子上方的臀中肌；F．切断臀中肌止点；G．于肿瘤下方 3 cm 处用线锯截断股骨；H．切开髋关节囊；I．提起肿瘤骨段并内旋，切断旋后肌；J．完整切除股骨上段后，显露髋臼及关节囊；K．用软钻扩大股骨髓腔至合适内径；L．测量切除肿瘤骨段长度及股骨头大小；M．根据切除瘤段长度选择组装试模并试行安装；N．确定人工假体长度及双动头直径大小，进行组装；O．植入髓腔骨水泥栓子；P．植入股骨上段人工假体；Q.韧带缝合线缝合髋关节囊；R．在人工假体外缠裹 LARS 韧带，将臀中肌、臀大肌止点缝合固定于人工韧带上

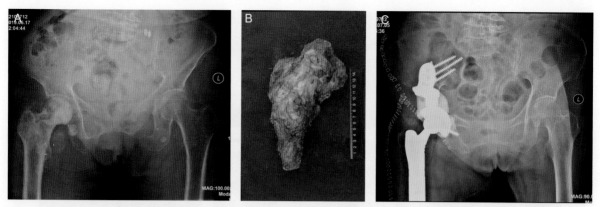

图 7-5-3　患者女性，76 岁，股骨近端骨肉瘤，行关节外切除，人工半骨盆及股骨上段假体置换

A．术前 X 线平片显示右股骨近端肿瘤；B．标本照片显示关节外整块切除肿瘤；C．术后 X 线平片显示骨盆及股骨上段假体置换重建情况

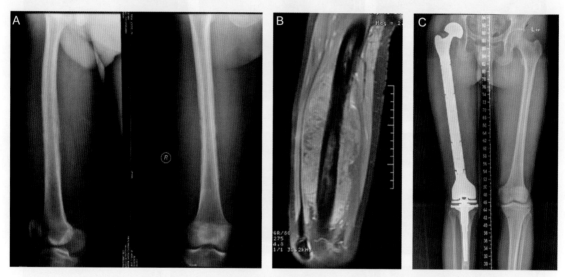

图 7-5-4　患者男性，22 岁，右股骨尤因肉瘤，行肿瘤切除、全股骨假体置换

A、B．术前 X 线平片及 MRI 显示肿瘤累及股骨全长；C．术后 X 线平片显示假体重建

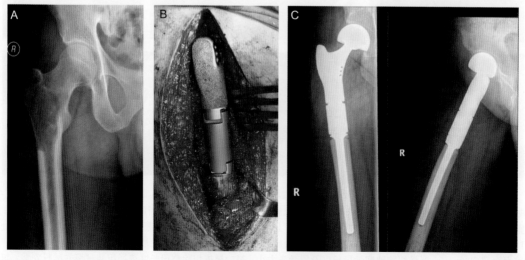

图 7-5-5　患者男性，43 岁，右股骨上段骨肉瘤，行肿瘤关节内切除、组配式半髋人工关节假体置换

A．术前 X 线平片；B．术中像；C．术后 X 线平片显示假体重建

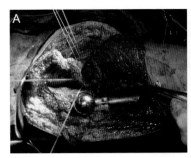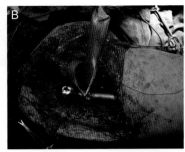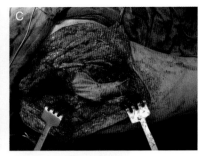

图 7-5-6　股骨近端恶性肿瘤切除后人工假体置换、LARS 韧带修复术中像

A. 肿瘤切除后，大范围髋关节囊等软组织缺损；B. 采用 LARS 韧带重建关节囊；C. 重建髋关节囊及臀肌止点

可卧床 2 ～ 3 周，如未修复则需延长至 4 ～ 6 周，待假体周围瘢痕形成稳定后再下地活动。术后第二天应开始股四头肌练习。术后持续负压引流 3 ～ 5 天，防止伤口内积液。手术前后经静脉使用抗生素 1 ～ 2 周。术后患者下地活动时间应根据软组织切除范围和重建的情况决定，一般术后 4 ～ 6 周开始部分负重，在下地活动前主动练习髋部肌肉。

五、相关讨论

（一）股骨上段恶性肿瘤切除后的重建方法

以往，对股骨上段和股骨中段巨大恶性肿瘤的治疗方法是行髋关节离断、半盆截肢术，这两种手术都会带来严重的功能和心理障碍。近年来，随着新辅助化疗、外科切除技术的发展，重建材料及人工关节假体设计制造技术的进步，对大多数骨原发性肉瘤可以实施保肢术。它不仅能满足肿瘤局部控制的要求，还可以使患者获得有功能的肢体。如今，股骨肿瘤切除、人工关节假体置换术已经成为股骨上段恶性肿瘤切除后应用最多的治疗方式（Bernthal，2010）。

股骨上段恶性肿瘤的切除应遵循广泛切除的原则，肿瘤周围要包裹一层正常组织，骨截面应距离肿瘤下缘至少 3 cm。对于化疗有效的股骨上段原发恶性肿瘤，术前必须进行至少一个循环的化疗。股骨上段肿瘤切除后，骨重建的方法有关节融合、异体骨关节移植、人工假体重建等。在 20 世纪 70 和 80 年代，异体骨关节移植十分流行，医生们用这种方法试图恢复关节的自然结构，但患者的长期随访结果表明，感染、骨不愈合、骨折、髋不稳定和软骨下骨塌陷的发生率很高，所以这种方法逐渐被放弃。

股骨上段假体置换具有良好的功能结果。Malawer 等（1995）报告的股骨上段假体重建术后 MSTS93 功能评分为 81%。其优点是骨骼稳定性及关节活动可立即恢复，不会出现骨不连接，患者活动肢体无需等待骨质愈合，早期并发症少，这对于生存期较短的骨转移癌患者十分重要。半髋置换的早期并发症主要是脱位，后期并发症是潜在的无菌性假体松动、髋臼磨损等。股骨上段假体感染的发生率远低于膝关节假体置换，主要原因是大腿近端肌肉丰厚、软组织覆盖良好。对于股骨上段肿瘤切除后，应用人工假体重建髋关节，建议采用双动股骨头，不建议行髋臼置换。因为行髋臼置换后，一旦肿瘤复发，将累及骨盆，再次手术将会变得十分困难。同种异体骨 - 假体复合物（Henja，1997；Farid，2006）也可用于重建股骨上端，文献报道功能优于单纯半髋关节置换。原因是大段异体骨转子上留存的腱性部分可以与外展肌缝合修复，更好地恢复外展肌群功能。同种异体骨填补骨缺损，可制成所需长度，提供韧带附着点，标准假体提供了关节连接（图 7-5-7）。假体用水泥粘到异体移植物中，完整的复合物固定到患者骨上。复合假体重建的无菌性松动率低于单纯假体。异体移植物在理论上可降低远端骨干的部分压力，使异体骨与宿主骨结合。但是，大段异体骨移植增加了感染等并发症的发生率。亚洲有国家使用自体灭活瘤骨壳代替异体骨进行复合假体重建，优点包括：①相对于同种异体骨来讲，该法降低了骨连接部的不愈合率；②降低了局部感染率；③花费低，无须购买异体骨。使用自体瘤骨壳灭活回植的前提是肿瘤骨灭活彻底、不增加局部复发率。对

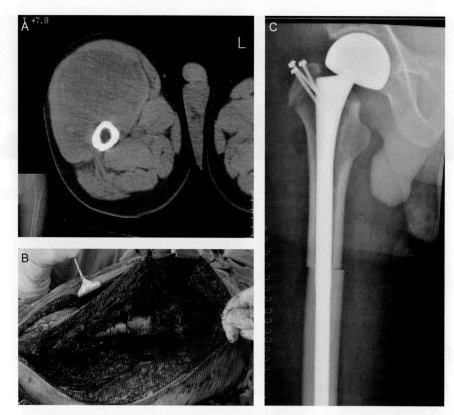

图 7-5-7　股骨上段肿瘤切除后，大段异体骨与人工假体复合重建

A. 术前 CT 显示肿瘤累及范围；B. 术中像显示将臀中肌缝合固定于异体骨上；C. 术后 X 线平片显示人工假体提供关节连接

切除合理性的判断要基于局部复发发生率，而不是生存率或转移发生率。该方法使得外科医生可以利用局部骨进行重建，以保存附近关节的活动，并且使患者在术后能立即借助支架进行早期承重。

早期假体重建多用定制式假体重建骨缺损，术前根据 X 线平片估计骨骼切除的大小定制假体，设计和制造过程需要 8～10 周。在采用新辅助化疗前，这种手术等待时间长。定制假体的另一个缺点是单独根据影像学检查结果很难准确判断切除骨的实际长度和粗细，低估肿瘤范围和术前计算出现错误所引起任何偏差都会影响重建。Khong 等（1989）报告了 82 例 84 个股骨上段切除重建病例，定制式假体过大的发生率为 13.1%。肿瘤切除后安装假体时，要注意假体长度，假体可以短 1 cm，但一定不能使患肢过长，否则会影响患者行走。

始用于 20 世纪 80 年代末期的组配式人工关节假体，使关节假体重建发生了一场革命。这种可调换假体的部件包括关节部、体部和各种长度和直径的柄部。设计特点包括：在假体的皮质外部有大面积多孔表面利于骨和软组织固定，假体上的金属裙便于肌肉附着。组装式假体允许术者在术中根据骨缺损的数量，选择大小最合适的假体进行重建。组配式假体的另外一个重要优势是，一旦人工假体出现并发症，医生可以选择性地替换部分假体部件，而非替换整个假体。这样，既减小了手术规模、降低了风险，又降低了手术费用。近年来设计的可延长假体对骨不成熟的儿童患者具有很大价值。组装式假体的标准化大大降低了制做成本，能够实行质量控制技术，而定制式假体不具备这一优点。

（二）股骨上段人工假体置换的并发症

股骨上段肿瘤切除术后，应用股骨上段假体可使患者获得较好的功能。Bickel 等（2007）报告的 39 个患者中 MSTS93 优良率为 87%，Ogilive 等（2004）报告的 34 例股骨上段假体术后患者的 MSTS93 功能评分为 67.7%。假体的无菌性松动是肿瘤型假体置换常见的中期并发症，其发生率在 3.2%～19.4%。

不同部位对假体生存率影响不同。股骨上段生存率最高，其假体 5 年生存率达到 63% ～ 90%。该部位复合假体重建的假体生存率优于单纯假体重建，复合假体 10 年生存率为 77% ～ 84%，而单纯假体 10 年生存率为 65%。

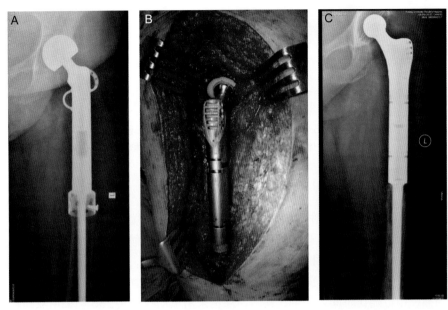

图 7-5-8　患者女性，57 岁，股骨上段假体置换术后 8 年，因髋臼磨损疼痛行翻修术
A. 翻修术前 X 线平片；B. 翻修术中像；C. 翻修术后 X 线平片显示全髋置换

　　虽然股骨近端受到的应力较大，但是相对于膝关节周围人工假体重建的失败率，股骨上段人工关节置换的并发症发生率较低。该部位假体常见的并发症有脱位和髋臼磨损导致髋关节疼痛、松动、感染等。Unwin 等（1996）对 1001 例定制式假体进行长期随访，股骨近端 10 年发生无菌性松动的概率是 6.2%，是下肢发生概率最低的部位。股骨上段切除重建后最常见的并发症是脱位，平均发生率约为 10%。术中应重视髋关节囊的保留，使之重新固定在假体股骨颈的周围，是维持假体稳定、防止关节脱位的关键。用外展肌肉重建髋外展功能，有助于保持关节稳定，使患者早期活动。如果术中必须切除关节囊，则须应用人工韧带修复关节囊。把外展肌固定在假体上能进一步提高稳定性。附着在大转子上的髋外展肌会受到股骨上段巨大肿块的影响，但很少受到肿瘤的直接浸润。这些肌肉对软组织重建、假体稳定以及术后功能恢复十分重要，大多数情况下，需要保留这些肌肉。股骨上段大段骨被切除重建后，髋脱位的概率大于普通全髋置换术后。髋关节囊和邻近肌肉形成瘢痕对稳定有重要作用。如果不能保留髋关节囊，主要靠肌肉重建和瘢痕形成稳定关节，患者术后需要用矫形鞋或长腿支具固定 8 周到 3 个月。

　　部分半髋置换的患者因为腹股沟区疼痛或髋臼磨损需要进行全髋翻修（图 7-5-8）。据文献报道，接受半髋置换的患者术后出现髋部疼痛的发生率为 12% ～ 42%。Bernthal 等（2010）对 86 例股骨近端肿瘤患者进行了双动半髋置换术，平均随访 64.4 个月，其中 5 例（5.8%）需要股骨假体部件翻修，5 例（5.8%）因为髋臼磨损需要翻修为全髋关节。Pellegrini 等（2006）报道长期随访的全髋翻修率为 12%。

　　有关股骨上段假体寿命的报道很少。Dobbs 等（1981）报告了 81 例股骨上段肿瘤切除假体重建的病例，5 年和 10 年无并发症的存活率分别为 73% 和 63%。Unwin 等（1996）报道了 263 例股骨上段肿瘤切除假体重建的病例，术后 10 年无松动率为 93.8%，这个结果优于股骨下段假体和胫骨上段假体，后二者的假体术后 10 年存活率分别是 67.4% 和 58%。手术中在假体 - 宿主骨接合部周围使用骨皮质外固定，对预防假体无菌性松动有一定作用。Stanmore 及 GMRS 假体，都在假体的领部（袖口部）设计了羟基磷灰石喷涂或钛金属颗粒（图 7-5-9），有助于假体袖口部的骨长入，形成假体与骨皮质间的皮质外骨桥接，降

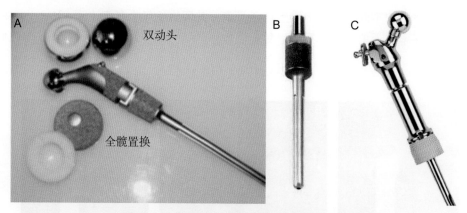

图 7-5-9　股骨上段假体领部（袖口部）设计
A、B. GMRS 假体喷涂钛金属颗粒；C. Stanmore 假体喷涂羟基磷灰石

低人工假体的松动率。

　　Theil 等（2019）回顾了 112 个肿瘤瘤段切除、双动型股骨近端人工假体置换的病例。髋臼磨损率为 28.6%，其中，只有 5 例（4.6%）患者磨损较重，需要翻修为全髋关节。危险因素为患者年龄小于 40 岁、随访时间长（63 个月对比 43 个月）。髋关节不稳定发生率很低，髋脱位率仅为 0.9%。Stevenson 等（2018）回顾了 2003—2013 年 100 例股骨上段假体置换的病例，其中，74 例为骨转移瘤，20 例为骨原发肿瘤，6 例为骨髓瘤。中位随访时间为 2 年，其中，64 例采用单动股骨头、36 例采用双动股骨头假体置换。髋臼破损程度采用 Baker 0 ～ 3 度分法。在 49 例随访超过 1 年的病例中，6 例有髋臼 1 度磨损、2 例有 2 度磨损，未发现髋臼磨损在单动或双动股骨头假体之间有差别。在中短期随访期间，没有需要行全髋翻修的病例。Thambapillary 等（2013）总结了文献报道的股骨上段假体置换的病例数据，纳入 668 个病例。股骨近端骨截除长度 92 ～ 212 mm。假体 5 年及 10 年生存率分别是 84% 和 70%。总翻修率为 11.1%。脱位率为 5.8%，感染率为 5.2%，肿瘤局部复发率为 4.7%。由于整体上假体生存率比骨转移瘤及高度恶性肿瘤患者的生存期要长，所以对于股骨上段肿瘤型人工假体置换来说，假体柄的松动问题多数还没有显现出来（图 7-5-10）。Puchner 等（2014）回顾了 166 例组配式股骨近端假体置换的病例，其中，14 例患者同时进行了骨盆切除重建。平均随访时间为 46±64 个月。总脱位率为 13%，平均脱位时间为术后 7±8 个月。1982—1986 年，脱位率为 33%，1987—2008 年下降至 9%。同时进行骨盆切除重建患者的脱位率是单纯股骨上段假体置换的 3 倍。Janssen 等（2019）回顾总结了文献中报告的股骨上段假体置换的病例，纳入了 33 篇文献中的 1697 个病例，其中，10 篇文献中有 216 个病例采用了异体骨复合人工假体置换（allograft-prosthesis composite，APC）。总翻修率为 10%（0% ～ 69%），假体失败的原因为软组织重建失败 1.2%（0% ～ 31%），无菌性松动 2.8%（0% ～ 11%），机械性失败 2.2%（0% ～ 13%），肿瘤局部复发 2.0%（0% ～ 11%）。假体 5 年、10 年及 20 年生存率分别为 63% ～ 100%、55% ～ 86%、56% ～ 57%。在异体骨复合人工假体置换的病例中，总翻修率为 19%（0% ～ 38%），翻修原因分别为无菌性松动 2.3%（0% ～ 19%），机械性失败 8.3%（0% ～ 27%），假体周围感染 6.5%（0% ～ 19%），肿瘤复发 1.9%（0% ～ 5%）。假体 5 年及 10 年生存率分别为 84% ～ 100%、81% ～ 86%。Chandrasekar 等（2009）回顾了 100 例组配式股骨近端假体置换的病例，平均随访时间 24.6 个月。其中，有 6 例患者出现早期脱位，均成功闭合复位。有 6 例患者需行翻修手术，5 例因为髋臼磨损、1 例因为肿瘤局部复发。5 年假体无翻修生存率为 90.7%。Chandrasekar 等（2009）报道了 131 个单动头股骨上段假体置换的病例，平均随访时间 27 个月。有 14 个病例因髋臼磨损需做全髋关节置换，其中 12 例年龄在 21 岁以下，21 岁以下病例的翻修率为 36%，而 21 岁以上的翻修率为 8%。作者认为，年轻患者及预计生存期在 5 年以上的患者应避免使用单极头股骨上段假体置换。股骨上段肿瘤瘤段切除后使用关节假体或使用大段异体骨复合人工关节假体置换已经是目前最常应用的治疗方法。

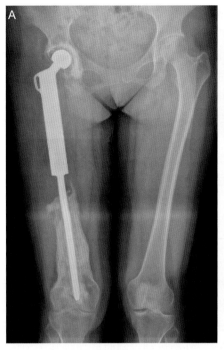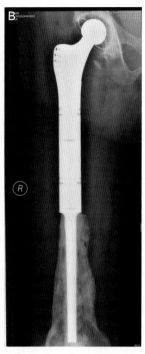

图 7-5-10　股骨上段定制式假体置换 10 年后松动下沉，行组配式假体翻修术
A．翻修术前 X 线平片显示假体柄松动；B．翻修术后 X 线平片

　　由于许多文献报道的病例数较少，且病种资料不一，多数病例是转移性肿瘤，患者术后生存期较短导致随访期较短，半髋关节假体置换的远期并发症尚未显现出来，因而统计的并发症数据不一定准确，大宗病例的文献回顾可能有助于回答以上问题。理论上，双极股骨头相比于单极股骨头能够降低对髋臼的磨损。尤其是对于患原发肿瘤的年轻患者，应当避免使用单极股骨头做半髋关节置换。

（郭　卫）

第六节　膝关节假体置换术

　　原发骨与软组织肿瘤好发于膝关节。其中，股骨远端及胫骨近端是骨肉瘤最常见的发病部位（Ottaviani et al，2009），手术治疗需整块切除。在 20 世纪中叶以前，膝关节周围骨肉瘤主要依赖于单纯截肢治疗，总体生存率不足 20%（Allison et al，2012）。自 20 世纪 70 年代以来，随着辅助化疗和新辅助化疗的应用、影像学检查技术的推广、手术技巧的提高、人工假体的发展，膝关节周围恶性肿瘤的保肢治疗得以尝试和发展，目前已经成为主流的手术方式（Allison et al，2012）。肿瘤切除后骨缺损的重建方法形式多样，包括肿瘤型人工假体置换、异体骨 - 假体复合物重建、自体瘤骨灭活再植、异体骨关节移植、关节融合术、旋转成形术。其中肿瘤型人工假体置换凭借其操作简便、即刻稳定性好、功能优越等特点已成为了主流重建方式（Henderson et al，2011）。

　　近 30 年来国外文献陆续报道了多种著名品牌的膝关节肿瘤假体的临床应用情况，其中包括 KMFTR（Kotz modular femur and tibia resection system）（Mittermayer et al，2001），HMRS（Howmedica modular resection system）（Ruggieri et al，2012），Stanmore and SMILES（Stanmore modular individualized lower extremity system）（Myers et al，2007），GMRS（Global modular replacement system）（Pala et al，2015），MUTARS（Modular universal tumor and revision system）（Bus et al，2017），LINK Megasystem-C（Capanna et al，2015），Compress 系列假体（Healey et al，2013）。这

些假体经历了定制与组配、固定铰链与旋转铰链、水泥固定与非水泥固定的尝试和变革，在过去数十年中对下肢恶性肿瘤的保肢治疗具有重要作用。国内现有的组配式膝关节假体的设计和理念，大多得益和借鉴于上述假体应用的经验和教训。与表面膝关节假体置换相比，肿瘤型膝关节假体置换虽然对软组织平衡、截骨、屈伸间隙的要求不高，但仍有其特殊的手术要点，如手术入路、假体髓内柄的选择和安装、关节线的恢复、软组织覆盖等，稍有不注意就会极大地影响假体寿命和术后功能状态。接受肿瘤型膝关节假体置换的患者大多为年轻人，肿瘤长期生存者一生中至少需要接受 1 ~ 2 次的翻修手术。因此，术者应尽量延长初次置换的假体寿命，并且应有长远的眼光，为之后的翻修手术留下余地。

本节将分为股骨远端假体置换、胫骨近端假体置换两个部分，以目前最常用的旋转铰链假体为例，介绍膝关节假体置换术的解剖要点、适应证与禁忌证、围术期管理、手术技巧及功能状态。

一、股骨远端假体置换

股骨远端假体置换（distal femoral replacement，DFR）常应用于股骨远端原发侵袭性或恶性肿瘤切除后重建，也可应用于部分骨转移癌、股骨髁病理性骨折或骨折不愈合、表面膝关节假体翻修等情况。股骨远端假体要求同时实现良好的稳定性及活动性。目前用于成人的股骨远端假体一般为组配式、旋转铰链式的全膝关节假体，均采用髓内固定，固定方式包括骨水泥固定和非骨水泥固定 / 压配固定。旋转铰链的设计既能允许屈伸运动，又能允许一定程度的内、外旋运动，同时能保证膝关节内外翻、屈伸的稳定性。术者应根据患者的具体情况，制订肿瘤切除和重建计划，并选择合适的假体；安装假体时注意恢复正常力线和缺损长度；术后应细致指导患者的康复锻炼和并发症预防。对于儿童患者还应适时干预双下肢不等长相关问题。

（一）解剖要点

1. **股骨**　股骨是人体最长的长骨，具有生理性前弓，外形上段呈圆柱形，中段呈三棱形，下段前后略扁。两端为松质骨结构，中间为髓腔，髓腔两端宽、中间窄，髓腔最狭窄段称为峡部。对于骨骼未成熟者，股骨远端存在未闭合的骺板，对于发生于股骨远端干骺端的肿瘤（如骨肉瘤），未闭合的骺板是一个重要的解剖屏障，可视作 2 ~ 3 cm 的正常边界（Kawaguchi et al，2004）。因此，对于未侵犯骺板的骨骼未成熟部分患者，可考虑经骨骺截骨的手术方式（这样能保留自身关节，但会有较大的重建难度）；而当肿瘤已侵犯骺板或以远时，则不应该再考虑保留关节的手术。肿瘤易在髓腔内延伸或跳跃转移，因此需在术前完善影像学检查明确髓腔内的肿瘤范围。此外，股骨髓腔形状的特点，给肿瘤型假体固定带来了特有的难度。具体而言，有两种特殊的情况：①截骨较短时，截骨端髓腔宽广，距离峡部较远，假体所在的髓腔呈上窄下宽（喇叭形），髓内柄难以稳定固定；同时在接口处假体与髓腔的不匹配使得髓腔不能被假体封闭，这使得碎屑容易进入骨水泥 - 骨、假体 - 骨界面造成骨溶解，最终导致松动。此时可适当增加截骨长度。②截骨很长时，截骨端在峡部以近，剩余髓腔上宽下窄（反喇叭形），此时不仅剩余髓腔短，髓内柄的有效固定长度更短。此时可能需要特制的髓内柄进行固定。

2. **膝关节**　大多数位于股骨远端的恶性肿瘤发生于干骺端，肿瘤在股骨内需越过多层屏障（骺板、骨皮质、关节软骨）才能直接侵入膝关节。少数情况下，肿瘤可以通过侵犯交叉韧带延伸至膝关节内，或形成巨大的肿瘤包块直接累及关节囊至胫骨止点。然而，大多数膝关节内播散是由不当的活检、不当的经关节手术和病理性骨折造成。因此，应仔细了解活检的位置和方式，仔细评估术前影像学检查结果，判断膝关节有无累及可能。MRI 显示关节内血性积液、增强结节、交叉韧带信号异常或肿瘤结节，应警惕关节内受累。关节腔明确受累的病例应直接行关节外切除；对于可疑病例，可根据术中探查情况决定最终手术方式。

3. **血管神经束**　股动脉在腹股沟中点深部续于髂外动脉，在腹股沟韧带下方进入股三角并下行，进入收肌管，由股前部转至股内侧，出收肌腱裂孔转至腘窝，移行为腘动脉，腘动脉发出多支关节支构成膝关节动脉网。同名静脉与上述动脉相伴而行。对发生在股骨远端的恶性肿瘤，尽管肿瘤包块可能会使股血管、腘血管位置受到推挤，但很少会直接侵犯血管束，其原因在于，在收肌腱裂孔以上的部分，肿瘤需完全侵蚀股内侧肌和 / 或收肌群及其深筋膜，方可侵犯股血管束；在收肌腱裂孔以下的部分，肿瘤需完全侵蚀腘窝脂肪才可能侵犯腘血管。这些解剖屏障为大多数保肢手术提供了可能性。然而，对于复发肿瘤、不当的活检、病理性骨折、放疗后的病例，上述保护屏障可能会消失，保肢失败的风险会增加。在少数情况下，股骨远端的恶性肿瘤还可能会侵入分支静脉形成静脉瘤栓，一直延伸至静脉主干（Verma et al，2016），此时需要在术前放置下腔静脉滤器，术中将静脉主干连同瘤栓一起切除，但不一定需要截肢治疗。股神经在腹股沟韧带稍下方即分成数支，支配耻骨肌、股四头肌、缝匠肌（肌支）、股前内侧皮肤（皮支）及膝髋关节（关节支）。因此，切除股骨远端肿瘤很少要考虑股神经的去留问题。但对于肿瘤包块较大的肿瘤，在腘窝位置可能会临近、粘连或侵犯坐骨神经，术中需要注意辨别和分离。

（二）适应证与禁忌证

1. 适应证　①位于股骨远端原发的侵袭性或恶性骨肿瘤，或软组织肉瘤累及股骨远端，需要整块切除者。②位于股骨远端的骨转移癌，骨质破坏严重，不适合内固定者。③股骨远端假体置换术后假体失败，需翻修者。④胫骨近端假体置换术后股骨髁假体反复断裂者。⑤大剂量放疗后股骨远端骨折者。⑥非肿瘤患者：膝关节伴严重骨质缺损及韧带不稳者；表面膝关节假体置换术后急性假体周围骨折或骨折不愈合者、无法经内固定或单纯延长髓内柄治疗者；表面膝关节假体置换术后假体松动伴严重骨质缺损及韧带不稳者；股骨远端骨折不愈合者；重度骨质疏松患者股骨髁周围复杂骨折者。

2. 禁忌证　①原发恶性骨肿瘤无法通过保肢手术获得满意手术边界者。②终末期患者、伴有严重合并症无法耐受手术者。③膝关节感染或伴有全身感染者。④曾接受化疗、血象未恢复者，正在使用抗血管生成靶向药物未停药者。⑤剩余正常的股骨髓腔过短，不足以进行有效的髓内固定者，为相对禁忌证，解决方法包括全股骨假体置换、特制髓内柄复合钢板固定、自体骨灭活再植或异体骨套接。⑥肿瘤广泛累及血管神经束为相对禁忌证，若有计划的肿瘤和血管神经束切除仍可获得较好的手术边界，且预计能保留较好的股四头肌功能，则可考虑保肢手术和假体置换。通过人工血管或自体大隐静脉搭桥来重建动脉，坐骨神经切断虽会影响小腿功能，但通过穿戴足托仍可获得较好的功能状态。⑦肿瘤广泛累及大腿肌肉，肿瘤切除后无足够有效的软组织包裹假体，或无足够股四头肌带动膝关节活动者，为相对禁忌证。⑧年龄较小的儿童，一方面由于儿童骨骼过小，极大地限制假体的有效固定；另一方面由于进行假体置换后不仅限制患儿日常活动，还会需要多次翻修手术和肢体延长手术，造成多次医疗负担，而截肢一般不需再次手术，可允许患儿无限制地活动，通过佩戴假肢可获得不亚于保肢手术的功能状态。因此，对于此类儿童，假体置换为相对禁忌证（Weber，2011）。

（三）术前准备

1. 术前问诊、查体及沟通　术者应充分了解患者的病史，尤其包括活检的方式、有无长期制动、有无病理性骨折、有无同侧肢体其他手术史、肢体远端有无肿胀史、术前化疗效果等，并对患者进行详细的体格检查，尤其要确定活检瘢痕的位置、有无区域淋巴结肿大、手术部位有无感染征象、有无畸形或关节挛缩、有无下肢短缩、肢体的感觉、肌力及末梢血运情况、有无甲沟炎等。对于骨骼发育未成熟的患者还应关注其年龄、身高、父母身高以推测未来肢体短缩长度。同时，术者应与患者充分沟通，使其知晓假体置换术的目的、围术期康复要点、假体相关并发症的预防及处理方法、术后肢体功能状态及日常生活的限制。

2. 检验及辅助检查　血常规、血生化、凝血功能分析、红细胞沉降率及 C 反应蛋白检验应在术前完成。血常规用于观察术前化疗患者骨髓抑制是否已经恢复。血生化用于观察患者肝肾功能及一般营养状况。凝血功能分析用于观察有无凝血功能异常，D- 二聚体阴性有利于除外下肢静脉血栓可能。血常规、红细胞沉降率及 C 反应蛋白用于协助除外局部或全身感染情况。辅助检查包括带标尺的双下肢全长 X 线

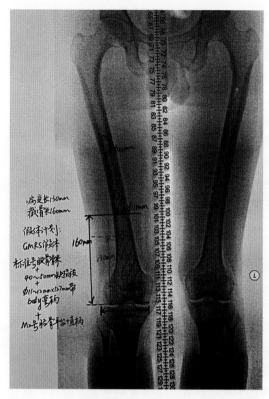

图 7-6-1　股骨远端肿瘤切除假体置换术前计划图

平片和股骨及胫骨正侧位 X 线平片、股骨全长的增强 CT 及 MRI、肺部 CT、全身骨扫描或 PET/CT，若 D- 二聚体显著升高并伴有长期制动史，应行下肢静脉彩超检查。重点关注病变范围、股骨髓腔内有无跳跃灶、剩余股骨长度、形状及髓腔直径、血管神经束与肿瘤的关系、胫骨近端有无转移灶、关节腔有无受累、有无静脉瘤栓和（或）血栓、骨骺是否闭合、胫骨平台大小。

3. **手术计划**　基于患者的病史、查体及辅助检查结果，术者应在术前进行充分地测量和制订术前计划，包括：①明确是否具备保肢指征；②有无瘤栓或血栓，若有静脉瘤栓则应做好术中切除瘤栓的准备；若有下肢静脉瘤（血）栓，在术前应放置下腔静脉临时滤器以预防急性肺栓塞；③明确是否需要血管重建，若有可能需要自体大隐静脉搭桥，术前最好做下肢静脉彩超标记出大隐静脉走行；④确定病变范围及截骨长度，一般为 MRI T1WI 序列所示范围以外至少 2 cm 作为截骨平面；⑤确定膝关节腔和胫骨近端有无受累，若有，则需行关节外切除；⑥测量胫骨平台左右、前后尺寸，预测所需假体大小；⑦测量股骨剩余髓腔长度、形状、弧度、髓腔大小、皮质厚度，尤其关注截骨面与股骨峡部的关系，预测所需假体柄的尺寸及类型（水泥／非水泥、直柄／弯柄），确定所准备的假体可满足手术需要，预防极端情况出现（图 7-6-1）。

（四）手术过程

手术一般选择全身麻醉。患者取仰卧位，患侧臀下垫高以消除生理性外旋。消毒范围以膝关节为中心，近端至髂前上棘（缚无菌止血带）、远端包括踝关节，铺巾后，胫骨结节以远用无菌单包裹置于手术台上。绑无菌止血带，抬高患肢驱血后打止血带。手术分为肿瘤切除、假体重建两个部分。

1. **关节内股骨远端肿瘤切除**　对于股骨远端瘤段切除假体置换，笔者常使用内侧切口，经内侧肌间隙入路，此入路与经股四头肌入路相比有利于保持股四头肌的延续性，与外侧入路相比，在外翻髌骨和暴露股骨髁方面有优势。手术切口应将活检瘢痕一并切除。常用的内侧切口起自大腿内侧，延内侧肌间隙向远端延伸，绕髌骨内侧，止于胫骨结节。

切开皮肤、皮下组织、股内侧肌筋膜，自股内侧肌内缘游离，将股内侧肌自内侧肌间隙游离，注意保留薄层肌肉组织于股骨及肿瘤表面作为手术边界。切开内侧关节囊，进入关节腔，注意观察关节滑膜、交叉韧带及关节液的情况，如果出现血性关节液、交叉韧带变性断裂、甚至可疑肿瘤结节，则应警惕肿瘤侵犯膝关节，需缝合关节囊并改行关节外切除。提起股内侧肌及内侧关节囊，继续向近端、前方游离股四头肌束，一般需保留股中间肌于股骨表面作为手术边界。屈曲膝关节，同时外翻髌骨，如果外翻髌骨时觉得张力较大，切勿强硬屈膝，否则会造成髌韧带止点撕脱，应进一步游离股四头肌和适当游离髌韧带内侧。屈膝后轻轻提起股骨髁，从胫骨侧切断交叉韧带，此时股骨髁能进一步提起，切开后方关节囊及外侧副韧带后，股骨髁能完全提起。此时可见内外侧腓肠肌止点，将其切断，推开腘窝脂肪后一般可见血管主干。辨认出血管主干后，一般可见一组分支血管延伸至股骨髁间窝，需将其结扎、切断。在保护血管主干的同时可小心将收肌腱板从股骨游离，在游离至收肌管时应非常小心，因为此处是血管距离股骨最近的地方。游离内侧肌肉附着后，进一步游离外侧及后方肌肉附着，直至完全暴露至截骨长度，注意游离后方肌肉附着时常会遇见股深血管分支，需将其仔细结扎，否则容易造成术后出血。按术前计划，使用线锯或摆锯进行截骨，截骨前可在截骨线近端标记股骨正前方以便在假体安装时调整内外旋角度，还可以在股骨截骨线以近、胫骨截骨线以远用钻标记，用于衡量重建总长度。肿瘤离体，刮除近端截骨端骨髓送冰冻病理检查，明确截骨是否足够。使用骨蜡临时封闭髓腔以减少渗血（图 7-6-2）。如果手术顺利，一般可在一次止血带时间内（120 分钟）完成肿瘤切除和假体置换手术。如果肿瘤切除过程较费时，或者有血管损伤的疑虑，建议在安装假体前先松止血带，等待 30 分钟后再打止血带（Weber，2011）。

2. **成人股骨远端假体置换**　切除肿瘤后，应加铺无菌单、更换手套及器械，再进行假体重建。假体安装步骤应按操作手册依次进行，一般流程如下。笔者习惯选用带髓内柄的金属胫骨平台，并先安装胫骨侧假体。屈膝，切除半月板及关节囊周围脂肪垫，游离胫骨近端周围骨质约 10 mm，去除髁间嵴，于胫骨平台前交叉韧带前方开髓，逐步扩髓至合适大小，安装截骨导板对胫骨平台截骨，一般不需制造后倾角度，截骨厚度应根据计划使用的衬垫厚度来决定，一般为 8 ~ 12 mm。截骨后打入侧翼模具以完成近端髓腔塑形，注意保证正常的内外旋角度，安装试模，明确截骨、髓腔准备满意。如果使用骨水泥固定，则需置入骨水泥限制器于假体柄尖端以远 1 ~ 2 cm，冲洗并干燥髓腔，使用第三代骨水泥技术固定假体，清除多余骨水泥，保持对胫骨平台垂直加压至骨水泥干结，骨蜡封闭骨面止血。如果使用压配固定，则仅需

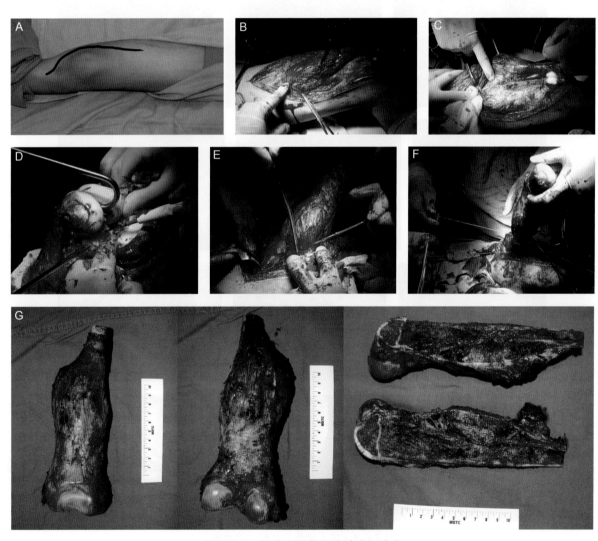

图 7-6-2　关节内股骨远端肿瘤切除术

A. 手术切口（内侧入路）；B. 将股内侧肌自内侧肌间隔游离，暴露股骨；C. 股内侧肌、股直肌已经完全游离，保留股中间肌于股骨表面作为手术边界；D. 屈膝，外翻髌骨，提起股骨髁，依次切断交叉韧带、后方关节囊；E. 切断内收肌群附着；F. 使用线锯截骨；G. 股骨远端肿瘤，可见肿瘤四周均有正常组织包裹作为边界

直接打入假体，并用骨蜡封闭骨面止血即可。使用持骨器提起股骨截骨端，使用软钻依次扩髓至合适大小，按术前计划选择合适长度的直柄或弯柄，使用尽量粗的柄（水泥柄≥11 mm，非水泥柄≥14 mm），尽量使柄尖端中置，不接触一侧骨皮质。使用截骨端打磨器修平截骨面，能使假体柄与截骨端接合更加匹配，从而减少假体柄的屈曲应力。组装合适长度的试模安装，复位假体，测量重建长度是否与截骨长度相等，复位髌骨并屈伸膝关节，保证膝关节活动度良好且不出现髌骨撞击，触摸后方血管神经束及髂胫束张力，以避免因延长造成张力过高。血管神经束张力过高不仅会导致神经麻痹、疼痛，影响康复过程，甚至可能造成术后早期血管痉挛缺血，这是极严重的并发症。对于术前就存在长期关节屈曲挛缩或因病理性骨折短缩的患者，术中由于软组织挛缩，尽管进行松解，也很难完全恢复与健侧一样的长度，此时应适当短缩假体。对于骨骼未发育成熟的患者（男小于16岁，女小于14岁），可适当延长1 cm以减少以后下肢不等长程度，但应注意不能对软组织造成过高的张力。确定假体长度后，组装假体，打压前注意应保证莫斯锥度干燥洁净。如果使用骨水泥固定，则需置入骨水泥限制器于假体柄尖端以远1～2 cm，使用脉冲式

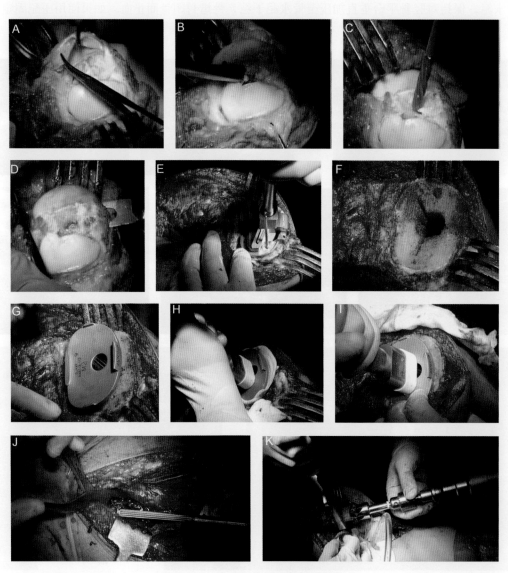

图 7-6-3　成人股骨远端假体置换术

A．切除半月板；B．去除髁间嵴；C．于前交叉韧带止点前方开髓，逐步扩髓至合适大小；D．对胫骨平台进行截骨；E．使用模具准备胫骨髓腔；F．完成髓腔准备；G．试行安装假体；H．使用骨水泥固定胫骨侧假体；I．清除多余骨水泥，使用骨蜡封闭骨面，保持加压至骨水泥干结；J．扩髓；K．打磨接口

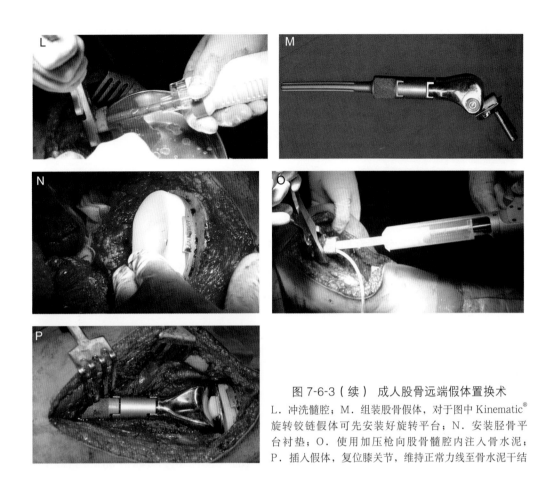

图 7-6-3（续）　成人股骨远端假体置换术

L. 冲洗髓腔；M. 组装股骨假体，对于图中 Kinematic® 旋转铰链假体可先安装好旋转平台；N. 安装胫骨平台衬垫；O. 使用加压枪向股骨髓腔内注入骨水泥；P. 插入假体，复位膝关节，维持正常力线至骨水泥干结

冲洗枪冲洗并干燥髓腔。安装胫骨平台衬垫。使用第三代骨水泥技术固定股骨假体，清除多余骨水泥，维持正常力线，复位膝关节，保持对股骨假体加压至骨水泥干结（图 7-6-3）。松止血带，充分止血，冲洗术野。留置伤口引流管，将股内侧肌固定于内侧肌间隔上以包裹假体，内收肌群、腘绳肌群及腓肠肌止点无需重建。逐层缝合深筋膜、皮下组织及皮肤。无菌敷料覆盖后使用绷带适当加压包扎。

（五）术后管理

术后可立即行髂筋膜阻滞，同时配合静脉患者自控镇痛（patient controlled analgesia，PCA）泵，可有效缓解围术期疼痛。对于肿瘤型假体置换术后应用何种抗生素及用多长时间，目前并无高级别的临床证据指导。笔者所在中心于术后均予以静脉广谱抗生素（如三代头孢）预防感染，拔除引流管后序贯口服抗生素 1 周。关于术后抗栓治疗，目前亦无高级别的临床证据指导。笔者所在中心并不常规予以静脉抗凝药，但对于老年、肥胖、既往有静脉血栓的高危患者，于术后 48 小时予以预防量低分子肝素抗凝治疗至出院。

术后患肢保持伸膝位抬高，软组织张力较大者可以略弯曲 15°～30°，鼓励患者行股四头肌等长收缩练习。关于术后是否需要应用持续被动活动（continuous passive motion，CPM）机器辅助训练膝关节屈曲功能，目前没有统一意见。伤口 3 天换药 1 次，术后 2～3 周拆除缝合线，伤口引流管一般保留至引流量连续 2 天小于 20 ml/24h。引流管拔除后患者可扶拐下地活动。骨水泥固定的假体术后即可完全负重，但需要使用双拐或助行器辅助直至股四头肌力完全恢复。非水泥固定的假体术后 6～12 周内应避免完全负重。后期功能锻炼的重点包括股四头肌力锻炼、膝关节活动度恢复以及正常步态的习得，术者应及时指导患者进行相应锻炼。

（六）功能状态

股骨远端假体置换术后一般均能获得较好的功能状态。MSTS93 评分一般在 75% ~ 90%（Kawai et al, 1998；Kawai et al, 1999；Wunder et al, 2001；Bickels et al, 2002；Sharma et al, 2006；Farfalli et al, 2009；Schwartz et al, 2010；Pala et al, 2015），膝关节屈曲范围在 90° ~ 100°，少数患者可能会有不到 10° 的伸膝迟缓（Kawai et al, 1999；Ilyas et al, 2001；Schwartz et al, 2010；Houdek et al, 2016；Liang et al, 2018）。

（七）假体生存率

股骨远端假体 5 年、10 年、15 年、20 年、25 年生存率平均为 78.3%（25% ~ 94%）、70.1%（48% ~ 94%）、61.6%（44% ~ 94%）、38.3%（30% ~ 55%），和 36.2%（32% ~ 42%）。骨水泥固定的假体 5 年、10 年的平均生存率分别为 81.6%、69.6%，与非水泥固定的结果比较无显著差异（86.1%、73.5%），旋转铰链和单纯铰链假体 5 年假体生存率无显著差异（78.6% vs. 78.4%），但旋转铰链假体 10 年生存率显著高于单纯铰链（77.7% vs. 61.7%）（表 7-6-1）。

表 7-6-1　股骨远端假体生存率

假体生存率	总体	水泥型	非水泥型	单纯铰链型	旋转铰链型
纳入文献数量	26	11	7	10	14
纳入病例数量	3810	1416	431	810	1151
加权平均 5 年生存率（范围），%	78.3（25 ~ 94）	81.6（66 ~ 94）	86.1（73 ~ 90）	78.4（57 ~ 94）	78.6（25 ~ 94）
加权平均 10 年生存率（范围），%	70.1（48 ~ 94）	69.6（52 ~ 94）	73.5（65 ~ 80）	61.7（48 ~ 80）	77.7（58 ~ 94）
加权平均 15 年生存率（范围），%	61.6（44 ~ 94）	57.7（50 ~ 94）	/	51.1（44 ~ 80）	70.9（52 ~ 94）
加权平均 20 年生存率（范围），%	38.3（30 ~ 55）	40.6（37 ~ 53）	/	45.8（36 ~ 53）	48.7
加权平均 25 年生存率（范围），%	36.2（32 ~ 42）	36.2（32 ~ 42）	/	/	42.2

二、胫骨近端假体置换

胫骨近端是原发骨肿瘤第二常见的发病部位，发生在这个部位的恶性肿瘤，在初次手术时具有天然的保肢优势和劣势。胫骨近端假体置换（proximal tibial replacement，PTR）优势在于胫骨近端后方的腘肌、胫后肌群能有效阻挡肿瘤侵犯腘血管和胫神经，劣势包括软组织覆盖不满意容易造成深部感染、需要重建髌韧带止点。其中，极高的感染风险往往导致保肢失败，使得膝上截肢曾是首选的术式。近 40 年来随着假体设计的完善及外科技术的进步，尤其是 20 世纪 80 年代起翻转腓肠肌内侧肌瓣的应用，既降低了胫骨近端假体的感染率，又增强了髌韧带止点重建的效果，明显提高了保肢手术的成功率，使得其逐渐成为胫骨近端恶性肿瘤的主流治疗方式（Mercuri et al, 2011）。

（一）解剖要点

1. **腘窝血管神经束**　腘动脉在收肌腱裂孔处续于股动脉，起初居于半膜肌深面，贴腘窝底向外下斜行，至股骨两髁中间即垂直下行，至腘肌下缘处分为两终支：胫前动脉及胫后动脉（胫腓干动脉），后者再分出腓动脉。胫神经于股后区沿中线下行入腘窝，在腘窝内与腘血管伴行向下，在小腿后区比目鱼肌深面（即小腿后群浅、深层肌之间）伴胫后血管下降。腘肌斜位于腘窝底，起自股骨外侧髁的外侧部分，止于胫骨的比目鱼肌线以上的骨面，在胫骨近端作为腘血管神经束与胫骨之间的天然屏障，能有效阻挡胫骨近端肿瘤向后侵犯腘血管主干。胫前血管在大多数胫骨近端恶性肿瘤的切除中都需要结扎切断，腓血管在肿瘤包块较大时很容易受累，然而胫后血管因为腘肌及胫后深肌群的保护通常都得以保留。对于年轻患者，小腿三根动脉主干只要保留一根通常可满足下肢的正常血供（Malawer，2001）。因此，对于初次治疗的胫骨近端恶性肿瘤，保肢可能性是比较大的；但对于复发肿瘤、不当的活检、病理性骨折、放疗后患者，上述保肢优势则不再存在。

2. **上胫腓关节和腓骨**　上胫腓关节位于胫骨近端后外侧，胫骨近端恶性肿瘤有可能会延伸至上胫腓关节囊甚至包裹腓骨近端内侧皮质，此时则需要将上胫腓关节甚至腓骨近端一并切除。胫骨近端肿瘤有时可能会向骨间膜突出较大的肿瘤包块，包裹腓骨骨干半侧皮质，此时亦需要将腓骨连同胫骨一并切除，对于这种情况，应更加小心胫后血管的分离和保护，因为胫前血管和腓血管在肿瘤切除过程中往往需要牺牲。

在没有受到肿瘤侵犯的情况下，腓骨近端尽量保留，一方面是减少腓总神经损伤的风险，另一方面是腓骨近端作为占位器，可为日后翻修手术提供更充裕的软组织包裹。然而，对于儿童患者，保留生长能力的腓骨头可能会继续向上生长，抵触股骨外髁，导致膝关节内翻，因而可能需要预防性切除腓骨头或阻滞骺板。对于瘦小的患者，即使使用最小号的假体可能依然难以获得无张力皮肤缝合，此时可通过切除近端腓骨来降低张力。

3. **膝关节囊及伸膝装置**　与股骨远端肿瘤一样，胫骨近端原发骨肿瘤很少直接侵犯至膝关节内。少数情况下肿瘤可通过交叉韧带播散，更多的情况是由于病理性骨折、不当的活检和关节内手术造成的污染。术前通过 MRI 检查可提示有无关节囊受累。胫骨近端肿瘤的整块切除需要将伸膝装置从胫骨结节表面游离，并重新缝合于假体之上。一般情况下，于胫骨骨面以外 1～2 cm 切断髌韧带，在重建时直接缝合并不会导致明显的髌骨下移或过高的张力。但当肿瘤包块向胫骨前方突出，累及髌韧带止点时，能保留的髌韧带长度较短，此时需要应用人造韧带与剩余髌韧带编织缝合来延长髌韧带，维持正常的张力和髌骨高度。

4. **腓肠肌**　腓肠肌分为内侧头及外侧头，前者起自股骨内上髁，后者起自股骨外上髁，两者与比目鱼肌一同汇合成跟腱止于跟骨结节。跖肌腱位于腓肠肌与比目鱼肌之间，是游离腓肠肌与比目鱼肌间隙的重要标志。腓肠肌血运由腓肠动脉供应。腓肠动脉分内侧和外侧两支，分别供应腓肠肌内侧和外侧头。两支腓肠动脉均在膝关节线以上由腘动脉发出。腓肠肌的运动由内外侧腓肠运动神经支配，后者均起自胫神经。腓肠肌的作用包括屈膝及跖屈。腓肠肌内侧头肌瓣比外侧头更长、更厚，旋转后可覆盖胫骨上 1/3，游离腓肠肌内侧肌瓣操作简单，且一般不影响下肢功能，因而是膝关节假体置换术后最常用的软组织修复方法（Masquelet et al，2009）。

（二）适应证与禁忌证

1. **适应证**　①原发于胫骨近端的侵袭性或恶性骨肿瘤，或软组织肉瘤累及胫骨近端，需要整块切除者。②原发于腓骨的巨大肿瘤累及胫骨近端者。③位于胫骨近端的骨转移癌，骨质破坏严重不适合内固定者。④胫骨近端假体置换术后假体失败，需翻修者。

2. **禁忌证**　①原发恶性骨肿瘤无法通过保肢手术获得满意手术边界者（包括原发恶性肿瘤伴病理性骨折且化疗效果欠佳者、活检造成广泛污染者、肿瘤复发者）。②终末期患者、伴有严重合并症无法耐受手术者。③膝关节感染或伴有全身感染者。④曾接受化疗、血象未恢复者，正在使用抗血管生成靶向药物未停药者。⑤肿瘤广泛累及血管神经束为相对禁忌证。对于成人患者，若有计划的肿瘤和血管神经束切除仍可获得较好的手术边界，且腘动脉和胫动脉管径足够行搭桥手术者，可考虑行保肢手术联合大隐静脉搭桥术，坐骨神经切断虽会影响小腿功能，但通过穿戴足托仍可获得较好的功能状态。对于儿童患者，由于血管搭桥难度大且并发症多，建议行膝上截肢治疗。⑥年龄较小的儿童由于骨骺过小，极大地限制假体的有效固定，假体置换后往往需要多次翻修手术和肢体延长手术，而膝上截肢术后功能状态并不亚于假体置换，因此小儿童为相对禁忌证。对这一特殊人群，可选择半关节假体置换、可延长假体置换、膝上截肢等手术方式。

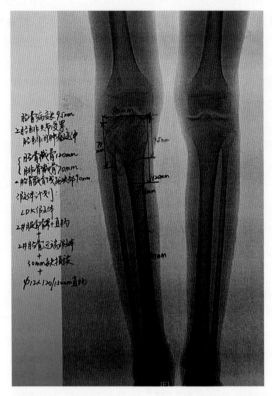

图 7-6-4　胫骨近端瘤段切除假体置换术前计划图

（三）术前准备

术前问诊、查体要点及检验和辅助检查内容基本同股骨远端假体置换术相同。应重点关注病变范围、胫骨髓腔内有无跳跃灶、剩余胫骨长度及髓腔直径、血管神经束与肿瘤的关系、股骨远端有无转移灶、关节腔有无受累、上胫腓关节是否受累、腓骨是否受累、有无静脉瘤栓和（或）血栓、骨骺是否闭合、胫骨平台大小。

基于患者的病史、查体及辅助检查结果，术者应在术前进行充分地测量和制订术前计划，包括：①明确是否具备保肢指征；②有无瘤栓或血栓；③明确是否需要且能够行血管重建，若有可能需要自体大隐静脉搭桥，术前最好做下肢静脉彩超标记出大隐静脉走行；④确定病变范围（尤其上胫腓关节有无受累）及胫骨、腓骨截骨长度，一般为 MRI T1WI 序列所示范围以外至少 2 cm 作为截骨平面；⑤确定膝关节腔和股骨远端有无受累，若有，则需行关节外切除；⑥测量平台左右、前后尺寸，预测所需假体大小；⑦测量胫骨剩余髓腔长度、形状、髓腔大小、皮质厚度，尤其关注截骨面与胫骨干狭窄部的关系，预测所需假体柄的尺寸及类型（水泥／非水泥），确定所准备的假体可满足手术需要，预防极端情况出现（图 7-6-4）。

（四）手术过程

手术一般选择全身麻醉。患者取仰卧位，患侧臀下垫高以消除生理性外旋。一般情况下可以使用台下止血带。消毒范围以膝关节为中心，需将足部一并消毒置于手术台上。抬高患肢驱血后打止血带。手术分为肿瘤切除、假体重建、软组织重建三个部分。

1. **关节内胫骨近端肿瘤切除**　对于胫骨近端瘤段切除假体置换，笔者常使用内侧入路，起自股骨内侧髁绕髌骨内侧，经胫骨结节后沿胫骨嵴内侧向远端延伸，止于小腿远端内侧。切开皮肤、皮下组织，游离胫前外侧筋膜瓣，股内侧肌内缘游离至股四头肌腱，沿髌骨内侧切开关节囊，进入关节腔，注意观察关节滑膜、交叉韧带及关节液的情况，如果出现血性关节液、交叉韧带变性断裂、甚至可疑肿瘤结节，则应警惕肿瘤侵犯膝关节可能，需缝合关节囊并改行关节外切除。自内侧游离髌韧带，将其从胫骨骨面以外 1～2 cm 切断并继续游离。自胫骨内髁游离鹅足，切开内侧筋膜，游离腓肠肌，切开比目鱼肌附着，可进入胫后肌间隙，拉开比目鱼肌后可见腘窝及胫后血管神经束，确认血管神经束未受肿瘤侵犯，则可继续行保肢术式。游离胫前肌群，暴露胫骨截骨位置，保留薄层正常肌肉组织作为边界。屈曲膝关节，同时外翻髌骨，轻轻提起股骨髁，从股骨侧切断交叉韧带，此时股骨髁能进一步提起，切开后方关节囊，腓肠肌止点一般不需要切断。继而切开外侧关节囊及外侧副韧带，暴露上胫腓关节。若肿瘤未侵犯上胫腓关节，则可使用电刀切开上胫腓关节；若肿瘤侵犯上胫腓关节，则需行上胫腓关节外切除。若在胫腓骨之间存在肿瘤包块累及腓骨，需将腓骨一并切除，则需进一步游离腓骨至截骨位置，注意保护腓总神经。按术

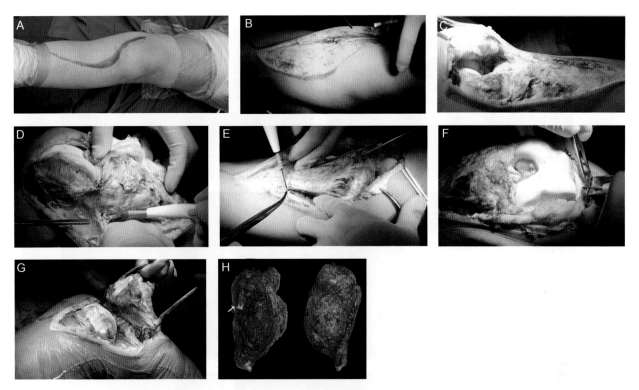

图 7-6-5　胫骨近端肿瘤切除术

A. 手术切口；B. 游离胫前皮瓣；C. 切开内侧关节囊，探查关节腔，明确关节腔内无受累；D. 游离内侧鹅足附着，切开内侧筋膜，进入胫后间隙；E. 游离胫骨前外侧肌群，确定截骨位置；F. 屈膝，外翻髌骨，切断膝关节韧带；G. 截断胫骨后，外旋瘤骨，处理胫骨后方血管；H. 胫骨近端肿瘤瘤骨，黄色箭头所示为一同切除的腓骨头

前计划截断胫骨（和腓骨），提起截骨端及交叉韧带（或半月板），外旋瘤骨，游离胫后血管，一般需从分叉处结扎胫前动脉及静脉，将腘肌及部分胫后肌群作为边界保留于瘤骨上，切除胫腓骨间膜，即可将瘤骨离体（图 7-6-5）。肿瘤离体后，刮除远端截骨端骨髓送冰冻病理检查，明确截骨是否足够。使用骨蜡临时封闭髓腔以减少渗血。如果手术顺利，一般可在一次止血带时间内（120 分钟）完成肿瘤切除和假体置换手术。如果肿瘤切除过程较费时，或者有血管损伤的疑虑，建议在安装假体前先松止血带，如有需要则在 30 分钟后再打止血带。

　　2. 成人胫骨近端假体置换　切除肿瘤后，应加铺无菌单、更换手套及器械，再进行假体重建。假体安装步骤应按操作手册依次进行，一般流程如下。笔者习惯先安装股骨髁假体，于后交叉韧带止点前方 0.5 ~ 1 cm 开髓，逐步扩髓至合适大小。使用髓内定位，安装截骨模具，对股骨髁进行截骨，安装试模，明确截骨、髓腔准备满意。如果使用骨水泥固定，则需置入骨水泥限制器于假体柄尖端以远 1 ~ 2 cm，冲洗并干燥髓腔，使用第三代骨水泥技术注入骨水泥，打入假体，清除多余骨水泥，保持对股骨髁加压至骨水泥干结，骨蜡封闭骨面止血。使用持骨器提起胫骨截骨端，依次扩髓至合适大小，按术前计划选择合适长度的直柄，使用尽量粗的柄（水泥柄 ≥ 11 mm，非水泥柄 ≥ 14 mm）。使用截骨端打磨器修平截骨面，尽量使柄尖端中置，不接触一侧骨皮质。在远端髓腔呈"喇叭口"形状时，应尤其注意保证截骨平面与胫骨纵轴垂直，否则会导致髓内柄偏斜。组装合适长度的试模安装，尽量使用比正常胫骨（横截面积）小的假体以减少伤口缝合张力，复位假体，测量重建长度是否与截骨长度相等，触摸后方血管神经束及髂胫束张力。对于骨骼未发育成熟的患者可适当延长 1 cm 以减少未来下肢不等长程度，但应注意不能对软组织造成过高的张力。确定假体长度后，组装假体。如果使用骨水泥固定，则需置入骨水泥限制器于假体柄尖端以远 1 ~ 2 cm，冲洗并干燥髓腔，使用第三代骨水泥技术注入骨水泥，打入假体，清除多余骨水泥，保持对胫骨假体加压至骨水泥干结；如果使用压配固定，则仅需直接打入假体即可。安装衬垫，复位

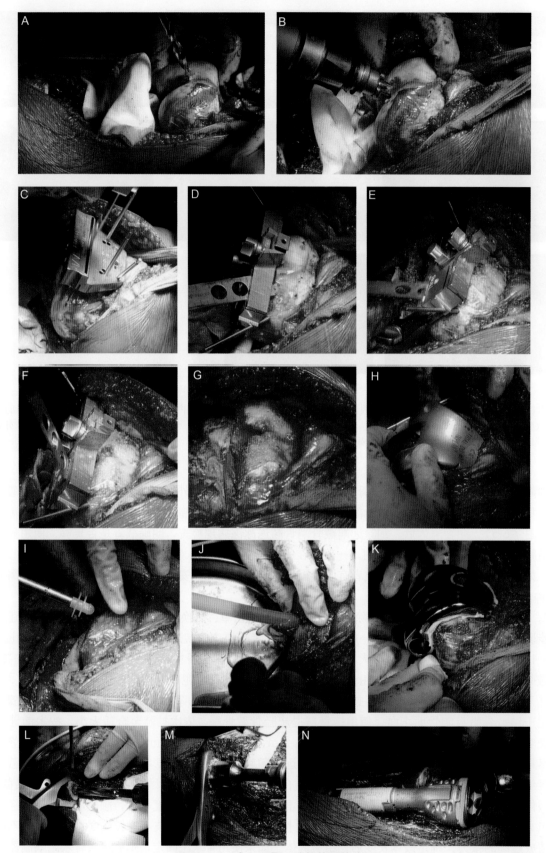

图 7-6-6　成人胫骨近端假体置换术

A. 后交叉韧带前方 0.5～1 cm 开髓；B. 软钻逐步扩髓至合适大小；C～H. 使用模具对股骨髁截骨，安装试模；I. 置入水泥塞；J. 冲洗并干燥髓腔；K. 使用骨水泥固定股骨髁假体；L. 胫骨侧扩髓；M. 磨口；N. 安装试模、复位膝关节，确认假体长度及软组织张力

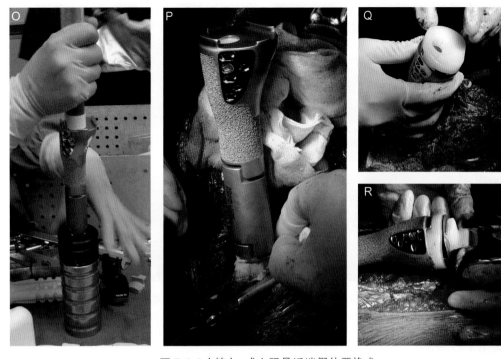

图 7-6-6（续）　成人胫骨近端假体置换术

O. 组装假体；P. 使用骨水泥固定，清除多余的骨水泥；Q. 水泥干结后安装衬垫；R. 安装旋转轴并复位膝关节

膝关节（图 7-6-6）。松止血带，充分止血，冲洗术野。

3. 软组织重建　游离腓肠肌内侧肌瓣，自远端腱性部横向切断内侧肌瓣，并沿中线向近端游离至蒂部，注意保护由腘动脉分出的内侧腓肠动脉，该动脉供应腓肠肌内侧肌瓣的血运。目前所有的胫骨近端假体都有相应的设计用于重建髌韧带止点，如预留缝合孔（Stryker GMRS）、髌韧带压片（LINK Megasystem-C）。髌韧带可直接缝合于假体上，也可以先用人造韧带（如 LARS 韧带）或疝补片包裹假体后，将髌韧带同时缝合于韧带和假体上，此法在瘢痕形成后能获得更加牢固的固定。重建髌韧带后，对合缝合比目鱼肌和胫前肌以覆盖胫骨假体远端和胫骨干，将腓肠肌内侧头翻转覆盖于假体近端，翻转缝合时应避免蒂部过度牵拉，否则有可能会影响肌瓣血运。腓肠肌瓣上缘与关节囊及髌韧带缝合固定，下缘与比目鱼肌和胫骨肌缝合，使肌瓣充分包裹假体（图 7-6-7）。留置伤口引流管，逐层缝合深筋膜、皮下组织，无张力缝合皮肤。无菌敷料覆盖后使用绷带适当加压包扎。

（五）术后管理

术后使用静脉镇痛泵缓解术后疼痛，予以静脉广谱抗生素（如三代头孢）预防感染，拔除引流管后序贯口服抗生素 1 周。胫骨近端置换术后早期容易出现软组肿胀，可短时间予以甘露醇等脱水药减轻水肿。笔者所在中心并不常规予以静脉抗凝药，但对于老年、肥胖、既往有静脉血栓的高危患者，可于术后 48 小时予以预防量低分子肝素抗凝治疗至出院。

术后在出手术室前应立即检查患肢足部感觉、运动及动脉搏动，若术中并未损伤神经，但术后即出现感觉减退或肌力减退，应警惕是否因为缺血、过度延长或包扎过紧所致，应及时予以适度屈膝、松解包扎等处理，明确不需紧急手术后方可将患者送回病房。患肢应保持伸膝位抬高以促进静脉回流，注意避免小腿外旋压迫腓总神经。术后 72 小时内应严密监测足部感觉及运动情况，慎防出现因软组织肿胀、包扎过紧、体位原因导致的腓总神经麻痹。一旦突发足部感觉明显减退伴运动障碍，应马上予以处理，如摆正小腿、松解绷带，一般 1 分钟内即可恢复正常；若处理不及时，则可能需数月才可恢复或出现永久性损伤。

胫骨近端假体置换后，因为要保证髌韧带愈合，如无特殊，应佩戴支具保持伸膝位 6 周，如果使用

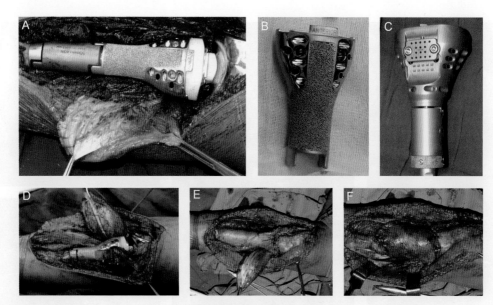

图 7-6-7　胫骨近端假体置换术后软组织重建

A. 游离腓肠肌内侧头肌瓣；B. Stryker GMRS，假体上留有髌韧带缝合孔；C. LINK Megasystem-C，除缝合孔外，还有髌韧带金属压片；D. 直接将髌韧带缝合至假体上；E. 将 LARS 韧带包裹胫骨近端并缝合固定，再将髌韧带缝合至 LARS 韧带上；F. 使用腓肠肌内侧头肌瓣覆盖胫骨假体

LARS 韧带加强缝合者时间可缩短至 4 周。术后第 1 天起即可鼓励患者行股四头肌等长收缩练习。伤口 3 天换药 1 次，术后 2 ~ 3 周拆除缝合线，伤口引流管一般保留至引流量连续 2 天小于 20 ml/24 h。引流管拔除后患者佩戴伸膝支具扶拐下地活动。骨水泥固定的假体术后即可完全负重，但需要使用双拐或助行器辅助直至股四头肌力完全恢复。非水泥固定的假体术后 6 ~ 12 周内应避免完全负重。术后 6 周（使用 LARS 韧带者 4 周）即可开始练习屈膝。后期功能锻炼的重点包括股四头肌力锻炼、膝关节活动度恢复以及正常步态的习得，术者应及时指导患者进行相应锻炼。

（六）功能状态

　　胫骨近端假体置换术后一般均能获得较好的功能状态。MSTS93 评分一般在 75% ~ 85%（Grimer et al，1999；Schwartz et al，2010；Mavrogenis et al，2013；Pala et al，2015；Puchner et al，2015），膝关节屈曲范围在 90° ~ 100°，但是相当一部分患者可能伸膝迟缓，平均在 10° ~ 30°，使用人造韧带重建可能能减少伸膝迟缓（Mavrogenis et al，2013）。

表 7-6-2　胫骨近端假体生存率

假体生存率	总体	水泥型	非水泥型	单纯铰链型	旋转铰链型
纳入文献数量	14	5	5	4	7
纳入病例数量	1632	471	396	194	501
加权平均 5 年生存率（范围），%	75.0（54 ~ 94）	80.2（68 ~ 94）	77.7（59 ~ 82）	71.4（68 ~ 82）	78.1（54 ~ 94）
加权平均 10 年生存率（范围），%	60.0（37 ~ 86）	53.3（37 ~ 86）	72.7（40 ~ 78）	48.4（39 ~ 78）	70.3（52 ~ 86）
加权平均 15 年生存率（范围），%	55.3（25 ~ 70）	45.0（25 ~ 70）	/	25.0	68.6（66 ~ 70）
加权平均 20 年生存率（范围），%	25.1（21 ~ 37）	29.2（25 ~ 41）	/	25.0	37.0

（七）假体生存率

有关胫骨近端假体的研究明显少于股骨远端假体（表 7-6-2）。荟萃分析显示，胫骨近端假体 5 年、10 年、15 年、20 年的平均假体生存率分别为 75.0%（54% ~ 94%）、60.0%（37% ~ 86%）、55.3%（25% ~ 70%）、和 25.1%（21% ~ 37%），不同的研究报道结果差异较大，这可能受手术技术水平影响。水泥固定和非水泥固定假体的 5 年生存率并无显著差异（80.2% vs. 77.7%），单纯铰链和旋转铰链假体的 5 年生存率也无显著差异（71.4% vs. 78.1%）。

（梁海杰）

第七节　3D打印金属假体重建骨肿瘤切除后骨关节功能

近年来，3D 打印快速成型技术在骨科领域得到了普遍的推广和应用。骨科起初并不是 3D 打印技术最先应用的领域，但是由于人体骨骼系统独特的解剖学、生理学和生物力学属性，各种 3D 打印新技术、新方法和新材料的优点在骨科领域得到充分发挥。

在数年前，3D 打印技术在骨科的临床应用还大都停留在初期探索阶段。近年来，3D 打印技术的临床应用已经有了长足进步，几乎涵盖了骨肿瘤手术切除与重建（Liang et al,2017）、关节翻修手术（Wyatt，2015）、脊柱畸形外科矫形（Yang，2015）、复杂骨折重建（Chana-Rodriguez，2016）和人工关节术后感染（Inzana，2015）等所有骨科难点领域。3D 打印技术正逐渐成为解决以上问题的一个技术性突破口。

在基础研究方面，3D 打印技术的成熟性和可靠性得到了进一步验证。例如，3D 打印技术材料与传统金属材料的属性差异得到了全面评价（Song，2015）；3D 打印技术应用于内植物表面涂层处理的研究也是层出不穷（Shah，2016；Xiu，2016；Palmquist，2017）。此外，3D 打印技术在组织工程领域的应用也得到了充分认识，骨再生在 3D 打印技术的推动下已具有一定临床应用前景（Inzana，2014；Brunello，2016）。

近年来，3D 打印技术在骨科领域的最大进展应属人工金属假体的设计制造，其中最主要的突破莫过于人体负重骨缺损的金属假体快速成型。负重骨不同于一般上肢带骨，其在正常生理状态下需要承担一定重量，这就要求假体自身具备一定强度；此外，负重骨缺损要求假体不但能填补缺损，还可以长期牢固固定，这对假体的生物相容性和骨长入能力又提出了更高要求。一般而言，基于电子束熔融技术（Electron Beam Melting，EBM）和选择性激光熔融（selective laser mecting，SLM）的钛合金 3D 打印技术已基本能够满足以上要求。当然，一些负重骨位于关节周围，除承担身体重量之外，还需满足关节活动需求，这对假体本身的力学设计也提出了极高的要求。

脊柱、骨盆及四肢大关节是人体负重骨，是骨缺损重建的难点。由于金属假体重建具有早期稳定、功能恢复快等优点，目前已成为主流重建方法。缺损型（肿瘤型）人工关节在一些部位的重建效果令人满意，但在肩关节、肘关节、踝关节、长骨中段骨缺损、骨盆和骶骨等部位无法实现满意的固定，主要是由于假体 - 骨界面没有达到有效整合从而无法实现力学最优。究其原因，主要在于传统铸造或锻造工艺无法实现人工假体与骨缺损精确匹配，无法加工出梯度属性的人工假体从而避免应力遮挡，实现最优的力学传导。

骨肿瘤外科中，各个部位的肿瘤切除导致不同形式的大范围骨缺损，而且各个患者的骨缺损形态不一致、个体差异大，针对每位患者的不同特点进行有效的个性化人工假体重建是现有机械加工技术难以实现的。如何安全有效地修复重建骨缺损是当前研究的热点和难点。理想的重建是能够根据缺损部位结构特性和材料属性进行"个性化"重建，恢复结构和功能。目前对于骨骼缺损重建中的一些关键结构（如假体与宿主骨的界面）和特殊部位（如骨盆、胫骨下段、长骨中段等）仍存在现有加工方法无法解决的问题。3D 打印技术的出现，可以很好地满足"个性化"制做的需求，为钛合金硬组织植入材料的个性化制做开辟了新路线。

人工骨关节假体重建的共性问题在于假体 - 骨整合效果欠佳，整合效果取决于人工假体和患者自体骨的匹配和愈合程度。匹配主要指结构和功能两方面，植入假体在结构上需满足患者关节活动的要求，在力学性能上符合重建部位的生物力学环境，实现假体的远期完好。愈合是指人工假体通过金属 - 骨界面与宿主骨的整合，对于人工假体与骨的接触面，结构和材料属性决定了其整合的效果，理想的结构和材料属性应较接近缺损区域骨骼，但传统的加工方法无法实现人工假体梯度材料属性结构加工。本节较全面地总结了目前国内外应用 3D 打印技术修复重建骨肿瘤切除后大段骨缺损方面的进展及结果。

北京大学人民医院在国际上首次报道了 3D 打印金属骨盆假体的临床应用（Liang et al，2017）。35 位骨盆原发恶性肿瘤患者在接受骨盆肿瘤整块切除后，采用 3D 打印金属假体重建骨盆缺损。其中采用 3D 打印假体重建骨盆髂骨缺损 3 例，采用 3D 打印假体重建半骨盆缺损 12 例，采用钉棒系统连接 3D 打印可调式假体重建半骨盆缺损 20 例。平均随访 20.5 个月，患者存活率 85.7%，患者 MSTS93 下肢功能评分平均 19.1 分（63.6%），其中采用人工髂骨重建患者下肢功能评分 22.7 分（75.7%），未见假体移位、断裂、脱位、松动等并发症发生，未见假体周围骨吸收发生。该金属假体的成功应用，证明了 3D 打印金属假体在结构强度、生物相容性和骨长入方面均能满足人体负重骨缺损假体重建的各项要求。同时，该型假体对髋关节活动度的完整保留也验证了采用 3D 打印技术重建人工关节的可行性，为人工关节设计提出了新的技术路线。此外，通用性和可调性是该系列假体的另一优势，这避免了定制式骨盆假体设计制造的复杂测绘工序，缩短了术前准备时间，极大拓展了假体的适用性和时效性。

其他 3D 打印金属假体在负重骨缺损重建中的应用均为个案报道。Wyatt 等（2015）报道了一例采用 EBM 3D 打印技术设计制做髋臼加强杯的案例。患者为髋关节术后患者，入院时髋臼松动移位。术者利用患者的骨盆 CT 数据重建髋臼缺损，并为患者个性化设计制做髋臼加强杯假体，再将植入的 3D 打印假体牢固固定于髋臼缺损部位，翻修手术得以成功实施。Zoccali 等（2017）报道了一例采用定制式 3D 打印假体重建髋臼肿瘤切除术后骨缺损的病例。术者在术前设计截骨位置，并完全模仿骨盆缺损结构设计假体外形，再通过 3D 打印技术快速制做。同样是面对髋臼周围肿瘤，Wong 等（2015）不但采用 3D 打印金属假体重建髋臼缺损，还在术前采用塑料快速成型技术 3D 打印出了截骨导板，实现了术中的精确截骨和定制式假体的顺利安装。Arabnejad 等（2016）则利用 3D 打印技术设计制做了一款用于髋关节置换的钛合金股骨柄，该假体具有特殊的整体多孔结构。与传统股骨柄相比，该假体能够显著减少股骨柄对股骨的应力遮挡效应。3D 打印技术在骨科领域最适合用于重建骨肿瘤切除、大段骨关节缺损。目前，3D 打印在临床上的应用包括：保留骨骺或关节面的 3D 打印假体置换、肩关节周围骨肿瘤切除后 3D 打印假体重建、长骨骨干节段性 3D 打印假体置换、踝关节周围 3D 打印假体重建、肘关节周围 3D 打印假体重建、腕关节周围 3D 打印假体重建、骨盆肿瘤切除后 3D 打印半骨盆假体重建、脊柱肿瘤切除后 3D 打印椎体置换等。截至目前，北京大学人民医院已为 200 余例骨盆肿瘤患者、50 余例四肢肿瘤患者采用 3D 打印金属假体实现了功能重建。

一、保留关节骨骺的 3D 打印假体重建

在儿童恶性骨肿瘤生长于四肢长骨的干骺及骨干部、未累及骨端部位的情况下，应尽量保留关节的完整性。以往常用的方法包括大段异体骨移植、瘤骨灭活再植复合自体腓骨移植等。近年来定制式金属人工假体，特别是定制式 3D 打印人工假体逐渐得到应用（图 7-7-1）。优点包括：外形匹配、固定结实可靠、早期进行功能锻炼、界面制备金属骨小梁结构、与自体骨的融合能力强，自体骨长入金属假体后可实现长期使用的结果。3D 打印金属骨小梁与自体骨的融合在动物体内多次得到证实（Shah et al，2016；MacBarb et al，2017），并且在临床上 3D 打印骨盆假体与患者自体骨盆骨的融合也得到了完美的证实（Ji et al，2020）。

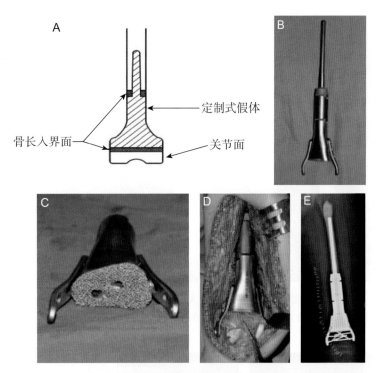

图 7-7-1　3D 打印保留关节面的长骨干假体重建肿瘤切除后骨缺损

A. 假体设计示意图；B、C. 定制 3D 打印假体；D. 术中像显示假体安装；E. 术后 X 线平片显示假体重建

二、肩关节周围骨肿瘤切除后 3D 打印假体重建

成人肱骨上段是高度恶性骨肿瘤最好发的部位之一，也是成骨肉瘤的第三好发部位。约 90% 的肱骨上段恶性肿瘤可以施行保肢术，用人工假体重建肱骨上段的骨缺损（Ross，1987；Malawer，1995；Wittig，2002；Kumar，2003）。相对于其他部位的人工假体来说，肱骨近端假体的生存率最高，但是术后功能较差。主要是因为肱骨近端人工假体置换半肩关节时，肌肉韧带切除较多，剩余关节囊不能很好地将金属肱骨头固定，假体脱位率很高（图 7-7-2）。Tang 等（2015）报道使用 LARS 人工韧带修补关节囊以后，脱位率明显减低，功能也有所改善，但脱位仍然是肱骨近端人工假体置换最主要的并发症。2016年北京大学人民医院骨肿瘤科设计使用 3D 打印肱骨近端融合假体（图 7-7-3），设计理念包括：稳定的肩关节，避免脱位，保持良好的肩部外形；肩部肌肉保持张力，改善外展肌力；与肩胛骨的运动形成联动，改善肩部活动范围。目前，已经完成 20 余例患者的临床应用，同比对照单纯肱骨上段人工假体置换病例，肩关节功能有所改善，更重要的是没有发现肩关节脱位病例，肩部外形保持良好。

如果在保持肩关节稳定、不脱位的前提下，肩关节可活动是一个理想的状态。对此，2017 年北京大学人民医院骨肿瘤科又设计了 3D 打印全肩关节假体（图 7-7-4）。设计理念包括：3D 打印的人工肩胛盂与肩胛骨融合；与肱骨近端假体组成全肩关节，增加关节活动度；采用防脱位装置避免脱位；保持肩部肌肉张力，增大肩外展肌力；3D 打印人工肩盂分为大、中、小三个型号，方便术中匹配。临床应用 5 例的经验提示，3D 打印人工肩盂与自体肩胛盂融合没有问题，但是如何防止人工肩关节的脱位仍有待解决。

三、长骨节段性 3D 打印假体重建

对于长骨骨干部的恶性骨肿瘤患者，在瘤段切除后，能够既保留住临近关节，又能使重建的长节段假体与自体骨愈合，达到长期使用的目的，这是多年来骨肿瘤科医生一直努力想实现的目标。以往常采用的

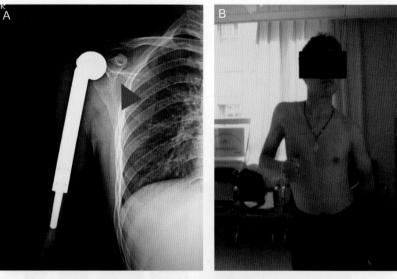

图 7-7-2　肱骨上段人工假体置换术后随访
A. 术后 X 线平片显示假体向上移位；B. 随访功能像显示患肢外展功能明显受限

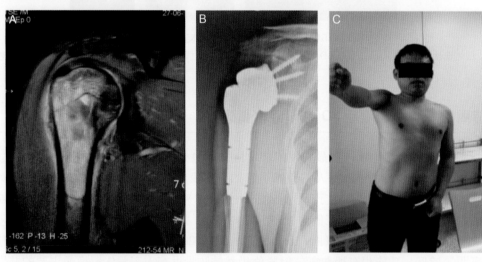

图 7-7-3　3D 打印肩关节融合假体重建肩部稳定性
A. 术前 MRI；B. 术后 X 线平片；C. 术后随访功能像

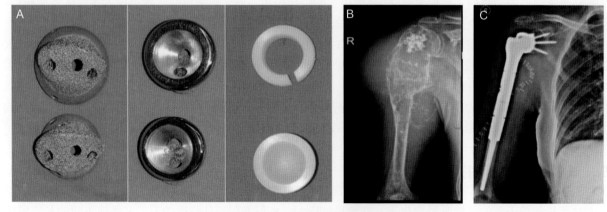

图 7-7-4　3D 打印全肩关节假体重建肩关节
A. 假体关节设计；B. 术前 X 线平片显示肿瘤破坏范围；C. 术后 X 线平片显示假体重建

方法包括：①大段异体骨移植；②大段异体骨移植复合自体腓骨移植（"热狗"手术）；③自体瘤骨壳灭活复合自体腓骨移植；④节段性人工假体重建骨缺损。大段异体骨或大段灭活瘤骨壳移植都存在高比例的相同并发症，包括骨端不愈合、骨折、感染、骨吸收等。因而，需要与带血管的自体腓骨复合移植。该方法需要显微外科技术吻合血管，因而耗时很长。采用不吻合血管的游离腓骨移植时，骨不连、骨折的并发症很多。采用节段性人工假体重建骨缺损方法的优点是术后可以达到即刻稳定，早期进行功能锻炼；缺点是金属假体不能与自体骨愈合，长期使用会出现假体柄松动、折断等并发症，因而，多使用在骨转移瘤的患者中。Qu 等（2015）报道了使用 10% 的高渗盐水灭活肿瘤骨壳复合腓骨移植重建大段骨缺损，该法具备操作技术简单、取材方便、精确匹配等优点（图 7-7-5）。应用自体灭活骨代替异体骨进行重建，优点包括：①相对于同种异体骨来讲，降低了骨连接部的不愈合率；②降低了局部感染率；③费用便宜。62° 水温下 10% 的高渗盐水自体瘤骨灭活法，简单、方便、实用，与冷冻等其他灭活方法比较，高渗盐水法具有穿透性强、对瘤骨组织结构破坏小、骨强度保持良好、局部复发率低等优点（彭长亮等，2012）。

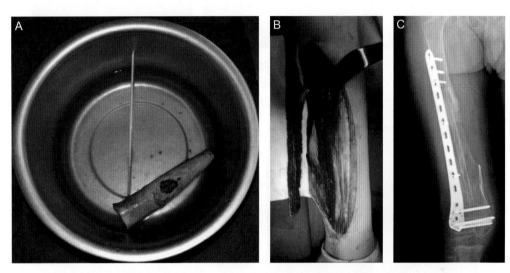

图 7-7-5　瘤骨壳灭活、复合带血管的腓骨移植重建肿瘤切除后大段骨缺损
A. 采用高渗盐水复合巴氏灭活瘤骨；B. 取带血管蒂腓骨游离移植；C. 术后 X 线平片显示假体重建

　　3D 打印技术的优势主要在于形状及界面结构的制做。3D 打印技术可以制做出任何形状的人工假体，与自体骨形状匹配。界面结构制做，即为应用电子束熔融技术，通过多层熔融状态的钛合金按照电脑辅助设计（computer-aided design，CAD）模型反复层叠融合成金属假体，假体的骨接触面被制造为多孔结构，以期通过假体 - 骨接触面孔隙结构诱导骨长入。

　　3D 打印技术在骨肿瘤切除后骨缺损重建中的应用是近年来研究的热点问题。应用 3D 打印技术能够根据骨缺损的形状精确制做出与各截骨面匹配的假体，准确置换手术造成的骨缺损。更重要的是，3D 打印技术可通过对骨接触面进行孔隙化处理，在假体 - 骨接触面处制做出类骨小梁样结构以促进骨长入，进而降低远期机械性并发症的发生率（如松动、断裂）。Shah 等（2016）在其基础研究中证实，应用 3D 打印假体制做的钛合金假体和钴铬合金假体均可获得满意的骨长入；MacBarb 等（2017）亦证实应用 3D 打印技术处理的假体 - 骨接触面，其诱导骨长入的效果优于传统技术。北京大学人民医院已对 20 余例长骨骨干部恶性骨肿瘤实施了瘤段切除、3D 打印钛合金假体置换手术（图 7-7-6）。所有病例肢体功能恢复、假体稳定。短期随访，可见自体骨长入假体界面的金属骨小梁内，实现了自体骨与人工假体的融合（图 7-7-7）。Lu 等（2019）对骨干大段骨缺损的病例实施了 3D 打印管状节段假体复合带血管腓骨移植重建，取得了较好的临床结果。Lu 等（2018）也发表了类似的个案报告。

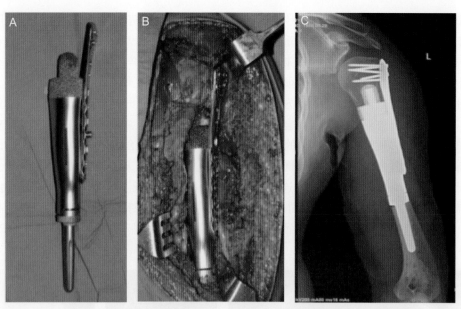

图 7-7-6　3D 打印保留关节面的肱骨骨干假体重建肿瘤切除后骨缺损

A. 定制 3D 打印假体，可见假体与肱骨头接触面的金属骨小梁结构；B. 术中像显示假体安装；C. 术后 X 线平片显示假体重建内固定情况

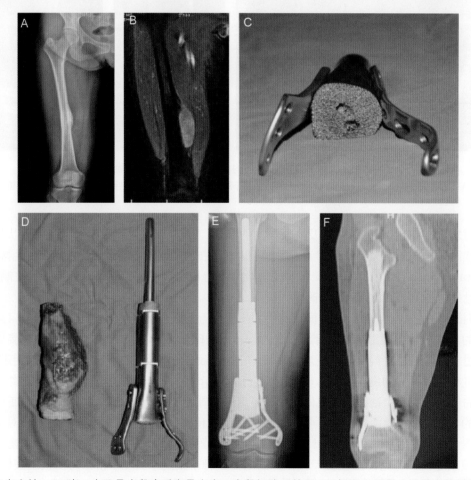

图 7-7-7　患者女性，35 岁，右股骨中段皮质旁骨肉瘤，瘤段切除后使用 3D 打印金属骨小梁界面的组配式人工假体重建

A、B. 术前 X 线平片及 MRI 显示肿瘤累及股骨干；C. 3D 打印假体的金属骨小梁界面；D. 重建假体与切除肿瘤标本相匹配；E、F. 术后 5 个月随访的 X 线平片及 CT 显示假体与自体骨完美融合

四、踝关节周围 3D 打印假体重建

一直以来，胫骨下段恶性骨肿瘤切除后没有理想的修复重建方法。常用的方法包括大段异体骨移植、瘤灭活骨壳再植及自体腓骨移植等（Zhao et al, 2019）。这些方法共同的并发症包括骨不愈合、骨折、感染等。对于胫骨远端的修复重建来说，3D 打印技术提供了一个较为理想的方法。利用 3D 打印技术，可以制做出大小、形状匹配的人工假体，在与骨连接的界面上可以制做出供骨长入的金属骨小梁结构，可以与自体距骨进行融合。也可以通过 3D 打印方法，制做出中空的假体，复合自体腓骨移植（"热狗"技术），与距骨及胫骨融合。北京大学人民医院已对 7 例胫骨远端恶性骨肿瘤实施了瘤段切除、3D 打印胫骨远端钛合金假体与自体距骨融合术，取得了良好的临床效果。与大段异体骨移植相比，该方法并发症少、功能恢复快。人工假体采用组合式设计，假体节段及近端假体柄采用机械加工制做，使假体柄有足够强度承重。假体远端组件采用 3D 打印技术制做，与距骨界面制做金属骨小梁结构，以便于骨长入、与距骨融合（图 7-7-8）。另外，为了使踝关节更好地融合，也可设计 3D 打印中空节段假体，复合自体游离腓骨进行踝关节融合术（图 7-7-9）。Fang 等（2018）报告一例 3D 打印人工距骨，金属距骨底面设计金属骨小梁结构与跟骨融合，金属距骨顶面镶嵌了聚乙烯关节面，与胫骨远端形成踝关节。随访显示近期疗效良好，远期效果有待观察。

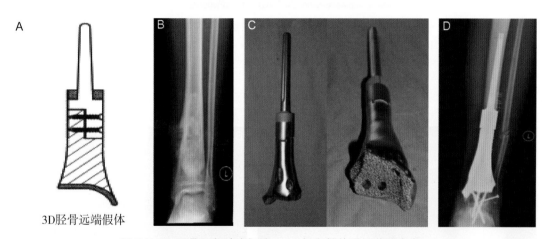

图 7-7-8　胫骨下段肿瘤切除，3D 打印假体踝关节融合术
A. 假体设计示意图；B. 术前 X 线平片显示肿瘤累及胫骨下段；C. 3D 打印胫骨下段假体；D. 术后 X 线平片显示重建情况

五、肘关节周围 3D 打印假体重建

肘关节周围恶性骨肿瘤的切除及功能重建是一个非常困难的问题，主要难点在于人工肘关节的失败率极高。原因是尺骨的髓腔细窄且弯曲，人工假体的尺骨柄通常很细，尺骨髓腔内填充骨水泥困难，因而，人工假体的尺骨柄通常固定不牢靠。由于肘关节的运动频繁，尺骨柄很容易松动、常常穿出到骨外，造成假体置换失败。另外，由于肘关节局部缺乏肌肉覆盖，容易出现人工假体感染（Tang, 2009）。因而，肘关节周围骨肿瘤切除后，假体重建的最好方法是选用半肘关节置换，即肱骨远端置换及尺骨近端置换，用人工韧带软性修复肘关节的连接，这样就可以将假体柄的应力降至零。但是由于肱骨远端及尺骨近端外形复杂，机械加工很难制做出与自体肱骨远端或尺骨鹰嘴外形一致的假体，3D 打印技术的出现完美地解决了这个问题。北京大学人民医院已对 7 例肱骨远端及 1 例尺骨近端恶性肿瘤实施了瘤段切除、3D 打印定制式人工假体置换术（图 7-7-10），术中使用 LARS 进行肘关节囊的修复重建。短期随访效果非常好，关节无痛、功能恢复快、肘关节活动范围与正常侧相同。长期的评估结果仍在随访中。

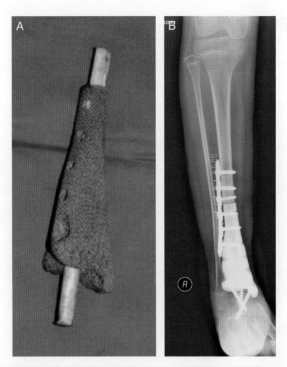

图 7-7-9 胫骨下段肿瘤切除，3D 打印胫骨下段中空假体复合自体腓骨移植踝关节融合术

A. 自体腓骨插入 3D 打印胫骨下段假体中；B. 术后 X 线平片显示假体重建情况

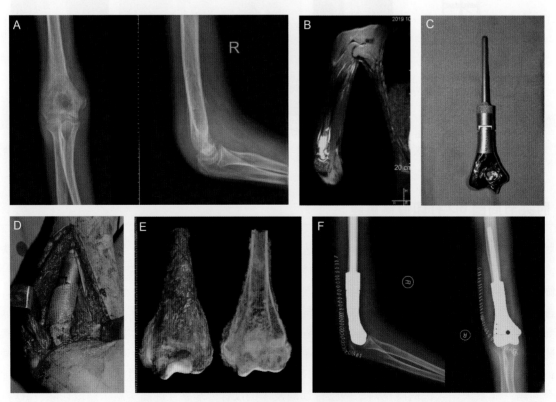

图 7-7-10 患者男性，14 岁，肱骨远端骨肉瘤，行肿瘤切除，3D 打印假体半关节置换

A、B. 术前 X 线平片及 MRI 显示肱骨远端破坏；C. 3D 打印假体；D. 术中像显示肿瘤切除后，假体置换，人工韧带重建肘关节；
E. 切除肿瘤标本大体像；F. 术后 X 线平片显示假体重建情况

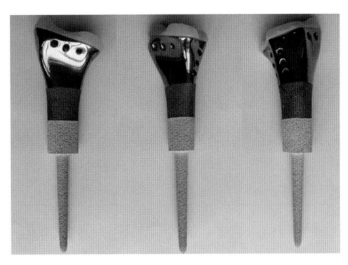

图 7-7-11　3D 打印桡骨远端假体四川大学（华西医院提供）

六、腕关节周围 3D 打印假体重建

桡骨远端是骨肿瘤好发的部位之一，特别是骨巨细胞瘤。常采用的治疗方法是瘤段切除、自体腓骨移植、腕关节功能位融合术。由于腓骨小头的外形与桡骨远端相似，因而使用自体腓骨头替代桡骨远端是一个经典的术式。该术式有两种类型，一种是在切取腓骨时尽量保留腓骨小头上的关节囊，移植至腕部时与腕关节囊缝合固定；另外一种是去除桡骨小头的软骨面及近排腕骨的软骨面，两者进行融合。前一种方法虽然保留了腕关节一定的活动度，但经常会出现腕部畸形（枪刺刀样畸形）；腕关节融合的方法则能够维持腕关节的外形及稳定，故应用更普遍。使用腓骨近端移植替代桡骨远端的方法虽然是一个经典的手术，但是切取腓骨也会引发一定的并发症，包括腓总神经损伤、取骨部位疼痛等。由于 3D 打印技术可以制做出外形一致且界面具备金属骨小梁结构的假体，近年来，3D 打印桡骨远端人工假体置换也得到了开展。对桡骨远端肿瘤实施瘤段切除、3D 打印钛合金桡骨远端假体置换术（图 7-7-11），避免了切取腓骨造成的损伤及并发症，也缩短了手术时间。桡骨远端假体界面可以制做出金属骨小梁结构与近排腕骨融合，也可以在假体远端界面上镶嵌聚乙烯关节面，与近排腕骨形成关节（Lu，2018；Wang，2020）。短期随访结果良好，长期结果有待于观察。

（郭　卫）

第八节　膝关节肿瘤型人工假体的翻修

随着抗肿瘤药物及靶向药物治疗的发展，肉瘤患者的生存率也得到了明显提高。膝关节周围是恶性骨肿瘤的好发部位，随着新辅助化疗的开展和外科技术的提高，保肢治疗成为膝关节恶性肿瘤手术的主要治疗方式，其中人工关节假体置换应用最为广泛。虽然人工假体具有较好的早期效果，但却存在感染、肿瘤复发，以及远期的假体松动、柄折断、关节脱位等并发症（Malawer et al，1995；Unwin et al，1996；Schwartz et al，2010；Henderson et al，2011）。文献报道的股骨远端假体 5 年生存率为 66%～83%（Horowitz et al，1993）。胫骨近端假体为下肢三个部位（股骨近端、股骨远端及胫骨近端）中假体生存率最低的部位，这与该部位解剖结构有关。由于软组织覆盖较少，使得肿瘤切除后内固定覆盖较为困难，致使假体并发症发生率高。Grimer 等（Grimer et al，1999）报告 151 例胫骨上段假体随访结果 5 年生存率为 60%。Horowitz 等（Horowitz et al，1993）报告该部位假体 5 年生存率为 54%。根据不同部位、不同随访时间的文献报道，20%～40%的肿瘤假体患者曾接受翻修手术。股骨远端肿瘤假体翻修可能性5年为17%，10年为33%，20年为58%；胫骨近端固定铰链假体和旋转铰链假体的翻修可能性分别是，5年为32%和12%，10年为61%和25%，15年为75%和30%。

翻修假体手术面临诸多挑战，可能面对的问题包括大范围骨缺损、剩余骨质量差、软组织覆盖不足、术后功能差等。另外，翻修过程需要很高的技术操作要求。将关节假体柄从水泥固定的髓腔内取出、尤其是将骨水泥从骨质不良的髓腔内取出非常不易。本节将介绍膝关节肿瘤型人工假体翻修手术难点、假体翻修手术步骤、单中心假体翻修病例总结、翻修术后功能状态。

一、翻修手术难点

对于股骨下段或胫骨上段肿瘤切除后的人工关节置换，以往多采用定制式骨水泥固定假体，这类假体的翻修较初次手术或普通表面膝关节假体翻修复杂，存在一定合并症。其具有以下特点：

（1）由于肿瘤切除范围大，翻修时还需要切除部分质量不好的残存骨段，假体翻修病例通常骨缺损范围长、骨强度差；为解决这一问题，Healey等（Healey et al, 2009）采用望远镜筒样异体骨套接移植重建骨干，以便于膝关节假体翻修（图7-8-1）。

（2）水泥型膝关节肿瘤假体置换病例的股骨和胫骨髓腔较长范围内都填充有大量骨水泥，为控制感

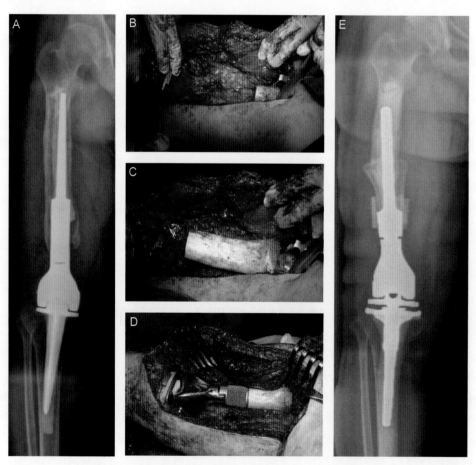

图7-8-1　假体翻修中使用望远镜筒样异体骨套接移植重建骨干

A. 股骨远端假体置换术后8年出现假体松动，可见假体出现下沉伴股骨皮质变薄；B. 取出假体后，切除远端破损骨皮质，剩余骨干较短，不足以固定常规股骨柄；C. 选取合适大小异体骨，截出合适长度，修剪后套在股骨远端骨皮质外；D. 使用骨水泥固定假体；E. 术后X线平片显示假体固定满意

染或安装新假体都需要尽量将骨水泥取出，但如果使用骨刀等普通工具，甚至是一些取水泥专用工具，不但不易取出髓腔深部的水泥，还可能造成皮质骨折的发生。为解决这一问题，笔者采用了直视下球钻锉除骨水泥的方法，由于球钻锋利而顶端圆滑，因此在锉除骨水泥时对骨干的影响较小（不易造成骨折），如果直径合适也不容易穿透至髓腔外。然而，对于松动严重、髓内柄移位明显并造成骨皮质或髓腔畸形的病例，在取水泥过程中骨皮质破损在所难免，有时甚至需要开窗取出髓腔内骨水泥（图 7-8-2）。

（3）为改善术后功能及控制感染，需要清除假体周围大量瘢痕反应组织，因解剖结构不清容易造成血管神经损伤，应特别注意。尤其是因感染而放置骨水泥临时假体的病例，周围肌肉萎缩严重，软组织弹性差，在Ⅱ期假体翻修时需常规对软组织做纵向或"Z"字形松解，如仍不能满足覆盖需要，应进行腓肠肌内侧头等肌皮瓣转移。

（4）翻修手术难度大，手术时间及出血量均高于初次手术。

（5）如采用定制式假体，术前需仔细设计：因大部分翻修患者骨皮质较薄，假体柄应适当增粗；且因翻修时骨缺损范围的不确定性，需准备不同长度的套圈以调节假体体部和柄的长度；由于软组织缺乏弹

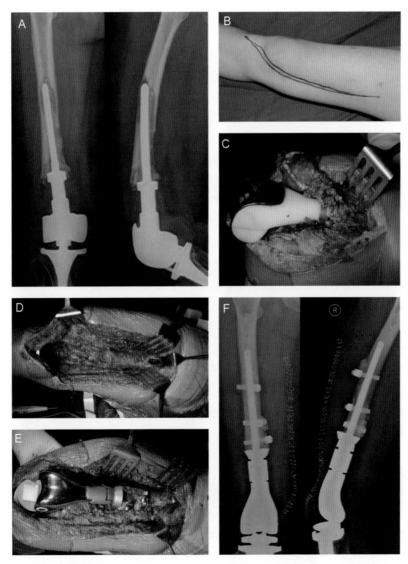

图 7-8-2　患者女性，35 岁，股骨远端假体无菌性松动后翻修

A．股骨正侧位可见股骨假体柄松动、移位伴假体柄周围骨皮质吸收，临床诊断为无菌性松动；B．按原切口显露；C．暴露假体并取出假体；D．取出假体后，清理髓腔内骨水泥，由于假体松动移位造成前方骨皮质变薄，在取水泥时难免会造成前皮质破损，此时可在该处开窗并经此继续取出髓腔近端骨水泥；E．假体安装后术中像；F．术后 X 线平片显示假体固定满意，股骨髓内柄中置良好

性，假体关节部分应适当缩小，以利覆盖。

以上这些特点导致翻修手术存在一定并发症。在一项 48 例肿瘤假体再置换的研究中，随访 9 ～ 110 个月，9 例发生二次假体失败，包括 2 例感染、1 例复发、6 例无菌性松动，再次置换假体的 5 年生存率为 81%。另一项 35 例假体再置换的报道，平均随访 68 个月，其中 12 例（33%）因并发症而接受第三次手术，包括 7 例无菌性松动、3 例感染、2 例假体失败，翻修假体 5 年生存率为 79%，10 年为 65%。

二、假体翻修手术步骤

手术方法根据病例具体情况略有不同，大体步骤如下。对非感染病例进行 I 期翻修：①沿原手术入路进入，膝关节脱位，直接取出已松动的假体部件，或使用专用打拔器械取出假体。如假体固定较牢固，可在骨干远端钻孔、开槽，去除部分髓腔内骨水泥以松动假体后再取出。由于多数患者长时间不行走，骨质质量较差，操作过程中，应尽量避免骨质的破坏丢失。应根据情况决定是否将部分或全部假体部件取出。对于股骨远端假体来说，如果胫骨侧部分没有松动，应尽量保留；如果是定制式假体，则需要全部取出。②取出髓腔内的残存骨水泥。首先使用球形髓腔钻由小至大尽量锉除骨水泥，当球钻直径达到原假体柄根部最粗直径时，可使用特制薄骨刀凿除贴附于髓腔壁上的剩余少量骨水泥。因翻修病例骨质通常较差，操作应耐心逐渐进行，避免造成骨折或皮质穿透。使用球形髓腔钻的优点是能够沿着髓腔轴线方向前行钻取骨水泥，避免钻透骨皮质。③如何取出水泥远端的聚乙烯塞是一个非常棘手的问题。通常需使用较粗的长钻头置于环形中置器内钻取聚乙烯塞，为防止钻头钻偏、钻透骨皮质，逐步换用更粗钻头，直至将聚乙烯塞取完，进入远端骨髓腔。③彻底冲洗清创。清除感染、坏死组织，尽量切除假体周围的瘢痕及反应带，直至正常组织，注意勿伤及后方血管神经。④翻修假体植入。如骨干残端骨皮质较薄，可予适当长度的切除，而后按常规方法置入新的骨水泥型假体。如残留髓腔较短，不足以稳定固定假体，可使用异体骨段移植复合假体置换（望远镜法）。置换完成后应进行 X 线透视，确定有无骨水泥从髓腔破损处外漏，以便去除。⑤对有软组织缺损的病例进行腓肠肌内侧头等肌皮瓣转移修复。对软组织缺损较大的病例，应找专业的整形外科或手外科医生进行修复。对于假体周围严重感染的病例，一般将原假体取出后，放置抗生素骨水泥制做的临时假体，待感染控制后 6 ～ 12 个月，再行 II 期假体翻修（图 7-8-3）。

如果将不良骨质及骨水泥全部去除，则剩余骨段不足以固定假体柄。当然，近年来也发展了一些翻修假体方法，包括短柄加压固定假体、假体柄锁定假体、望远镜技术以及在原来的骨水泥固定髓腔内重建注入骨水泥固定等（Shin et al，1999；Wirganowicz et al，1999；Cannon et al，2003；Healey et al，2009；Pedtke et al，2012；Avedian et al，2014；Zimel et al，2016；Bernthal et al，2018）。由于特殊假体的定制需要很长时间以及国内尚无短柄加压固定假体等因素，我们最常使用的翻修方法是采用"再水泥固定"的方法。这种方法是一种相对保守的翻修手术方法，一般只需截除少量不良骨质，依然能够保留足够长的骨段来固定假体柄。另外，该方法可以在将来再次翻修的时候重复使用。有报道，使用"再水泥固定"技术翻修的假体 15 年生存率为 34.4%，而再次翻修的假体 15 年生存率为 39.1%，总体保肢率为 87%（Bernthal et al，2018）。

三、单中心假体翻修病例总结

2002 年 2 月—2019 年 8 月，笔者所在中心（北京大学人民医院肉瘤与罕见肿瘤诊疗中心）共有 292 例患者在肿瘤型人工关节假体置换术后进行了二次手术治疗。研究入选标准为：①膝关节部位肿瘤型假体，包括股骨远端及胫骨近端；②首次置换假体主要部件部分或全部取出；③翻修术为再次进行关节假体置换；④随访资料完整。更换磨损的衬垫、儿童可延长假体的肢体延长、改用其他重建方式，以及因肿瘤复发或感染而进行截肢的病例被排除在外。共有 200 例假体翻修患者入选，包括 113 例原来在本中心接受关节置换的患者，以及 87 例首次关节置换在其他中心进行的病例。其中男性 116 例，女性 84 例；年龄 8 ～ 77

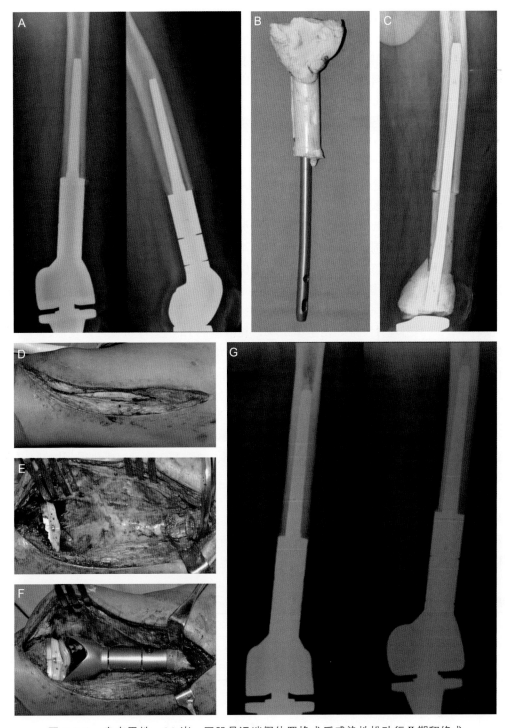

图 7-8-3　患者男性，36 岁，因股骨远端假体置换术后感染性松动行 II 期翻修术

A. 翻修术前 X 线平片，可见假体柄松动，假体周围有钙盐沉积影；B. 术中发现假体周围积液呈脓性，考虑存在感染，遂将假体取出，行临时旷置器置入术；C. 旷置术后 X 线平片；D. 旷置术后半年，行翻修手术，按原切口暴露假体；E. 取出旷置器，处理髓腔；F. 安装假体，使用骨水泥固定；G. 术后 X 线平片显示假体固定满意，股骨髓内柄中置良好

岁，平均 31.9 岁；病理诊断包括 114 例骨肉瘤、58 例骨巨细胞瘤、7 例软骨肉瘤、15 例未分化肉瘤，尤因肉瘤 2 例，纤维肉瘤 2 例，滑膜肉瘤及腱鞘巨细胞瘤各 1 例；部位包括 164 例股骨远端和 36 例胫骨近端。二次翻修手术与首次手术间隔时间为 3～517 个月，平均 83.9 个月。200 例接受假体翻修术患者中，使用组配式旋转铰链假体 148 例（德国 LINK 公司 22 例，美国 Stryker 公司 26 例，北京力达康公司 98 例，北京春立正达公司 2 例），定制铰链型骨水泥固定假体 52 例（德国 LINK 公司 15 例，北京力达康公司 13 例，北京春立正达公司 24 例）。在本中心进行初次手术的 112 例患者中，定制儿童半关节假体 14 例（北京春立正达公司 6 例，北京力达康公司 8 例）；定制铰链型骨水泥固定假体 61 例（德国 LINK 公司 16 例，北京春立正达公司 20 例，北京力达康公司 23 例，台湾联合 2 例）；组配式旋转铰链骨水泥固定假体 37 例（德国 LINK 公司 8 例，美国 Stryker 公司 6 例，北京力达康公司 20 例，北京春立正达公司 3 例）。

随访时间最短 12 个月，最长 76 个月，平均 46.6 个月。假体翻修的原因包括肿瘤局部复发 17 例，假体周围感染 72 例，儿童半关节假体翻修 8 例，假体机械性问题 103 例（包括无菌性松动 64 例，创伤后松动伴骨折 2 例，假体柄折断 33 例，假体铰链机构失败 4 例）。

因假体周围感染而进行翻修的 72 例患者中，70 例接受了 II 期假体翻修，2 例进行 I 期翻修；其他 128 患者均接受 I 期翻修。翻修假体均为骨水泥固定，其中有 2 例因骨干缺损较多，在人工假体翻修的同时进行了大段异体骨移植，经 1～2 年后异体骨与宿主骨愈合。

200 例患者中，30 例出现并发症，发生率 15%，其中包括 15 例假体机械性并发症，11 例深部感染，以及 2 例浅表伤口感染。在发生假体机械性并发症的患者中，1 例首次翻修术后 13 个月发生铰链机制折断，接受了二次翻修，随访 57 个月未见其他并发症；1 例因假体无菌性松动进行首次翻修的患者，术后 50 个月再次发生无菌性松动并接受二次翻修，随访 24 个月未见其他并发症。在发生翻修术后深部感染的病例中，6 例为因感染而进行假体翻修的患者（包括 2 例 I 期翻修病例），5 例为其他原因接受翻修的患者。总体深部感染发生率为 5.5%，非感染假体翻修的深部感染发生率 3.9%。对于翻修术后的深部感染，2 例患者最终接受了截肢，6 例行假体取出，3 例经抗生素、清创、关节灌洗等治疗感染得到控制。在随访期内，200 例翻修假体中共有 25 例发生假体失败，失败率 12.5%。Kaplan-Meier 生存曲线分析结果显示翻修假体 5 年生存率为 74.2%。

假体翻修术前肢体功能 MSTS93 评分 23.3%～80%，平均 59%；翻修术后 30%～93.3%，平均 72.3%，两者比较具有统计学差异。分别比较不同原因进行翻修的功能评分结果显示，因儿童半关节假体翻修、假体柄折断和铰链机制失败翻修的患者术后功能明显好于术前（表 7-8-1）。

表 7-8-1　膝关节肿瘤型假体翻修结果

翻修情况	翻修原因							总计
	复发	感染	儿童半关节假体	无菌性松动	创伤后松动伴骨折	假体柄折断	铰链机构失败	
总计（例）	17	72	8	64	2	33	4	200
翻修分期								
I 期翻修（例）	17	2	8	64	2	33	4	130
II 期翻修（例）	0	70	0	0	0	0	0	70
组配假体（例）	13	56	1	54	2	21	1	148
定制假体（例）	4	16	7	10	0	12	3	52
并发症								
机械性（例）	0	4	3	1	0	6	1	15
深部感染（例）	1	6	0	3	0	1	0	11

续表

翻修情况	翻修原因							总计
	复发	感染	儿童半关节假体	无菌性松动	创伤后松动伴骨折	假体柄折断	铰链机构失败	
浅表感染（例）	1	0	1	0	0	0	0	2
肿瘤复发（例）	0	0	0	0	0	2	0	2
MSTS93 评分								
翻修术前（%）	80.0	56.4	55.0	63.0	50.0	48.0	55.8	59.0
翻修术后（%）	74.5	67.0	75.3	68.9	83.3	86.7	80.0	72.3

四、翻修术后功能状态

膝关节周围肿瘤假体置换多可以获得较好的肢体功能，虽然翻修假体功能一般比未翻修关节差，但仍能恢复一定的肢体功能。Kawai 等（1998）报道定制式股骨远端肿瘤假体置换术后，膝关节屈曲角度可达 88°～95°，平均 MSTS93 评分 24 分。Ahlmann 等（2006）报道组配式肿瘤假体置换 MSTS93 功能评分，股骨远端为 76.2%，胫骨近端为 74%。与此相比，翻修假体的功能稍差，Shin 等（1999）报道 19 例膝关节肿瘤假体翻修，平均随访 10 年的功能评分为 57%。翻修原因对功能有重要影响，机械问题翻修后能较好地恢复肢体功能，而假体周围感染翻修则因为长时间固定、炎性反应所致大量瘢痕形成导致功能较差。

综上所述，膝关节定制式肿瘤假体翻修的主要原因是机械性问题和感染，虽然翻修手术较为复杂，具有一定并发症，但仍能保留大部分患者的肢体并恢复其功能。

（梁海杰）

参考文献

郭卫，杨荣利，汤小东，等，2003．复合移植重建恶性骨肿瘤切除后骨缺损．中华骨科杂志，23（4）：202-205．

郭卫，2013．肿瘤型人工关节的设计及临床应用．中国骨与关节外科，6（S1）：33-38．

郭卫，2019．少年儿童膝关节恶性肿瘤切除后的重建方法．中华解剖与临床杂志，24（3）：197-202．

彭长亮，杨毅，孙馨，等，2012．高渗盐水灭活自体骨再植的动物实验．北京大学学报（医学版），44（6）：950-953．

王现海，郭卫，杨荣利，等，2007．四肢肿瘤型关节假体置换术后深部感染的治疗对策．中国骨肿瘤骨病，6（4）：196-200．

Abudu A，Grimer R，Tillman R，et al，2006. The use of prostheses in skeletally immature patients. Orthop Clin North Am，37（1）：75-84．

Ahlmann ER，Menendez LR，Kermani C，et al，2006. Survivorship and clinical outcome of modular endoprosthetic reconstruction for neoplastic disease of the lower limb. J Bone Joint Surg Br，88（6）：790-795．

Allison DC，Carney SC，Ahlmann ER，et al，2012. A meta-analysis of osteosarcoma outcomes in the modern medical era. Sarcoma，2012：704872．

Andrew CP, Rosanna LW, Andrew SF, et al, 2012. Aseptic failure: how does the Compress® implant compare to cemented stems？ Clin Orthop Relat Res, 470 (3): 735-742.

Arabnejad S, Johnston B, Tanzer M, et al, 2016. Fully porous 3D printed titanium femoral stem to reduce stress-shielding following total hip arthroplasty. J Orthop Res, 35 (8): 1774-1783.

Arteau A, Lewis VO, Moon BS, et al, 2015. Tibial growth disturbance following distal femoral resection and expandable endoprosthetic reconstruction. J Bone Joint Surg Am, 97 (22): e72.

Avedian RS, Chen T, Lindsey D, et al, 2014. Antirotation pins improve stability of the compress limb salvage implant: a biomechanical study. Clin Orthop Relat Res, 472 (12): 3982-3986.

Berbari EF, Hanssen AD, Duffy MC, et al, 1998. Risk factors for prosthetic joint infection: case-control study. Clin Infect Dis, 27: 1247-1254.

Bernthal NM, Hegde V, Zoller SD, et al, 2018. Long-term outcomes of cement in cement technique for revision endoprosthesis surgery. J Surg Oncol, 117 (3): 443-450.

Bernthal NM, Schwartz AJ, Oakes DA, et al, 2010. How long do endoprosthetic reconstructions for proximal femoral tumors last. Clin Orthop Relat Res, 468 (11): 2867-2674.

Bhangu AA, Kramer MJ, Grimer RJ, et al, 2006. Early distal femoral endoprosthetic survival: cemented stems versus the Compress implant. Int Orthop, 30 (6): 465-472.

Biau D, Faure F, Katsahian S, et al, 2006. Survival of total knee replacement with a megaprosthesis after bone tumor resection. J Bone Joint Surg Am, 88 (6): 1285-1293.

Bickels J, Meller I, Henshaw RM, et al, 2000. Reconstruction of hip stability after proximal and total femur resections. Clin Orthop Relat Res, 375: 218-230.

Bickels J, Wittig JC, Kollender Y, et al, 2002. Distal femur resection with endoprosthetic reconstruction: a long-term followup study. Clin Orthop Relat Res, 400: 225-235.

Bickels J, Wittig JC, Kollender Y, et al, 2001. Reconstruction of the extensor mechanism after proximal tibia endoprosthetic replacement. J Arthroplasty, 16 (7): 856-862.

Bini SA, Johnston JO, Martin DL, 2000. Compliant prestress fixation in tumor prostheses: interface retrieval data. Orthopedics, 23 (7): 707-712.

Bleyer WA, Haas JE, Feigl P, et al, 1982. Improved three-year disease-free survival in osteogenic sarcoma. J Bone Joint Surg Br, 64 (2): 233-238.

Blunn GW, Briggs TW, Cannon SR, et al, 2000. Cementless fixation for primary segmental bone tumor endoprostheses. Clin Orthop Relat Res, 372: 223-230.

Bos G, Sim F, Pritchard D, et al, 1987. Prosthetic replacement of the proximal humerus. Clin Orthop Relat Res, 224: 178-191.

Brunello G, Sivolella S, Meneghello R, et al, 2016. Powder-based 3D printing for bone tissue engineering. Biotechnol Adv, 34 (5): 740-753.

Bus MP, van de Sande MA, Fiocco M, et al, 2017. What are the long-term results of MUTARS modular endoprostheses for reconstruction of tumor resection of the distal femur and proximal tibia？ Clin Orthop Relat Res, 475 (3): 708-718.

Campanacci M, Capanna R, Ruggieri P, et al, 1990. Cementless modular prosthesis. Results and complications. Chir Organi Mov, 75 (1): 179-183.

Cannon CP, Eckardt JJ, Kabo JM, et al, 2003. Custom cross-pin fixation of 32 tumor endoprostheses stems. Clin Orthop Relat Res, 417: 285-292.

Capanna R, Morris HG, Campanacci D, et al, 1994. Modular uncemented prosthetic reconstruction after resection of tumours of the distal femur. J Bone Joint Surg Br, 76 (2): 178-186.

Capanna R，Ruggieri P，Biagini R，et al，1991. The effect of quadriceps excision on functional results after distal femoral resection and prosthetic replacement of bone tumors. Clin Orthop Relat Res，267：186-196.

Capanna R，Scoccianti G，Frenos F，et al，2015. What was the survival of megaprostheses in lower limb reconstructions after tumor resections？ Clin Orthop Relat Res，473（3）：820-830.

Chana-Rodriguez F，Mananes RP，Rojo-Manaute J，et al，2016. 3D surgical printing and pre contoured plates for acetabular fractures. Injury，47（11）：2507-2511.

Chandrasekar CR，Grimer RJ，Carter SR，et al，2009. Modular endoprosthetic replacement for tumours of the proximal femur. J Bone Joint Surg Br，91（1）：108-112.

Chandrasekar CR，Grimer RJ，Carter SR，et al，2009. Unipolar proximal femoral endoprosthetic replacement for tumour：The risk of revision in young patients. J Bone Joint Surg Br，91（3）：401-404.

Chao EY，Sim FH，1985. Modular prosthetic system for segmental bone and joint replacement after tumor resection. Orthop，8（5）：641-651.

Chen WM，Chen TH，Huang CK，2002. Treatment of malignant bone tumours by extracorporeally irradiated autograft prosthetic composite arthroplasty. J Bone Joint Surg Br，84（8）：1156-1161.

Coathup MJ，Batta V，Pollock RC，et al，2013. Long-term survival of cemented distal femoral endoprostheses with a hydroxyapatite-coated collar：a histological study and a radiographic follow-up. J Bone Joint Surg Am，95（17）：1569-1575.

Cool WP，Carter SR，Grimer RJ，et al，1997. Growth after extendible endoprosthetic replacement of the distal femur. J Bone Joint Surg Br，79（6）：938-942.

Crowninshield RD，Brand RA，Johnston RC，et al，1980. An analysis of femoral component stem design in total hip arthroplasty. J Bone Joint Surg Am，62（1）：68-78.

Dobbs HS，Scales JT，Wilson JN et al，1981. Endoprosthetic replacement of the proximal femur and acetabulum. J Bone Joint Surg，63B：219-224.

Du Z，Guo W，Tang S，et al，2018. Use of an artificial ligament decreases hip dislocation and improves limb function after total femoral prosthetic replacement following femoral tumor resection. J Arthroplasty，33（5）：1507-1514.

Duda GN，Elias JJ，Valdevit A，et al，1997. Locking strength of Morse tapers used for modular segmental bone defect replacement prostheses. Biomed Mater Eng，7（4）：277-284.

Eckardt JJ，Matthews JG，Eilber FR，1991. Endoprosthetic reconstruction after bone tumor resections of the proximal tibia. Orthop Clin North Am，22（1）：149-160.

Eckardt JJ，1987. Orthopedics：endoprosthetic limb salvage operation for malignant bone tumors. West J Med，146（4）：470.

Enneking WF，Dunham W，Gebhardt MC，et al，1993. A system for the functional evaluation of reconstructive reocedures after surgical treatment of tumours of the musculoskeletal system. Clin Orthop Relat Res，286：241-245.

Enneking WF，Eady JL，Burchardt H，1980. Autogenous cortical bone grafts in the reconstruction of segmental skeletal defects. J Bone Joint Surg Am，62（7）：1039-1058.

Fang X，Liu H，Xiong Y，et al，2018. Total talar replacement with a novel 3D printed modular prosthesis for tumors. Ther Clin Risk Manag，14：1897-1905.

Farfalli GL，Boland PJ，Morris CD，et al，2009. Early equivalence of uncemented press-fit and Compress femoral fixation. Clin Orthop Relat Res，467（11）：2792-2729.

Farid Y, Lin PP, Lewis VO, et al, 2006. Endoprosthetic and allograft-prosthetic composite reconstruction of the proximal femur for bone neoplasms. Clin Orthop Relat Res, 442: 223-229.

Finstein JL, King JJ, Fox EJ, et al, 2007. Bipolar proximal femoral replacement prostheses for musculoskeletal neoplasms. Clin Orthop Relat Res, 459: 66-75.

Flint MN, Griffin AM, Bell RS, et al, 2006. Aseptic loosening is uncommon with uncemented proximal tibia tumor prostheses. Clin Orthop Relat Res, 450: 52-59.

Frassica JF, Sim FH, Chao EY, 1987. Primary malignant bone tumors of the shoulder girdle: surgical technique of resection and reconstruction. Am Surg, 53 (5): 264-269.

Furno F, Morley KS, Wong B, et al, 2004. Silver nanoparticles and polymeric medical devices: a new approach to prevention of infection? J Antimicrob Chemother, 54 (6): 1019-1024.

Gebhardt MC, Roth YF, Mankin HJ, 1990. Osteoarticular allografts for reconstruction in the proximal part of the humerus after excision of a musculoskeletal tumour. J Bone Joint Surg Am, 72 (3): 334-345.

Getty PJ, Peabody TD, 1999. Complications and functional outcomes of reconstruction with an osteoarticular allograft after intra-articular resection of the proximal aspect of the humerus. J Bone Joint Surg Am, 81 (8): 1138-1146.

Ghani Y, Coathup MJ, Hing KA, et al, 2012. Development of a hydroxyapatite coating containing silver for the prevention of peri-prosthetic infection. J Orthop Res, 30 (3): 356-363.

Gilg MM, Gaston CL, Parry MC, et al, 2016. What is the morbidity of a non-invasive growing prosthesis? Bone Joint J, 98-B (12): 1697-1703.

Golish SR, Mihalko WM, 2011. Principles of biomechanics and biomaterials in orthopaedic surgery. J Bone Joint Surg Am, 93 (2): 207-212.

Gosheger G, Gebert C, Ahrens H, et al, 2006. Endoprosthetic reconstruction in 250 patients with sarcoma. Clin Orthop Relat Res, 450: 164-171.

Graci C, Maccauro G, Muratori F, et al, 2010. Infection following bone tumor resection and reconstruction with tumoral prostheses: a literature review. Int J Immunopathol Pharmacol, 23 (4): 1005-1013.

Griffin AM, Parsons J, Davis AM, et al, 2005. Uncemented tumor endoprostheses at the knee: root causes of failure. Clin Orthop Relat Res, 438: 71-79.

Grimer RJ, Aydin BK, Wafa H, et al, 2016. Very long-term outcomes after endoprosthetic replacement for malignant tumours of bone. Bone Joint J, 98-B (6): 857-864.

Grimer RJ, Carter SR, Tillman RM, et al, 1999. Endoprosthetic replacement of the proximal tibia. J Bone Joint Surg Br, 81 (3): 488-494.

Groundland JS, Binitie O, 2016. Reconstruction after tumor resection in the growing child. Orthop Clin North Am, 47 (1): 265-281.

Guo W, Ji T, Yang R, et al, 2008. Endoprosthetic replacement for primary tumours around the knee: experience from Peking University. J Bone Joint Surg Br, 90 (8): 1084-1089.

Hardes J, Gebert C, Schwappach A, et al, 2006. Characteristics and outcome of infections associated with tumor endoprostheses. Arch Orthop Trauma Surg, 126 (5): 289-296.

Hardes J, Henrichs MP, Gosheger G, et al, 2013. Endoprosthetic replacement after extra-articular resection of bone and soft-tissue tumours around the knee. Bone Joint J, 95-B (10): 1425-1431.

Hardes J, Henrichs MP, Hauschild G, et al, 2017. Silver-coated megaprosthesis of the proximal tibia in patients with sarcoma. J Arthroplasty, 32 (7): 2208-2213.

Healey JH, Abdeen A, Morris CD, et al, 2009. Telescope allograft method to reconstitute the diaphysis in limb salvage surgery. Clin Orthop Relat Res, 467 (7): 1813-1819.

Healey JH, Morris CD, Athanasian EA, et al, 2013. Compress knee arthroplasty has 80% 10-year survivorship and novel forms of bone failure. Clin Orthop Relat Res, 471 (3): 774-783.

Heisel C, Breusch SJ, Schmid G, et al, 2004. Lower limb salvage surgery with MUTARS endoprostheses: 2 to 7 year results. Acta Orthop Belg, 70 (2): 142-147.

Henderson ER, Groundland JS, Pala E, et al, 2011. Failure mode classification for tumor endoprostheses: retrospective review of five institutions and a literature review. J Bone Joint Surg Am, 93 (5): 418-429.

Henderson ER, O'Connor MI, Ruggieri P, et al, 2014. Classification of failure of limb salvage after reconstructive surgery for bone tumours: a modified system Including biological and expandable reconstructions. Bone Joint J, 96-B (11): 1436-1440.

Henderson ER, Pepper AM, Marulanda G, et al, 2012. Outcome of lower-limb preservation with an expandable endoprosthesis after bone tumor resection in children. J Bone Joint Surg Am, 94 (6): 537-547.

Henja MJ, Gitelis S, 1997. Allograft prosthetic composite reconstruction for bone tumors. Sem Surg Oncol, 13 (1): 18-24.

Higuera CA, Inoue N, Lim JS, et al, 2005. Tendon reattachment to a metallic implant using an allogenic bone plate augmented with rhOP-1 vs. autogenous cancellous bone and marrow in a canine model. J Orthop Res, 23 (5): 1091-1099.

Holt GE, Christie MJ, Schwartz HS, 2009. Trabecular metal endoprosthetic limb salvage reconstruction of the lower limb. J Arthroplasty, 24 (7): 1079-1085.

Holzer G, Windhager R, Kotz R, 1997. One-stage revision surgery for infected megaprostheses. J Bone Joint Surg Br, 79 (1): 31-35.

Horowitz SM, Glasser DB, Lane JM, et al, 1993. Prosthetic and extremity survivorship after limb salvage for sarcoma. How long do the reconstructions last? Clin Orthop Relat Res, 293: 280-286.

Horowitz SM, Lane JM, Otis JC, et al, 1991. Prosthetic arthroplasty of the knee after resection of a sarcoma in the proximal end of the tibia. A report of sixteen cases. J Bone Joint Surg Am, 73 (2): 286-293.

Horwitz T, 1955. Use of a shaft prosthesis in the treatment of surgically resistant nonunion of the humerus. Bull Hosp Joint Dis, 16 (1): 37-44.

Houdek MT, Wagner ER, Wilke BK, et al, 2016. Long term outcomes of cemented endoprosthetic reconstruction for periarticular tumors of the distal femur. Knee, 23 (1): 167-172.

Ilyas I, Kurar A, Moreau PG, et al, 2001. Modular megaprosthesis for distal femoral tumors. Int Orthop, 25 (6): 375-377.

Inoue N, Ikeda K, Aro HT, et al, 2002. Biologic tendon fixation to metallic implant augmented with autogenous cancellous bone graft and bone marrow in a canine model. J Orthop Res, 20 (5): 957-966.

Inzana JA, Olvera D, Fuller SM, et al, 2014. 3D printing of composite calcium phosphate and collagen scaffolds for bone regeneration. Biomaterials, 35 (13): 4026-4034.

Inzana JA, Trombetta RP, Schwarz EM, et al, 2015. 3D printed bioceramics for dual antibiotic delivery to treat implant-associated bone infection. Eur Cell Mater, 30: 232-247.

Ito H, Matsuno T, Kaneda K, 2000. Bipolar hemiarthroplasty for osteonecrosis of the femoral head. A 7-to 18-year followup. Clin Orthop Relat Res, 374: 201-211.

Janssen SJ, Langerhuizen DWG, Schwab JH, et al, 2019. Outcome after reconstruction of proximal femoral tumors: a systematic review. J Surg Oncol, 119 (1): 120-129.

Jensen KL, Johnston JO, 1995. Proximal humeral reconstruction after excision of a primary sarcoma. Clin Orthop Relat Res, 311: 164-175.

Jeys L, Grimer R, 2009. The long-term risks of infection and amputation with limb salvage surgery using endoprostheses. Recent Results Cancer Res, 179: 75-84.

Jeys LM, Grimer RJ, Carter SR, et al, 2005. Periprosthetic infection in patients treated for an orthopaedic oncological condition. J Bone Joint Surg Am, 87 (4): 842-849.

Jeys LM, Kulkarni A, Grimer RJ, et al, 2008. Endoprosthetic reconstruction for the treatment of musculoskeletal tumors of the appendicular skeleton and pelvis. J Bone Joint Surg Am, 90 (6): 1265-1271.

Ji T, Yang Y, Li DS, Tang XD, et al, 2019. Limb salvage using non-hinged endoprosthesis and staged correction of leg-length discrepancy for children with distal femoral malignant tumors. Orthop Surg, 11 (5): 819-825.

Kabukcuoglu Y, Grimer RJ, Tillman RM, et al, 1999. Endoprosthetic replacement for primary malignant tumors of the proximal femur. Clin Orthop Relat Res, 358: 8-14.

Kawaguchi N, Ahmed AR, Matsumoto S, et al, 2004. The concept of curative margin in surgery for bone and soft tissue sarcoma. Clin Orthop Relat Res, 419: 165-172.

Kawai A, Backus SI, Otis JC, et al, 2000. Gait characteristics of patients after proximal femoral replacement for malignant bone tumour. J Bone Joint Surg Br, 82 (5): 666-669.

Kawai A, Healey JH, Boland PJ, et al, 1999. A rotating-hinge knee replacement for malignant tumors of the femur and tibia. J Arthroplasty, 14 (2): 187-196.

Kawai A, Muschler GF, Lane JM, et al, 1998. Prosthetic knee replacement after resection of a malignant tumor of the distal part of the femur. Medium to long-term results. J Bone Joint Surg Am, 80 (5): 636-647.

Kay RM, Kabo JM, Seeger LL, et al, 1994. Hydroxyapatite-coated distal femoral replacements: preliminary results. Clin Orthop Relat Res, 302: 92-100.

Khong KS, Chao EYS, Sim FH, 1989. Long-term performance of custom prosthetic replacement for neoplastic diseases of the proximal femur. // Yamamuro T. New developments for limb salvage in musculoskeletal tumors. Tokyo: Springer-Verlag: 403-411.

Kotz R, Ritschl P, Trachtenbrodt J, 1986. A modular femur-tibia reconstruction system. Orthopedics, 9 (12): 1639-1652.

Kotz R, 2005. The development of a modular tumor endoprosthesis (KMFTR-HMRS-GMRS). Evolution, results and perspectives. Archivio di Ortop e Reumatol, 116 (2): 9-11.

Kumar D, Grimer RJ, Abudu A, et al, 2003. Endoprosthetic replacement of the proximal humerus. Long-term results. J Bone Joint Surg, 85 (5): 717-722.

Lan F, Wunder JS, Griffin AM, et al, 2000. Periprosthetic bone remodelling around a prosthesis for distal femoral tumors. Measurement by dual-energy X-ray absoptiometry (DEXA). J Bone Joint Surg, 82 (1): 120-125.

Langlais F, Belot N, Ropars M, et al, 2006. The long term results of press-fit cemented stems in total knee prostheses. J Bone Joint Surg Br, 88 (8): 1022-1026.

Lazarov M, De Bo T, Poffyn B, et al, 2015. Radiologic evaluation of compressive osseointegration for the fixation of reconstruction prostheses after tumor resection. Biomed Res Int, 2015: 513939.

Lee SB，Sugano N，Nakata K，et al，2004. Comparison between bipolar hemiarthroplasty and THA for osteonecrosis of the femoral head. Clin Orthop Relat Res，424：161-165.

Li D，Xie L，Guo W，et al，2018. Extra-articular resection is a limb-salvage option for sarcoma involving the hip joint. Int Orthop，42（3）：695-703.

Liang H，Guo W，Yang R，et al，2018. Comparison between uncemented and cemented fixation for the tibial component in distal femoral replacement：a clinical and radiological study. Int Orthop，42（9）：2249-2261.

Liang H，Ji T，Zhang Y，et al，2017. Reconstruction with 3D-printed pelvic endoprostheses after resection of a pelvic tumour. Bone Joint J，99-B（2）：267-275.

Liang H，Li D，Ji T，et al，2018. Implant survival and complication profiles of endoprostheses for treating tumor around the knee in adults：a systematic review of the literature over the past 30 years. J Arthroplasty，33（4）：1275-1287.

Lu M，Min L，Xiao C，et al，2018. Uncemented three-dimensional-printed prosthetic replacement for giant cell tumor of distal radius：a new design of prosthesis and surgical techniques. Cancer Manag Res，10：265-277.

Lu M，Li Y，Luo Y，et al，2018. Uncemented three-dimensional-printed prosthetic reconstruction for massive bone defects of the proximal tibia. World J Surg Oncol，16（1）：47.

Lu Y，Chen G，Long Z，et al，2019. Novel 3D-printed prosthetic composite for reconstruction of massive bone defects in lower extremities after malignant tumor resection. J Bone Oncol，16：100220.

Macausland WR，1954. Replacement of the lower end of the humerus with a prosthesis；a report of four cases. West J Surg Obstet Gynecol，62（11）：557-566.

MacBarb RF，Lindsey DP，Bahney CS，et al，2017. Fortifying the bone-implant interface part 1：an in vitro evaluation of 3D-printed and TPS porous surfaces. Int J Spine Surg，11（3）：15.

Maheshwari AV，Bergin PF，Henshaw RM，2011. Modes of failure of custom expandable Repiphysis prostheses：a report of three cases. J Bone Joint Surg Am，93（13）：721-727.

Malawer M，2001. Proximal tibia resection with endoprosthetic reconstruction. // Malawer MM，Sugarbaker PH. Musculoskeletal cancer surgery. Springer：Treatment of sarcomas and allied diseases：485-504.

Malawer MM，Chou LB，1995. Prosthetic survival and clinical results with use of large-segment replacements in the treatment of high-grade bone sarcomas. J Bone Joint Surg Am，77（8）：1154-1165.

Malawer MM，Mchale KA，1989. Limb-sparing surgery for high grade malignant tumors of the proximal tibia：surgical technique and a method of extensor mechanism reconstruction. Clin Orthop Relat Res，239：231-248.

Malawer MM，Sugarbaker PH，Lambert MH，et al，1984. The Tikhoff-Linberg procedure and its modifications. // Sugarbaker PH. Atlas of Sarcoma Surgery. Philadelphia：J.B. Lippincott：205-226.

Malawer MM，1991. Tumors of the shoulder girdle：technique of resection and description of a surgical claccification. Orthop Clin N Am，22（1）：7-35.

Mangram AJ，Horan TC，Pearson ML，et al，1999. Guideline for prevention of surgical site infection，1999. Centers for Disease Control and Prevention（CDC）hospital infection control practices advisory committee. Am J Infect Control，27（2）：97-132.

Mankin HJ，Gebhardt MC，Jennings LC，et al，1996. Long-term results of allograft replacement in the management of bone tumours. Clin Orthop，324：86-97.

Manoso MW，Boland PJ，Healey JH，et al，2006. Limb salvage of infected knee reconstructions for cancer with staged revision and free tissue transfer. Ann Plast Surg, 56 (5): 532-535.

Marcove RC, Lewis MM, Huvos AG, et al, 1977. En bloc upper humeral interscapulo-thoracic resection: the Tikhoff-Linberg procedure. Clin Orthop, 1124: 219-228.

Masquelet AC, Sassu P, 2009. Gastrocnemius flap. // Wei FC, Mardini S. Flaps and reconstructive surgery. Philadelphia: Saunders: 409-421.

Mavrogenis AF, Pala E, Angelini A, et al, 2013. Proximal tibial resections and reconstructions: clinical outcome of 225 patients. J Surg Oncol, 107 (4): 335-342.

Mavrogenis AF, Papagelopoulos PJ, Coll-Mesa L, et al, 2012. Expandable tumor prostheses in children. J BUON, 17 (1): 9-15.

Mayilvahanan N, Paraskumar M, Sivaseelam, et al, 2006. Custom mega-prosthetic replacement for proximal humeral tumours. Int Orthop, 30 (3): 158-162.

McDonald DJ, CapannaR, Gherlinzoni F, et al, 1990. Influence of chemotherapy on perioperative complications in limb salvage surgery for bone tumors. Cancer, 65 (7): 1509-1516.

Menendez LR, Ahlmann ER, Kermani C, et al, 2006. Endoprosthetic reconstruction for neoplasms of the proximal femur. Clin Orthop Relat Res, 450: 46-51.

Mercuri M, Errani C, 2011. Surgical technique of proximal tibia megaprosthesis. // Sim FH, Choong PFM, Weber KL. Orthopaedic oncology and complex reconstruction. Philadelphia: Lippincott Williams & Wilkins: 223-232.

Mittermayer F, Krepler P, Dominkus M, et al, 2001. Long-term followup of uncemented tumor endoprostheses for the lower extremity. Clin Orthop Relat Res, 388: 167-177.

Mittermayer F, Windhager R, Dominkus M, et al, 2002. Revision of the Kotz type of tumour endoprosthesis for the lower limb. J Bone Joint Surg Br, 84 (3): 401-406.

Moore AT, Bohlman HR, 1943. Metal hip joint: a case report. J Bone Joint Surg Am, 25 (3): 688-692.

Morgan HD, Cizik AM, Leopold SS, et al, 2006. Survival of tumor megaprostheses replacements about the knee. Clin Orthop Relat Res, 450: 39-45.

Morii T, Morioka H, Ueda T, et al, 2013. Deep infection in tumor endoprosthesis aroundthe knee: a multi-institutional study by the Japanese musculoskeletal oncology group. BMC Musculoskelet Disord, 14: 51.

Myers GJ, Abudu AT, Carter SR, et al, 2007. Endoprosthetic replacement of the distal femur for bone tumours: long-term results. J Bone Joint Surg Br, 89 (4): 521-526.

Myers GJ, Abudu AT, Carter SR, et al, 2007. The long-term results of endoprosthetic replacement of the proximal tibia for bone tumours. J Bone Joint Surg Br, 89 (12): 1632-1637.

Nair LS, Laurencin CT, 2008. Nanofibers and nanoparticles for orthopaedic surgery applications. J Bone Joint Surg Am, 90 (1): 128-131.

Nakamura T, Matsumine A, Uchida A, et al, 2014. Clinical outcomes of Kyocera Modular Limb Salvage system after resection of bone sarcoma of the distal part of the femur: the Japanese Musculoskeletal Oncology Group study. Int Orthop, 38 (4): 825-830.

Niimi R, Matsumine A, Hamaguchi T, et al, 2012. Prosthetic limb salvage surgery for bone and soft tissue tumors around the knee. Oncol Rep, 28 (6): 1984-1990.

O'Connor MI, Sim FH, Chao EY, 1996. Limb salvage for neoplasms of the shoulder girdle: Intermediate, reconstructive and functional results. J Bone Joint Surg Am, 78 (12): 1872-1888.

Oddy MJ, Pendegrass CJ, Goodship AE, et al, 2005. Extensor mechanism reconstruction after proximal tibial replacement. J Bone Joint Surg Br, 87 (6)：873-878.

Ogilvie CM, Wunder JS, Ferguson PC, et al, 2004. Functional outcome of endoprosthetic proximal femoral replacement. Clin Orthop Relat Res, 426：44-48.

Olsson E, Andersson D, Brostrom LA, et al, 1990. Shoulder function after prosthetic replacement of proximal humerus. Ann Chir Gynaecol, 79 (3)：157-160.

Ottaviani G, Jaffe N, 2009. The epidemiology of osteosarcoma. Cancer Treat Res, 152：3-13.

Pala E, Henderson ER, Calabrò T, et al, 2013. Survival of current production tumor endoprostheses：complications, functional results, and a comparative statistical analysis. J Surg Oncol, 108 (6)：403-408.

Pala E, Trovarelli G, Calabrò T, et al, 2015. Survival of modern knee tumor megaprostheses：failures, functional results, and a comparative statistical analysis. Clin Orthop Relat Res, 473 (3)：891-899.

Palmquist A, Shah FA, Emanuelsson L, et al, 2017. A technique for evaluating bone ingrowth into 3D printed, porous Ti6Al4V implants accurately using X-ray micro-computed tomography and histomorphometry. Micron, 94：1-8.

Palumbo BT, Henerson ER, Groundland JS, et al, 2011. Advances in segmental endoprosthetic reconstruction for extremity tumors：a review of contemporary design and techniques. Cancer Control, 18 (3)：160-170.

Pedtke AC, Wustrack RL, Fang AS, et al, 2012. Aseptic failure：how does the Compress (®) implant compare to cemented stems？ Clin Orthop Relat Res, 470 (3)：735-742.

Pellegrini VD Jr, Heiges BA, Bixler B, et al, 2006. Minimum ten-year results of primary bipolar hip arthroplasty for degenerative arthritis of the hip. J Bone Joint Surg Am, 88 (8)：1817-1825.

Picardo NE, Blunn GW, Shekkeris AS, et al, 2012. The medium-term results ofthe Stanmore non-invasive extendible endoprosthesis in the treatment of paediatric bone tumours. J Bone Joint Surg Br, 94 (3)：425-430.

Potter BK, Adams SC, Pitcheret JD, et al, 2009. Proximal humerus reconstructions for tumors. Clin Orthop Relat Res, 467：1035-1041.

Puchner SE, Funovics PT, Hipfl C, et al, 2014. Incidence and management of hip dislocation in tumour patients with a modular prosthesis of the proximal femur. Int Orthop, 38 (8)：1677-1684.

Puchner SE, Kutscha-Lissberg P, Kaider A, et al, 2015. Outcome after reconstruction of the proximal tibia—complications and competing risk analysis. PLoS One, 10 (8)：e0135736.

Qu H, Guo W, Yang R, et al, 2015. Reconstruction of segmental bone defect of long bones after tumor resection by devitalized tumor-bearing bone. World J Surg Oncol, 13：282.

Race A, Heffernan CD, Sharkey PF, 2011. The addition of a hydroxyapatite coating changes the immediate postoperative stability of a plasma-sprayed femoral stem. J Arthroplasty, 26 (2)：289-295.

Rodl RW, Gosheger G, Gebert C, et al, 2002. Reconstruction of the proximal humerus after wide resection of tumours. J Bone Joint Surg Br, 84 (7)：1004-1008.

Rosen G, Caparros B, Nirenberg A, et al, 1981. Ewing's sarcoma：ten-year experience with adjuvant chemotherapy. Cancer, 47 (9)：2204-2213.

Ross AC, Sneath RS, Scales JT, 1987. Endoprosthetic replacement of the humens and elbow joint. J Bone Joint Surg Br, 69 (4)：652-655.

Ruggieri P, Mavogenis AF, Pala E, et al, 2012. Long term results of fixed-hinge megaprostheses in limb salvage for malignancy. The knee, 19 (5)：543-549.

Ruggieri P, Pala E, Henderson E, et al, 2009. Primary reconstructions of the lower limb with modular prostheses: an analysis of implant survival comparing cemented versus uncemented stems. Combined Meeting of the International Society of Limb Salvage and Musculoskeletal Tumor Society, Sep 24-27, Boston, Massachusetts, USA.

Schwab JH, Agarwal P, Boland PJ, et al, 2006. Patellar complications following distal femoral replacement after bone tumor resection. J Bone Joint Surg Am, 88 (10): 2225-2230.

Schwartz AJ, Kabo JM, Eilber FC, et al, 2010. Cemented distal femoral endoprostheses for musculoskeletal tumor: improved survival of modular versus custom implants. Clin Orthop Relat Res, 468 (8): 2198-2210.

Schwartz AJ, Kabo JM, Eilber FC, et al, 2010. Cemented endoprosthetic reconstruction of the proximal tibia: how long do they last? Clin Orthop Relat Res, 468 (11): 2875-2884.

Seddon HJ, Scales JT, 1949. A polythene substitute for the upper two-thirds of the shaft of the femur. Lancet, 254 (6583): 795-796.

Shah FA, Omar O, Suska F, et al, 2016. Long-term osseointegration of 3D printed CoCr constructs with an interconnected open-pore architecture prepared by electron beam melting. Acta Biomater, 36: 296-309.

Shah FA, Snis A, Matic A, et al, 2016. 3D printed Ti6Al4V implant surface promotes bone maturation and retains a higher density of less aged osteocytes at the bone-implant interface. Acta Biomater, 30: 357-367.

Sharma S, Turcotte RE, Isler MH, et al, 2006. Cemented rotating hinge endoprosthesis for limb salvage of distalfemur tumors. Clin Orthop Relat Res, 450: 28-32.

Sharma S, Turcotte RE, Isler MH, et al, 2007. Experience with cemented large segment endoprostheses for tumors. Clin Orthop Relat Res, 459: 54-59.

Shin DS, Weber KL, Chao EY, et al, 1999. Reoperation for failed prosthetic replacement used for limb salvage. Clin Orthop Relat Res, 358: 53-63.

Song B, Zhao X, Li S, et al, 2015. Differences in microstructure and properties between selective laser melting and traditional manufacturing for fabrication of metal parts: a review. Front Mech Eng,10(2): 111-125.

Spires WP, Pafford J, Lewis M, et al, 1987. Biomechanical evaluation of an extending adjustable tumor prosthesis in total join and segmental replacement. // Enneking WF. Limb salvage in musculoskeletal oncology. Bristol-Myers/Zimmer Orthopaedic Symposium. New York: Churchill Livingstone: 610-612.

Staals EL, Colangeli M, Ali N, et al, 2015. Are complications associated with the Repiphysis expandable distal femoral prosthesis acceptable for its continued use? Clin Orthop Relat Res, 473 (9): 3003-3013.

Stevenson JD, Kumar VS, Cribb GL, et al, 2018. Hemiarthroplasty proximal femoral endoprostheses following tumour reconstruction is acetabular replacement necessary? Bone Joint J, 100-B (1): 101-108.

Svesnsson NL, Valliappan S, Wood RD, 1977. Stress analysis of human femur with implanted Charnley prosthesis. J Biomech, 10 (9): 581-588.

Tan PX, Yong BC, Wang J, et al, 2012. Analysis of the efficacy and prognosis of limb-salvage surgery for osteosarcoma around the knee. Eur J Surg Oncol, 38 (12): 1171-1177.

Tang X, Guo W, Yang R, et al, 2015. Synthetic mesh improves shoulder function after intraarticular resection and prosthetic replacement of proximal humerus. Clin Orthop Relat Res, 473 (4): 1464-

1471.

Tayara B, Nooh A, chalopin A, et al, 2021. Outcomes of cemented distal femoral replacement using "line to line" technique with all-polyethylene tibial implant for tumors. J Arthroplasty, 36 (8): 2913-2920.

Taylor SJ, Walker PS, Perry JS, et al, 1998. The forces in the distal femur and the knee during walking and other activities measured by telemetry. J Arthroplasty, 13 (4): 428-437.

Thambapillary S, Dimitriou R, Makridis KG, et al, 2013. Implant longevity, complications and functional outcome following proximal femoral arthroplasty for musculoskeletal tumors: a systematic review. J Arthroplasty, 28 (8): 1381-1385.

Theil C, Burkhard Mollenbeck, Georg Gosheger, et al, 2019. Acetabular erosion after bipolar hemiarthroplasty in proximal femoral replacement for malignant bone tumors. J Arthroplasty, 34 (11): 2692-2697.

Unwin PS, Cannon SR, Grimer RJ, et al, 1996. Aseptic loosening in cemented custom-made prosthetic replacements for bone tumours of the lower limb. J Bone Joint Surg Br, 78 (1): 5-13.

Unwin PS, Cobb JP, Walker PS, 1993. Distal femoral arthroplasty using custom-made prostheses. The first 218 cases. J Arthroplasty, 8 (3): 259-268.

van Egmond-van Dam JC, Bekkering WP, Bramer JAM, et al, 2017. Functional outcome after surgery in patients with bone sarcoma around the knee: results from a long-term prospective study. J Surg Oncol, 115 (8): 1028-1032.

Venable CS, Stuck WG, Beach A, et al, 1937. The effects on bone oft he presence of metals: based upon electrolysis: an experimental study. Ann Surg, 105 (6): 917-938.

Venable CS, 1952. An elbow and an elbow prosthesis: case of complete loss of the lower third of the humerus. Am J Surg, 83 (3): 271-275.

Venable CS, Stuck WG, 1948. Results of recent studies and experiments concerning metals used in the internal fixation of fractures. J Bone Joint Surg Am, 30A (1): 247-250.

Verma P, Purandare N, Agrawal A, et al, 2016. Unusual finding of a tumor thrombus arising from osteosarcoma detected on 18F-NaF PET/CT. Clin Nucl Med, 41 (6): e304-306.

Wada T, Usui M, Isu K, et al, 1999. Reconstruction and limb salvage after resection for malignant bone tumour of the proximal humerus. A sling procedure using a free vascularised fibular graft. J Bone Joint Surg Br, 81 (5): 808-813.

Wang Yitian, Li Min, Minxun Lu, 2020. The functional outcomes and complications of different reconstruction methods for giant cell tumor of the distal radius: comparison of osteoarticular allograft and three-dimensional-printed prosthesis. BMC Musculoskeletal Disord, 21: 69.

Ward WG, Haight D, Ritchie P, et al, 2003. Dislocation of rotating hinge total knee prostheses. A biomechanical analysis. J Bone Joint Surg Am, 85 (3): 448-453.

Ward WG, Johnston KS, Dorey FJ, et al, 1993. Extramedullary porous coating to prevent diaphyseal osteolysis and radiolucent lines around proximal tibial replacements. A preliminary report. J Bone Joint Surg Am, 75 (7): 976-987.

Weber KL, 2011. Megaprosthesis of the Distal Femur. // Sim FH, Choong PFM, Weber KL. Orthopaedic oncology and complex reconstruction. 1st ed. Philadelphia: Lippincott Williams & Wilkins: 183-200.

Westh RN, Menelaus MB, 1981. A simple calculation for the timing of epiphysial arrest: a further report. J Bone Joint Surg Br, 63-B (1): 117-119.

Wilkins RM, Soubeiran A, 2001. The Phenix expandable prosthesis: early American experience. Clin Orthop Relat Res, 382 (21): 51-58.

Wirganowicz PZ, Eckardt JJ, Dorey FJ, et al, 1999. Etiology and results of tumor endoprosthesis revision surgery in 64 patients. Clin Orthop Relat Res, 358: 64-74.

Wittig JC, Bickels J, Kellar-Graney KL, et al, 2002. Osteosarcoma of the proximal humerus: long-term results with limb-sparing surgery. Clin Orthop Relat Res, 397: 156-176.

Wong KC, Kumta SM, Geel NV, et al, 2015. One-step reconstruction with a 3D-printed, biomechanically evaluated custom implant after complex pelvic tumor resection. Comput Aided Surg, 20 (1): 14-23.

Wu CC, Henshaw RM, Pritsch T, et al, 2008. Implant design and resection length affect cemented endoprosthesis survival in proximal tibial reconstruction. J Arthroplasty, 23 (6): 886-893.

Wunder JS, Leitch K, Griffin AM, et al, 2001. Comparison of two methods of reconstruction for primary malignant tumors at the knee: a sequential cohort study. J Surg Oncol, 77 (2): 89-100.

Wyatt MC, 2015. Custom 3D-printed acetabular implants in hip surgery--innovative breakthrough or expensive bespoke upgrade? Hip Int, 25 (4): 375-379.

Xie L, Guo W, Li Y, et al, 2012. Pathologic fracture does not influence local recurrence and survival in high-grade extremity osteosarcoma with adequate surgical margins. J Surg Oncol, 106 (7): 820-825.

Xiu P, Jia Z, Lv J, et al, 2016. Tailored surface treatment of 3D printed porous Ti6Al4V by microarc oxidation for enhanced osseointegration via optimized bone in-growth patterns and interlocked bone/implant interface. ACS Appl Mater Interfaces, 8 (28): 17964-17975.

Yang M, Li C, Li Y, et al, 2015. Application of 3D rapid prototyping technology in posterior corrective surgery for Lenke 1 adolescent idiopathic scoliosis patients. Medicine, 94 (8): e582.

Zeegen EN, Aponte-Tinao LA, Hornicek FJ, et al, 2004. Survivorship analysis of 141 modular metallic endoprostheses at early followup. Clin Orthop Relat Res, 420: 239-250.

Zehr RJ, Enneking WF, Scarborough MT, 1996. Allograft-prosthetic composite versus megaprosthesis in proximal femoral reconstruction. Clin Orthop Relat Res, 322: 207-223.

Zhao Z, Yan T, Tang X, et al, 2019. Novel "double-strut" fibula ankle arthrodesis for large tumor-related bone defect of distal tibia. BMC Musculoskeletal Disord, 20 (1): 367.

Zimel MN, Farfalli GL, Zindman AM, et al, 2016. Revision distal femoral arthroplasty with the Compress® prosthesis has a low rate of mechanical failure at 10 years. Clin Orthop Relat Res, 474 (2): 528-536.

Zoccali C, Attala D, Scotto di Uccio A, et al, 2017. The dual mobility cup in muscular skeletal oncology: rationale and indications. Int Orthop, 41 (3): 447-453.

第**8**章

截 肢 术

第一节 概 述

随着外科手术及放疗技术的不断发展，有效抗癌药物化学治疗及免疫治疗的广泛应用，大量肢体恶性骨肿瘤患者可以通过保肢手术进行治疗。但是仍然有 10% ~ 15% 的肢体恶性骨肿瘤患者，由于就诊较晚，肿瘤侵犯范围比较广泛，保肢手术后复发而不宜再次施行保肢手术，或者由于肢体功能已经丧失，需要接受截肢手术。

就外科手术技术而言，肿瘤截肢比其他原因导致的截肢更为复杂。肿瘤截肢本身存在两个特点：一是确定截肢平面首先要要遵循肿瘤切除原则；二是目前高位截肢多见于骨与软组织肿瘤领域。截肢手术难度大、风险高，往往需要骨肿瘤科高年资医生完成。在确定截肢平面时，肿瘤截肢首先要遵循肿瘤学原则，因此截肢平面相对较高，这就使得术后残肢相对较短。实际上，由于原发骨与软组织肿瘤经常位于肢体近端，肿瘤患者经常需要接受诸如肩胛带离断、半骨盆截肢术等非常高位的截肢。这些靠近躯干的肿瘤通常体积巨大，血供丰富，术中容易出现失血性休克，需要采取一定的策略控制出血才能完成手术。同时这些肿瘤可能会累及盆腔或胸腔脏器，术中可能需要同时切除肿瘤累及的脏器，这就需要麻醉科、泌尿外科、胃肠外科、妇科、胸外科、血管外科、整形外科等相关科室多学科合作。由于肿瘤患者术后能否及时接受化疗或放疗关系到患者的最终生存率，所以肿瘤截肢还应重视软组织覆盖，力保伤口一期愈合（Simon，1998；Grimer，2010）。

一、肿瘤截肢适应证与禁忌证

（一）适应证

肿瘤患者行截肢手术的适应证与创伤或其他原因需行截肢手术的患者不同。常见的适应证包括：

1. **截肢手术可以彻底切除肿瘤组织** 当肢体肿瘤体积巨大，根治性的截肢手术可以彻底切除全部肿瘤组织，包括所在间室及周围反应区。

2. **相应部位保肢手术的复发率高于截肢手术**

（1）重要血管、神经被恶性肿瘤组织包绕。单纯的血管受累时，可以考虑同时切除肿瘤组织及侵犯的血管，再行血管移植以保留肢体。如果重要神经受侵犯，保留神经会影响肿瘤切除边界，则应该行截肢手术。

（2）肢体肿瘤存在病理性骨折，导致肉瘤假包膜破裂，肿瘤细胞播散到骨折周围的血肿中。对化疗反应良好者可以考虑保肢而不影响最终生存率。除此之外，仍要考虑截肢以获取足够的手术切除边界（Xie et al，2012）。

（3）对肿瘤进行了不恰当的活检，包括活检部位选择不当或软组织污染范围过大，可疑污染周围重要血管、神经，保肢手术不能达到安全的外科边界，此时应该考虑行截肢手术。

（4）保肢手术后肿瘤局部复发，可疑复发的肿瘤组织累及重要血管、神经，或者恶性肿瘤被当做良性肿瘤接受了不恰当的囊内切除手术，导致局部存在广泛肿瘤污染，而肿瘤对化疗反应不好者应该考虑行截肢手术（Ruggieri et al，1993）。

（5）某些肢体局部原发癌，包括恶性黑色素瘤、皮肤鳞癌等，广泛侵犯周围组织，或者出现相应部位的淋巴结转移，往往无保肢条件，应当考虑行截肢手术，截肢水平应当考虑能将局部转移的淋巴结一并切除。

3．截肢手术后安装假肢的功能优于保肢手术　切除肿瘤会造成广泛的肌肉缺失，利用残留的肌肉无法重建具有功能的肢体，如肿瘤已经广泛侵犯肢体周围正常组织及重要结构，而截肢手术可以明显地提高患者的生活质量。

4．肢体肿瘤合并局部感染　局部感染的部位一般禁止应用金属植入物或大块同种异体骨，故原发肿瘤切除时如果局部存在感染，则无法行骨关节重建术，保肢治疗失败风险较大，多建议采取截肢手术。

肿瘤保肢手术、人工关节重建术后如果出现深部感染，多数患者可以通过人工关节取出、抗生素骨水泥临时假体置入、及全身应用敏感抗生素控制感染后考虑再次关节置换术。对于少数通过上述方法仍无法控制局部感染的患者，可考虑截肢手术。

5．儿童由于骨骼未成熟，下肢重建时，预测双下肢不等长会超过 6 ～ 8 cm 时，要考虑截肢或行旋转成形术（George et al，2001）。虽然传统上年龄小于 10 岁不建议保肢，但随着肢体延长技术以及可延长假体、半关节假体等儿童肿瘤型人工关节的发展，骨骼未成熟作为保肢禁忌证的理念正在逐渐被淡化。

6．肢体转移瘤或原发肿瘤无法彻底切除，肿瘤引起的剧痛保守治疗无效。或肿瘤包块巨大影响患者运动，甚至出现破溃、出血、恶臭、感染，严重影响患者生活质量甚至危及生命时，姑息性截肢也是一种治疗选择。

7．其他原因　如患者经济状况差时，截肢是一种较为廉价的手术方式，可以暂时节省骨关节重建费用。然而，患者术后需要间断更换假肢，同样需要一笔费用。其他原因包括患者主观拒绝保肢治疗或存在精神疾病、术后无法配合保肢术后的功能锻炼等。

（二）禁忌证

1．患者一般情况差，难以耐受手术。

2．肿瘤巨大，局部软组织条件差，无法闭合截肢后的伤口。

二、截肢部位的选择

（一）截肢部位的外科手术边界

正确地选择合理的截肢部位，对于肢体肿瘤截肢患者的预后及术后肢体功能状态起到重要的作用。与非肿瘤截肢术不同，除了伤口愈合问题外，确定肿瘤截肢平面时，要优先考虑肿瘤复发的问题而不是功能缺损的问题。根据 Enneking 提出的肌肉骨骼系统外科肿瘤手术的分期系统（Enneking，2003），可将骨肿瘤截肢手术分为四种类型：①通过肿瘤的截肢为囊内手术，属于姑息性手术；②通过反应区的截肢为边缘手术，在肿瘤反应区内进行；③通过正常组织截肢，但保留部分受累的间室为广泛切除手术；④同时切除了整个（或多个）肿瘤累及的间室为根治手术。

肿瘤截肢的首要目的是治愈肿瘤。对于肢体肿瘤患者，无保肢指征而又无远处转移迹象时，医生在选择截肢平面时首先考虑能够广泛切除肿瘤。肿瘤广泛累及肩胛带或骨盆时，由于其可能与内脏器官粘连甚至侵犯重要内脏器官，部分患者即使行肩胛带离断术或半盆截肢术也无法获得广泛切除边界。这时，首先应该尽量达到边缘切除的外科边界。如果截肢术仍然无法充分切除肿瘤，肿瘤截肢是一个姑息性手术，目的为缓解症状、提高生活质量，此时要严格掌握截肢术的手术指征。对于一些交界性肿瘤，如有独特生物学行为的硬纤维瘤，即使包绕重要神经血管，也应先考虑行保肢手术，姑息切除肿瘤。对于可能出现淋巴结转移的骨和软组织恶性肿瘤，如滑膜肉瘤、血管肉瘤、胚胎样横纹肌肉瘤和上皮样肉瘤，需要首先明确有无相关区域的淋巴结转移，对于有可疑淋巴结转移的情况应该同时清扫相关的引流淋巴结群。同样，恶性黑色素瘤患者、肢体鳞癌患者同样会出现区域淋巴结转移。这些患者在截肢时，若检查发现孤立性区域引流淋巴结转移，需要同时清扫相关的引流淋巴结群 (Fong et al, 1993)。

（二）上肢肿瘤截肢部位的选择

1. **肩胛带离断**　切除范围包括锁骨远端，肩胛骨及全肩关节。

2. **肩部离断**　由于肩关节离断会造成方肩畸形，不仅影响美观，也不利于术后肩关节假肢的安装。在行肩部截肢时，应该尽可能保留肱骨头及肩袖结构，从生物力学角度考虑，肱骨头及肩关节功能的保留有助于肩关节假肢的功能控制。

3. **上臂截肢**　由于上臂截肢后功能主要取决于上臂残肢的长度、肌力及肩关节功能状态，应该在保证肿瘤彻底性切除的前提下，尽量保留上臂长度。

4. **肘部截肢**　如果可以保留肱骨远端，肘关节离断是良好的截肢部位。肱骨远端内外侧髁的隆起部位，有利于悬吊假肢及控制旋转能力。肘关节离断的术后功能明显优于肘关节以上部位截肢。

5. **前臂截肢**　与上臂截肢相比，前臂截肢残肢功能明显不同。前臂截肢时尽量保留残肢长度，可以得到更好的屈伸及旋转功能，对于佩戴机电假手十分有利。

6. **腕部截肢及手截肢**　腕关节离断由于保留了远端的下尺桡关节，保留了前臂全部的旋转功能。腕掌关节离断及经掌骨截肢保留了部分腕关节功能。

（三）下肢肿瘤截肢部位的选择

下肢截肢占全部截肢患者的85%，大量的文献报道指出，膝下截肢患者的术后功能明显优于膝上截肢，这是由于在行走时，佩戴膝上假肢的患者比佩戴膝下假肢的患者耗能明显增加。

1. **半骨盆截肢**　切除了一侧的髂骨、耻骨及坐骨，由于缺少坐骨结节，半骨盆截肢术后假肢负重能力较差，所以在制定手术方案时，保留部分髂嵴和坐骨结节有利于假肢的适配及悬吊。

2. **髋关节离断**　髋关节的截肢，如果能够保留股骨头和股骨颈，在小转子下方截肢，将更加有利于假肢的适配和悬吊，对假肢的稳定性和负重能力也有益处。

3. **大腿截肢**　经股骨截肢，虽然更长的残肢长度有更好的功能，但是即使是极短的残肢也应该保留。应注意股骨截肢后外展肌与内收肌不均衡引起的残肢外展畸形，以及保留股骨小转子髂腰肌附着点引起的屈曲畸形。因此，大腿截肢的截骨部位尽量选在小转子下方，并施行肌肉固定术以减少对内收肌和伸肌的影响。

4. **膝关节部位截肢**　离膝关节面5 cm以内的股骨远端截肢或经膝关节离断均可采用膝关节离断假肢。股骨髁的膨隆有利于假肢的悬吊及控制，假肢功能明显优于大腿假肢。

5. **小腿截肢**　小腿近端截肢，只要保留髌韧带附着点，在胫骨结节下方截骨，其假肢功能优于膝关节离断假肢。小腿中下 1/3 截肢是最常采用的小腿截肢部分，一般来说，保留 15 cm 的残肢就可以安装较为理想的假肢，过长的残肢并不能提高假肢的功能。目前欧美国家外科医生较为一致地认为12～15 cm 是小腿截肢最为理想的残肢长度。小腿远端 1/3 的截肢，由于周围软组织较少，覆盖截骨端困难，并且血运较差，应尽量避免。

6. **赛姆截肢及足部截肢**　赛姆截肢相当于踝关节离断的截肢水平，且残肢端有良好的承重能力和稳定性，功能明显优于小腿截肢。足部截肢在保证肿瘤切除安全边界的前提下，也应该尽可能地保留前足长度，同时必要时可行胫后肌前移，以避免出现残足下垂内翻畸形。

三、现代截肢手术技术

（一）皮肤处理

良好的残肢皮肤应当具有良好的皮肤延展性、活动度和正常感觉。对于伤口愈合后所产生的瘢痕组织，应当尽量避免在之后安装假肢的接受腔中运动时造成的残肢疼痛。对于上肢截肢，一般采用前后等长的皮瓣缝合。在前臂远端或腕关节离断术时，多将屈曲侧的皮瓣推向背侧进行缝合。下肢截肢时，要考虑负重因素。大腿和小腿截肢常常采用肌瓣血运更好的一侧皮瓣包裹残端。如小腿截肢时将后方腓肠肌皮瓣留长，而大腿截肢时可以保留更多前侧股四头肌皮瓣。为保留皮肤的毛细血管，应避免过多分离皮肤和皮下组织，减少连续缝合，多采用垂直褥式缝合。避免残肢承重形成手术瘢痕。

（二）血管处理

对于动脉和静脉应该分别进行结扎，大的动静脉必须双重结扎。注意血管结扎平面，避免不必要的血管周围软组织分离，保证残端软组织的血供。注意彻底止血，避免在残端出现血肿。伤口充分引流，减少由于引流不畅或血肿造成的感染风险。

（三）神经处理

重点是预防神经瘤的形成和神经伴行血管出血。处理切断神经的方法有很多，目前多采用将神经向远端牵开后快刀切断的方法。在处理坐骨神经等大神经时，为避免伴行血管出血，原则上可以应用丝线结扎神经。

（四）骨处理

在相同水平切断骨与骨膜，避免过多剥离骨膜以保护骨端的血运，避免形成锐性骨突起有利于骨端的软组织包裹。小腿截肢时，为增加残肢远端的负重能力和侧方稳定性，可以使胫腓骨等长，并行骨形成术，用保留的胫腓骨骨膜包住残肢骨，在胫骨端和腓骨端之间架桥融合。

（五）肌肉处理

截肢后肌肉处理的目的在于尽量获得稳定状态的残肢，并使残肢肌肉保持一定的紧张程度。常见的方法可以归纳为三种。①肌膜缝合：用残肢肌膜缝合包裹残肢；②肌成形术：缝合各个切断后的拮抗肌，使其保持生理张弛状态，可以防止肢体远端由于各肌群力量不均衡导致的畸形；③肌固定：同肌成形术目的相同，通过在骨上打孔，将肌肉固定在骨上以保持各个肌肉的张弛度。

四、截肢并发症的处理

（一）早期并发症及处理

1. **出血及血肿**　常见的原因包括术中止血不彻底，血管结扎不规范或结扎处血栓脱落。严重时可以造成失血性休克，局部的血肿会延迟伤口愈合，造成感染或皮瓣坏死。有大血管出血时应该及时再次手术止血，局部伤口血肿可以穿刺抽出后加压包扎。

2. **感染**　由于肢体肿瘤接受截肢手术后出现感染的风险较小，主要原因往往是由于伤口皮瓣血供不佳、愈合延迟、局部血肿、术后早期接受影响软组织愈合的药物治疗或放疗等因素。若不能及时控制感染，会导致伤口不愈合，形成窦道，甚至影响假肢的佩戴。应该及时处理感染，包括全身应用对致病菌敏感的抗生素，伤口充分引流，彻底清创手术等。

3. **皮肤坏死**　截肢后出现局部皮瓣皮肤坏死的原因常常是截肢水平选择不当，皮肤剥离范围过大，皮肤缝合时张力过高，局部软组织肿胀等，导致局部伤口愈合延迟或感染，需要根据情况清创后重新缝合，必要时需要在水平更高的医疗机构进行再截肢手术。

（二）远期并发症及处理

1. **幻肢及幻肢痛**　在截肢后仍感觉已被截除的肢体存在的幻觉称之为幻肢，如果感觉在该幻肢上疼痛称之为幻肢痛。每个截肢患者都会感觉到被截肢肢体的存在，一般情况下，这种感觉会逐渐消失或模糊，特别是在早期佩戴假肢后，很少会引起疼痛。幻肢痛可以非常严重，通常的治疗方法包括局部神经瘤切除、局部神经阻滞、神经电刺激、药物治疗、心理治疗等。

2. **关节挛缩畸形**　常见的关节挛缩畸形包括上臂截肢术后肩关节内收畸形，前臂截肢术后肘关节屈曲畸形，大腿截肢术后髋关节屈曲、外展、外旋畸形，小腿截肢术后膝关节屈曲畸形，足部截肢术后马蹄内翻畸形等。关节挛缩畸形影响假肢的佩戴及患肢的术后功能。截肢手术后早期应该注意将残肢放置在正确的体位，加强早期肌肉力量和关节功能锻炼。必要时可以采用石膏或支具固定矫正、手术松紧等方法加以纠正。

3. **肢体残端外形不良**　包括圆锥形残肢、骨端突出缺乏软组织包裹、软组织松散臃肿影响假肢接受腔适配等，当影响到假肢佩戴和控制时，可以通过手术矫正。

五、儿童截肢的问题

原发性恶性骨肿瘤好发于青少年，因为肢体恶性肿瘤需行截肢手术的患者并不少见。不同于成年人，儿童截肢术后很少有心理问题，患肢功能也往往优于成年人。儿童截肢应该考虑到对生长发育的影响，患者年龄越小，影响越大。需要注意在保证肿瘤切除外科边界的前提下，尽可能地保留残肢长度。对于部分残肢骨过度生长的患儿，可以通过多次残端修复手术进行处理。随着患儿的成长，假肢需要经常进行调整和更换。

第二节　肿瘤截肢方法

一、上肢截肢术

（一）肩关节离断术

总体而言，创伤是上肢截肢最常见的原因。然而，肩关节离断术几乎仅用于肿瘤患者。随着Tikhoff-Linberg 保肢手术的广泛应用，肩关节离断术应用已经明显减少。

1. **适应证与禁忌证**　见本章概述。

2. **手术步骤**　采取全身麻醉，患侧肩部下垫高，使躯干与手术台呈 45° 角。患者面部转向健侧，使术侧肩部充分显露。也可用侧卧位。前方切口起自喙突，循三角肌前缘向远端延伸至三角肌止点；后方切口自三角肌止点循三角肌后缘延至腋窝后部；外展患肢，内侧切口经过腋窝连接前方切口起点和后方切口止点。

按照皮肤切口切开深筋膜。于三角肌前缘找出头静脉并予结扎、切断。再切断胸大肌在肱骨的止点，将肌肉牵向内侧。于喙肱肌及肱二头肌短头的联合肌腱内侧钝性分离和显露神经血管束，切断和结扎腋动、静脉。锐刀切断正中神经、尺神经及肌皮神经等，任其残端回缩到近端软组织内。自肱骨游离三角肌止点，将三角肌与皮瓣一起牵向近端。自喙突切断喙肱肌及肱二头肌短头。外旋上臂，切断肩关节前方关节囊及肩胛下肌。内旋上臂，游离切断短外展肌群及大圆肌等。切断三头肌长头及肩关节下方关节囊，上肢离体。

将所有残留肌肉断端翻入关节盂内，填充无效腔。在三角肌瓣深部留置引流。将三角肌皮瓣在关节盂下方与腋部皮瓣缝合（图 8-2-1）。

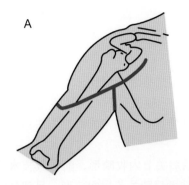
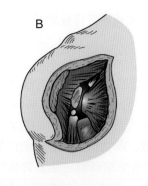
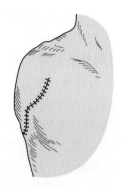

图 8-2-1　肩关节离断术示意图
A. 手术切口；B. 缝合肩胛盂周围肌肉，完成皮瓣覆盖

（二）肩胛带离断术

肩胛带离断术定义为包括肩胛骨和锁骨外侧部分的上肢完整切除。肩胛带离断术又称肩胛骨-胸壁间截肢术、前 1/4 截肢术。这种毁损性的截肢手术过去被用于治疗肱骨近端及肩胛骨周围的高度恶性肉瘤，几乎仅用于肿瘤患者。切除范围包括肩胛骨、部分锁骨以及上肢全部结构。其适应于原发肩关节周围肿瘤，特别是成骨肉瘤、软骨肉瘤、尤因肉瘤等，主要应用在对化疗不敏感的累及腋部血管神经的病例。也可用于少部分累及臂丛的复发性乳腺癌、包裹血管神经的腋部软组织肉瘤等。肿瘤患者出现臂丛神经的神经性疼痛或急性感觉运动丧失，同时血管造影显示肱静脉和腋静脉的主干完全阻塞，则高度提示臂丛神经受到侵犯，需要行肩胛带离断术。偶尔，肩部开放性损伤，不能保留肩部或上肢者也需要行肩胛带离断术。肿瘤广泛累及胸壁、脊椎旁和颈后三角时，应用肩胛带离断术可能无法彻底切除肿瘤。与肩关节离断术一样，随着经典 Tikhoff-Linberg 保肢手术的广泛应用，其应用病例也已明显减少。随着放、化疗技术发展以及人工假体重建方法的出现，现在肩胛带离断术已很少应用，90%～95% 的此类病例都采用保肢切除这种更可靠的手术方式（Bhagia et al，1997；Elsner et al，2016）。

1. **解剖**　上肢和肩胛骨通过软组织和单一的骨与上躯干和胸壁连接，前者包括大菱形肌、肩胛提肌、斜方肌、胸大肌和胸小肌、背阔肌、大圆肌以及前锯肌，后者即为锁骨。上述所有结构都要在肩胛带离断术中被截断。

腋血管和锁骨下臂丛神经走行于喙突下方，位于三角肌胸大肌筋膜深面，容易经体表触及。术前要对上述血管神经做评估，需要确定安全结扎并离断的平面，尤其是巨大肿瘤要考虑到靠近胸廓出口的可能。

肩胛骨周围区域的巨大肿瘤很容易侵犯颈后三角以及邻近的椎旁肌肉和深部的胸壁。术前必须仔细评估肿瘤累及上述解剖结构的情况，以免术中需要连同胸壁段整块切除或同时在颈部解剖分离（Roth et al，1984；Nierlich et al，2011）。

2. **适应证与禁忌证**

适应证：①上臂或腋窝的巨大软组织肿块，包绕并损伤神经血管结构，且累及关节。②肱骨近端和肩胛骨巨大骨肿瘤（原发性骨肉瘤或转移性病灶），涉及广泛的软组织，并且侵犯肩关节和周围肌肉。③肩胛带周围大范围的肿瘤局部复发。④肿瘤对放、化疗无反应且病灶快速增大，同时顽固性疼痛有所缓解或瘤组织呈蕈伞型生长。⑤肿瘤侵犯至胸壁或颈后三角及椎旁肌，通常是肩胛带离断术的禁忌证。但该手术可以选择性地应用于那些没有转移灶的患者，生理功能可以承受同时切除部分胸壁或经颈部游离解剖的手术，并能确保手术切缘组织正常（肿瘤切除彻底）。

禁忌证见本章概述。

3. **手术步骤**　采用全身麻醉，开放足够的输血补液通道。患者侧卧位，髋部用约束带固定在手术台，或是用沙袋塑形后固定躯干。腋窝下放置腋垫保护神经并便于移动，使胸部保持舒展，以利于前后摇摆肩部。同时髋部、股骨外髁和外踝垫海绵橡皮垫以保护皮肤不受压伤。

（1）切口：切口的前侧部分起自胸锁关节以外 2 cm 处的锁骨上方，向下沿胸三角肌间沟或毗邻走行。切口向上方越过肩峰尖端转向后方，切口前后部分在腋窝下汇合，包括腋毛区皮肤和活检产生的血肿组织（图 8-2-2）。

皮瓣的最终形状和切口的位置可根据肿瘤的累及范围而有所改变。由于该区皮肤血供十分丰富，较长的前侧和后侧皮瓣即使在相当大的张力下闭合也能存活。偶尔有巨大肿瘤侵犯到表面皮肤，需要连同大块皮肤一同切除，这时切口无法一期关闭，需要皮肤移植或敞开作延迟缝合。

通常术者先在患者前方切开前侧切口，前方皮瓣可以延展至胸骨中线。然后术者转至患者后方站立切开后侧切口，后方皮瓣可延展至肩胛骨内侧缘。

（2）切除患肢和患侧肩胛骨：将胸大肌从锁骨上离断，可行前方血管探查。在锁骨近端 1/3 处截骨，分离并辨认其深部的臂丛神经和锁骨下血管。可用血管钳沿血管高位钳夹，然后按计划进行手术操作。患肢下坠的力量牵拉臂丛神经及锁骨下血管，这使得解剖臂丛神经和相应大血管变得相对容易。先双重缝扎锁骨下动、静脉，轻轻牵拉臂丛神经束，用 1% 利多卡因封闭后，在不同平面锐刀切断，任其向上回缩。沿前方切口切开筋膜，分离胸大、小肌下缘及其深面，即可在距胸大肌止点约 5 cm 处将其切断，而后从胸壁切断背阔肌，患肢即可离体（Sim，1977）。

经后方入路切断在肩胛骨上附着的菱形肌、斜方肌、肩胛提肌和背阔肌。在肩胛骨内侧缘切断前锯肌并在其下角切断背阔肌，将肩胛骨从胸壁上提起。这样可以显露后侧胸壁，并且术者可以将手伸入腋区，探查胸壁或肋间肌受肿瘤的累及情况，从而施行原定的截肢手术。

如果胸壁被累及，可进行联合胸壁切除的肩胛带离断术。做腋部切口以连接前后方切口。结扎并离断臂丛及锁骨下血管后在肩胛带处截肢。

（3）软组织重建及切口关闭：充分冲洗创面。巨大后侧皮瓣可以覆盖术后的胸壁缺损。明显的皮肤过剩可能造成外形上不美观，因此需要提前估算以保证皮瓣的大小适合。

较长的后侧皮瓣的中间部分与前侧皮瓣的中间部分吻合。这样缝合使得后侧较长的皮缘均匀地松散对合，避免皮肤切口出现不美观的褶皱。分两层关闭切口，先缝合浅筋膜然后缝合皮肤。前后侧皮瓣下放置引流管并用缝线固定。引流量很少时拔除引流管（Fianchini et al，1996）。

4. **注意事项**　术前备血 800 ml 以上，具体血量视不同肿瘤而定。血供丰富的肿瘤需要考虑术前行瘤供血管栓塞。有些情况下斜方肌可能也无法保留，单纯由皮瓣覆盖伤口。根据患者的肿瘤侵犯范围设计皮瓣的形状及大小。如果需要一个长的前皮瓣可以游离到胸骨正中线；而如果需要一个长的厚皮瓣，可以游离到脊柱旁。皮瓣无法完全覆盖伤口时游离移植刃厚皮瓣。

本手术操作步骤先行后路手术，在患肢的重力作用牵引下，比较容易显露锁骨下动静脉和神经。这与一般截肢手术步骤不同，因为多数情况下需要首先控制大血管。其实，术者也可以选择先行前方入路手术完成手术，即首先在内 1/3 截断并掀起锁骨显露并处理锁骨下动静脉及臂丛神经。好处是可以尽早控制大血管，缺点是显露锁骨下血管特别是静脉时略困难，对术者的技术要求较高。

仔细解剖锁骨下血管和腋血管，以免破裂出血，尤其要严防大静脉破裂，以免造成空气栓塞。对于乳腺癌累及臂丛的患者，要仔细寻找、彻底切除锁骨上浅、深淋巴结。如病变在左侧，手术时还应注意不可损伤胸导管，如肿瘤较大或靠近中线，在分离时要特别小心，因为胸导管除少数进入颈内静脉外，有 22.7% 进入颈静脉角，59% 进入锁骨下静脉，在结扎切断锁骨下静脉时，不要太靠近中线。

5. **术后处理、康复和并发症**　持续性引流通常需要 5 ～ 7 日，围术期持续应用预防性抗生素直至引流管拔出。患肢痛（灼痛）是高位截肢术后的主要问题。术中在神经周围注入 0.25% 丁哌卡因，可以减轻术后疼痛，并可能缓解后期的灼性神经痛综合征。

患者起初由于突然的上躯干两侧重量不均等而难以保持平衡，容易向健侧跌倒。该问题在有辅助地行走数日后可以自行解决。

术后早期采用专业康复治疗非常关键，可以指导患者使用单一上肢进行日常活动。若截肢在优势侧肢体，这一环节就更加重要。

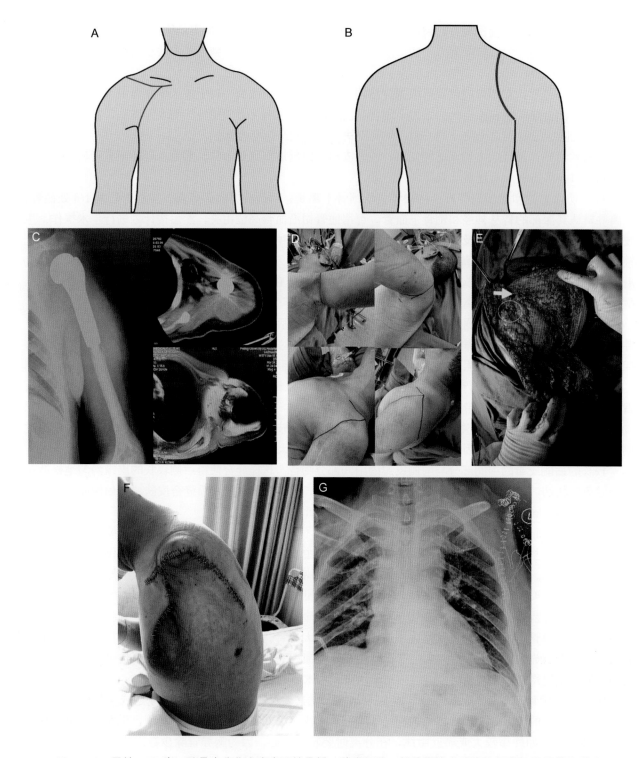

图 8-2-2 男性，52 岁，肱骨未分化肉瘤病理性骨折，肿瘤切除、假体置换术后局部复发行肩胛带离断术
A. 前方手术切口示意图；B. 后方手术切口示意图；C. X 线平片可见肱骨上段假体置换术后情况，CT 和 MRI 显示肿瘤复发广泛，包绕假体及肩胛骨；D. 切口体位像；E. 截除后肢体残端，可见锁骨断端（箭头所指）和血管神经束残端（圈内）；F. 截肢后大体像；G. 术后 X 线平片

通常在术后 4 ~ 6 周，伤口愈合且肿胀消退后可以安装美容假肢。

肩胛带离断术是一种毁损性手术，会对患者的外貌、心理以及行为功能产生巨大影响。此外，对于巨大的侵袭性生长的肿瘤，截肢术后依然存在很高的转移播散的风险。大多数行肩胛带离断术的患者无需担心局部复发，但仍需面对肿瘤远处转移的可能性（Wittig et al，2001）。

肿瘤对放、化疗无反应并迅速增大，导致顽固性疼痛时，患者行姑息性的截肢术可以明显减轻疼痛并提高生活质量。大多数行肩胛带离断术的患者都可以重获一定的功能并且可以完成大部分的日常活动（Merimsky et al，2001）。

由于一些尚不确定的因素，与下肢高位截肢术相比，肩胛带断术发生幻肢痛较少，且症状较轻。

该术并发症包括皮瓣缺血，通常发生在其浅层和边缘。由于肩胛带丰富的血供，这一问题通常会自行缓解。后侧皮瓣有时会出现全层坏死。4～7日后坏死组织边缘出现明显的界线，这时可以行清创术，创口做一期缝合关闭。其他并发症还有幻肢痛、肿瘤局部复发。

（三）肩胛带截肢联合部分胸壁切除术

肩部恶性骨与软组织肿瘤侵犯胸壁时，行肩胛带截肢术无法彻底切除肿瘤，需要扩大手术范围。Stafford 最早介绍了肩胛带联合部分胸壁切除术（1958），后来人们逐渐对此术式进行了改良。目前强调术中首先进行详细的探查，确认肿瘤可以彻底切除后，再考虑完成这一大型根治性手术（Mansour，1978；Wittig，2001；Nierlich，2011）。

1. **适应证与禁忌证** 见本章概述。

2. **手术步骤** 采用全身麻醉，开放足够的输血补液通道。患者侧卧位，患侧在上。对侧腋部放置软垫，使胸部保持舒展。固定好体位，不固定患肢。

切口起自锁骨内侧头，循锁骨至锁骨中部。向前经三角肌-胸肌间沟至腋窝前缘，向后经过肩胛颈，弧形延伸至腋窝下与前方切口汇合。

切断胸锁乳头肌在锁骨的附着，探查颈前三角，显露颈内静脉与锁骨下静脉的汇合处，判断肿瘤能否被彻底切除。同时注意颈部淋巴结群有无肿瘤转移。游离并用橡皮条标记颈内静脉和颈总动脉。在安全的切除边界外自肋间隙开胸，进入胸腔。手摸肺实质探查肺。自胸腔内触诊胸廓出口的结构，检查锁骨下血管和臂丛神经在肿瘤包块近侧的部分。结合颈前三角的探查结果，判定肿瘤能否切除。能切除者，考虑下一步手术。

切断背阔肌、菱形肌和肩胛提肌在肩胛骨的附着，保留肩胛骨与胸壁的（肿瘤性）粘连。循肿瘤后缘的安全切除边界逐一切断需要切除的肋骨，结扎切断相应的肋间血管神经束。为了方便游离切除标本，建议把每个肋骨残端截除 1 cm 左右。同样的方法，循肿瘤前缘安全切除边界逐一截断肋骨前部，最后截断锁骨。也可结扎同侧胸廓内动脉后，自胸骨正中劈开胸骨。第一肋骨未受肿瘤累及时，不需要切除，可在第一肋水平切断锁骨下血管及臂丛神经，游离标本离体。第一肋需要切除时，需要首先骨膜下剥离第一肋骨至其胸骨连接处，在此处切断其与胸骨柄的连接；在下 1/3 处切断胸骨舌骨肌和胸骨甲状肌，显露同侧头臂静脉。这样整个标本能够轻度牵拉活动，便于在胸廓内游离锁骨下动脉至椎动脉分支的远侧，在此结扎切断锁骨下血管、臂丛神经束。游离保护膈神经、迷走神经，切断斜角肌。左侧需要结扎胸导管。为了自前方充分显露锁骨下动脉，有时需要先切断静脉。

留置胸腔闭式引流和伤口引流，后者拔除先于前者。伤口可以直接缝合皮瓣闭合，也可用人工补片修复胸壁缺损。然而，二者术后均会出现明显的胸廓反常运动。

3. **注意事项** 具体的切口设计要根据肿瘤所累及的皮肤范围而定。肿瘤累及后方较多时，需设计较长的前皮瓣，皮瓣最长可以游离到胸锁关节；肿瘤累及胸前皮肤较多时，需设计可以延续到上臂的后皮瓣，皮瓣可游离到肩胛骨内缘，上方可到颈根部。

关于如何避免或减少胸廓的反常活动。作者的经验是可在两层人工补片中间夹薄层抗生素骨水泥，骨水泥硬化前将这个"三明治"结构依据胸廓缺损轮廓塑性。骨水泥硬化后应用其修复胸部缺损能够增加胸廓稳定性，避免反常呼吸，提高术后患者的心肺功能。

（四）上肢切除再植手术

Windhager、Athanasian 等均介绍过这种办法（Windhager，1995；Athanasian，2002），其原理与下肢的 Van Nes 旋转成形术相似，即圆筒状切除肿瘤累及的上臂，切除范围包括活检部位和所有被肿瘤污染的组织结构。在保证广泛切除边缘的前提下，应用纵形切口游离未被肿瘤累及的血管或主要神经。缩短肢体，重建骨的连续性后，重建血管、神经及软组织。对于极少数需要上肢截肢的患者可以考虑此手术，但要严格掌握其适应证。血管可以吻合重建，但如果不能保留重要的神经（尺神经、正中神经），不能保留握手功能，则该术式的意义不大。毕竟无法确定吻合神经的功能能否恢复，而且在神经恢复功能的过程中，肌肉也会萎缩而失去功能。

（五）上臂截肢术（肘上截肢术）

包括从肱骨远端的髁上到肱骨近端任何水平的截肢。由于保留了肱骨近端，使得肩关节的外形得以保留。在上臂长度保留不足 30% 时，一般需安装肩关节离断假肢。在残肢长度为 30% ～ 50% 时，稳定性依然较差。残肢长度 50% ～ 90% 时，残肢的活动度接近于正常，可以安装标准上臂假肢。当残肢长度大于 90% 时，因在断端部位有肱骨髁的骨性隆起，接受腔的悬吊及控制力均较好，可以安装肘关节离断假体。由于肘关节以上截肢患者的假肢具有内部肘锁装置，为了与健侧肘关节在同一水平，在实施髁上部位截肢时，尽量在肘关节平面 3.8 cm 以上截骨。

1. **解剖**　上臂的神经血管束紧密交织，被包裹在一个密闭的解剖间隙中。当肱静脉或腋静脉不得不被结扎离断时，头静脉可以提供足够的侧支回流。尽管偶尔肿瘤可以从肱动脉上小心地被剥离下来，但在大多数血管被累及的患者中，肱动脉被肿瘤广泛包绕，只能选择截肢。单独一根上臂神经是可以被切除的，两根神经缺失也是可以接受的。三根主要神经都失去的话，保留一条无功能的手臂，结果仅稍好于截肢。用神经移植的技术节段性替代正中神经、桡神经或者尺神经缺损，其效果尚未达到功能恢复满意的程度。

2. **手术步骤**　通常保留前后等长的充分长度皮瓣，双重结扎肱动脉及静脉，依照神经处理原则切断上臂诸神经。在截骨平面以下切断前臂各组肌肉，注意将肱三头肌保留到截骨平面远端足够长度（4 ～ 5 cm），以便向前包裹固定在肱骨远端重建伸肌机制。再将前方各肌肉断端保留到截骨远端约 1 ～ 2 cm，并相互编织缝合，固定在残肢远端，按原则完成肢体残端的肌固定和肌成形后，逐层缝合伤口，放置伤口引流管（图 8-2-3）。

（六）肘关节离断术

肘关节离断因能够保留正常的肩关节活动，上臂功能良好，肱骨髁的骨性隆起使得假肢的悬吊和控制能力较强。

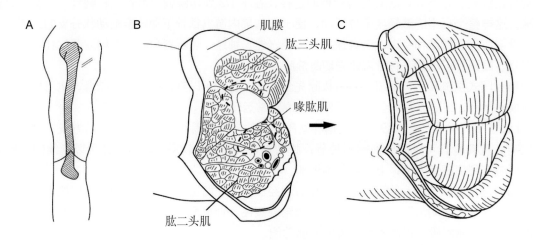

图 8-2-3　上臂截肢术示意图

A. 皮肤切口；B. 截骨后将上臂内侧肌肉缝合固定在肱骨断端；C. 将肱二头肌和肱三头肌缝合固定

　　将前臂屈肌群从肱骨内上髁位于距起始点 1 cm 处切断。将前臂伸肌群从肱骨外上髁远端 5 ~ 6 cm 处切断。双重结扎肱动脉及静脉，依照神经处理原则切断上臂诸神经。切开肘关节囊保留完整的肱骨关节面，将肱三头肌和肱二头肌、肱肌肌腱残端缝合，将伸肌群和屈肌群肌腱断端缝合并覆盖肱骨远端关节面。按原则完成肢体残端的肌固定和肌成形后，逐层缝合伤口，放置伤口引流管（图 8-2-4）。

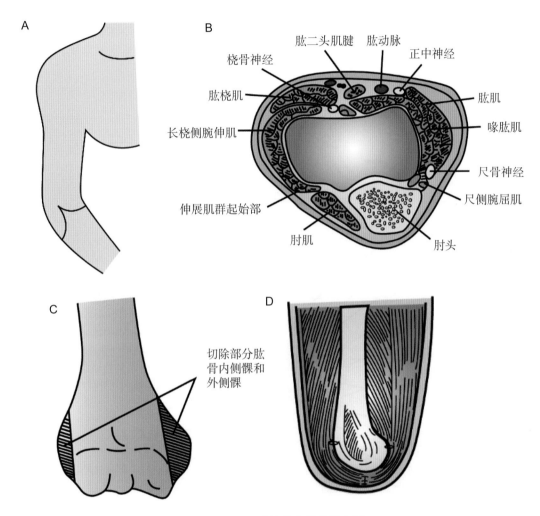

图 8-2-4　肘关节离断术示意图

A. 皮肤切口；B. 肘关节剖面解剖；C. 切除部分肱骨内外侧髁；D. 肌肉成形固定

（七）前臂截肢术

　　肘关节以下截肢要尽可能地保留桡骨和尺骨的长度。手部肿瘤的治疗是通过前臂远端 1/3 处行肘关节以下截肢，而前臂远端的肿瘤则需更高平面的截肢术，并需要考虑一些特殊因素。从桡骨粗隆开始测量，至少保留 2.5 ~ 3 cm 的骨残端以保证功能。当骨残端很短时可以通过离断肱二头肌肌腱来获得额外的骨长度；骨残端充分的屈曲仍可以由肱肌来提供。

　　当巨大的肿瘤侵犯前臂远端掌侧时，腕部密集的血供使桡动脉和尺动脉均可能受到肿瘤组织累及。在这种情况下，其发病率以及肿瘤切除后采用上述血管移植重建的失败率都非常高。

　　前臂截肢时，在截骨平面上的皮瓣一般前后等长，大致相当于截断平面半径的长度。上翻皮瓣，分别双重结扎切断桡骨及尺骨动脉，结扎并切断各静脉。分离并分别处理前臂各神经。桡骨和尺骨在同一平面截断，在截断平面进行肌肉固定和肌肉成形术后，逐层缝合伤口，放置伤口引流管。

　　前臂截肢后，当残肢长度不足 35% 时，保留了肘关节的屈伸功能，但旋前圆肌力量小于起旋后功能的肱二头肌，导致残肢容易处于旋后位。残肢长度在 35% ～ 55% 时，旋前方肌全部和部分旋前圆肌被切断，而旋后肌保留较好，旋后力量好于旋前。残肢长度大于 55% 时，旋前肌旋后肌都得到保留，功能较为理想。前臂旋转角度和残肢长度相关，残肢越短，前臂的旋转角度越小。当前臂残端小于 5 cm 时，安装假肢接受腔较为困难，可以切断肱二头肌附着部，以便更好地安装假肢（图 8-2-5）。

　　术后立即加压包扎以减轻疼痛和水肿，有利于残端愈合。必须注意保护直接覆盖在骨表面的皮肤。在上肢，残端水肿几乎不是明显的问题，术后需尽早开始假肢功能锻炼。负压吸引要持续 3 ～ 5 日，围术期应用静脉内抗生素直到引流管被取出。根据自我耐受程度，逐渐进行肩关节和肘关节主动和被动的活动度锻炼。

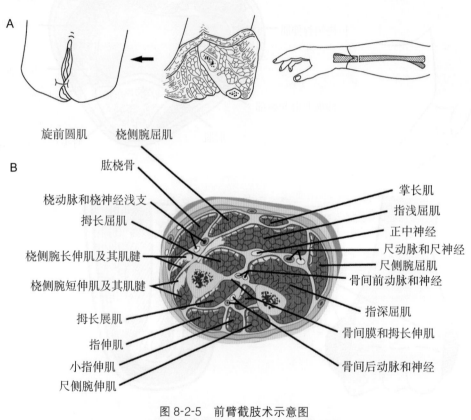

图 8-2-5　前臂截肢术示意图
A. 皮肤切口及肌肉成形缝合；B. 前臂剖面解剖

（八）腕关节离断术及腕掌关节离断术

　　由于可以保留远端尺桡关节，经腕关节或腕掌关节截肢的残肢功能明显优于经前臂截肢。经腕关节截肢的切口起自尺侧和桡侧茎突远端 2.5 cm 处，掌侧皮瓣与背侧皮瓣之比为 2：1。经腕掌关节截肢的切口与经腕关节截肢相似，但皮瓣需向远端延长。将正中神经、尺神经和桡神经的终末支切断，结扎并切断桡动脉及尺动脉。切断经腕关节各肌腱，注意避免损伤下尺桡关节及三角韧带，保留前臂的旋前和旋后功能。将全部屈肌腱及伸肌腱固定在保留的腕骨周围韧带或尺桡骨远端支持带上（图 8-2-6）。

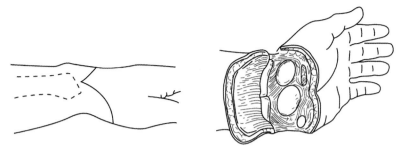

图 8-2-6　腕关节离断术示意图

（九）手部肿瘤的手术治疗

1. 经指间关节截指术　鱼嘴样切口，在安全边界锐性切开皮肤、皮下，在可能的情况下，多利用掌侧皮瓣覆盖远端。横行切断手指神经，使近侧断端缩入伤口的深部，以免发生痛性神经瘤。修整指骨远端的形状，锉光残端。不要在残端缝合屈指肌腱与伸指肌腱，否则会影响手指的活动。彻底止血，缝合切口。

2. 示指列截指术　手指列截指术指切除整个手指和对应的大部分掌骨，通常保留掌骨的基底。在手掌从第 2 掌骨头近端开始分别向示指和中指的桡侧做 "V" 形切口，背侧切口呈 "Y" 形，切口的近端达第 2 掌骨的基底。切开背侧的切口，在掌骨干水平横向切断伸指肌腱，使近侧断端缩入伤口深部。剥离第 2 掌骨的骨膜，在其基底稍远侧截断第 2 掌骨。切开掌侧的切口，在手掌分离支配示指的神经血管束，切断，结扎血管，切断指神经，使近侧断端缩入伤口深部，在掌骨干水平横断屈指肌腱。彻底止血，缝合切口。伤口内放置橡皮引流条。

3. 中指、环指、小指列截指术　各个手指列截指术与示指列截指术的手术方法大同小异。中指列截指术，术中要注意保护支配示指尺侧和环指桡侧的指神经。第 3 掌骨切除以后，把第 2 掌骨和第 4 掌骨并拢，利用残余掌骨头间的深横韧带相互缝合。或者分别从示指和环指的屈肌鞘管的滑车掀起一个纤维瓣相互缝合。还有一种方法是把第 2 掌骨移位到第 3 掌骨的残端上，优点是手的外形和功能较好。环指列截指术，切除第 4 掌骨后，把第 3 掌骨和第 5 掌骨并拢。有时，为了获得充足的边缘，需要进行两列截指术甚至多列截指术。小指、第五掌骨和小鱼际在握持功能上很重要，在做小指列截指术时应尽量保留小指近节、掌骨头，以保持手掌宽度。

4. 拇指截指术　拇指截指方法与其他手指截指的方法基本相同。由于拇指对于手功能非常重要，整个拇指缺损会导致手功能丧失 40% ~ 60%，所以拇指截指以后要尽可能重建。常用的重建方法有拇指甲皮瓣、拇指游离移植、指骨或者掌骨延长术、示指拇化等。拇指的功能长度是指拇指能够发挥基本功能的最短长度，大约在近节指骨中远 1/3 交界的水平。为了尽量保留拇指的长度，常常应用掌侧推进皮瓣、示指背侧岛状皮瓣、示指背侧旗状皮瓣、中指或者环指尺侧指神经血管岛状皮瓣修复拇指截指术后形成的伤口。对供区的缺损，用中厚或者全厚皮片移植修复。

二、下肢截肢术

（一）髋关节离断术

1. Boyd 术式（Boyd, 1947）

（1）适应证与禁忌证：见本章概述。

（2）手术步骤：全身麻醉或连续硬膜外麻醉。患者半侧卧位，健侧在下，用沙袋维持躯干姿势。也可采用侧卧位，消毒包裹患肢，呈前后摇摆体位。

采用网球拍状切口（图 8-2-7）。自髂前上棘垂直向下切至股骨颈水平（网球拍柄部），长 3 ~ 5 cm；后与腹股沟韧带平行向内下方切开，至内收肌起点下方 5 cm 处；自网球拍柄部远端弧形向外下切开至股骨大转子下方约 8 cm 处，绕过大腿后侧坐骨结节下方 5 cm 处，与向内下切开的切止点汇合。沿皮肤切口切开深筋膜。

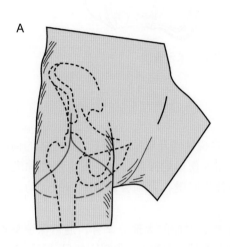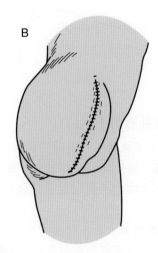

图 8-2-7　髋关节离断术示意图
A. 手术切口；B. 皮瓣缝合后

循切口显露股动、静脉与股神经，分别切断并贯穿缝扎。注意结扎处理其分支或属支。向远端轻拉股神经，锐利刀片切断后，任其回缩到髋关节平面以上。在髂前上棘和髂前下棘处分别切断缝匠肌和股直肌起点。将耻骨肌在耻骨下方 1 ~ 2 cm 处切断。外旋髋关节，显露小转子，切断髂腰肌止点。切断内收肌群在耻骨和坐骨的起点。在耻骨肌与闭孔外肌、外旋肌群之间有闭孔血管的分支，需结扎切断，处理妥善后，在靠近止点处切断闭孔外肌。内收、内旋髋关节，沿皮瓣切口方向将阔筋膜张肌自腹肌以下切断；在股骨处切断臀大肌腱并向后上牵开；在大转子顶部切断臀中肌、臀小肌和梨状肌肌腱。显露并分离坐骨神经，按照股神经处理方式处理后切断，并结扎该神经出血点。再自转子部切断髋外旋肌群其余肌肉（梨状肌、下孖肌、闭孔内肌和股方肌）。最后自坐骨结节切断股二头肌、半腱肌及半膜肌起点，环形切开髋关节囊和圆韧带，髋关节即被离断。

彻底止血，冲洗伤口。将臀肌瓣缝合于内收肌、耻骨肌及腹股沟韧带。切口深处置负压引流管，分层缝合深筋膜及皮瓣。

（3）注意事项：在耻骨肌与闭孔外肌、外旋肌群之间妥善处理闭孔血管分支后，在靠近止点处切断闭孔外肌。靠近起点处切断闭孔外肌存在闭孔血管同时被切断的风险，切断的闭孔血管近端会缩至盆腔内，难以止血。

髋关节离断时不常规切除腹股沟或髂窝淋巴结。如疑有区域淋巴结转移，需同时行髋关节离断和区域淋巴结清除时，前侧切口的交点需内移至腹股沟韧带中点之上 4 cm，切断该韧带即可进入腹膜后间隙，可以清楚地显露髂血管周围淋巴结。

（4）术后处理：手术切口靠近会阴部，易被尿、便污染，因此，术后包扎敷料应用胶皮薄膜及胶布。女性患者术后留置导尿 4 ~ 5 日。术后低渣饮食 3 日。术后第 4 日可用缓泻剂或灌肠协助排便。

2. Slocum 后皮瓣术式（Slocum，1949）

（1）适应证与禁忌证：见本章概述。

（2）手术步骤：采用全身麻醉或连续硬膜外麻醉，体位同 Boyd 术式。切口起于腹股沟韧带水平，沿股动脉向远端延伸 10 cm，后弧形向大腿内侧面切开；然后向外上方切开至大转子近端，最后转向前方与起点汇合。形成足以覆盖残端的后内侧皮瓣。

　　分别分离、结扎并切断股动静脉，切断股神经后使其缩至腹股沟韧带近端。充分外展大腿，于耻骨起点处切断内收肌群。切断闭孔神经的分支，以使其近端回缩离开压力区。将缝匠肌和股直肌起点分别由髂前上棘、下棘起点处切断。适当内收、内旋大腿，于大转子近端水平切断阔筋膜张肌，于同一平面紧贴股骨切断附着于大转子的肌肉。随后极度外展大腿，于后侧皮瓣远端切断臀大肌。结扎并切断坐骨神经。切开关节囊，完成关节离断。伤口留置引流管。将后内侧皮瓣连同臀大肌一起拉向前方，与截肢创面前缘切口缝合，闭合伤口。

　　（3）注意事项：同 Boyd 术式。

（二）半盆截肢术

　　随着保肢术的出现，保留下肢的骨盆切除手术被称为内半骨盆切除术；不保留下肢的手术，为外半骨盆切除术，即半盆截肢术（图 8-2-8）。过去，半盆截肢术曾是骨盆肿瘤的常规切除术式（Chretien，1981；Karakousis，1983；Carter，1990）。随着肿瘤综合治疗技术的发展，特别是内半骨盆切除手术的应用和推广，多数患者得以保肢，半盆截肢术的应用日益减少。然而，遗憾的是，部分骨盆肿瘤患者只能通过半盆截肢术来获得良好切除边界，这就使得半盆截肢术依然在肿瘤截肢中具有重要意义。另外，对于那些肿瘤无法彻底切除、患肢疼痛经严格保守治疗无效或局部肿瘤体积巨大的患者，患者行动被严重影响，姑息性半盆截肢术也是一种选择。术中大出血曾使得此手术的围术期死亡率在 5.6% 左右。随着各种外科技术的发展，以及术前栓塞供瘤血管、应用腹主动脉临时阻断球囊等辅助技术的应用，目前半盆截肢术的死亡率明显下降。Grimer 在 2013 年报道了过去 30 年的 157 例半盆截肢病例，围术期死亡率为 1.3%。并发症为失血性休克和深部感染败血症。伤口感染或坏死的发生率为 45%。

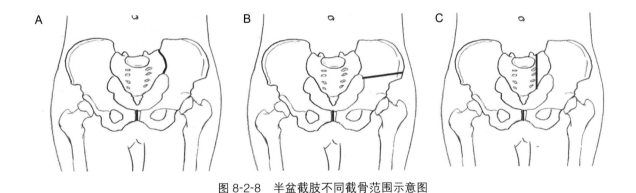

图 8-2-8　半盆截肢不同截骨范围示意图
A. 经典半骨盆截肢术；B. 改良半盆截肢术；C. 扩大半盆截肢术

　　"经典或标准半盆截肢术"是指术中切断髂总血管，经耻骨联合和骶髂关节截断骨盆环，使用后筋膜皮瓣闭合伤口。"改良半盆截肢术"指保留髂内血管，这样得以保留臀大肌的滋养血管，应用后肌皮瓣来覆盖伤口。同时这个名称也可用于指经过髂骨翼截断骨盆的术式，也有人称此式为部分半盆截肢术。"扩大半盆截肢术"是指同侧骶髂关节被肿瘤浸润时，为了达到肿瘤切除边界，经过骶骨翼或骶骨孔切除半侧骨盆。"复合半盆截肢术"是指肿瘤同时累及内脏，如膀胱、直肠、前列腺或子宫，截肢时需要同时处理被肿瘤累及的内脏。

　　半盆截肢的皮瓣选择取决于肿瘤的位置和肿瘤切除后残留皮瓣的血供情况。"后皮瓣半盆截肢术"最常用，这是基于臀大肌筋膜皮瓣或肌皮瓣的半盆截肢，上述经典或标准半骨盆截肢术或改良及各种扩大半盆截肢术均是通过后皮瓣来覆盖伤口的。少部分患者后皮瓣被肿瘤累及或放疗后无法应用，可以选择基于股血管的前方大腿肌皮瓣来覆盖伤口，这被称为"前皮瓣半盆截肢术"。极少数患者可能会用到基于闭孔血管的肌皮瓣，但以笔者的经验，此肌皮瓣术后的坏死率较高。

1．后皮瓣半盆截肢术

（1）适应证与禁忌证：见本章概述。

（2）手术步骤：采取全身麻醉，开放足够的输血补液通道，根据情况备血 2000 ml 以上。患者取侧卧位，用沙袋维持躯干姿势。消毒包裹患肢，以利于术中骨盆可以前后摇摆。侧卧位可使腹腔内脏器官自然垂向健侧，减少术中人为牵拉的刺激。建议健侧肢体穿抗栓袜。用缝线或胶布条把阴囊和阴茎固定在对侧大腿上。临时缝合肛门。术中安排一名助手牵引下肢，按手术医师要求移动肢体，以便在张力下切断所有组织。

前切口自髂嵴至髂前上棘前内侧切开，沿腹股沟韧带切至耻骨结节（图 8-2-9）。在髂嵴和髂前上棘切断腹内外斜肌、腹横肌及腹股沟韧带。显露和分离精索，并用橡皮条将其拉向内侧。用牵开器将腹肌牵向内上方。做腹膜后钝性剥离，随即将腹膜和腹腔内脏器推向内上方。自耻骨上缘及其结节处切断腹直肌和腹股沟韧带。钝性剥离膀胱前间隙或 Retzius 间隙，应用湿纱布垫开，以便暂时将膀胱保护在盆腔下部。此时即可见到和触知随腹后壁向内侧移行的输尿管。为了明确是否宜行半骨盆切除术，必须探查肿瘤的边界。如瘤体巨大，超过同侧骶髂关节，则应评估半盆截肢能否将肿瘤完整切除。如可行，则切断和双重结扎髂外动静脉，向远侧轻拉股神经，用锐刀片将其切断。应尽量靠近远端结扎切断髂动脉，否则可能导致臀大肌肌皮瓣缺血坏死（图 8-2-10）。

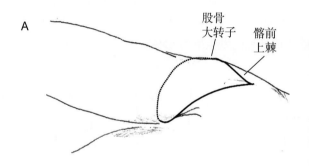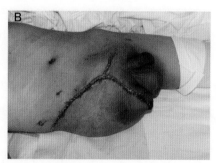

图 8-2-9　标准半骨盆截肢术
A．手术切口示意图；B．后皮瓣覆盖伤口

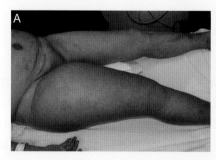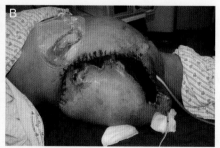

图 8-2-10　半盆截肢后皮瓣缺血病例
A．术前体位像；B．高位结扎髂总动脉，出现部分皮瓣缺血坏死

助手双手握患侧大腿，使髋关节外展。术者站于该下肢与手术台之间。会阴切口起自前切口的耻骨结节止点，在大腿根部呈弧形沿耻骨和坐骨支向后下方切至坐骨结节。显露耻骨支，坐骨膜下剥离，即可将坐骨海绵体肌和会阴横肌自耻骨内缘分开。用手指自耻骨联合后侧触探该处的乳头状骨棘，而后用截骨刀

或电刀切开耻骨联合，注意勿伤及后尿道。

在髋关节屈曲内收位，自髂嵴切至髂后上棘，而后切至股骨大转子，再沿臀皱襞下行，与第二切口的止点相连于坐骨结节处。按皮肤切口的形式切开臀大肌腱膜，自其止点处切断。在臀大肌深面钝性剥离后，将该肌瓣翻向脊柱中线，即可清晰显露出臀中肌、髋外旋肌群、坐骨神经和臀上下动静脉。横断梨状肌，结扎臀上下动静脉，向远侧轻拉坐骨神经，用锐刀片切断，任其自行回缩。而后切断臀上下神经。自髂嵴后部切断背阔肌、腰方肌后，向中线剥离并牵开臀大肌。自坐骨切迹通过一长止血钳，至盆腔内导出线锯，尽可能接近骶髂关节侧，自下而上将髂骨锯断或离断骶髂关节。使患肢和髂骨外旋后，可在盆腔内结扎切断闭孔动脉和闭孔神经。在骶髂关节平面切断腰大肌。自耻骨的骨盆侧切断肛提肌。在切断骶棘韧带和骶结节韧带后，患侧半骨盆即完全解离。

手术野留置引流管。将臀大肌瓣缝于腰方肌、腹内、外斜肌和腹直肌后，缝合皮瓣。

有时，由于放疗、窦道等因素使得标准后皮瓣半骨盆截肢后，后皮瓣难以完全覆盖创面。因而，可以适当调整手术的切口，尽量多保留一些正常区域的皮瓣用于术后覆盖创面。可以称之为"改良型后皮瓣半盆截肢"（图 8-2-11，图 8-2-12）

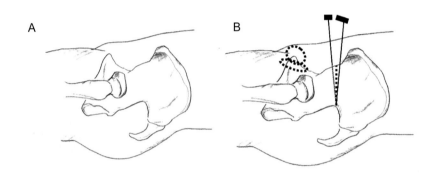

图 8-2-11　改良型后皮瓣半盆截肢示意图
A. 改良型后皮瓣半盆截肢部位示意图；B. 改良型后皮瓣半盆截肢截骨部位示意图

（3）注意事项：根据肿瘤部位及出血情况，可以选择结扎切断髂总动脉，但术后皮瓣血运差，术后皮瓣坏死率增加 2.7 倍（Senchenkov，2008）。切断髂总血管时，髂总淋巴结随肿瘤一并切除。保留髂内动脉时，髂总淋巴结也随之保留，必要时需要清扫髂总淋巴结。前列腺与膀胱周围有丰富的静脉血管，在切除标本前这些血管出血很难控制。切开耻骨联合时，需要保护好膀胱、前列腺和后尿道。肿瘤累及臀肌时，只能保留后侧皮瓣，而不是肌皮瓣，有时深筋膜也需要与肿瘤一并切除。术后伤口并发症发生率相应增高。部分患者需要在髂嵴水平切断腰骶神经干，在离神经孔 1～2 cm 处切断并结扎骶神经。有条件时可考虑保留来自骶神经加入到盆腔神经丛的勃起神经。骶髂关节连接的部分髂骨翼不需要被切除时，可考虑行"改良半盆截肢术"，保留部分髂骨翼，切除部分半骨盆。这对术后安放假肢有利。保证肿瘤安全切除边界的前提下，通过坐骨切迹用线锯将髂骨从髂前上棘水平截断即可。相反，肿瘤上缘靠近骶髂关节时，应用线锯截骨要特别注意肿瘤上缘的切除边界，需要在直视下探查骶髂关节前面。肿瘤累及骶髂关节，要实施"扩大半盆截肢术"，即在患者骶骨翼或骶孔截断骶骨。在髂嵴水平切断髂腰肌时，需要对肌肉断端进行确切止血，否则会出现严重的术后出血。

（4）术后处理：根据患者在手术中的反应和失血量补足血液，继续输液。术后第2日，结合患者进食情况制订维持水电解质平衡计划。

手术切口靠近会阴部，易被尿、便污染，因此，术后包扎敷料应用胶皮薄膜及胶布封闭。术后低渣饮食 3 日。术后第 4 日可用缓泻剂或灌肠协助排便。

术后避免骶区和手术侧受压。卧床 7～10 日，至软组织愈合。女性患者术后可保留导尿管至下床。

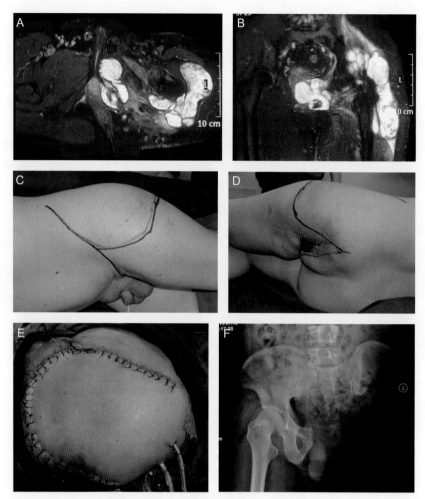

图 8-2-12   患者男性，43 岁，左半骨盆软骨肉瘤（Ⅱ级）多次手术后复发，放疗后，行改良后皮瓣半盆截肢术
A、B. 术前轴位及冠状位 MRI T2 像显示肿瘤累及范围；C、D. 改良皮瓣半盆截肢手术切口；E. 皮瓣缝合；F. 术后 X 线平片

引流量明显减少时拔除引流管。

2. 前皮瓣半盆截肢术   当臀大肌肌皮瓣受肿瘤浸润、手术污染或其他原因无法使用时，经典半盆截肢术无法达到既广泛切除肿瘤又具有良好术后覆盖的效果。Frey 等（1976）首次报告采用基于股血管供应的股四头肌肌皮瓣覆盖创面的半骨盆截肢方法，并称其为前皮瓣覆盖创面的改良半骨盆截肢术。其后，Sugarbaker 等（1983）、Kulaylat 等（2001）也报道了类似的手术。为了与经典的后皮瓣半盆截肢术相区别，这种手术被命名为前皮瓣半盆截肢术（图 8-2-13）。其优点是肌皮瓣血运良好，能够修复臀部巨大的软组织缺损。术后伤口并发症发生率明显低于后皮瓣截肢者。

（1）适应证与禁忌证：见本章概述。

（2）手术步骤：麻醉及体位同后皮瓣半盆截肢术。确定肿瘤切除后臀部缺损的大小，根据缺损大小规划前皮瓣大小，保证前皮瓣能够覆盖髂嵴。前切口沿髂嵴向下至髂前上棘，转向大腿外侧至髌上囊上缘水平横过前方至大腿内侧，沿内侧中线向上至大腿根部，经耻骨结节向后至臀横纹。后切口自臀横纹沿肛门旁开 2 ~ 3 cm 处，绕过髂后上棘，循髂嵴与前切口起始部相连（图 8-2-13，图 8-2-14）。

自髂嵴上切断腹肌和背肌（竖脊肌、背阔肌、腰方肌）。自髂骨及骶骨的起点切断臀大肌。屈髋使臀纹下组织保持一定张力，自尾骨和骶结节韧带上切断剩余的臀大肌起点。切断骶棘韧带及梨状肌，钝性游离骶前组织，自直肠外侧向深方游离坐骨直肠窝。

沿皮肤切口切断整个股四头肌至股骨。纵向切开髂胫束，近端循阔筋膜张肌前缘切开。自股外侧肌后

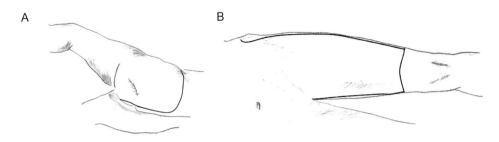

图 8-2-13　前皮瓣半盆截肢术切口示意图
A. 后方手术切口；B. 大腿前方皮瓣切口

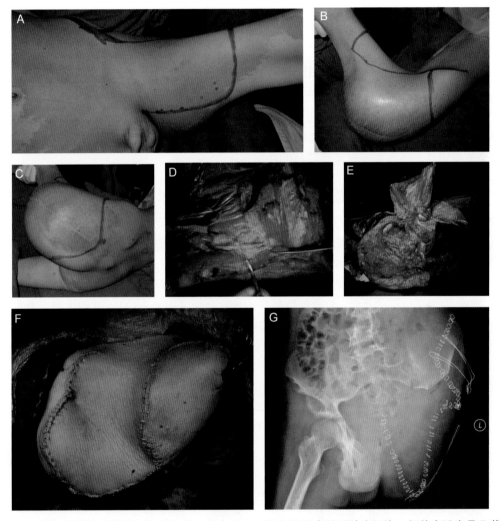

图 8-2-14　臀部恶性神经鞘瘤切除后复发，肿瘤巨大，臀大肌肌皮瓣受肿瘤污染，行前皮瓣半骨盆截肢术
A、B、C. 前皮瓣半盆截肢术切口前面观、侧面观及后面观；D. 显露股动静脉血管；E. 半盆截肢后，掀起股四头肌肌皮瓣；
F. 前皮瓣覆盖伤口后缝合；G. 术后 X 线平片

缘切开至股骨，用电刀自股骨掀起股外侧肌，保持肌皮瓣的肌肉与皮下组织及皮肤不分离。自内收肌管处
找到并结扎股浅动、静脉，从股血管神经束深面进行游离。经股内侧肌内侧缘至股骨干。自股骨上整体掀
起大腿前方股四头肌为主肌皮瓣直至腹股沟水平。自皮瓣起点水平处结扎股深动脉。

　　自髂前上棘切断缝匠肌起点，自髂前下棘切断股直肌切点，在髋关节前方切开股鞘，自耻骨上缘切断

同侧腹直肌。保护膀胱尿道，切开耻骨联合。找到髂总血管，在起始部结扎、切断髂内动脉和髂内静脉。在髂嵴水平切断腰大肌和闭孔神经，注意保留股神经。在靠近骶孔处结扎切断腰骶神经干和骶神经根。

抬高大腿，使组成盆膈的肌肉保持一定张力，在靠近骨盆止点处切断泌尿生殖膈、肛提肌。注意保护盆腔脏器。在同侧骶骨前孔外侧截骨。可以用骨刀或线锯截骨，注意肿瘤切除边界。骨蜡封闭骶骨松质骨截骨面。彻底止血后，伤口深部留置引流管，应用前肌皮瓣覆盖伤口，逐层间断缝合伤口。

（3）注意事项：有些老年患者和糖尿病患者伴有阴性的股动脉粥样硬化，不适合这种手术。除常规检查外，术前常规行动脉血管造影。多数情况下，此术式需要在骶骨侧截骨，为"扩大半盆截肢术"。少有病例腹股沟部位皮肤无法保留，需要股浅动脉"岛状"皮瓣。必要时后方皮肤切口需要绕过骶骨后正中线。对于要获得安全切除边界的截肢病例，有术者强调先切开后切口，术中行冰冻病理判断肿瘤后方内侧的切除边界，如果冰冻切片未发现肿瘤细胞，再进行截肢。本术式不常规清扫髂总淋巴结，部分患者需要清扫髂总淋巴结。

（4）术后处理：同后皮瓣半盆截肢。

（三）半盆截肢术后自体小腿正常组织的再植利用

上述各种半盆截肢术的皮瓣无法闭合伤口的患者，可以考虑应用腹直肌肌皮瓣或背阔肌肌皮瓣来闭合伤口。但这会给患者带来额外的创伤。术者应用截下肢体的游离带血管蒂小腿肌皮瓣，通过显微外科技术来覆盖伤口。Bramer 等（2005）移植半盆截肢后自体胫骨将之与残留髂骨融合，重建患者坐骨结节，改善了患者的坐位稳定性，还改善了佩戴假肢后的功能。

（四）扩大半盆截肢术（矢状位骶骨切除联合半骨盆截肢术）

骨盆肿瘤累及部分骶骨时，需要行扩大半盆截肢术，方能达到安全切除肿瘤边界的目的。当然，在大多数情况下，依然可以选择保留肢体的内半盆切除术。无论是采取超半盆截肢术还是保留肢体的内半盆切除术，术前都要根据骨盆肿瘤累及骶骨的范围来制定骶骨切除的范围。为此，Zhang 等（2017）报道了骨盆肿瘤累及骶骨的切除分型。该分型是基于骨盆肿瘤累及骶骨的范围所做（图 8-2-15，图 8-2-16）。

Mayo Clinic 报道了他们的骶骨 - 骨盆部位肿瘤的切除分型（图 8-2-17），其中Ⅰ型、Ⅱ型均为骶骨切除，而Ⅲ型、Ⅳ型为骶骨及半侧骨盆截肢术（图 8-2-18，图 8-2-19，图 8-2-20）。

1. **适应证与禁忌证**　适应证为难以在安全边界内切除的骨盆恶性肿瘤累及骶骨及腰椎或骶骨恶性肿

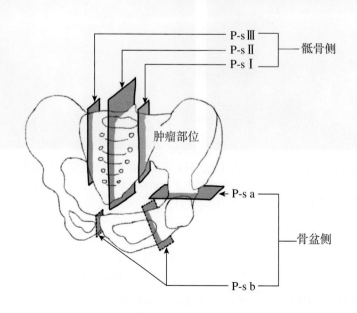

图 8-2-15　北京大学人民医院骨盆 - 骶骨切除分型（PKUPH Pelvic-sacral Resections Classification，P-s 分型）

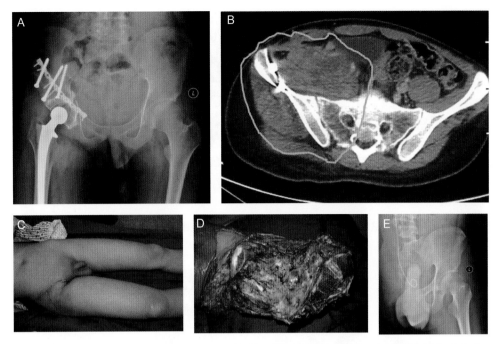

图 8-2-16　患者男性，20 岁，右骨盆恶性外周神经鞘瘤术后复发，行扩大半骨盆截肢术
A．术前 X 线平片；B．术前 CT 显示肿瘤累及右侧骨盆及骶骨，术前规划切除半侧骶骨（黄色图标）；C．术前体位像；D．半盆截肢标本大体像，可见切除半侧骶骨及 L5 椎体；E．术后 X 线平片显示截骨范围

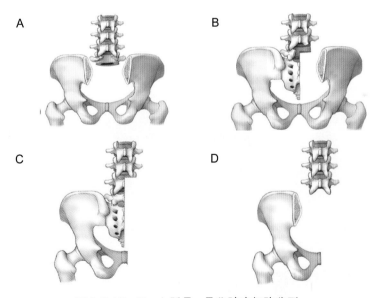

图 8-2-17　Mayo 骶骨 - 骨盆肿瘤切除分型
A．Ⅰ型：全骶骨肿瘤切除；B．Ⅱ型：部分骶骨肿瘤切除；C．Ⅲ型：部分骶骨及半骨盆肿瘤切除；D．Ⅳ型：全骶骨及半骨盆肿瘤切除

瘤累及骨盆，主要是指包绕髂总血管及腰骶干神经的骶髂部恶性肿瘤。禁忌证包括：①一般情况差、不能耐受大手术的患者；②全身广泛转移的患者。因为该手术创伤大，如果实施，应是没有远处转移、通过扩大半骨盆截肢可以治愈的病例。

2．**手术步骤**　麻醉同半骨盆截肢术。该手术需要分后前两路进行。先行俯卧位，完成后路手术后、再行侧卧位。

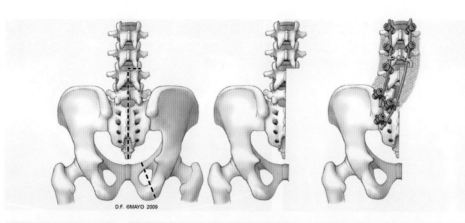

图 8-2-18　Mayo 骶骨 - 骨盆肿瘤Ⅲ型切除示意图，显示截骨范围及半侧骶骨、骨盆截肢后的重建方法

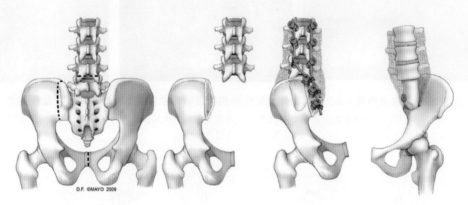

图 8-2-19　Mayo 骶骨 - 骨盆肿瘤Ⅳ型切除示意图，显示截骨范围、全骶骨及半侧骨盆截肢后的重建方法

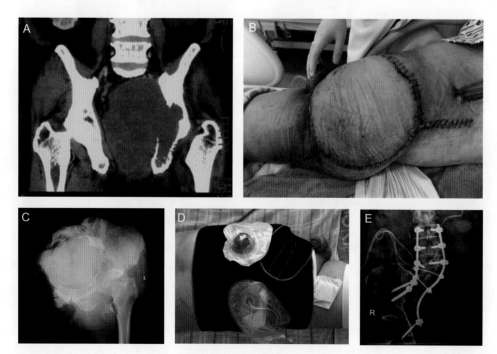

图 8-2-20　巨大脊索瘤术后复发，肿瘤累及半侧骨盆及整个骶骨，行 Mayo Ⅳ型全骶骨及半侧骨盆截肢术、健侧腰髂内固定、腓骨植骨术

A．术前 CT 显示肿瘤累及骨盆、骶骨；B．超半盆截肢，股前侧股四头肌肌皮瓣覆盖伤口；C．切除标本 X 线平片；D．受累盆腔脏器切除后直肠及膀胱造瘘；E．术后一年复查 X 线平片显示植骨及内固定情况

后路手术主要完成以下内容：①植入腰椎椎弓根及健侧髂骨钉，对于Ⅲ型患者可完成健侧固定。②在安全边界内分离骶骨及患侧髂后肌肉，打开骶管、切断患侧（Mayo Ⅲ型）或全部（Mayo Ⅳ型）骶神经及受累腰神经。③完成骶骨截骨，可使用骨刀、磨钻、超声骨刀、线锯等。④暂时缝合后方切口，以备行前路手术时还需要打开后方切口。前路手术需要完成以下内容：①设计、游离合适的肌皮瓣用于截肢后伤口覆盖；②经腹膜后入路分离骨盆及骶骨前方组织；③切断结扎患侧髂总动、静脉；④切除 L5～S1 间隙或相应腰椎节段的椎间盘；⑤游离保护健侧髂血管、腹主动脉及下腔静脉；⑥凿断剩余骶骨或髂骨部的骨性连接并切除软组织连接，移除截断游离的患肢；⑦如果直肠、膀胱被肿瘤侵蚀，则需要行直肠、膀胱造瘘术。

3. 注意事项　同半盆截肢术，但由于扩大半盆截肢术往往需要前、后联合入路，手术更大、失血更多。术前一定要做好充分准备，一般至少要备血 3000～5000 ml。同时也要准备一定量的血浆、纤维蛋白原等促凝血药物。另外，手术可能会涉及内脏方面问题，需要术前与胃肠外科、泌尿外科等医生讨论会诊，做好准备。术后处理同半骨盆截肢术。

（五）下半身切除术

下半身切除术又称"经腰部截肢"，即在腰椎水平切除骨盆和双下肢，同时切断主动脉和下腔静脉。不同于一般的截肢手术，患者会丧失尿生殖膈、膀胱以及肛门和直肠括约肌功能，需行泌尿道及肠道改道术。另外患者还会失去内、外生殖器官。手术需要麻醉科、神经外科、骨肿瘤科、泌尿外科、整形外科等多学科合作。此术式最早由 Kredel（1951）提出，Kennedy 等（1960）报道了术后长期生存的病例。至 2008 年，国外文献共报道 57 例，可能实际例数多于此数（Aust，1962，1985）。下半身切除术手术风险极高，据 Barnett（2008）报道，此手术的出血量可达 2000～12 000 ml，术后并发症发生率为 100%。部分患者的住院时间甚至超过 7 个月。下半身切除术的患者肿瘤及皮瓣情况各异，手术步骤存在较大的差异。要根据肿瘤主要累及的部位决定手术是先探查腹腔、腹膜后还是先行后路手术。

1. 适应证与禁忌证　低度恶性肿瘤包括低度恶性软骨肉瘤、骶骨脊索瘤、巨细胞瘤以及血管源性肿瘤（巨大血管瘤或动静脉畸形）局部复发，无远处转移，应用此术式极有可能治愈肿瘤（Terz，1990）；偶尔，患者因严重脊髓损伤，出现截瘫、性功能、肛门及尿道括约肌功能丧失、神经源性膀胱导致慢性泌尿系统疾病和严重的褥疮时，为了提高生活质量，下半身截肢也是一种选择（Aust，1985）。禁忌证为手术无法彻底切除肿瘤。

2. 手术步骤　采用全身麻醉，充分备血，开放足够的静脉通路，需要动脉及中心静脉置管检测。取仰卧位或根据手术计划变换体位。

前方切口起自双侧髂嵴，分别循前腹壁下缘即腹股沟切开至耻骨联合上缘汇合。自耻骨表面切断前腹壁腹肌的附着。结扎双侧腹壁下血管。男性精索保留在标本上。进入腹腔，探查病变在腹腔内的范围以及肿瘤转移情况。探查腹主动脉计划切断部位近端周围淋巴结、椎旁前方软组织以及肝实质。一旦发现可疑情况，需要先取活检，根据病理报告决定是否行下半身切除术。

确定肿瘤可以切除、决定行下半身切除术后，向头端掀起前腹壁。进入腹膜后，根据肿瘤部位、放疗情况以及泌尿系统的重建方案决定输尿管保留的长度。由于手术后输尿管的血运主要来自头端，即肾盂方向，术中注意保留输尿管周围包被的血管网。切断输尿管后，用夹子或临时结扎阻断其近端，使其在泌尿系统重建前适当扩张。

在髂总血管分叉以上、肾血管开口以下游离主动脉和下腔静脉。结扎、切断几支腰动脉和右侧性腺动脉。必要时，游离、结扎肠系膜下动脉。在预定切断处近端 2 cm 应用血管夹阻断腹主动脉。提醒麻醉师注意动脉血压变化、尿量、中心静脉压以及肺动脉楔压。出现血压升高骤然时，需要分步阻断腹主动脉，同时应用外周血管扩张药物和利尿剂。切断腹主动脉，缝扎其远端，近端应用 3-0 血管缝合线连续缝合闭合。放开血管夹，确认腹主动脉断端无漏血。同样处理下腔静脉，应用 4-0 血管缝合线连续缝合闭合静脉近端。此过程中，静脉回心血量骤减，需要注意血压变化。

结扎处理右侧性腺静脉、左侧性腺动静脉。按照右侧腹膜后淋巴结清扫术的方法游离小肠系膜和右侧及回结肠血管、盲肠。计划应用右侧结肠和末端回肠代替膀胱的患者需要应用回盲瓣和大部分右半结肠，这就需要最大限度保留结肠长度。对于结扎肠系膜下动脉的病例，要小心游离乙状结肠直至其有活力的最远端。进一步切断双侧交感干、腰大肌和生殖股神经和股神经。保证肿瘤安全切除边界的前提下，切断后腹壁和腰部肌肉，尽量保留有活力的肌肉以闭合伤口。

对于肿瘤循硬膜、脑脊膜或在鞘内向头端延伸的病例，需要先在 T11～L3 水平行椎板切除椎管探查手术。切开硬膜，在 L1～L2 水平切断马尾，闭合头端硬膜囊。仔细止血，避免硬膜外血肿。后路手术结束后，再翻身行前路腹腔内手术。

对于需要先行腹腔探查、腹膜后淋巴结或椎旁肌肉活检的病例，应最后切断脊柱及神经组织。这时需要自前方切除椎间盘，找到并结扎处理硬膜囊。最后应用骨刀截断横突和棘突。上述过程中，脊髓动静脉可能会猛烈出血，可暂时压迫止血。迅速切断椎旁及腰背部肌肉及皮肤，标本离体。然后仔细止血，这时脊髓动静脉出血的部位得以清楚显露，易处理。小心去除残留脊椎的附件或椎体，保证后方皮瓣不受压。

行节制性尿流改道术，应用肠代膀胱术，将末端回肠置于前腹壁右上象限，患者术后可能不需要造瘘袋。这样有利于装配桶状假体（Ahlering，1990）。确定结肠血运良好后，在前腹壁左上象限行末端结肠造瘘。造瘘口要避开桶状假体上缘。

将前腹壁与腰背筋膜间断缝合。对于皮肤缺损面积巨大的患者，可以考虑应用肌皮瓣或筋膜皮瓣闭合伤口。有条件者可以应用某侧下肢由股动脉供血的股四头肌肌皮瓣，但需要保留该侧髂外血管到主动脉的连续性（Larson，1983）。

3. **注意事项** 下半身切除术可分两期完成以降低手术风险。第一期是完成泌尿系和肠道改道。第二期手术先行前路手术后行后路手术，自腰椎切除骨盆和双下肢，切断主动脉、下腔静脉和脊髓。

行前方手术的过程中结扎下腔静脉，Batson 静脉系统会充血，行后方手术切断腰椎及处理脊髓时可能会出现棘手的出血和神经源性低血压情况。

4. **术后处理** 部分患者需要呼吸机辅助呼吸一段时间。术后继续输血补液，维持循环稳定。术后短期内需要营养支持治疗。少数患者会出现一过性或持续性高血压。皮瓣缺血坏死比较常见。建议应用气垫床。需要注意尿瘘等泌尿系并发症。患者病床需要装配吊架，锻炼上肢力量。患者配戴桶形假肢前，无法坐轮椅，这时需要轮床以增加患者活动范围。

（六）大腿截肢术

通常采用前后舌形皮瓣，皮瓣前长后短，前后皮瓣长度之比为 2：1。在皮瓣回缩水平切断股四头肌、阔筋膜或阔筋膜张肌，切断缝匠肌，显露股血管，处理股动脉及股静脉。切断后双重结扎并缝扎股动脉，切断并结扎股静脉、切断隐神经，转而在大腿内侧切断各内收肌及后方的腘绳肌腱，结扎并切断股深动脉、坐骨神经。于肌肉回缩水平以上环形切开股骨骨膜，截断股骨，在股骨远端转孔。分深浅两层行肌固定术和肌成形术。深层将内收肌群和阔筋膜张肌股外侧肌固定在股骨断端，浅层将前方股四头肌和后方腘绳肌缝合固定在股骨远端。形成圆筒状股骨残肢，以便安装假肢接受腔（图 8-2-21）。

（七）膝关节离断术

膝关节离断术后可以为残肢获得较好的负重能力，股骨髁有助于假肢的悬吊和控制力，相应的下肢力线及步态均明显优于大腿截肢术。

手术切口通常采用前长后短舌形皮瓣，前方切口远端位于胫骨结节下方 2 cm 处，后方切口远端位于腘窝皱褶。切断结扎大隐静脉，切断隐神经。将髌韧带在胫骨结节附着部切断，从胫骨附着部切断内外侧副韧带，从胫骨平台附着部切断前后交叉韧带，在膝关节远端切断腘绳肌腱及腘肌腱。按照血管及神经处理原则将腘动脉、腘静脉、胫神经和腓总神经分别切断处理。将腓肠肌内外侧头从股骨髁附着处切断，离断膝关节。切除髌骨或切除髌股关节面软骨后用松质骨螺钉固定，将髌韧带与腘绳肌腱、交叉韧带相互编

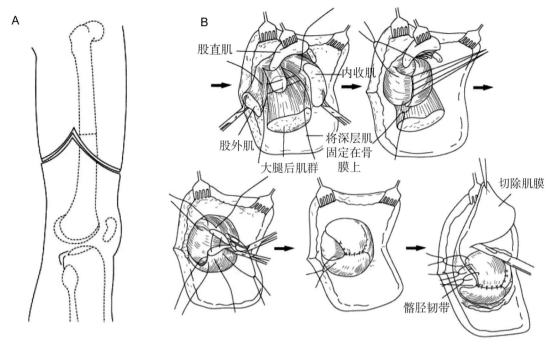

图 8-2-21　大腿中段截肢术示意图
A. 手术切口；B. 肌肉覆盖股骨残端

织缝合。对于儿童，在进行膝关节离断术时，注意避免损伤股骨远端骨骺，应当切除髌骨。对于膝关节离断术时如何处理股骨髁一直存在争论。过去的学者认为应当切除 1/2 内髁和 1/3 外髁，并将后髁的突出部分切除，还有人认为应当切除部分股骨髁，使残端外形更美观。但是这两种方法不利于术后肢体承重和假肢佩戴、并没有得到广泛认可（图 8-2-22）。

（八）小腿截肢术

通常根据截肢的部位可以将小腿截肢分为上 1/3 截肢、中 1/3 截肢或下 1/3 截肢。当进行小腿上 1/3 截肢时，只要能够保留膑腱附着，在胫骨结节以下截肢的术后功能明显优于膝关节离断。当能够保留膝关节平面以下 15 cm 长度的残肢时，对于假肢安装较为理想。小腿远端由于周围软组织较少，血运不佳，故应尽量避免在小腿下 1/3 进行截肢。

手术切口多采用前后舌形皮瓣，前后皮瓣可以等长，或者后侧皮瓣稍长于前侧皮瓣。当担心胫骨前侧皮瓣血运不良时，也可以采用内外侧皮瓣。前侧皮瓣切口切开回缩后达胫骨截骨平面，后侧切口切开分离后实际为腓肠肌的肌皮瓣。在使用较长的后侧肌皮瓣时，因为后侧的肌肉容量较大，可以切除对于膝关节功能影响不大的比目鱼肌，在进行肌肉成形和肌肉固定手术时，将后方肌瓣缝合固定在打孔的胫骨远端。按照血管及神经处理原则将小腿动静脉、胫神经和腓总神经分别切断处理。截断胫骨时，注意胫骨前侧可以倾斜切除，有利于假肢接受腔的安装。腓骨截除的高度可以和胫骨截除的高度相同，或者比胫骨截骨平面短 2 cm 左右。当胫骨和腓骨截骨平面相同时，安装假体的稳定性较好。当截骨平面在胫骨粗隆水平或以上时，可以将腓骨完全切除以避免影响残端与接受腔相互适应。做远端胫骨腓骨间骨融合手术有利于增加残肢的稳定性及负重能力（图 8-2-23）。

（九）赛姆截肢术

赛姆截肢术指切除全部足骨，保留足跟部跖面的皮肤，用以覆盖胫腓骨远端，要充分保留胫腓骨端的松质骨，要求站立位时截骨面与地面平行。对于儿童赛姆截肢，由于它保留了胫腓骨远端的骨骺，所以优于小腿截肢。

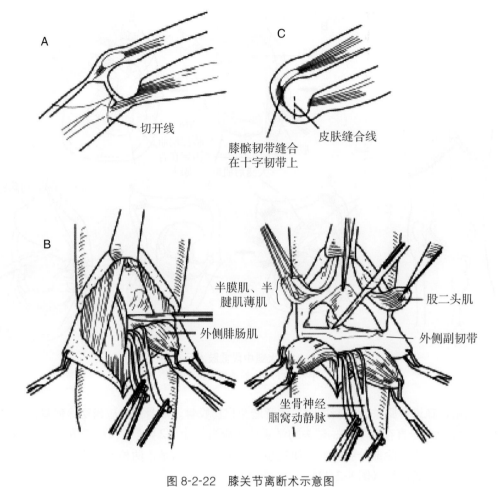

图 8-2-22　膝关节离断术示意图

A. 膝关节离断术切口示意图；B. 坐骨神经、腘窝动静脉及肌腱韧带处理示意图；C. 髌韧带和十字韧带缝合重建示意图

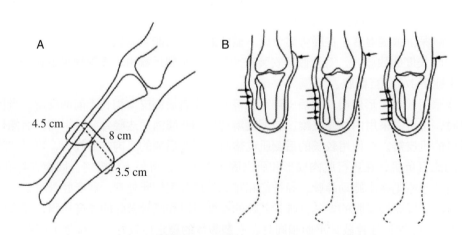

图 8-2-23　小腿截肢术示意图，显示皮瓣切口及腓骨处理

A. 小腿截肢术切口示意图；B. 腓骨截骨平面与胫骨截骨平面关系示意图

　　皮肤切口自外踝远端开始，向前内侧，经胫骨下端到达内踝远端约 1.5 cm 处，再由此切口的两端垂直向足底环形切开。切断胫前肌、伸趾长肌、伸拇长肌，切断胫前血管和神经，于胫骨附着处切开前方关节囊，切断内外侧副韧带，游离保护胫后血管和神经。向远端半脱位距骨，切开后关节囊，在跟骨结节附着部切断跟腱，骨膜下剥离跟骨。切断胫后肌腱、屈趾长肌、屈拇长肌、腓骨长短肌腱，结扎切断胫

后血管、神经，标本离体。小心向近端剥离前方皮瓣，骨膜下剥离胫腓骨远端。在胫骨关节面上方 5 ～ 10 mm 处截骨，切除部分内外踝隆起的骨质。将胫前肌腱、趾长伸肌、蹞长伸肌腱与足底保留的跟骨骨膜相缝合，并将跟骨骨膜与胫骨前方骨膜缝合，避免足跟皮瓣滑移，缝合皮肤。伤口内外侧各留置橡皮条引流。膝关节伸直位用前后方向的 U 形石膏或支具固定（图 8-2-24）。

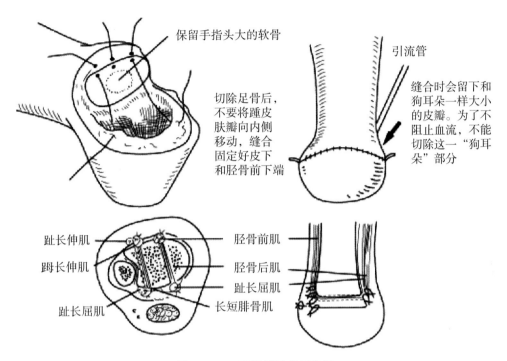

保留手指头大的软骨

切除足骨后，不要将踵皮肤瓣向内侧移动，缝合固定好皮下和胫骨前下端

引流管

缝合时会留下和狗耳朵一样大小的皮瓣。为了不阻止血流，不能切除这一"狗耳朵"部分

趾长伸肌
蹞长伸肌
趾长屈肌

胫骨前肌
胫骨后肌
趾长屈肌
长短腓骨肌

图 8-2-24　赛姆截肢术示意图

注意事项：注意保留足跟部位皮肤及皮下所有脂肪及其间隔，这是一个特殊的无法替代的耐压组织。结扎胫前、胫后动脉位置不宜过高，防止皮瓣的缺血性坏死。伤口两侧髁留有猫耳状多余皮肤，有利于保证足底皮肤血运。骨膜下剥离跟骨周围软组织，保护其血运。儿童患者注意保留胫腓骨远端骨骺。固定足跟垫，避免其前后移位是手术成功的关键。

踝关节部位的截肢方法有很多，除了赛姆截肢术以外，既往较多应用的还包括皮罗果夫截肢术和鲍依德截肢术。皮罗果夫截肢术使跟骨的后半部分向前侧旋转 90° 与胫骨下端连接，促使残端骨愈合，使残端具有较好的承重作用。鲍依德截肢通过切除距骨，向前端错开跟骨，使跟骨和胫骨在远端愈合。

（十）足部截肢

由于膝下截肢后佩戴假肢的功能很好，足踝部的恶性肿瘤（特别是高度恶性肿瘤）可以选择膝下截肢术。现代的假肢技术已经允许手术中尽量保留足和小腿的长度。部分发现较早、肿瘤局部侵犯范围较局限或对化疗反应较好的恶性骨与软组织肿瘤可以尝试局部广泛切除肿瘤，实施跖趾列切除、单个跗骨切除，或行经足踝部的截肢术。后者包括跖趾关节离断术、Lisfranc 关节离断术（于跖跗关节离断）、Chopart 关节离断术（于距舟关节、跟骰关节离断）、Boyd 截肢术（将距骨切除，跟骨上移，行胫骨下端与跟骨融合术）、Pirogoff 截肢术（跟骨截掉前半部，残留的后半部旋转 90° 与胫腓骨远端截面融合）和 Syme 截肢术（改良踝关节离断术）等（图 8-2-25）。然而，这些局部广泛切除或经跗骨或踝关节的截肢术对外科技术要求较高，术后还需要有资深的假肢、支具或矫形鞋的制做师配合才能获得较好的功能。这些手术一旦出现跖面皮肤溃疡坏死、残足下垂、内翻等畸形，功能还不如膝下截肢。因此要严格掌握适应证，术前需要与患者本人反复沟通，共同选择、制定手术方案。

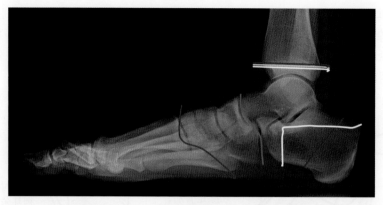

图 8-2-25　各种足部截肢的骨（关节）切线

蓝线：Lisfranc 关节离断术（于跖跗关节离断）；绿线：Chopart 关节离断术（于距舟关节、跟骰关节离断）；白线（两条）：Boyd 截肢术（将距骨切除，跟骨上移，行胫骨下端与跟骨融合术）；红线（两条）：Pirogoff 截肢术（跟骨截掉前半部，残留的后半部旋转 90° 与胫腓骨远端截面融合）；黄线：Syme 截肢术（改良踝关节离断术）

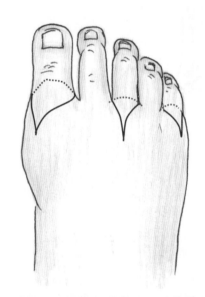

图 8-2-26　跖趾关节离断切口示意图

1. 跖趾关节离断术

（1）适应证与禁忌证：适应证包括远节或中节趾骨肿瘤反复复发、软组织条件差的 Enneking 3 期、Enneking Ⅰ ～ ⅡB 期肿瘤，术前 MRI 确认单纯截趾可以达到安全切除边界；趾端、甲床周围的黑色素瘤，多学科会诊有截趾指征者。禁忌证包括近节趾骨的 Enneking ⅡB 期肿瘤，需要跖趾列切除。

（2）手术步骤：可以采用趾根麻醉或脊椎麻醉等，取仰卧位。根据肿瘤的部位和侵犯范围，在安全切除边界外设计网球拍切口。网球拍的柄部止于趾蹼近端 2 cm 处。第 Ⅰ、Ⅴ趾柄部斜向足中线，第 Ⅱ ～ Ⅳ趾与相应跖骨方向一致。由于肿瘤原因软组织无法常规保留、需要设计不规则切口时，原则上优先保留掌侧皮肤，尽量避免应用矢状面切口（图 8-2-26）。

于截趾平面切断结扎两侧趾固有动脉及趾背静脉。牵拉、在切口水平切断趾伸、屈肌腱。两侧趾固有神经在牵拉状态下，锐刀切断，任其近端回缩入软组织中。经跖趾关节离断。标本离体。

止血、清洗创面，间断单层缝合伤口。伤口适当加压，避免形成皮下血肿。必要时放置引流条。保证伤口无张力闭合。皮瓣不够覆　盖伤口时，可考虑切掉跖骨头。24 小时内拔除引流条。视伤口情况决定是否需要保护性负重，可用足跟行走。老人可应用拐杖或助行器。足部手术需要做好皮肤准备。保证伤口无张力闭合，否则会出现皮肤压迫坏死或触痛。伤口皮肤可在骨表面滑动。不要把皮肤缝合固定在关节囊、骨膜、肌腱、腱鞘等组织和深层骨组织上。在结扎趾动脉时避免将其与趾神经结扎在一起。

2. 跖趾列切除术　跖趾列切除术是指切除跖趾骨及包绕跖趾骨的内在肌和外在肌。根据肿瘤的部位不同，可能需要切除两列或三列。

（1）适应证与禁忌证　适应证为 Enneking ⅠB ～ ⅡB 期近节趾骨或跖骨头肿瘤；术前 MRI 检查明确跖趾列切除可以达到广泛切除范围；原则上能够保留两列跖趾（仅保留外侧两列者需谨慎手术）。禁忌证为仅能保留一列跖趾，或局部皮肤（特别是跖侧皮肤）缺损巨大者。

（2）手术步骤：采用脊椎麻醉、连续硬膜外麻醉等，取仰卧位。可用大腿根部止血带。

根据需要切除的跖趾列，在趾的基底周围切开椭圆形切口。背侧纵切口循中间跖趾列（三列切除）或两跖趾列中间（两列切除）延伸至跖骨基底近端（图 8-2-27 A、B）。游离足背皮瓣，辨认出趾长短伸肌腱，在跖跗关节水平横断，切开欲切除列的跖跗关节囊，在肿瘤外科安全边界外解剖起于邻近（保留）跖骨近端的足背骨间肌，向远侧至跖间横韧带水平。脱位欲切除的跖跗关节，切断关节囊。继续沿着邻近（保留）跖骨表面解剖掌侧骨间肌，直至跖趾关节水平。切断跖骨深横韧带，掀起跖骨头。保证肿瘤切除边缘的前提下，蚓状肌腹处横断趾长屈肌腱、屈趾短肌腱和蚓状肌。保留跖方肌，分离并保护足底跖动脉与趾总神经，注意保护残留的足底弓韧带。标本离体。应用止血带者，放松止血带止血。冲洗伤口。如果切除范围不包括第一列或第五列，尽量应用可吸收缝线绕残余跖骨头颈部环扎靠拢或应用术后石膏轻轻加压靠拢残留的跖趾列。确认皮瓣血运良好，无张力间断缝合伤口（图 8-2-27 C、D）。留置引流条。

　　3 ~ 4 周内保护性负重。水肿消退后，穿柔软鞋或特制矫形鞋。必要时可以小腿管型非负重固定 2 周，随后在管型内逐渐负重 4 周。去石膏后可用特制矫形鞋负重行走。

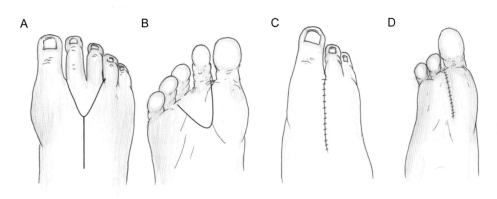

图 8-2-27　跖趾列切除术示意图
A、B. 跖趾列切除的皮肤切口；C、D. 切口缝合

　　足部手术需要做好皮肤准备。存在动脉粥样硬化病、糖尿病（任何年龄）或大动脉炎时，均需应用无创性血管检查（血管彩超或 CTA）或动脉造影以评估愈合所需的血供情况。糖尿病可发生感觉障碍性神经病变或神经性溃疡。大范围游离皮瓣，容易造成皮瓣坏死。设计切口时，尽量多保留皮瓣直至手术结束前。缝合伤口前再根据缺损大小修整皮瓣，务必保证皮肤无张力闭合。游离跖骨近端时注意保护足背弓形动脉。切除第二跖趾列时，足背动脉的足底深支可在足背骨间肌两头间找到，给予游离保护。

　　3. Chopart 截肢术

　　（1）适应证与禁忌证：适应证包括软组织肉瘤或跖趾部位恶性肿瘤，通过经跗关节截肢可以获得安全边界。禁忌证包括足底皮瓣无法保留者。

　　（2）手术步骤：采取脊椎麻醉、连续硬膜外麻醉或全身麻醉。患者仰卧位。可用大腿根部止血带。

　　手术切口起自跗间关节的内外侧，设计跖侧长的鱼嘴型皮瓣（图 8-2-28）。依次切开皮肤、皮下组织，分离牵拉感觉神经远端，切断，任其自然回缩。游离确认胫前肌腱和拇长肌腱，在切口远端切断备用。离断骰骨和距骨之间的关节。在距骨头部位应用钻孔，将上述胫前肌腱和拇长肌腱固定于距骨头的孔洞中。也有人认为上述肌腱仍无法对抗跟腱强大的跖屈力量，可以纵行劈开跟腱，将 1/3 跟腱纤维编织缝合入胫前肌腱中（图 8-2-29）。冲洗伤口后，仔细止血，放置引流管，分别缝合深筋膜及皮肤。尽早拔除引流管。石膏托保持足稍背屈

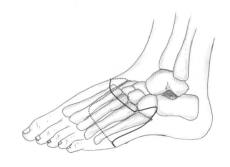

图 8-2-28　Chopart 截肢切口示意图

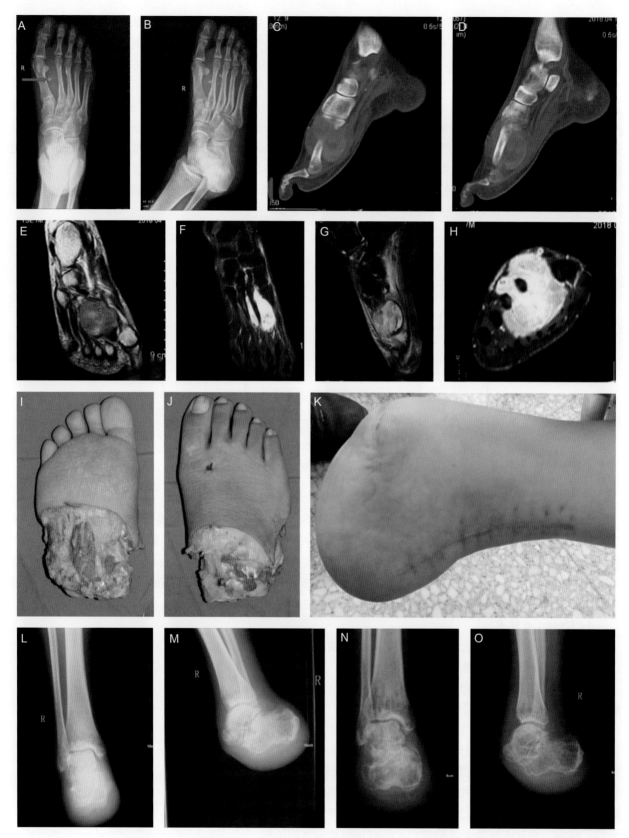

图 8-2-29　患者女性，32 岁，单相型滑膜肉瘤，行 Chopart 截肢术

A、B．X 线平片可见软组织硬及钙化灶（箭头处）。C、D．CT 可见软组织肿瘤；E～H．MRI 可见软组织肿瘤的范围，确认经跗关节截肢能获得广泛切除边界；I、J．标本大体像；K．可见足底皮瓣愈合良好；通过跟腱旁纵行切口将 1/3 跟腱纵行劈开、穿过骨间膜，编织缝合入胫前肌腱内；L、M．术后 X 线平片；N、O．随访 1 年 X 线平片

位。3 周后开始间断拆线。4 ~ 8 周更换石膏为足跟支具，后穿特制硬底鞋。术中平衡对抗跟腱的力量是手术成功的关键。康复过程注意避免出现后足的马蹄状挛缩畸形，必要时延长石膏固定时间。

（十一）旋转成形术

旋转成形术又称 Borggreve 手术、Van Nes 手术或 Salzer 手术。手术保留切除瘤段以远的部分功能良好的小腿肢体，将之旋转 180° 与近截端连接。将残留的小腿远端和足与大腿中端或近端相连接，胫骨与残留股骨固定。旋转后的足充当膝关节的角色，即当踝关节轻度跖屈时使小腿假肢伸直从而负重，当踝关节背伸时，形同重建的膝关节屈曲。术后装配小腿假肢后，理想功能状态可以达到膝下截肢的标准（Fuchs，2004；Gupta，2012）。1930 年 Borggreve 首先利用旋转成形术治疗膝关节结核导致的肢体缩短畸形。后来 Van Nes 等将此手术发展为治疗先天性股骨发育不全的标准手术。20 世纪 70 年代，旋转成形术被应用于骨肿瘤领域。1975 年，Kristen、Knahr 和 Salzer 首先报道采用 Borggreve 旋转成形术治疗股骨远端骨肉瘤，作为截肢手术的一种替代方法。然后，Winkelmann 等进一步发展了这一手术，将其应用到股骨各部位以及胫骨肿瘤，并将旋转成形术分为了 AⅠ、AⅡ、BⅠ、BⅡ、BⅢ五型（Winkelmann，1986，1988，1991，1996，2000）。

2004 年 Fuchs 和 Sim 提出各型旋转成形术通用肿瘤适应证如下：年龄小于 8 ~ 10 岁的膝关节周围肿瘤患者；需要行膝上截肢术、年龄超过 8 ~ 10 岁的巨大肿瘤患者；膝关节假体置换术后慢性感染无法控制需要截肢者。禁忌证为手术中无法完整保留坐骨神经。

由于患侧远端肢体得以保留，患者均无截肢后的幻肢痛。旋转成形术能够给患者提供能够长期使用的生物学重建。佩戴膝下截肢假体后，患者可以获得良好的功能，能够参加各种体育运动。长期随访并未出现旋转后踝关节的骨关节病（Hillmann，1999）。这种方法最大的缺点是术后脚的位置令人接受，会引起心理方面的并发症（Lietman，2010）。实践证明，经过认真的心理引导及先前患者的经验介绍，可以避免患者出现心理障碍（Winkelmann，1991；Tunn，2004）。旋转成形术并发症发生率较高。Gottsauner-Wolf 报道的 70 名恶性膝关节周围肿瘤患者中，30 例出现了手术并发症，其中 7 例出现了吻合后血管的闭塞，3 例为此行膝上截肢；8 例出现了伤口并发症；5 例出现了一过性神经麻痹；2 例出现了永久性神经麻痹；4 例出现了假关节；10 例出现了骨折、骨不连等晚期并发症（Gottsauner，1991）。

1. **Winkelmann AⅠ型旋转成形术**　切除股骨中远端、膝关节和胫骨近端，小腿旋转 180°，胫骨与股骨残端对接（图 8-2-30）。

（1）适应证与禁忌证：适用于股骨远端肿瘤，侵及或未侵及膝关节。禁忌证包括坐骨神经无法完整保留，残留的股骨近端无法行内固定术。

（2）手术步骤：采用全身麻醉或硬膜外麻醉。患者仰卧位，患侧臀骶部稍垫高或侧卧。Kotz 与 Salzer（1982）提出长菱形切口，其长轴位于肢体前侧，切口侧方两点相交于下肢后侧。菱形切口能够保证广泛切除肿瘤以及活检切口，其长轴应比预计骨切除的长度长 5 ~ 10 cm。由于大腿小腿周径之间的差异，缝合皮肤时需要切除切口近端多余的皮肤。为此，Gebhart 等（1987）建议在大腿上做环形切口，而小腿上做鱼嘴样切口，以使大腿和小腿的切口用径一致（图 8-2-31）。在后方上下两切口之间纵行切开。

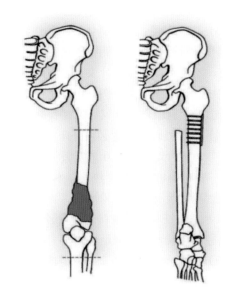

图 8-2-30　Winkelmann AⅠ型旋转成形术示意图

沿切口切开皮下组织及深筋膜，如果大隐静脉未受累及，可考虑保留。找到并分离腓总神经、胫神经和坐骨神经，给予保护。然后，在收肌管近端找到股动

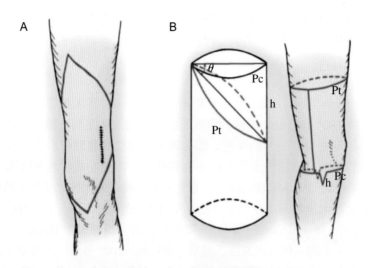

图 8-2-31　旋转成形术切口

A. 长菱形切口；B. 匹配大腿周长的鱼嘴形切口

静脉，将其向远端游离，结扎必要的分支。如果肿瘤已侵犯血管，应将该段切除，再进行重建。

在切口水平切断股四头肌、内收肌、腘绳肌。显露股骨，在病变上缘近端 5 cm 或更多处横行截断。显露紧靠膝关节囊止点远侧和胫前动脉近侧的胫骨近端。在胫骨近端骺板的远侧截断胫骨。

下肢向外侧旋转 180°，将坐骨神经、胫神经和腓总神经置于股骨内侧。用加压钢板固定股骨和胫骨。也可将股骨残端插入胫骨上端预先做好的骨槽内，应用髓内针固定。在骨断端固定前，应充分考虑患肢的保留长度和踝关节位置。对于儿童患者，由于被切除的股骨远端和胫骨近端骨骺的生长速度理论上会超过同侧胫骨远端骨骺，因此设计手术时，患侧重建后的"大腿"要比健侧略长。即旋转后的踝关节（现代替膝关节功能）不应低于健侧膝关节水平 4～6 cm。具体预留长度可以参考 Green-Anderson 表，但要注意此表是基于西方儿童制定，未必适合我国儿童。对于成年人，踝关节和膝关节应保持在同一水平。

如果必须切除大腿血管，应在 2 小时内完成血管修复，但要在骨的内固定完成后进行。如血管得以保留，则应将血管环形置于肌肉组织之间，避免血管打折及受压。将大腿的肌肉缝合于小腿筋膜上。伤口留置引流管，逐层闭合伤口。

（3）注意事项：肿瘤离体后，条件允许，立即送冰冻病理组织学检查，确认手术切除边界满意。在切除病变和股骨近端后，近侧肢体只有坐骨神经和血管束（如未切断）与肢体远端相连，因此应小心放置远端残肢，不要牵拉神经血管束。术中确定旋转后的肢体的中立位存在一定困难，术前可在骨盆及下肢上标记定位线。软组织重建及伤口包扎时要尽量避免压迫浅静脉，以免加重静脉回流障碍。静脉盘曲后容易出现静脉血栓，有条件时建议切除冗长静脉，应用显微外科技术吻合深静脉及浅静脉（Tiwari，2013）。

（4）术后处理：患者必须卧床一周，给予抗生素和扩血管药。早期鼓励患者被动活动踝关节。一周后可进行非负重行走。术后 6 周安装临时性假肢，进行渐进性负重锻炼。

2. **Winkelmann AⅡ型旋转成形术**　切除股骨远端、膝关节和胫骨近端，小腿残端旋转 180°，胫骨远端和股骨远端对接（图 8-2-32）。

（1）适应证与禁忌证：适用于胫骨近端肿瘤。禁忌证包括坐骨神经无法完整保留；踝关节与足被肿瘤累及或胫骨远端无法保留足够的长度行内固定术。

（2）手术步骤：选择全身麻醉或硬膜外麻醉。患者取侧卧或仰卧位。在大腿远端和踝关节各做一个环形切口，在腘窝及小腿后方做纵向切口连接上述环形切口。在安全切除边界切除肿瘤。保留胫后神经血管束。胫骨远端旋转 180° 与股骨远端对接、固定。在中立位将股四头肌腱与跟腱相缝合，屈膝肌腱与伸足肌腱相缝合。保留血管及神经盘绕置于皮下。留置引流管，逐层缝合伤口。

（3）注意事项与术后处理：同 AⅠ型旋转成形术。

3. Winkelmann BⅠ型旋转成形术　切除股骨上段和髋关节，将下肢旋转180°。将股骨远端和骨盆相对接，利用膝关节的功能代替髋关节，踝关节代替膝关节（图8-2-33）。

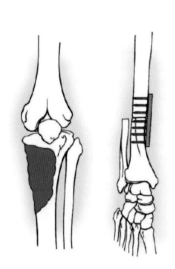

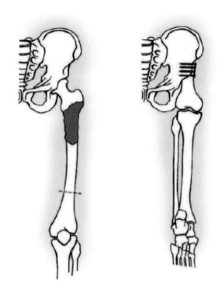

图 8-2-32　Winkelmann A Ⅱ型旋转成形术示意图　　　图 8-2-33　Winkelmann BⅠ型旋转成形术示意图

　　（1）适应证与禁忌证：适用于股骨近端肿瘤，但 MRI 证实肿瘤尚未累及髋关节和臀部的肌肉。禁忌证为坐骨神经无法完整保留。

　　（2）手术步骤：采用全身麻醉或硬膜外麻醉。患者侧卧位。近端切口起自腹股沟皱褶内侧，在腹股沟韧带下两横指平行于腹股沟韧带向大腿前方延伸，弧形向上直至髂前上棘下方。再经大转子后方，循臀横纹向内侧切开，最终与切口起点相连。与近端切口相呼应，远端椭圆形切口由大腿内侧向膝关节外侧倾斜。切口最近点位于大腿内侧、关节线上方 10 cm 处，具体长度取决于骨盆正位 X 线平片上髂前上棘上缘至坐骨下缘的距离。切口最远端位于大腿外侧、距离外侧关节线 6 ～ 8 cm 处。在股动静脉走行上连接前侧切口，在坐骨神经走形上连接后侧切口。活检通道必须在切除范围之内。

　　髋部手术操作类似髋关节离断术，但要注意保护坐骨神经和股浅血管束（如果可以保留）。沿切口切开大腿筋膜，自起点切断缝匠肌。在大隐静脉和股静脉结合处显露出股神经血管束。在腹股沟韧带远侧切断股神经，在靠近股静脉结合处结扎大隐静脉。在内收肌管远侧游离血管束，结扎其分支。如肿瘤侵及血管，切除部分股动静脉，再进行修复。将阔筋膜张肌、股直肌和内收肌自起点处切断。切断闭孔神经，结扎闭孔动脉和闭孔静脉。在起点附近切断闭孔外肌，并在腹股沟韧带深面切断髂腰肌。在后侧将臀大肌距离其股骨止点 3 cm 处切断，翻向近侧。向远侧游离坐骨神经至切除远侧。尽可能保留臀中肌和臀小肌，然后近骨盆环形切开髋关节囊。

　　在远侧，循远端切口切断筋膜及肌肉组织。制成股四头肌肌肉肌腱瓣，以便与臀大肌缝合。距离止点 5 cm 处切断腘绳肌肌腱，以便与髂腰肌缝合。保留内外侧腓肠肌在股骨远端的起点。保留恰当的远端股骨长度，截断股骨，标本离体。

　　骨膜下显露髂骨翼的外侧面。远端肢体外旋 180°，使足背朝向后方。修整远侧股骨残端外侧骨皮质，使其与髂骨翼相贴附。调整小腿在冠状面处于中立位，在膝关节完全伸直位时有 5° ～ 10° 外旋。用至少 4 枚螺钉或骨栓将残留股骨干固定在髂骨翼上。在膝关节（旋转后为髋关节）屈曲 70° ～ 80° 位时缝合肌肉。在后侧，臀肌与股四头肌缝合。在前侧，腘绳肌肌腱与髂腰肌缝合。坐骨神经和股动静脉盘于皮下间隙（或吻合血管），避免打折。修剪皮瓣，伤口留置引流管，逐层闭合伤口。

　　（3）注意事项：根据骨盆正位 X 线平片，决定股骨远端保留的长度。对于成年人，股骨髁下缘应固定于坐骨远端稍上方。儿童，股骨髁下缘应固定于坐骨远端以远 1 ~ 2 cm 处。保留合适的残留股骨长度，保证至少能够用 4 枚以上的螺钉与髂骨牢固固定。其余同 AⅠ 型旋转成形术。

（4）术后处理：单髋人字石膏固定，石膏前侧半可拆卸，以便术后立即进行髋关节被动功能锻炼。同时术后也应立即进行踝关节主动功能锻炼。术后 3 周进行髋关节主动功能锻炼。其余同 AⅠ 型旋转成形术。

4. Winkelmann BⅡ型旋转成形术　将股骨上端、髋关节和下半骨盆切除，下肢旋转 180°。然后，将股骨断端与髂骨残端相对接，利用膝关节作为髋关节，踝关节代替膝关节功能（图 8-2-34）。

（1）适应证与禁忌证：适用于股骨近端肿瘤，且肿瘤已累及髋关节和周围软组织。也适用于骨盆远端的恶性肿瘤侵犯股骨。禁忌证为坐骨神经无法完整保留。

（2）手术步骤：采用全身麻醉。患者侧卧位。手术近端切除范围与改良半骨盆切除术相似，具体取决于肿瘤大小和位置。必要时，切除髋部后侧所有肌肉，并且从起点处切断骶棘韧带及骶结节韧带，在骨盆内横行切断髂腰肌，前方可在耻骨联合切开（具体请参看相关章节）。如果切除臀肌，则股四头肌的远、中侧部分将作为旋转后髋关节（膝关节）伸肌，故须保护股神经和股血管。根据髂腰肌切断的水平决定腘绳肌腱远端保留的长度。骨盆环无需重建。其余操作同 BⅠ 型旋转成形术。

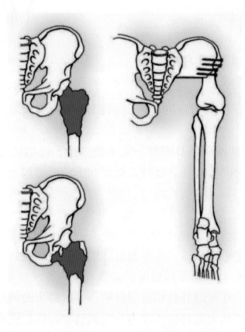

图 8-2-34　Winkelmann BⅡ型旋转成形术示意图

（3）注意事项：术前需要确定在肿瘤安全切除边界切断髂骨后，残留髂骨能与股骨牢固固定，才可考虑此术式。其余同 BⅠ 型旋转成形术。

（4）术后处理：同 BⅠ 型旋转成形术。

5. Winkelmann BⅢ型旋转成形术　切除整个股骨，利用人工假体或和保留的关节囊将胫骨与骨盆相连接，分为 BⅢa 型和 BⅢb 型（图 8-2-35）。

（1）适应证与禁忌证：适用于整个股骨均无法保留者。BⅢa 型适用于少儿，BⅢb 型适用于年长儿童、青少年和成人。禁忌证为坐骨神经无法完整保留。

（2）手术步骤：采用全身麻醉或硬膜外麻醉。患者侧卧位。近端手术部分类似髋关节离断术。保留髋关节囊及其周围肌肉。远端手术类似膝关节离断术。保留膝关节囊。保留内收肌残端，用于重建外展肌。BⅢa 型手术切除近端 5 cm 腓骨。远端肢体旋转 180° 后，胫骨近端外侧部分植入髋臼，缝合残留的髋关节囊与膝关节囊，闭合新的"髋"关节腔同时牢固固定远端肢体。BⅢb 型手术应用股骨近端半髋假体重

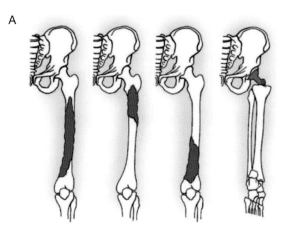
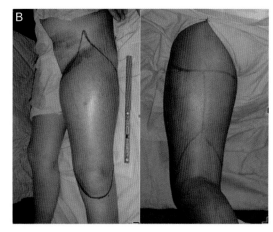

图 8-2-35　Winkelmann B Ⅲ型旋转成形术

A. 示意图；B. 手术切口

建髋关节。将血管神经束盘在皮下，或无张力吻合血管。留置引流管，逐层闭合伤口。

（3）注意事项与术后处理：同 B Ⅰ型旋转成形术。

（十二）小腿翻转成形术

小腿翻转成形术又称胫骨反转成形术，指广泛切除包括股骨（大转子以远或全部股骨）在内的大腿肿瘤，注意保留坐骨神经和血管束，小腿远端行踝部截肢，翻转包括胫骨在内的大部分小腿组织，替代部分或全部切除的股骨及其周围软组织。其目的是为高位膝上截肢的患者提供一个更长、更强壮的残肢来佩戴假肢。1922 年 Sauerbruch 首先实施此手术，患者是一位骨折后骨不连、伴慢性骨髓炎的 13 岁女性患者。术中切除大转子以远的股骨，将胫骨远端翻转后与股骨残端相连接。后来 Sauerbruch 将此手术应用于一例股骨近端"骨软骨肉瘤"、伴有病理骨折的患者，切除整个股骨，将胫骨远端置于髋臼内。Nicholson 于 1956 年报道了切除全股骨后，在翻转后的胫骨远端应用半髋关节假体重建髋关节的病例。小腿翻转成形术包括两种术式，即保留近端股骨的术式和切除全股骨的术式。目前此术式应用极少。

1. 保留股骨近端的小腿翻转成形术

（1）适应证与禁忌证：适应证同旋转成形术，但患者无法接受旋转成形术后的肢体外观。禁忌证为坐骨神经无法完整保留。

（2）手术步骤：采用全身麻醉或硬膜外麻醉。患者侧卧位。手术时间较长，建议应用止血带。其方法是在大转子上端插入一枚斯氏针。绕过会阴部及斯氏针上方绑止血带。外侧切口起自大转子尖部，循大腿外侧至股骨转子下方截骨处后，逐渐梭形向大腿前、后切开，于大腿外侧切除 12 ～ 15 cm 宽的条形皮肤，一直到踝关节水平（在小腿切除的范围为 9 ～ 10 cm 宽）。

广泛切除股骨远端肿瘤，确认股浅血管束及坐骨神经能够完整保留后，行此术式。与 A Ⅰ型旋转成形术一样，在肿瘤安全切除边界外于转子下截断股骨，确认保留的转子下股骨能够与翻转后的胫骨远端牢固固定。在胫骨上缘行膝关节离断，切断髌腱及腓肠肌，切除半月板及膝关节脂肪垫，但保留内侧软组织及神经血管束的连续性。标本离体。

根据肿瘤切除后大腿软组织的情况，适当切除小腿外侧和后方间室的肌肉，避免小腿翻转时过多的软组织造成臃肿。必要时可切除腓骨，注意保留小腿主要血管。按照设计的残肢所需长度截除小腿下端及足。

去除止血带，彻底止血，将小腿下端在冠状面向上翻转到大腿部已准备好的软组织床中，胫骨远端和股骨近端相对合，给予牢固的内固定。置入引流管，修剪皮瓣，关闭切口。

（3）注意事项：切除后的腓骨作为髓内钉植入股骨及翻转后的胫骨髓腔内，以促进骨愈合。其余同 A Ⅰ型旋转成形术。

（4）术后处理：同 A Ⅰ型旋转成形术，必要时可术后应用髋"人"字石膏固定。

2．切除全股骨的小腿翻转成形术

（1）适应证与禁忌证：适应证同 BⅢ型旋转成形术，但患者无法接受旋转成形术后的肢体外观。禁忌证为坐骨神经无法完整保留。

（2）手术步骤：采用全身麻醉或硬膜外麻醉。患者侧卧位。取大腿外侧切口，起自髂前上棘，向远端延伸，自大转子尖部切口分别弧形至大腿前方和后方，余同保留股骨近端的小腿翻转成形术。先切开膝关节近端的部分。在安全切除边界游离大腿肿瘤，确认股浅血管束及坐骨神经能够完整保留后，行此术式。尽量保留臀中肌，大转子尖部未受肿瘤累及时，考虑保留臀中肌附着处的薄层骨片。离断髋关节，保留髋关节囊。离断膝关节，具体见保留股骨近端的小腿翻转成形术。全股骨及标本离体。按照设计的切口切开膝关节以远部分。在胫距关节离断足，保留踝关节囊及各韧带（特别是三角韧带）在胫腓骨的附着。

对于少儿，将小腿下端在冠状面向外翻转180°，置于大腿部已准备好的软组织床中，外踝插入髋臼做成假关节，将臀中肌与踝关节三角韧带缝合，缝合残留的髋关节囊与踝关节囊，闭合新的"髋"关节腔，同时牢固固定远端肢体。

对于年长儿童、青少年和成人，切除远端 5 cm 腓骨，在胫骨远端装入半髋假体，假体的股骨头部朝向胫骨外侧。将小腿下端在冠状面向上翻转180°，置于大腿部已准备好的软组织床中，将人工股骨头置入髋臼中。将大收肌腱缝合在胫骨外髁上（现在位于内侧）。重建臀中肌在内踝的附着。保留了臀中肌附着处薄层骨片的患者可以将胫骨内踝部位去皮质化，露出粗糙骨面，然后将上述骨片应用螺钉固定在胫骨内踝上。将阔筋膜张肌与小腿筋膜缝合。

皮瓣长度有限，成人全股骨切除后，胫骨近端要切除 4～5 cm。对于儿童，为了保留胫腓骨近端骨骺，又不造成小腿翻转后残肢远端皮肤张力变大，可以行胫腓骨干的短缩截骨术。伤口留置引流管，逐层间断缝合伤口。

（3）注意事项：假如在下肢前方有大片的皮肤瘢痕，可以采用矢状面小腿 向上翻转术，大腿前方的瘢痕可以被切除，相应的小腿前方的皮肤和软组织也要按需要设计切除，将股骨从前方切除。其余同 AⅠ型旋转成形术。

（4）术后处理：术后应用髋"人"字石膏固定。其余同 AⅠ型旋转成形术。

第三节　假肢及康复

一、概述

（一）定义

假肢又称为义肢，两者概念并无明显区别，用于截肢者，为肢体缺损的人安装，替代其身体缺陷，为弥补其身体缺损而制做的人工肢体。

（二）假肢的分类

假肢根据其部位、结构、功能、穿戴方式和使用时间，可以有以下几种分类方法。

1．根据部位分类　可以分为上肢假肢和下肢假肢。

上肢假肢的截肢平面分为部分手截肢、腕离断截肢、前臂截肢、肘离断截肢、上臂截肢、肩离断截肢和肩胛带离断截肢。相对应的上肢假肢分为部分手假肢、腕离断假肢、前臂假肢、肘离断假肢、上臂假肢、肩离断假肢和肩胛胸廓假肢。

下肢假肢的截肢平面分为部分足截肢、赛姆截肢、小腿截肢、膝离断截肢、大腿截肢、髋离断截肢和半骨盆切除截肢。相对应的下肢假肢分为足假肢、赛姆假肢、小腿假肢、膝离断假肢、大腿假肢、髋离断假肢、半骨盆假肢和半体假肢。

2．根据结构分类　可分为壳式假肢和骨骼式假肢。

壳式假肢也称外骨骼式假肢，使用坚固的外壳来承重和传导肢体力量，一般采用铝、塑料板材或合成树脂等材料根据肢体外形制做。传统下肢假肢和现代功能性上肢假肢大多采用壳式结构。

骨骼式假肢是以中心的坚固部件来承重和传导力量，以覆盖外周的软性材料为装饰。又称为组件式假肢，是现代下肢假肢的主流结构。

3．根据穿戴方式及使用时间分类　可分为术后即装假肢、临时假肢和正式假肢。

术后即装假肢是指截肢者从手术台下来后马上安装的假肢，可以加快伤口愈合、残肢硬化，减少术后残肢痛和幻肢痛，减少肢体肿胀淤血的作用，加快截肢者术后康复的速度。

临时假肢是指在截肢伤口愈合后，即术后 2～4 周安装的简易假肢。有助于让截肢者早日进行功能锻炼，加速残肢定型，促进血液循环，防止肌肉萎缩和关节挛缩，改善截肢者情绪和心理，促进康复。

正式假肢是指残肢定型后安装的能够长期使用的假肢，又称长期假肢或永久假肢。

4．根据假肢的机能分类　可分为装饰性假肢、工具型假肢、功能性假肢。

装饰性假肢以恢复肢体外观为主、机能为辅，力图达到轻量化和手感好的效果。工具型假肢以结构结实为主，外观为辅，可根据不同劳动需要更换不同装置，如上肢工具型假肢的电动假手，下肢工具型大腿假肢用于农耕作业等重体力工具型下肢假肢。功能性假肢还可靠截肢者自控或者通过体外动力控制假肢动作，如电动假手。

（三）假肢的安装和适配

接受腔是指能将残肢收纳其中，并将残肢相关的力量有效传递到假肢的界面部件。一般意义上的接受腔包括硬接受腔、软内衬套及与接受腔适配相关的部件。

接受腔的适配是指接受腔与残肢之间相互配合的状态。在功能上需要符合解剖学、生理学和生物力学需求。按不同的适配方式，接受腔可以分为插入式、全接触式和吸入式等。我们一般将用于改善假肢适配状态的各种软衬套组成的内接受腔称为界面部件。合适的界面部件可以起到保护残肢、改善残肢末端的血液循环、便于修补从而改善残肢与假肢适配状态的作用。目前的软衬套多采用硅橡胶内衬套。

二、截肢术后护理

截肢术后早期专业的残肢护理及训练，可以促进残端消除肿胀，早期定型，预防各种残端病变发生，保持残端关节的活动范围和肌力。

（一）残肢的皮肤

应该保持清洁干燥，防止感染。避免影响肢体的功能训练及穿戴假肢。每日清洁皮肤，避免用力摩擦刺激皮肤，防止出现残肢皮肤溃疡和炎症，提高残肢负重能力，减少幻肢痛。

（二）弹力绷带包扎法

先用纱布包扎截肢伤口，再用弹力绷带缠绕，以起到预防水肿、固定残肢的作用。

（三）保持残肢正确姿势

由于截肢切断相关拮抗肌肉，大腿截肢后，髋关节常处于屈曲外展位。小腿截肢后，膝关节常处于屈曲位。大腿截肢者，术后肢体的理想位置是髋关节伸展、内收位。仰卧位时将髋关节保持在伸展、内收位。侧卧位时让残肢置于上方，使髋关节内收。还可以采用俯卧位睡姿，避免髋关节屈曲。小腿截肢后，应当将膝关节保持在伸直位。

（四）残肢承重练习

逐步加强残肢末端的承重能力，术后早期可以用手掌拍打残肢末端，使局部皮肤逐渐适应，再逐步增加承重，可以将残肢末端放置在凳子上，进行负重练习，增加负重量。

（五）残肢关节活动度练习

小腿截肢术后，应进行膝关节屈伸练习，尤其是股四头肌的肌力训练。大腿截肢术后，术后进行伸髋练习及髋关节内收肌外展练习。髋关节离断术后，应该进行腹直肌和髂腰肌的肌力练习。

（六）残肢肌力练习

截肢术后残肢的肌肉在早期会出现萎缩重新塑形，为了避免残肢肌肉萎缩，术后早期就应该开始肌肉肌力的练习。术后 2 周可以开始肌肉收缩练习，术后 6 周可以开始强化练习。

（七）健侧肢体及躯干的练习

包括健侧肢体和躯干部活动与肌力练习。由于截肢术后患者活动量明显减少，健侧肢体及躯干部的活动灵活性和肌力、平衡能力也需要进行练习和提高。

三、假肢康复

截肢者的康复，目的在于尽快减轻由于截肢引起的截肢者心理刺激，尽快使截肢者残肢形状稳定，并使截肢者早日安装假肢，接受功能步态训练，早日回归社会。为了达到目的，需要在医疗技术、假肢技术、心理、社会和经济上全方位对截肢患者进行康复。

（一）医疗康复

以手术医师为主的治疗康复团队，根据患者的全身及局部状态对残肢进行治疗，预防并治疗并发症，促进手术伤口按期愈合，尽快安装训练临时假肢，进行早期假肢训练，根据残肢容积形状变化，假肢矫形技师对临时假肢及时调整，待残肢状态稳定后及时制做正式假肢，指导截肢者进行功能锻炼及步态练习。

（二）心理康复

截肢者在手术前都会对手术的结果、术后假肢功能心怀不安和迷茫。例如，对于骨肿瘤患者来说，截肢术后能否彻底切除肿瘤，避免复发，骨盆截肢术后能否依靠假肢行走，正常坐卧，患者都会产生疑问和焦虑情绪。专业医护人员的解释和开导有助于患者积极配合治疗。

（三）社会康复和职业康复

对于临床康复的截肢患者尽快融入社会、回归社会，提高其生活质量同样有十分重要的意义。

四、假肢训练

（一）安装假肢前的训练

截肢手术后 3 ~ 4 天就可以开始自主练习，早期可以进行残肢的肌力对抗性训练。小腿截肢时，锻炼膝关节的屈伸肌力和稳定性。在大腿截肢后，需要提高髋关节伸展肌力及对侧髋关节稳定性。安装上肢假肢前，由于上肢残肢多采用吸入式假肢，所以需要同时对残肢残端各肌肉进行收缩练习，增加残肢周长，有利于残肢的适配。

（二）安装假肢后的训练

对于下肢假肢，截肢者开始使用假肢时，需要首先指导截肢者进行步态练习，让截肢者接受假肢，掌握平衡，改善步态。可以通过平衡杆、墙壁进行平衡和步行练习，慢慢提高到日常生活动作，如上下台阶、坡道障碍、穿脱鞋袜、使用交通工具等。对于上肢假肢，可以先练习抓握物体，控制两手协同工作，并能够使用上肢假肢进行日常生活动作，如穿脱衣裤、吃饭、洗漱、解决个人卫生问题等。

五、假肢新技术

随着假肢技术的进展，如何再造一个功能复杂强大的假肢，完美替代截肢者的原肢体功能，是每一个康复工作者的目标。

（一）人 - 机互动

1. 外周神经控制假肢　近年来基于周围神经接口技术的假肢研究利用神经电极引导神经信号，经过识别后通过肢体运动控制假肢。由于神经信号抗干扰能力强，重复性高，并且神经系统对于外界不同刺激有代偿和适应能力，可塑性较强。这种神经肌电假肢是一种理想的假肢控制模式。Cipriani 等（2010）应用手臂内神经残端留置微电极采集运动神经电信号，使一位前臂截肢者的假肢实现了自主神经控制，并通过对电信号分析，定量研究神经信号与运动方式之间的对应关系，模拟神经信号驱动假肢运动。通过对运动神经群中多细胞脉冲信号进行记录分析，获取运动方向、速度及肌力等多信号变化。

2. 脑电信号控制假肢　神经信号控制假肢必须应用显微外科技术将微电极和神经相互联系，是一种有创技术。在此基础上，应用脑电信号控制假肢，为运动功能残缺的患者提供了一种新型的辅助运动控制和信息交流手段。根据脑电信号的来源，可以分为自发脑电、诱发脑电和植入式脑电。

（1）自发脑电：Pfurtscheller 等（1993）通过研究运动时脑皮质对于运动信号所产生脑电波的细微变化，将脑电信号作为假肢信号源，可以避免外周神经控制假肢需进行的有创手术损伤。人体做单侧肢体运动时，大脑对侧会产生时间相关的去同步电位，与此同时，大脑同侧产生时间相关同步电位。基于此原理可以制造出脑机接口控制假肢。自发脑电由于信号的信噪较低，受试者往往需要进行长期训练才能有效控制假肢。

（2）诱发脑电：应用稳态视觉诱发电位以控制假肢的脑机接口装置，用采集的视觉诱发脑电信号进行在线处理后，作为假肢控制信号，可以实现假肢的多自由度控制。但是诱发电位的产生需要足够的外界刺激，目前在临床应用上处于进一步开发研制的阶段。

（3）植入式脑电：通过在瘫痪患者的大脑运动皮层植入微电极，接受大脑皮层神经收集到的电子脉冲信号，通过电脑分析后控制假肢运动。Hochberg 等（2012）将一块阿司匹林药片大小的电极片植入患者的大脑皮层，使患者可以自主控制机械手臂，实现抓、取两种不同的动作。该项技术初次实现了假肢和大脑的直接联系。

脑电信号为运动功能残缺的患者提供了一种新型辅助运动控制功能的方法。但由于目前在信号收集、分析和处理中仍然存在困难，虽然取得了不少令人瞩目的进展，但还需要进一步开发和研究。

（二）假肢制造

随着计算机辅助设计和快速成型技术的发展和在假肢设计、制造方式上的应用，假肢的制造取得了变革性的发展。

1. 计算机辅助设计　是指应用计算机及其图像处理设备，辅助医生对假肢的设计及制造进行数字化采集、计算机辅助分析，从而增加假肢设计的科学性和合理性。主要用于假肢接受腔结构的优化、假肢连接组件的设计和个性化定制假肢的制做。

假肢接受腔适配是影响患者功能的主要因素。通过计算机辅助设计，可以模拟残肢和接受腔表面上的应力分布，建立残肢 - 接受腔的有限元模型，根据患者的个体特征分析接受腔和残肢接触面的生物力学效应，优化接受腔结构，有利于改善残肢对于接受腔的控制能力，减少局部过高应力引起的残肢损伤。

对于假肢连接组件的标准化设计，有利于实现连接的标准化和稳定性。同时，合理的设计可以有效降低假肢的重量。假肢表面不同材质和图案的个性化设计可以满足不同截肢患者的需要。

2. 快速成型技术和 3D 打印技术　快速成型技术是使用材料堆积法快速直接制造零件的新技术。3D 打印技术是快速成型技术的一种，通过计算机软件建立数学模型，应用粉末状可黏合材料，逐层打印构造物体。3D 打印的优势在于可以实现任何复杂形状的设计，突破了现有生产工艺的限制。直接从计算机图像数据中生成设计产品，无需机械加工和磨具制造，提高了产品质量，缩短了制造时间，使假肢的生产技术水平得到了巨大提升。

3. 3D 打印假肢的应用　目前 3D 打印在假肢制造上的应用主要于外观改善和智能假肢开发。由于 3D 技术在个性化产品定制上具有先天优势，越来越多的 3D 技术被应用到假肢制造中来。

William Root 创造的 Exo 假肢，使用激光三维扫描获取截肢患者的健侧下肢三维模型，使假肢外形与健侧下肢高度匹配。再应用麻省理工学院生物力学实验室研究的 FitSocket 技术测量残肢末端外形，建立残肢接受腔的三维模型，使之和残肢精确匹配。并与标准假肢机械装置组合生成假肢模型，定制化处理后，既减轻了假肢的重量，也提高了假肢的质量和耐用性。

澳大利亚格里菲斯大学的 Troy Baverstock 开发了一款 3D 打印智能假肢 limbU。除了能够提供必要的支撑和运动功能外，还嵌入多种传感器，帮助医生跟踪肢体的运动，优化治疗康复方案。同时可以为患者提供每日运动强度、速度、位置、温度、湿度和 GPS 坐标等日常活动的详细信息。

（唐　顺）

参考文献

Ahlering TE, Weinberg AC, Razor B, 1990. Modified Indiana pouch. J Urol, 145 (6)：1156-1158.

Athanasian EA, Healey JH, 2002. Resection replantation of the arm for sarcoma：an alternative to amputation. Clin Orthop Relat Res, 395：204-208.

Aust JB, Absolon KB, 1962. A successful lumbosacral amputation, hemicorporectomy. Surgery, 52：756-759.

Aust JB, Page CP, 1985. Hemicorporectomy. J Surg Oncol, 30 (4)：226-230.

Barnett CC Jr, Ahmad J, Janis JE, et al, 2008. Hemicorporectomy：back to front. Am J Surg, 196 (6)：1000-1002.

Bhagia SM, Elek EM, Grimer RJ, et al, 1997. Forequarter amputation for high-grade malignant tumours of the shoulder girdle. J Bone Joint Surg Br, 79 (6)：924-926.

Boyd HB, 1947. Anatomic disarticulation of the hip. Surg Gynecol Obstet, 84 (3)：346-349.

Bramer JA, Taminiau AH, 2005. Reconstruction of the pelvic ring with an autograft after hindquarter amputation：improvement of sitting stability and prosthesis support. Acta Orthop, 76 (3)：453-454.

Carter SR, Eastwood DM, Grimer RJ, et al, 1990. Hindquarter amputation for tumours of the musculoskeletal system. J Bone Joint Surg Br, 72 (3)：490-493.

Chretien PA, Sugarbaker PH, 1981. Surgical technique of hemipelvectomy in the lateral position. Surgery90 (5)：900-999.

Cipriani C, Controzzi M, Carrozza MC, 2010. Objectives, criteria and methods for the design of the Smart Hand transradial prosthesis. Robotica, 28 (6)：919-927.

Elsner U, Henrichs M, Gosheger G, et al, 2016. Forequarter amputation：a safe rescue procedure in a curative and palliative setting in high-grade malignoma of the shoulder girdle. World J Surg Oncol, 14 (1): 216.

Enneking WF, Spanier SS, Goodman MA, 2003. A system for the surgical staging of musculoskeletal sarcoma. Clin Orthop Relat Res, 415: 4-18.

Fianchini A, Bertani A, Greco F, et al, 1996. Transthoracic forequarter amputation and left pneumonectomy. Ann Thorac Surg, 62 (6): 1841-1843.

Fong Y, Coit DG, Woodruff JM, et al, 1993. Lymph node metastasis from soft tissue sarcoma in adults. Analysis of data from a prospective database of 1772 sarcoma patients. Ann Surg, 217 (1): 72-77.

Fong Y, Coit DG, Woodruff JM, et al, 1993. Lymph node metastasis from soft tissue sarcoma in adults. Analysis of data from a prospective database of 1772 sarcoma patients. Ann Surg, 217 (1): 72-77.

Frey C, Matthews LS, Benjamin H, et al, 1976. A new technique for hemipelvectomy. Surg Gynecol Obstet, 143 (5): 753-756.

Fuchs B, Sim FH, 2004. Rotationplasty about the knee: surgical technique and anatomical considerations. Clin Anat, 17 (4): 345-353.

Gebhart MJ, McCormack RR Jr, Healey JH, et al, 1987. Modification of the skin incision for the Van Nes limb rotationplasty. Clin Orthop Relat Res, 216: 179-182.

George T Rab, 2001. Chapman's orthopaedic surgery. 3rd ed. Philadelphia: Lippincott Williams and Wilkins.

Gottsauner-Wolf F, Kotz R, Knahr K, et al, 1991. Rotationplasty for limb salvage in the treatment of malignant tumors at the knee. A follow-up study of seventy patients. J Bone Joint Surg Am, 73 (9): 1365-1375.

Grimer R, Athanasou N, Gerrand C, et al, 2010. UK guidelines for the management of bone sarcomas. Sarcoma, 2010: 317-462.

Grimer RJ, Chandrasekar CR, Carter SR, et al, 2013. Hindquarter amputation: is it still needed and what are the outcomes? Bone Joint J, 95-B (1): 127-131.

Gupta SK, Alassaf N, Harrop AR, et al, 2012. Principles of rotationplasty. J Am Acad Orthop Surg20 (10): 657-667.

Hillmann A, Hoffmann C, Gosheger G, et al, 1999. Malignant tumor of the distal part of the femur or the proximal part of the tibia: endoprosthetic replacement or rotationplasty. Functional outcome and quality-of-life measurements. J Bone Joint Surg Am, 81 (4): 462-468.

Hochberg LG, Bacher D, Jarosiewicz B, et al, 2012. Reach and grasp by people with tetraplegia using a neutrally controlled robotic arm. Nature, 485 (7398): 372-375.

Karakousis CP, 1983. The technique of major amputations for malignant tumors. J Surg Oncol, 23 (1): 43-55.

Kennedy CS, Miller EB, McLean DC, et al, 1960. Lumbar amputation or hemicorporectomy for advanced malignancy of the lower half of the body. Surgery, 48: 357-365.

Kotz R, Salzer M, 1982. Rotation-plasty for childhood osteosarcoma of the distal part of the femur. J Bone Joint Surg Am, 64 (7): 959-969.

Kredel FE, 1951. Discussion of Bricker et alSurgery, 30: 76-94.

Kristen H, Knahr K, Salzer M, 1975. Atypical amputations of bone tumors of the lower extremity (author's transl). Arch Orthop Unfallchir, 83 (1): 91-107.

Kulaylat MN, Froix A, Karakousis CP, 2001. Blood supply of hemipelvectomy flaps: the anterior flap hemipelvectomy. Arch Surg, 136 (7): 828-831.

Larson DL, Liang MD, 1983. The quadriceps musculocutaneous flap: a reliable, sensate flap for the hemipelvectomy defect. Plast Reconstr Surg, 72: 347-353.

Lietman SA, Joyce MJ, 2010. Bone sarcomas: overview of management, with a focus on surgical treatment considerations. Cleve Clin J Med, 77 (Suppl 1): S8-S12.

Mansour KA, Powell RW, 1978. Modified technique for radical transmediastinal forequarter amputation and chest wall resection. J Thorac Cardiovasc Surg, 76 (3): 358-363.

Merimsky O, Kollender Y, Inbar M, et al, 2001. Is forequarter amputation justified for palliation of intractable cancer symptoms? Oncology, 60 (1): 55-59.

Nicholson JT, Wieder HS, 1956. Total resection of femur with turn-up plasty of tibia and prosthetic replacement of hip joint. Ann Surg, 144 (2): 271-276.

Nierlich P, Funovics P, Dominkus M, et al, 2011. Forequarter amputation combined with chest wall resection: a single-center experience. Ann Thorac Surg, 91 (6): 1702-1708.

Pfurtscheller G, Flotzinger D, Kalcher J, 1993. Brain-computer interface—a new communication device for handicapped persons. J Microcomputer Application, 16 (3): 293-299.

Riad S, Griffin AM, Liberman B, et al, 2004. Lymph node metastasis in soft tissue sarcoma in an extremity. Clin Orthop Relat Res, 426: 129-134.

Roth JA, Sugarbaker PH, Baker AR, et al, 1984. Radical forequarter amputation with chest wall resection. Ann Thorac Surg, 37 (5): 423-427.

Ruggieri P, De Cristofaro R, Picci P, et al, 1993. Complications and surgical indications in 144 cases of nonmetastatic osteosarcoma of the extremities treated with neoadjuvant chemotherapy. Clin Orthop Relat Res, 295: 226-238.

Sauerbruch F, 1922. Die extirpation des femurs mit umkepp plastik des unterschenkels. Deutsche Zeit f Chir, 169: 1-12.

Senchenkov A, Moran SL, Petty PM, et al, 2008. Predictors of complications and outcomes of external hemipelvectomy wounds: account of 160 consecutive cases. Ann Surg Oncol, 15 (1): 355-363.

Sim FH, Pritchard DJ, Ivins JC, 1977. Forequarter amputation. Orthop Clin North Am, 8 (4): 921-931.

Simon MA, Springfield DS, 1998. Surgery for bone and soft-tissue tumors. Philadelphia: Lippincott-Raven.

Slocum Donald B, 1949. An atlas of amputations. St. Louis: Mosby: 239-247, 402-410.

Stafford ES, Williams GR Jr, 1958. Radical transthoracic forequarter amputation. Ann Surg, 148 (4): 699-703.

Sugarbaker PH, Chretien PA, 1983. Hemipelvectomy for buttock tumors utilizing an anterior myocutaneous flap of quadriceps femoris muscle. Ann Surg, 197 (1): 106-115.

Terz JJ, Schaffner MJ, Goodkin R, et al, 1990. Translumbar amputation. Cancer, 65 (12): 2668-2675.

Tiwari P, Agrawal N, Kocak E, 2013. The use of free microvascular techniques to improve the results of van nes rotationplasty. Ann Plast Surg, 70 (6): 672-674.

Tunn PU, Schmidt-Peter P, Pomraenke D, et al, 2004. Osteosarcoma in children: long-term functional analysis. Clin Orthop Relat Res, 421: 212-217.

Windhager R, Millesi H, Kotz R, 1995. Resection-replantation for primary malignant tumours of the arm: an alternative to fore-quarter amputation. J Bone Joint Surg, 77 (2): 176-184.

Winkelmann WW, 1986. Hip rotationplasty for malignant tumors of the proximal part of the femur. J

Bone Joint Surg Am，68（3）：362-369.

Winkelmann WW，1991. Rotationplasty for tibial tumours. J Bone Joint Surg Br，73（4）：697.

Winkelmann WW，1988. Rotationplasty in the local treatment of osteosarcoma. Semin Orthop，3：40.

Winkelmann WW，1996. Rotationplasty. Orthop Clin North Am，27（3）：503-523.

Winkelmann WW，2000. Type-B-Ⅲa hip rotationplasty：an alternative operation for the treatment of malignant tumors of the femur in early childhood. J Bone Joint Surg Am，82（6）：814-828.

Wittig JC，Bickels J，Kollender Y，et al，2001. Palliative forequarter amputation for metastatic carcinoma to the shoulder girdle region：indications, preoperative evaluation, surgical technique, and results. J Surg Oncol，77（2）：105-113.

Wittig JC，Bickels J，Wodajo F，et al，2002. Constrained total scapula reconstruction after resection of a high-grade sarcoma. Clin Orthop Relat Res，397：143-155.

Xie L，Guo W，Li Y，et al，2012. Pathologic fracture does not influence local recurrence and survival in high-grade extremity osteosarcoma with adequate surgical margins. J Surg Oncol，106（7）：820-825.

第 9 章

脊柱肿瘤的外科治疗

第一节 概 述

原发性脊柱肿瘤非常罕见，其中，脊柱良性肿瘤发生率约占所有原发骨肿瘤发生率的1%，而脊柱恶性肿瘤的发生率接近5%。常见的良性或低度恶性脊柱原发肿瘤包括骨样骨瘤、成骨细胞瘤、血管瘤以及骨巨细胞瘤。除了骨髓瘤、淋巴瘤等造血系统肿瘤以外，脊柱原发恶性肿瘤包括脊索瘤、软骨肉瘤和骨肉瘤等。

在治疗方面，对于脊柱转移瘤，以保护脊柱稳定性和神经功能为主要目标；而对于原发恶性肿瘤，则希望实现完整的切除。虽然这种手术往往面临较高的术后合并症发生率，甚至需要牺牲重要的解剖结构，从而导致功能丧失，但是因为完整的肿瘤切除可以明显改善预后，所以对于治疗原发脊柱恶性肿瘤仍然具有重要意义。诊断放射学的进步极大地提高了外科医生对脊柱肿瘤进行术前诊断、规划手术方案以及评估治疗结果的能力。包括手术入路在内的脊柱外科技术的改进，使得切除各节段脊柱肿瘤成为可能。脊柱内固定系统的发展，使外科医生能够在肿瘤切除后对单一或多个脊椎节段进行有效重建。放疗、化疗、分子靶向、免疫治疗等手段的开展，也为脊柱恶性肿瘤的治疗带来了希望。

一、脊柱肿瘤的诊断和分期

（一）临床症状

脊柱肿瘤的临床症状通常是非特异性的，疼痛是最主要的表现。与肿瘤相关的疼痛往往是渐进的、持续的，且与活动无关。此外，这种疼痛往往在夜间加重。疼痛的原因包括：肿瘤快速生长导致椎体骨皮质扩张、破坏及侵犯椎旁软组织；肿瘤突入椎管并产生脊髓压迫；椎体强度降低导致病理骨折而产生的轴性疼痛。其他症状多数与脊髓的急性或慢性压迫有关，包括感觉运动障碍以及截瘫、二便障碍。如果肿瘤沿神经根方向生长并对其产生压迫，一些患者还会伴随神经分布区的放射痛。有些转移瘤患者会因为脊柱肿瘤生长迅速，出现马尾综合征。相对来讲，颈椎病变的神经症状进展缓慢，而胸腰椎病变更具侵袭性且临床症状重。约60%患者出现中枢或神经根症状，其中1/3患者伴有运动功能丧失，不足3%的孤立性损伤患者会出现括约肌功能改变（Constans et al, 1983）。为对患者进行评估和随访，应仔细记录神经功能受损程度。

（二）实验室和影像学检查

1. **实验室检查** 大部分的血液和血清学检查对脊柱原发肿瘤意义不大。红细胞沉降率升高可见于圆形细胞肿瘤、恶性肿瘤以及感染。血清和尿蛋白电泳有助于鉴别骨髓瘤。低血细胞比容可能提示骨髓浸润过程，但也可能提示晚期恶性肿瘤。

2. 影像学检查　X线平片可以提示诊断约1/5患者的脊柱肿瘤，其不仅容易获得，并能对可见的病变粗略进行定位，还有助于评估脊柱的曲度和因生物力学改变而引起的脊柱结构外观的变化。溶骨性肿瘤在普通X线平片上不易被识别，除非已发生近50%的骨破坏。椎体骨质破坏和骨质疏松的共同作用增加了发生压缩性骨折的风险。对于胸椎，尽管较大范围的骨质缺损预示着压缩性骨折，但完整的肋椎关节对于脊柱总体的稳定起着至关重要的作用。也正是因为如此，任何累及肋椎关节的病灶都将迅速引起椎体压缩性破坏（Fourney et al，2003）。

一旦受累节段确定，CT和MRI将被用来评估肿瘤在椎体内的具体位置、浸润程度及对局部解剖结构的影响，并可凭借特征性影像学表现证实诊断假设。增强MRI将有助于确定肿瘤生长最活跃的区域，并可引导穿刺以提高活检的准确性。全身骨扫描将有助于确定其他受累部位，从而有助于对疾病进行分期，甚至可以确定其他更容易进行活检的部位。血管造影可以显示肿瘤的血管分布情况；而选择性动脉栓塞可以为动脉瘤样骨囊肿、骨巨细胞瘤等局部侵袭性肿瘤提供局部辅助治疗手段，或是为富血供肿瘤（如肾癌、甲状腺癌骨转移和多发性骨髓瘤）进行术前准备，以减少术中出血。

（三）活检

对于诊断不明确的孤立性脊柱病灶，一般应进行活检。如果患者有明确的近期原发恶性肿瘤病史，且存在多发转移病灶，可直接处理新出现的脊柱转移病灶，而不进行活检。对于既往有长期的原发恶性肿瘤病史，新近出现孤立性脊柱病灶的患者，因为该病灶有可能是新的原发肿瘤，故也应进行活检。活检的目的是获得一块具有病变代表性且足够大的肿瘤组织，以便进行组织学检查、超微结构分析和免疫组化染色。进行活检前，需要行影像学评估，以确定肿瘤在脊柱内的确切位置，并在增强MRI上确定最可行的区域，从而获得最佳的活检组织。外科医生必须能够识别肿瘤的重要部分，并能将坏死组织或反应性部分去除。细菌培养结果也可以用来排除感染。脊柱活检有三种传统方法：细针（粗针）穿刺活检、切开活检和切除活检。

1. 细针（粗针）穿刺活检　影像引导下经椎弓根椎体病灶穿刺活检是首选方法，可选择透视或CT引导下经皮、通过椎弓根或其他通道穿刺（图9-1-1）。椎弓根穿刺必须小心仔细，以免椎弓根断裂，造成硬膜外腔污染。成骨性病变活检准确性低于溶骨性病变、溶骨-成骨混合性病变或压缩性骨折，并且成骨性病变的活检假阴性率更高。据报道（Hadjipavlou et al，2003），在合适的成像设备辅助下，穿刺活检准确率约为89%，其中溶骨性病变准确率约93%，而硬化性或成骨性病变准确率约76%。如果病变在MRI上可见，而在活检时CT成像不清，其准确性也较低。MRI引导下行活检可行，MRI可帮助活检针定位肿瘤部位，以提供更高的诊断率。细针活检存在取样误差，并仅能提供少量标本进行病理检查。增加针直径有助于获得足够的组织并有助于硬化性病灶活检，但与之相关的并发症也会增加。推荐在CT引导

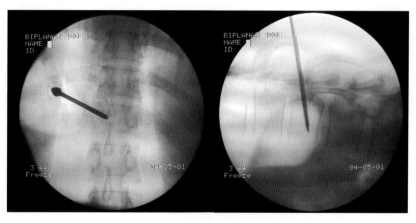

图9-1-1　经椎弓根穿刺活检术中像

下，使用 16 号套管针进行活检，可以将肿瘤核心组织取出，并对研究肿瘤的组织学结构具有帮助。

2. **切开活检**　进行切开活检时应遵循一些基本原则，以防止肿瘤污染周围组织，这是活检的主要风险。活检必须经过恰当的规划，应避免横向切口和皮瓣，以最直接的方式接近肿瘤，切口必须足够小，以便最终手术时可随肿瘤一同切除。应尽量避免邻近结构受到污染，活检入路应远离重要的神经血管结构，因为一旦污染则需要切除这些结构以防止或减少肿瘤复发。组织处理要谨慎，应充分止血，渗血可能将肿瘤细胞播散至超出预期切除边界，污染原发灶周围及远处组织。如有可能尽量减少取骨或开窗，用于获取肿瘤标本的骨窗都需要用骨蜡或骨水泥（PMMA）封闭填充，以防止出血和肿瘤溢出播散。肿瘤软组织包块的边缘部分往往最具有诊断价值，因为中心部分往往坏死。术者操作时不要挤压扭曲标本，以保持其结构。

3. **切除活检**　切除活检是对整个肿瘤以病灶内、边缘或广泛切除等方式进行切除，仅适用于影像表现典型的情况。结合现有的影像学诊断方法，外科医生可以诊断骨样骨瘤、动脉瘤样骨囊肿或某些软骨肿瘤，并进行确切的一次性外科手术，以充分边界切除肿瘤。这减少了活检后再次手术的风险，但应注意，对于大多数脊柱病变，在处理最终的肿瘤前都需要穿刺活检或切开活检。

（四）肿瘤外科分期

对疾病进行分期有助于制订脊柱肿瘤的治疗计划。无论是原发性（良性或恶性）还是转移性脊柱肿瘤，如果目标是根治肿瘤，那么就应在术前进行详细的影像学评估并分期。骨与软组织肿瘤协会的分期系统（Enneking 分期）被广泛应用于四肢和骨盆肿瘤，但在一些报道中也应用于脊柱肿瘤。专门针对脊柱肿瘤的分期有 WBB 分期系统（Boriani et al，1997；Hart et al，1997）和 Tomita 分型（Tomita et al，1997）。这些系统的使用需要进行充分的影像学评估（MRI 和 CT），有助于对手术进行充分规划，并对不同医疗机构间的长期数据进行比较；并且作为系统分期的一部分，可在肿瘤切除后评估外科边界。

1. **WBB 分期系统**　WBB 分期系统（图 9-1-2）将横断面上的每个椎体分为 12 个辐射区（顺时针方向为 12 个），并从外层到内层（椎旁到硬脊膜受累）分为 5 层（A～E）；通过识别具体的椎节来记录肿瘤的纵向范围。在颈椎，F 表示椎间孔受累（图 9-1-3）。这个系统提供了一个更合理的方法用以规划手术，以达到预期的手术边界。

2. **Tomita 分型**　Tomita 分型（图 9-1-4）是根据肿瘤侵犯椎体位置的关系，将其分为 7 型：脊椎内（1～3 型）、脊椎外的延伸（4～6 型）和累及其他脊椎（7 型）。1～3 型肿瘤的范围分别位于椎体

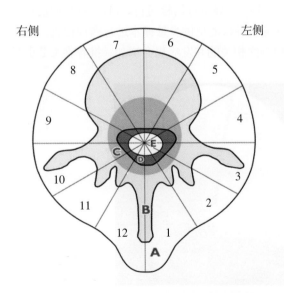

图 9-1-2　胸腰椎肿瘤 WBB 分期系统示意图

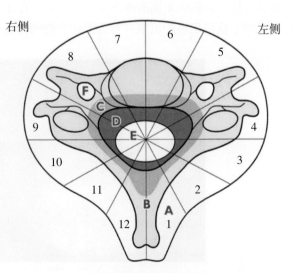

图 9-1-3　颈椎肿瘤 WBB 分期系统示意图

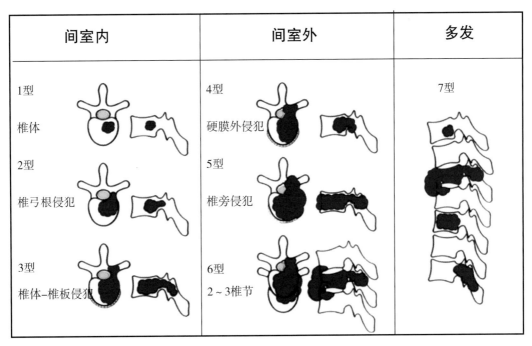

间室内	间室外	多发
1型 椎体 2型 椎弓根侵犯 3型 椎体–椎板侵犯	4型 硬膜外侵犯 5型 椎旁侵犯 6型 2～3椎节	7型

图 9-1-4　脊柱肿瘤 Tomita 分型

内、延伸至椎弓根和延伸至椎板。4～6型，肿瘤分别向椎管内、椎管外、骨外侧壁延伸，并向邻近的水平延伸。这种分类有助于规划切除类型，包括部分或全脊椎整块切除术（total en bloc spondylectomy，TES），或因为椎体广泛受累和肿瘤扩散而行姑息性手术。根据肿瘤生长累及范围，3型、4型和5型病变是 TES 的适应证；1型、2型和6型病变是 TES 的相对适应证。1型或2型病变仍可选择进行放疗、化疗、椎体切除或半椎体切除术。7型病变是 TES 的禁忌证，全身治疗或临终关怀是治疗这类病变的选择。

二、术语命名

　　关于脊柱肿瘤手术类型和外科边界的术语较为混乱，缺乏合理的规范命名，使评估原发性脊柱肿瘤的治疗结果较困难。应该有一种标准化的方法，将 Enneking 肿瘤分期系统的外科原则应用到脊柱肿瘤，如此既可以普遍使用和理解，也可以为比较各机构的长期研究结果数据提供便利。

（一）病灶内切除

　　指经病灶内分块切除或刮除肿瘤。根据包膜（肿瘤周围的反应区）的情况可以进一步细分。

　　1．**包膜内**　肿瘤切除不完全，在大体或组织学上可以观察到肿瘤包膜内残留。

　　2．**包膜外**　肿瘤切除范围包括所有的肿瘤包块和周围的一层正常组织，但是由于是经病灶内分块切除，在显微镜下可见肿瘤残留。

（二）整块切除

　　是将肿瘤作为整体切除的手术，要求切除肿瘤组织及包绕肿瘤的正常组织（边界）。根据大体和组织学上肿瘤周围组织切缘的评估结果，整块切除被分为病灶内整块切除、边缘性整块切除或广泛整块切除。

　　1．**病灶内整块切除**　故意（试图保留一些被肿瘤黏附或包裹的重要结构）或无意地经瘤切除。

　　2．**边缘性整块切除**　通过反应区（假包膜）进行肿瘤剥离，可能残留微小肿瘤。

　　3．**广泛整块切除**　切除的肿瘤被周围正常组织、致密纤维覆盖层（如筋膜）或尚未被浸润的解剖屏障（如胸膜）完全覆盖，病理评估显示为阴性边界。

（三）根治性切除

根治性切除是包括整个间室的整块肿瘤切除。因为需要横断脊髓才有可能获得根治性边界，所以其在脊柱肿瘤中很少使用。此外，如果肿瘤延伸至椎管，根治性切除将需要切除整个椎管及相关结构，这在理论上可行，但在伦理上不合理。因此，对于脊柱肿瘤必须谨慎采用根治性切除，以避免引起不必要的纠纷。

还应注意，所有以恢复功能性为目的（脊髓减压、骨折稳定）的外科手术，无论是部分或分块切除肿瘤，都被称为姑息性治疗。一般来说，这样的手术只是为了明确诊断，减轻疼痛，并尽可能改善功能。而全脊椎切除术、全椎体切除或椎体次全切除这些名称，如果没有按照上述术语进行详细说明，从肿瘤学的角度来看就没有意义。

第二节　脊柱肿瘤的整块切除

传统上，椎体肿瘤行病灶内刮除或分块切除很常见。然而，这些方法有明显的缺点，包括肿瘤细胞污染周围组织，以及由于未能将病灶与正常组织区分开而导致的肿瘤残留，严重影响了脊柱恶性肿瘤的治疗效果。脊椎肿瘤整块切除要归功于瑞典 Stener 医生于 1971 年所做的开创性工作，他首先报道了整块切除脊柱软骨肉瘤的手术技术（Stener，1989），而后意大利的 Boriani 教授和日本的 Tomita 教授等众多学者进一步拓展了整块切除脊椎的工作，使外科治疗脊柱恶性肿瘤进入了全面发展阶段。整块切除适用于复发率较高的原发良性侵袭性和恶性脊柱肿瘤，以及预期生存时间较长的孤立性转移瘤。对于脊柱肿瘤，虽然不可能达到根治性边界，但整块切除的边界仍应尽可能广泛。为了局部控制肿瘤和防止肿瘤远处扩散，必须根据肿瘤类型，考虑放疗和化疗等辅助治疗。

一、适用于整块切除的脊柱肿瘤

较为常见的原发脊柱肿瘤包括骨巨细胞瘤、软骨母细胞瘤、骨母细胞瘤、脊索瘤、软骨肉瘤、骨肉瘤、尤文肉瘤、浆细胞瘤等。在选择手术和辅助治疗方式之前，应了解脊柱肿瘤的生物学行为，以便确定希望获得的外科边界。脊柱的局部侵袭性肿瘤（3 期）通常有较为完整的边界，较少出现反应区的卫星病灶。由于脊椎的解剖复杂性，病灶内切除会导致局部复发率较高，而边缘性整块切除为这些患者提供了良好的局部控制效果和治愈的可能。即便是病灶内的整块切除，通常也是可以接受的选择。低级别恶性肿瘤（ⅠA、ⅠB 期）的反应性假包膜常被微小的肿瘤岛所穿透。在这些病例中，沿假包膜切除往往会残留活跃肿瘤的病灶。因此，应尽量选择广泛性整块切除或边缘性整块切除，辅助大剂量放疗，以降低复发风险。高度恶性肿瘤（ⅡA、ⅡB 期）生长迅速，所以机体没有时间形成一个连续的反应性组织层，造成肿瘤结节（卫星）持续播散，可能在离主要包块一定距离处仍有肿瘤结节（跳跃转移）。因此，在这类患者中，即便能够进行广泛性整块切除，仍有较高的局部复发率，必须辅助放化疗。

（一）骨巨细胞瘤

可以发生于脊柱任何部位，属于良性局部侵袭性肿瘤，占全部骨巨细胞瘤的 2%～3%，属于 Enneking 2 期或 3 期。有报道提示（Donthineni et al，2009），脊柱骨巨细胞瘤的肺转移率为 13.7%，高于四肢骨巨细胞瘤。脊柱骨巨细胞瘤的术后局部复发率高达 11%～45%，相比四肢手术难度更大且容易复发。一些研究建议应该以治愈为目的进行完整肿瘤切除，以避免肿瘤复发及转移。但是，由于脊柱解剖复杂且临近重要脏器，整块椎体切除能造成严重的、永久性的损害。也有其他一些研究报道采用病灶内切除及辅助治疗预防骨巨细胞瘤复发。一项系统性回顾（Luksanapruksa et al，2016）结果显示，脊柱骨巨细胞瘤整块切除的复发率为 9.5%，而病灶内切除复发率为 36.7%，具有明显差异。而且，整块切除的术后并发症发生率（11.1%）明显低于病灶内切除（36.4%）。放疗可作为脊柱骨巨细胞瘤的辅助治疗，单纯放疗的 10 年成功率为 69%，而术后放疗的 10 年成功率为 83%，但这一差异在统计学上并不显著。需要警惕的是，在接受放疗的病例中，高级别肉瘤的发生率为 5% ~ 15%。

（二）脊索瘤

脊索瘤是一种罕见的原发低度恶性骨肿瘤，被认为起源于脊索，占骨肿瘤的 1% ~ 4%。来自 SEER 项目（McMaster et al, 2001）的数据显示，每 10 万人每年发病率为 0.08%，男性发病率高于女性发病率（10 : 6），黑人和 40 岁以下人群的发病率较低。脊索瘤多数累及中轴骨，其中 32% 位于颅骨，32.8% 位于活动脊柱，29.2% 位于骶骨。除非发生去分化，脊索瘤一般生长缓慢，具有局部侵袭性，晚期可以发生远处转移。其治疗方式主要是整块切除肿瘤并辅助大剂量放疗。尽管并不十分敏感，多数放疗医生仍然将体外放疗作为控制脊索瘤主观疼痛的姑息性治疗，并延迟复发时间。近年来，立体定向放疗以及光子和高能质子束治疗的应用，可能有助于提高治疗效果。脊索瘤容易复发，反复复发后可发生转移，比例高达 30% ~ 40%。Gokaslan 等（2016）总结接受手术治疗的 166 例脊柱脊索瘤（不含骶骨）患者，平均随访 2.6 年（1 天 ~ 22.5 年），总体复发率 35%，死亡率 34%，术后中位生存期 7 年；未能获得足够边界整块切除的患者，复发率明显升高。

（三）软骨肉瘤

软骨肉瘤约占骨肿瘤的 10%，其中仅 2% ~ 10% 发生于脊柱，包括低度恶性到高度恶性的肿瘤，以及其他组织学亚型，例如，间叶软骨肉瘤、透明细胞软骨肉瘤或去分化软骨肉瘤。虽然有时难以实现，但是整块肿瘤切除是所有脊柱软骨肉瘤患者的标准治疗方案。外科边界对于脊柱软骨肉瘤的预后极为重要。Shives 等（1989）报道了 20 例脊柱软骨肉瘤患者接受分块切除、边界不足的整块切除和边界良好的整块切除，其复发率分别为 100%、50% 和 0%。虽然软骨肉瘤对常规放疗有抵抗性，但粒子束治疗已被证明是有希望的。脊柱软骨肉瘤患者的 5 年总体生存率和肿瘤特异生存率分别为 53% 和 64%（Arshi et al, 2017）。

（四）骨肉瘤

只有不到 5% 的骨肉瘤发生在中轴骨，90% 主要累及椎体。大多数患者表现为疼痛和神经功能障碍，这与肿瘤向脊髓扩展有关。脊柱骨肉瘤在 X 线平片上的表现具有多样性，表现为溶骨性、硬化性或混合性病变，也可发生病理性骨折。肿瘤的矿化程度体现在 MRI 中，非矿化肿瘤在 T1 加权像上信号强度较低，在 T2 加权像上信号较高；而矿化肿瘤在所有序列上均呈低信号改变。使用锝和镓的放射性同位素全身骨扫描可以显示跳跃或卫星病灶。PET-CT 则可以对骨肉瘤进行精确的分期，并监测疗效。

目前，骨肉瘤唯一有效的治疗方法是在新辅助化疗后，进行广泛的全脊椎切除或局部切除，以减少局部复发的可能性。因为骨肉瘤对标准剂量的外照射光子束不敏感，所以除了姑息性治疗外，不应使用传统的体外放疗。Ozaki 等（2002）回顾了 22 例脊柱骨肉瘤患者的结果（15 例为骶骨肉瘤，7 例为脊柱骨肉瘤），6 例患者在发病时表现为转移性疾病，只有 12 例患者接受了手术（2 例广泛切除，3 例边缘切除，7 例病灶内切除），8 例患者接受放疗。其总体中位生存期为 23 个月，3 例患者无病生存 6 年以上。与预后较差相关的因素有：在起病时有转移性疾病、肿瘤体积大和位于骶骨。Delaney 等（2005）回顾了接受外照射［光子和（或）质子束］治疗的 41 例骨肉瘤患者（8 例脊柱病变），行全切除、次全切除和仅行活检的患者局部控制率分别为 78%、77% 和 40%。虽然接受 55 Gy 或更高剂量组的局部控制率较高，但未见明确的剂量反应率。他们得出的结论是，放疗更可能有效地治疗术后的微小残留病灶。Dekutoski 等（2016）总结多中心 58 例接受手术治疗的原发脊柱骨肉瘤患者，平均随访 3.5 年（0.5 天至 14.3 年），术后中位生存期 6.7 年，死亡率 41%，局部复发率 30%（其中 59% 患者死亡）。53% 患者获得足够边界行整块切除，术后中位生存期分别为 6.8 年，47% 接受边界不足切除的患者术后中位生存期为 3.7 年，两组生存期具有统计学差异。切除边界不足的患者局部复发率较高。患者的年龄、既往手术史、活检类型、肿瘤体积、脊柱节段、化疗时间对复发和生存没有显著影响。

二、外科手术的规划

脊柱原发肿瘤的首次手术尤为重要，需要详细规范的术前计划。肿瘤复发后的翻修手术更为困难，不易获得良好的外科边界。脊柱肿瘤的整块切除更多用于胸腰椎，主要有三种方法：椎体切除、矢状切除和后弓切除。椎体切除术（vertebrectomy）是用来描述整块切除全部椎体肿瘤以及切除后方附件的术式，也被称为脊椎切除术（spondylectomy），目的是获得椎体边缘（广泛）的整块切除。如果肿瘤局限于 WBB 分期 8 ～ 4 区或 9 ～ 5 区，即肿瘤位于椎体中部，且至少有一个椎弓根没有肿瘤，则可以在合适的边界条件下对椎体进行整块切除。手术可以分两个阶段进行，也可以一次性进行。后路手术（患者俯卧位）包括切除后部结构，这样可以切除纤维环和后纵韧带，还可以实现对硬膜外静脉丛止血和进行后方内固定。前路手术（经胸膜开胸入路、腹膜后入路、经腹或胸腹入路）可以结扎节段性血管（在病变节段及其上下节段）、切除远近端椎间盘（或根据术前计划通过邻近椎体进行）、切除整块椎体及重建前路。联合入路椎体切除术的主要优点是，直视更容易处理节段血管，并能完全从前路分离肿瘤，当肿瘤向前扩展时，能获得更好的切除边界。

脊柱肿瘤整块切除术前规划的关键是如何选择手术入路、显露椎管、游离或切除硬膜、自周围组织中游离肿瘤、直视下确定边界及需要保留或牺牲的相关结构。还应仔细规划如何轻柔操作取出肿瘤，避免损伤脊髓（牵拉、扭转、挤压、短缩）。Boriani 等（2014）根据肿瘤的位置和范围（WBB 分期），提出了 7 种整块切除胸腰椎肿瘤的手术策略。

（一）1 型切除

采用单一前路手术（图 9-2-1）以获得无瘤边界的整块切除，适合仅累及椎体的小体积肿瘤，累及 WBB 分期 8 ～ 5/A ～ B，尚未侵犯 C 层。当肿瘤累及 C 层时，需要通过后入路显露椎管和硬膜，进行直视下的分离以获得良好的切除边界（3 型或 4 型切除）。操作步骤为：①在肿瘤前部 A 层，自肿瘤假包膜表面分离前方结构，或者将其留置在肿瘤侧，以获得准确的边界；②在肿瘤和椎体后壁之间截骨；③取出肿瘤，完成整块切除。

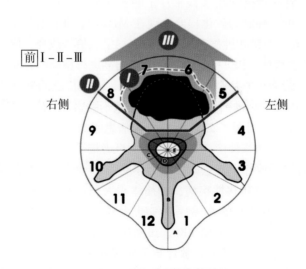

图 9-2-1　1 型切除示意图

（二）2 型切除

采用单一后入路手术获得无瘤边界的整块切除，根据肿瘤范围分为三种类型。

1. **2A 型**   肿瘤累及范围 3 ～ 10/A ～ B（图 9-2-2）。单一后入路适用于整块切除起源于后弓的肿瘤，9 ～ 4 区未被肿瘤侵犯。当肿瘤侵犯 D 层，自硬膜表面游离时，有可能进入肿瘤。此时，如果椎管内有瘢痕粘连，术者应考虑切除硬膜。2A 型切除操作步骤为：①通过分离切除后方椎旁肌肉，在向后生长的肿瘤 A 层获得适当的边界；②采用分块切除，利用线锯、骨刀、高速磨钻或超声骨刀切除 9 区和 4 区；③自硬膜分离标本，完成整块切除。

2. **2B 型**   肿瘤侵犯 10 ～ 5 或 8 ～ 3/B ～ C（图 9-2-3）。如果两侧椎弓根均受累及，通常被迫采用经瘤切除。如果要获得适当的外科边界，9 区或 4 区之一应无肿瘤。当肿瘤侵犯 D 层，自硬膜表面游离时，有可能进入肿瘤。此时，如果椎管内有瘢痕粘连，术者应考虑切除硬膜。如果肿瘤侵犯 A 层，从后方分离前方结构时就会进入肿瘤。对于这种病例，应当考虑进行 3 型或 4 型切除以获得无瘤边界。2B 型切除操作步骤为：①分块切除未受肿瘤累及的部分后弓，至少需要 3 ～ 4 个分区的空间以游离脊髓和切断神经根；②对椎体前方结构进行钝性分离，在肿瘤上下端进行截骨或切除间盘，最终围绕脊髓旋转取出切除的椎体。

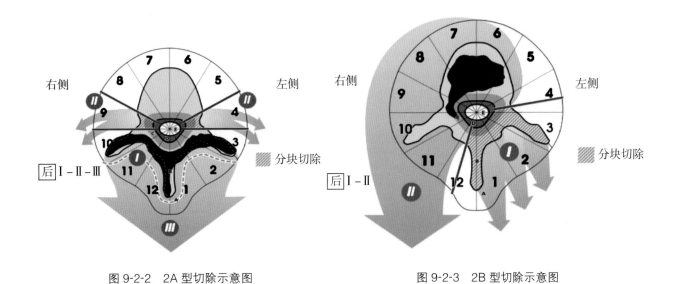

图 9-2-2   2A 型切除示意图   图 9-2-3   2B 型切除示意图

3. **2C 型**   肿瘤偏心生长，累及 4 ～ 12 或 1 ～ 9/A ～ C（图 9-2-4）。手术分为四个步骤：①首先分块切除未受肿瘤累及的部分后弓，至少需要 3 ～ 4 个分区的空间以游离脊髓和切断神经根，当肿瘤侵犯 D 层，自硬膜表面游离时，有可能进入肿瘤；②在后侧肿瘤侵犯的 A 层连同周围的肌肉一起分离，以获得准确的边界；③在 8 区或 5 区进行截骨，注意保护硬膜和前侧方的结构；④整块取出肿瘤。

（三）3 型切除

首先进行前路手术，再行后路手术。

1. **3A 型**   肿瘤侵犯 11 ～ 5 或 8 ～ 2/A ～ B（图 9-2-5）。因为肿瘤在前方侵犯 A 层，如采取 2B 型切除自后方对前方进行钝性分离，势必进入肿瘤。步骤如下：①首先自前路直视下游离肿瘤，与大血管及纵隔分离，包括结扎切断节段血管、切断膈肌止点等，以获得良好的边界；②自后路分块切除未受肿瘤累及的部分后弓，至少需要 3 ～ 4 个分区的空间以游离脊髓和切断神经根；③在后侧肿瘤侵犯的 A 层连同周围的肌肉一起分离，以获得准确的边界；④最后，围绕脊髓旋转取出切除的椎体。

2. **3B 型**   肿瘤偏心生长，侵犯 6 ～ 1 或 12 ～ 7/A-C（图 9-2-6）。这种切除方法与 3A 型切除类似，

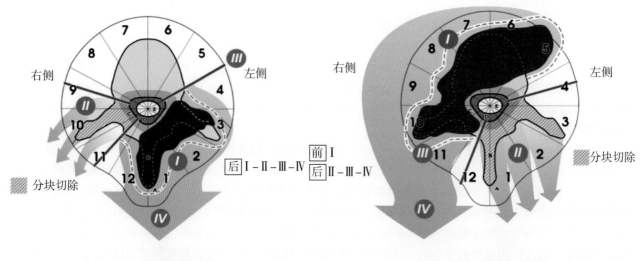

图 9-2-4 2C 型切除示意图

图 9-2-5 3A 型切除示意图

操作步骤如下：①首先自前路直视下游离肿瘤，与大血管及纵隔分离，包括结扎切断节段血管、切断膈肌止点等，以获得良好的边界；②自后路分块切除未受肿瘤累及的部分后弓，至少需要 3 ~ 4 个分区的空间以游离脊髓和切断受累的神经根；③对于向后方生长侵犯 A 层的肿瘤连同周围的肌肉一起分离，以获得准确的边界；④自后向前保持与肿瘤的安全距离，在正常椎体骨质部位进行矢状位截骨，并围绕脊髓旋转自前向后取出切除的椎体。应用这种矢状位切除技术，可以通过保留椎体的一部分来维持脊柱的连续性。

（四）4 型切除

肿瘤侵犯 11 ~ 5 或 8 ~ 2 区，累及 A ~ B 层（图 9-2-7）。首先行后路手术，而后同时前后路操作。这种联合入路手术有较高的并发症发生率。该切除分型肿瘤的 WBB 分期与 3A 型切除相同，适用于肿瘤体积巨大或者需要进行高风险脊髓复杂操作的病例，其更多适用于腰椎。操作步骤如下：①自后路分块切除未受肿瘤累及的部分后弓，至少需要 3 ~ 4 个分区的空间以游离脊髓和切断受累的神经根，当肿瘤侵犯 D 层，自硬膜表面游离时，有可能进入肿瘤；②对于向后方生长侵犯 A 层的肿瘤连同周围的肌肉一起分

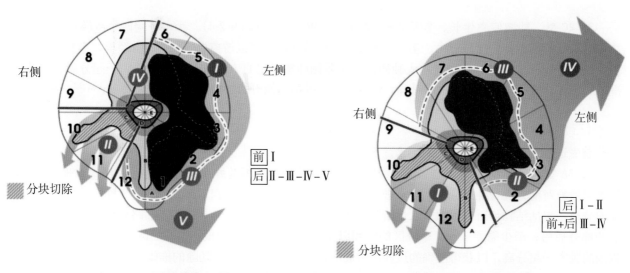

图 9-2-6 3B 型切除示意图

图 9-2-7 4 型切除示意图

离，以获得准确的边界；③患者改侧卧位，重新开放后侧切口，同时开放前路切口，直视下进行肿瘤的广泛、边缘性分离，包括分离纵隔或切除受累及的前方结构。最终，通过前后路联合操作，自前方完整切除肿瘤。

三、脊柱肿瘤整块切除的并发症与预防

（一）并发症

脊柱肿瘤整块切除的并发症发生率较高，主要危险因素包括多个手术入路和多节段椎体切除，其他因素包括既往手术、放疗、术中出血控制等。Boriani 等（2010）回顾性总结了 134 例脊柱肿瘤患者，经平均 47 个月的随访，47 例（35.1%）发生了至少 1 项并发症，3 例患者死亡（主动脉破裂、腔静脉损伤、肺栓塞）。由于并发症的发生主要与复杂操作相关，因此并不会随着术者经验丰富而有所减少。术中并发症主要来自对关键结构的操作，接受过既往手术或放疗的患者具有更高的风险（45.5% vs. 31%）。整块切除脊柱肿瘤需要分离解剖屏障、对血管和神经结构进行操作或切除，增加了手术并发症的发生率。虽然进行病灶外的手术不会导致肿瘤内出血，但如果不进行有效的控制，偶尔进入肿瘤或损伤椎管内静脉丛仍会引起严重的血流动力学失衡。对血管的不当操作可以引起更为严重的出血，特别是翻修手术的患者。应当尤其小心对脊髓（特别是胸椎节段）进行操作，否则可能导致截瘫等严重神经并发症。硬膜撕裂的问题在翻修手术中更为常见，应予以即刻缝合和肌瓣覆盖。当无法进行严密缝合时，脑脊液漏会引起更多并发症。术后血肿的发生可以导致截瘫和早期深部感染。经过长时间的手术，患者在术后还可能面临感染和伤口愈合的问题。晚期并发症可能包括机械性失败（重建物断裂松动）以及肿瘤的局部复发，机械性失败的发生率约为 7%。

（二）减少并发症的措施

1. **减少失血与保持脊髓血供** 富血供的脊柱肿瘤患者，在接受 TES 等手术中，常面临大量失血的问题，这既影响了患者安全，又导致难以获得良好的外科边界。

（1）术前血管栓塞：术前栓塞受累椎体的供血动脉可以有效减少术中出血（图 9-2-8）。应在术前 48 小时内，对病变及相邻椎体的双侧节段动脉进行高选择性的栓塞。一般在局麻下进行，通过放置在股动脉内的血管鞘，建立动脉通路；通过主动脉可进行供瘤动脉和邻近脊椎的节段动脉（通常在病灶的上下各一节段）的选择性血管造影。栓塞弹簧圈或明胶海绵用于椎体外侧节段动脉的近端栓塞，聚乙烯醇颗粒用于节段动脉后支的外周栓塞，阻断反流。应避免栓塞供应脊柱前动脉的节段血管。在动物实验研究中，当结扎三个节段的双侧节段动脉，中间脊椎的血流量减少至对照组血流量的 25%，同时仍可保持 80% 的脊髓血流量，且不损伤脊髓功能。在临床研究中，比较脊柱

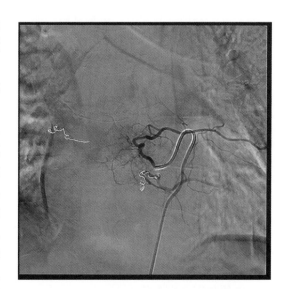

图 9-2-8　术前椎体节段动脉血管造影栓塞

肿瘤 TES 手术栓塞效果发现，单节段栓塞患者术中出血量平均为 2612 ml（1530 ～ 5950 ml），明显高于三节段动脉栓塞患者平均 1406 ml（375 ～ 2550 ml）的术中出血量。值得注意的是，栓塞后有亚急性神经系统退化的可能，这是由于缺血水肿和肿瘤坏死，导致硬膜外肿瘤组织体积增加而压迫脊髓，尽管这种情况很少见。

（2）低血压麻醉：对相对低血压麻醉（收缩压 80 ～ 100 mmHg）的管理已成共识。这并不会影响脊髓血液循环。

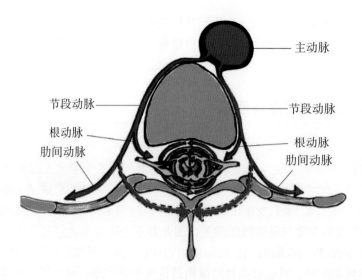

主动脉

节段动脉   节段动脉

根动脉   根动脉
肋间动脉   肋间动脉

图 9-2-9   示意图显示轴位脊椎动脉血供

(3) 避免大血管和节段血管的损伤:经单纯后路切除椎体时,钝性分离椎体前方结构存在一定危险性。应当充分认识椎体与脏器、大血管、节段动脉及其脊柱分支之间的解剖关系 (图 9-2-9)。应当在节段动脉向椎间孔分出根动脉之前进行结扎切断,并将节段血管与主动脉一同推向前方。在 T1 ~ T4 节段,损伤胸主动脉或奇静脉的可能性较小。对于 L1 和 L2 病变,因为节段动脉在椎体和横隔膜之间,所以在游离腰动脉之前,要将横隔膜从椎体上游离。对腰椎水平的椎体游离周围结构时要特别小心,因为主动脉和腔静脉紧贴在前凸的脊柱前方。

(4) 避免脊髓缺血:根动脉栓塞、结扎后,特别是大前根髓动脉 (Adamkiewicz 动脉) 被切断后,可能造成脊髓前动脉缺血,影响脊髓功能。动物实验研究 (Fujimaki et al, 2006) 显示,在 4 ~ 5 个或更多的连续节段上结扎双侧节段性动脉可能导致脊髓缺血,并可能在不包括 Adamkiewicz 动脉的水平上损伤脊髓。这是因为脊髓的血供受三层动脉丛保护——管间动脉丛、硬膜动脉丛和软膜动脉丛。这些血管可以代偿结扎双侧小于四节段动脉后的血供。临床上,在关于多节段 TES 手术的研究中,亦很少见因脊髓缺血而导致神经功能严重受损的报道。这也可能表明,双侧结扎小于 4 个节段的节段动脉,不大可能导致患者术后因脊髓缺血引起神经功能受损。然而,医生仍应告知患者及其家属,在多节段 TES 术中及术前动脉栓塞时发生缺血性脊髓损伤的可能性,并在术前血管栓塞过程中避免对 Adamkiewicz 动脉的直接阻断。

2. 避免脊髓损伤   被肿瘤压迫的脊髓非常脆弱,应该尽量避免对神经造成机械性损伤,特别是震荡、移位、扭转和向上下牵拉。过度牵拉神经根也会由于根性撕脱而损伤脊髓。

(1) 安全截骨:为了减少截骨器械对脊髓和神经根的损伤,Tomita 教授专门设计了 T-saw,用于椎弓根和椎体截骨。它是由多纤维丝缠绕的不锈钢丝制成,表面光滑,可用来切割骨,同时对周围的软组织损伤较小。由于其直径为 0.5 mm,切割损失可以忽略不计。近年来,超声骨刀的应用也为脊椎截骨提供了更方便和安全的选择。

(2) 分离压迫硬膜的肿瘤:脊髓经常受到来自椎体前方肿瘤的压迫,如直接对其进行分离,既容易造成脊髓损伤,又可能进入肿瘤形成污染。对于这种情况,应该首先在肿瘤上下安全边界处截断前柱,而后将病椎向前方推移 5 ~ 10 mm,以便去除肿瘤对脊髓的压迫,最后再用神经剥离子在肿瘤假包膜和硬膜之间进行分离并切除病椎。

3. 减少肿瘤污染   在进行 TES 手术过程中,有时很难获得广泛的外科边界,某些部位的边缘性切除或偶尔进入肿瘤在所难免,从而导致肿瘤细胞的污染。从肿瘤复发的角度看,肿瘤组织残留和细胞污染是不同的概念。肿瘤组织残留必定引起复发,而肿瘤细胞的污染导致复发的可能性较低。为彻底清除污染的肿瘤细胞，对切除肿瘤后的术野进行蒸馏水及高浓度顺铂溶液浸泡冲洗，有可能降低肿瘤的复发率。在体外实验中，将肿瘤细胞置于蒸馏水中 2.5 分钟，然后加入 0.5 mg/ml 高浓度顺铂 2.5 分钟，未检测到活的肿瘤细胞。这是因为通过与蒸馏水接触，增加了肿瘤细胞膜的通透性，顺铂通过细胞膜进入肿瘤细胞质的渗透性升高，从而加速了污染肿瘤细胞的清除。

第三节　脊柱肿瘤切除后的重建

肿瘤侵犯会对脊柱的机械特性产生负面影响，切除肿瘤会进一步破坏脊柱连续性。因此，必须进行脊柱骨缺损重建，以恢复其稳定性。进行有效的脊柱重建对于维持脊髓神经功能、恢复患者正常活动能力至关重要。脊柱重建早期允许患者术后活动，有助于运动功能的恢复以及生活质量的提高，特别是对因患恶性肿瘤导致生存时间有限的患者；后期则形成最终的骨性愈合。

脊柱生物力学完整重建的基本前提是了解人体中轴骨骼负荷传递的原理。脊柱前柱由椎体和椎间盘组成，是负责轴向负荷传递的主要部分；后柱的骨性结构与韧带和关节囊相连，构成了脊柱的张力带，只承担小部分应力传递。脊椎所承受的这些负荷是随着脊柱的屈曲及伸展状态的变化而变化的。在进行脊柱重建时，应正确认识和充分考虑脊柱机械特性以及预期的应力。脊柱前柱的主要特性是承重，需要充分重建，但同时也要注意后柱的张力带重建。在脊柱的过渡区域，还必须考虑其存在的高应力特点，恢复矢状面上的脊柱曲度也非常重要。

与其他情况相比，全脊椎切除后的脊柱重建最为复杂。由于脊柱连续性遭到严重破坏，需要同时进行大范围的前后柱修复工作。比较早期的全脊椎肿瘤切除重建工作由瑞典的 Stener 教授成功开展，他于 1971 年报道了 1 例 T7 软骨肉瘤患者接受全脊椎整块切除术并采用自体骨块植骨重建（Stener，1989）。近年来，随着脊柱外科技术和内固定器材的不断发展，尤其是前柱支撑装置和后柱钉棒内固定系统的进步，脊柱肿瘤的切除重建取得了良好成果。

一、前柱重建

椎体切除后，需要进行前柱置换重建，以补偿被切除椎体的承重能力，间接减轻相邻节段的负荷。为了实现肿瘤切除后的前柱支撑，可以使用不同来源的自体或异体皮质骨块、骨水泥、钛网、各种材质的人工假体（碳纤维、合成塑料、陶瓷、金属）等。虽然大多数重建方式最初是为创伤外科设计的，但它们现在已经广泛应用于肿瘤外科领域。前柱重建装置应当考虑不同情况的脊柱缺损、允许术中修剪组装或扩展、能够提供即刻稳定，并最终实现骨性融合。

（一）自体骨与异体骨移植

结构性植骨是骨性生物愈合的金标准，特别是对于超过 2 个节段的椎体重建。移植骨与临近椎体之间形成的生物融合，为长期生存的患者提供了可靠的重建脊柱，降低了内固定失败的可能性。自体骨移植可以采用带或不带血管蒂的髂骨或腓骨，也有采用局部带蒂肋骨移植的报道。其缺点是骨量有限，不能用于过长节段的重建；取骨区相关并发症发生率高；以及吻合游离血管导致的手术时间延长。一个替代方法是大段异体骨移植，其具有骨量丰富、易于术中修剪等优点，但是骨吸收、骨折、不愈合的缺点限制了它的广泛应用。

（二）骨水泥

骨水泥能较好地承受轴向压力，多用于转移瘤切除后的椎体重建。通过向缺损部分的远近端椎体打入斯氏针、周围填充骨水泥的方式，形成简单的临时重建。这种重建方便、省时、价格便宜，适合生存期有限的患者。

（三）钛网

钛网是椎体重建的常用方法，其优点是操作简便、适用性强。可以于术中根据缺损椎体的长度、直径选择不同型号的钛网进行修剪，并可折成符合脊柱曲度的形状。钛网中应填充自体、异体或混合松质骨粒，以便与上下椎体形成骨性愈合（图9-3-1）。钛网重建是单节段椎体重建最常用的选择（Glennie et al，2016），其最大的问题是与椎体接触面积过小，负重后容易切割接触骨质，造成重建物向邻近椎体下沉，最终导致后柱内固定失败。有报道显示，钛网填充松质骨粒用于3个及以上节段TES重建，下沉发生率高达50%（Yoshioka et al，2013）。

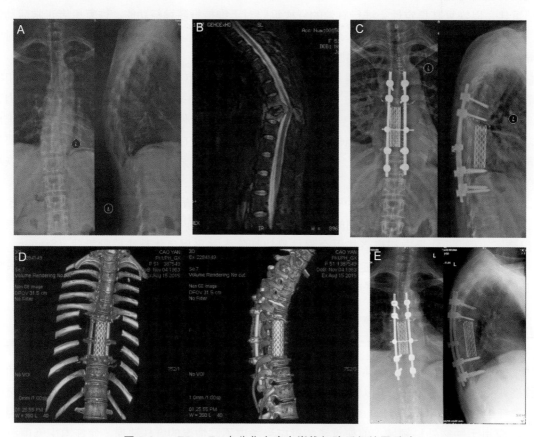

图9-3-1　T7～T9未分化肉瘤全脊椎切除后行钛网重建

A．术前正侧位X线平片显示T8椎体破坏压缩骨折；B．术前MRI T2像显示肿瘤累及T7～T9；C．术后正侧位X线平片显示钛网重建椎体；D．术后CT重建显示钛网重建椎体；E．术后3年随访X线平片显示钛网及内固定重建完好

（四）人工椎体

1．自撑开人工椎体　该方法是短节段前柱重建的一个良好选择，其内部具有螺纹结构，可以向头尾端扩展，在一定范围内调整椎体长度，对抗毗邻的终板（图9-3-2）。使用时仅需在缺损部位延长椎体，即可使其固定于上下椎体之间，操作简便，特别适合用于后柱完整、无法进行脊柱加压的病例。有文献报道95例脊柱肿瘤采用自撑开人工椎体重建，包括75例单节段、19例2节段、1例3节段，其中仅有3例发生内固定相关并发症，包括1例椎体移位，另有2例出现无需翻修的1mm以上的椎体下沉（Viswanathan et al，2012）。自撑开人工椎体的缺点是其内部无法植骨，与临近椎体很难形成远期的骨性融合。

2．碳纤维组配式人工椎体　使用碳纤维组配式人工椎体，不仅可以形成良好的骨性愈合，并且方便调节椎体长度，其最大优势在于方便术后影像观察和放疗。由于材质不形成伪影，因此与普通金属材质

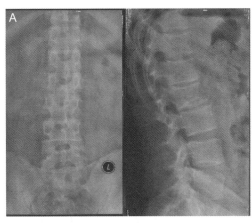
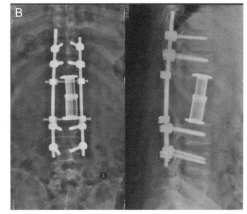

图 9-3-2　腰椎孤立性浆细胞瘤行全脊椎切除后，自撑开人工椎体重建
A. 术前正侧位 X 线平片显示病变；B. 术后正侧位 X 线平片显示人工椎体及内固定情况

的重建物相比，碳纤维组配式人工椎体不影响在术后的 CT 和 MRI 上观察周围软组织，便于及时发现肿瘤复发等异常情况，而且其也不会干扰术后放疗的实施。其唯一的缺点是价格比较昂贵，特别是在长节段椎体重建时。

3. 3D 打印人工椎体　近年来，3D 打印技术被广泛用于骨科领域，研究显示其骨接触面具有良好的骨长入融合能力。有少量报道采用 3D 打印定制人工椎体用于脊柱肿瘤切除后重建，在少量患者中取得了较好的短期效果。但是，定制假体也存在一些缺点，例如，需要长时间等待制做假体，以及当术中改变肿瘤切除计划范围时，难以安装定制假体等问题。为了解决这些问题，设计了组配式 3D 打印人工椎体（图 9-3-3）用于脊柱肿瘤切除后的椎体重建。该人工椎体由上、下终板和体部延长段组成，中间通过锥接结构连接。在术中，可以根据肿瘤切除后的缺损范围，选择不同组合，以获得不同长度（25 ~ 200 mm，最小间隔 2.5 mm），不同直径

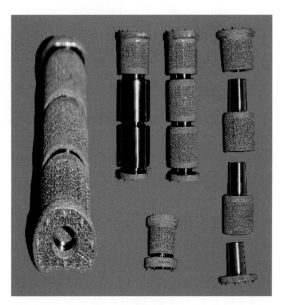

图 9-3-3　各种规格组合的组配式 3D 打印人工椎体

（21 mm、24 mm、30 mm）、不同曲度（0°、4°、8°）的人工椎体。该假体的终板有多孔表面，以便骨长入和骨融合，并有数个小的尖状突起便于假体的早期固定。该组配式 3D 打印假体适用大多数胸腰椎肿瘤切除后重建，具有便捷、适应性强的特点，已应用 60 余例，经过平均 2 年的随访，未见假体相关并发症或内固定失败（图 9-3-4）。

（五）脊柱肿瘤前柱重建失败的原因

原因包括：①当重建区域的旋转应力没有有效降低时，植入物发生移位的可能性增大，在植入物 - 骨界面上准备初步锚定的植入物设计可以提供更好的旋转稳定性，而表面光滑的植入物会增加旋转不稳定性；②存在过大应力会导致占位装置下沉到临近椎体内，这可能由骨骼本身质量差（例如终板被切除）以及占位装置结构设计不合理导致的机械性应力过大所造成；③用长骨段移植可能发生前柱骨折或塌陷，人工植入物也有断裂的可能；④尽管有足够的前柱支撑，忽视后方张力带的作用也会产生问题，能够承重的前柱和稳定的后方张力带之间的协同作用可为脊柱提供极大的稳定性。脊柱前柱重建失败（下沉、断裂）通常会造成后路钉棒内固定的折断及翻修（图 9-3-5）。

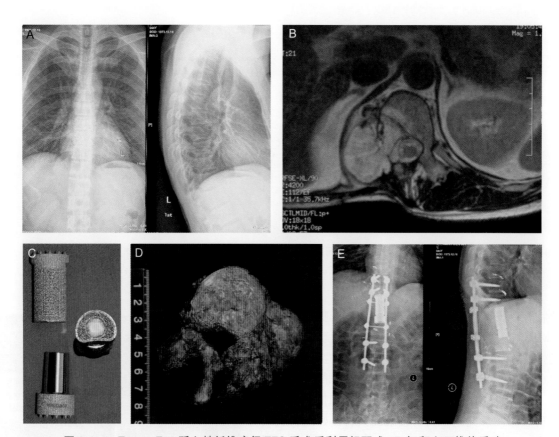

图 9-3-4　T11 ~ T12 孤立性纤维瘤行 TES 手术后利用组配式 3D 打印人工椎体重建

A. 术前正侧位 X 线平片；B. 术前 MRI T2 像；C. 术中像显示组装 3D 打印人工椎体；D. 切除肿瘤标本；E. 术后正侧位 X 线平片显示椎体重建及内固定情况

二、后柱重建

当脊椎后侧附件被切除后，需要进行后柱固定重建，以维持脊柱稳定性。在过去的 40 年里，脊柱后路固定技术有了很大的进步。基于钢丝或钩的手术技术已经被基于椎弓根螺钉的固定装置所取代，后者提供了更坚强的固定效果以及更短的固定长度。虽然已经取得了一些进展，但后路固定装置仍然存在一些并发症，包括椎弓根螺钉及连接棒的松动断裂等，这是系统的机械应力过大导致的并发症。

在全脊椎切除后，脊柱连续性完全中断，单纯使用前路固定（比如钢板或连接棒）不能提供满意的稳定性，而单纯使用后路固定的效果不如前后路联合内固定。研究显示，这种额外的前路外侧支撑结构可以增加脊柱重建的初始稳定性，但是这种刚性结构所带来的应力遮挡可能影响骨整合。还有研究显示，在病椎上下各两节段椎体均进行椎弓根螺钉固定比单节段固定可以提供更好的稳定性。因此，对于全脊椎切除的病例，后路固定结构必须跨越远近端多个节段，并辅助横向连接杆，以提高抗扭转刚度。但是，即便采取了后路多节段固定，全脊椎切除后的重建仍然面临较多的机械性并发症，其远期发生率可高达 40%，7.7% 的患者需接受翻修手术。为了解决连接钛棒折断的问题，可以考虑使用较粗直径的钴铬钼合金棒，或者用四棒技术代替双棒固定（图 9-3-6），也可以增加后路辅助植骨以减少内固定失败。

后路内固定装置还可以用来对置入的前柱重建物进行加压，这是脊柱重建的最后一步。5 ~ 10 mm 的脊柱轻微短缩有两个重要的优点：①增加脊柱前后柱的稳定性；②增加脊髓血供，有利于改善脊髓功能。一般来说，脊髓短缩范围小于一个节段脊椎的 1/3 是安全的，不会造成硬脊膜和脊髓的屈曲变形。

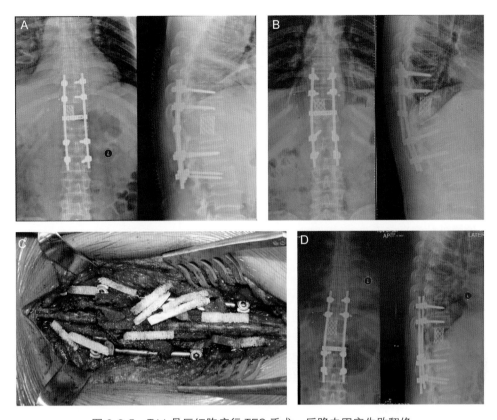

图 9-3-5 T11 骨巨细胞瘤行 TES 手术，后路内固定失败翻修

A．术后正侧位 X 线平片；B．术后 1 年正侧位 X 线平片显示前路钛网下沉致后路连接棒折断；C．翻修术中像显示更换内固定及自体异体混合植骨；D．翻修术后正侧位 X 线平片

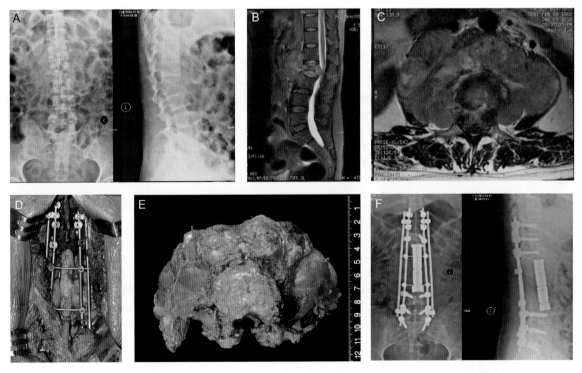

图 9-3-6 腰椎恶性神经鞘瘤，行 L1 ～ L3 TES 手术

A．术前正侧位 X 线平片显示腰椎破坏伴 L2 压缩骨折；B、C．术前 MRI T2 像矢状位及冠状位片显示肿瘤累及 L1 ～ L3 椎体及椎旁软组织；D．术中像显示后路四棒内固定情况；E．切除肿瘤标本像；F．术后正侧位 X 线平片显示重建内固定情况

第四节　颈椎肿瘤的手术入路及切除方法

一、上颈椎肿瘤

上颈椎由寰椎、枢椎、颈 2～3 椎间盘及周围软组织组成，发生于该部位的脊柱肿瘤少见，多数为转移瘤，可导致局部不稳定及病理性骨折。因为 50% 的颈椎活动依赖于寰、枢椎关节，所以该部位肿瘤常引起颈部活动受限，常见症状包括颈部屈曲、伸展和侧向旋转引起的严重机械性疼痛，神经症状多表现为枕部神经痛。在上颈椎区域，C1 及 C2 水平的椎管矢状径分别约为 23 mm 及 20 mm，椎管直径较下颈椎大，这为脊髓提供了避让肿瘤压迫的空间。因此这一水平的脊髓受压多数是由病理骨折后寰、枢椎半脱位造成的，而非硬膜外肿瘤直接压迫。

上颈椎的解剖复杂性在于骨性结构不同于其他脊椎，周围有特殊的神经及血管围绕，特别是涉及 V3～V4 段椎动脉，且其前方受下颌骨阻挡显露，整块切除肿瘤较为困难。因此，该部位肿瘤的治疗策略应综合考虑患者状况、肿瘤性质、骨质破坏程度、神经功能情况以及手术创伤并发症等因素。

对于上颈椎的原发恶性肿瘤，一般需要前后联合入路，通过广泛的前方显露，切除病灶内的肿瘤，并行有效固定，再辅助术后放疗以获得最佳的肿瘤局部控制效果。对于上颈椎转移瘤，脊柱序列正常或仅有微小骨折移位的患者可以接受放疗和颈托固定，而移位明显的则应进行手术治疗。肿瘤通常累及脊柱前方结构（如齿状突和 C2 椎体），虽然可以进行较大范围的前路切除和固定，但是对于转移瘤，通过后路进行减压内固定、切除或不切除前方肿瘤均可以达到即刻固定、校正畸形和恢复神经功能的效果。

（一）前路肿瘤切除与重建

对于需要进行前路切除的上颈椎肿瘤，应根据肿瘤累及高低范围不同，采用经口咽入路、经下颌骨入路或经咽后入路（Singh et al, 2010）。术前应使用氯已定、碘伏和盐水反复冲洗消毒口腔。需要气管切开或经鼻气管插管。患者取仰卧位，头部牢固固定，颈部伸展。

1. 经口咽入路　采用单纯经口咽入路，可以显露斜坡下 1/3 至 C2 椎体范围。不需要切开皮肤，仅需经鼻腔插管后牵开软腭即可触及寰椎前结节，并可经 X 线透视进行确认。在中线上，经咽后壁黏膜做纵向切口、剥离肌层即可到达前纵韧带，显露寰、枢椎前部结构。用自动牵开器向两侧牵开黏膜层和骨膜层，最大达 1.5 cm。在 C2 水平，椎动脉位于中线外侧 1.4 cm 处，C1 水平为 2.2～2.4 cm，枕骨大孔水平为 1.1～1.4 cm。确定中线的确切位置可以减少椎动脉损伤的可能性。而后对肿瘤进行自中央向外周的囊内切除。当切除 C1 的前弓后，用 Crockard 钳夹住齿状突，用磨钻予以切除。位于齿突后方的覆膜和十字韧带可以保护硬膜免受损伤。肿瘤切除后，咽后壁黏膜和颈长肌应分两层用 3/0 可吸收线间断缝合。

2. 经下颌骨入路　切口起自乳突尖端，向下 2 cm 平行于下颌骨下缘，向内下至下颏中点，而后沿中线做垂直于下唇的切口，切口的折点位于舌骨上（图 9-4-1）。在下唇上做"之"字形切口。在嘴唇下面的牙槽边缘做黏膜的切口。切开皮肤后，在下颏联合至甲状软骨上角做颈阔肌垂直切口。而后，可以沿皮肤切口方向横断颈阔肌纤维，显露全长。提起颈阔肌肌瓣，显露上颈部、下颌下腺及周围组织。清扫肩胛舌骨上颈淋巴结，以便于显露舌神经、舌下神经、颈内动脉、颈外动脉和颈内静脉。向外侧牵开胸锁乳突肌，显露颈动脉鞘，而后分离二腹肌，自舌骨上剥离下颌舌骨肌，自下颌骨上剥离颏舌骨肌。注意辨认和保护舌下神经。

在劈开下颌骨前，为了保证下颌骨切开后能够准确复位，应将小钢板提前预折弯并固定、钻好固定螺钉孔道。而后经两个中切牙之间台阶样或垂直劈开下颌骨。台阶样切开下颌骨可以增加骨接触面积，用钢板固定可以获得更稳定的重建。沿中缝劈开舌头，显露舌骨和会厌谷。也可以向后沿舌咽沟切开口腔底部，以便将下颌骨牵向外侧，将舌头牵向内侧，使口咽部和上颈咽部相通。触摸到茎状突位置后，分离肌肉的止点。在颅底表面辨认颈内动静脉和第9~12颅神经。当切开至扁桃体前方时，切口分开为2支，上支延伸至软腭，而后经牙槽边缘内侧约1 cm处达到硬腭，再向前延伸至对侧硬腭。切口的下支延伸至下咽部，经扁桃体侧面和咽鼓管开口，切开腭帆提肌、腭帆张肌和咽鼓管，分离咽后壁，将咽部自颈长肌分离，将咽壁提起并向内侧掀开，以便显露斜坡和上颈椎。切除病变椎体上下椎间盘，用磨钻切除钩突关节，而后切除肿瘤，并去除后纵韧带。如仅一侧椎动脉受累，则有可能整块切除肿瘤，否则只能分块刮除肿瘤。肿瘤切除后，可用异体骨或自体骨粒的钛网修剪至适当长度进行椎体重建。切除钛网的头端和尾端的背侧部分，以使其适合卡入C1与下位椎体之间进行重建。钛网两端的腹侧覆盖于C1前弓和下位椎体表面，以起到钢板固定的作用。在头端，用2根螺钉通过钛网前部，经C1侧块通过皮质固定钛网。在尾端，用另2根螺钉通过2层皮质固定钛网于下位椎体。

　　将括约肌重新缝合至颅底的肌肉上，将腭部的组织瓣复位，缝合软腭和硬腭的黏膜。口腔底部做双层缝合。将咽部组织瓣复位，注意将后外侧黏膜边缘对齐。缝合下颌舌骨肌和二腹肌。复位下颌骨时，将预先准备的小钢板固定好，并用可吸收线缝合下颌骨周围组织，注意将边界对齐。最后按层次缝合颈阔肌和颈部组织。

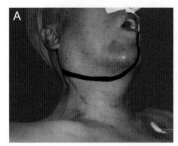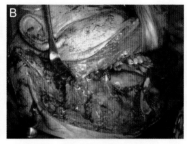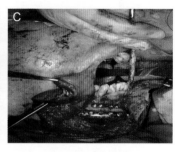

图 9-4-1　经下颌骨入路术中像

A. 手术切口像；B. 下颌骨劈开后牵向外上侧；C. 肿瘤切除后，将下颌骨复位并固定

　　3. **经咽后入路**　经口咽入路最常用于位于中线的上颈椎肿瘤，但是，如果病灶偏向一侧或侵犯下位颈椎，可以采用高位颈椎前入路，对颈髓结合部进行减压、固定融合颈椎前方。因为是经咽后入路，不破坏口咽黏膜，所以咽部并发症较少。患者仰卧位，头部适度向对侧旋转30°~45°，切口起自下颌角，平行于下颌骨下方约4 cm处向前内侧至胸锁乳突肌前缘转向下。切开颈阔肌，分离下颌下腺并向上方提起牵开，显露二腹肌及面动静脉。分离二腹肌腱性部分并向上方牵开，显露舌下神经、向上牵开。分离并向内侧牵开咽肌，显露C1~C3，分块切除肿瘤，行前路椎体重建及钢板固定（图9-4-2）。

（二）后路肿瘤切除与重建

　　当面临肿瘤侵犯后侧结构、多个节段受累、既往曾经放疗导致气管及食道自前方分离困难等情况，可以采用后侧入路进行肿瘤切除与重建（图9-4-3）。与胸腰椎前柱承受80%的应力有所不同，颈椎关节突关节对于维持生物力学的稳定更重要，其后柱承载了更大应力。这使得后路固定较前路固定提供更多支撑、更为稳定。颈椎后路固定是治疗由肿瘤破坏造成的高位颈椎不稳定的主要措施。固定的节段取决于颈椎后柱的完整性以及枢轴下颈椎的受累程度。由于肿瘤破坏进行性发展的特性，进行长节段的固定更有利。

　　采用气管插管全身麻醉，插管时应尽量避免颈部过度后伸或在清醒状态下进行。存在寰、枢椎脱位危险的患者应进行气管切开插管麻醉。患者俯卧位，采用头架固定头颅，呈头高脚低的"折刀位"，应使头颈部结构高于心脏平面，以减少硬膜外出血。采用后正中入路，切口起自枕外隆突以上4 cm，向下沿后正中线切开至C4棘突。为扩大显露，可侧向延长切口至乳突，形成后侧方入路。切除棘突、椎板，显

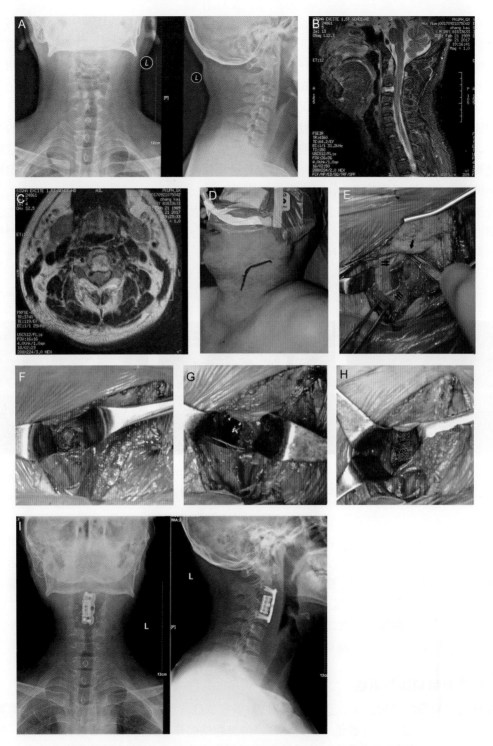

图 9-4-2　C3 椎体转移瘤经咽后高位颈椎前入路行肿瘤切除内固定
A．术前正侧位 X 线平片显示 C3 椎体破坏压缩；B、C．术前 MRI T2 矢状位及轴位像显示 C3 椎体破坏；D．术中切口像；E．游离下颌下腺（单箭头）、舌动静脉及喉上神经（双箭头）、喉上动脉（三箭头）；F．显露椎体；G．肿瘤切除后；H．置入人工椎体；I．术后正侧位 X 线平片显示重建内固定情况

露脊髓，牺牲 C2 ～ C3 节段的神经根以便获得更好的视野，显露 C1 ～ C2 关节突关节。游离椎动脉，在 C1 椎动脉沟处控制血管的远端，打开 C1 横突孔背侧，向外下方追踪椎动脉至 C1 ～ C2 关节突关节，并控制其近端。使用磨钻去除 C2 椎弓根即可进入病变椎体，分块刮除肿瘤，而后进行重建固定。当椎体保

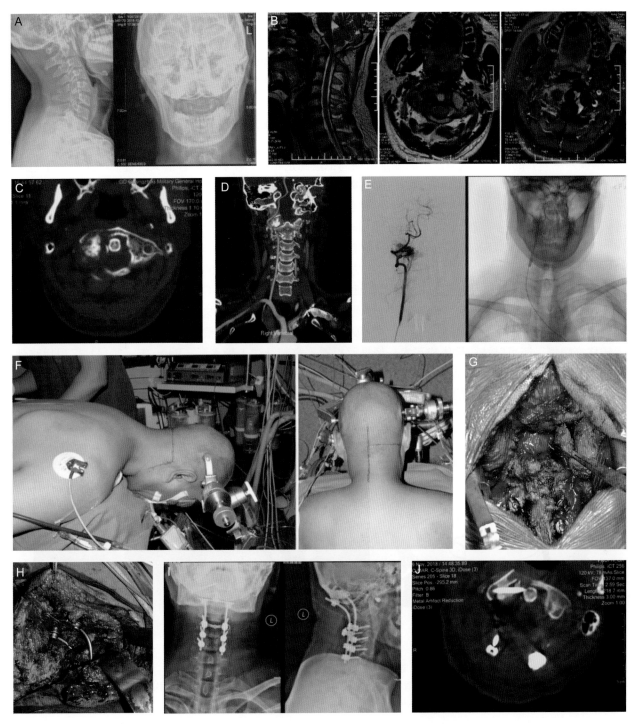

图 9-4-3　C1 骨肉瘤患者，行后路肿瘤切除重建

A．术前 X 线平片；B．术前 MRI T2 矢状位、轴位及 T1 轴位增强像，显示肿瘤侵犯 C1 右侧部分；C．术前 CT 骨窗显示成骨性肿瘤破坏 C1 右侧部分；D．术前 CTA 影像显示椎动脉与肿瘤关系；E．行椎动脉血管造影及球囊临时阻断；F．手术体位及后侧入路切口；G．后入路切除 C1 右侧椎板，显露脊髓；H．分块切除 C1 肿瘤后，自体髂骨移植合并颈枕固定；I．术后 X 线平片显示内固定情况；J．术后 CT 显示自体植骨块重建 C1 右侧部分

留 50% 以上时，可仅进行后路融合固定，否则应采用斯氏针、骨水泥、钛网等进行椎体重建。

上颈椎后路固定多采用颈枕固定。术前应仔细进行影像学检查，通过 CT 检查可以测量出螺钉固定枕骨的准确厚度。枕骨在中线处最厚（10 ~ 18 mm，平均 14 mm），向两边逐渐变薄。固定螺钉的最佳区域是沿上项线枕外粗隆 20 mm 内，上颈线下 20 mm，螺钉固定范围降到枕外粗隆 5 mm 内。钢板应充分贴合枕骨，通过钢板上的孔植入螺钉。具体操作时，首先将钢板完全贴合枕骨表面，使用导向器 3.5 mm 的钻头打孔，测深尺测量深度，然后使用自攻丝，将螺钉拧入固定。螺钉长度通常是 8 ~ 12 mm。对于枕骨螺钉，固定枕骨内外板两侧的螺钉比仅固定外板的单侧螺钉固定牢靠，但是两侧皮质固定有损伤内部结构（小脑或静脉窦）的风险。钢板螺钉的固定方法同钢丝固定相比，生物力学性能大大提高。颈椎由于也采用了螺钉固定，因此，为达到足够的稳定性，需要进行固定的下位颈椎数目减少。钢板有以下几种类型：马蹄形、Y 形和 T 形。C1 侧块后方进行螺钉固定的平均高度和宽度分别为 3.9 mm 和 7.3 mm，理想的进入点是紧贴 C1 后弓下缘、侧块的中点处。向内倾斜的角度从 25° ~ 45°，双层皮质固定的螺钉长度为 14.4 ~ 22.5 mm。螺钉长度和向内倾斜的角度可从术前 CT 上测量。向上的角度在 0° ~ 30°。C2 椎弓根钉进入的位置是 C2 侧块的内上部分，进针方向是向中线倾斜大约 15°，向上 35° 进入椎体峡部。术后侧位片显示螺钉的尖部几乎接近 C2 椎体的前面皮质（图 9-4-4）。植入 C1 侧块螺钉和 C2 椎弓根螺钉时，向内倾斜的角度几乎是一样的。为避免损伤椎动脉，C1 侧块螺钉和 C2 椎弓根螺钉植入比 C1、C2 跨关节螺钉固定更安全。枕骨钢板被连接到 C1、C2 及以下椎体的侧块或椎弓根螺钉上。为了增强稳定效果，对于转移癌病例，还可以结合椎体成形术，经椎弓根置入穿刺针注入骨水泥。Papp 等（2014）采用后路颈枕固定联合经椎弓根或经口入路椎体成形术治疗了 5 例 C2 溶骨性转移瘤患者，每例平均注入骨水泥 4 ml，实现 C2 椎体 60% 体积的填充，经平均 13 个月随访，脊柱稳定性及疼痛症状均明显改善。

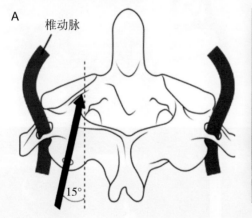
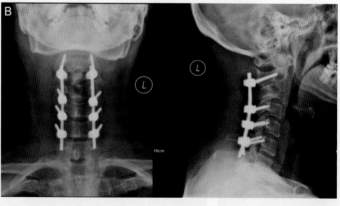

图 9-4-4　C2 经椎弓根钉内固定
A. 示意图显示置钉位置角度及与椎动脉关系；B. 正侧位 X 线平片显示内固定情况

二、下颈椎肿瘤

（一）后路操作

进行气管插管或气管切开保持呼吸道通畅，患者俯卧位，固定头颅，取后正中线切口（图 9-4-5）。自枕骨粗隆至上胸椎水平剥离肌肉，以显露多节段的椎板和关节突进行双侧椎板和关节突完全切除。当切除关节突后，可以显露被切断的椎弓根。椎弓根形成横突孔的后内侧壁，持续钻磨椎弓根就可以打开横突孔。在进行肿瘤整块切除时，如果神经根受到侵犯，需要牺牲受累侧的神经根。如需进行前路手术，可在肿瘤后方和硬膜的腹侧之间放置硅胶片，以便在进行前路手术辨认、保护脊髓，而后进行颈椎后路固定，

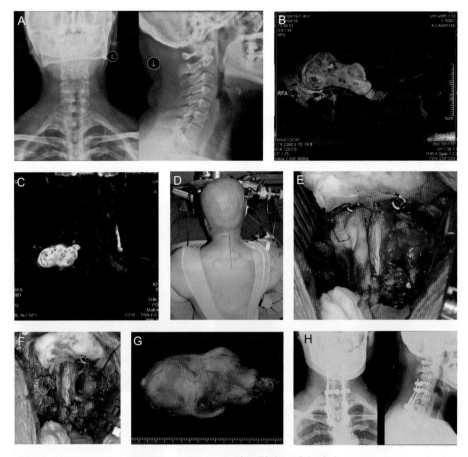

图 9-4-5　C6、C7 神经鞘瘤后路切除术

A. 术前正侧位 X 线平片显示 C6、C7 右侧椎间孔扩大；B、C. MRI T2 轴位及冠状位片显示肿瘤累及椎管、椎间孔；D. 术中体位切口像；E. 切除 C6、C7 后侧棘突椎板及右侧侧块，显露肿瘤（箭头所示）挤压脊髓；F. 将肿瘤向后外侧提起，与硬膜分离；G. 切除肿瘤大体像；H. 术后正侧位 X 线平片显示内固定情况

一般可以采用侧块螺钉固定。螺钉钉入点在侧块的中心，大约分别向头侧和外侧倾斜 30°。如果使用较短的螺钉，向外的角度并不太严格。螺钉最适长度一般是男性 14 mm，女性 12 mm。这些螺钉长度适当，极少发生椎动脉损伤。为达到牢固固定，应进行双皮质固定。如果侧块螺钉不能提供足够的固定强度，则可以考虑在颈椎进行经椎弓根螺钉固定。椎弓根螺钉相比侧块螺钉具有较高的抗拔出强度。颈椎的椎弓根平均宽度约 3.5 ~ 6.5 mm，平均高度为 5 ~ 8 mm。椎弓根的角度在水平面从 C5 向内 50° 降低到 T5 向内 11°，在矢状面上参照 C7 的终板向下 3° ~ 5°。颈椎椎弓根螺钉植入最可靠的操作技术包括切开小部分的椎板和触摸椎弓根的位置，椎弓根的上缘、内缘和下缘都必须触摸到。螺钉的植入轨道必须沿椎弓根内侧壁进行。通常直径 3.5 mm、20 ~ 22 mm 长度的螺钉是足够的。需要小心操作，避免椎动脉损伤。

（二）前路操作

患者仰卧位，短节段可取胸锁乳突肌前缘横切口，长节段应取纵切口。根据肿瘤位置选择左侧或右侧。如无肿瘤原因，多选择左侧以避开喉返神经。在食管和左侧颈动脉鞘之间进入，需要显露 C5 ~ C7 椎体右侧横突。拉钩应位于颈长肌外侧、横突旁。切断颈长肌并自椎体表面去除。当去除 C7 椎体节段的肌肉后，可见椎动脉位于 C7 横突前方，进入 C6 横突孔，勿损伤椎动脉。切断受累椎体前纵韧带以去除椎间盘，并同时切除双侧的钩椎关节，而后可见神经根的近侧部分。辨认钩状突，并将其作为椎体切除宽度的参考点，切除后侧皮质骨及骨赘，减压应至术者见到膨出的、搏动的硬膜囊为止。可以用高速磨钻在横突间去除钩椎关节。磨除方向自外至内，深达后纵韧带的外侧部分。当磨至靠后部分时，钻头必须向内侧倾斜。而后可去除椎动脉旁的骨质，显露椎动脉。切开横突间的筋膜，以显露整个椎动脉。椎动脉的后侧骨鞘已经后侧入路切除。若有椎旁肿块，首先在中线上做病灶内切除至前纵韧带，而后自椎体表面剥离颈长肌，包括临近椎体，以便于进行钢板固定。经透视辨认椎体节段，切除与受累椎体临近的椎间盘至后纵韧带，而后分块切除病变椎体至后纵韧带。用 11 号刀片切开后纵韧带，用 2 mm 椎板咬骨钳予以切除。切除椎体后，可以将椎动脉游离后去除残留的椎旁肿块。肿瘤切除后，采用填充有自体髂骨或异体骨的钛网或人工椎体进行椎体重建，并辅以钢板固定。椎体切除范围较大的，可进行后路辅助固定（图 9-4-6）。对于切除单一节段，但对于肿瘤可能继续进展的患者，后路固定也有益处。

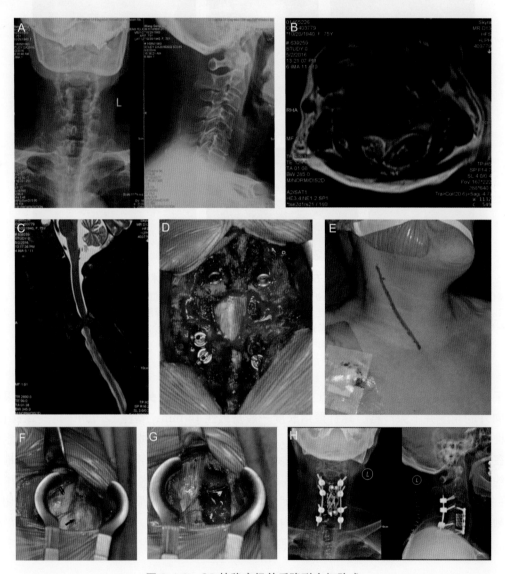

图 9-4-6　C5 转移瘤行前后路联合切除术

A. 术前正侧位 X 线平片显示 C5 椎体破坏压缩；B、C. 术前 MRI T2 轴位及矢状位片显示肿瘤压迫脊髓；D. 术中像显示后路椎板减压及后路内固定；E. 前路胸锁乳突肌前缘切口；F. 至椎体前缘显露肿瘤（单箭头）及颈长肌（双箭头）；G. 切除肿瘤脊髓减压；H. 术后正侧位 X 线平片显示重建内固定情况

（三）下颈椎肿瘤的整块切除

对于脊柱原发恶性肿瘤，整块切除是最佳的局部治疗措施，但是由于神经根及椎动脉的存在，使得

颈椎整块切除更为困难。特别是椎动脉参与脑部供血，术中必须保留优势侧血管，因此，当其被肿瘤包绕时，只能进行血管移植，否则需分块切除肿瘤，无法获得满意的外科边界。术前应进行椎动脉造影以及球囊临时阻断，确定是否可以牺牲非优势侧椎动脉（图 9-4-7）。当肿瘤位于椎体偏非优势椎动脉侧时，可以保留优势侧椎动脉，切除矢状位椎体（图 9-4-8）。有关颈椎肿瘤矢状位整块切除的报道较少，多为个案（Wang et al，2018；Ahmed et al，2019），其远期治疗效果仍需大宗病例验证。

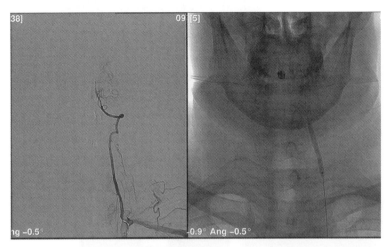

图 9-4-7　椎动脉血管造影及球囊临时阻断

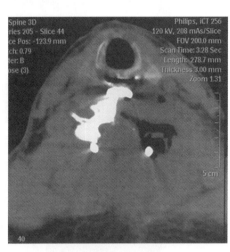

图 9-4-8　颈椎矢状位切除术后 CT 片

　　颈椎肿瘤患者的椎动脉处理有三种方法：①可以将动脉游离，与肿瘤分离；②非优势侧血管可予以结扎，与肿瘤一起切除；③在某些情况下，切除优势侧血管后用静脉移植重建。C6 ~ C2（V2 节段）的椎动脉可以通过前外侧入路到达颈动脉鞘的后方。C2 和 C1（V3 节段）的椎动脉可以经侧方到达。在 V2 和 V3 节段，椎动脉被连续的骨膜鞘和静脉丛所包绕。对椎动脉进行控制的关键是，尽量在骨膜鞘以外操作，并在病灶的远近端获得足够长度的椎动脉。

　　1. 后路操作　切开气管保持呼吸道通畅，患者俯卧位，固定头颅，取后正中线切口，自枕骨粗隆至上胸椎水平剥离肌肉，以显露多节段的椎板和关节突。在受累及上下临近节段预置侧块或椎弓根螺钉，完全切除双侧椎板和患侧关节突，并显露患侧受累的神经根，在肿瘤内外侧正常部分并予以结扎切断。当切除关节突后，可以显露被切断的椎弓根。椎弓根形成横突孔的后内侧壁，持续钻磨椎弓根打开横突孔，显露椎动脉（图 9-4-9）。在肿瘤头尾两侧游离椎动脉正常部分，予以结扎切断。切断 C2 和 C3 的神经根，一般不会引起明显的功能丧失。如果必须，也可以切断 C4 的神经根。切断 C5 ~ C8 神经根则会导致相应上肢功能损失。游离椎管内肿瘤，可在肿瘤后方和硬膜的腹侧之间放置硅胶片，以便在进行前路手术时保护神经结构。完全切除椎板、患侧侧块、椎弓根、神经根及椎动脉后，用钛棒连接固定螺钉，完成后路手术（图 9-4-10）。

　　2. 前路操作　患者改仰卧位，颈部伸展，经患侧胸锁乳突肌前缘纵向切口做颈前部分离，当肿瘤累及上颈椎时，切口可延长经下颌骨、环舌、咽后入路显露（操作同前述）。在肿瘤前方包膜表面分离，切断患侧颈长肌，切除受累节段上下椎间盘。在未被肿瘤累及的椎体部分，用磨钻进行纵向截骨，切断后纵韧带，直至显露硬膜前方所放置的硅胶片。向前外侧牵拉肿瘤包块，完整切除受累椎体。采用中间填充异体骨或自体骨粒的适当长度钛网或人工椎体等重建前方椎体，并可以辅助颈椎前路钢板固定，常规方法关闭伤口（图 9-4-11）。

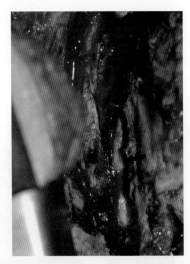

图 9-4-9　术中像显示，颈椎后路切除横突孔后显露椎动脉（黑色箭头所示）

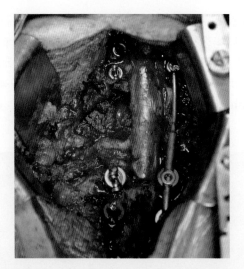

图 9-4-10　术中像显示，颈椎后路切除椎板及患侧侧块、椎弓根、神经根

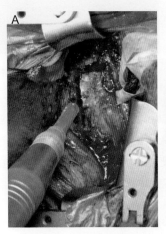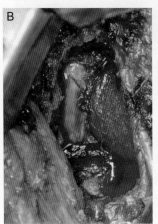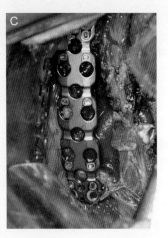

图 9-4-11　术中像显示颈椎肿瘤矢状位整块切除

A. 切除受累节段上下椎间盘，并用超声骨刀矢状位截骨；B. 肿瘤切除后显露硬膜；C. 前路钢板固定

第五节　颈胸结合部脊柱肿瘤的手术入路及切除方法

颈胸结合部是指 C7 ~ T4 节段。该部位脊椎位于胸廓出口，周围解剖结构复杂，前方紧邻重要的结构，包括主动脉弓、气管、食管、喉返神经等。其具有特殊的生物力学特点，是从活动前凸的颈椎向固定后凸胸椎的过渡。在正常情况下，脊柱和胸廓组成的结构是人体较为坚实的部分，可以承担生理应力，防止呼吸困难。但是，由于上胸椎存在解剖结构上的后凸，使得该节段承受应力能力较差，容易发生病理性骨折，特别是 T3 椎体，易形成后凸畸形、疼痛和神经损伤。

由于颈胸结合部的解剖复杂性，有多种外科入路可以用于显露脊柱，包括前路和后路，以及多用于全椎体切除的前后联合入路。手术入路的选择受到以下因素影响：肿瘤的部位及对周围组织的侵犯情况、手术目的、患者整体健康状况、医生的经验等。

一、前方入路

从各方面来说，对颈胸结合部病灶进行前方显露均较为困难，包括胸骨阻挡了手术的通路、由于胸椎的后凸曲度导致术野深在，特别是上胸椎前方大血管的存在影响了前路视野（图 9-5-1）。有多种方法被用于颈胸结合部脊椎的前路手术。前入路可以直接显露脊椎前柱，适用于肿瘤侵犯椎体、具有椎旁侵犯的患者。在需要进行整块脊椎切除的病例，常需要通过前入路进行前方软组织包块的游离。前入路还可以为椎体转移瘤的姑息性治疗提供良好的前方视野。但是，广泛分离的前入路也带来了更多有关肌肉分离、截骨、大血管、胸导管、喉返神经、胸膜损伤，以及锁骨不愈合和肺部的并发症。此外，还应考虑，由于胸椎后凸的问题，导致前路内固定困难。

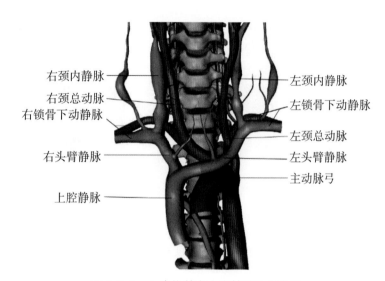

右颈内静脉　　　　　　　　　　　　左颈内静脉
右颈总动脉　　　　　　　　　　　　左锁骨下动静脉
右锁骨下动静脉　　　　　　　　　　左颈总动脉
右头臂静脉　　　　　　　　　　　　左头臂静脉
　　　　　　　　　　　　　　　　　主动脉弓
上腔静脉

图 9-5-1　上胸椎前方大血管结构示意图

（一）经胸骨入路

标准的下颈椎入路在大多数患者中可以显露至 T1 水平。对于颈部较长的患者，应用标准下颈椎入路甚至可能显露至 T2 水平。但是如需要自前方对 T2 ～ T4 节段进行操作，就需要经胸骨入路（Fuentes et al，2010），以便增加远端的显露。通常选择左侧进入，以避免损伤右侧的喉返神经。还应根据肿瘤向侧方的侵犯范围，进行锁骨截骨、剥离胸锁乳突肌来扩大显露，甚至可以结合经第 4 肋间切口，形成所谓"Trap door"入路（Nazzaro et al，1994）进行更广泛的显露。但是，有研究发现劈开胸骨全程的入路伴随有较高的并发症发生率，因此更多术者采用破坏性较小的改良式经胸骨入路，包括经胸骨柄入路和带肌瓣蒂的锁骨截骨入路（Birch et al，1990）。经胸骨柄入路通常可以显露至 T3 ～ T4 水平。术前应对患者的影像学资料进行仔细评估，以确定采取何种范围的经胸骨入路对肿瘤进行显露。上胸椎的放射学研究显示，在大多数患者中，经劈开、移动胸骨柄的上胸骨入路，至少可以显露 T3 椎体。T2 ～ T3 的体表标志是胸骨上切迹，T4 ～ T5 的体表标志是胸骨角。

1. **锁骨 - 胸骨柄入路**　患者仰卧位，垂直切口起自同侧胸锁乳突肌的前缘，向下延伸至胸骨角以下（图 9-5-2）。沿皮肤切口切开颈阔肌，切开颈部深筋膜，分离胸锁乳突肌的胸骨和锁骨头并牵向侧方。在锁骨以下水平分离胸骨锁骨肌和胸骨甲状肌并牵向内侧。在颈动脉鞘和气管食管之间进行钝性分离。自锁骨的内侧 1/3 和胸骨柄剥离胸大肌止点并进行骨膜下游离，在内中 1/3 交界处切断锁骨，切除第 1 肋软骨。在胸骨柄后方做钝性分离，避免损伤乳内动脉。用磨钻或超声骨刀自胸骨柄中线或偏对侧进行 L 形截骨，在保留胸骨柄及胸锁关节完整性的情况下，将骨块与胸锁乳突肌胸骨头一同向上牵开。为了显露上胸椎病

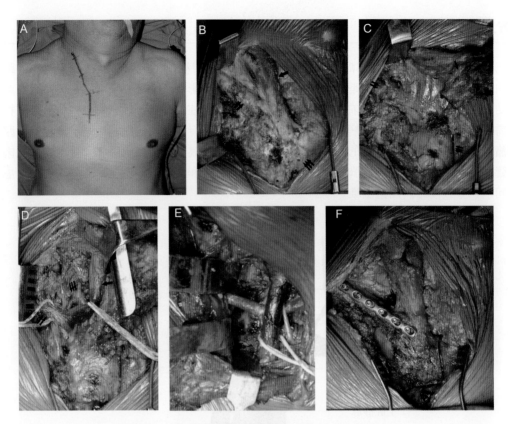

图 9-5-2　右侧经锁骨 - 胸骨柄入路显露上胸椎前方

A. 入路切口选择；B. 显露胸锁乳突肌（单箭头）、锁骨（双箭头）、胸骨柄（三箭头）；C. 锁骨、胸部柄截骨后，将胸骨柄、胸锁关节骨块与胸锁乳突肌向上牵开（单箭头），显露锁骨外侧（双箭头）、胸骨柄（三箭头）截骨端，及其后方解剖结构；D. 分离右侧颈内静脉（单箭头）、锁骨下静脉（双箭头）、锁骨下动脉（三箭头）；E. 显露 C7 ~ T3 椎体前方；F. 完成椎体前方操作后，复位固定胸骨柄及锁骨

灶，可向尾侧进一步分离。应注意首先显露下颈椎的椎体，再将术野向尾侧扩大。在这种情况下，无需对主动脉弓和大血管直接进行操作。在某些节段，需要对这些大血管进行左右牵拉，但无需对其直接进行分离。向两侧牵开头臂干可以显露 T1 和 T2 的椎体。当牵开大血管、食管及气管后，就可以显露椎前筋膜。辨认椎前筋膜后予以切开，显露椎体。胸椎曲度使椎体尾端更加深在。T1 椎体较浅，而 T3 较深，椎间盘向前方倾斜，因此头侧固定螺钉的进入方向与水平成角超过 45°，以获得适当固定。完成肿瘤切除重建后，可以采用钢丝、拉力螺钉或钢板对胸骨柄及锁骨进行固定，以避免影响外观及上肢带功能。

2. 经胸骨 - 胸腔入路　该入路可以较好显露 T4，特别是对于肥胖患者，并且可以联合下颈椎入路。虽然经胸骨入路可以很好地显露 T3 及 T4 椎体，但与其他前方入路相比，并发症发生率较高。尾端的主动脉弓及其分支可对显露 T3 及 T4 椎体造成障碍。

患者仰卧位，颈部过伸，纵切口起自中部颈椎水平，沿胸锁乳突肌前缘下行，转向胸骨中线，至剑突尖端为止，可根据肿瘤向侧方的侵犯范围，联合横向经肋间切口及锁骨内侧截骨，以扩大显露（图9-5-3）。切开颈阔肌和深筋膜。在颈椎水平，经常规前路分离显露椎前筋膜。自胸骨深面剥离胸骨舌骨肌和胸骨甲状肌。而后自胸骨角剥离附着的软组织筋膜。用一根手指钝性分离、清理胸骨后的脂肪组织和胸腺遗迹。锐性分离附着于剑突下的肌肉腱膜组织，垫开深部的纵隔及胸膜，以便操作胸骨锯。对胸骨进行骨膜下剥离，用胸骨锯沿中线切开。切开胸骨后，可见脏器筋膜包绕气管和食管。脏器筋膜向下延续至气管，并与脏壁层胸膜融合。可以结扎甲状腺下血管。为了显露椎前筋膜，可以将食管、气管和头臂干轻柔向右侧牵开，而将胸导管、胸膜顶和左侧颈总动脉牵向左侧，左侧无名动脉牵向尾侧或根据需要予以结扎。如果椎体肿块向腹侧突出，则两侧的颈总动脉会被推挤向侧方。静脉结构覆盖于动脉之上。右侧头臂

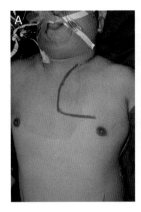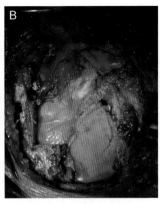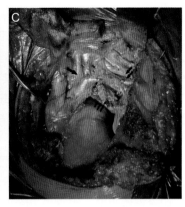

图 9-5-3 左侧经胸骨 - 胸腔入路

A. "Trap door" 入路切口选择；B. 经第 3 肋间隙横向扩大切口并于腋前线切断肋骨及锁骨截骨，形成上胸壁前部 "开门"，大范围显露胸阔出口部位；C. 将左颈总动脉、头臂静脉、颈内静脉（单箭头），锁骨下动静脉及臂丛神经（双箭头）自肿瘤包块（三箭头）表面游离至椎体前方

干静脉起自右侧锁骨内端的后方，垂直下降进入上纵隔。左侧头臂静脉起自左侧锁骨内端后方，下降后在右侧第 1 肋软骨后方与右侧头臂静脉对角融合成上腔静脉。在上纵隔内，左侧头臂静脉自左上斜向右下走行。胸内静脉、胸腺静脉及甲状腺下静脉在上纵隔内汇入头臂静脉。在左侧，引流第 2、3 肋间隙的上肋间静脉也汇入左侧头臂静脉。主动脉弓初始在上腔静脉后方，向对角方向上升，而后沿脊柱左前方下行。头臂动脉是主动脉弓的第一个分支，向右上方斜至右胸锁关节后方分为右颈总动脉和右锁骨下动脉。第二个分支是左颈总动脉，其在上纵隔内没有分支，直接垂直进入颈动脉鞘。左锁骨下动脉是主动脉弓的第三个分支，向左上方绕过胸腔入口至腋血管鞘，其在上纵隔内没有分支。右侧锁骨下动脉在右胸锁关节内侧起自右侧头臂无名动脉，沿锁骨下方走行。辨认并切开椎前筋膜以显露椎体。左侧喉返神经绕过动脉导管索，沿食管和气管之间的脏器筋膜上升。

（二）侧方开胸入路

传统的侧方开胸入路也可以为上胸椎显露提供视野，其特点是可以更好地显示 T3 ~ T10 的椎体。如果掀起肩胛骨，就可以进行更高位置的开胸显露，为上胸椎前外侧区域提供最佳显露。通过该入路可以轻易显露 T3 和 T4 椎体，但 T1 和 T2 的显露则受到胸腔出口狭窄的限制。除非肿瘤累及左侧，通常选择右侧开胸入路。这是因为在右侧奇静脉后方对椎体进行操作相较于左侧主动脉更为方便。而在 T1 ~ T3 节段，由于不会遇到主要血管，可以根据病变位置选择入路。对于有胸腔镜使用经验的医生，还可以采取腔镜微创的方式进行上胸椎显露，其范围最高可达 T2 水平。

需要进行双腔全麻插管，以便于单肺通气。患者取侧卧位，同侧上肢消毒包裹于手术野，以便于最大范围地移动肩胛骨。皮肤切口大约起自 T1 棘突旁，沿肩胛骨内侧缘向远端延伸至第 6 ~ 7 肋，而后向外侧，再向前，向内侧至第 3 肋软骨（图 9-5-4）。切开皮肤后，显露表面的斜方肌和背阔肌。需要切断附着于肩胛骨后内下缘的肌腱和肌肉组织，以便活动肩胛骨、显露上胸区域。显露过程中需要剥离的肌肉包括前锯肌（前下方）、背阔肌（肩胛骨的内下缘）、斜方肌、大小菱形肌（内后缘）。分离斜方肌和背阔肌后，显露菱形肌、冈下肌、大圆肌、前锯肌。切断大圆肌，剥离前锯肌以解放肩胛骨前缘，便于向后掀起肩胛骨。掀起前锯肌后即可辨认上胸肋骨。需注意辨认保护胸长神经。而后用肩胛拉钩向内上侧牵开肩胛骨，显露肩胛下区域。牵拉肩胛骨需要较大的力量。当剥离肌肉、向头侧牵开肩胛骨后即可达到肩胛下区域，可以辨认第 3 肋。当切开肋骨时，第 1 肋由于位于第 2 肋深面，可能被忽略。对应肩胛下角的通常是第 7 肋。可以自头端或尾端开始计数肋骨。在 X 线透视的帮助下，可以更清楚地显示肋骨数目。各个肋骨之间通过自内上至外下方向的肋间肌相连。切除第 3 肋较切除第 2 肋可以获得更大的肋间显露。当辨认第 3 肋后，应尽量向前后方向予以切除。辨认由骨膜、胸内筋膜和壁层胸膜组成的第 3 肋骨床，切开后进入胸腔。切开胸膜后，牵开肺上叶，显露 T1 ～ T4 上胸椎的侧面。第 1 肋间隙由来自颈肋干的最高肋间动脉供血。该动脉沿位于第 1 肋颈部的第 8 颈神经和第 1 胸神经前方下行。第 2 和第 3 肋间动脉同样自来源于主动脉弓的颈肋干发出并分为两支。其余的肋间动脉起自胸主动脉的后侧表面。各肋间动脉自尾端向头端斜向跨过椎体，紧临椎体骨膜，位于奇静脉（右侧）和副奇静脉（左侧）、胸导管（左侧）和交感干的深部。奇静脉沿脊柱右侧上行，在 T3 ～ T4 椎间水平转向前汇入上腔静脉。

　　沿肋间神经和动脉走行可辨别椎间孔。在椎间孔，可见背支神经节，以及与交感链相连的灰白交通支。交感链被由纵隔和覆盖在肋椎关节的椎前筋膜融合的筋膜所覆盖，要达到交通支需首先分离这些筋膜。切断交通支，结扎切断肋间动脉。进行骨膜下分离，将交感链推向前方，以显露椎体前外侧、椎弓根和神经孔。在切除椎体之前，需首先去除椎弓根。辨认椎间孔有助于切除椎弓根。切除椎弓根后可以显露脊髓侧面，术者可借此确定脊髓及椎体后侧边界。椎体切除应自后向前进行。椎体切除后，应在脊柱缺损处进行恰当的移植重建。

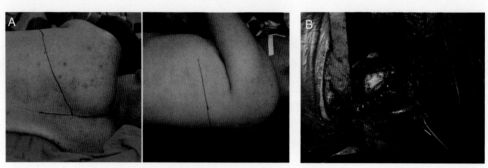

图 9-5-4　上胸椎侧方开胸入路
A．入路切口选择；B．掀起肩胛骨下角，切除第 4 肋进入胸腔后，显露椎体肿瘤

二、后方入路

　　在后侧，入路越靠近侧面就越能接近椎体腹侧。上胸椎的后侧入路包括经椎弓根、肋横突切除及侧方胸腔外入路。这些入路的优势是解剖结构清晰，可以用于姑息性或治愈性的手术。因为前路手术难度较高，所以有研究者认为可以采用后入路进行转移瘤的椎体切除，以及 360° 固定重建（详见第 11 章相关内容）。后方入路可能最适合肺功能较差或全身状况不佳的患者，他们不能耐受单侧肺通气或者前入路手术的相关并发症。后方入路主要的缺点是视野不佳，需要术者熟悉脊髓前方结构，以便进行操作。通过双侧肋横突切除或胸腔外入路可能实现整块切除椎体（图 9-5-5），但是这需要术者非常熟悉腹侧的血管结构，能够从后侧对其进行操作。采用内镜对前方脊柱进行观察，可以改善后方入路的缺陷。

　　颈胸交界处是一个过渡区，这意味着脊柱排列从活动的颈椎过渡到固定的胸椎，颈椎的前凸过渡到胸椎的后凸。其后路固定有许多方法，包括：Luque 棒联合椎板下钢丝；Cotrel-Dubousset（CD）系统，使用椎板钩和连接棒；颈椎侧块螺钉、椎弓根螺钉。椎弓根螺钉是最稳定的构建。椎弓根平均宽度在 C5 为 5 mm，到 T1 逐渐增加为 8 mm，椎弓根的角度在 C5 是向内 50°，逐渐降低到 T5 是向内 11°。应根据肿瘤累及的节段数量、骨质情况、脊柱序列的整体情况决定远近端固定的范围。当病灶累及 T1 ～ T2 节段，近端固定范围应包括下位颈椎以增加生物力学的整体稳定性。

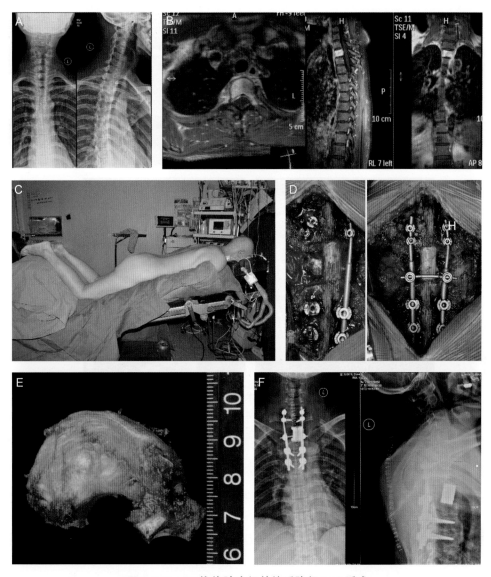

图 9-5-5　T2 椎体肿瘤经单纯后路行 TES 手术

A、B. 术前 X 线平片及 MRI T1 增强像提示 T2 椎体病变，无明显软组织包块；C. 手术取头高脚低"折刀"位；D. 术中像显示椎体切除及内固定；E. 切除标本大体像；F. 术后 X 线平片

三、颈胸结合部的整块全脊椎切除与重建

　　颈胸结合部脊椎的整块切除需要根据肿瘤位置、累及节段、对周围组织的侵犯等情况选择单一或联合手术入路。包括前方经胸骨入路、侧方开胸入路及后方入路。通常，对于无明显前方软组织包块的上胸椎肿瘤，可以采用单一后路全椎体切除（详见本章第四节）；而对于包块明显者，则需要前后联合入路。

　　以整块切除累及 T1 ～ T5 的巨大软骨肉瘤为例：患者男性，37 岁，因"右肩部及胸壁肿块伴左上肢放射性疼痛 1 年"就诊，查体左手尺侧感觉减退，双下肢感觉运动正常。术前影像学检查提示巨大肿瘤（19 cm×16 cm×17 cm）累及 T1 ～ T5 椎体、左侧胸腔和胸壁（图 9-5-6）。肿瘤向右侧及腹侧挤压纵隔，并可疑累及左锁骨下血管。穿刺病理活检提示 II 级软骨肉瘤。术前由骨肿瘤科、血管外科、胸外科和肿瘤内科医生多学科会诊制订治疗方案。根据脊柱肿瘤 WBB 外科分期设计整块切除手术方案。

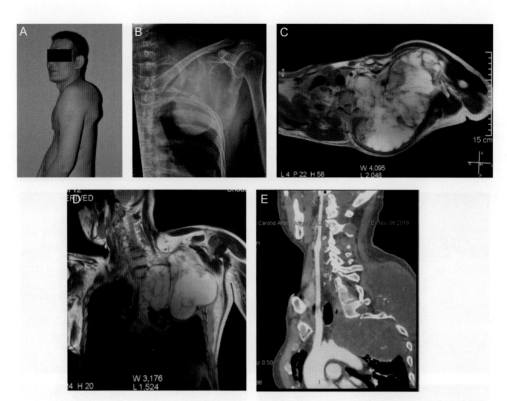

图 9-5-6　术前影像检查

A．体位像；B．X线平片显示左上胸椎肿瘤累及胸腔；C、D．MRI T2像轴位及冠状位显示肿瘤包块巨大推挤纵隔；E．CT血管造影显示肿瘤与主要血管关系密切

（一）手术步骤

1. **前方入路**（图 9-5-7）　患者仰卧位，脊柱后方肩胛骨之间放置长形垫卷，头偏向左侧。常规消毒铺单后，取"trap door"切口，切口起自左侧颈前，平行于左侧锁骨近端 2 cm，至胸骨中线转为竖直切口向下，至第 3 肋间隙水平向外，沿第 4 肋间隙至腋前线。切开皮下组织及颈阔肌，向切口两侧游离显露胸骨、胸骨柄、锁骨、胸锁乳突肌及整个锁骨上窝。自锁骨内侧及胸骨上半部分剥离胸大肌止点，显露胸锁及胸肋关节。自左侧锁骨中段截骨，切除第 1 肋软骨。钝性分离胸骨柄后方软组织，用超声骨刀在胸骨柄进行纵向 L 形截骨。以胸锁乳突肌为肌瓣，将锁骨内侧段、胸锁关节及胸骨柄左侧向上提起。切除部分胸骨左侧骨质及第 2～4 前肋，以增加对前纵隔及左侧胸腔的显露。沿左侧第 4 肋间隙切开，进入胸腔，直至腋前线。在肿瘤近端游离主要动静脉血管，包括主动脉弓、左侧颈总动脉、左头臂干静脉和左侧锁骨下动静脉。分离附着于第 1 肋的前斜角肌，在肿瘤外侧切断受肿瘤侵犯的 C8～T1 神经根。在肿瘤尾侧分离左肺上叶。将气管、食管及喉返神经与肿瘤分离后牵向内侧，而后显露 T1～T5 椎体前方，切断 C7～T1 及 T5～T6 椎间盘。在肿瘤和前纵隔组织之间放置硅胶片，以便于后方入路时判断肿瘤边界。临时将胸骨柄、锁骨近端骨肌瓣复位，缝合伤口。

2. **后方入路**（图 9-5-8）　患者改俯卧位，取后侧 C4～T8 正中切口，剥离椎旁肌肉，显露棘突及椎板附件。在 C4～C6 放置侧块螺钉，T6～T8 放置椎弓根螺钉。在右侧，切除 T1～T6 节段肋横突关节及部分后肋，结扎切断 T2～T5 肋间神经及 T1～T5 肋间血管，自椎体右侧与胸膜之间进行钝性分离到达前纵韧带。在左侧，自肿瘤表面剥离斜方肌和菱形肌，向外侧掀开肩胛骨，显露 T1～T6 节段后侧胸壁。在第 4 肋水平自后正中线增加横向外侧切口至腋后线，逐层切开进入左侧胸腔。切除 C6～T6 双侧椎板，显露脊髓，在椎管内结扎切断左侧 C8～T5 神经根、右侧 T2～T5 神经根。分离后纵韧带与脊髓，自后侧尽量切除 C7～T1 椎间盘。在 T5～T6 水平脊柱环绕放置 T-saw，注意保护脊髓及前方大血管。将 T-saw 两端缝合在左侧 T5～T6 椎间盘水平的周围组织上。采用变径棒连接右侧颈椎侧块螺钉和椎弓

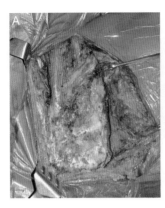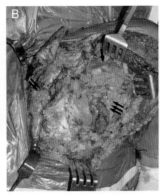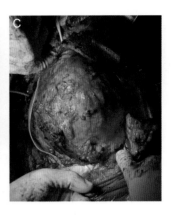

图 9-5-7　前方入路术中像

A. 左侧 "Trap door" 切口，显露前胸壁、锁骨；B. 截断锁骨、胸骨，切除第 1～4 部分前肋，剥离胸大肌，显露锁骨下血管（单箭头）、前纵隔（双箭头）及肿瘤前部（三箭头）；C. 游离肿瘤周边至椎体前缘，在肿瘤与前纵隔之间放置硅胶片

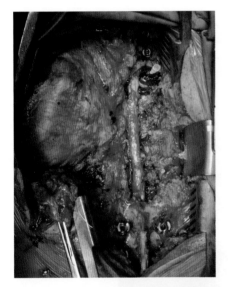

图 9-5-8　后路术中像显示切除 T1～T5 后弓，切断受累神经根并游离脊髓，分离肿瘤后侧部分

根螺钉，进行临时固定。在椎体后缘与脊髓之间放置硅胶片进行保护，缝合伤口。患者返回 ICU，两天后进行下一阶段手术。

3. **侧方开胸入路**（图 9-5-9）　患者右侧卧位，左侧上肢消毒包裹于手术台上。侧方开胸切口沿第 4 肋间走行，连接腹侧和背侧的前次手术切口，重新打开前期手术切口。切断前锯肌，将左侧肩胛骨及整个上肢掀起，牵向头端以显示左侧胸壁。此时，左上肢带仅有血管神经束与躯干相连。沿第 4 肋间隙切开进入胸腔，可见肿瘤前后方表面覆盖有硅胶片，显露 T5～T6 椎体，找到前期放置的 T-saw，向侧前方截断 T5～T6 间隙。将 T1～T5 椎体和肿瘤包块一同向侧前方提起，切断中、后斜角肌在第一肋的附着，清除残余的 C7～T1 椎间盘，完整切除肿瘤。在后侧，用另一根变径钛棒连接左侧 C4～T8 螺钉。测量切除 T1～T5 椎体长度，组装适当的组配式 3D 打印人工椎体，放置于 C7 下终板与 T6 上终板之间，加压后钉棒内固定系统，使人工椎体获得牢固固定。缝合修复破损的肺脏组织。采用两片聚丙烯网（Marlex 网）中间夹骨水泥，制做 "三明治" 人工胸壁修复胸腔缺损，以防止胸壁软化造成反常呼吸，并避免肺脏膨胀活动挤压脊髓。将胸骨柄锁骨内侧段复位，用松质骨拉力螺钉及加压钢板固定。分层缝合伤口。

（二）术后情况（图 9-5-10）

经过 26 小时的手术，失血 12.6 L，重量约 3 kg 的肿瘤被完整切除，外科边界评估为边缘性切除。术后影像学检查提示上胸椎及胸壁重建情况良好。患者围术期内出现肺部感染，经抗生素治疗后好转。患者术后部分神经功能受损，双侧下肢肌力下降为 2 级，于术后 6 个月完全恢复正常行走。

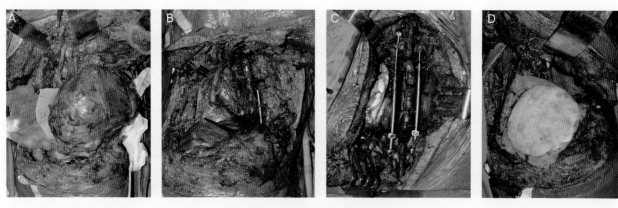

图 9-5-9　侧方开胸入路术中像

A. 侧方切口联合前后方入路，掀起上肢带结构后显露整个肿瘤；B. 切除受肿瘤累及的 T1～T5 椎体及整个左上胸壁后，显示脊髓（单箭头）、锁骨下血管及臂丛神经（双箭头）及纵隔结构（三箭头）；C. 采用组配式 3D 打印人工椎体重建脊柱前路并行后方钉棒固定；D 采用骨水泥"三明治"方法修复胸壁缺损

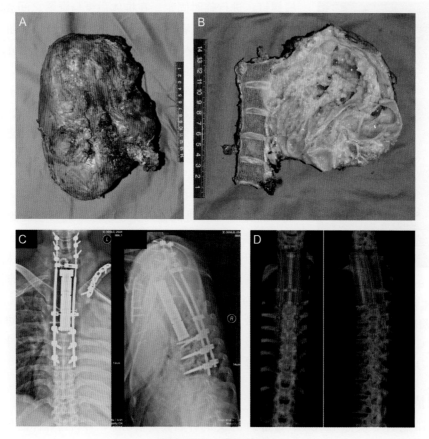

图 9-5-10　术后情况

A、B. 术后标本大体像；C、D. 术后 X 线平片及 CT 重建显示人工椎体及内固定重建情况

第六节　胸椎及胸腰结合部脊柱肿瘤的手术入路及切除方法

可以自前方入路、后外侧入路及后侧入路进行中胸段脊柱（T5～T12）及胸腰段脊柱（L1～L2）肿瘤的切除。应根据病灶性质、累及的脊柱节段、病灶是否偏一侧、是否是多个病灶、是否存在不稳定、是否需要重建等因素选择手术方式。

一、前方入路

肿瘤累及胸椎前柱时，应考虑采用开胸前入路（图 9-6-1）。通过此入路，能够彻底解除来自脊髓腹侧的压迫，同时行前路重建。术中需要单肺通气，患者必须具有足够的肺功能储备。当患者的肺功能不允许单肺通气时，可以考虑胸膜外入路，术中不打开壁层胸膜，不必萎陷一侧肺脏，循胸内筋膜与壁层胸膜间游离后即可显露椎体。但此入路的缺点是显露范围不如经胸膜入路，会影响肿瘤切除的彻底性。

患者全麻双腔气管插管，取侧卧位，健侧置腋垫。根据病变累及椎体部位，选择左侧或右侧卧位。对于中位或上位胸椎，如果可能，最好选择右侧入路，因为奇静脉后方存在更大的操作空间。因为右侧肝脏将膈肌顶起，影响手术操作，所以左侧入路对于下胸椎来说更为方便。为了正确显露病椎，应选择比病变高 1～2 个节段的肋间隙切口入路。切开肋间肌，骨膜下游离肋骨予以切除并留作重建植骨，注意结扎切断肋间血管及神经。切开壁层胸膜，拉开上下相邻肋骨，扩大显露。当病变累及多个节段时，可以切断上下临近肋骨，进一步扩大胸腔内术野。将肺脏用湿纱垫垫开予以保护后即可显露椎体侧方。找到并自椎体表面游离节段血管，予以结扎切断。自前纵韧带前方游离开大血管后可以看到椎体表面对侧的节段血管，如有需要可予以小心结扎切断。将所有的血管组织自椎体表面游离后，切除受累椎体，并进行相应重建。

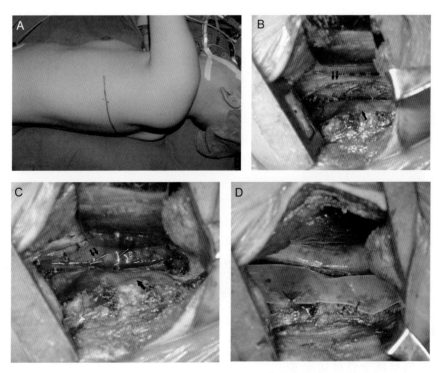

图 9-6-1　前入路开胸术中操作

A. 侧卧位经肋间切口；B. 进入胸腔，在椎体肿瘤包块（单箭头）与前方胸主动脉（双箭头）之间分离并结扎切断节段血管；C. 经受累椎体（单箭头）前方分离，钛夹处理切断对侧节段血管（双箭头）；D. 在椎体与主动脉之间放置硅胶片，完成前路显露

对于 T12 ~ L2 节段，需要胸腔及腹膜后联合入路。切除第 12 肋后进入胸腔，剥离膈肌在椎体的附着点，如有可能，应保留部分膈肌止点，以便重建时进行缝合。打开膈肌后，在膈肌开口处应用拉钩牵开，进入腹膜后间隙，在前后方向上循腰大肌前面游离腹膜后脂肪，直至显露腰大肌和椎体前方间隙。自腰椎表面切断腰大肌止点自即可显露 L1 ~ L2 椎体。

二、后方入路

后方入路对椎体的显露程度不如前方入路，然而当不涉及前方大血管的手术时，后方入路更为安全，并发症较少。与前方入路相比，后方入路存在以下优点：①脊柱外科医师对后方入路更为熟悉；②能够处理后方附件的病灶；③术中能够明确显露脊髓，避免损伤；④便于应用后方内固定器械稳定脊柱；⑤避免开胸导致的并发症。后方入路包括后正中入路、经椎弓根肋横突入路及后外侧经胸腔外入路。

（一）后正中入路

该入路最为简单，剥离椎旁肌后即可清楚显露术野，可用于脊椎后侧附件的显露，但无法对椎体进行操作。其适用于棘突及椎板肿瘤的切除、椎管减压、椎管内肿瘤的切除以及经椎弓根内固定系统的放置等手术。

（二）经椎弓根肋横突入路

该入路常被用于脊椎转移瘤的姑息性切除。患者仰卧位，取后正中切口，长度跨越欲融合节段上下两个椎体。如果后方附件被肿瘤累及，则剥离椎旁肌肉过程中要特别小心，不要压迫脊髓，而后分块去除后方附件和其周围肿瘤组织，切除受累节段的椎板，直至显露远近端正常未受挤压的硬膜囊。应用磨钻、刮匙等工具切除双侧关节突、肋横突，彻底切除椎弓根直至椎体后缘，自后外侧去除硬膜前方肿瘤，完成对脊髓的 360° 减压。对于受累的胸椎神经根可予以结扎切断；而对于腰椎神经根则应尽量予以保留。根据需要，还可以进一步通过椎弓根切除前方椎体。当椎体切除超过 1/2 时，应适当进行脊柱前路重建。可将长度适当的斯氏针远近端放置于正常椎体内，周围填充骨水泥，修补椎体骨缺损。注意不要让骨水泥直接接触硬膜囊前方。而后需要进行后路固定融合。

（三）后外侧经胸腔外入路

后外侧经胸腔外入路是肋横突切除入路的延伸，切除后侧肋骨可以更好地显露椎体腹侧面以及中线对侧的部分（图 9-6-2）。后外侧经胸腔外入路也适用于切除位于脊髓前外侧的硬膜外肿物。此入路可同时处理 2 ~ 3 个椎体节段的病变，术中可以行前路椎体融合。对于 T4 水平以上的病变，由于肩胛骨阻挡，无法应用此入路。

初步手术过程同经椎弓根肋横突入路，其显露范围更大，向外侧需达后肋表面。去除病变及上下节段的部分后肋。结扎切断肋间神经血管，于胸膜外沿椎体表面游离，将壁层胸膜及脏器推向前方，充分显露椎体侧前方。自椎体表面游离并切断节段血管，推开椎体前方大血管即可显露前纵韧带。保护好周围组织后，分块切除受累椎体，并采用钛网或人工椎体重建前路。如果术中胸膜破裂，则需要修补。如果无法缝合胸膜，则需要留置胸腔引流管。

三、胸椎及胸腰段脊柱肿瘤的整块切除

（一）单纯后路整块全脊椎切除术

对于胸椎及胸腰段脊柱肿瘤，当患者前方椎体病变范围不大、无明显软组织包块、未曾接受过手术及放疗（便于分离）时，可以单纯经后路进行整块全脊椎切除。全脊椎切除术通过后方入路一期完成，需要

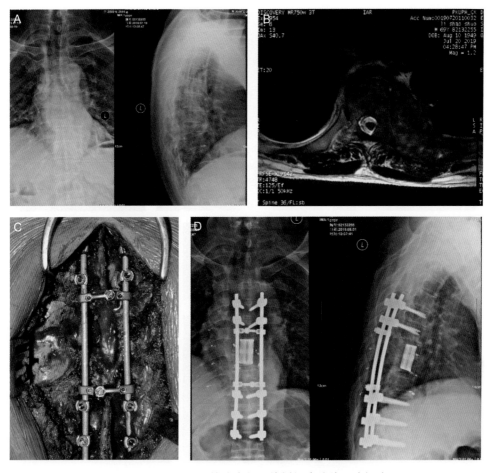

图 9-6-2　T7 ～ T8 转移瘤行后外侧经胸腔外入路切除
A、B. 术前 X 线平片及 MRI T2 轴位像；C. 术中像显示经胸膜外入路姑息性切除肿瘤，脊髓减压；D. 术后 X 线平片显示内固定重建情况

整块或分块切除后方附件和整块切除前方椎体（图 9-6-3）。

　　患者俯卧位，应用体位垫，避免压迫腔静脉，取后正中切口，上下超过病椎 2 ～ 3 个节段。自椎板和棘突剥离椎旁肌肉，显露至双侧横突外缘。在病变节段上下端椎体预置入椎弓根螺钉。在胸椎，病椎及上下相邻水平的肋骨需要自肋横突关节向外去除 3 ～ 4 cm，分别结扎切断肋间神经根和血管后，自脊椎两侧向前，钝性剥离胸膜。分离切断与脊神经伴行的节段动脉脊髓支，在椎体侧方椎弓根切缘水平结扎切断节段血管后，用手指在椎体表面做钝性分离，直至前纵韧带，与对侧手指对合并做上下分离。注意需要将节段血管连同胸膜一起推向前方，避免损伤前方大血管。确认病椎前方被完全游离后，自后向前在远近端导入 2 根 T-saw 或线锯备用。在腰椎，由于脊柱前凸，进行前方分离时更为困难，而且有腰大肌的附着，需要耐心地剥离止点；腰椎神经根应尽量予以保留，不可轻易切断。为了帮助分离椎旁组织，可用棉垫或者纱布卷填入椎体和分离好的侧方软组织间。完成前方分离后，即可切除后侧附件。如病椎后侧附件未被侵犯，可予以分块切除，也可以采用 T-saw 或超声骨刀进行两侧椎弓根截骨，整块切除后侧附件。为了显露病椎的上下关节突，需要将相邻椎体的关节突和棘突连同周围的软组织（包括黄韧带）一并去除，显露正常节段的硬膜囊。使用骨蜡密封椎弓根断面，以减少出血及肿瘤细胞污染。如果一侧的椎弓根被肿瘤累及，则可以通过骨质正常的椎板截骨。进入椎管后，再次结扎切断肋间神经根，应用脊髓剥离器，游离脊髓周围的静脉丛和韧带组织。在前柱切除开始前，需要先实施单侧临时后路固定，以保护脊髓不受牵拉。应用脊髓保护挡板保护脊髓。应用手术刀锐性切开纤维环后外侧部分。在上下相邻的椎间盘欲切断的部位切割出恰当的沟槽后，导入 T-saw 或线锯并自前向后切断椎间盘或椎体及后纵韧带。切

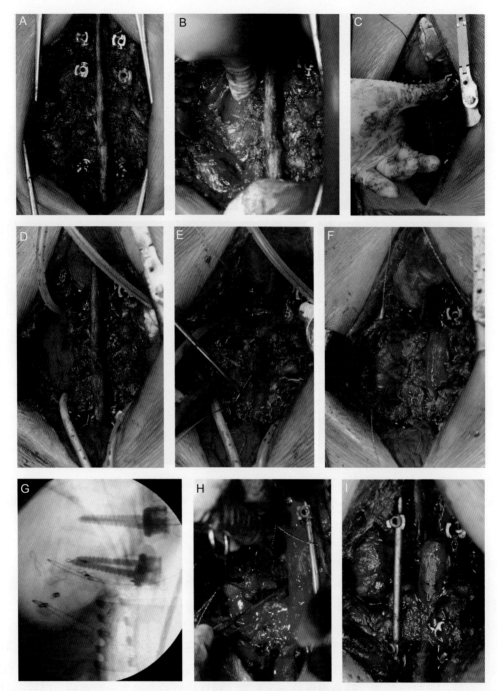

图 9-6-3　单纯后路整块全脊椎切除术步骤

A. 显露后侧附件并在远近端椎体置入椎弓根钉；B. 切除肋椎关节，结扎切断肋间神经及血管；C. 用手指在椎体两侧与胸膜之间做钝性分离至前纵韧带与对侧汇合；D. 在椎体前方由后向前置入两根硅胶管并引导线锯通过；E. 用引导器自椎弓根穿过 T-saw 并截骨；F. 切除后弓并游离硬膜；G. 透视定位，使线锯位于间盘位置；H. 自前向后截断间盘后，旋转取出椎体（单箭头）；I. 采用钛网重建前方椎体

断前柱后，检查椎体的活动度，确认完整截断椎体。围绕脊髓旋转并取出游离的椎体。这样就完成了脊髓前后方的彻底减压及脊椎肿瘤的完整切除。修整相邻椎体的终板或椎体横切面，应用自体、异体骨块进行椎体融合，或采用人工椎体及钛网等重建前柱骨缺损。X 线确认椎体替代物置入位置满意后，通过后路内固定物对置入的椎体替代物适当加压，完成重建。如胸膜破损无法修复，应放置胸腔闭式引流。术后 1 周允许患者配戴胸 - 腰 - 骶支具下床活动，并佩戴支具 2 ～ 3 个月，直至植入骨块愈合或人工椎体替代物已

经固定融合。

（二）前后联合入路脊椎肿瘤整块切除术

对于椎体前方有明显软组织包块、需要进行仔细分离以获得良好外科边界的病例，应采用前后联合入路（图 9-6-4）。先自前方入路分离椎体前方包块，再经后路整块切除肿瘤。选择肿瘤包块明显的一侧做开胸或胸腹联合切口。当肿瘤包块无明显偏向时，应采取双侧前路切口进行分离。后路操作步骤同上所述。肿瘤仅累及椎体一侧时，在保护好前方组织和脊髓后，可以自后向前进行椎体矢状截骨，将肿瘤包块连同部分椎体、椎弓根、横突、肋骨一起以椎体前缘为轴旋转，自后外侧切除（图 9-6-5）。

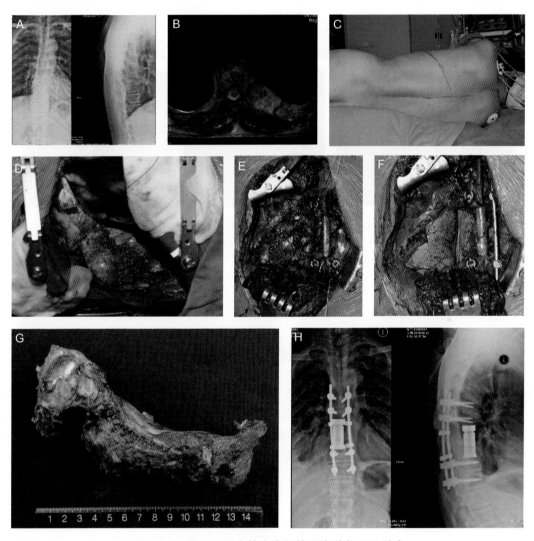

图 9-6-4　T8 ~ T9 血管肉瘤行前后路联合 TES 手术

A、B. 术前 X 线平片及 MRI T2 轴位片显示椎体肿瘤累及左侧后肋；C. 术中体位像显示取前后联合切口；D. 前路开胸入路显露肿瘤椎体及肋骨前方；E. 后路显露脊髓；F. 切除 T8 ~ T9 椎体及左侧后肋；G. 切除肿瘤标本大体像；H. 术后 X 线平片显示重建情况

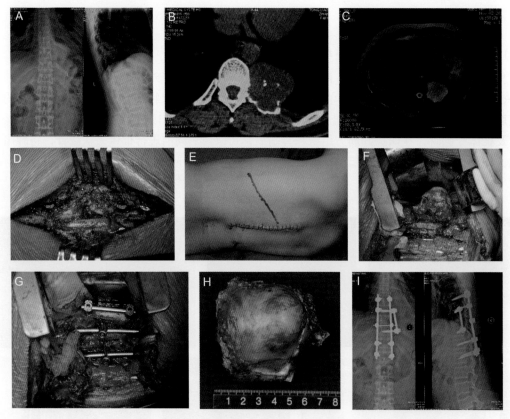

图 9-6-5　T10 椎旁软骨肉瘤行矢状整块切除

A ~ C. 术前 X 线平片、CT 及 MRI T2 像显示肿瘤累及肋椎关节及椎体左侧；D. 术中像显示后路切除椎体后弓，显露硬膜及左侧肿瘤包块；E. 侧卧位取前侧开胸切口；F. 显露椎旁肿块并矢状位切除；G. 自体腓骨移植、前后路联合固定；H. 切除肿瘤标本大体像；I. 术后 X 线平片显示内固定情况

第七节　腰椎及腰骶结合部脊柱肿瘤的手术入路及切除方法

腰椎下段（L4 ~ L5）及腰骶结合部连接骶骨与上段腰椎，解剖结构不同于胸椎。腰骶角的存在使腰椎前凸、位置深在，且其椎体宽大，增加了显露和操作的难度。腰骶结合部前方血管结构较为复杂，并存在解剖学变异，需要结扎切断 L4 ~ L5 两侧腰动静脉、腰升静脉、髂腰静脉、骶正中血管，才能将下段腹主动脉、下腔静脉、两侧髂总动静脉自椎体表面分离（图 9-7-1）。将大血管分叉结构牵开后，即可显露腰骶椎结合部。

一、手术入路

（一）前方入路

首先应了解体表解剖标志与腰椎对应关系：脐对应于 L3 ~ L4 椎间盘，髂嵴上缘对应 L4 ~ 5 水平，耻骨联合和脐连线的中点对应 L5 ~ S1 水平。

1. 侧腹部经腹膜后入路　侧腹部经腹膜后入路可以显露 L1 椎体到 L5 ~ S1 椎间隙的前方及侧方（图 9-7-2）。通过该入路可以对腰椎前方软组织进行游离，直接自前方对硬膜囊减压，同时还可以进行椎体重建并应用前路内固定器械。由于下腔静脉较腹主动脉脆弱，最好选用左侧入路以便于操作。腹膜后入路具有以下优点：经腹膜后入路避免了小肠梗阻或术后腹腔内粘连，同时较少了腹腔受到肿瘤污染的可能；与

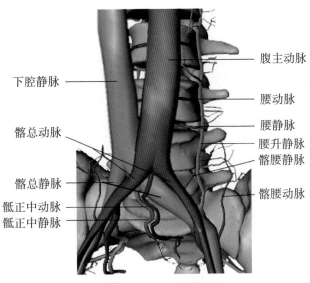

下腔静脉 ——

髂总动脉 ——

髂总静脉 ——
骶正中动脉 ——
骶正中静脉 ——

—— 腹主动脉

—— 腰动脉

—— 腰静脉
—— 腰升静脉
—— 髂腰静脉

—— 髂腰动脉

图 9-7-1   腰骶结合部血管解剖结构示意图

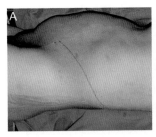
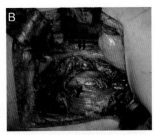
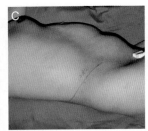
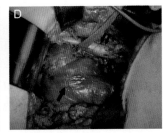

图 9-7-2   侧腹部经腹膜后入路

A. 左侧入路切口；B. 进入腹膜后间隙，显露肿瘤包块（单箭头）并游离前方腹主动脉（双箭头）；C. 右侧入路切口；D. 进入腹膜后间隙，显露肿瘤（单箭头）并游离前方下腔静脉（双箭头）

经腹腔入路相比，由于未游离自主神经层，因此减少了术后逆行射精的可能；此外，侧卧位时重力作用会使得腹腔内容物向前方移位，有利于显露腰椎。该入路的缺点是难以显露椎体对侧，需要另外切口，增加了创伤。

患者侧卧位，同侧下肢屈曲，以放松髂腰肌，减轻对同侧腰骶神经丛的牵拉。皮肤切口位于最下位肋骨和髂嵴之间，一般采用由后向前斜形切口，可以上至第 11 肋下缘、下至耻骨联合上缘，应根据病灶的位置做相应调整。切开腹外斜肌、腹内斜肌以及腹横肌后，可以看到腹膜后间隙疏松的脂肪组织。通过钝性游离显露腹膜后间隙，腹腔内容物连同腹膜、输尿管一起被推向前内侧。需要显露上位腰椎时，可将肾脏连同周围脂肪向内侧牵拉。推开腹膜后，可见附着在腰椎表面的腰大肌，予以分离切断后即可看到椎体侧前方及其表面的节段血管及交感干。游离结扎切断腰椎节段血管后，可以将腹主动脉或下腔静脉推向前方，显露前纵韧带。

2. 旁正中经腹膜后入路   该入路主要适合于 L4 ～ S1 的病变，虽然也可以用于 L2 ～ L4 水平的病灶，但显露范围较侧腹部入路受限明显。其优点在于可以对椎体两侧进行操作，便于切断节段血管及大血管；缺点是在腹部肥胖的患者中不易显露。

患者取仰卧位，髋膝轻度屈曲。在髂前上棘水平下腰部垫软枕，以保持腰部前凸。在腹直肌鞘外缘取弧形纵向切口，切开腹直肌前鞘，游离腹直肌后向内侧牵开，显露提起腹直肌后鞘后切开，到达腹膜后间隙。显露腹直肌后鞘和腹膜之间的腹膜外脂肪，予以钝性分离，将腹膜外脂肪和腹腔内容物向内侧牵拉，输尿管一般随着后腹膜被推开。而后即可显露 L4 ～ S1 椎体前方，并对腹主动脉、下腔静脉进行操作（图 9-7-3）。

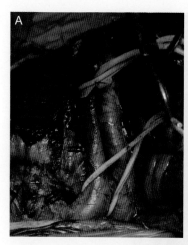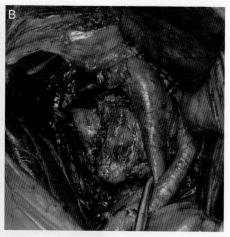

图 9-7-3 术中显露下腰椎、腰骶结合部

A. 结扎切断节段血管、髂腰静脉、骶正中血管后游离腹主动脉（单箭头）及下腔静脉（双箭头），显露 L5 ~ S1 间盘（三箭头）；
B. 牵开腹主动脉、髂总动脉（单箭头）及下腔静脉、髂总静脉（双箭头），切除 L5 椎体（三箭头）上下间盘

　　3. 经腹腔入路　经腹腔入路可以显露 L5 椎体或骶骨，多用于腹膜外入路存在粘连难以分离的情况。该入路的缺点是：存在肿瘤污染腹腔的可能性，增加了肠道相关并发症的风险，对上位腰椎显露不充分。

　　患者仰卧，头低脚高体位，使得腹腔内容物向上方移位，如此术中显露变得容易。取耻骨联合与脐之间的正中或旁正中切口。如果不需要大范围显露，也可选择耻骨联合上横弧形切口。进入腹腔后，应用湿纱垫推开腹腔内脏器，并放置自动拉钩，将大网膜、小肠、肠系膜根部牵向头侧；将结肠系膜牵向外侧，向尾端牵开乙状结肠。在正中线右侧 2 cm 处切开后腹膜，在骨盆边缘髂总动脉分叉表面找到输尿管予以保护。钝性分离推开腹膜后脂肪，其中存在上腹下神经丛，损伤此神经丛可导致泌尿生殖功能障碍。处理椎体前方血管结构后，对椎体肿瘤进行切除。

（二）后方入路

　　腰椎后方入路主要用于棘突、椎板、关节突的切除及椎管减压，进行后路钉棒系统内固定融合，也可用于椎体肿瘤的姑息性切除。

　　患者俯卧位，取后正中线 T12 ~ S1 水平切口，根据病灶位置适当调整。剥离两侧竖脊肌，在肿物周围保留足够的切除边界。进一步分开深层肌肉显露横突及小关节后方骨面。用咬骨钳沿基底部切除横突及附着肌肉，即可从斜侧方看到椎弓根和椎间孔。自椎间孔中找到神经根予以牵拉保护，用磨钻、超声骨刀或咬骨钳切除椎弓根。如果手术医生习惯使用 T-saw，可以像行胸椎椎体切除术时那样操作。自受累节段切开上下相邻的关节突关节，整块切除后方肿瘤附件。

二、腰椎及腰骶结合部脊柱肿瘤的整块切除

　　由于腰椎存在椎体体积较大、脊柱曲度前凸、有腰大肌等肌肉附着、需要尽量保留神经根的特点，导致其整块切除较普通胸椎更为困难。单纯后方入路往往不能较好地显露椎体前方，因而需要进行联合入路切除。

（一）单纯后路腰椎肿瘤整块切除

　　当肿瘤累及 L1 ~ L3 节段的单一椎体，且没有明显前方软组织包块时，可以考虑采用后入路进行椎体整块切除（图 9-7-4）。在腰椎前凸不明显的患者，可以进行 L4 椎体切除。操作步骤与胸椎后路整块全

脊椎切除（本章第六节所述）类似，因此以下主要讨论其特殊问题。①虽然不需要切除肋骨及分离胸膜，但 L1～L3 椎体有腰大肌止点附着，需要耐心剥离止点。②自后向前分离时，如双手指不能在前纵韧带处汇合，可用专用骨膜剥离器沿椎体边缘分离至前方汇合。③腰椎节段血管更为粗大，损伤后容易造成大量出血，应尽量靠近动脉起始处结扎切断。④腰椎神经根支配下肢感觉运动，除非被肿瘤侵犯，应尽量予以保留，不可轻易切断。虽然有文献报道及临床病例显示，切断除 L5 以外的单一腰椎神经根，在某些患者中不会造成永久性的下肢功能障碍，经过康复锻炼后仍能保持相对正常的行走功能（图 9-7-5），但是仍应对切断腰椎神经根持谨慎态度，避免不必要的损伤。⑤由于受到神经根阻挡，自前向后旋转取出椎体的过程更为困难，应尽量向远端分离神经根以增加其活动度。

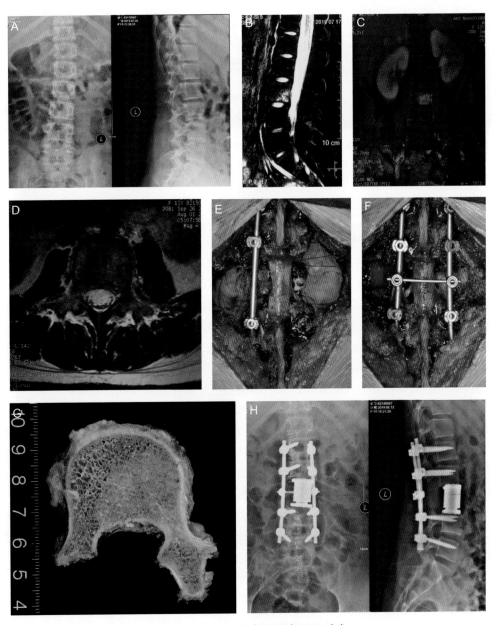

图 9-7-4　L3 骨肉瘤行后路 TES 手术

A．术前 X 线平片；B～D．术前 MRI 矢状位、冠状位及轴位像显示 L3 椎体病变，无明显软组织包块；E、F．术中像显示完整切除肿瘤并保留 L3 神经根；G．术后肿瘤标本大体像；H．术后 X 线平片

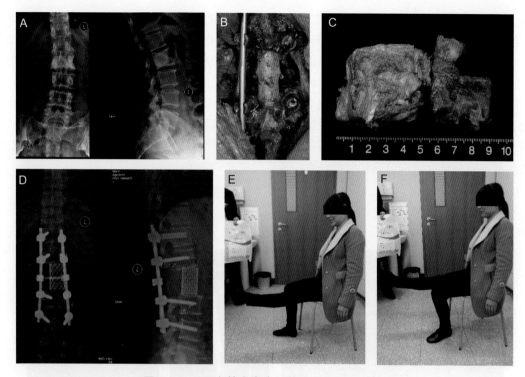

图 9-7-5　L2 血管内皮瘤行单纯后路 TES 手术

A．术前 X 线平片显示 L2 椎体病变；B．术中像显示牺牲双侧 L2 神经根；C．术后标本大体像显示整块切除肿瘤；D．术后 X 线平片显示内固定重建情况；E、F．术后 1 年随访显示双侧股四头肌肌力良好

（二）后前联合入路腰椎肿瘤整块切除

当腰椎肿瘤累及多个节段、有较大前方软组织包块、累及 L5 及腰骶结合部位时，应采用先后路、再前路的手术入路进行肿瘤整块切除。这是由腰椎的解剖学特点所决定的。对于体积较大的多节段肿瘤，即便先从前路进行了充分分离，如果不牺牲较多的神经根，很难像胸椎肿瘤那样自后方旋转取出；而累及 L5 及腰骶结合部的肿瘤，因为位置较深且受到两侧髂骨的阻挡，因此也需要首先进行后方附件结构的切除，再从前方整块取出椎体。Tomita 等认为，单纯后路 TES 手术最低适用范围是 L4 椎体。但近来也有采用单纯后路进行 L5 椎体肿瘤切除的报道（Yang et al，2019）。这需要大范围切除两侧后方髂骨，为前方操作提供空间，而且椎体腹侧有大血管的分叉，后路盲视下操作提高了损伤血管的几率。因此多数情况下仍需要联合入路。下面以典型病例简述手术过程。

1. **后前路联合 L1 ～ L3 巨大肿瘤切除重建术**（图 9-7-6）　患者男性，51 岁，主因"L2 骨巨细胞瘤术后 3 年复发"入院，曾经行放疗。辅助检查提示肿瘤累及 L1 ～ L3 椎体，形成腹膜后巨大肿物。术前给予动脉栓塞及地诺单抗药物治疗。穿刺活检病理结果提示：肿瘤细胞短缩形、轻度异型，呈束状排列，其间可见幼稚的编织骨成分，符合骨巨细胞瘤地诺单抗治疗后改变。手术步骤如下。

（1）后入路：患者俯卧位，取 T12 ～ S1 纵切口，显露后弓，于病变上下临近椎体置入椎弓根螺钉。切除 L1 ～ L3 椎板、附件及椎弓根，于椎管内游离硬膜，分离两侧神经根，结扎切断受肿瘤累及的左侧 L1 ～ L3 神经根。自后侧向前尽量切断部分 T12 ～ L1 及 L3 ～ L4 间盘及后纵韧带。于硬膜前方和椎体后缘之间放置硅胶片，安装临时后路固定连接棒，缝合伤口。

（2）右侧经腹膜后入路：患者左侧卧位，经右侧腹部腹膜后切口，进入腹膜后间隙，显露 L1 ～ L3 椎体右侧，切断其上附着的腰大肌起点，注意保护腰丛神经。在肿瘤表面分离，结扎切断右侧腰椎节段血管，分离下腔静脉并牵开，显露至前纵韧带。切除右侧部分 T12 ～ L1、L3 ～ L4 间盘及前纵韧带。在肿瘤包块与下腔静脉之间放置硅胶片，缝合伤口。

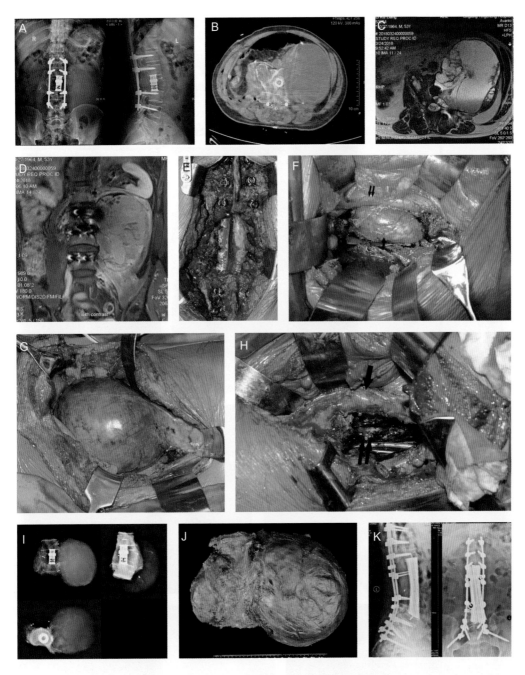

图 9-7-6　L1 ~ L3 肿瘤行后前路联合 TES 手术

A. 术前 X 线平片；B. 术前 CT；C、D. 术前 MRI 轴位和冠状位片；E. 后路游离脊髓，切断左侧 L1 ~ L3 神经根；F. 右侧腹膜后入路游离肿瘤包块（单箭头）与下腔静脉（双箭头）；G. 左侧腹膜后入路游离肿瘤；H. 切除肿瘤后显露腹主动脉（单箭头）和硬膜（双箭头）；I. 术后切除标本 X 线平片；J. 术后切除标本大体像；K. 术后 X 线平片显示重建情况

（3）左侧经腹膜后入路：患者右侧卧位，经左侧腹部腹膜后切口，进入腹膜后间隙，显露 L1 ~ L3 椎体左侧，见腰大肌被巨大肿块侵犯，在肿瘤表面分离，切断腰大肌远端，将其保留在肿瘤表面并切断 L1 ~ L3 神经。在肿瘤包块前方游离腹主动脉，结扎切断左侧腰椎节段血管，使腹主动脉和下腔静脉完全与肿瘤分离并牵开。切除右侧部分 T12 ~ L1、L3 ~ L4 间盘及前纵韧带，完整切除肿瘤。切除部分 L4 椎体，将定制的 3D 打印人工椎体置入腰椎缺损，重新打开后路切口，放置连接棒，加压固定人工椎体。常规缝合伤口。

2. 后前联合入路 L5 肿瘤 TES 手术（图 9-7-7）　患者男性，45 岁，主因"右股骨远端高分化骨肉瘤

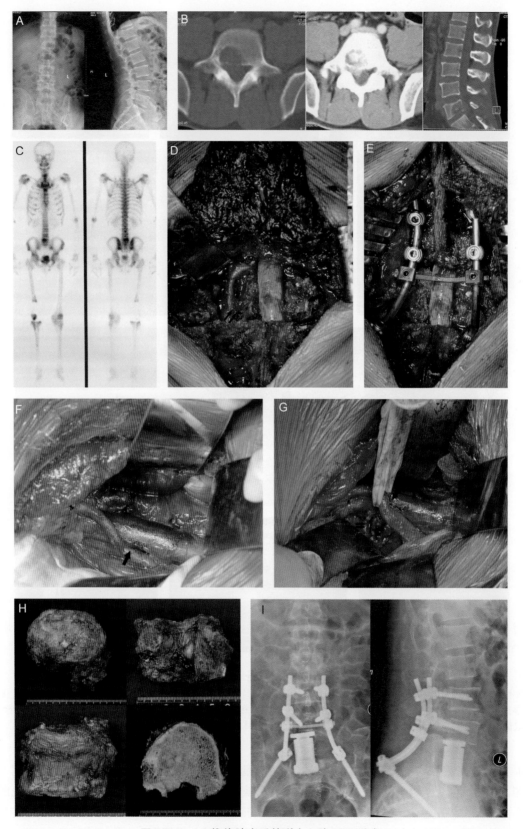

图 9-7-7　L5 椎体肿瘤后前联合入路 TES 手术

A．术前 X 线平片；B．术前 CT 片显示肿瘤累及 L5 椎体，右侧椎弓根及椎管内受累；C．术前全身骨扫描提示 L5 孤立性病变；
D．术中像显示，后路切除 L5 椎板附件，保留右侧椎弓根及关节突（单箭头），显露左侧 L4、L5 神经根（双箭头）；E．右前侧腹
膜外入路，显露下腔静脉及腹主动脉（单箭头）；G．切断分支血管后，牵拉主要血管（单箭头），游离 L5 椎体前方，切断椎间盘及
前纵韧带（双箭头）；H．术后肿瘤标本大体像；I．术后 X 线平片显示内固定重建情况

切除关节置换术后 5 年，右下肢放射性疼痛 1 月余"入院。辅助检查提示 L5 椎体破坏，穿刺活检提示未分化肉瘤。手术步骤如下。

（1）后侧入路：患者俯卧位，取 L3 ~ S2 后正中纵向切口，剥离椎旁肌肉，显露后侧附件，于 L3 ~ L4 及髂后置入椎弓根螺钉。切除两侧部分髂后骨质及 L5 横突，切除 L4 下关节突及 S1 上关节突，分块切除 L5 后弓，保留右侧椎弓根勿进入。进入椎管，在硬膜腹侧与肿瘤包块之间进行分离，游离保护左侧 L4、5 神经根及右侧 L4 神经根，于椎管内结扎切断右侧 L5 神经根。自后向前，尽量切断 L5 上下椎间盘，至前纵韧带附近。完成后路固定，常规缝合伤口。

（2）前侧经腹膜后入路：患者改左侧卧位，经腹膜外入路进入腹膜后间隙，至 L5 椎体旁，分离下腔静脉、腹主动脉、髂总动静脉，结扎切断节段血管、髂腰静脉、腰升静脉，将血管主干自 L5 前纵韧带表面牵开。自 L5 椎体上下切断前纵韧带，切除剩余椎间盘组织，自远端切断 L5 神经根。向右前方牵拉 L5 椎体并完整取出。选择安装长度及角度适当的组配式 3D 打印人工假体，将其置入 L5 椎体缺损处，重建脊柱前柱，常规缝合伤口。

（汤小东）

参考文献

Ahmed AK, Pennington Z, Molina CA, et al, 2019. Multidisciplinary surgical planning for en bloc resection of malignant primary cervical spine tumors involving 3D-printed models and neoadjuvant therapies: report of 2 cases. J Neurosurg Spine, 30 (4): 1-8.

Arshi A, Sharim J, Park DY, et al, 2017. Chondrosarcoma of the osseous spine: an analysis of epidemiology, patient outcomes, and prognostic factors using the SEER registry from 1973 to 2012. Spine (Phila Pa 1976), 42 (9): 644-652.

Birch R, Bonney G, Marshall RW, 1990. A surgical approach to the cervicothoracic spine. J Bone Joint Surg Br, 72 (5): 904-907.

Boriani S, Bandiera S, Colangeli S, et al, 2014. En bloc resection of primary tumors of the thoracic spine: indications, planing, morbidity. Neurol Res, 36 (6): 566-576.

Boriani S, Bandiera S, Donthineni R, et al, 2010. Morbidity of en bloc resections in the spine. Eur Spine J, 19 (2): 231-241.

Boriani S, Weinstein JN, Biagini R, 1997. Primary bone tumors of the spine. Terminology and surgical staging. Spine (Phila Pa 1976), 22 (9): 1036-1044.

Constans JP, de Divitiis E, Donzelli R, et al, 1983. Spinal metastases with neurological manifestations. Review of 600 cases. J Neurosurg, 59 (1): 111-118.

Dekutoski MB, Clarke MJ, Rose P, et al, 2016. Osteosarcoma of the spine: prognostic variables for local recurrence and overall survival, a multicenter ambispective study. J Neurosurg Spine, 25 (1): 59-68.

DeLaney TF, Park L, Goldberg SI, et al, 2005. Radiotherapy for local control of osteosarcoma. Int J Radiat Oncol Biol Phys, 61 (2): 492-498.

Donthineni R, Boriani L, Ofluoglu O, et al, 2009. Metastatic behaviour of giant cell tumour of the spine. Int Orthop, 33 (2): 497-501.

Fourney DR, Gokaslan ZL, 2003. Spinal instability and deformity due to neoplastic conditions. Neurosurg Focus, 14 (1): e8.

Fuentes S, Malikov S, Blondel B, et al, 2010. Cervicosternotomy as an anterior approach to the upper thoracic and cervicothoracic spinal junction. J Neurosurg Spine, 12 (2): 160-164.

Fujimaki Y, Kawahara N, Tomita K, et al, 2006. How many ligations of bilateral segmental arteries cause ischemic spinal cord dysfunction? An experimental study using a dog model. Spine (Phila Pa 1976), 31 (21): E781-E789.

Glennie RA, Rampersaud YR, Boriani S, et al, 2016. A systematic review with consensus expert opinion of best reconstructive techniques after osseous en bloc spinal column tumor resection. Spine (Phila Pa 1976), 41 (20): S205-S211.

Gokaslan ZL, Zadnik PL, Sciubba DM, et al, 2016. Mobile spine chordoma: results of 166 patients from the AOSpine Knowledge Forum Tumor database. J Neurosurg Spine, 24 (4): 644-651.

Hadjipavlou AG, Kontakis GM, Gaitanis JN, et al, 2003. Effectiveness and pitfalls of percutaneous transpedicle biopsy of the spine. Clin Orthop Relat Res, 411: 54-60.

Hart RA, Boriani S, Biagini R, et al, 1997. A system for surgical staging and management of spine tumors. A clinical outcome study of giant cell tumors of the spine. Spine (Phila Pa 1976), 22 (15): 1773-1783.

Luksanapruksa P, Buchowski JM, Singhatanadgige W, et al, 2016. Systematic review and meta-analysis of en bloc vertebrectomy compared with intralesional resection for giant cell tumors of the mobile spine. Global Spine J, 6 (8): 798-803.

McMaster ML, Goldstein AM, Bromley CM, et al, 2001. Chordoma: incidence and survival patterns in the United States, 1973-1995. Cancer Causes Control, 12 (1): 1-11.

Nazzaro JM, Arbit E, Burt M, 1994. Trap door exposure of the cervicothoracic junction. Technical note. J Neurosurg, 80 (2): 338-341.

Ozaki T, Flege S, Liljenqvist U, et al, 2002. Osteosarcoma of the spine: experience of the Cooperative Osteosarcoma Study Group. Cancer, 94 (4): 1069-1077.

Papp Z, Marosföi M, Szikora I, et al, 2014. Treatment of C-2 metastarc tumors with intraoperatire tranord or transpedicular verteroplasty and occipitocervical posterior fication. J Neurosurg Spire, 21 (6): 886-891.

Shives TC, McLeod RA, Unni KK, et al, 1989. Chondrosarcoma of the spine. J Bone Joint Surg Am, 71 (8): 1158-1165.

Singh H, Harrop J, Schiffmacher P, et al, 2010. Ventral surgical approaches to craniovertebral junction chordomas. Neurosurgery, 66 (3): 96-103.

Stener B, 1989. Complete removal of vertebrae for extirpation of tumors. A 20-year experience. Clin Orthop Relat Res, 245: 72-82.

Tomita K, Kawahara N, Baba H, et al, 1997. Total en bloc spondylectomy. A new surgical technique for primary malignant vertebral tumors. Spine (Phila Pa 1976), 22 (3): 324-333.

Viswanathan A, Abd-El-Barr MM, Doppenberg E, et al, 2012. Initial experience with the use of an expandable titanium cage as a vertebral body replacement in patients with tumors of the spinal column: a report of 95 patients. Eur Spine J, 21 (1): 84-92.

Wang X, Eichbaum E, Jian F, et al, 2018. Two-stage en bloc resection of multilevel cervical chordomas with vertebral artery preservation: operative technique. Oper Neurosurg (Hagerstown), 14 (5): 538-545.

Yang X, Yang J, Jia Q, et al, 2019. A novel technique for total en bloc spondylectomy of the fifth lumbar tumor through posterior-only approach. Spine (Phila Pa 1976), 44 (12): 896-901.

Yoshioka K, Murakami H, Demura S, et al, 2013. Clinical outcome of spinal reconstruction after total en bloc spondylectomy at 3 or more levels. Spine (Phila Pa 1976), 38 (24): E1511-E1516.

第10章

骶骨肿瘤切除术

第一节 术前准备、术中监护和术后处理

一、术前准备

（一）常规准备

骶骨肿瘤患者的手术时间较长，往往达到 4 小时以上，输血量一般超过 2000 ml。术前对于患者一般情况的评估十分重要，主要检查患者是否存在代谢性疾病、心血管疾病和呼吸系统疾病。如果术前患者一般情况提示手术耐受性较差，接受手术可能存在很大风险，应建议患者接受放疗等其他治疗，等待患者一般状况改善后再考虑接受手术治疗。准备不足的手术往往会造成患者术中、术后存在风险，肿瘤局部复发，甚至患者死亡。

术前准备中最重要的工作就是肠道的准备，包括使用灌肠剂和服用导泻药。如果肠道准备不足，肠道破损后容易造成伤口感染。一般应用灌肠剂和导泻药，术前 2 天患者开始进流食，术前 24 小时开始服用导泻药，手术当天清晨灌肠。如果手术中可能实施肠道手术，术前肠道准备应该更加规范。术前几天可以开始应用静脉营养支持治疗，这样不但可以保持肠道清洁，还可以保持患者体力。巨大的腹膜后肿瘤往往累及输尿管、结肠、直肠等腹膜后脏器。在这部分病例中，大都需要首先实施泌尿道分流和结肠切除术。如果考虑肿瘤累及输尿管，术前应行输尿管插管。应该根据患者个人情况估计失血量并预防并发症的发生。如果术中可能实施结肠切除或膀胱分流手术，术前一定要向普外科和泌尿外科医生咨询。

当患者存在明确的骶骨病灶时，根据肿瘤的外科类型、组织学类型和外科医生的经验，手术时间往往较长，同时需要大量输血。个别病例可以有效应用自体储存血回输，大多数病例需要准备充足的血以备术中及术后使用。当预计失血量达 2000 ml 以上时，还应该准备新鲜冰冻血浆以避免发生凝血功能障碍。术中实际输血量还要根据患者及肿瘤的不同情况、不同医生及术中突发的血管并发症情况而定。

（二）血管阻断技术

由于骶骨解剖结构的复杂和不规则性，巨大骨盆骶骨肿瘤的外科手术治疗往往出血较多，甚至可能影响手术方案的实施，而且大量出血和输血也增加发生相关并发症的机会。如何减少术中出血是手术成功的关键。

1. 术前 DSA 造影，选择性血管栓塞，腹主动脉球囊留置　术前 DSA 造影和选择性血管栓塞既可以明确病灶局部情况，也可以减少术中出血，是骨盆、骶骨手术前准备的重要内容（Feldman，1975；Hori，1991；Gujral，1999）。Tang 等（2009）对骶骨肿瘤出血的相关因素进行了分析，针对血供丰富、体积巨大、二次手术或高位骶骨肿瘤的手术患者，进行术前高选择性单侧或双侧髂血管 DSA 栓塞和腹主动脉球

囊留置，明显减少了手术的出血量和输血量，保证了手术顺利完成，取得良好效果。

髂内动脉栓塞及腹主动脉球囊留置手术方法：在手术前一天或手术当天术前，采用穿刺健侧股动脉，逆行将导管经股动脉向近心端插入，经腹主动脉造影后插入两侧或单侧髂内动脉造影了解肿瘤部位、性质、范围及血供情况（图 10-1-1），采用明胶海绵及弹簧栓子为栓塞物，将双侧或单侧髂内动脉（一般为肿瘤侵犯较重的一侧）及其他可栓塞的靶血管栓塞。腹主动脉再造影确定栓塞效果，于肾动脉在腹主动脉分叉以下留置球囊，注入生理盐水了解阻断腹主动脉血流所需球囊容量（图 10-1-2），所有操作在 DSA 机上施行。

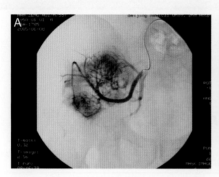
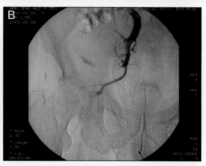

图 10-1-1　右髂骨及髋臼肿瘤，术前行 DSA 患侧髂内血管栓塞
A. 显示肿瘤主要由髂内血管供血，血流丰富；B. 髂内血管栓塞后，肿瘤血供明显减少

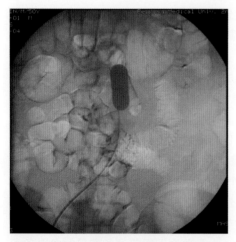

图 10-1-2　骶骨肿瘤，术前通过股动脉插管放置腹主动脉球囊以减少术中出血；球囊膨胀后，完全阻断了腹主动脉内血流，造影剂不能通过

2. 术中髂内动脉结扎及腹主动脉临时阻断技术　2003 年以前，还没有开展腹主动脉球囊阻断技术，因而对于血供丰富的骨巨细胞瘤、动脉瘤样骨囊肿及骶骨恶性肿瘤等，均采用术中患侧髂内动脉结扎、腹主动脉鞋带临时阻断的方法（郭卫等，2003）。术中患者侧卧位，采用患侧前方大麦氏切口，切开三层腹肌，将腹膜向内侧推开，显露同侧髂总血管、髂内动脉及髂外动脉。分离髂内动脉并予以结扎（图 10-1-3A），必要时可结扎对侧髂内动脉。向上游离显露腹主动脉，以纱条套橡胶管于髂总动脉分叉以上 1 cm 处临时阻断腹主动脉（图 10-1-3B）。

3. 血管阻断技术在骶骨肿瘤手术中的意义　骶骨是重要血管密布和血运极其丰富的区域，骶骨肿瘤的手术切除和功能重建手术使外科医生直接面临大量出血的难题，大量出血甚至影响手术方案的实施。而且，大量出血和输血，会直接影响患者的体内环境，其可能引起的并发症和不利影响是显而易见的。

DSA 技术能清晰显示骶骨肿瘤的血供情况，并可以通过栓塞有效阻断局部血供，逐渐成为骶骨外科手术的重要辅助技术。但是，一般在骶骨手术之前常用的 DSA 栓塞方法是阻断双侧髂内动脉。这种传统方法存在两方面不足：一是患者可出现急性腹痛等下腹部不适反应及术后伤口愈合障碍，二是栓塞后的止血效果往往不尽如人意。

有时术前行一侧髂内动脉及肿瘤供血动脉栓塞后，术中控制出血不满意。因而，对于巨大的骶骨肿瘤，我们术中行前路切口，结扎一侧髂内动脉，临时阻断腹主动脉。这样，可以有效地控制术中出血。对于骨盆、骶骨较小肿瘤，估计失血量不大，可不必行前路切口。Tang 等（2010）报告了使用球囊阻断技术控制腹主动脉血流，减少骶骨肿瘤切除术中出血，被证明是一种十分有效的方法。有 1000 余例患者应用球囊阻断腹主动脉血流的经验，术中控制出血效果良好，并发症可控。对于适合的病例可以在术前单纯

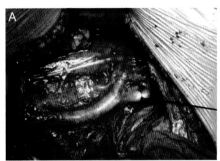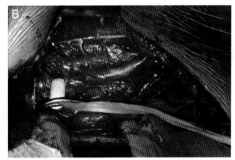

图 10-1-3　骶骨肿瘤前路手术控制主要血管
A. 结扎髂内动脉；B. 临时阻断腹主动脉

留置腹主动脉球囊而不阻断双侧髂内动脉，控制出血的效果依然良好，同时，术后取出球囊，减少了术后伤口并发症的发生率，提高了手术的安全性。

低位的腹主动脉阻断控制出血效果确切。骨盆及骶尾部的血供及侧支循环非常丰富，该部位巨大肿瘤的切除手术中，出血量可以达到 2000～10000 ml。临床上采取如髂内动脉结扎、介入下血管栓塞、球囊导管腹主动脉阻断等技术手段后，手术出血量明显减少，手术视野变得清晰，原先不可能进行的手术得以成功完成，而且术者在切除肿瘤的过程中，有时间仔细操作，保证了肿瘤切除的质量。手术中不会出现短时泉涌样出血，降低了失血性休克的发生率。

腹主动脉阻断平面不同，对全身血流动力学、内脏缺血再灌注损伤影响不同。临床上开展的低位腹主动脉阻断技术，相对比较安全。在髂总动脉分叉上方阻断腹主动脉，并不阻断肝、肾、脊髓等对缺血敏感的器官的血液供应。另外下腹部的卵巢、睾丸对缺血较敏感，但支配其血供的卵巢（睾丸）动脉在肾动脉平面稍下方即开始发出分支，亦不在阻断之列，故手术中其血供不受影响。其单次阻断时间最好不超过90 分钟，但也有许多病例阻断时间超过 2 小时，也没有出现问题。必要时可重复阻断，临床上使用低位腹主动脉阻断被证明是安全的。近年来，我们将腹主动脉球囊阻断技术应用于低位腰椎肿瘤切除的病例中（Zhang et al，2018），也取得了不错的效果，明显减少了术中出血量。对于老年患者来说，腹主动脉常常伴有动脉硬化，由于腹主动脉的弹性差，因而球囊阻断的效果要差一些。另外，对于老年患者，一定要注意腹主动脉球囊不能注入过多水量，以防腹主动脉破裂。

二、术中监护

手术时间往往比预计的时间要长，患者需保证一个舒适的体位以避免局部压伤和神经麻痹。头、颈、四肢关节部位应加以保护，侧卧位时应加腋垫，并保持舒适体位。

术中应开放多条静脉通路以便于输血补液，进行中心静脉置管和桡动脉置管以便于检测术中循环系统情况。麻醉师和外科医师应该密切关注术中出血情况，因为术中估计失血量往往少于实际失血量，早期及时的输血有利于避免凝血障碍和循环衰竭。

可采用控制性降压，即在全身麻醉状态下，用血管扩张药达到控制性降低血压的目的。控制性降压确实可以减少手术失血量，而且比术中血液稀释更为有效。硝酸酯类药物，如硝普钠和硝酸甘油，是目前最常用的降压药物。也可采用血液稀释法减少出血，包括手术前血液稀释（等量血液稀释）与血液稀释性扩容。等量血液稀释是指，在麻醉诱导完成后，经动脉或静脉系统放血，同时按一定比例输入晶体液和（或）胶体液，其目的是降低血细胞比容（hematocrit，HCT）而不是血管内容量。待术中大出血控制后输还给患者。血液稀释性扩容是指，在麻醉诱导后，经静脉系统输入一定量的晶体液与胶体液（1：1），使中心静脉压（central venous pressur，CVP）达到正常值的高限（10～12 cmH_2O），提高全身血管内与细胞外液的容量，并可通过稀释血液，HCT 以不低于 30% 为限，以减少失血时血液有形成分的丢失，从而增强机体在大量失血时抵御失血性休克的能力。

三、术后处理

引流管应保留至引流量少于 50 ml/24h。充分引流是预防术后出现伤口感染的必要条件，骶骨肿瘤的手术往往由于肿瘤切除造成局部形成大的空腔，空腔早期由凝血块填充，如果不能充分引流，局部极易形成血肿并继发感染，对于应用人工植入物的手术来说，感染后果严重。伤口内一般需要放置两条较粗的引流管，放置时间至少需要一周以上，一般引流量每天在 50 ml 以下才能拔出引流管。一般来讲，术后需要使用抗生素一周以上。

第二节　骶骨肿瘤切除的手术入路

一、骶骨后侧入路

骶骨后侧入路用于以下两种情况，一种是结合前侧入路用于全骶骨切除，另一种情况用于 S2 以下的骶骨切除（Samson，1993；Waisman，1997）。对于有经验的外科医生来讲，这一入路也可以进行包括 S2 的切除。当进行骶骨切除时，在骶骨中线做倒"Y"字形或"工"字形皮肤切口（郭卫等，2003）（图 10-2-1）。这一切口比较容易暴露骶骨侧方区域，包括骶结节韧带、骶棘韧带。这些韧带坚韧且紧张，应当首先切断。必须充分暴露坐骨切迹以显示坐骨神经、梨状肌、臀上臀下动脉（图 10-2-2）。

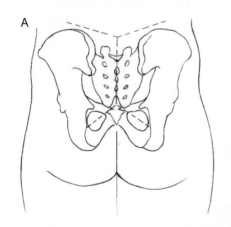
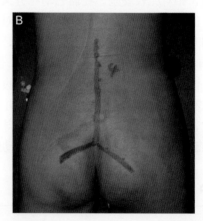

图 10-2-1　骶骨后侧手术切口
A. 示意图；B. 术中像显示骶骨"Y"字形切口

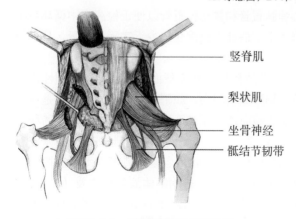

竖脊肌

梨状肌

坐骨神经

骶结节韧带

图 10-2-2　暴露骶骨后方示意图

在需要切除的骶骨水平做椎板切除术显露椎管，结扎并切断神经根。如果可能，一侧或双侧的 S2 神经根应予以保留，以降低出现膀胱直肠功能障碍的概率。在椎管内显露两侧的 S2 神经根，进行更广范围的椎板切除后可以显示神经孔。在骶骨后壁上确定截骨线。

骶骨前方可以通过钝性分离得以显露。骶骨截骨线的前壁可以用椎板咬骨钳分块切除。因为骶骨中央较厚，在骶骨中线进行截骨比较困难。如果骶骨两侧的开槽范围足够，就可以在骶骨前面安全放入海绵或牵开器。骶骨中央部分可以用骨刀截断，从而完成骶骨截骨。可自远端掀起骶骨残端,小心钝性分离截骨水平骶骨与直肠之间的软组织。在骶骨和直肠之间通常有一些软组织,因此可以将直肠自肿瘤分离出来。由于髂内动静脉的分支位置较深,从前方入路进行处理有一定困难,但在这种特殊情况下处理起来却较容易。骶骨切除完成。

肿瘤切除后常存在较大的无效腔,但并不需要特殊的重建步骤。在大多数病例,皮瓣可以直接缝合。一些接受骶骨切除术的患者出现了排便困难,这是由于后方盆底肌及韧带被切断,直肠在盆腔内变得不稳定。骶骨截除可以经后入路进行。在术前应注意如下几点:采用影像检查和肛门指诊了解直肠和肿瘤之间的粘连情况;可请普外科医生会诊;如果怀疑存在粘连,则不应单纯采用后入路。

二、骶骨前侧腹膜外入路

采用前入路的目的是能够完全显露骶髂关节至坐骨大切迹的范围,也可用来显露高位的椎体截骨水平,包括 L5/S1 椎间盘或腰椎椎体。骶骨的切除主要依靠后入路,前入路的主要目的是显露和保护重要的器官结构、血管神经,以及切除间盘。

应当常规进行血管造影来了解三个重要问题:①髂外血管是否可以保留?如果不能,必须准备血管置换。通常人工动脉血管可以达到良好的效果,但人工静脉却不能。可以采用对侧的大隐静脉移植来解决这一问题。②髂内动脉是否位于肿瘤部位?如果其位于肿瘤下方,那么前方入路第一步就需要完全结扎髂内动脉。如果必须牺牲两侧的髂内动脉,那就有可能影响盆腔脏器的血供,甚至需要切除膀胱、直肠和子宫,这可能是手术的禁忌证。只有完全游离肿瘤后才能结扎髂内静脉,否则将出现静脉充血导致的大出血。③是否有侧支血管?如果存在侧支血供,需要结扎或栓塞以减少出血。

手术步骤(图 10-2-3)如下。

术前需要进行肠道准备。患者仰卧位或截石位,取大 U 形切口(Stener,1978),接下来的操作在髂腹股沟入路部分有详细描述。小心切断腹肌,广泛暴露腹膜后空间。通常不需打开腹股沟管,可将精索牵向远侧。需要结扎切断腹壁下动静脉,游离保护髂外血管和输尿管。输尿管横跨于髂内外动脉的分叉处,通常较易辨认,但如果以前曾接受过手术治疗或放疗,由于粘连可使游离输尿管变得困难,这就需要进行输尿管插管。

随后需要显露的是髂外血管、髂内血管、髂总血管和腹主动脉。主动脉通常可以经此入路显露,并可进行血管阻断。如果需要可以用 Fogarty 血管夹临时阻断主动脉以控制出血。每次主动脉阻断时间不超过90 分钟。髂总动脉也可加以阻断。骶正中动脉需予以结扎。髂外血管应自肿瘤游离。当髂外血管被牺牲时,应首先进行重建。

髂内血管通常在髂外血管的下面,静脉比动脉位置更加深在。如果动脉位于肿瘤表面,可予以分离。如果不可能进行分离,则必须牺牲动脉。结扎单侧髂内动脉不会造成盆腔脏器缺血。侧支血管(髂骶、髂腰血管,臀上、下血管,闭孔血管)应予以结扎。如果能够分离,有时应保留臀上血管。所有进入肿瘤的供支血管均应结扎。通常很难游离髂内动静脉的深部分支,特别是较大的肿瘤。在这种情况下,可经后入路显露髂内动静脉。应小心分离臀上动脉,它比较容易被损伤,而且止血困难。如果自前方分离困难,就应从后方进入。

在髂内静脉周围有大量的网状静脉,使其容易出现损伤。如果出血难以控制,就必须停止手术,并向伤口内填塞大量止血海绵,这样手术的效果就不理想了。为了避免这种并发症的发生,建议进行较大的手术野显露。如果受损伤静脉的远近端都可进行压迫止血,血管撕裂是可以被修复的。

当沿髂内动脉分离至坐骨大切迹时,可以显露骶髂关节前面。可以不处理深部的血管,而留待后方入路解决。如果需要可以切断髂腰肌。当有神经根受累时应予以切除,通常 L5 神经根从骶髂关节处经过。从后方入路很难确定准确的截骨线。前方入路截骨需要确定解剖标志。应在前方截骨线上放置海绵或硅板来保护血管。

随后分离位于 L5/S1 水平或更高的截骨线。结扎切断供应脊柱各节段的动静脉。位于前面的高位截骨

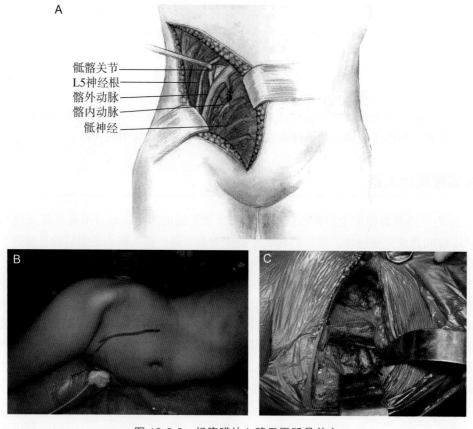

图 10-2-3　经腹膜外入路显露骶骨前方

A. 示意图；B. 手术体位像及切口；C. 术中像显示，游离骶骨前方血管后牵向内侧显露骶前，并切除 L5/S1 椎间盘（黑色箭头所示）

线应予广泛分离。需要牺牲的神经根也应切除。在预计的切除水平尽可能的切除椎间盘，同时也需应用海绵或硅板保护血管。

三、全骶骨切除手术入路

　　前后路联合入路对于全骶骨切除来说是必需的。术中需要更换患者的体位。当前侧入路的伤口闭合包扎后，将患者翻身至腹卧位，而后按常规方法进行后路骶骨切除（Hays，1953；Localio，1967；Stener，1978）。

　　经腹前侧入路：下腹部正中切口，上至脐下下达耻骨联合，保留腹直肌。经腹显露盆腔，牵开肠管，在腹膜后解剖腰骶部及盆腔。解剖双侧髂动、静脉，结扎双侧髂内动脉、缝扎骶中动脉。将盆腔内的内脏及血管结构从肿瘤表面分开。探查肿瘤，必要时打开侧腹膜，术中注意保护肠系膜下动脉和输尿管，游离乙状结肠达肛管水平，保护肿瘤假性包膜完整。解剖直肠后，切断进入肿瘤体内的神经根，前路切除 L5/S1 椎间盘，以及在腹侧进行部分的骶髂骨截骨术（图 10-2-4）。在直肠的背侧放置无菌纱布将直肠与骶骨分开，关闭后腹膜，逐层关闭前路切口，行后路切口切除肿瘤。

　　后侧入路：应当充分显露骶骨的侧面和坐骨大切迹，自后方分段切断梨状肌。充分显露骶髂关节后方，用纱布自坐骨切迹向前保护骶髂关节前方，而后就可以安全地在骶骨侧面或骶髂关节进行截骨。切断附着于椎板的竖脊肌以显露 L5 后方。

　　按常规方法切除椎板。在预定的切除水平结扎切断硬膜。用骨刀或线锯沿 Kirschner 线做两侧骶骨或髂骨截骨（图 10-2-5）。在完全切除骶骨前，需要在髂骨和脊柱之间安装临时内固定，否则将发生脊柱

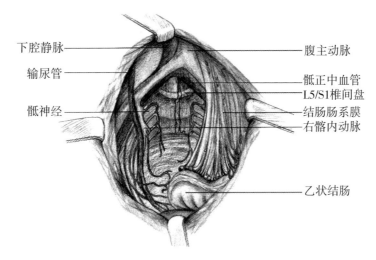

图 10-2-4　经腹腔骶骨前侧入路显露骶骨示意图

和骨盆分离。内固定安装完成后，就可进行最后的切除步骤。在骶骨与脊柱和髂骨间的联系被切断后，自骶骨残端的近侧向后掀起并牵向远侧。向远侧钝性分离骶骨和直肠间隙，结扎切断髂内血管的深部分支血管，逐步将全骶骨切除完成。

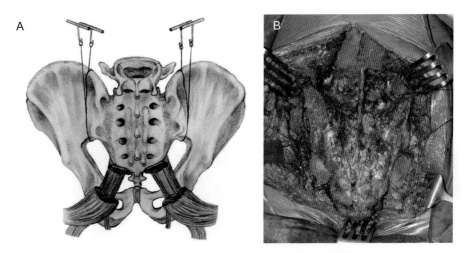

图 10-2-5　后路双侧髂骨截骨
A. 示意图；B. 术中像

第三节　部分骶骨及全骶骨切除术

骶骨切除术用于治疗骶骨脊索瘤或累及骶骨的骨盆肿瘤，有时能够将肿瘤完全切除，有时由于神经根或脏器受到肿瘤浸润，不能将肿瘤完全切除。手术损伤支配肛门和尿道括约肌的神经以后，会造成严重的功能障碍。肿瘤侵犯骶骨超过骶髂关节下缘以上，需要牺牲 S2、S3 神经根，甚至 S1 神经根。如果骶骨肿瘤靠前，手术采取侧卧位或腹骶位，采用联合腹外侧切口。如果骶骨肿瘤靠后，手术采取俯卧位。有时需要同时整块切除直肠或直肠加肠管。阴部神经走形于坐骨棘后方，在坐骨直肠窝位于闭孔内肌表面。从骶骨边缘上切断臀大肌起点后，保护好阴部神经。

一、骶骨肿瘤的外科分型与手术方法

骶骨肿瘤比较少见，原发肿瘤中以脊索瘤最多见，其次为骨巨细胞瘤。骶骨原发高度恶性肿瘤以骨肉瘤、软骨肉瘤及儿童 Ewing 氏肉瘤多见。继发肿瘤中以转移瘤最多，其次为多发性骨髓瘤。骶骨瘤因解剖部位复杂，手术比较困难。该部位手术后的局部复发率较高，占手术患者的 1/4 ~ 1/3。北京大学人民医院近 20 余年来对 2000 余例骶骨肿瘤患者进行了外科手术切除，积累了丰富的临床经验，根据骶骨肿瘤大小、累及骶骨范围及位置（分区），设计了恰当的手术入路，以规范化的手术方式切除肿瘤。

（一）骶骨肿瘤外科分型

目前对于骶骨肿瘤，由于发病率低，很难在一个医院内积累足够多的病例，因而国内外尚无统一的分区或分型方法。Stener（1978）将高位骶骨切除分为保留 S1 神经根和切除 S1 神经根两型，另外，描述了矢状位半侧或超半侧骶骨切除的类型。Fourney 等（2005）将骶骨肿瘤累及的范围分为：低位（S4 及以下）、中位（S3 及以下）、高位（S2 及以下）、全骶骨（S1 及以下）及腰骶切除（骶骨肿瘤累及腰椎）五个类型。另外，还将矢状位骶骨切除分为三个类型。低位肿瘤切除，至少牺牲一侧 S4 神经；中位肿瘤切除，至少牺牲一侧 S3 神经；高位肿瘤切除，至少牺牲一侧 S2 神经；全骶骨切除，至少牺牲一侧 S1 神经（图 10-3-1）。

有关骶神经切除的水平对大小便、性功能及行走功能的影响已有许多报告，Huang 等（2016）报告了骶骨肿瘤切除对骶神经功能影响的评分系统。

Li 等（2010）以 S1/S2 及 S2/S3 椎间盘为界，将骶骨分为上位骶椎切除（Ⅰ区，累及 S1）、中位骶椎切除（Ⅱ区，累及 S2）及下位骶椎切除（Ⅲ区，S3 以下）三个类型；骶骨肿瘤累及到髂骨定义为Ⅳ区，

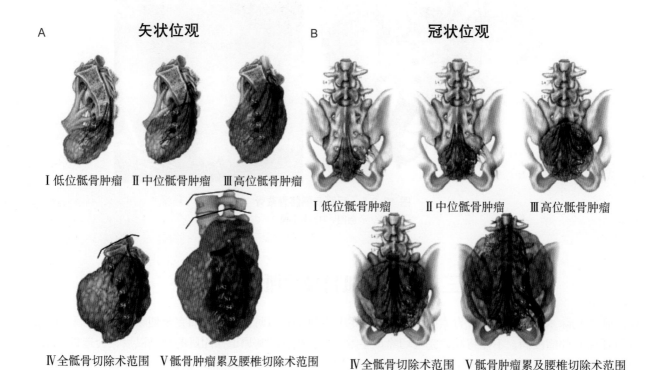

A 矢状位观
Ⅰ 低位骶骨肿瘤　Ⅱ 中位骶骨肿瘤　Ⅲ 高位骶骨肿瘤
Ⅳ 全骶骨切除术范围　Ⅴ 骶骨肿瘤累及腰椎切除术范围

B 冠状位观
Ⅰ 低位骶骨肿瘤　Ⅱ 中位骶骨肿瘤　Ⅲ 高位骶骨肿瘤
Ⅳ 全骶骨切除术范围　Ⅴ 骶骨肿瘤累及腰椎切除术范围

图 10-3-1　骶骨中线肿瘤的分型示意图

矢状位（A）和冠状位（B）示不同骶骨肿瘤的所累及的范围。红色为肿瘤范围，紫色标记（白色文字）为所切除的骶神经根，绿色为手术截骨范围，黄色为保留的骨与软组织范围。注意骶骨肿瘤切除并不要求牺牲相同节段的骶神经根，例如 S2 以下肿瘤切除可实现保留 S2 神经根

骶骨肿瘤累及到腰椎骨定义为Ⅴ区（图10-3-2）。骶骨肿瘤矢状位上又可分为两型。矢状位上肿瘤累及半侧骶骨及一侧骶髂关节称为Ⅰ型，矢状位上肿瘤累及超半侧骶骨及一侧骶髂关节称为Ⅱ型。根据肿瘤累及骶骨的范围，采取不同的手术入路。神经源性肿瘤经神经孔向骶骨前生长，肿瘤巨大，通常只有神经孔扩大，骨质破坏范围小，可单独列为一种类型。

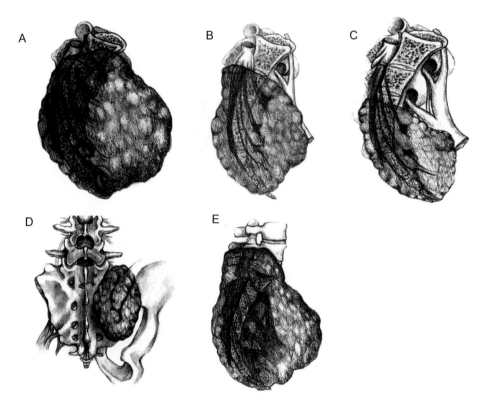

图 10-3-2　骶骨肿瘤分区

A. 高位骶骨肿瘤（Ⅰ区）；B. 中位骶骨肿瘤（Ⅱ区）；C. 低位骶骨肿瘤（Ⅲ区）；D. 累及髂骨的骶骨肿瘤（Ⅳ区）；E. 累及腰椎的骶骨肿瘤（Ⅴ区）

（二）手术方法

根据肿瘤累及骶骨的部位分区，确定手术入路。Ⅲ区（S3以下）肿瘤采用单纯后方入路可完整切除肿瘤（图10-3-3）；Ⅱ区（S2以下）肿瘤对有经验的骨肿瘤医生或者脊柱外科医生来说，单纯后路也可以完整切除，达到合适的安全边界（图10-3-4）。通过切除骶结节韧带和尾骨，进入骶前间隙，自肿瘤钝性分离直肠，于直肠及骶骨间隙处填塞纱布，将直肠推向前方，向上分离直肠达S1水平，切除一侧或双侧骶髂关节，才能显露整个病灶。侧方于骶髂关节外肿瘤外缘处截断髂骨，后方凿除椎板显露骶管，小心分离骶神经，对于Ⅱ区切除，于S1神经下方结扎切断硬膜囊；对于Ⅲ区切除，于S2神经下方结扎切断硬膜囊，如有可能尽量保留一侧S3神经。对于肿瘤累及到上位骶骨（S1以下）的病例，国际上通用方法还是前后路联合的二期手术方法；对于非常有经验的医生来讲，也可尝试采用单纯后方入路。

对于病灶范围较广累及上位骶骨或全骶骨的恶性肿瘤病例（图10-3-5），最佳的手术方式是采用前后联合入路切除肿瘤。于硬膜囊前方L5/S1椎间盘处截断骶骨，后方凿除椎板显露骶管，小心分离L5神经，于L5神经下方结扎切断硬膜囊。累及腰椎肿瘤的切除方式与全骶骨切除方法相似（图10-3-6）。

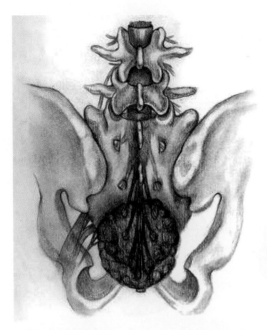

图 10-3-3   Ⅲ区（S3 以下）骶骨肿瘤示意图

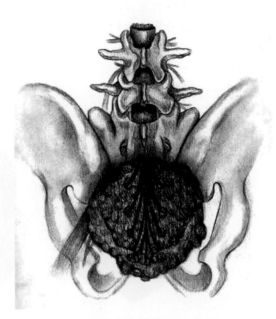

图 10-3-4   Ⅱ区（S2 以下）骶骨肿瘤示意图

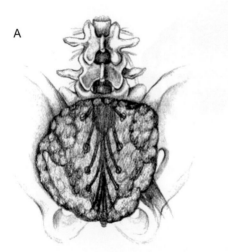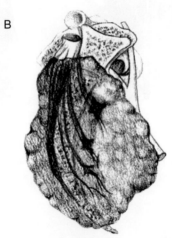

图 10-3-5   累及 S1 骶骨肿瘤示意图
A. 后面观；B. 侧面观

二、骶骨肿瘤切除手术入路及术式选择

（一）体位和切口

1. 侧卧位（Localio et al，1967）   如果已经明确直肠受到肿瘤侵犯或高度怀疑直肠受到肿瘤侵犯，或者以前手术造成直肠和骶骨前面紧密粘连。最好用侧卧位。大多数情况下，患者右侧卧位，左侧在上面，这样分离直肠和乙状结肠比较容易。对腹部、左肋部、腰骶部消毒铺单。暴露左侧髂嵴，后面将整个骶骨暴露，前面过正中线暴露脐部到耻骨。

如果术前肛诊或直肠内镜检查发现直肠受到肿瘤侵犯，最好先从腹部开始手术。用左肋缘到耻骨联合的斜切口，或者用从脐上到耻骨联合的正中切口。正中切口较好，不仅切开及闭合较快，而且不影响乙状结肠造瘘。进入腹膜腔，探查腹腔，除外转移瘤。

　　沿降结肠和乙状结肠切开"白"线进行游离，识别并沿着左侧输尿管到膀胱止点。把腹膜上的切口延长到直肠膀胱或直肠子宫部，然后到直肠和乙状结肠右侧。在骶前区钝性分离结合锐性分离，从骶骨上部将直肠和乙状结肠分离较容易。分离肠管时不要进入骶骨肿瘤。尽量将直肠的外侧向下分离，前方与膀胱（女性为子宫和阴道）上部分离。一旦决定直肠、乙状结肠连同骶骨整块切除，就从适当部位切开肠系膜。首先切开腹膜，在适当水平从肠系膜任何一面切开肠系膜动脉和静脉分支，结扎血管注意保护肠管血运。根据具体情况从乙状结肠中部或降结肠下端切断肠管。将远侧端留置于盆腔，近侧端取出，准备最后造瘘。

　　为了在切除骶骨过程中，经腹腔帮助分离，此时先不要闭合腹腔，保护切口免于受到污染。做骶部切口，从皮下组织掀起皮瓣，分离至骶骨边缘，沿骶骨边缘切断臀大肌，接着切断骶结节韧带。切断肛管尾骨之间的组织，用

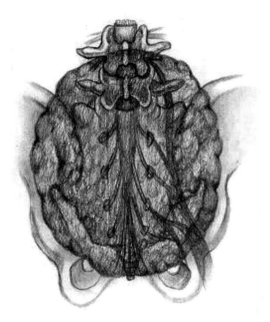

图 10-3-6　累及 L5 的骶骨肿瘤示意图

手指钝性分离骶骨前面。如果要保留肛管，分离肛管齿状线以上的直肠，分离肠管的前面一直到经腹腔分离的范围。有时为了安全起见，另一名术者可经腹腔切口引导帮助分离。

　　如果不保留直肠，就将会阴连同骶骨一起切除。向下延长骶骨中线切口环绕肛门，分离直肠下段前面与前列腺（女性为阴道）之间的间隙，以及直肠侧方直到前面经腹腔分离的范围。在这种情况下无需暴露骶骨前面。

　　2. **首先仰卧位，然后侧卧位**　在少数情况下，为了将腹腔内的肿块完全游离，需要在腹腔广泛分离。如果内脏受到广泛侵犯或者盆腔中粘连广泛，需要用仰卧位和腹正中切口，经腹腔分离完骶骨肿瘤的附着以后，将肿瘤标本留置在盆腔内，将腹腔闭合。将患者改为侧卧位，一般左侧在上面，骶骨上缘的视野最好。可根据肿瘤的软组织肿块靠近骶骨一侧做适当调整。这种体位控制术中出血比较方便，侧卧位切除骶骨时，如果出血猛烈，可打开前方切口，鞋带临时阻断腹主动脉，相对比较安全。

　　3. **俯卧位（MacCarty，1952）**　如果骶骨肿瘤位于直肠后侧，并且不需要切除直肠就能获得阴性切除边缘，肿瘤位于 S2 以下，预计出血量不会太大，则单纯采用后方入路可完成手术，即采用俯卧位。骶骨的原发性肿瘤，如脊索瘤，如果直肠内镜检查和 CT 检查发现直肠未受累及，之前没有做过手术（会破坏直肠和骶骨之间的间隙），最好用后侧入路，对于大多数患者均可完成骶骨切除术。基本切口位为后方正中切口，如果存在活检瘢痕，则一并切除。对于肿瘤仅位于骶骨上部或骶尾部的患者，切口呈纵向或倒置"Y"形，如病变累及髂骨者，则切口可循髂骨翼延伸呈"工"字形切口。如果肿瘤蔓延到臀部的范围很大，或者复发性肿瘤有多个病灶，则需广泛暴露后面，最好用俯卧位。如病变范围巨大或预计肿瘤出血较多，单纯采用俯卧位手术风险大，因为无法经前路处理血管，控制出血。最好采用侧卧位、前后路联合切口。经前路腹膜外结扎髂内动脉，鞋带临时阻断腹主动脉，减少术中出血量，降低手术风险。

　　4. **先仰卧位，后俯卧位（Hays，1953；Stener，1978）**　多数高位骶骨肿瘤切除采用此方法。Stener 等采用下腹部大弧形切口，向上翻起皮瓣、进入腹腔（图 10-3-7）。由于 S2 以下骶神经随肿瘤一起切除，不可避免会造成术后大小便失禁。因而，多数情况下会先行前路手术经腹腔游离左侧结肠及直肠，进行直肠造瘘。游离结扎髂血管分支，悬吊双侧髂血管。可结扎一侧、甚至双侧髂内动脉。由于结扎双侧髂内动脉有脏器缺血坏死的风险，因而要慎重选择结扎双侧髂内动脉。于骶骨肿瘤前方与血管及脏器之间插入硅胶垫片隔开。由于骶骨及后方大部分肌肉被切除，经常自前路取股直肌肌皮瓣塞入后方，待后路手术骶骨切除后，与后方皮瓣缝合。以上操作完成后，关闭腹腔及前方切口。患者送监护病房，待一周后患者情况

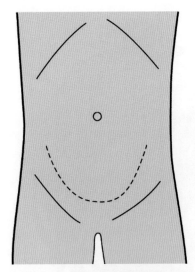

图 10-3-7　Stener 高位骶骨切除、前路下腹部手术切口示意图

平稳，再行后路手术。

（二）后侧入路手术步骤

1. **掀起皮瓣**　切开皮肤和皮下组织，一直到深筋膜下，从骶骨边缘或在肿瘤软组织肿块以外掀起皮瓣。切口远侧刚好在尾骨下。经切口切开深筋膜到达竖脊肌，游离牵起竖脊肌后能显露骶尾骨背面、双侧骶髂骨之间的韧带联合部、L5 棘突。

2. **切断肛管尾骨肌、梨状肌、骶结节韧带和骶棘韧带**　切断肛管尾骨肌进入骶前间隙，沿任一骶尾边缘分离，触摸肿瘤边缘进行分离。在少数情况下，从直肠内触摸肿瘤进行分离。

切断臀大肌纤维后，可以触摸到构成骶结节和骶棘韧带的厚层纤维束。切断纤维束进入坐骨直肠窝。在骶骨前方，软组织包块仍被骶旁筋膜包绕覆盖。自肿瘤钝性分离直肠，于直肠及骶骨间隙处填塞纱布，将直肠推向前方，分离过程中确认肠壁完整性未遭到破坏。

3. **截断骶骨**　分离骶骨下部后，要将骶骨近侧截断完成切除术，保护好直肠。在肿瘤没有将骶孔掩盖时，识别和计数骶孔比较容易。根据术前放射检查，术者应该确认好截骨水平。骶骨的截断水平非常重要，从 S3 椎体下缘截骨才不会影响括约肌的功能。截骨水平太高损伤双侧 S2、S3 和 S4 神经根会引起尿失禁和大便失禁，男性还会出现阳痿。进行高位骶骨切除的患者术前应该清楚这种风险，手术需要获得阴性切除边缘。保留单侧 S2、S3，对功能影响不大；只保留 S2，括约肌能力弱，但仍有功能。目前，学者对此尚有不同看法，有的人认为保留单侧 S2 神经根，肛管直肠功能良好，而有的人认为即便是双侧 S2 得到保留，括约肌功能仍有轻度问题，但是可以恢复。由此可见，术后早期康复治疗很重要，一年内可以恢复正常的膀胱功能。

骶骨两侧一旦分离完毕，就可以截断骶骨近侧。如果术者能够在肿瘤上缘一定距离处截骨，则截骨安全。换句话说，如果术者能够用线锯直接将骶骨截断，那么最好低于 S2 椎体下缘，通常低于 S3 椎体。在骶骨的外侧分离骶髂关节不能高于 S3，除非术者用咬骨钳从骶骨任意一侧将骨咬到 S1 或 S2，然后经中线将骨截断（图 10-3-8）。如果用骨刀截断骶骨近侧，这种方法不允许有丝毫偏差。通常截骨平面与阴部神经根之间只有 1～2 mm。而且，当蛛网膜下腔达到 S2 水平，用骨刀截骨就进入其中，如果造成伤口中脑脊液漏出，即便缝合硬脊膜，也有发生脑脊膜炎的危险。

4. **分离骶神经根**　在截断骶骨近侧时，用宽骨刀或小咬骨钳从设计好的部位将后侧骶板截下来，进入骶管，将骶神经向外侧拨开，将硬脊膜向近侧拨开。如果术者已经分离了骶骨外的阴部神经，可以沿该神经找到 S2 神经根。下部的骶神经根很细，从肿瘤表面出来几乎呈直角加入阴部神经，靠近阴部神经切除这些骶神经根，尽可能保留 S2 和 S3 神经根（图 10-3-9），至少保留一侧阴部神经的连续性。分离保护好骶神经根后，用骨刀将骶骨体截断。

5. **闭合伤口**　冲洗伤口后，放置较粗的引流管，确保引流通畅，闭合切口。由于临近肛门，这种伤口感染率较高。

（三）相关讨论

除一些专业水平较高的医院外，在普通医院，很少实施骶骨切除术。其实，只要掌握局部解剖和切除的原则，骶骨切除很安全。坐骨神经包含 L4～S3，腰骶干（L4、L5）经骶骨翼上走行，S1、S2 和 S3 神经根经过三对骶前孔。显而易见，切除整个骶骨，会导致括约肌失能以及双下肢受坐骨神经支配的肌肉瘫痪。切除 S3 椎体以下的骶骨，保留双侧 S3 神经，一般不会引起大、小便失禁。即使保留单侧 S3 神经，约 2/3 的患者可以控制大小便功能。对于骶骨恶性肿瘤的儿童患者，即使切除了全骶骨及全部骶神经，依

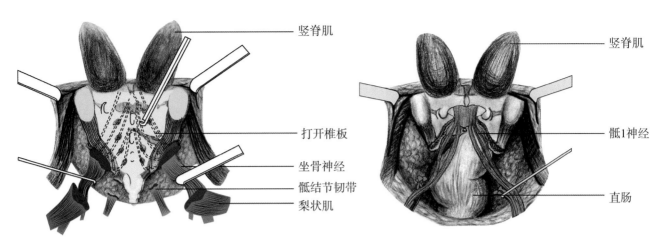

图 10-3-8　经后方 S3 以下截骨示意图　　　　图 10-3-9　骶骨截骨肿瘤切除完成示意图

然存在逐渐恢复大小便控制的病例。对于全骶骨切除的患者，如果采用的前后路联合手术切除，均有行走功能障碍；如果采用单纯后路全骶骨切除方法，90% 左右的患者可以保持正常的行走功能。分析原因发现，由于单纯后路全骶骨切除手术操作中，即使切断了全部骶神经，但是保留了腰骶干，因而代偿了 S1 神经根切断的症状。而行前后路联合全骶骨切除的病例中，于前方双侧骶髂关节截骨时，均切断了腰骶干。完全切除骶骨势必会去除骶骨对脊柱的支撑作用，因此必须行内固定手术进行支撑。

（四）骶骨切除术的术式

许多骶骨切除手术需要前、后联合切口显露。如需切除直肠，手术则从前路开始，再进行后侧，手术最后在前路完成。如果直肠可以保留，手术从前路开始，在后路完成。在前路显露时，患者需要采用截石位，后路显露时患者则需俯卧位。

1. 手术方法一 (Stener et al, 1978)　先缝合肛门（保留直肠时为暂时闭合）。做横跨下腹部的半环形切口。在耻骨上 1 cm 处切断两侧腹直肌。沿腹直肌鞘的侧缘切断两侧腹壁的其余肌肉。推开腹膜，显露髂总血管。从两侧的腹膜下继续游离，直到在直肠下会合，显露骶骨岬。

如切除直肠，从中线切开腹膜，分离结扎直肠上血管。然后，在直肠和乙状结肠交界处切断肠管，用套叠法缝合两断端。切断结扎直肠中血管，切开下腹膜返折部。从上面尽可能向远端游离直肠。绕肛门做一倒 "U" 形切口，在肛管下面、直肠前面及两侧尽可能向近侧分离。分离结扎髂内动静脉及骶外和骶中血管。如果切除水平在 S1 神经根以上，髂腰血管也需要分离结扎。在侧方分离出腰骶神经干，以便截骨时予以保护。若保留 S1 神经根，应在第一骶骨前孔出口处将其显露。在合适的水平截断骶骨前侧皮质，在侧方通过两侧的骶髂关节截骨。缝合前侧切口，患者改为俯卧位。

做一垂直的椭圆形切口，包括活检部位、肿瘤穿出的骶孔上皮肤和皮下组织。如直肠已经切除，切口应与原先的肛周倒 "U" 形切口相连。在预计切除皮肤上方向近侧延伸做一中线切口，以显露 L5 椎体后面部分。向两侧牵拉皮瓣，尽量游离骶骨切断臀大肌。在肌肉和肌腱交界处切断梨状肌。然后结扎切断臀上、臀下血管。保护臀上神经。在坐骨结节处切断骶结节韧带。然后通过截断坐骨嵴，切断骶棘韧带及尾骨肌。如直肠得以保留，松解肛管和尾骨之间的束带。如直肠切除，则切断双侧肛提肌。

在腰骶水平横行切断竖脊肌。如保留 S1 神经根，在 L5 和 S1 水平做部分椎板切除。如切断 S1 神经根，L5 椎板完全切除，并切除腰骶的黄韧带。在合适的水平结扎切断硬膜囊。如保留 S1 神经根，在 S1 和 S2 之间做骶骨截骨，S1 神经根管下半部分保留于肿瘤部分。触摸骶骨前方的截骨线，引导后方截骨。

如 S1 神经切除，在 S1 神经根管上通过 S1 截骨。于 L5 横突水平在髂骨翼做一深切迹，有利于从后方触及骶骨翼前上表面和骶髂关节。在此平面后下 1 cm 处截骨并与该平面平行。触摸骶骨前面皮质和髂骨的截骨线同样也可指导确定截骨平面。然后切断骶神经，取出肿瘤。放置引流管后，关闭后侧切口。如直肠已做切除，再将患者改为仰卧位，打开前侧切口。关闭盆腔内腹膜，行乙状结肠造瘘术。可用乙状结肠的肠系膜修补小盆腔内的腹膜缺损。最后关闭腹部伤口。

2. 手术方法二 (Localio et al，1967)　患者先取仰卧位，通过左侧旁正中切口打开腹腔，切开腹膜，牵开结肠，寻找左侧输尿管。切开凹陷处腹膜，在 L5 和 S1 连接处向前翻转直肠 - 乙状结肠接合部。在肛提肌平面远端显露肿瘤上界，确定肿瘤向侧方生长的范围。结扎骶中血管和骶侧方静脉。将乙状结肠放回原位，关闭腹部切口。将患者改为俯卧位。在 S4 椎体水平于臀部做一横行切口。下方皮瓣分离至尾骨以下，上方皮瓣分离至 L5 水平。切断直肠尾骨韧带，向前翻转直肠，进入先前已打开的骶前间隙。确定肿瘤下界。然后进行骶骨切除，切断骶骨的侧方韧带，利于骨凿在腹部显露后预定的水平截断骶髂关节。横断骶骨，从术野中取出。不必试图保留横断水平以下的骶神经。放置负压引流后，关闭后方切口。Localio 等建议患者采用侧卧位，由两组手术人员同时做前后显露，这样可以减少术中出血，避免患者术中更换体位。

3. 手术方法三 (MacCarty，1952)　Mayo 医院的 MacCarty 等介绍了单纯从后路对骶骨脊索瘤进行部分骶骨切除术。患者俯卧位，用肾拱桥垫高臀部（Kraske 位）。在骶骨和尾骨上做纵形正中切口。切除尾骨，在骶骨肿瘤前分离直肠。然后，剥离臀大肌、梨状肌和尾骨肌及骶结节韧带和骶棘韧带。切断两侧的 S4、S5 神经根，分离保护阴部神经。然后，从前后两侧劈开第三骶孔，这样可切除远侧的 3 节骶骨而不损伤阴部神经及其他的两个骶神经（S2、S3 神经）。在 S2、S3 之间切断骶骨弓和骶骨体，切断终丝，取出骶骨的远侧部分和肿瘤。当肿瘤或切除范围达到近侧骶骨、腰椎管或骶髂关节和髂骨时可能造成神经功能障碍，直肠壁如有穿孔需修补，如有向远侧延伸过长的硬膜囊时，可造成硬膜囊损伤，也应进行修复。残留较大的无效腔需引流。臀大肌尽可能拉紧缝合。缝合皮下组织和皮肤。该方法只适合于 S3 以下的肿瘤切除，而且，游离双侧 S3 神经有可能进入肿瘤，导致切除边界不安全。

4. 改良单纯后路术式（郭卫等，2003）　根据患者肿瘤情况，采用俯卧位或侧卧位，采用单纯后方入路。基本切口呈纵形或倒置"Y"形（图 10-3-10），后方如果存在活检瘢痕，则一并切除。如病变累及髂骨者，则切口可循髂骨翼延伸。对于肿瘤累及 S2 以下的患者均可采用该入路。如果术中考虑腹主动脉球囊植入控制术中出血，患者可以取俯卧位。如果患者不能采用腹主动脉球囊阻断技术，为安全起见，患者也可以采取侧卧位，前方倒"八"切口，经腹膜外游离髂血管，结扎分支，结扎一侧髂内动脉。悬吊切口侧髂血管，游离腹主动脉，用鞋带绕过腹主动脉，以备临时阻断之用。游离骶前软组织，于血管及骶前之间垫入纱布隔开。然后，行后路手术切除骶骨。

如病变范围巨大累及 S1 或预计肿瘤出血较多，则采用前后路联合切口。经前路结扎瘤体较大的一侧髂内动脉，游离肿瘤的前方组织、临时阻断腹主动脉、或腹主动脉内植入球囊阻断血流，控制出血量。

经切口切开深筋膜到达竖脊肌（图 10-3-11），游离牵起竖脊肌后能显露骶尾骨背面、双侧骶髂骨之间

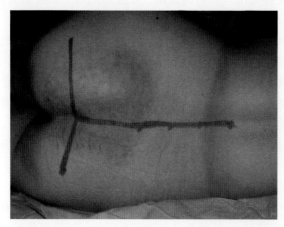

图 10-3-10　术中像显示侧卧位、骶骨后路倒"Y"形切口

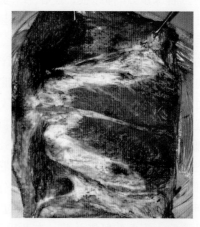

图 10-3-11　术中像显示切开深筋膜显露两侧竖脊肌

的韧带联合部、L5 棘突（图 10-3-12）。这样就可以自后方通过髂骨以及棘突显露切除病灶。

为了确认骶骨外侧缘，切除术自骶骨旁组织开始进行。除非切除范围非常广泛，一般不会遇到臀上或臀下动脉的主干。接下来，分离骶骨周围筋膜的外侧纤维，切除骶结节韧带和尾骨（如未被累及），直至暴露直肠，此时软组织包块仍被骶旁筋膜包绕覆盖。自肿瘤钝性分离直肠，于直肠及骶骨间隙处填塞纱布，将直肠推向前方，直至预计要截除的骶骨上缘水平，分离过程中确认肠壁完整性未遭到破坏。自后方充分暴露拟行切除水平的椎板、棘突，用宽凿凿去骶骨棘突，进入骶管，显露硬膜囊及骶神经，小心牵开神经根，勿撕裂硬膜囊，切断、结扎 S3 以远硬膜囊，尽量保护 S3 以上神经（图 10-3-13）。去除骶骨，仔细检查切缘有无肿瘤残留。

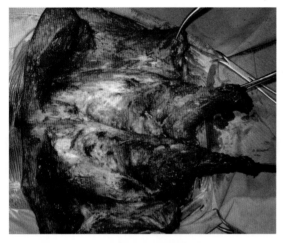

图 10-3-12　术中像显示掀起两侧竖脊肌，显露骶骨后侧及 L5 棘突

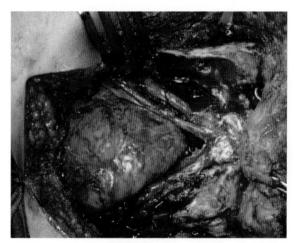

图 10-3-13　术中像显示低位骶骨切除后，保留双侧 S2、S3 神经根

如果需要切除的骶骨水平较高（S1 或 S2 水平），骶前分离至较高水平时可能伤及骶正中动脉 —— 主动脉的直接分支，引发较为猛烈的出血。另外切除高位骶骨时，需要切除部分髂骨及骶髂关节来显露骶骨前组织，或采用前后联合手术入路（图 10-3-14）。对于病灶范围较广、累及上位骶骨或全骶骨的病例，因为需切除一侧或双侧骶髂关节，才能显露整个病灶，术后需行一侧或双侧骶髂部固定。所有手术中，均尽量使肿瘤切除范围广泛而又尽可能多地保留神经根。

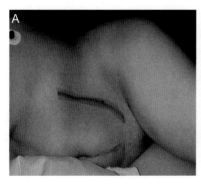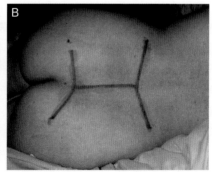

图 10-3-14　前后路联合骶骨手术切口
A. 前路切口；B. 后路切口

对于恶性肿瘤累及 S2 的患者，自肿瘤前方钝性分离直肠，于直肠及骶骨间隙处填塞纱布，向上分离

直肠达 S1 下缘水平，侧方于骶髂关节外肿瘤外缘处截断髂骨，或为保护前方的骶神经及血管，可采用磨钻自后方截骨。后方凿除椎板显露骶管，小心分离 S1 神经，于 S1 神经下方结扎切断硬膜囊，如有可能尽量保留 S2 神经。于 S1/S2 椎间盘处截断骶骨。这样就可以完整地切除 S2 以下骶骨。对于切除一侧或双侧骶髂关节的病例，需要进行腰骶部稳定性重建，一般采用椎弓根钉棒系统完成。对于恶性肿瘤累及全骶骨的患者，单纯通过后路一个切口完成全骶骨切除通常比较困难，需要医生有丰富的临床经验。由于术前于腹主动脉内安置了球囊，以供术中出血较多的情况下临时阻断腹主动脉血流之用，因而，单纯俯卧位情况下做骶骨肿瘤切除，大出血的风险已经降至很低。以往，我们做骶骨肿瘤切除都是采用侧卧位，下肢消毒包裹，呈摇摆体位。先行前路手术，患者呈 45° 仰卧位，做一侧髂内动脉结扎，游离腹主动脉，用鞋带穿过以备术中临时阻断腹主动脉血流。分离肿瘤前方软组织，一一切断结扎髂血管分支，用纱布垫于血管下面、隔开肿瘤表面。然后，患者呈 45° 俯卧位，行后路骶骨肿瘤切除术。

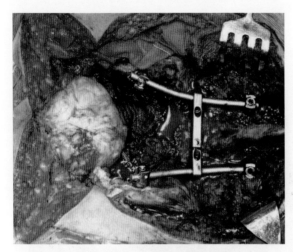

图 10-3-15　术中像显示骶骨肿瘤切除后，前方直肠后凸，行后路内固定

对于 S3 以下（Ⅲ型）的脊索瘤及其他恶性肿瘤（软骨肉瘤、骨肉瘤、Ewing 肉瘤等），均可采用俯卧位单纯后路做整块切除。对于肿瘤位于 S2 以下（Ⅱ型），切除高度在 S1/S2 椎间盘水平，要慎重采用俯卧位单纯后路做整块切除手术。需要在辅助动脉球囊阻断的情况下、由经验丰富的外科医生实施。可以采用磨钻或超声骨刀进行截骨，也可以通过骶神经孔导入线锯的方法进行骶骨及髂骨截骨。对于 S1 椎体以下截骨，可以考虑使用椎弓根钉棒系统做腰骶部稳定性重建（图 10-3-15）。

三、一期前后路联合全骶骨切除术

文献中报道的全骶骨切除术式均为二期前后路联合全骶骨切除术（Shikita，1988；Tomita，1998；Doita，2003）。Guo 等（2013）在 Spine 杂志上介绍了一种一期前后路联合全骶骨切除的方法（图 10-3-16）。前方腹部双侧倒"八"切口，经腹膜外间隙进入。结扎单侧或双侧髂内动脉并用球囊暂时阻断腹主动脉血流，游离双侧髂血管并结扎小分支。分离肿瘤前方软组织，尽可能切除 L5/S1 之间椎间盘。分离坐骨大孔及骶髂关节上缘，分别于坐骨大孔及骶髂关节上缘用粗穿刺针向背侧导入硅胶管的两端，以备后路切除肿瘤时，经塑料管导入线锯。后路切口为后方正中倒"Y"形切口，如果存在活检瘢痕，则一并切除。经切口切开深筋膜到达竖脊肌，游离牵起竖脊肌后显露骶尾骨背面、双侧骶髂关节及部分髂骨、L5 棘突。

切除术自骶骨旁组织开始进行。切除骶棘韧带、骶结节韧带和尾骨韧带，直至暴露直肠，此时软组织包块仍被骶旁筋膜包绕覆盖。自肿瘤前方钝性分离直肠，于直肠及骶骨间隙处填塞纱布，将直肠推向前方，分离过程中确认肠壁完整性未遭到破坏。自后方充分暴露拟行切除水平的椎板、棘突，用宽凿凿去骶骨棘突，进入骶管，显露硬膜囊及骶神经，小心分离、牵开双侧 L5 神经根，并结扎切断以下的骶神经根及后纵韧带。经前路置入硅胶管，将线锯导入骶髂关节前方，拔除硅胶管后，于骶髂关节外锯断双侧髂骨，而后完整切除骶骨肿瘤（图 10-3-17）。仔细检查切缘，确保无肿瘤残留。如果遗留有小的肿瘤病灶，则仔细清除之，而后进行相应重建。

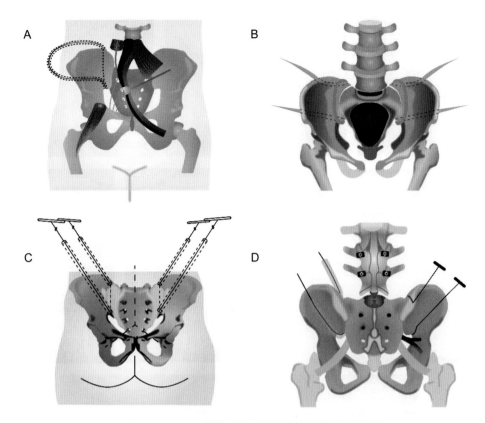

图 10-3-16　一期前后路联合全骶骨切除术示意图

A、B. 前方入路，于骶骨前方经两侧骶髂关节方向后导入硅胶管；C、D. 后方入路，经硅胶管导入线锯，以便行骶髂关节截骨

四、单纯后侧入路全骶骨切除

由于一期前后路联合全骶骨切除依然耗时很长，术中需要变换 3 个体位。Zang 等（2015）报告了一期经单纯后路进行全骶骨切除术（图 10-3-18）。经临床实践多年，证明该术式是安全可行的。采用骶骨后方入路，取倒 "Y" 形或 "工" 字形皮肤切口。深筋膜下向两侧掀开皮瓣及臀大肌，显露竖脊肌。向两侧暴露骶骨侧方区域，包括骶结节韧带、骶棘韧带。这些韧带坚韧且紧张，应当首先切断。充分暴露坐骨切迹以显示坐骨神经、梨状肌、臀上臀下动脉。应当充分显露骶骨侧面和坐骨大切迹，自后方分段切断梨状肌。充分显露骶髂关节后面，用纱布自坐骨切迹向上、向前保护骶髂关节前方。而后可安全地在骶骨侧面或骶髂关节进行截骨。向上掀开附着于椎板的竖脊肌以显露骶骨及 L5 后方。切除 L5/S1 之间的关节突和 L5 的横突，切断腰骶之间连接的韧带，沿两侧髂骨上缘向外切开，寻找骶前间隙，塞入湿纱布，将髂血管自上向下推向腹侧。用两手示指沿骶髂关节上、下方钝性分离骶髂关节前方组织，两示指汇合后用长弯钳导入塑料管，经塑料管导入线锯，这样可以安全地在骶髂关节外侧或骶髂关节进行截骨。

按常规方法切除椎板。在预定的切除水平结扎切断硬膜。用线锯沿两侧骶髂关节外侧的髂骨截骨完成后，可将骶骨向后牵拉，进一步切除椎间盘、与骶骨相连盆底肌等软组织。在完全切除骶骨前，需要在髂骨和脊柱之间安装临时内固定，否则将发生脊柱和骨盆的分离。内固定安装完成后，就可进行最后的切除步骤。在骶骨与脊柱和髂骨间的连接被切断后，自骶骨残端近侧向后掀起并牵向远端。向远侧钝性分离骶骨和直肠间隙。结扎切断髂内血管的深部分支血管，全骶骨切除完成（图 10-3-19）。单纯后路全骶骨切除术有许多优点：一个切口，时间短，出血少，并发症少，患者恢复快，尤其是该术式多数情况下可以保留双侧腰骶干，即使在切断了双侧 S1 神经的情况下，患者依然可以保留踝关节的跖屈功能，90% 以上的患

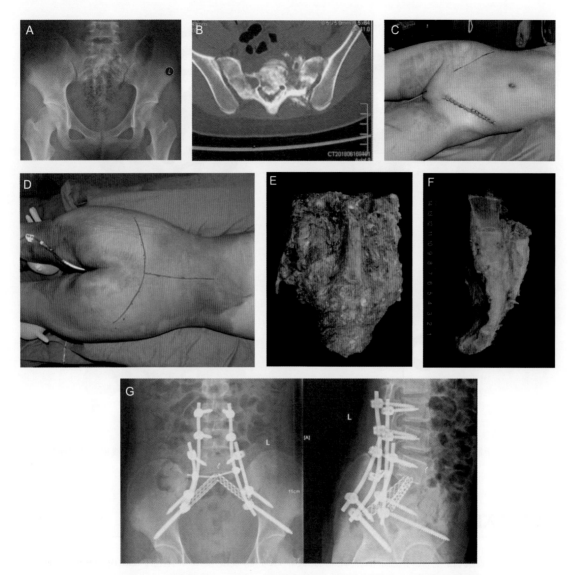

图 10-3-17　患者女性，24 岁，骶骨骨肉瘤，行前后路联合全骶骨切除术

A、B. 术前 X 线平片及 CT；C、D. 术中像显示前方双侧倒"八"切口及后方"Y"形切口；E、F. 切除肿瘤标本大体像；G. 术后 X 平线平片显示肿瘤切除后内固定重建

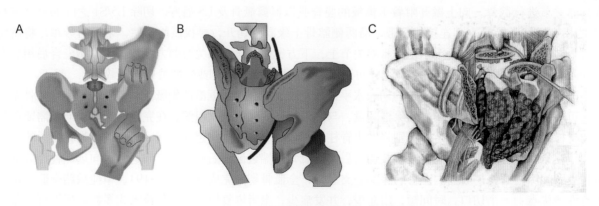

图 10-3-18　单纯后路全骶骨切除术示意图

A. 游离骶髂关节前方；B. 放置塑料管以便导入线锯；C. 后路双侧髂骨截骨后，切断 L5/S1 椎间盘，将整个骶骨牵向后侧

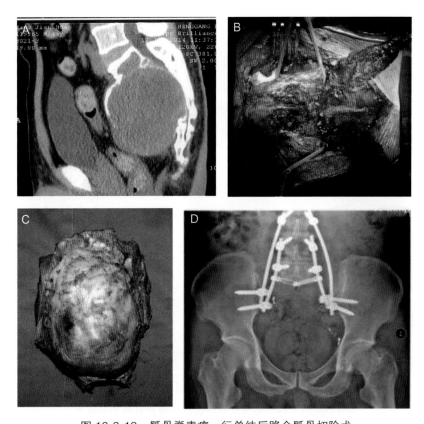

图 10-3-19　骶骨脊索瘤，行单纯后路全骶骨切除术
A.术前 CT；B.术中像显示自双侧骶髂关节前方置入硅胶管；C.切除肿瘤标本大体像；D.术后 X 线平片显示内固定情况

者可以正常行走，这对患者非常重要。

五、矢状位半侧骶骨及一侧骶髂关节切除术

单纯累及部分骶骨及一侧骶髂关节的恶性肿瘤少见。肿瘤可以起源于髂骨侧，累及骶骨，但更多的是偏一侧的骶骨恶性肿瘤累及髂骨。该部位常见的肿瘤包括脊索瘤、尤文氏肉瘤、软骨肉瘤、骨巨细胞瘤、恶性神经鞘瘤及转移性肿瘤。多数肿瘤对放、化疗不敏感，手术完整切除是治愈肿瘤的唯一有效手段。保留一侧骶神经孔的部分骶骨及骶髂关节整块切除是非常具有挑战性的手术，周围邻近的重要器官及组织包括直肠、膀胱、髂血管及骶神经。手术入路的选择及显露都比较困难，整块切除面临的困难包括脏器损伤、术中大出血、难以达到安全边界及手术操作复杂。

手术切除范围均为肿瘤侧的半侧或超半侧骶骨及骶髂关节外侧的部分髂骨，术中需要保留健侧骶神经根。该种术式排除了髂骨翼恶性肿瘤累及骶髂关节的患者（图10-3-20），因为单纯累及骶髂关节或部分骶骨翼的病例可以采取不同的术式，无需打开骶管及切除患侧骶神经，这部分患者可以通过一个切口完成手术，于骶神经外侧切除部分骶骨翼，无需切除半侧骶骨。重建方式也完全不同，通常是沿耻骨及坐骨方向各拧入一枚螺钉，用两根金属棒

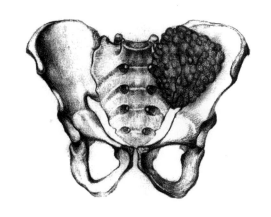

图 10-3-20　髂骨恶性肿瘤累及骶骨示意图

连接于腰椎的螺钉上。

　　Li 等（2014）报告了保留一侧骶神经孔的部分骶骨及一侧骶髂关节整块切除术。该切除术可分为两型，分别为矢状位半侧骶骨切除（Ⅰ型）及超半侧骶骨切除（Ⅱ型）。半侧骶骨切除是指沿骶管轴线切除半侧骶骨，超半侧骶骨切除是指仅保留对侧骶神经孔部分骶骨的大半个骶骨切除（图 10-3-21）。Stener（1978）和 Fourney 等（2005）也报告过类似的切除方式。

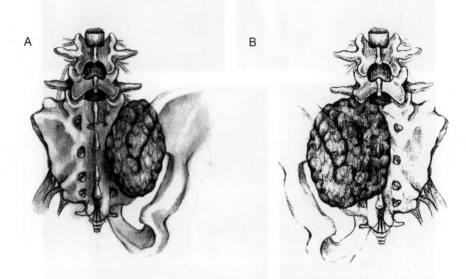

图 10-3-21　矢状位半侧骶骨切除肿瘤累及分型示意图
A. Ⅰ型为半侧骶骨切除；B. Ⅱ型为超半侧骶骨切除

（一）手术入路及切除方法

　　切除范围包括半侧骶骨及部分髂骨翼。根据肿瘤的血供情况及侵及范围，可以在术前或术中采用髂内动脉栓塞或结扎、腹主动脉球囊临时阻断等辅助技术。患者先取俯卧位，下腰及骶部后正中切口。先于 L4/L5 或 L3/L4 植入椎弓根钉，掀开双侧竖脊肌，打开骶管、分离硬膜，结扎切断患侧骶神经，将硬膜向健侧牵开。于骶骨中线 L5/S1 椎间盘处，由后向前拧入一枚空心钉至 L5/S1 椎间盘前缘处，以备前路手术时导入线锯在骶骨中线处锯断骶骨之用。切断尾骨韧带、双侧骶棘韧带、骶结节韧带、患侧梨状肌，钝性分离前方直肠，临时关闭后方切口。在切断患侧骶神经根后，将硬膜牵拉向健侧。此时可以使用骨刀或超声骨刀于骶骨中线处纵行切割骶骨，同时助手将手指伸向骶前感觉骨刀切割的深度，以防损伤直肠及血管分支。

　　患者再取侧卧位，患侧在上，重新消毒。切口起自腹股沟韧带下端，向上沿腹股沟韧带及髂嵴向后至髂后上棘，需要时可连至后方切口。腹膜外分离至骶骨前方，分离结扎血管分支，在肿瘤较大时可以结扎切断患侧髂内动、静脉。游离患侧髂外及髂总血管。自前方最大可能切除 L5/S1 椎间盘。拆除后方切口缝线，显露后方。将空心钉继续向前拧出椎间盘，导入两条线锯，分别自骶骨中线处纵行锯断骶骨及横向截断椎间盘。注意保护硬膜及健侧骶神经。骨盆外剥离臀大肌至坐骨大孔。自坐骨大孔导入线锯，向头侧扇形截断髂骨，整块切除肿瘤。切除肿瘤后，由髂后向髂前上棘方向拧入 2 枚髂骨钉，金属棒连接腰椎椎弓根钉及髂骨椎弓根钉之间固定。多数情况下需要同时在 L5 椎体下方与髂骨间植骨融合（图 10-3-22，图 10-3-23）。

（二）相关讨论

　　对骶髂关节部位恶性肿瘤进行广泛性切除非常困难，要单纯通过后路一个切口矢状位切除半侧骶骨及邻近骶骨的部分髂骨几乎不可能。因而必须通过前、后路联合入路才能达到整块切除的目的。髂骨恶性肿

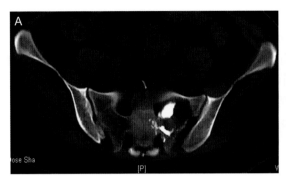
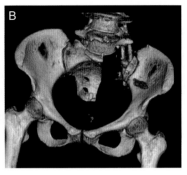

图 10-3-22　患者男性，43 岁，骶骨软骨肉瘤，行矢状位半侧骶骨切除术
A. 术前 CT；B. 术后 CT 显示矢状位切除半侧骶骨

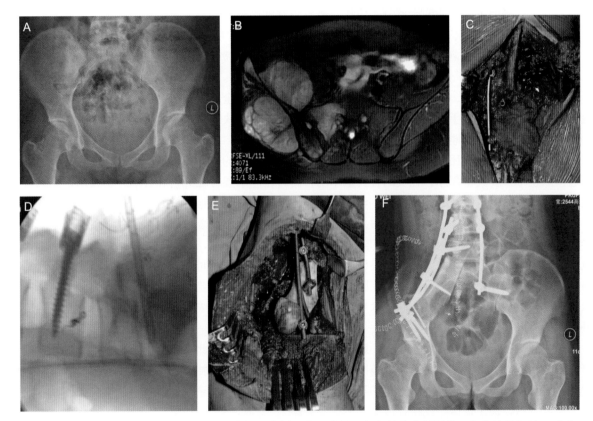

图 10-3-23　患者女性，30 岁，软骨肉瘤累及半侧骶骨及髂骨，行矢状位半侧骶骨及部分髂骨切除、重建
A、B. 术前 X 线平片及 MRI T2 像显示肿瘤累及范围；C、D. 术中像及透视像显示后路置入空心钉；E. 术中像显示前路肿瘤切除后，大段异体骨植骨及椎弓根钉棒系统内固定；F. 术后 X 线平片显示植骨及内固定重建情况

瘤累及骶髂关节的患者无需显露骶管及骶神经，只需切除骶神经孔外侧的骶骨翼即可。对于偏一侧的骶骨恶性肿瘤累及髂骨的手术入路及整块切除方法，在以往的国内外文献中未见相同报道。骶骨恶性肿瘤累及髂骨可以通过两种方式，一种方式是骶骨肿瘤的软组织肿块包裹骶髂关节及部分髂骨；另外肿瘤也可以直接破坏骶髂关节长入髂骨。通常是两种方式同时存在。切除过程中，通过坐骨大孔导入线锯锯断髂骨侧一面容易达到安全边界，在骶骨侧由于需要保留硬膜及健侧骶神经，需要打开骶管、显露硬膜、切断患侧骶神经根，有时不易达到安全边界，需要进行补充切除。有关骶髂关节周围恶性肿瘤整块切除的文献报道很少，公认累及骶髂关节的肿瘤难以达到安全边界，这是由于该区域肿瘤多数体积较大，通常侵犯出间室，并且可能在 Batson 静脉丛产生瘤栓。Court 等（2006）在 1982—2001 年对 40 例累及骶髂关节的骨盆肿

瘤进行了手术切除，74%的患者达到了安全边界，26%的患者未达到安全边界。达到安全边界的患者复发率为7%，未达到安全边界的患者复发率为70%。

有效控制术中出血是保障完整切除肿瘤的关键。对于巨大的骨盆肿瘤，可术中结扎患侧髂内动脉，临时阻断腹主动脉。这样，可以有效地控制术中出血。近年来发展的球囊阻断技术，可控制腹主动脉血流，减少术中出血，被证明是一种有效的方法，提高了手术的安全性。由于髂内动、静脉有供应骶骨的分支，有时还有新生的供瘤血管，术中即使结扎了髂内动脉，当分离骶骨前方时仍有连接，不易完全游离骶前肿瘤。因而建议切断、结扎患侧髂内动、静脉，完全游离骶前肿瘤，便于自中线纵向凿断骶骨。

六、外科团队的合作

骶骨肿瘤的治疗是一个复杂的过程，这包括外科手术、疼痛控制、患者安全、出血控制及伤口处理等诸多步骤，这需要不同专业的专家分工协作。骶骨骨盆肿瘤解剖关系复杂，手术可能涉及骨骼肌肉、膀胱、输尿管、子宫、阴道、直肠、血管等组织结构，手术极为复杂，对机体循环、呼吸等重要系统影响大，需由资深外科医生、麻醉医生、护士等组成的外科团队来负责患者的术前准备、围术期（包括手术）及术后康复过程。

麻醉科医生负责术前、术中、术后患者的疼痛控制及生命安全，根据病情选择恰当的麻醉方法。麻醉医生术必须熟悉骨盆肿瘤手术过程中可能出现的意外情况，做好快速纠正失血性休克的准备，应用各种先进的麻醉监测技术尽可能地保证手术安全。

骨肿瘤科医生是外科团队的灵魂。必须是经过严格专业培训的骨肿瘤科医生才有资格实施骶骨肿瘤手术。这些医生不但要具备浑厚、扎实的骨科基本功，同时还应掌握脊柱外科和肿瘤外科技术，熟悉脊柱内固定系统的应用。具备良好的心理素质、全局观念和较强的术中应变能力。

多数骶骨肿瘤体积巨大，有时可以累及到肛门和直肠，这就需要普通外科医生共同参与制定手术方案并参与手术过程。有时为了保证肿瘤的切除边界，避免肠瘘等并发症，需要一期先行结肠造瘘手术，二期行骶骨肿瘤切除术。术前影像学或肛门指诊发现肿瘤与直肠关系密切时，应行肠镜检查。术前行严格的肠道清洁准备。术中切除肿瘤一旦需要切除肠管或出现肠管损伤时，由普通外科医生根据情况实施修补、肠切除肠吻合或肠造瘘术。极少数的病例术后可能因缺血导致肠管坏死或因深部感染导致肠瘘，这也需要普通外科医生协助处理。

累及泌尿系统的骶骨肿瘤也不少见，膀胱与输尿管均可受累，因此需要泌尿外科医生的协助。必要时需行膀胱镜检查，帮助确认肿瘤的累及范围。对于累及输尿管周围的肿瘤，术前留置输尿管插管可避免术中误伤输尿管。有时需要泌尿外科医生切除部分或全部膀胱以完整切除肿瘤，并根据情况实施修补或成形手术，必要时需要输尿管造瘘或膀胱造瘘。

血管外科医生在术前行血管造影能够帮助诊断并预测术中出血量，术前栓塞瘤供血管或留置主动脉球囊能够帮助控制术中出血。骶骨肿瘤术后，即便是积极采取预防措施，有些患者也会出现下肢静脉血栓。血管外科医生能够帮助及时诊断和处理静脉血栓。通过血管技术留置下腔静脉滤网能够有效预防致命的肺梗死。

整形外科医生应用带血管蒂的皮瓣移植能够重建一些骶骨肿瘤切除后的巨大骨与软组织缺损，改善术后功能，减少切口并发症的发生率。

一方面，恰当的手术可以明显改善骶骨肿瘤患者的生存质量，部分患者甚至得以治愈；另一方面，骶骨肿瘤手术风险极大，对于外科团队来讲是一种真正的挑战。这就决定了骶骨肿瘤手术最好在具有专业骨肿瘤治疗中心的大型综合医院实施。

第四节　骶骨良性肿瘤的手术治疗

一、骶骨骨巨细胞瘤的外科治疗

骨巨细胞瘤（giant cell tumors，GCT）占原发骨肿瘤的5%～8%。自从Cooper 1818年首地报道以来，经过长期的观察总结，大多数学者认为骨巨细胞瘤属于良性肿瘤范畴，但其具有恶性潜能和侵袭性。约5%的GCT发生于扁骨，以骨盆最为多见。为了建立更加适应临床工作的分期系统，Enneking（1983）和Campanacci等（1999）学者分别按骨巨细胞瘤的临床、影像、组织学特征提出了各自的观点。Enneking的外科分期依据临床上骨巨细胞瘤的潜伏、活跃、侵袭形式；Campanacci等提出的Ⅰ级表示静止类型（占10%～15%），此类几乎无临床症状，肿瘤轻微侵犯皮质骨，变薄但完整的皮质骨包裹肿瘤；Ⅱ级表示活跃类型，此类占70%～80%，临床症状明显，皮质骨变薄、膨胀、边界不清楚；Ⅲ级表示侵袭类型，数量占20%左右，病变进展快，似恶性肿瘤，肿瘤穿破皮质骨，多有病理骨折，有软组织肿块并覆以假包膜等。Campanacci认为后一种形式的骨巨细胞瘤有恶性倾向，但是因为组织学表现是良性的，故用"侵袭性"更为合理。

GCT在脊椎骨之中最常发生于骶骨，是骶骨第二好发肿瘤，第一好发肿瘤是脊索瘤。骶骨GCT常发生在上位骶骨，虽然组织学上常表现为良性肿瘤，但局部侵袭性较高，可发生远处转移。骶骨骨巨细胞瘤富于血运，生长隐匿，就诊时往往肿瘤已生长巨大。常见的症状为坐骨神经痛，有时出现大小便的异常。影像学检查表现为上位骶骨的偏心性溶骨型骨破坏，CT检查可见肿瘤边界较清楚，肿瘤多数突破骨皮质形成软组织包块。MRI检查T2加权像上可见不均质高信号，肿瘤实体中掺杂着出血造成的含铁血黄素低信号。虽然骶骨的骨巨细胞瘤属于良性肿瘤，但文献报告常采用整块切除术（Bower，1948；Hays，1953）。Guo等（2007）报告了采用切刮术治疗骶骨骨巨细胞瘤的治疗结果。手术中尽量保留骶神经，最大限度地保留患者的大小便功能（图10-4-1）。具体方法是尽量整块切除S3以远部分，刮除近侧部分，最大可能降低复发率。骶骨骨巨细胞瘤术中常常出血汹涌，术中还要注意保护骶神经，因而操作非常困难。

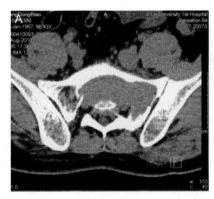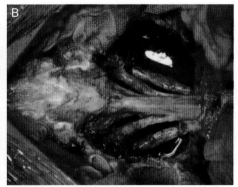

图 10-4-1　患者男性，42岁，骶骨骨巨细胞瘤
A. 术前CT显示肿瘤侵犯范围；B. 术中像显示肿瘤分块切除后，骶神经得到保留

（一）术前准备

由于骶骨骨巨细胞瘤血供丰富，术中出血汹涌，因而术前要对手术中可能发生的情况做充分的准备。术中出血量除了与肿瘤本身血供丰富有关，还与肿瘤体积大小、手术时间长短等因素有关。术前通过强化CT、MRI等检查，观察肿瘤的血供情况。术前需要常规栓塞供应肿瘤的血管，有时甚至要栓塞肿瘤供血为主的一侧髂内动脉。术前常规给患者使用狄诺塞麦（denosumab）单抗3支，每周一只。狄诺塞麦

能够有效降低肿瘤的血供，减少术中出血。但不建议术前使用过多狄诺塞麦，因为过多使用会造成肿瘤纤维化，与骶神经缠裹在一起，难以分离，给手术增加难度，残留于神经根上的肿瘤细胞导致术后复发率增高。目前的研究证实狄诺塞麦能够清除肿瘤中的多核巨细胞、抑制单核基质细胞的生长，但不能彻底消灭肿瘤基质细胞。因而，无法降低肿瘤的术后复发率。

（二）腹主动脉血流临时阻断方法

1. 髂内动脉栓塞及腹主动脉球囊留置术方法　在手术前一天或手术当天术前，采用 Seldinger 穿刺法，穿刺股动脉，逆行将导管经股动脉向近心端插入，经腹主动脉造影后插入两侧或单侧髂内动脉造影了解肿瘤部位、性质、范围及血供情况，采用明胶海绵及弹簧栓子为栓塞物，将单侧髂内动脉（一般为肿瘤侵犯较重的一侧）及其他供瘤的靶血管栓塞（Tang，2015）。腹主动脉再造影确定栓塞效果，于肾动脉在腹主动脉分叉 1 cm 以下留置球囊，进行阻断试验并复查造影，以造影剂不向远端流动且不阻断双侧肾动脉血流为佳，全部病例在 DSA 机上施行。也可以在手术间麻醉后，穿刺股动脉，逆行将导管经股动脉向近心端插入放置腹主动脉球囊（Tang et al，2010）。

2. 单侧髂内动脉结扎及腹主动脉临时阻断技术　患者取右侧卧位，采用左侧大麦氏切口，切开三层腹肌，将腹膜向内侧推开，显露同侧髂总血管及髂内动脉、髂外动脉。分离髂内动脉并予以结扎，向上游离显露腹主动脉，以纱条套橡胶管于肾动脉分叉以下临时阻断。

（三）手术方法

骶骨 GCT 患者的主要手术方式为病灶内边缘切除（切刮）术，仅对于肿瘤位于 S3 以下的患者实施整块切除术。由于骶骨 GCT 血供丰富，手术中出血较多，对多数肿瘤体积较大的骶骨 GCT 采用术中腹主动脉临时阻断术，采用术前 X 线平片介入下腹主动脉植入球囊。

术中注意保护双侧 S3 以上神经根，彻底刮除或分块切除肿瘤。对于累及 S1～S5、S1～S4 或 S2～S5 的 GCT，均采用边缘切除 S2 以远部分，刮除肿瘤的近端部分，这样既可以有效降低肿瘤的局部复发率，同时也可以最大限度地避免骶神经受损（Guo，2009）。切除肿瘤后，使用高压冲洗枪或 10% 的高渗盐水处理残腔及手术创面。

（四）相关讨论

1. 骶骨骨巨细胞瘤的特点　骶骨骨巨细胞瘤较少见，文献中报告的病例很少，Turcotte 报告了骶骨骨巨细胞瘤 26 例患者（CORR，1993）。北京大学人民医院多篇文章报告了数百例骶骨骨巨细胞瘤的治疗经验，是目前国际上报告的最大宗病例（Guo，2008，2016；Ji，2017；Yang，2018；Lim，2019）。骶骨的骨巨细胞瘤早期不易发现，生长到较大时压迫骶神经，出现坐骨神经痛，严重时出现大小便异常。由于骶骨的解剖特点，骶骨骨巨细胞瘤多数突破于骨外，形成软组织包块。因而，生长在骶骨的骨巨细胞瘤，很少有 Campanacci 分级为 I 级的病例，多数都是 Campanacci II 级的病例。文献报告骨巨细胞瘤女性多见，Turcotte 报告的 26 例骶骨 GCT 中，女性患者占 70%。在笔者的病例中，女性患者比男性患者的病例数稍多，与过往文献报告类似。

尽管骶骨 GCT 是一种良性肿瘤，但在骶骨骨巨细胞瘤的治疗上十分具有挑战性。一方面是因为解剖部位的原因，另一方面是因为骶骨的巨细胞瘤往往早期无症状，生长体积较大时才被发现。另外，由于肿瘤血供丰富，加之骶神经的牵绊，刮出时出血较多。治疗的方法包括放疗、病灶内边缘切除、病灶内边缘切除联合放疗、病灶内边缘切除辅助冷冻术和整块切除。放疗的优点是可避免外科治疗的并发症，缺点是控制肿瘤生长效果不佳和引发约 10% 的肉瘤变。病灶内边缘切除能避免伤及神经根、骨盆环完整性、髋关节和血管结构等，但其缺点是肿瘤的局部复发率较高。广泛边缘切除能将复发率降到最低，但是会增加外科治疗的并发症发生率。在北京大学人民医院报告的数篇骶骨骨巨细胞瘤治疗的文献中，骶骨骨巨细胞瘤术后局部复发率约为 19%～27.4%，低于 Turcotte 报告的局部复发率（33%），而且 Turcotte 的病例术后多数接受过 55 Gy 的放疗。整体复发率较低的原因是有效地控制了术中出血。位于骶骨的骨巨细胞瘤，由于要保留骶神经、不易实施整块切除，以及术中大量出血、手术必须快速完成的缘故，因而局部复发率较高。

2. **骶骨骨巨细胞瘤手术方式的选择**　骨巨细胞瘤的局部侵袭性强，不能按照一般良性肿瘤的处理方法进行治疗，位于骶骨部位的骨巨细胞瘤手术难度更大，复发率高。对于病灶位于 S3 节段及以远的患者，应采用广泛边缘切除；而对于病灶涉及骶椎节段较高（S1 ～ S2）的患者，由于需要尽量保留骶神经，所以采用切刮术较多。但对于肿瘤累及整个骶骨的骨巨细胞瘤病例，则采取广泛边缘切除 S2 以远部分，切刮近端（S1 ～ S2）部分。

发生在骶骨的骨巨细胞瘤的局部复发率远高于其他部位，主要是由于肿瘤在诊断前通常生长巨大、解剖部位复杂、术中出血量大导致手术野不清楚等原因。骶骨骨巨细胞瘤的疾病转归也差。除了对肿瘤进行广泛边缘切除外，其他所有治疗后的局部复发率都在 40% ～ 50%。实际的局部复发率可能会更高，因为更长时间后也可能复发。

有研究报告（Leggon，2004），对肿瘤进行病灶内边缘切除联合放疗治疗的方法与进行单独一种治疗没有统计学差异。联合治疗增加了外科治疗并发症发生率和局部放疗后引起肉瘤变的风险，而且在统计学上并没有降低局部复发率。病灶内边缘切除术和放疗后的局部复发率没有统计学差异。大剂量的放疗也不能明显地降低局部复发率。对肿瘤进行广泛边缘切除术能明显降低局部复发率，但会增加外科治疗并发症的发生率。目前没有证据支持对骶骨骨巨细胞瘤进行肿瘤病灶内边缘切除术联合放疗的治疗方法。肿瘤广泛边缘切除术会引起骶神经损害，但由于局部复发率明显降低，所以仍为可选择的治疗手段。在对骶骨骨巨细胞瘤的治疗选择方面，要综合考虑治疗后的局部复发率和外科治疗的并发症发生率，权衡利弊后选择治疗方案。

3. **骶骨骨巨细胞瘤术中出血控制**　在以往的研究报告中（Guo，2008），骶骨骨巨细胞瘤患者术中平均出血量为 3223.3 ml（500 ～ 12000 ml）。比较应用和未应用血管阻断技术的两组术中平均失血量发现，前者平均失血量为 2546.3 ml，后者术中平均出血量为 4727.8 ml，两组比较有显著的统计学差异。表明对于骶骨骨巨细胞瘤术前行血管阻断十分必要，可以显著减少术中出血量，增加手术安全性。

对于各组进行复发率比较发现，血管阻断组复发率明显低于非血管阻断组，两组相比较复发率有显著性差异。这可能与血管阻断组术中失血量少，手术视野显露清楚，有利于肿瘤的彻底切除有关。此外，骶骨骨巨细胞瘤多位于高位骶骨，术中为尽量保护双侧 S3 以上神经根，故采用切刮术较多。因为肿瘤血运丰富，术中出血很多，造成手术局部显露不清，不易彻底刮除肿瘤。Turcotte 报告的 26 个 GCT 病例中，平均术中失血量为 7500 ml，局部复发率 53.8%（14/26）。笔者团队的临床实践表明，血管阻断后术中失血量少，手术视野显露清楚，有利于肿瘤的彻底切除。控制术中出血是完全切除肿瘤、降低复发率的重要措施。根据笔者团队的临床资料，通过对不同手术方式复发率进行分析发现，骶骨骨巨细胞瘤的复发绝大多数在术后 1 年以内，这就提示肿瘤的复发与术中残留病灶有关，降低术中出血量有助于彻底切除肿瘤，提高治愈率。

目前传统上控制术中出血的方法主要是术前行血管造影，选择性单侧或双侧髂内动脉及肿瘤供血血管栓塞。根据笔者团队的经验，多数情况下，单纯栓塞后术中控制出血效果不满意。可以应用血管造影技术，在行髂内动脉栓塞的同时，在腹主动脉预先留置球囊，当术中出血较多时，通过向球囊内注入生理盐水临时阻断腹主动脉，可以起到与前路手术阻断腹主动脉同样的控制出血效果，同时显著缩短了手术时间。并且由于避免了前路手术分离阻断血管造成的相应并发症，提高了手术安全性。对于骶骨肿瘤应用腹主动脉球囊行术中临时阻断作为一种新技术是有效减少术中出血的新尝试（图 10-4-2）。

4. **刮出后局部辅助治疗**　有关骨巨细胞瘤刮出后局部灭活的方法也有文献报告。Marcove（1994）报告了骶骨骨巨细胞瘤刮出后，局部使用液氮杀灭残留的肿瘤细胞。该方法有冻伤骶神经的风险。近年来，笔者团队在骶骨骨巨细胞瘤刮出后，使用 10% 的高渗盐水局部灭活，也有较好的灭活效果。该方法比较温和、不会损伤骶神经。术中注意抬高手术台的头部，防止高渗盐水进入胸椎管。

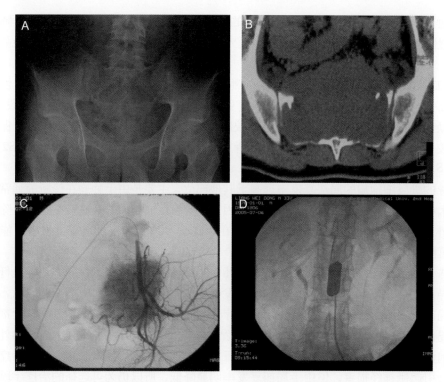

图 10-4-2　男性患者，31 岁，骶骨骨巨细胞瘤

A. 骨盆 X 线平片显示骶骨骨质破坏，膨胀性改变；B. 骨盆 CT 显示骶骨巨大肿瘤，呈溶骨性破坏；C. 血管造影显示骶骨区浓聚，血运丰富；D. 显示腹主动脉球囊位置，位于肾动脉分支以下

5. 放射治疗在骨巨细胞瘤治疗中的价值　当一些骨巨细胞瘤不适合手术或手术难以达到理想的切缘时，放疗是可以选择的手段。以往低能量高剂量放射治疗时所关心的放疗后恶变问题，在使用现代放射治疗技术后（兆伏放疗）变得不再重要。中等剂量的放疗局部控制率达 60% ~ 84%，骨巨细胞瘤的放疗效果并未发现存在剂量相关性。Miszczyk 发现增加剂量并不能提高局部控制率，35 ~ 55 Gy 放疗剂量的局部控制率约 80%。Ruka 报道 122 例平均 56 Gy 放疗后 5 年局部控制率为 84%。目前，放射治疗还未列为骨巨细胞瘤的常规治疗手段。

6. 可用于骨巨细胞瘤辅助治疗的药物　虽然有许多研究涉及细胞毒性药物化疗用于治疗无法切除的 GCT，但还没有随机研究被报道。现有研究已发现化疗有效且有良好的耐受性，但对于这样一种良性肿瘤，化疗并未列为常规治疗。其他药物有干扰素 -α、双膦酸盐、狄诺塞麦等。干扰素 -α 曾被用于进展期 GCT，但副作用明显。虽然临床使用有效，但缺乏随机研究，其应用价值还未被证明。

双膦酸盐和狄诺塞麦均作用于破骨细胞，主要用于骨质疏松和恶性肿瘤。近期有研究发现，无论采取何种手术方式，术后联合应用双膦酸盐或狄诺塞麦，可以控制局部病变进展和降低局部复发率，尤其对于侵袭性较强、局部复发的骨巨细胞瘤或术后局部组织中仍有肿瘤细胞残留的患者。多核巨细胞虽非肿瘤实质细胞，却在骨巨细胞瘤溶骨破坏、局部侵袭中发挥着重要作用。抑制多核巨细胞的溶骨活性，虽不能根治骨巨细胞瘤，但却有助于控制或缩小病变的侵袭范围，提高肿瘤切除的彻底性和保肢手术的成功率。

双膦酸盐是临床上重要的抗骨吸收、骨破坏药物，可应用于骨巨细胞瘤的临床治疗。研究发现，双膦酸盐不仅能抑制多核巨细胞的溶骨作用，对基质细胞也具有杀伤作用。有研究发现帕米磷酸钠能有效抑制基质细胞的增殖活性。虽然术前给药未发现肿瘤中多核巨细胞发生变化，但临床研究已表明术前使用双膦酸盐能改善症状，术后使用能否有效降低局部复发率尚无临床证据。

狄诺塞麦是第一个靶向核因子 -κB 受体活化因子（receptor activator of nuclear factor kappa B，RANK）配体的全人源单克隆抗体。药理研究证实，狄诺赛麦可抑制破骨细胞的生成、功能和存活，因此可减少骨的再吸收，增加骨小梁和皮质骨内的骨量和强度（Lewin，2013）。狄诺赛麦Ⅱ期临床研究应用于 35 例复发或无法切除的 GCT 患者，86% 的患者对治疗有效，组织学发现肿瘤中巨细胞被消除。随后大量的临床研究证实狄诺塞麦对骨巨细胞瘤治疗效果明显，能有效控制疾病进展。随着临床研究的逐渐深入，多篇文献报告狄诺塞麦不能降低术后复发率，但使用该药物可以明显延缓肿瘤的局部复发率。Lim 等（2019）最近的研究报告，使用狄诺塞麦可以明显降低骶骨骨巨细胞瘤患者 2 年内的局部复发率，但对于 3 年以上患者的局部复发率没有影响。目前，狄诺塞麦用于治疗骨巨细胞瘤的许多问题尚未明确，诸如用药时间、用药间隔、长期使用的副作用、肿瘤恶变等。而对于青少年的 GCT 或动脉瘤样骨囊肿患者，长期核因子 -κB 受体活化因子配体（receptor activator of nuclear factor kappa B ligand，RANKL）阻断的作用尚不清楚。

二、骶骨神经源性肿瘤的手术治疗

骶骨神经纤维瘤或神经鞘瘤起源于骶神经，沿神经孔向骶管内外生长，呈哑铃型。由于空间的限制，向骶管内生长的肿瘤一般不大；但向骶管外生长的肿瘤可在骶前形成巨大肿块。X 线平片上常常显示一侧神经根孔扩大，CT 检查可见肿瘤周边骨质锐利，有硬化，神经根孔处可见骶管内外肿瘤连接、呈哑铃状，骶管内肿瘤较小，骶前肿瘤巨大。MRI 检查可见 T2 加权像上肿瘤呈高信号，肿瘤内可见明显的囊性病变（Ogose，2001；Schindler，2002）。

骶骨的神经源性肿瘤应该不属于起源于骶骨的肿瘤，肿瘤往往通过神经孔生长于骶骨前方，形成巨大肿物。对于骶部神经源性肿瘤，由于肿瘤常形成骶前巨大肿块，经常以腹膜后肿瘤收入普通外科或妇产科行手术切除。虽然，巨大的骶前肿物适合经前路腹腔切除，但是椎管内的肿瘤必须从后路取出。因而，对于骶骨巨大的神经源性肿瘤，应该经前后路联合入路手术切除。神经源性肿瘤虽然肿瘤内血供不丰富，但肿瘤的包膜内布满静脉丛。术中静脉丛出血汹涌，经常出血数千毫升。由于发病率低，很难在一家医院内积累足够多的病例进行报告。骶骨部位解剖结构复杂，手术比较困难，有时难以确定手术入路，手术后的局部复发率较高，手术方法有待探讨。因此，笔者结合北京大学人民医院骨与软组织肿瘤诊疗中心收治的骶骨神经源性肿瘤患者来探讨骶骨神经源性肿瘤的诊断、手术方式选择及切除后重建等相关问题。

（一）一般资料

2000 年 6 月—2015 年 12 月，北京大学人民医院骨与软组织肿瘤诊疗中心共收治骶骨神经源性肿瘤 231 例，同期共收治骶骨原发肿瘤 1190 例，神经源性肿瘤占骶骨部位原发肿瘤的 19%。其中，包括良性神经源性肿瘤 188 例（神经纤维瘤 137 例、神经鞘瘤 51 例），恶性神经鞘瘤 43 例，这其中包括全身多发神经纤维瘤病恶性变 13 例。严格意义上讲，骶骨部位神经源性肿瘤不属于骶骨原发肿瘤。在 188 例骶骨部位良性神经源性肿瘤中，男性 93 例，女性 95 例，平均年龄为 42.3 岁（17 ～ 67 岁）。于骨肿瘤科初治患者 167 例，余 21 例为外院术后复发病例。因良性神经源性肿瘤影像学上有明显特点，术前均未行穿刺活检，术后均经病理证实。恶性神经源性肿瘤影像学上特点性不强，一般术前需要做穿刺活检。

在 188 例骶骨良性神经源性肿瘤病例中，最初多无临床症状，因坐骨神经痛、会阴区麻木、便秘或小便异常行影像学检查发现肿瘤的患者有 91 例，因发现腹部隆起、触及无痛肿块到医院就诊的患者有 21 例，查体发现 76 例。典型病例 X 线平片检查可发现骶骨某一神经孔扩大，CT 或 MRI 检查可以发现骶管扩大、骶管内肿瘤沿神经孔向外生长、骶前巨大软组织肿瘤。MRI 检查多数为均匀一致的信号改变，但部分病例可见囊性病变。T1 加权像为低信号、T2 加权像为高信号。肿瘤最长径平均在 12 cm，肿瘤最大长径为 31 cm，而且向上生长达 L3 ～ L4 水平。

（二）分型方法

Guo 等（2009）根据骶骨部位神经源性肿瘤生长方式将其分为四种类型：Ⅰ型，肿瘤生长只限于骶管内、骶管膨胀扩大；Ⅱ型，肿瘤出骶神经孔向前生长，形成巨大骶前肿块；Ⅲ型，肿瘤向前、向后均生长，骶骨前后均形成肿块；Ⅳ型，肿瘤生长只限于骶前，骶管内没有肿瘤（图 10-4-3）。该组病例中，Ⅰ型 12例；Ⅱ型 87 例（图 10-4-4）；Ⅲ型 32 例（图 10-4-5）；Ⅳ型 57 例（图 10-4-6）。

（三）手术方法（Guo，2008，2009；Zang，2019）

对于Ⅰ型、肿瘤向前突出低于 S1 上缘平面的Ⅱ、Ⅲ、Ⅳ型病例可采用单纯后方入路切除肿瘤。通过切除骶结节韧带和尾骨，进入骶前间隙，自肿瘤钝性分离直肠，于直肠及骶骨间隙处填塞纱布，将直肠推向前方，向上分离直肠达 S1 水平，侧方于骶髂关节外肿瘤外缘处截断髂骨，后方凿除椎板显露骶管，小心分离骶神经，扩大肿瘤处神经根孔，将肿瘤连同部分骶骨从后方整块切除。由于肿瘤巨大，肿瘤突向前方，将髂血管及其分支向前方顶起，与肿瘤包膜粘连没有间隙。如果将肿瘤连同包膜一起切除，会导致血管（尤其是髂静脉）破裂，造成术中大出血。因而，建议将肿瘤分块切除，采用本中心提出的"钓鱼法"分块切除肿瘤（Zang et al，2019）。具体操作方法为：显露肿瘤下部，于肿瘤包膜内切除 S3 以下的部分肿瘤，然后用长针双粗线穿过剩余肿瘤组织，向下向后牵拉肿瘤，用手指于薄膜内钝性分离肿瘤前方，再次切除部分肿瘤。以此方法，分几次全部切除肿瘤（图 10-4-7）。此方法的优点在于，分块切除部分肿瘤后，术者可以观察到肿瘤前方的血管及出血部位，及时止血。由于骶骨部位的神经源性肿瘤基本为良性肿瘤，生长非常缓慢，包膜内分块切除局部复发率很低。在本中心报道的数百例病例中，局部复发率低

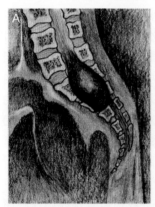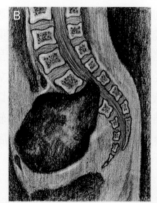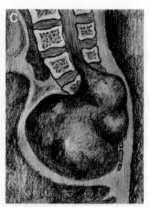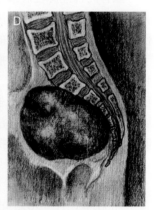

图 10-4-3　根据骶骨部位神经源性肿瘤生长方式将其分为四种类型

A．Ⅰ型，肿瘤生长只限于骶管内、骶管膨胀扩大；B．Ⅱ型，肿瘤出骶神经孔向前生长，形成巨大骶前肿块；C．Ⅲ型，肿瘤向前、向后均生长，骶骨前后均形成肿块；D．Ⅳ型，肿瘤生长只限于骶前，骶管内没有肿瘤

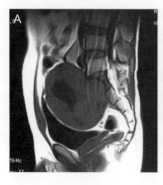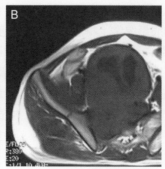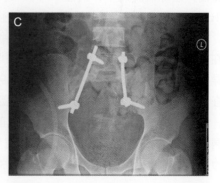

图 10-4-4　Ⅱ型骶骨神经源性肿瘤

A、B．术前 MRI 显示巨大神经鞘瘤位于骶前，无明显椎管内侵犯，累及 S1 椎体，肿瘤上界达 L5 上缘水平；C．术后 X 线平片显示肿瘤切除后行腰骶部稳定性重建

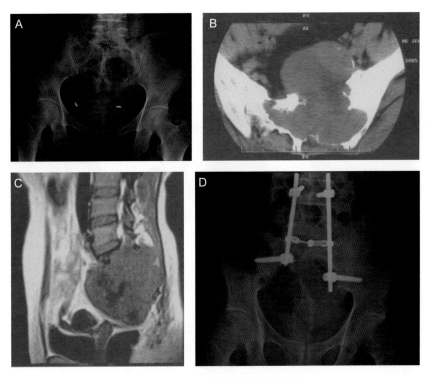

图 10-4-5　Ⅲ型骶骨神经源性肿瘤

A. 术前 X 线平片显示左侧 S1 神经孔扩大；B、C. 术前 CT 及 MRI 检查显示巨大神经鞘瘤，从 S1 神经孔长出，肿瘤向前后均生长，肿瘤上界达 S1 水平；D. 术后 X 线平片显示用钉棒系统行腰骶部稳定性重建

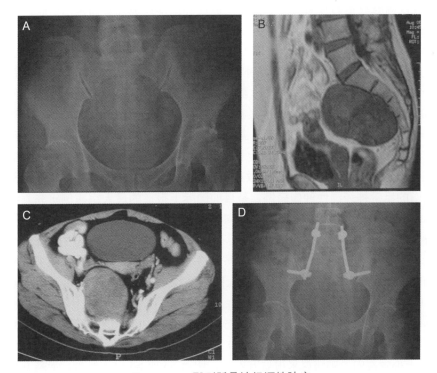

图 10-4-6　Ⅳ型骶骨神经源性肿瘤

A. 术前 X 线平片未见明显骨质异常；B、C. 术前 MRI 及 CT 检查显示肿瘤位于骶前，肿瘤上界达 S1 上缘水平；D. 术后 X 线平片显示肿瘤经后路切除后，用钉棒系统行腰骶部稳定性重建

于10%。另外，单纯后路手术避免了经腹手术带来的创伤及并发症，缩短了手术时间并且降低了围术期风险。

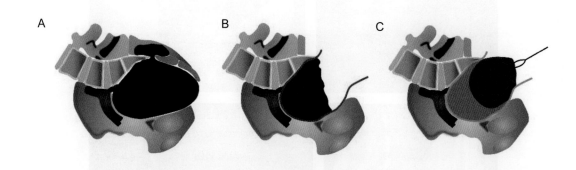

图 10-4-7 "钓鱼法"分块切除骶骨神经源性肿瘤示意图
A. 肿瘤范围；B. 切除部分低位骶骨及肿瘤下半部分；C. 牵拉肿瘤剩余的上半部分，予以包膜内切除

　　对于肿瘤向前突出高于S1平面（图10-4-8）的Ⅱ、Ⅲ型病例可能需要采用前后方联合入路切除肿瘤。后方切除骶管内肿瘤、扩大神经孔，将肿瘤主体从前方切除。Ⅳ型病例可采用单纯前方入路切除肿瘤。部分较大的骶骨神经源性肿瘤可能需经前路结扎髂内动脉，临时阻断腹主动脉或术前置入腹主动脉球囊。采用前方或前后联合入路的患者可采用鞋带临时阻断腹主动脉，采用单纯后方入路的患者需术前置入腹主动脉球囊以实现术中阻断腹主动脉。

（四）相关讨论

　　1. 骶骨部位神经源性肿瘤的诊断与生长特点　良性外周神经源性肿瘤包括雪旺氏细胞瘤（外周神经鞘瘤）及神经纤维瘤，神经纤维瘤的发生率高于施万细胞瘤。恶性外周神经源性肿瘤包括恶性施万细胞瘤（恶性外周神经鞘瘤）及神经纤维肉瘤（Kim，2005）。发生于骶骨部位的神经源性肿瘤非常少见，据文献报告，仅约7%的椎管内神经源性肿瘤累及骶骨（Klimo，2003），文献中有关骶骨部位神经源性肿瘤多为病例报告（Santi，1993；Klimo，2003）。该部位的神经源性肿瘤包括雪旺氏细胞瘤（外周神经鞘瘤）及神经纤维瘤。位于骶骨部位的神经源性肿瘤最初多无临床症状，只有肿瘤生长到很大时才会有腰痛、坐骨神经痛等症状。许多患者因为发现腹部隆起、触及无痛肿块才到医院就诊，或查体发现。文献报告女性多见，好发于20～50岁。良性神经源性肿瘤生长缓慢、包膜完整且厚，完整切除后局部复发率低。骶骨的神经源性肿瘤往往向骶前生长很大，直径多数在10 cm以上，文献报告最大直径达28 cm（Schindler，2002）。本中心报道的骶骨神经源性肿瘤病例，是目前国际上报道的最大宗病例研究。该研究中，肿瘤最长径平均在12 cm，肿瘤最大长径为31 cm，而且向上生长可达L3～L4水平。X线平片可发现骶神经孔扩大，但在恶性神经源性肿瘤中骶神经孔扩大特征不明显。MRI检查多数良性神经源性肿瘤为均匀一致的信号改变，约6%的患者可出现囊性病变；但在恶性神经源性肿瘤中，MRI检查多数肿瘤为不均匀的信号改变，约75%的肿瘤会出现囊性病变。因而巨大的神经源性肿瘤中出现信号不均匀、囊性病变，会提示恶性病变可能（Ogose，2001）。

　　2. 肿瘤特点与手术方式选择的关系　对于肿瘤局限在骶管内（Ⅰ型）的病例，单纯采用后方入路可完成肿瘤切除手术。对于肿瘤单纯位于骶前（Ⅳ型）的病例，如果肿瘤位于骶髂部，可采用前方入路切除肿瘤；如果肿瘤位于小骨盆内，则建议采用后方入路，切除S3或S4以下骶骨，显露并切除肿瘤。对于哑铃型（Ⅱ、Ⅲ型）型肿瘤，需视肿瘤大小及位置高低来决定是否需要前后路联合手术切除肿瘤。对于高位（S1上缘水平以上）、体积巨大的骶骨神经源性肿瘤需经前后路联合切口，经后路完整切除肿瘤骶管内部分，分离并保护骶神经，充分扩大骶神经孔，经前路分离切除骶前的巨大肿瘤。经前路切除肿瘤主体后，

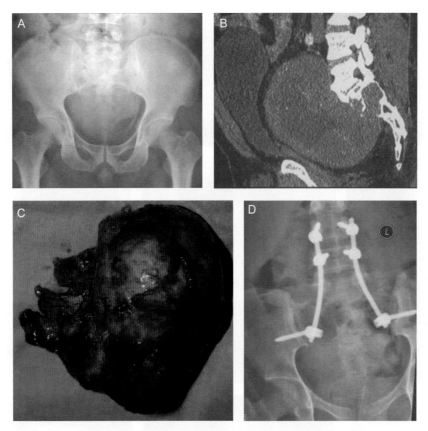

图 10-4-8　患者男性，38 岁，骶骨神经纤维瘤（Ⅱ型）

A. 术前 X 线平片显示 S1 神经根孔扩大；B. 术前 CT 显示肿瘤自 S1 神经孔向前方生长、上界达 L4 下缘水平；C. 采用前后联合入路完整切除肿瘤的标本大体像；D. 术后 X 线平片显示内固定重建情况

必须仔细止血，常常需要压迫半小时以上，术后由于缺少骶前筋膜的压迫，瘤腔渗血可进入腹膜后腔，不易控制。对于肿瘤向前、向上突出不是太大的病例（低于 S1 平面）可采用单纯后方入路，后方凿除椎板显露骶管，小心分离骶神经，扩大肿瘤处神经根孔，将肿瘤连同部分骶骨整块从后方切除（图 10-4-9）。术中对于 S4 以下神经可以切除，以方便显露肿瘤。对于 S3 及以上神经要尽量保留，至少保留一侧骶神经，防止术后出现明显的大小便控制问题。

　　如果肿瘤需从前路前后路联合切除肿瘤，常规经前路结扎患侧髂内动脉，临时阻断腹主动脉或术前置入腹主动脉球囊。如果单纯经后路切除肿瘤，但肿瘤体积较大（直径大于 10 cm），建议术前置入腹主动脉球囊。降低骶骨肿瘤术后复发的根本措施是控制术中出血，以便看清术中肿瘤边界，彻底切除肿瘤。

　　对于良性神经源性肿瘤，应尽量采用边缘性切除，一般经手术切除后，预后良好，局部复发率很低。恶性神经系统肿瘤由于包膜不完整或没有包膜，骨内破坏范围大，且多位于高位骶骨，行边缘或病灶内手术有时不易彻底清除肿瘤，因而术后复发率极高。对于恶性神经源性肿瘤，建议经前后联合入路行肿瘤整块切除，一并切除骶神经，方能降低局部复发率，提高生存率。对于恶性神经源性肿瘤可给予手术前、后化疗，术后可加用辅助放疗。一般来讲，恶性神经源性肿瘤对于放、化疗不敏感，手术彻底切除是治疗的根本。

　　骶骨神经源性肿瘤的切除必须根据肿瘤生长的部位及大小来决定手术入路。巨大的骶前神经源性肿瘤适合经前路腹膜后切除，但椎管内的肿瘤部分必须从后路取出。因而，对于巨大的骶骨神经源性肿瘤，需经前后路联合入路手术切除。

　　3. 骶骨神经源性肿瘤切除后的重建问题　对于骶骨肿瘤切除后是否进行腰骶部稳定性重建目前存在争论。以往对大部分次全骶骨切除后的患者没有进行腰骶部重建，患者术后需较长时间的卧床，依靠手术

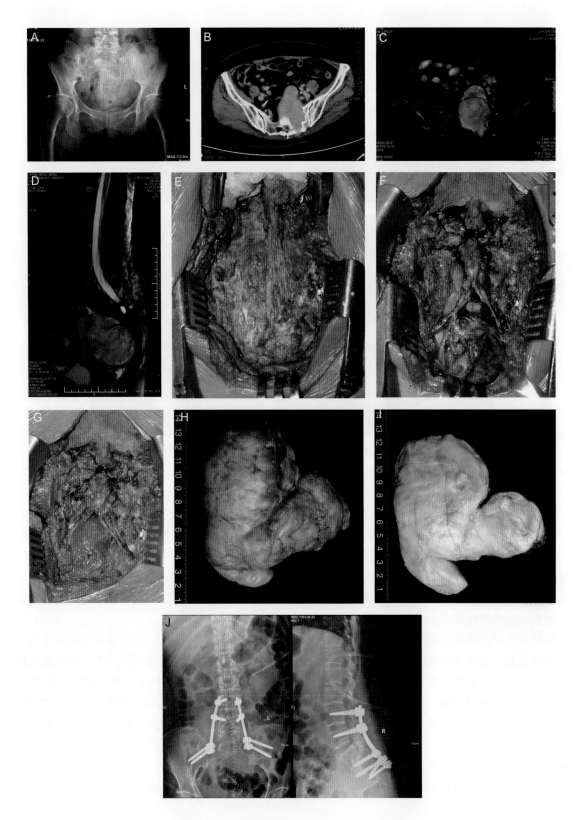

图 10-4-9　患者女性，62 岁，骶骨神经鞘瘤

A. 术前 X 线平片显示左侧 S2 神经根孔扩大；B ~ D. 术前 CT 及 MRI 轴位、矢状位片显示骶骨神经源性肿瘤（Ⅲ型），向椎管前后生长；E ~ G. 术中像显示，自后路切除部分骶骨，分离硬膜及骶神经根，显露并切除肿瘤，保留主要骶神经；H、I. 切除肿瘤标本大体像，显示完整切除肿瘤；J. 术后 X 线平片显示骶骨切除及内固定情况

瘢痕限制脊柱的下沉。多数患者能够直立行走，对脊柱的稳定性没有很大影响。近年来，由于脊柱内固定器械的发展，许多医生对于次全骶骨切除后的患者进行了内固定手术，重建腰骶部的稳定性。患者可以早期下床活动，没有因脊柱不稳而产生的神经根症状。但是，骶骨部位的内固定手术也存在许多并发症，由于骶骨切除后，局部留有很大空腔，背侧没有肌肉层，只留有一层皮瓣覆盖，因而容易出现局部积液，甚至感染。如果局部出现感染，内固定器械就必须取出。原则上对于单或双侧骶髂关节切除的患者，如果条件允许，应进行内固定重建腰骶部的稳定性。对于保留 S1 ~ S2 或骶髂关节完整的患者，无需进行骶骨重建。腰髂部椎弓根钉棒内固定手术后，由于腰椎的运动，钉棒承受巨大应力，应力集中会造成钉棒松动、断裂。因而，后期常出现钉棒断裂的病例。椎弓根钉棒固定的同时进行后路植骨是解决该问题的方法。

（郭　卫）

参考文献

郭卫，徐万鹏，杨荣利，等，2003. 骶骨肿瘤的手术治疗. 中华外科杂志，41（11）：827-831.

郭卫，杨毅，姬涛，等，2016. 骶骨骨巨细胞瘤的外科治疗方法及结果评价. 中国骨与关节杂志，5（1）：9-13.

郭卫，杨毅，杨荣利，2008. 骶骨区神经源性肿瘤的手术治疗策略. 中国脊柱脊髓杂志，18（10）：761-765.

杨毅，郭卫，2014. 肿瘤骨灭活再植重建骨盆肿瘤切除后骨缺损的临床研究. 中华外科杂志，52（10）：754-759.

Biagini R，Demitri S，Orsini U，et al，1999. Giant cell tumor of the sacrum. In：The 10th international symposium on limb salvage. Cairns，Australia.

Bohinski RJ，Mendel E，Rhines LD，2005. Novel use of a threadwire saw for high sacral amputation. Technical note and description of operative technique. J Neurosurg Spine，3（1）：71-78.

Bower RF，1948. Giant cell tumor of the sacrum：a case report. Ann Surg，128（6）：1164-1172.

Campanacci M，1999. Bone and soft tissue tumors：clinical features，imaging，pathology，and treatment. 2nd ed. New York：Springer-Verlag：99-136.

Court C，Bosca L，Le Cesne A，et al，2006. Surgical excision of bone sarcomas involving the sacroiliac joint. Clin Orthop Relat Res，451：189-194.

Dahlin DC，Unni KK，1986. Bone tumors：general aspects and data on 8542 cases. 4th ed. Springfield，Ill.，USA：Thomas：119-140.

Doita M，Harada T，Iguchi T，et al，2003. Total sacrectomy and reconstruction for sacral tumors. Spine，28（15）：E296-E301.

Dominkus，M. and R. Kotz（2011）. Pelvic Prosthesis. Orthopaedic Oncology and Complex Reconstruction. F. H. Sim，P. F. Choong and K. L. Weber，Lippincott Williams & Wilkins：43-54.

Enneking WF，1983. Musculoskeletal tumor surgery. New York：Churchill Livingstone.

Feldman F，Casarella WJ，Dick HM，et al，1975. Selective intra-arterial embolization of bone tumors. A useful adjunct in the management of selected lesions. Am J Roentgenol Radium Ther Nucl Med，123（1）：130-139.

Fletcher CDM，Unni KK，Mertens F，2002. Pathology and genetics of tumors of soft tissue and bone. // Fletcher CDM. WHO classification of tumours. Lyon：IARC Press：309-313.

Fourney DR，Rhines LD，Hentschel SJ，et al，2005. En bloc resection of primary sacral tumors：classification of surgical approaches and outcome. J Neurosurg Spine，3（2）：111-122.

Gennari L, Azzarelli A, Quagliuolo V, 1987. A posterior approach for the excision of sacral chordoma. J Bone Joint Surg Br, 69 (4): 565-568.

Gujral S, Bell R, Kabala J, et al, 1999. Internal iliac artery embolisation for intractable bladder haemorrhage in the peri-operative phase. Postgrad Med J, 75 (881): 167-168.

Guo W, Tang X, Zang J, et al, 2013. One-stage total en bloc sacrectomy: a novel technique and report of 9 cases. Spine, 38 (10): 626-631.

Guo W. Tang X, Yang Y, et al, 2009. Outcome of conservative surgery for giant cell tumor of the sacrum. Spine, 34 (10): 1025-1031.

Guo W, Tang X, Yang Y, et al, 2009. Strategy of surgical treatment of sacral neurogenic tumors. Spine, 34 (23): 2587-2592.

Hays RP, 1953. Resection of the sacrum for benign giant cell tumor: a case report. Ann Surg, 138 (1): 115-120.

Hori A, 1991. Complications following arterial embolisation for massive hemorrhage associated with pelvic fracture. Nippon Acta Radiologica, 51 (4): 365-374.

Huang L, Guo W, Yang R, et al, 2016. A proposed scoring system for evaluating neurologic deficit after sacral resection: functional outcome of 170 consecutive patients. Spine, 41 (7): 628-637.

Ji T, Guo W, Yang R, et al, 2017. What are the conditional survival and functional outcomes after surgical treatment of 115 patients with sacral chordoma? Clin Orthop Relat Res, 475 (3): 620-630.

Ji T, Yang Y, Wang Y, et al, 2017. Combining of serial embolization and denosumab for large sacropelvic giant cell tumor: case report of 3 cases. Medicine, 96 (33): e7799.

Kim DH, Murovic JA, Tiel RL, et al, 2005. A series of 397 peripheral neural sheath tumors: 30-year experience at Louisiana State Universith Health Sciences Center. J Neurosurg, 102 (2): 246-255.

Klimo P, Ganesh Rao MPH, Schmidt RH, et al, 2003. Nerve sheath tumors involving the sacrum. Case report and classification scheme. Neurosurg Focus, 15 (2): 1-6.

Leggon RE, Zlotecki R, Reith J, et al, 2004. Giant cell tumor of the pelvis and sacrum: 17 cases and analysis of the literature. Clin Orthop Relat Res, 423: 196-207.

Lewin J, Thomas D, 2013. Denosumab: a new treatment option for giant cell tumor of bone. Drugs Today (Barc), 49 (11): 693-700.

Li D, Guo W, Tang X, et al, 2014. Preservation of the contralateral sacral nerves during hemisacrectomy for sacral malignancies. Eur Spine J, 3 (9): 1933-1999.

Li D, Guo W, Tang X, et al, 2011. Surgical classification of different types of en bloc resection for primary malignant sacral tumors. Eur Spine J, 20 (12): 2275-2281.

Lim CY, Liu X, He F, et al, 2020. Retrospective cohort study of 68 sacral giant cell tumours treated with nerve-sparing surgery and evaluation on therapeutic benefits of denosumab therapy. Bone Joint J, 102-B (2): 177-185.

Localio SA, Francis KC, Rossano PG, 1967. Abdominosacral resection of sacrococcygeal chordoma. Ann Surg, 166 (3): 394-403.

MacCarty CS, Waugh JM, Mayo CW, et al, 1952. The surgical treatment of presacral tumors: a combined problem. Proc Staff Meet Mayo Clin, 27 (4): 73-84.

Marcove RC, Sheth DS, Brien EW, et al, 1994. Conservative surgery for giant cell tumors of the sacrum: the role of cryosurgery as a supplement to curettage and partial excision. Cancer, 74 (4): 1253-1260.

Ogose A, Hotta T, Sato S, et al, 2001. Presacral schwannoma with purely cystic form. Spine, 26 (16):

1817-1819.

Ozdemir MH, Gurkan I, Yildiz Y, et al, 1999. Surgical treatment of malignant tumours of the sacrum. Eur J Surg Oncol, 25 (1)：44-49.

Raque GH,Vitaz TW,Shields CB,2001.Treatment of neoplastic diseases of the sacrum.J Surg Oncol,76(4)：301-307.

Bakx R, van Lanschot JJ, Zoetmulder FA, 2004. Sacral resection in cancer surgery：surgical technique and experience in 26 procedures. J Am Coll Surg, 198 (5)：846-851.

Samson IR, Springfield DS, Suit HD, et al, 1993. Operative treatment of sacrococcygeal chordoma. A review of twenty-one cases. J Bone Joint Surg Am, 75 (10)：1476-1484.

Santi MD, Mitsunaga MM, Lockett JL, 1993. Total sacrectomy for a giant sacral schwannoma. A case report. Clin Orthop Relat Res, 294：285-289.

Schajowicz F, 1996. Tumors and tumorlike lesions of bone：pathology, radiology, and treatment. 2nd ed. Berlin；New York：Springer-Verlag：257-295.

Schindler OS, Dixon JH, 2002. Retroperitoneal giant schwannomas：report on two saces and review of the literature. J Orhtop Surg, 10 (1)：77-84.

Shikita J, Yamamuro T, Kotoura Y, et al, 1988. Total sacrectomy and reconstruction for primary tumors. Report of two cases. J Bone Joint Surg Am, 70 (1)：112-115.

Simpson A, Porter A, Davis A, et al, 1995. Cephalad sacral resection with a combined extended illioinguinal and posterior approach. J Bone Joint Surg Am, 77A (3)：405-411.

Smith J, Wixon D, Watson RC, 1979. Giant-cell tumor of the sacrum：clinical and radiologic features in 13 patients. J Can Assoc Radiol, 30 (1)：34-39.

Stener B, Gunterberg B, 1978. High amputation of the sacrum for extirpation of tnmors. Principles and technique. Spine, 3 (4)：351-366.

Stener B, 1990. Resection of the sacrum for tumors. Chir Organi Mov, 75 (1)：108-110.

Sung HW, Shu WP, Wang HM, et al, 1987. Surgical treatment of primary tumors of the sacrum. Clin Orthop Relat Res, 215：91-98.

Tang B, Ji T, Tang X, et al, 2015. Risk factors for major complications in surgery for hypervascular spinal tumors：an analysis of 120 cases with adjuvant preoperative embolization. Eur Spine J, 24 (10)：2201-2208

Tang X, Guo W, Yang R, et al, 2010. Aortic balloon occlusion decrease blood loss during sacral tumor resection. J Bone Joint Surg Am, 92 (8)：1747-1753.

Tang X, Guo W, Yang R, et al, 2009. Risk factors for blood loss during sacral tumor resection. Clin Orthop Relat Res, 467：1599-1604.

Tang X, Guo W, Yang R, et al, 2009. Evaluation of blood loss during limb salvage surgery for pelvic tumours. Int Orthop, 33 (3)：751-756.

Tomita K,Tsuchiya H,1990. Total sacrectomy and reconstruction for huge sacral tumors. Spine,15 (11)：1223-1227.

Turcotte RE, Sim FH, Unni KK, 1993. Giant cell tumor of the sacrum. Clin Orthop Relat Res, 291：215-221.

Unni KK, 1996. Dahlin's bone tumors：general aspects and data on 11, 087 cases. 5th ed. Philadelphia：Lippincott-Raven：263-289.

Waisman M, Kligman M, Roffman M, 1997. Posterior approach for radical excision of sacral chordoma. Int Orthop, 21 (3)：181-184.

Wang Y, Guo W, Shen D, et al, 2017. Surgical treatment of primary osteosarcoma of the sacrum: a case series of 26 patients. Spine (Phila Pa 1976), 42 (16): 1207-1213.

Wenger M, Markwalder TM, 2002. Treatment of neoplastic diseases of the sacrum. J Surg Oncol, 80 (3): 176.

Yang Y, Chen ZY, Guo W, 2018. Therapeutic benefits of neoadjuvant and post-operative denosumab on sacral GCT: a retrospective cohort study of 30 cases. J BUON, 23 (2): 453-459.

Zang J, Guo W, Yang Y, et al, 2019. Surgical treatment of giant benign sacral neurogenic tumors using the posterior-only approach. Clin Neurol Neurosurg, 185: 105483.

Zang J, Guo W, Yang R, et al, 2015. Is total en bloc sacrectomy using a posterior-only approach feasible and safe for patients with malignant sacral tumors? J Neurosurg Spine, 22 (6): 563-570.

Zhang Y, Guo W, Tang X, et al, 2018. Can aortic balloon occlusion reduce blood loss during resection of sacral tumors that extend into the lower lumber spine? Clin Orthop Relat Res, 476 (3): 490-498.

第11章

转移性骨肿瘤的外科治疗

第一节 概 述

骨骼是恶性肿瘤常见的转移部位之一。血行转移是恶性肿瘤骨转移最常见的转移方式。因为恶性肿瘤骨转移最常见的部位为血供丰富的红骨髓区域，而转移瘤高发的中老年人群中，造血组织主要位于中轴骨和盆骨及四肢长骨的近心端（Batson，1942），因此转移瘤好发于这些部位。脊柱是转移瘤最常见的部位，约占所有转移瘤的80%，其中以腰椎和胸椎最为多见。

对于男性发病率最高的前列腺癌及女性发病率最高的乳腺癌而言，骨骼是最常见的远处转移部位。进展期的前列腺癌及乳腺癌患者约有70%会出现远处转移（Hernandez et al，2018）。我国男性患者发病率最高的肺癌患者，进展期患者的骨转移发生率也在30%～40%。进展期的甲状腺癌肾癌患者的骨转移发生率约为30%～40%。而进展期的胃肠道肿瘤最常见的转移部位为肝脏和肺脏，出现骨转移的概率相对较少，约为10%。肿瘤发生骨转移的概率一方面和肿瘤本身的特性有关，另一方面也和肿瘤的血液回流有关。

根据原发肿瘤和骨转移瘤的关系，以及骨在转移病灶中的排序，可将骨转移瘤分为以下几类：

1. **肺部肿瘤** 骨骼作为血液过滤和转移的一级器官。
2. **腔静脉收集部位的肿瘤** 骨骼作为血液过滤和转移的二级器官。
3. **门静脉收集部位的肿瘤** 骨骼作为血液过滤和转移的三级器官。
4. **椎静脉收集部位的肿瘤** 骨骼和肺部共同作为血液过滤和转移的一级器官。

不同部位的肿瘤骨转移的发生率不同。肺癌患者中，骨骼为一级转移器官，其骨转移的发生率要高于腔静脉系统回流的肿瘤及门静脉系统回流的肿瘤（Edelstyn et al，1967）。部分盆腔脏器、肾脏、乳腺及甲状腺周围的血管和椎静脉系统有比较密切的联系，因此通过椎静脉系统的转移也比较多见。而前列腺癌和乳腺癌因为肿瘤的亲骨特性，容易在骨骼中增瘤，这也是其骨转移发生率远高于其他肿瘤骨转移的原因之一。

恶性肿瘤骨转移患者的生存时间主要由原发病的性质决定。乳腺癌患者和前列腺癌骨转移患者的中位生存时间可为数年（Fang，1983；Coleman et al，1987）。而肝癌、肺癌骨转移患者的预后较差，中位生存时间为5～6个月。骨转移瘤患者生存时间的影响因素有多方面。研究表明多种肿瘤如前列腺癌、乳腺癌、肾癌骨转移，不伴有内脏转移而仅表现为骨转移的患者预后比有内脏转移的患者预后更好。

因为骨骼是身体重要的承重器官，骨骼发生肿瘤转移常常会导致患者出现严重的疼痛和功能障碍，进而影响患者的生存质量。随着肿瘤治疗新方法的不断出现，癌症患者的生存时间不断延长，因此合理治疗对延长患者的生存时间、减轻患者的症状、改善患者的生活质量有积极意义。转移瘤有多种治疗方式，包括镇痛药治疗、放射治疗、手术治疗、双膦酸盐类药物治疗等。近年来不断发展的免疫治疗和靶向药物治疗等新兴手段逐渐发挥了重要作用。因为恶性肿瘤骨转移牵涉多个器官，并且恶性肿瘤本身为一种慢性的消耗性疾病，会给个人和家庭造成严重伤害，因此治疗中要注意多科室的协作，并注意患者及家属的心理及人文方面的关怀。

一、骨转移瘤的诊断

骨转移瘤的诊断需要多学科共同协作，主要依靠患者的肿瘤病史、临床表现、影像学检查及必要的实验室检查。临床工作中哪些患者需要进行肿瘤骨转移的筛查是个需要明确的问题。现在对需要进行肿瘤筛查的广泛接受标准是患者出现骨痛症状和异常的肿瘤标志物及相关检验指标的升高。

骨转移瘤患者在出现骨转移之前多数有恶性肿瘤病史，因此诊断并不困难。对于有恶性肿瘤病史的患者，如果出现骨痛症状要警惕骨转移的可能。骨痛症状如果两周之内无明显缓解或症状逐渐加重，要注意进行相关检查以排除骨转移。部分患者可能没有恶性肿瘤病史，而以骨转移为首发症状。这类患者多数在进行详细的辅助检查之后可以明确原发肿瘤部位。临床上还有一部分患者以骨转移瘤为首发症状，进行细致的筛查也不能发现原发病灶。对这些患者须进行活检，并在积极治疗转移病灶的同时，定期进行查体，以明确原发病灶。

（一）肿瘤病史

对于初次诊断的恶性肿瘤患者，排除有无骨转移是完善临床分期的一部分内容，确定恶性肿瘤患者有无骨转移对原发恶性肿瘤的分期、判断预后及确定治疗方案均有重要意义。对于治疗后随诊的恶性肿瘤患者，骨转移诊断则是判断患者病情是否进展的重要内容。早期发现、及时治疗可以显著改善患者的生存质量，因此对骨转移瘤进行早期检测应当成为肿瘤患者治疗计划的一个重要组成部分。对于缺乏原发肿瘤确诊依据的患者，需要进行病理检查以进一步明确肿瘤的原发病灶。在获取肿瘤组织标本的同时，最好同时进行病理检查及基因检测分析。同时取病理时要注意避免发生病理性骨折。

（二）临床表现

骨转移瘤的临床表现多种多样，主要包括疼痛、肿胀、功能障碍、病理性骨折及神经或者脏器受压症状等。其临床表现主要决定于骨转移的部位、骨转移的程度及原发肿瘤的性质等。骨转移初期大多数患者无明显症状，部分患者可能因骨痛症状而确诊。也有患者直到骨转移发生病理性骨折或者压迫神经脊髓才就诊。

1. **疼痛**　疼痛是多数骨转移患者首发的最常见症状，80% 以上的骨转移患者会发生疼痛。研究表明，出现骨痛的患者预后较没有骨痛症状的患者预后更差（Talbot et al, 2019）。转移瘤的疼痛有多种类型，包括肿瘤生长所致的骨痛、机械性不稳定造成的疼痛及神经压迫导致的放射性疼痛等。骨疼痛初期大多表现为持续性的钝痛，并逐渐加重，夜间痛明显。随着病变的发展，疼痛可以表现为机械性疼痛，即在患者活动时因为骨骼的不稳定而导致疼痛加剧，在负重、弯腰、打喷嚏等动作时疼痛显著加剧。肿瘤生长较大压迫周围神经时，患者可出现明显的神经放射痛症状。脊柱是骨转移瘤最常见的部位，而脊柱部位活动多，周围神经丰富，因此脊柱转移瘤的患者常常伴有神经放射性疼痛和机械性疼痛。颈椎的骨转移瘤可以出现耳后、肩部及上肢的放射。胸椎的肿瘤常出现束带样神经放射痛。腰椎转移瘤可以出现下腹部、腹股沟区及下肢的放射性疼痛症状。骶骨转移瘤除了导致下肢的放射痛症状，还会出现鞍区的感觉异常或疼痛。

疼痛是影响骨转移瘤患者生存质量的最重要因素，准确评估骨转移患者的骨疼痛情况是制定镇痛治疗的前提和依据。评估疼痛要充分相信患者的主诉；对疼痛的程度和类型做出全面的评估。评估疼痛有多种方法，如简明疼痛量表、疼痛视觉模拟评分、数字化评估法（numerical rating scale, NRS）等，NRS是现在评估疼痛程度的常用方法，该方法采用数字 0 ～ 10 代表不同程度的疼痛，0 表示无痛，10 表示最剧烈的疼痛。患者根据自己疼痛的程度划出一个代表疼痛程度的数字。

2. **肿胀和局部肿块**　肿瘤的肿胀和局部肿块的形成一般晚于骨痛。多数患者在出现明显的局部肿块之前会存在一段时间的骨痛症状。发生于肢体长骨、肋骨、颅骨等处的病变常常较早出现局部肿块，尤其是在不负重而表浅的肋骨或颅骨，有时会以局部肿块为首发症状。而发生于脊柱或骶骨等负重骨及位置比较深的骨骼常常以骨痛或放射性神经痛为首发症状。发生于髂血管周围的淋巴结转移或四肢长骨近心端的骨转移瘤有时会压迫静脉，导致血液回流障碍引起远端肢体肿胀。

3. **功能障碍**　转移瘤所致的功能障碍多由于骨痛或神经、脊髓受压所致。骨质破坏严重出现病理性骨折会进一步加重功能障碍。脊柱的骨转移瘤所致的机械性不稳定或神经、脊髓受压会出现相应部位的功能障碍。如颈椎的转移瘤会导致影响患者的头部活动，导致头部及颈部的旋转及屈伸受限。根据颈椎受累及节段的不同，可出现肩部及上肢的活动障碍。胸椎管因为比较狭窄，因此胸椎转移瘤相对于颈椎更容易出现截瘫症状。腰椎的转移瘤导致患者弯腰活动受限，出现神经压迫症状可导致下肢功能障碍。骶骨的转移瘤压迫马尾神经可导致大小便功能障碍。

4. **病理性骨折**　病理性骨折是骨转移瘤的严重并发症。骨折部位好发于负重骨，如股骨颈、股骨粗隆部、脊柱等。不同部位发生病理性骨折的临床表现不同，但都会因为疼痛或神经压迫症状而导致严重的功能障碍。脊柱转移瘤出现压缩骨折会导致严重的疼痛症状，部分患者可能因为脊髓受压而导致截瘫。四肢的病理性骨折导致患者活动受限。

（三）影像学检查

影像学检查是诊断骨转移瘤的重要方法，包括最常用的 X 线检查、CT、MRI、骨扫描、PET/CT、B 超检查等。在临床上通常需要采用多种检查方法以明确肿瘤部位、影响范围、对患者造成的影响及潜在的危险因素。同时影像学检查的综合使用可以确定肿瘤分期，对手术或其他治疗方案的选择有指导作用。对于骨转移瘤的上述辅助检查方法而言，没有任何一种方法是对所用转移瘤类型均适用的方法，不同的影像学检查需相互配合使用（Roberts et al, 2010）。X 线检查是最基本的影像学检查方法，但是主要问题是敏感性不高，通常在出现明显骨质破坏后才能在 X 线平片上发现病灶。CT 检查比较敏感，有助于判断骨质破坏程度，但是髓腔内的侵犯范围显示效果不如 MRI。MRI 检查是最敏感的检查方法，但是其显示的水肿范围通常大于肿瘤的实际范围，并且其对骨质的侵犯范围不如 CT 敏感。骨扫描可以对全身骨骼进行显像，但是缺点是敏感性和特异性不高，尤其是对溶骨性病变。PET/CT 是目前诊断骨转移瘤最优的方法，可以同时对内脏及骨骼进行全身评价，敏感性和特异性均较高，但是价格比较昂贵。

1. **X 线检查**　X 线是骨转移瘤最基本的检查方法。其主要优点是可以非常直观地肿瘤整体累及范围。X 线检查有较高的特异性，检查方便，所需时间短，是长骨骨转移诊断最基本和最主要的方法。在 X 线平片上，骨转移瘤有三种表现类型，成骨性、溶骨性或混合性骨破坏（图 11-1-1）。X 线检查骨转移瘤的主要问题是敏感性不高。椎体病变通常需要骨质脱钙达到 50% 以上才会在 X 线平片上明显地显现出来。因此，X 线检查通常需要和其他方法配合，以排除有无肿瘤。对骶骨、脊柱、肩胛骨及骨盆等结构比较复杂的部位尤其如此。

溶骨性骨转移是最常见的类型，约占所有转移瘤的 50% 左右。肺癌、肝癌及肾癌等肿瘤多表现为溶骨性病变。溶骨性瘤的早期 X 线表现可能仅为骨质疏松，在临床要注意和老年性骨质疏松相鉴别。在 X 线上，溶骨性骨破坏表现为肿瘤部位骨质密度减低，或表现为局部融冰样病变，而周边的骨皮质表现为虫蚀状、穿凿样或筛孔状骨破坏。转移瘤导致的骨质破坏很少引起骨膜反应。在脊柱部位，常表现为以一侧椎弓根的骨质破坏，而椎间隙无明显变化（图 11-1-2）。发生在四肢长骨的转移瘤通常发生于近心端，多在骨干或邻近的骨端，表现为松质骨中多发虫蚀状骨破坏。溶骨性转移瘤会明显影响骨骼的强度，容易发生病理性骨折。

成骨性转移瘤多见于前列腺癌及骨肉瘤骨转移，约占所有转移瘤的 35% 左右。成骨性改变在 X 线上表现为密度增高影，病变常位于松质骨内，或贴近皮质骨，呈斑片状或结节状，可以表现为密度均一或

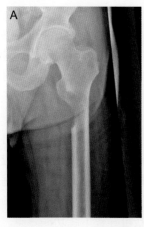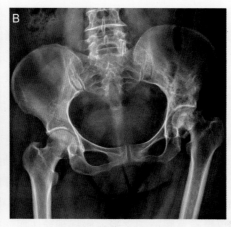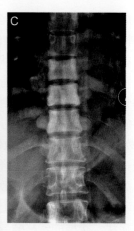

图 11-1-1 骨转移瘤在 X 线平片上的不同表现形式

A. 右侧股骨近端肾癌转移，骨破坏主要表现为溶骨性改变，肿瘤局部骨皮质缺失，表现为浅碟征，周围无骨膜反应；B. 骨盆及右侧股骨近端乳腺癌骨转移，病变内伴有低密度区域及高密度的成骨，右侧股骨颈可见病理性骨折；C. 乳腺癌胸椎多节段成骨性转移，X 线表现为病变节段椎体及横突密度增高，呈致密象牙样

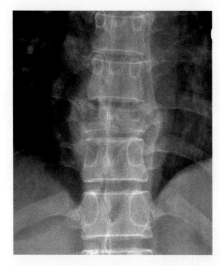

图 11-1-2 典型脊柱转移瘤 X 线正位平片，可见 T10 双侧椎弓根影消失，椎体压缩变扁，椎间隙无明显变化

不一，骨皮质多完整。因为成骨性病灶对骨质强度影响较小，因此出现病理性骨折的情况相对少见。如果药物治疗骨转移瘤有效，病变可出现溶骨性或者混合性骨破坏向成骨性骨破坏转变的情况（图 11-1-3），乳腺癌在临床上常常会出现这种情况。在临床上，骨破坏病灶出现硬化表现可以作为转移瘤发展变缓的评价指标。在疾病出现进展或原来的治疗无效时，常常会出现成骨性病变向溶骨性病变转变。发生于椎体的病变可能在原有硬化病灶的基础上，肿瘤向软组织内生长压迫脊髓，导致截瘫症状或神经压迫症状。

乳腺癌、膀胱癌、宫颈癌转移多为混合性骨转移，约占 15% 左右。混合性骨破坏兼有溶骨性和成骨性的骨质改变。这种表现多数为在肿瘤破坏骨骼的基础上，周围反应性骨逐渐形成所致。溶骨性骨转移在经过有效的治疗后常常会出现混合性骨转移。

2. CT 检查 CT 检查可以经过计算机处理获得数字化断面影像，因此可以在多轴面上显示肿瘤的内部密度变化，因此在敏感性、显示病变位置及周围软组织等方面优于 X 线检查。对于骨盆、骶骨、脊柱等周围脏器较多的部位或骨结构比较复杂的部位，尤其有优势。CT 可以清楚地显示骨内的病变范围、病变周围骨质的受累及情况、有无骨硬化、骨外软组织肿块范围、大小及与邻近脏器的关系等情况，有助于综合判断病变情况并制订手术方案。

CT 检查可发现早期局限于骨髓腔内而且尚未出现明显骨质破坏的骨转移病灶。在患者出现症状而 X 线平片尚未出现异常或征象不明显时，CT 即可显示出骨皮质破坏、骨髓腔侵犯和软组织肿块，从而及时确诊骨转移。CT 检查常和全身骨扫描配合使用，在全身骨显像检查阳性时，对病变部位进行 CT 检查以明确是否存在转移病灶及转移病灶出现病理性骨折的风险、脊髓受累及神经根受累的情况（Ghanem et al，2005）。

以骨转移瘤为首发临床表现而无恶性肿瘤病史的患者，临床上缺乏病理学诊断的患者，CT 引导下骨转移灶穿刺活检可以提高骨转移瘤活检成功率以及操作的安全性，尤其是对复杂部位的骨转移瘤，如骨盆、脊柱等。

CT 检查的主要缺点为需要其反应骨密度改变而非肿瘤代谢，因此需要出现一定量的骨质破坏才能显

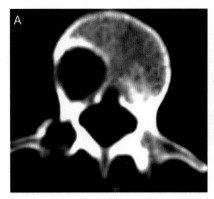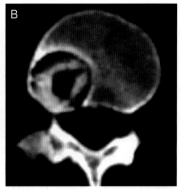

图 11-1-3　乳腺癌化疗前后的改变

A. 化疗前；B. 化疗后，可见化疗后病灶内出现明显的成骨，而病变范围无明显变化。结合患者乳腺癌标志物 CA15-3 下降，其他部位无新发病灶，表明患者目前所采用的治疗方案有效

示出来。对一些浸润性生长的病灶早期不易在 CT 上显示，因此会导致漏诊。另外，明显的骨质疏松及退行性病变等情况会影响 CT 检查的敏感性和特异性。

3. MRI　MRI 是确诊骨转移的主要方法之一，其敏感性高于 X 线及 CT 检查，而且无放射性核辐射影响。对于骨转移病变存在于骨髓腔内的早期转移灶，含水分子丰富的肿瘤 T1 弛豫时间和 T2 弛豫时间明显延长，表现为长 T1、长 T2 影像。而成骨性肿瘤 T2 时间缩短，表现为长 T1、短 T2 影像。因为肿瘤组织和周围正常的脂肪组织在 T1 像上有明显不同，因此 T1 序列是骨转移瘤 MRI 检查最重要的成像方法，同时结合 T2 成像及必要的脂肪饱和序列成像，以消除脂肪信号的影响，将病变和周围组织清楚地区分。MRI 可以清晰显示软组织受累情况、椎旁及硬膜外肿瘤、脊髓受累程度等骨转移的继发性改变。正因为 MRI 在检查肿瘤和脊髓、神经根方面的优势，MRI 是判断脊柱转移瘤神经和脊髓侵犯的首选检查方法。

虽然骨扫描是检查肿瘤是否存在骨转移的最常用方法，但是 MRI 比骨显像更为敏感（Altehoefer et al，2001）。因为早期骨转移瘤常常发生于椎体的松质骨，往往很少发生成骨活性的变化，因此在骨显像上难以发现，但在 MRI 上更容易被辨认。在全身放射性核素骨显像尚未显示局部放射性异常摄取时，已有相当数目的肿瘤细胞存在于骨髓内，这种情况导致了核素摄取和 MRI 检查上的差异。文献中报告的 MRI 检查骨转移的敏感性为 95% ～ 100%，而骨显像仅为 70% ～ 85%。

MRI 有助于鉴别一些骨内的良性病变和骨转移瘤。骨内有时存在一些良性成骨性病灶，在 CT 检查上难以和成骨性转移瘤鉴别。MRI 检查中，生长活跃的成骨性病灶周围在 T2 像上经常出现病灶周围高信号光晕现象，这种现象为肿瘤周围水肿带在 MRI 上的表现。这是成骨性转移和骨内良性病灶（如骨岛等）的重要区别之一（Schweitzer et al，1993）。脊柱的转移瘤要注意和血管瘤相鉴别。血管瘤好发于脊柱部位，大部分位于椎体。在 T1 成像上，多数血管瘤会有脂肪的高信号影，这和转移瘤有显著区别。MRI 检查有助于鉴别骨质疏松造成的骨折和转移瘤造成的压缩骨折。在病理性压缩骨折时，MRI 可以出现以下特征：①椎体后缘后凸；②椎弓根及附件信号异常；③病变周围出现软组织肿块；④椎体和附件在 T1 像上的弥漫信号减低及 T2 像上的弥漫信号增高；⑤在 T2 像上，出现弥漫整个椎体的斑点状信号异常；⑥临近椎间盘无异常。

在恶性肿瘤骨转移患者中，因为疾病的差异或对一些治疗的反应，骨髓可能会出现红黄骨髓转换的现象，即原来黄骨髓转变为红骨髓，重新恢复部分造血功能。原来的黄骨髓短 T1、长 T2 信号转变为红骨髓的长 T1、长 T2 信号，在 MRI T1 像表现为斑片状的低信号区域（Brown et al，1998）。这种情况在经过治疗的恶性肿瘤 MRI 检查中比较常见，临床上要注意和骨转移瘤鉴别。

骨皮质在 T1 和 T2 上都表现为低信号，因此 MRI 对骨皮质侵犯程度不敏感。在判断肿瘤对骨骼的侵犯程度及病理性骨折的风险方面 MRI 不如 CT 检查。

全身 MRI 检查有很高的敏感性，并且没有放射性辐射，因此全身 MRI 检查对明确骨骼和脏器有无转移病灶是非常好的选择。研究结果表明全身 MRI 检查和其他的全身检查相比，有更高的准确性（Schmidt et al, 2009）。早期全身 MRI 检查不能广泛应用于临床最主要的原因是需要反复对患者进行体位变换和存在扫描预处理过程。随着技术的进展，现在全身 MRI 检查明显缩短了操作时间，并且成像更清晰，因此应用范围也越来越广。

4. 全身骨显像、SPECT/CT　全身骨显像操作简单，一次检查即可对全身骨骼进行扫描。因为其扫描范围广泛，价格相对低廉，是筛查患者有无骨转移的最常用方法。其原理为放射性核素通过化学吸附结合于骨骼无机成分中的羟基磷灰石进行成像。病变部位的血流量和代谢活跃度对肿瘤核素摄取量也有一定影响。成骨活性明显的肿瘤，骨显像表现为放射性浓聚，即"热区"；如前列腺癌、治疗后的乳腺癌及骨肉瘤骨转移。而对于周边新生骨组织较少，并且肿瘤内无成骨的骨转移瘤，全身骨显像表现为放射性稀疏，即"冷区"（图 11-1-4），如肾癌、肝癌、尤因肉瘤骨转移及多发性骨髓瘤。全身骨显像具有比较好的敏感性，5% ~ 15% 的局部骨代谢变化时即可显示出来。全身骨显像显示骨转移病灶比普通 X 线检查提前几个月（Choi et al, 2012）。

全身骨显像对不同肿瘤骨转移的敏感性和特异性不一。有时会在同一患者不同肿瘤部位出现核素浓聚程度不一的情况，或部分病变阳性而部分病变阴性的情况（图 11-1-5）。对成骨性骨转移和部分混合性骨转移，放射性核素扫描敏感性和特异性比较好，例如乳腺癌骨转移，前列腺癌骨转移等。有文献报道，全身骨显像对乳腺癌骨转移的敏感性和特异性可以达到 98.0%、93.5%（Brennan et al, 2012）。全身骨成像对溶骨性骨转移容易出现假阴性结果。

骨显像检查也是术后监测以及骨转移瘤疗效评价的重要方法。经过有效治疗的骨转移瘤逐渐出现放射性浓聚减低或消失（Bäuerle et al, 2009）。但是，经过有效治疗的短时期内会出现骨显像浓聚的情况，这种情况临床上称之为闪耀现象（flare phenomenon）。这种情况是因为病灶成骨修复过程中出现钙质和羟基磷灰石的沉积，导致放射性同位素吸收增加，在临床上需与病变进展相鉴别（Choi et al, 2012）。闪耀现象会持续 6 个月左右，6 个月以后浓聚现象缓慢地减低（Gnanasegaran et al, 2009）。如果病灶 6 个月后复查骨显像出现浓聚无明显减轻或范围扩大，要注意结合其他影响学检查判断病变有无进展（Charito, 2003）。

SPECT/CT 检查在骨显像的基础上可以对可疑部位进行三维成像，因此在敏感性方面有了一定的提高。文献报道在乳腺癌和前列腺癌骨转移的患者中，使用 SPECT/CT 检查较单纯的骨显像检查敏感性可

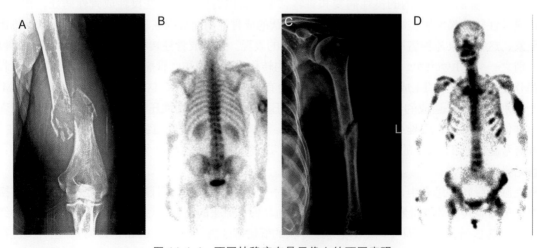

图 11-1-4　不同转移瘤在骨显像上的不同表现

A. 肾癌左肱骨转移伴病理性骨折，病灶表现为溶骨性破坏，周边无明显骨膜反应；B. 骨显像可见病灶表现为周边反应性成骨的放射性浓聚，病灶中央为放射性稀疏；C. 乳腺癌骨转移伴左肱骨病理性骨折，病灶表现为混合性骨破坏，无骨膜反应；D. 骨显像可见病灶表现为明显的放射性浓聚

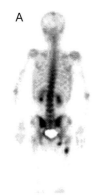
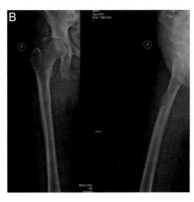
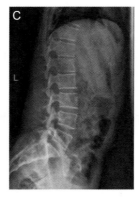
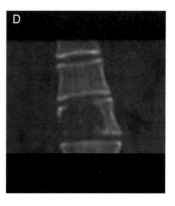

图 11-1-5　患者女性，30 岁，乳腺癌多发骨转移

A. 骨显像提示右侧股骨近端明显放射性浓聚，其余骨骼未见明显异常；B. 右侧股骨近端 X 线检查可见混合性骨破坏；C. 腰椎 X 线检查未见异常；D. 腰椎 CT 可见 L3 椎体溶骨性破坏，病变累及椎体大部

以自 78% 左右提高至 88% 左右，但是特异性无明显变化（May Sadik et al，2009）。

　　骨显像最主要的问题是特异性较低。骨的一些良性肿瘤、退行性病变均可出现骨显像异常浓聚，如内生软骨瘤、纤维异样增殖症、外伤、感染、关节退行性改变等可引起放射性核素局部浓聚而生假阳性（Zhang et al，2012）。骨显像的另一个问题为空间分辨率低，小于 1 cm 的病灶难以在骨显像上清楚地显示。在临床上，需要对全身骨显像阳性的部位结合 X 线平片、CT 或 MRI 检查以明确有无骨转移瘤及鉴别其他病变。

　　5. PET/CT　是正电子发射计算机断层成像（positron emission computed tomography，PET）与计算机断层成像（computed tomography，CT）相结合的影像学检查方法。PET 的功能代谢成像与螺旋 CT 的精细结构解剖成像相融合，可对病灶进行定性和定位，临床实用价值高。PET/CT 检查的示踪剂有多种，在临床上常用于骨转移的示踪剂主要为 ^{18}F- 氟化钠（^{18}F-NaF）和 ^{18}F- 脱氧葡萄糖（^{18}F-FDG）。两种示踪剂的原理并不相同。^{18}F-NaF 是一种亲骨性代谢显像剂，通过与羟基磷灰石结合进行显像；^{18}F-FDG 主要被肿瘤细胞所摄取，反映肿瘤的葡萄糖代谢水平。

　　^{18}F-FDG PET/CT 显像通过局部葡萄糖代谢活性的改变检测肿瘤病灶，和全身骨显像相比，能够更早地显示骨髓微转移灶。PET/CT 可以同时对肺、淋巴结以及全身多处组织器官的转移灶进行检测，有助于更全面的检查肿瘤病变的播散范围。目前 PET 显像已经开始广泛应用于临床诊断、分期，并在多种骨转移灶的检测方面显示出良好的效果。总体而言，PET/CT 依然是现在检查转移瘤最好的方法之一，其检测转移瘤的敏感性和全身 MRI 检查效果相似。

　　PET/CT 和 PET 检查的敏感性和肿瘤类型有关。^{18}F-FDG PET/CT 显像在检测溶骨性病灶及限于骨髓内的早期转移灶较全身骨显像更加灵敏，并具有更高的特异性（Kao et al，2000）。对成骨性明显而细胞不丰富的肿瘤，如前列腺癌骨转移及骨肉瘤骨转移，PET/CT 效果和骨显像类似，而 PET 效果不如骨显像（Franzius et al，2000）。同样有研究表明，在乳腺癌骨转移灶的检测中，因单纯成骨性病灶含有的肿瘤细胞成分较少，葡萄糖代谢活性较低，PET/CT 敏感性反而有所下降。使用 ^{18}F-NaF 为示踪剂的 PET/CT 效果在检查成骨性转移中，效果优于以 ^{18}F-FDG 为示踪剂的 PET/CT 及骨显像（Withofs et al，2011）。此外，由于脑组织本身具有较高的葡萄糖代谢率，PET 在检测发生于颅骨转移灶方面的敏感性不如 MRI 检查。

（四）实验室检查

　　患者在发现骨转移瘤之前多数存在肿瘤病史。有相当一部分肿瘤现在有比较明确的肿瘤标志物筛查指标。这些指标也是检测肿瘤有无复发和转移的重要依据。肿瘤标志物的变化比骨转移在影像学上的检查能更早地反映肿瘤的有无和变化。结直肠癌和肺癌的 CEA 筛查、乳腺癌的 CA15-3 筛查、前列腺癌的 PSA 筛查、头颈部肿瘤及鳞状细胞癌的鳞癌抗原筛查、甲状腺癌的甲状腺球蛋白筛查、肝癌中的 AFP 筛查等都可作为检测肿瘤变化的指标。虽然多数肿瘤标志物并不具备特异性，并且其敏感性和特异性不一，但是这些标志物的持续升高需要引起患者和医生的重视。肿瘤标志物阴性并不能排除转移瘤，对临床上出现骨痛症状及有骨转移高危因素的患者要注意进一步进行影像学检查。

除了肿瘤标志物之外，还有一些指标可以作为骨转移瘤筛查的参考。Ⅰ型胶原是骨组织中唯一的胶原，因此在骨破坏时，会出现Ⅰ型胶原代谢物（如羧基端多肽和氨基端多肽）的升高。转移瘤患者常常伴有碱性磷酸酶的升高。碱性磷酸酶（alkaline phosphatase，ALP）在成骨过程中大量产生，因此也是反映成骨性骨转移病变的骨代谢指标。血钙增高是骨转移瘤比较常见的现象，骨转瘤患者出现高钙血症的主要原因是肿瘤侵犯骨骼，刺激破骨细胞活性增加，导致骨吸收和溶解，大量钙释放入血。但是这些检验指标的敏感性和特异性并不强，临床上只是作为参考指标辅助诊断转移瘤（Ebert et al，2004）。

（五）活检

临床、影像学、实验室检查可以确诊多数肿瘤骨转移。骨转移瘤的影像学表现和原发肿瘤一致时，可以不进行活检。对没有恶性肿瘤病史或原发灶不明确的患者需要结合穿刺病理检查以明确诊断。对于生存期长的肿瘤患者，如果出现了新发骨病变，最好进行活检以确定是转移性肿瘤还是新发病灶。有研究表明，15% ~ 18% 的新发骨病变和骨转移无关（Clayer et al，2006）。穿刺标本可以对病灶进行病理学或分子生物学分析，明确转移瘤和原发病灶的分子表型有无改变，以制订治疗方案。如乳腺癌骨转移研究表明存在分子分型的改变，而这些分子分型的改变对制定下一步的治疗方案非常有意义。多数肿瘤早期常发生于髓腔松质骨，因此早期病变范围较小时需要在 CT 引导下进行活检。

二、骨转移瘤的术前评估

随着外科技术、放化疗及靶向药物治疗的发展，恶性肿瘤的治疗手段逐渐多样化。在制订治疗方案时，需要从多方面对患者进行综合的评估，制定个体化的治疗策略。癌症骨转移手术须遵循患者获益大于不良反应和风险的原则，尽量做到一次手术解决该部位问题，避免多次手术及减少术后并发症的出现。骨转移瘤的术前评估主要有多方面的内容，包括患者预计生存期的评估、患者一般情况即手术耐受性的评估及外科治疗的术前评估等。

（一）患者一般状态的术前评估

癌症骨转移的外科治疗必须建立在全身治疗的基础上。对患者的实验室检查、循环系统、呼吸系统、肝肾功能等进行评估是其他评估和治疗方法的基础，在此基础上需要对患者的一般状态、生存时间、手术耐受性及手术方案的选择等多方面进行系统评估。临床上对患者一般状态评估的评分有多种，如 Karnofsky 评分、ECOG 评分、Tokuhashi 评分、Tomita 评分等，其中 Karnofsky 评分和 ECOG 评分比较常用。Karnofsky 评分将患者的体能情况分成 11 个等级，从 100 分的无病态到 0 分的死亡，对肿瘤患者全身状况进行评估（表 11-1-1）。由医生根据患者的身体功能状态给予 0 ~ 100 分范围的评定。得分越高，健康状况越好，越能忍受治疗给身体带来的副作用，因而也就有可能接受彻底的治疗。评分 40 分以下的患者对化疗和手术的耐受性不佳。该量表具有较高的评定者信度和结构性效度，可以大致判断患者的身体状态，同时可预估患者生存期（Granda-Cameron et al，2008）。ECOG 评分表是美国东部肿瘤协作组（Eastern Co-operative Oncology Group，ECOG）制定的简化的体力状态评分表，又称为 ZPS 评分法（表 11-1-2）。该评分表将患者的活动状态分为 0 ~ 5 级，共 6 级。患者体力状态级别越高，代表其健康状况和对治疗的耐受能力越低。两者均可较好地反映患者的身体功能状态，有助于评估患者身体一般情况及判断手术、化疗耐受性和预估患者的生存时间。

表 11-1-1　Karnofsky 活动状态评分标准

体力状况	评分
正常，无症状和体征	100
能进行正常活动，有轻微症状和体征	90
勉强进行正常活动，有一些症状或体征	80
生活能自理，但不能维持正常生活和工作	70
生活能大部分自理，但偶尔需要别人帮助	60
经常需要人照料	50
生活不能自理，需要特别照顾和帮助	40
生活严重不能自理	30
病重，需要住院和积极的支持治疗	20
重危，临近死亡	10
死亡	0

表 11-1-2　ECOG 患者活动状态评分标准

体力状况	分级
活动正常	0
症状轻，生活自在，能从事轻体力活动	1
能耐受肿瘤的症状，生活可以自理，但白天卧床时间不超过 50%	2
症状严重，白天卧床时间超过 50%，但还可以起床站立，部分生活能够自理	3
病重，卧床不起	4
死亡	5

（二）患者外科手术的术前评估

在对患者一般状况评估的基础上，需要进一步对患者病变部位进行评估以明确是否需要手术并制订治疗方案。患者治疗前，要明确治疗的具体目标，如缓解患者症状、治疗或预防病理性骨折、恢复脊柱稳定性、解除脊髓和神经根的压迫或获得组织学标本等。骨转移瘤累及的范围广泛，牵涉到全身不同的解剖部位，不同的患者需要解决的问题不同，因此在临床工作中逐渐建立了多种转移瘤的评估体系。

1. **脊柱转移瘤的术前评估**　对于脊柱转移瘤而言，明确何种患者需要进行手术干预是非常重要的问题。因为脊柱转移瘤是最多见的，并且转移部位、病变性质、对脊髓和神经根干扰的情况不同，采取的治疗措施也不同。转移瘤治疗的重要原则是提高生活质量，减少骨转移瘤骨骼相关事件的发生，在治疗过程中要避免治疗不足或过度治疗的情况。

常用的脊柱部位转移瘤的评估方法有脊柱转移不稳定性评估（spinal instability neoplastic score，SINS）和肿瘤硬膜外脊髓压迫（epidural spinal cord compression，ESCC）评级等（Mark et al，2010；Fourney et al，2011）。SINS 评分系统主要根据脊柱病变位置、患者疼痛症状、骨转移灶类型、影像学脊柱力线、椎体塌陷程度、脊柱附件累及情况对脊柱的稳定性进行评价，评分 0 ~ 6 分表明脊柱稳定性良好，评分 7 ~ 12 分表明存在潜在的不稳定因素，评分 13 ~ 18 分的患者脊柱不稳定。评分大于 7 分时，需要外科医生对患者的综合情况进一步评估，以决定是否需要进行手术治疗。SINS 评分系统在不同观察者之间有良好的一致性，逐渐被广泛采用。ESCC 分级是评估脊柱部位肿瘤对脊髓干扰情况的分级方法，其有助于判断患者硬膜和脊髓受压状态。该方法将硬膜囊和脊髓受压分为 4 级，1 级表示硬膜囊和脊髓受压程度最轻，3 级表示最重，0 级表示病变完全位于骨内，无硬膜囊受压。其中 1 级又分为三种情况，1a 级表示病变和硬膜囊有接触，硬膜囊无变形；1b 级表示硬膜囊有变形，但是和脊髓无接触；1c 级表示硬膜囊有变形，和脊髓有接触，但是脊髓无受压。2 级表示脊髓有压迫，但是可以看到脊髓周围的脑脊液存在。3 级表示脊髓明显受压，周边无脑脊液存在。

在 SINS 评分和 ESCC 分级的基础上，有学者根据患者的脊柱稳定性、原发肿瘤类型、脊髓及神经受压情况、患者的综合情况制定了脊柱肿瘤的 NOMS 决策系统（neurologic, oncologic, mechanical, and systemic considerations, NOMS），以进一步完善对脊柱肿瘤的合理化治疗（Laufer et al，2013）。该方案通过评估肿瘤对脊髓的压迫程度和肿瘤对放疗的敏感性决定治疗方案，并根据脊柱的稳定性决定是否进行手术干预。对常规放疗敏感的转移瘤如乳腺癌、前列腺癌、卵巢癌、神经内分泌癌等，不论神经压迫程度，均首选放疗治疗。对放疗不敏感的转移瘤，如肾癌、结直肠癌、肺癌、肝癌、黑色素瘤等，如果 ESCC 分级为 0 级或 1a、1b 级，可进行影像引导的放疗等。对于放疗不敏感的肿瘤，如果 ESCC 分级为 2 级和 3 级，则需要先进行肿瘤切除、脊髓和神经根减压后再进行影像引导放疗。NOMS 决策系统在 SINS 评分和 ESCC 评级的基础上，将骨转移瘤的治疗和病变类型对放疗的敏感性引入治疗决策当中，具有较好的合理性和临床实用性。

2. **肢体转移瘤的术前评估**　对于四肢的骨转移瘤，在经过全身评估身体耐受性良好的基础上，手术指征包括已发生病理性骨折、Mirels 评分大于等于 9 分及癌症四肢骨转移肿瘤、伴有巨大软组织肿块和严重疼痛、保守治疗无效。Mirels 评分是用于预测四肢病理性骨折风险的评分标准，主要包括对肿瘤在长骨的部位、患者病变部位的疼痛程度、病变性质、及骨皮质受累的范围进行评分（Mirels et al，1989）。在临床验证过程中有很好的可靠性，现在广泛应用于转移瘤患者病理性骨折风险的评估和手术干预的依据。

在转移瘤治疗策略选择上，还有其他多种评分和分级系统，如 Tomita 评分系统、骨盆转移瘤 Harrington 分型等。各种评分和分级系统均有其优缺点。

三、骨转移瘤的外科治疗原则

随着近年外科技术、影像技术、放疗、靶向治疗和免疫治疗的发展，骨转移瘤的治疗也发生了很大变化。既往认为出现骨转移表明恶性肿瘤达晚期状态，但是对于部分患者依然存在治愈的可能。随着治疗措施的不断进展，患者的生存时间也有一定的改善。因此，虽然总体上骨转移瘤依然以缓解患者症状和提高生活质量为主，但是，对部分有条件的患者可以考虑以治愈为目的或尽量延长患者有质量的生存时间。例如，临床发现单发骨转移病灶，可以考虑在内科治疗（化疗或靶向药物治疗等）的基础上观察 3 个月左右，确认未发现新的病灶，再进行外科根治治疗（Tang，2011）。制订骨转移治疗方案首先要明确治疗目标，在此基础上做到治疗的个体化。不同的肿瘤类型对治疗的反应不一，转移的方式不同，对手术治疗效果也不相同。因此对不同患者及肿瘤类型进行分层诊疗非常必要。

恶性肿瘤骨转移的治疗目标包括三方面。其一为缓解疼痛，恢复功能，改善患者的生活质量；其二为预防或延缓骨相关事件的发生；其三为控制肿瘤进展，延长生存期。临床中，根据患者的病情决定是否将控制肿瘤进展、延长生存期作为治疗目标。

骨骼相关事件是恶性肿瘤骨转移的严重并发症。恶性肿瘤骨转移的骨相关事件为骨转移瘤导致的病理性骨折、脊髓和神经受压、肿瘤相关性高钙血症、骨转移部位的放疗以及因为骨转移瘤而进行的手术治疗。转移瘤导致的骨骼相关事件对患者的生活质量造成很大影响，缩短患者的生存时间，因此解决这些问题是治疗骨转移瘤的重要原则。其中骨转移瘤导致的病理性骨折及脊髓和神经受压的情况通常需要外科手术干预。如前所述，Mires 评分、脊柱不稳定评分、NOMS 决策系统是评判手术指征的重要评分系统，这些分级对选择骨转移瘤治疗方式具有良好的指导意义。

（一）脊柱骨转移瘤的治疗原则

无脊柱不稳定的脊柱转移瘤的主要治疗手段为原发病的系统治疗，骨转移部位以进行放疗或药物治疗下观察病变的情况为主。出现病理性骨折、脊柱不稳定或有脊髓压迫及神经损害时往往需要手术干预。手术的主要目的为恢复脊柱稳定性、同时解除脊髓及神经根的压迫，减轻患者的症状（中华医学会骨科学分会骨肿瘤学组，2019）。手术方式包括各种微创手术和开放手术。

1. **脊柱转移瘤的微创治疗**　脊柱转移瘤常用的微创治疗技术包括射频消融术、各种椎体成形术、微波治疗技术、动脉栓塞等。射频消融术是将电极在影像学技术的引导下置入肿瘤部位，通过电流的产热效应杀灭肿瘤细胞，同时杀灭神经末梢，起到延缓肿瘤生长和缓解癌性疼痛的目的（Grönemeyer et al，2002）。射频消融术主要用于溶骨性病灶和混合性病灶。这些患者常常伴有骨质强度的减弱，因此该技术通常需要和经皮椎体成形术或经皮椎体后凸成形术联合应用以增加骨骼的强度。椎体成形术是一种比较安全、可靠的治疗手段，患者耐受性好，骨水泥注入后可以有效地增加相应节段椎体的强度，对转移瘤引起的椎体压缩性骨折或临近骨折的患者有较好效果（图 11-1-6）。注入的骨水泥也可以通过细胞毒性效应和热效应等产生抗肿瘤作用和杀灭神经末梢，起到缓解疼痛的效果（Berenson et al，2011）。椎体成形术适用于脊柱转移瘤椎体溶骨性或混合性骨破坏轻、中度不稳定的患者。对于脊柱明显不稳定，SINS 评分大于 12 分的患者则建议进行外科手术。为避免骨水泥渗漏压迫脊髓和神经根，对伴有椎体后壁破损及椎弓根累及的患者也不推荐使用椎体成形术。对于有硬膜、神经根压迫的患者不宜采用椎体成形术，以免加重脊髓损伤。选择性动脉栓塞可以改善脊柱转移瘤患者的疼痛和神经损害症状，但是一般不作为单独控制肿瘤的手段。动脉栓塞主要用于血供丰富的肿瘤手术前准备。比较常见的血供丰富的转移瘤包括肾癌、甲状腺癌、嗜铬细胞瘤骨转移等，对这些肿瘤骨转移，血管栓塞可以有效降低手术出血量和增加手术安全性。选择性动脉栓塞已在不同部位、不同病理类型脊柱转移瘤患者外科治疗中被证实其有效性和安全性，总体并发症发生率较低（Kumar et al，2016）。栓塞后，最好在 24 小时内进行手术，否则会影响栓塞效果。

其他的微创脊柱转移瘤治疗技术还包括微波治疗、激光间质热疗、腔镜辅助治疗等，各有其适应证和利弊。

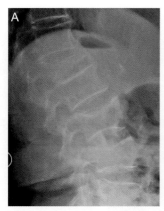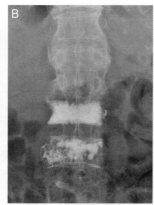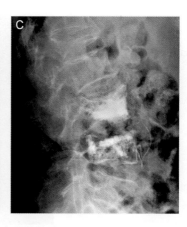

图 11-1-6　患者女性，85 岁，腰椎多发骨转移

A. 侧位 X 线平片可见 L1 压缩骨折（骨质疏松引起），L3、L4 骨质破坏伴椎体高度减低；B. L3、L4 椎体成形术后正位 X 线平片；C. L3、L4 椎体成形术后侧位 X 线平片

2. **脊柱转移瘤的开放手术治疗**　脊柱转移瘤的开放性手术包括后路减压内固定术、全脊椎切除术、分离手术结合放疗等。脊柱的前路手术损伤较大，并发症多，对胸椎和腰椎的转移瘤现在较少采用。后路减压、内固定术主要应用于自后方和侧方压迫脊髓的转移瘤，同时可以进行脊髓和神经根的减压和后路内固定手术。后路减压内固定术可以联合射频消融术或椎体成形术使用，以进一步控制肿瘤或加强脊柱稳定性（图 11-1-7）。后路减压可以有效解除肿瘤对脊髓和神经根的压迫，同时手术创伤小，内固定也比较可

靠，因此是转移瘤治疗的常用手术方式。骶骨转移瘤主要采用后路手术进行。骶骨周围神经丰富，神经根管较窄，发生于该部位的肿瘤容易压迫神经导致大小便功能障碍。骶骨周围肿瘤血供比较丰富，因此要注意控制出血。

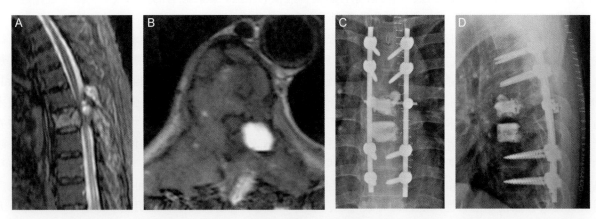

图 11-1-7　患者男性，28 岁，T6、T7 肝癌转移伴不全瘫，行后路脊髓和神经根减压、椎体成形、后路内固定术

A. MRI 矢状位 T2 像显示病变累及范围包括椎体及后方附件，硬膜囊明显受压；B. MRI 横断位 T2 像扫描可见病变广泛累及椎体和附件，硬膜及脊髓明显受压，脑脊液间隙消失；C. 术后正位 X 线平片；D. 术后侧位 X 线平片

全脊椎切除可彻底切除病灶，减少肿瘤局部复发概率。因此对于无重要脏器转移，出现胸、腰椎单节段转移，肿瘤原发灶控制良好而预期生存期较长的患者，在外科技术允许的条件下可考虑行全脊椎切除（图 11-1-8），如肾癌、甲状腺癌、乳腺癌、前列腺癌及对化疗或靶向药物敏感的肺癌等（Murakami et al，2010；Oka et al，2016）。但是全脊椎切除技术要求高，损伤较大，术后并发症较多，并且要求患者有较好的身体状态，因此转移瘤患者要具有良好的手术指征方可进行。

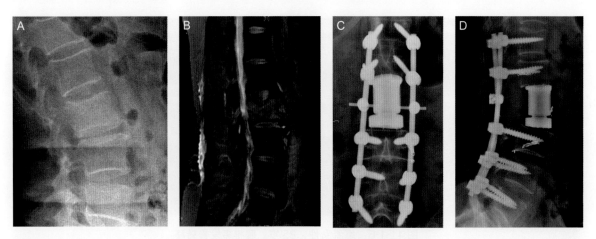

图 11-1-8　患者女性，58 岁，乳腺癌单发骨转移

A. X 线检查 L3 椎体密度不均匀，椎弓根边界不清；B. MRI T2 像检查病变椎体呈高信号改变，椎体上缘终板骨质变薄，断裂。周边无明显软组织肿块，硬膜囊无压；C. 进行肿瘤整块切除、人工椎体置入、后路椎弓根内固定术后正位 X 线平片；D. 术后侧位 X 线平片，人工椎体位置良好

对脊柱稳定性无明显影响的脊柱转移瘤可以进行放疗。随着放疗技术的发展，肿瘤的放疗定位更加精准，可以大大减少脊髓的射线剂量，减少脊髓损伤，对于没有脊髓压迫的患者可获得较好的疗效。但对于肿瘤敏感性较差的转移瘤，如肺癌、肝癌、黑色素瘤转移等，若肿瘤紧邻脊髓，即使精准放疗也可能造成

脊髓损伤，或局部射线量小而不足以控制肿瘤。分离手术是通过后路对脊髓环形减压，达到扩大肿瘤与硬膜间隙的目的，在此基础上术后进行精准放疗，以控制肿瘤并避免脊髓损伤。相对于全脊椎切除，此方法降低了手术难度，适用于更多患者，手术风险明显降低，也适用于放疗中度敏感或不敏感的脊柱转移瘤患者，可获得良好局部控制率（Tang et al，2016）。

（二）四肢骨转移瘤的治疗原则

发生于上肢和下肢长管状骨的转移瘤可影响管状骨的强度，容易发生病理性骨折，尤其是下肢发生于转子间的转移瘤因为力矩及负重等情况，发生病理性骨折的比例更高。总体上，对于发生于肢体的骨转移瘤患者，根据病变发展程度决定治疗的方式。主要治疗原则遵循缓解疼痛、维持肢体功能、改善生活质量为目的（沈宇辉，2019）。对于临近骨折的患者可采取预防性固定的方式，能够缓解疼痛、维持肢体功能、改善生活质量。一般情况较差的患者可以进行单纯内固定手术，病情稳定的患者可进行彻底刮除病灶，结合瘤腔灭活、骨水泥填充及必要的内固定，以延缓病灶进展。

单发肢体转移瘤患者的预后较出现脊柱转移的患者预后要好，因此对于原发恶性肿瘤（如肾癌、乳腺癌、前列腺癌、肺癌等）已治愈多年或原发肿瘤控制良好，出现孤立性的肢体转移灶应当采取彻底性切除手术。有研究表明这种情况下骨转移灶的彻底切除可以延长患者的生存时间（Maire et al，2014）。随着近年化疗药物和靶向药物的发展，对于乳腺癌、前列腺癌、具有靶向药物靶点的肺癌等肿瘤出现骨转移的患者，可选的治疗方法更多，在患者病情允许的情况下，可以考虑积极切除肿瘤、结合内固定或假体置换，以治愈为目的进行治疗。

长骨骨转移瘤的治疗方式有多种，主要方法有单纯内固定术，肿瘤刮除、残腔灭活、骨水泥填充及内固定术，肿瘤切除，肿瘤性假体置换术等（图 11-1-9）。对身体情况一般的患者可进行单纯的微创内固定手术，如髓内针内固定、微创钢板置入术。该方法的优点是创伤小，出血少，固定范围大，可以保护较长的骨骼，降低病理性骨折的风险，可达到恶性肿瘤患者生存期内的使用要求。患者骨质条件尚可，肿瘤刮除后可保留适当骨质强度时，可采用病灶刮除的方法。该方法的优点是可以保留长骨骨皮质连续性和负重功能，保留患者的关节，术后可以恢复接近正常的功能。肿瘤破坏严重，骨皮质连续性基本丧失的患者可采用肿瘤广泛切除、肿瘤型关节置换的方法治疗（杨毅，2013）。该方法的主要优点是病灶去除彻底，肿瘤控制效果好，术后该部位不需要结合其他的辅助治疗控制肿瘤，患者可以早期下地活动。

骨盆转移瘤常发生于髋臼周围，导致患者活动受限及严重的疼痛。髋臼结构影响不明显时可以刮除病灶，行骨水泥填充、全髋关节置换术。对内壁骨质缺损严重、而髋臼上缘骨质尚存的患者，可以采用髋臼加强杯结合髋关节置换术（图 11-1-10）。对于髋臼周围病变严重的患者，可采用斯氏针结合骨水泥填充及

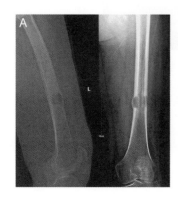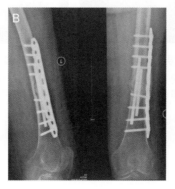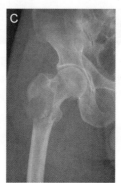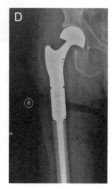

图 11-1-9　长骨转移瘤的处理方法

A. 左侧股骨中下段乳腺癌骨转移，X 线检查可见股骨后侧皮质连续性良好；B. 进行病灶刮除、残腔灭活、骨水泥斯氏针填充、钢板内固定术，术中保留后侧骨质侧连续性，有利于患者早期下地活动，并保留了关节的正常功能；C. 右侧股骨粗隆部肾癌骨转移伴病理性骨折，粗隆部骨质破坏明显，骨质丢失严重；D. 肿瘤瘤段切除、股骨近端肿瘤型假体置换术

全髋关节置换术（Harrington，1981）。对于髂骨骨质尚存，可以承载半骨盆假体的髋臼转移瘤，可进行半骨盆假体置换术（郭卫，2015）（图11-1-11）。

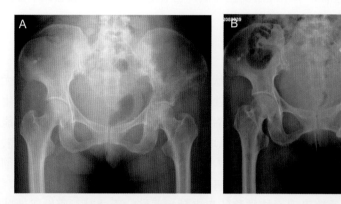

图 11-1-10   患者女性，56 岁，右侧骨盆乳腺癌骨转移。患者髋臼周围骨质破坏明显，但尚存部分有强度的骨质结构。进行病灶刮除，骨水泥填充结合钛网加强杯置入、全髋关节置换术

A. 术前 X 线检查可见混合性骨破坏，伴股骨颈病理性骨折；B. 术后骨盆正位 X 线平片

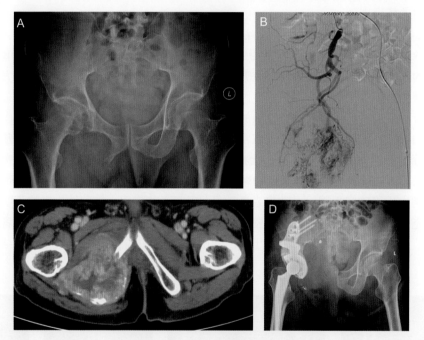

图 11-1-11   患者男性，65 岁，左骨盆肾癌单发骨转移

A. 骨盆正位 X 线检查病变主要累及骨盆 Ⅱ、Ⅲ 区，病变表现为溶骨性改变，周围无明显成骨；B. 血管造影显示病灶血供非常丰富，术前进行血管栓塞减少术中出血；C. 增强 CT 扫描可见肿瘤明显增强；D. 进行肿瘤整块切除，半骨盆假体置换术

（曲华毅）

第二节　四肢骨转移瘤的外科治疗

一、肢体转移瘤的治疗原则

骨是常见的癌症转移部位，仅次于肺和肝。常见的转移瘤类型包括肺癌、乳腺癌、前列腺癌、甲状腺癌和肾癌。长管状骨出现病理性骨折后，将严重影响患者的肢体功能。在长管状骨转移中，有 10% ～ 25% 的患者有病理性骨折的风险或出现病理性骨折（Saad et al，2007）。最常见的部位是股骨和其次是肱骨和胫骨。在临床工作中医生应该注意准确地诊断病理性骨折，充分地进行术前评估，给予患者更加个体化的治疗。根据患者的手术耐受能力，选择最适合患者的治疗方式，让患者在预期生存期内，最大限度地缓解疼痛，改善肢体功能，从而提高生活质量。

（一）诊断

在这一过程中，医生需要做的就是明确患者的病变是否为病理性骨折。出现病理性骨折的患者，尤其是之前未发现长骨转移的患者，多会到急诊科就诊，接诊的医生一般是普通骨科医生。随着对转移瘤患者治疗手段的增多，患者的预期生存期逐渐延长，医生接诊的骨转移瘤或病理性骨折患者逐渐增多。很多情况下，病理性骨折会被当做普通骨折对待和处理，这样会导致患者出现明显的肢体功能障碍。医生如何能够准确地判断病理性骨折尤其重要。为了最大限度地降低误诊率，应该注意以下几点：第一，仔细询问病史和查体。询问患者是否有肿瘤病史，有无刺激性咳嗽，甲状腺有无包块，淋巴结有无肿大，近期体重有无明显减轻，都对诊断有所帮助。同时也要注意发生骨折的情况。病理性骨折多是在轻微外伤后出现，或在出现骨折前，病变部位会有持续数天的疼痛。第二，患者的年龄也是重要的因素，病理性骨折多发生于 40 岁以上患者。第三，要仔细阅读患者的平片检查。非常见部位的骨折要引起注意，例如小转子的撕脱骨折多是由于骨转移瘤引起，骨转移瘤多累及干骺端和骨干部位。骨折部位出现明显的溶骨性或成骨性改变、骨膜反应、多发病变，也要引起警惕。对于普通平片检查，只有当溶骨性病变直径大于 1 cm，骨量损失在 25% ～ 50% 才能够发现。如果根据平片对诊断有疑问，可以进行骨折部位的 CT 或 MRI 检查，进一步除外病理性骨折。第四，如果通过单纯影像学检查不足以除外病理性骨折，可以进行肿瘤标志物（肺、乳腺、消化道、肝）检查、骨髓瘤相关血清学检查、B 超检查（甲状腺、肾）帮助建立正确的诊断、第五，如果通过以上无创检查，对诊断仍有不确定性，这时需要进行组织活检明确诊断。

（二）术前评估

通过术前评估，应该明确患者的病变性质、疾病分期以及患者的一般情况。在明确病变性质的过程中，对于未知来源的病变，要通过头胸腹盆 CT 结合全身骨显像和甲状腺 B 超来进行，有条件的话可以直接行全身 PET/CT 检查，同时配合血液的肿瘤标志物检查和骨髓瘤相关检查进行评估。如果通过上述手段仍不能明确诊断，需要进行活检。对于已知来源的肿瘤，即之前有肿瘤病史，可以进行肿瘤原发部位和易转移部位的检查，肿瘤标志物检查和骨髓瘤相关检查，寻找支持病变性质的线索。如果对诊断有疑问，也可以进行活检。疾病的分期中，要借助头胸腹盆 CT 结合全身骨显像检查或全身 PET/CT。对患者一般情况的评估，要根据患者的体格检查、实验室检查和心肺功能检查、进行综合判断。

在了解疾病的性质、分期、患者的一般情况后，就可以对患者的预期生存期进行判断。具体方法，下文会详细介绍。如果患者预期生存 1 个月以上的概率小于 25%，则不建议进行手术治疗。如果生存期超过 6 个月的概率大于 75%，则可以进行更加彻底、可靠的局部治疗，可以选择假体重建而不是内固定重建（Peterson et al，2015）。（图 11-2-1）

切除与重建的方式选择上来看，总体来讲，预期生存期小于 6 个月，手术的目的是缓解疼痛，快速恢复患者的肢体功能，尽可能地清除肿瘤，手术方式多选择病灶内刮除手术。当患者的预期生存期大于 6 个

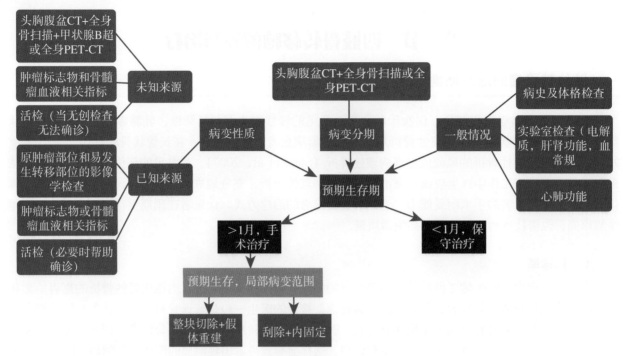

图 11-2-1　骨转移瘤的诊断与治疗流程图

月时，手术的目的除了缓解疼痛，快速恢复肢体的功能外，还要考虑到局部肿瘤的控制，因此多选择整块切除肿瘤。当然，如果病灶较小，可以通过扩大刮除的方式达到较好的肿瘤局部控制。当选择病灶内手术时，重建的方式为骨水泥填充，钉板或髓内钉固定。具体的选择要考虑病变的部位，刮除后所剩骨量的多少来评估固定的效果。选择整块切除手术，重建方式为假体重建。针对患者个体，还要考虑到患者的身体一般条件和手术的耐受情况。

1．**病史和体格检查**　在诊断过程中也提到了患者的病史和体格检查，术前评估应该更加注重病变的性质。因为对于不同类型的转移瘤，有效治疗的方法和患者的预期生存期是存在差别的，因此在治疗策略上也有不同。完整的病史采集和体格检查必不可少。如果有可能的话，病史要从患者本人采集，包括系统检查和家族史，尤其是发现未知来源的病变。体格检查要集中在受累及的骨头上，同时还要注意一些异常发现，例如区域淋巴结、甲状腺结节、男性前列腺和女性乳腺。通过询问患者的营养情况和体重变化情况明确患者的一般情况。

2．**实验室检查**　诊断过程的实验室检查项目主要是帮助判断是否有原发肿瘤存在。在术前评估中，通过基本的实验室检查能够帮助了解患者的一般情况，常用的检查项目包括血细胞计数检查、红细胞沉降率、C反应蛋白、碱性磷酸酶、人血白蛋白、电解质分析（血钠、钾、钙水平）、肝肾功能检查和凝血功能检查。通过这些检查，明确患者的一般情况，如果预计给患者做手术，需查血型，配血；对于某些病理类型（例如肾癌、多发性骨髓瘤），要考虑到出血的风险。

3．**影像学评估**　需要对受累及骨以及上下临近关节、胸部进行平片检查。通过这一检查来评估病变部位，同时明确病变是否继发于其他未知的原发肿瘤转移。病变部位的CT检查能够帮助确定病变骨皮质受累及的范围、程度，增强扫描能够协助判断周围血管与病变的位置关系。MRI检查能够帮助评估病变的范围。头、胸、腹、骨盆部位的CT或PET/CT检查可以协助寻找原发灶，明确转移灶的来源，进行病变分期。骨显像，用于发现其他骨病变。对于甲状腺病变，可以选择B超进行检查。

4．**活体组织检查**　如果通过病史、体格检查、实验室检查和影像学检查，不能明确原发灶性质，则需要进行活体组织检查，在对病理性骨折进行处理前进行病理学检查。对于有肿瘤病史的患者（甚至之前有骨转移瘤病史），也不能够误诊是同一种肿瘤。Adams等（2009）报道了误诊导致的一些并发症。8例患者被误诊为骨转移瘤，接受了内固定治疗，结果是原发肿瘤。作者最后总结指出，误诊是由于不完全采集病史、评估影像学和不规范的外科活检（包括组织病理学诊断）造成的。他们还发现不恰当的治疗方法损害了外科边界。因此，当骨病变在临床、影像学特征和实验室检查上与已知的肿瘤不一致，需要进行有计划的外科活检。在活检中，可以使用止血带，但不要按压肿瘤部位，可以采取抬高患肢的动作来驱血。切口要以病变为中心，沿肢体长轴切开，切口长度要尽可能小。手术中止血要彻底，采取无张力缝合技术关闭切口。可以放置引流管，但是要放到之后手术切口的线上，手术时可以将引流口切除。

（三）术前计划

术前制订切实可行的计划，十分重要。出现病理性骨折的患者，如果伴有其他疾病，将会给手术造成困难。过多的肿瘤病灶出血，较差的骨质条件和软组织包块，变异的解剖结构，患者对于麻醉的不耐受，这些因素都会对外科手术造成不良的影响。因此，提前对这些因素进行判断，从患者和医生的角度，综合判断手术的有效性和安全性，制订出对患者最有利的手术方案是十分重要的。对于血运丰富的骨转移病灶，例如甲状腺癌、肾癌、肝癌，术前可行栓塞治疗，以减少术中出血。

（四）生存期的预测

对骨转移瘤患者进行生存期的预测是十分重要的，它直接影响了外科治疗的方式。Bollen 等（2014）通过研究 1043 个骨转移瘤患者，提出了预测生存期的模型（图 11-2-2）。他根据患者的一般临床情况、卡氏评分、有无内脏转移情况，将患者分为四类，每一类对应着相应的生存时间，分为 A（大于 12 个月）、B（6～12 个月）、C（3～6 个月）和 D（小于 3 个月）四大类。其中提到的卡氏评分，是患者的健康状态评分，评分越高，健康状态越好。

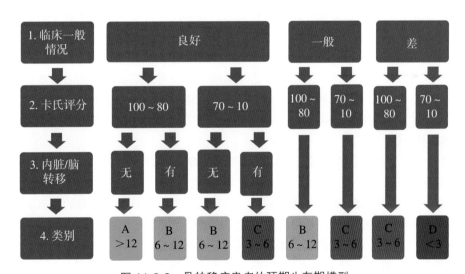

图 11-2-2　骨转移瘤患者的预期生存期模型

Piccioli 等（2015）也将他们的研究结果分享到网络（PATHfx，www.pathfx.org），免费向患者及医生提供相关信息。他们的模型可以根据患者的临床相关指标，来预测患者接受骨科手术后 1、3、6、12 个月的生存概率。相关的指标包括手术时患者的年龄、性别、肿瘤性质、ECOG 状态评分、有无病理骨折、血红蛋白的数值、血液绝对淋巴细胞计数、骨转移是否单发、有无器官转移、有无淋巴结转移和接诊医生对生存时间的预测，其中最后两项为选择性填写。

Thio 等（2019）也在 2019 年提出了关于肢体转移瘤生存预测的模型。这一模型的建立是通过机器学习而建立的（https：//sorg-apps.shinyapps.io/extremitymetssurvival/）。该模型包含的参数有肿瘤性质，有无内脏转移，有无脑转移，有无接受全身治疗，患者的年龄，血液的血小板、白细胞、血红蛋白、白蛋白水平，绝对淋巴细胞计数，绝对中性粒细胞计数，碱性磷酸酶、血钠、血钙的水平。通过这参数计算患者 90 天和 1 年的生存概率。

（五）治疗原则

外科治疗的目的是缓解疼痛，早日恢复肢体功能。在治疗中需要选择合理的切除与重建方式，使患者在生存期不需要再进行局部外科处理。因为病变骨缺乏愈合能力，治疗病理性骨折的策略通常是有效固定。骨水泥常常在骨折处和骨折周围使用，来提高即刻和持久稳定性，解除肢体疼痛。

临床上骨科医生遇到的长骨病理性骨折，大多数来源于乳腺癌、肺癌、肾癌和多发性骨髓瘤。多数前列腺癌骨转移都是成骨性病变，很少骨折。在手术方式的具体实施上，除了考虑生存期，还要考虑病变部位，局部骨质条件，以及病变对其他治疗（放疗、化疗）的反应。总的来讲，需要保证患者的恢复期小于患者的生存期。在使用内固定系统时，PMMA 骨水泥可以用来增加内固定后的稳定性。

1. **钉板固定** 对病理性骨折采取切开复位内固定的治疗措施时，对病灶进行刮除，应用骨水泥填充来增加重建后的稳定性，提高轴向和旋转的稳定性，恢复皮质连续性。钢板的大小和长度应当认真选择。应用锁定还是非锁定钢板取决于骨折的部位、临近骨的质量和刮除后残留骨的大小。与非锁定钢板比较，锁定钢板在骨质条件不好时，可以降低钉子的拔出率（Tejwani et al，2011）。锁定钢板应用于一些特定的骨折，例如肱骨近端、股骨远端、桡骨远端，尤其适合骨质量不佳（非病理性）的情况。使用骨水泥也可以改善螺钉的抗拔出能力。这一技术可以应用在骨质条件不好，尤其是关节周围的骨折。在钢板固定时，首先在水泥上钻孔和攻丝，之后置入锁定或非锁定的螺钉。对于某些部位的骨折，应用髓内钉固定效果不佳时，可以选择锁定钢板。

2. **髓内钉** 对于长骨病理性或即将出现骨折的患者，应用髓内钉是安全和有效的。一旦发现了病变，就可以应用髓内钉固定，可在病灶处切开，将病灶刮除，联合使用骨水泥。与无病变的骨不同，尽管植入髓内钉，病变骨中断的皮质永远不会愈合。这种不愈合会导致患者出现持续的疼痛和功能障碍。通过应用骨水泥可以改善上述症状（Laitinen et al，2011）。股骨髓内钉可以正向或逆向植入。当正向植入时，近端的锁定螺钉能够获得股骨颈和股骨头的支点，这样能够增加股骨近端髓内钉的固定效果。由于较短的髓内钉不能跨过整个股骨，因此不推荐使用。较短的髓内钉会造成不必要的应力集中，使得受累骨出现内置物周围骨折的风险。肱骨干的病变如果不累及近端和远端关节，通常会使用髓内钉。胫骨孤立性病变造成的骨折也多使用髓内钉技术。

3. **肿瘤型假体** 病变需要彻底切除时，可以使用肿瘤型假体，让患者尽快恢复活动能力。传统的或节段性假体能够提供即刻负重、稳定性、迅速恢复肢体长度。目前，许多假体均为组配式，能够很好地匹配每个患者的需求。这些肿瘤型假体通常使用在髋、膝和肩关节。当股骨和肱骨的关节面未受累及时，可以应用节段性假体。通常，这些假体都是用水泥固定，能够给予即刻稳定性，不需要依赖骨长入。

当使用这些假体时，要考虑很多因素。周围的肌肉要重新固定在假体上或假体附近（例如，肩袖肌肉的重建，髋关节外展肌、外旋肌群的重建）。但是，患者会出现活动范围或力量的受限。在一些情况下，例如髋关节置换或股骨近端假体重建后，如果软组织受累严重，术后容易出现脱位。如果可能的话，修复关节囊，重建髋关节外展肌和外旋肌的止点，以增加髋关节的稳定性。与其他手术一样，术后感染和翻修也会导致明显的功能障碍。

二、长骨转移瘤病理骨折的风险

癌症出现骨转移后，病理性骨折是临床医生常常需要面临的问题。如果能够提早预测长骨病理性骨折的发生，就能够让患者避免不必要的手术，同时也能有效预防病理性骨折的发生。对可能发生骨折的病变骨进行预固定，可以有效减轻疼痛，改善肢体功能，提高生活质量。下文将从四个方面介绍病理性骨折风险的预测。

（一）临床和影像学评估

在临床和影像学的评估中，多数医生都关注病变的长度和宽度，以及在水平位上病变占比。Fidler 等在 1981 年对 66 例转移瘤患者（包括 100 处转移病灶）进行了研究，其中包括病理性骨折 40 处。根据 X 线平片，作者将病变累及范围分为四类：①小于 25%；②20% ～ 50%；③50% ～ 75%；④大于 75%。结果显示，在出现骨折的患者中，有 39 例患者的病变范围为 50% ～ 75%。作者提出皮质破坏超过 50% 就要行预防性固定。预防病理性骨折，要考虑四个因素，包括皮质破坏超过 50%、位于股骨近端的病变长度超过 2.5 cm、小转子的撕脱骨折、放疗后仍持续存在的疼痛。Van der Linden 等（2003）对 102 例股骨病变（14 例病理性骨折）进行研究，提出以下情况需要预防性固定：水平位上病变范围大于或等于 30 mm，皮质破坏超过 50%。单纯依据临床和影像学特征，例如皮质受累及的程度，对病理性骨折风险进行判断的准确性不佳。大概有 2/3 的患者，接受了非必要的预防性固定手术。

（二）评分系统

用于预测病理骨折风险的因素包括病变的大小和形状、肿瘤类型、肿瘤部位、疼痛水平和患者年龄。具体哪些因素与病理骨折相关，不同学者的意见也有不同。在 1989 年，Mirels（1989）提出了一套权重评分系统（表 11-2-1），用于预测长骨的病理性骨折风险。在他的研究中发现，活动时疼痛加重、病变累及范围超过骨直径的 2/3、溶骨性破坏的病变，有这些特点的患者发生病理性骨折的风险较高。该评分系统包括四个方面：病变骨的性质、部位、疼痛和皮质的病变范围。每个变量分值 1 ～ 3 分。如果患者评分大于或等于 8 分，就有发生病理性骨折的风险，需要进行预防固定。如果评分小于 7 分，表明出现病理性骨折的风险较低。该评分系统的敏感性达到 91%，特异性 35%。

但是，Mirels 的评分系统也有一定的局限性。他的研究中仅仅包含了 38 个病例，共计 78 处病变，其中有 50 处病变为乳腺癌骨转移。38 个病例中，有 11 个不是转移瘤。在该研究中，等于 8 分的患者中，有 15% 出现病理性骨折。评分达到 9 分的患者中，有 33% 出现病理性骨折。因此，有很多患者接受了过度治疗。

表 11-2-1　Mirels 评分

变量	分值		
	1	2	3
部位	上肢	下肢	粗隆间
疼痛	轻	中	重
病变性质	成骨性	混合性	溶骨性
病变大小	< 1/3	1/3 ～ 2/3	> 2/3

仅仅通过 X 线平片来判断骨病变的范围，存在一定困难。一项基于 203 例患者的研究显示，有 57% 的患者在评估骨皮质病变范围时存在困难。即使骨头没有软组织包绕，专业的骨肿瘤医生也难以通过 X 线平片来确定病变的范围（Ibrahim，2013）。只有当骨皮质病变超过 50%，才能在 X 线平片中看到明显的皮质破坏。如果骨干缺损超过 50%，其强度将减少 60% ～ 90%。抗扭力的减少除了与病损的直径相关，还会随着长度的增加而进一步减小。对于转子下的病变，如果出现疼痛加重的情况，要小心病理性骨折的发生。

总的来讲，应用目前的评分系统或其他标准进行预防性固定，会出现治疗不当的情况。由于这些研究的病例数较少，因此说服力较弱。预测病理性骨折发生的因素还需要进一步的研究。对于 X 线平片较难判断的骨病变，可以借助 CT 检查协助判断病变范围，更好地评估病理性骨折的发生风险。

（三）生物力学分析

有研究提出，利用双能 X 线吸收法（dual-emission X-ray absorptiometry，DXA）获得骨矿物质含量（bone mineral content，BMC）和骨矿物质密度（bone mineral density，BMD）可预测病理性骨折的发生。在股骨上加载两种不同的载荷情况：上楼和外部旋转。同时在小转子和股骨颈间模拟出一个直径 5 mm 的溶骨性缺损。研究确定了 BMC 和 BMD 之间的线性相关性以及最终的骨折载荷（Amanatullah et al，2014）。但该研究也具有一定的局限性。标本中缺损的大小和形状是不同的，而且缺少健康对照组的结果。为了准确地进行预测，应该进一步模拟不同的日常活动。

为了模拟松质骨的溶骨性缺陷，有学者利用鲸鱼的脊柱骨进行测试（Hong et al，2004）。在脊柱骨上制造不同直径的空洞，然后进行力学测试。他们发现松质骨的承载能力与标本横断面最弱的轴向、弯曲或抗扭强度成正比。他们还指出对缺损的骨进行定量计算机断层扫描（quantitative computed tomography，QCT）、DXA 以及 MRI 检查，可以用于确定骨横断面的结构强度，预测受累骨的载荷能力。该研究指出了骨的形状对于骨折预测的重要性。

生物力学的实验显示，Mirels 评分或其他特异性的几何结构似乎将问题看得过于简单。骨的强度一方面取决于骨的大小、形状以及松质骨和皮质骨在三维结构上的变异；另一方面取决于病变的类型。骨的承载能力与患者的体重、大小、活动水平以及载荷形式相关。应用工程学的方法，不能找到失败载荷与下列因素之间的相关性，包括横断面骨强度、轴向和弯曲的强度、缺损的大小和形状。同时，在体外测试和计算中，发现了失败载荷与几何形状和机械特性相关。

总结过往文献的报道发现，任何预测病理性骨折风险的方法都应当包括病变、宿主骨的几何学数据和材料性质。对于转移瘤患者，进行何种方式的影像学检查，通常由以下几个因素决定：准确性、花费、放射性暴露和可行性。QCT 是唯一能够准确判断皮质骨和松质骨变化的检查方法，常规使用 QCT 是研究骨和病变的三维几何结构最理想的方法。尽管应用 QCT 结果更加简单地预测了骨折风险，骨肿瘤医生也应当考虑更复杂的模型，来更真实地模拟骨生物力学载荷情况。

（四）有限元分析

有限元分析法（finite element，FE）被认为是预测骨折的最理想的电脑模拟方法。尤其是预测骨的强度、最大失败载荷能力和局部机械应力。有限元分析是基于 CT 扫描进行的。通过 CT 扫描能够获得骨矿物质强度的分布，从而获得骨的几何结构和质量。通过应用特定的边界条件和外力来模拟各种载荷，从而实现无创预测应力和移位，甚至包括骨折。与其他技术相比，有限元分析通过影像学为基础的分析，能够将机械学进行量化。

最早应用有限元模型预测骨折是在 1993 年，Cheal 等应用一个股骨模型预测骨折的风险，但由于方法较为原始，结果并不令人满意。

但随后，许多研究通过建立有限元模型来预测病理性骨折的风险。他们基于 CT 扫描结果建立的模型，在预测骨折风险时表现出了较高的准确性，甚至高过临床专家的判断。但是，该项研究所用到的数据来源于数量较少的标本，有些缺损组中仅有一个标本，而且载荷形式单一。过于简单的载荷形式不足以模拟日常生活中的实际情况。

虽然有限元分析有诸多的优点，但是也存在一定的研究局限性。有限元模型基于 QCT 数据进行，与传统的 2D 扫描相比较，获得 QCT 数据会使患者暴露在更大剂量的射线下。在一些研究中，缺乏健康组（对侧肢体）对照，因此无法预测骨折的实际风险。此外，有限元模型需要相当复杂的软件，并且由具有一定技术基础的专家来完成。要完成有限元模型的计算，以股骨为例，大概需要 8 小时。在未来，可能需要运行速度更快的计算机，更加自动化的软件，才能使有限元模型广泛地应用到临床工作中。

纵观四种用于评估病理性骨折风险的方式，都不能完美解决临床中的问题。单纯的临床和影像资料，预测的准确性不足。Mirels 评分显示出了较高的敏感性，但是特异性不足，导致临床中有些患者接受了过度治疗。生物力学和有限元分析显示了相对较高的准确性，但是仍然不能较好地模拟患者在实际生活中的机械外力和病理情况。只有将准确的临床评估和理想的生物力学模型相结合，才能获得较好的病理性骨折预测方法，从而更好地指导临床工作。

三、上肢病理性骨折的手术治疗

（一）肱骨近端

1. 手术方式的选择

（1）出现病理性骨折或存在病理性骨折风险的患者中，预期生存期小于 6 个月，或预期生存期大于 6 个月，但病变较小，可选择病灶刮除、骨水泥填充、钉板或髓内钉固定；

（2）出现病理性骨折或存在病理性骨折风险的患者中，预期生存期大于 6 个月，病变破坏广泛，可选择肿瘤整块切除、肱骨近端假体重建术。

2. 手术过程

（1）肿瘤整块切除、肱骨近端假体重建术：患者取仰卧位，患侧肩部垫高。取 Henry 切口，起自肩峰前外下缘、锁骨下 1 cm，至锁骨中外 1/3 交界处，再沿三角肌与胸大肌间沟下行。切口长度较病变长 2 ～ 3 cm。切开深筋膜，注意保护头静脉，将其牵向内侧。靠近三角肌于锁骨的起点处切断，将三角肌肌皮瓣向外侧掀起。切断二头肌长头。在近端内侧，依次切断胸大肌、冈上肌、肩胛下肌、背阔肌、大圆肌于肱骨的止点，切断喙肱肌位于肱骨的止点，切断肱肌位于肱骨的起点，将上述肌肉牵向内侧。将切断的肩袖肌肉进行标记，以备之后的重建。切断三角肌于肱骨外侧的止点，切断三头肌在肱骨后方的起点，注意保护桡神经。根据术前 MRI 检查结果，距离病变 2 ～ 3 cm 进行截骨，提起肿瘤，切开关节囊和周围的肌肉组织。

应用肿瘤型人工肱骨近端假体进行重建。准备肱骨髓腔，长度至少为 5 cm。假体长度可以略短于肿瘤段长度。应用水泥进行固定，注意在肩关节中立位时，肱骨头旋后 45°，与肩胛盂相对。将肩关节囊和肩袖肌肉缝合于假体或假体周围包裹的人造韧带上。将二头肌长头进行残端修复，或将残端与肱肌缝合，将肱三头肌与二头肌缝合。胸大肌、背阔肌、大圆肌尽可能紧缩缝合，覆盖假体（图 11-2-3）。

（2）肿瘤病灶刮除，髓内钉或钉板内固定术：患者取仰卧位，患侧肩部垫高。切口起自喙突，沿三角肌和胸大肌间沟下行。长度根据病灶大小和重建方式决定。切开深筋膜，将头静脉牵向内侧。靠近三角肌于锁骨的起点处切断，将三角肌肌皮瓣向外侧掀起，于胸大肌在肱骨止点的前缘纵向切开，显露范围根据病变范围决定。注意对周围肌肉的保护，分块刮除肿瘤。残腔可应用高速磨钻，电刀，高渗盐水进行处理。

应用肱骨近端钢板或髓内钉进行重建。在使用钉板时，确认好位置，适当调整板子的弯度，使其更贴合。标记好位置，填塞水泥后，迅速完成固定，等待水泥固化（图 11-2-4）。

3. 术后处理

（1）术后早期（术后 6 周内）：在患肢肘关节和肩关节下方垫枕头，将患肢适当抬高，可以减轻水肿。绷带适当加压包扎切口，可以减小切口内的残腔，减少引流量，预防切口内积血，减少感染的发生率。预防性静脉应用抗生素，直到引流管拔除，之后可以口服抗生素 3 ～ 5 天。当引流管引流量每天少于 20 ml 时拔除。术后 2 周切口拆线。可进行握拳和伸手指练习，锻炼前臂肌肉。肘关节小范围被动活动，预防肘关节僵直。可以佩戴支具，将肩关节固定于外展位。进行刮除术的患者，可以早期进行肘关节、腕关节、肩关节的主动和被动锻炼。

（2）术后康复期（术后第 7 周）：由于肌腱或韧带已经顺利愈合，可是适当增加肘关节伸直活动，并开始进行肩关节的主动和被动活动锻炼。

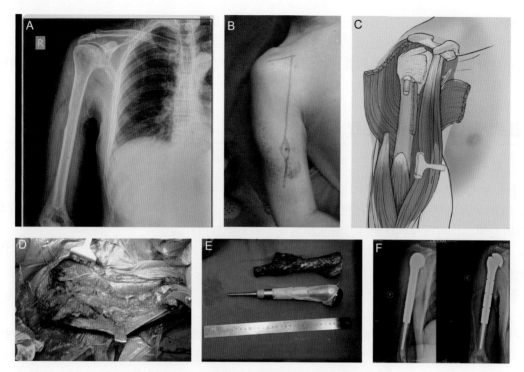

图 11-2-3　肱骨近端肿瘤切除，人工假体置换术

A. 右肱骨中上段肾癌骨转移，术前 X 线平片；B. 手术切口；C. 术中显露；D. 术中肿瘤切除后；E. 术中假体准备；F. 术后 X 线平片

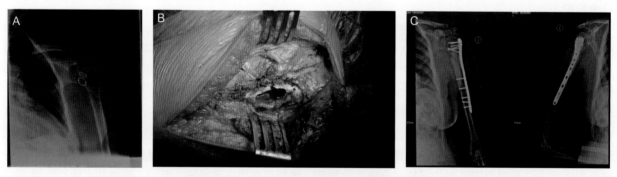

图 11-2-4　肱骨近端肿瘤刮除，钉板内固定术

A. 肱骨中上段甲状腺癌骨转移，术前 X 线平片；B. 术中病灶刮除术后；C. 术后 X 线平片

（二）肱骨中段

1. 手术方式的选择

（1）出现病理性骨折或存在病理性骨折风险的患者中，预期生存期小于 6 个月，或预期生存期大于 6 个月，病变较小，可选择病灶刮除、骨水泥填充、髓内钉或钉板固定术；

（2）出现病理性骨折或存在病理性骨折风险的患者中，病变破坏广泛，预期生存期大于 6 个月，可选择肿瘤整块切除、中段假体重建术。

2. 手术过程

（1）肿瘤整块切除，人工假体重建术：患者取仰卧位，肩部垫高。切口起自喙突，沿三角肌和胸大肌间沟下行，后继续沿二头肌外侧缘下行，切口长度根据病变长度决定。近端显露同肱骨近端肿瘤切除。中段显露要沿肱二头肌长头的外侧缘进行，切断肱三头、肱肌。根据术前 MRI 确定的病变长度，进行截骨，每个截骨端长于病变 2 ～ 3 cm。截骨前在肱骨正前方做好标记，以备重建确定内外旋角度。提起肿瘤，小心分离，注意走行于肱三头肌外侧头和内侧头之间的桡神经。将其余附着的肌肉切断。

应用肿瘤型节段假体进行重建。分别准备远近端的髓腔，安装试模，假体长度要略小于肿瘤段长度。将远近端的假体同时用水泥固定。注意保证上肢的旋转力线，调整螺丝钉的方向便于操作（图 11-2-5）。

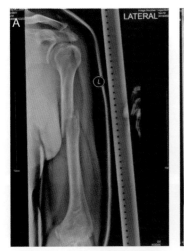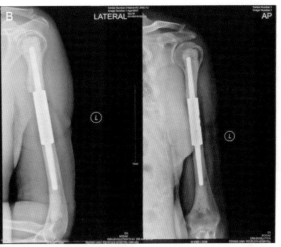

图 11-2-5　肱骨中段肿瘤切除，人工假体重建术

A. 肱骨中段肺癌骨转移，术前 X 线平片；B. 术后 X 线正侧位平片

（2）肿瘤病灶刮除，钉板或髓内钉固定术：患者的体位、切口及显露同肱骨中段肿瘤切除。根据病变的大小，进行开窗，注意保护好周围肌肉和桡神经。彻底刮除肿瘤后，灭活残腔，之后完成水泥填塞，钉板或髓内钉固定术。

3. 术后处理

（1）术后早期（术后 2 周内）：在患肢肘关节和肩关节下方垫枕头，将患肢适当抬高，可以减轻水肿。绷带、引流管、抗生素的使用及拆线时间同肱骨近端部分。可进行握拳和伸手指练习，锻炼前臂肌肉。肘关节小范围进行主动和被动活动，预防肘关节僵直。如果没有进行肌腱修复，可以早期进行肘关节和肩关节主动和被动锻炼。行刮除术的患者，可以佩戴前臂吊带，早期下床活动。

（2）术后康复期（术后第 3 周）：此时期，切口已拆线。可以进行腕关节、肘关节和肩关节的主动和被动锻炼。若需肌腱修复，需要等到 6 周后，进行肘关节和肩关节更大范围的锻炼活动。

（三）肱骨远端

1. 手术方式的选择

（1）出现病理性骨折或存在病理性骨折风险的患者中，预期生存期小于 6 个月，或预期生存期大于 6 个月，病变较小，可选择病灶刮除、骨水泥填充、钉板固定术；

（2）出现病理性骨折或存在病理性骨折风险的患者中，病变破坏广泛，预期生存期大于 6 个月，可选择肿瘤整块切除、重建术。

2. 手术过程

（1）肿瘤整块切除，人工肘关节或肱骨远端假体置换术：患者取仰卧位，可使用止血带。切口起自上臂肘部外侧，沿髁上脊做一纵向切口，向下于肘关节后部呈"S"形拐向肘关节前臂内侧。长度根据病变范围确定，一般要在病变近端 2 ～ 3 cm。首先于肘后前臂内侧游离尺神经，予以保护。在肱三头肌止点近端的肌腱处切断，在三头肌和肱桡肌间隙进行锐性分离，将二者分别牵向后侧和前侧，充分显露肿瘤组织。注意保护桡神经，它从后方穿外侧肌间隔进入前筋膜室。根据术前 MRI 检查，距离病变近端 2 ～ 3 cm 处截骨，提起肿瘤，切断剩余的肌肉附着。

安装肿瘤型人工肘关节或肱骨远端假体。分别准备尺骨和肱骨髓腔，肱骨段假体长度要略短于截骨段长度。选择肱骨远端假体时，不用处理尺骨侧髓腔，但是要配合使用人造韧带，将肘关节周围肌肉紧缩缝合在假体周围，避免脱位。安装假体，注意避免旋转畸形。检查屈肘，前臂旋转无障碍。屈肘位缝合三头肌腱膜瓣（图 11-2-6）。

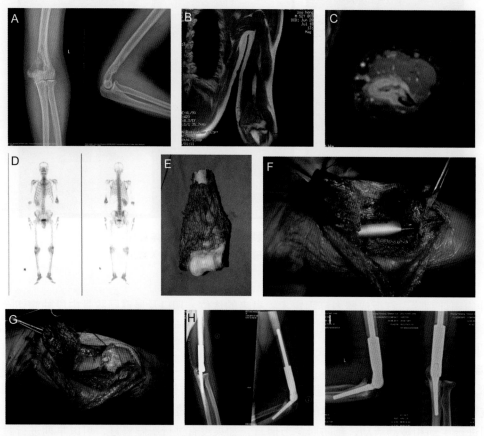

图 11-2-6　肱骨远端肿瘤切除，人工肘关节置换术

A. 肱骨远端肾癌骨转移，术前 X 线平片；B. 术前 MRI 冠状位；C. 术前 MRI 水平位；D. 全身骨显像；E. 切除肿瘤标本大体像；F. 术中假体重建；G. 术中使用人造韧带重建肌腱附着点；H. 术后 X 线平片；I. 术后 7 年随访 X 线平片

（2）肿瘤病灶刮除，钉板固定术：患者取仰卧位，可使用止血带。切口起自上臂肘部外侧，沿髁上脊做一纵向切口，长度根据病变和钢板的固定需求而定。在三头肌和肱桡肌间隙进行锐性分离，将二者分别牵向后侧和前侧，充分显露肿瘤组织。在病灶表面开窗，注意保护好周围肌肉，尤其是桡神经。彻底刮除肿瘤后，灭活残腔，之后完成水泥填塞，钉板固定术。

3. 术后处理

（1）术后早期（术后 6 周内）：在患肢肘关节和肩关节下方垫枕头，屈肘位（45°），将患肢适当抬高，可以减轻水肿。绷带、引流管、抗生素的使用及拆线时间同肱骨近端部分。可进行握拳和伸手指练习，锻炼前臂肌肉。肘关节小范围被动活动，预防肘关节僵直。刮除术的患者可以佩戴前臂吊带，早期下床活动。

（2）术后康复期（术后第 7 周）：除进行腕关节和肩关节的主动和被动锻炼外，肌腱已逐渐修复，可以进行肘关节的主动和被动屈伸练习。

四、下肢病理性骨折的手术治疗

（一）股骨

1. 股骨近端

（1）手术方式的选择

1）病变位于股骨头和股骨颈，选择肿瘤整块切除、人工半髋或全髋关节置换术；

2）病变位于转子间和转子下，并且股骨头和股骨颈无病变，预期生存期小于 6 个月，或预期生存期大于 6 个月但病灶较小，可选择病灶刮除、骨水泥填充、钉板或髓内钉固定；

3）病变位于转子间和转子下，病变破坏广泛，预计髓内钉或钉板无法进行固定，预期生存期大于 6 个月，可选择肿瘤整块切除、人工半或全髋关节置换术。

（2）手术过程

1）肿瘤整块切除，股骨近端假体重建：患者采取侧卧位，患侧在上，选取大腿近端外侧切口。以大转子为中心，向近端和肢体远端进行延长，近端延长至大转子近端 2 cm，远端至病变远侧 2～3 cm。切开阔筋膜，显露臀中肌、大转子和股外侧肌。将臀中肌在大转子的止点和股外侧肌的起点切断，将股外侧肌向前牵开。根据术前设计的截骨位置，距离病变以远 2～3 cm 截骨。将截骨端提起，并在正常组织内游离肿瘤，切断臀小肌于转子处止点；注意保护坐骨神经，切断梨状肌、闭孔内外肌、上下孖肌和股方肌。在正常肌肉及腱性组织内切断股骨上段附着的髂腰肌、股外侧肌及骨中间肌；T 形切开髋关节囊，剪刀剪断圆韧带，将部分关节囊一并切除，标本离体。

按照标准程序准备残留股骨髓腔，根据缺损长度（从股骨头近端至股骨截骨端距离），组装合适长度的假体和股骨双动头，试装假体，复位髋关节，确认关节紧张度合适，髋关节屈曲 90°、内旋 45° 没有发生脱位。后组装假体，采取水泥型固定，注意保证 15°～20° 的前倾角，随后复位髋关节。紧缩缝合关节囊。于假体大转子部位的孔洞上或包绕假体的人造韧带上重建臀中肌止点，将股骨近端外旋肌群与臀中肌后缘缝合，并将臀大肌与臀肌粗隆处止点重建至股外侧肌后缘。股外侧肌尽量向近端缝合，覆盖假体（图 11-2-7）。

2）肿瘤病灶刮除，髓内钉或钉板内固定：患者采取侧卧位，患侧在上，选取大腿近端外侧切口。以大转子为中心，向近端和肢体远端进行延长，近端延长至大转子近端 2 cm 处，远端长度根据病变情况和重建方法确定。切开阔筋膜、大转子和股外侧肌，将部分股外侧肌从大转子部分切断，保留腱性部分，便于缝合。显露病变周围股骨，于大转子下 1 cm 开窗，大小根据病变决定。注意保护周围肌肉组织不受污染，分块刮除肿瘤。残腔可应用高速磨钻、电刀、高渗盐水进行处理。

应用钉板系统和髓内钉进行重建。首先选择合适长度的内固定系统，将其预先固定在股骨处，确认好位置，然后部分拔出髓内钉或取下钉板，填塞水泥后，迅速完成固定，等待水泥固化。髓内钉的螺丝钉要穿过股骨头和股骨颈，降低头颈部塌陷的风险（图 11-2-8）。

（3）术后处理

1）术后早期（术后 6 周内）：将患肢适当抬高抬离床面，髋关节屈曲 15°～20°，可以减轻水肿。从脚背到切口近端，使用绷带适当加压包扎，可以减小切口内残腔，减少引流量，预防切口内积血，减少感染的发生率。预防性静脉应用抗生素，直到引流管拔除，之后可以口服抗生素 3～5 天。当引流管引流量每天少于 20 ml 时拔除。术后 2 周切口拆线。对于接受全关节置换的患者，术后 6 周内外展位固定，穿戴矫正鞋，主要进行卧床训练。锻炼内容包括踝关节活动度、小腿肌肉力量、膝关节小幅度活动锻炼以及大腿肌肉力量练习。注意髋关节不要进行过大幅度的屈曲练习。进行病灶刮除内固定重建的患者，可以在术后切口拆线、引流管拔除后，开始早期下床负重活动。

2）术后康复期（术后第 7 周）：关节囊和肌肉肌腱附着点逐渐愈合，开始下床，锻炼髋关节活动度以及髋关节屈曲、外展的肌肉力量。

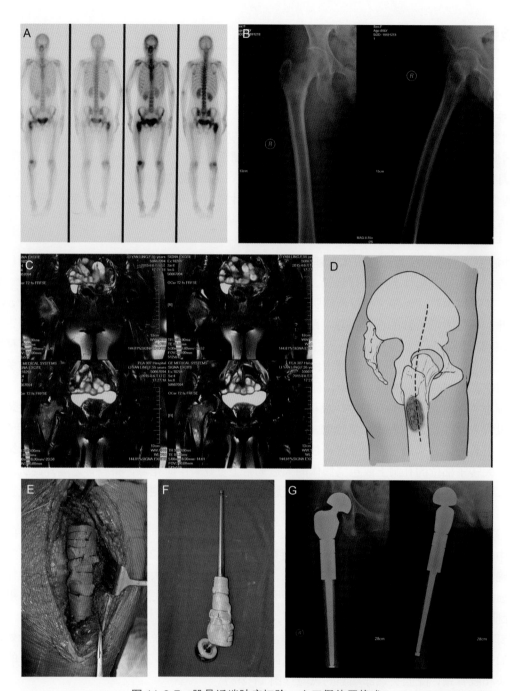

图 11-2-7　股骨近端肿瘤切除，人工假体置换术

A. 股骨近端骨转移，全身骨显像；B. 术前 X 线平片；C. 术前 MRI；D. 手术切口示意图；E. 重建术中像；F. 术中假体准备；G. 术后 X 线平片

2. 股骨中段

（1）手术方式的选择

1）出现病理性骨折或存在病理性骨折风险的患者中，小的病灶（纵向长度小于 6 cm），预期生存期小于 6 个月，可选择病灶刮除、骨水泥填充、钉板或髓内钉固定。

2）出现病理性骨折或存在病理性骨折风险的患者中，小的病灶（纵向长度小于 6 cm），预期生存期大于 6 个月，可选择病灶刮除或骨水泥填充或髓内钉固定，当病灶单发，且内固定不能实现稳定固定时，可选择肿瘤整块切除或节段性假体重建。

应用钉板系统和髓内钉进行重建。首先选择合适长度的内固定系统，可以选择解剖型钢板，也可选用 DCS 钢板，将其预先固定在股骨处，确认好位置，适当调整钢板弯度，使其更贴合。标记好位置，填塞水泥后，迅速完成固定，等待水泥固化。在水泥处也可以固定螺钉。也可以应用髓内钉进行固定（图 11-2-10）。

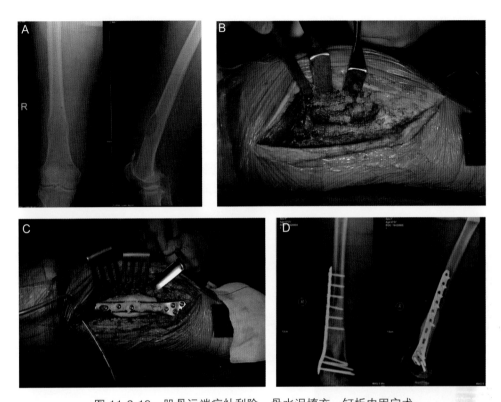

图 11-2-10　股骨远端病灶刮除，骨水泥填充，钉板内固定术

A. 股骨远端肺癌骨转移，术前 X 线平片；B. 刮除后术中像；C. 骨水泥填充，钉板固定后术中像；D. 术后 X 线平片

（3）术后处理

1）术后早期（术后 2 周内）：术后将患肢适当抬高，可以减轻水肿。膝关节可处于微屈位。使用绷带加压包扎患肢，预防性应用抗生素，引流管拔除同股骨近端部分。术后 2 周切口拆线。在此期间，可以注意进行踝关节的主动和被动屈伸练习，可以预防踝关节僵直，锻炼小腿肌肉力量，预防深静脉血栓。适当进行膝关节小幅度的屈曲，防止关节僵直。

2）术后康复期：2 周后开始佩戴支具进行下床部分负重活动。适当进行膝关节的主动和被动活动，锻炼膝关节的活动度和大腿力量。刮除术患者可以早期下床活动。

（二）胫骨

1. 胫骨近端

（1）手术方式选择

1）出现病理性骨折或存在病理性骨折风险的患者中，病变位于干骺端，预期生存期小于 6 个月，或者预期生存期大于 6 个月，病灶较小，选择病灶刮除、骨水泥填充、钉板或髓内钉固定。

2）出现病理性骨折或存在病理性骨折风险的患者中，病变位于骨端，预期生存期小于 6 个月，或预期生存期大于 6 个月但病灶较小，选择病灶刮除、骨水泥填充、钉板固定。

3）出现病理性骨折或存在病理性骨折风险的患者中，病变位于骨端和干骺端，病变广泛，钉板或髓内钉固定困难，预期生存期大于 6 个月，选择肿瘤整块切除、假体重建。

（2）手术过程

1）肿瘤整块切除，肿瘤型人工膝关节重建术：患者取仰卧位，患侧臀部垫高，可应用止血带。取小腿内侧切口。切口起自大腿下端内侧距髌骨上缘 2 cm，向远端沿髌骨内侧 1 cm，至胫骨结节下方，弧形向小腿外侧，再弧形止于小腿内侧。长度根据病变范围确定。切开髌骨内侧支持带，沿股内侧肌和股直肌间隙锐性分离，在止点处切断髌韧带。沿胫骨内侧缘进行锐性分离，在膝关节水平，钝性分离腓肠肌和腘肌间隙，下方自起点切断比目鱼肌。保留腘肌和部分胫骨后肌于肿瘤表面。切断缝匠肌、股薄肌、半腱肌和半膜肌在胫骨近端的止点。在肿瘤外正常肌肉组织内锐性分离胫骨前肌，切断趾长伸肌在胫骨外侧髁的起点。切开关节囊，切交叉韧带，根据术前 MRI 检查，距离病变 2～3 cm 处截骨。截骨前于胫骨正前方标记，以备重建。将肿瘤段提起，切断附着的其他肌肉和韧带，处理胫前血管。

应用定制式肿瘤型人工膝关节重建。利用股骨髁截骨导向器在股骨侧截骨，冲洗股骨髓腔后，放置水泥塞子，用骨水泥加压固定股骨侧假体。后准备胫骨侧髓腔，根据肿瘤段长度，组配胫骨试模，确认长度满意，应用骨水泥固定假体胫骨组件，确认其位置良好。安装膝关节组件，复位膝关节。将髌韧带缝合在假体胫骨组件表面预制的孔洞中（原胫骨结节位置），重建髌韧带止点。胫骨近端假体外包绕人造韧带，为韧带和肌腱生长提供附着点。游离腓肠肌内侧头覆盖假体前方，将之与周围的肌肉筋膜缝合固定（见图11-2-11）。

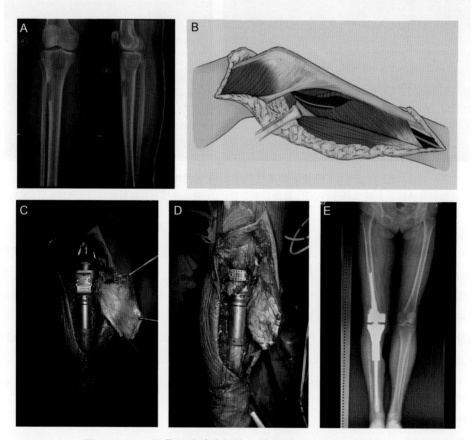

图 11-2-11　胫骨近端肿瘤切除，肿瘤型人工膝关节置换术

A.胫骨近端子宫内膜癌骨转移，术前 X 线平片；B.手术示意图；C.术中肿瘤切除假体重建；D.腓肠肌内侧瓣转移，髌韧带止点重建；E.术后 X 线平片

2）肿瘤病灶刮除，髓内钉或钉板内固定术：患者取仰卧位，可应用止血带。根据病变位置，可选择外侧或内侧切口。当选择外侧切口时，以病变为中心，沿胫骨前脊近端弧向后外方，长度根据病变大小决定。将胫骨前肌自胫骨表面剥离，显露病变。当选择内侧切口时，沿胫骨前脊近端弧向后内方。如有需

要，可以切断鹅足和内侧副韧带的止点。根据病变大小，进行开窗。注意保护周围肌肉，分块刮除肿瘤。残腔可应用高速磨钻、电刀和高渗盐水进行处理。

选择合适长度的内固定系统，可以选择解剖型钢板，将其预先固定在胫骨近端，确认好位置，适当调整钢板的弯度，使其更贴合。标记好位置，填塞水泥后，迅速完成固定，等待水泥固化。在水泥处也可以固定螺钉。也可以应用髓内钉进行固定。

（3）术后处理

1）术后早期（术后 2 周内）：将患肢适当抬高，可以减轻水肿，膝关节微屈，避免对血管神经的压迫。绷带、抗生素的使用和引流管的处理同股骨近端部分。患者可以主动和被动进行踝关节的活动，预防静脉血栓，锻炼小腿肌肉力量。注意佩戴支具，尽可能地保持膝关节的伸直位。术后 2 周切口拆线。

2）术后康复期（术后第 3～6 周）：继续以卧床运动为主，锻炼小腿、大腿肌肉力量。关节置换的患者不要进行膝关节的屈曲练习。刮除术患者可以早期下床活动。

3）术后康复期（术后第 7 周）：重建的髌韧带慢慢愈合。这一阶段开始佩戴支具进行下床部分负重活动。可进行膝关节主动和被动的屈伸练习，锻炼膝关节的活动度和大腿力量。

2. 胫骨中段

（1）手术方式选择

1）出现病理性骨折或存在病理性骨折风险的患者中，病变位于骨干，预期生存期小于 6 个月，或者预期生存期大于 6 个月但病变范围较小，可选择病灶刮除、骨水泥填充、钉板或髓内钉固定；

2）出现病理性骨折或存在病理性骨折风险的患者中，病变位于骨干，受累及骨的病变可切除，预期生存期大于 6 个月，可选择肿瘤整块切除、假体重建。

（2）手术过程

1）肿瘤整块切除，节段性假体重建术：患者取仰卧位，可使用下肢止血带。取胫骨前内侧切口，长度根据病变范围决定。将皮瓣向两侧掀开，切开内侧深筋膜，距离胫骨内侧缘约 1 cm 处切断比目鱼肌起点。切断胫骨前肌在胫骨的起点，注意保留部分肌肉于胫骨表面。根据术前 MRI 检查结果，距离病变 2～3 cm 处分别进行远近端截骨，在胫骨正前方进行标记，以便重建。将肿瘤提起，显露胫骨后方的胫骨后肌和趾长屈肌，以及胫后的血管和神经束。在正常肌肉内进行锐性分离，保留肿瘤表面的部分胫骨后肌，至标本离体。

应用胫骨中段假体进行重建。分别准备胫骨的远近端髓腔，可以打断腓骨，利于操作。根据截骨段的长度，组配并放置试模，当长度满意后，将远近端的假体同时用水泥固定。注意保证下肢的旋转力线，调整螺丝钉的方向便于操作。

2）肿瘤病灶刮除，髓内钉或钉板内固定术：患者取仰卧位，可使用下肢止血带。因为胫骨外侧有胫骨外肌覆盖，一般选择外侧切口。切口以病变为中心，沿胫骨前脊偏外侧纵向切开。向外侧分离胫骨外肌，显露胫骨中段。根据病变大小，进行开窗。注意保护周围肌肉，分块刮除肿瘤。残腔可应用高速磨钻、电刀和高渗盐水进行处理。

选择合适长度的内固定系统，一般选择直行钢板，将其预先固定在胫骨中段，确认好位置，适当调整钢板的弯度，使其更贴合。标记好位置，填塞水泥后，迅速完成固定，等待水泥固化。也可以应用髓内钉进行固定（图 11-2-12）。

（3）术后处理

1）术后早期（术后 2 周内）：术后将患肢适当抬高，可以减轻水肿。膝关节可处于微屈位。使用绷带加压包扎患肢，预防性应用抗生素，引流管拔除同股骨近端部分。术后 2 周切口拆线。进行踝关节和膝关节的主动和被动屈伸练习，可以预防关节僵直，锻炼肌肉力量，预防深静脉血栓。

2）术后康复期：2 周后开始佩戴支具进行下床部分负重活动。

3. 胫骨远端

（1）手术方式的选择

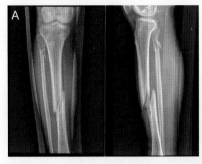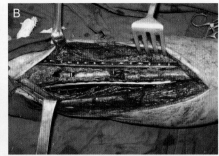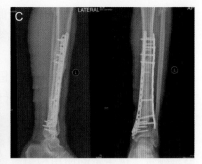

图 11-2-12　胫骨中段肿瘤病灶刮除，骨水泥填充，钉板内固定术

A. 胫骨中段骨转移瘤，术前 X 线平片；B. 术中肿瘤刮除重建；C. 术后 X 线平片

1）出现病理性骨折或存在病理性骨折风险的患者中，病变位于干骺端，预期生存期小于 6 个月，或预期生存期大于 6 个月但病灶较小，可选择病灶刮除、骨水泥填充、钉板或髓内钉固定。

2）出现病理性骨折或存在病理性骨折风险的患者中，关节面周围骨质受累，可选择截肢。

（2）手术过程

1）肿瘤病灶刮除，髓内钉或钉板固定术：患者取仰卧位，可使用下肢止血带。根据病变的位置，可以选择外侧或内侧切口。切口以病变为中心，沿胫骨外侧纵行切开，切开伸肌支持带。在内侧开窗时，显露胫骨远端。根据病变大小，进行开窗。注意保护周围肌肉，分块刮除肿瘤。残腔可应用高速磨钻、电刀和高渗盐水进行处理。

选择合适长度的内固定系统，将其预先固定在胫骨远端，确认好位置，适当调整钢板的弯度，使其更贴合。标记好位置，填塞水泥后，迅速完成固定，等待水泥固化。也可以应用髓内钉进行固定（图 11-2-13）。

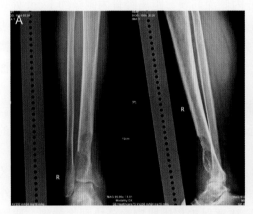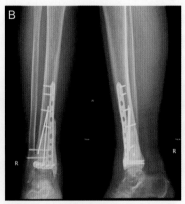

图 11-2-13　胫骨远端肿瘤病灶刮除，骨水泥填充，钉板内固定术

A. 术前 X 线平片；B. 术后 X 线平片

2）截肢：详见第 8 章 "截肢术"。

（3）术后处理

1）术后早期（术后 2 周内）：术后将患肢适当抬高，可抬高至 30°，可以减轻水肿。如果出现下肢足背麻木，影响足背动脉搏动，可适当降低。膝关节可处于微屈位。使用绷带加压包扎患肢，预防性应用抗生素，引流管拔除同股骨近端部分。术后 2 周切口拆线。进行踝关节的被动屈伸活动，以及膝关节的主动和被动屈伸练习，可以预防关节僵直，锻炼肌肉力量，预防深静脉血栓。

2）术后康复期：2 周后开始佩戴支具进行下床部分负重活动。

（臧　杰）

第三节　脊柱转移瘤的外科治疗

一、治疗方式的选择

（一）概述

脊柱是骨转移肿瘤最常发生的部位，30% ~ 70% 的晚期恶性肿瘤患者会发生脊柱转移，其原发肿瘤以肺癌、乳腺癌、前列腺癌、肾癌、甲状腺癌多见，转移部位多见于胸椎，其次是腰椎、骶椎、颈椎。椎体转移最常见，可能同时累及附件，单纯附件转移少见。转移肿瘤细胞异常增殖、增长，导致局部骨破坏，引起疼痛、高钙血症、椎体病理性骨折、脊柱不稳、脊髓及神经根压迫症状，严重影响患者日常生活质量，加速死亡进程。脊柱转移瘤的治疗方式，主要包括外科手术、放疗、化疗、双膦酸盐、靶向及免疫治疗等，目标均是最大限度地提高患者的生活质量。

随着近些年影像学技术的发展，早期诊断脊柱肿瘤成为可能。在脊柱转移瘤外科治疗观念逐渐完善和技术日趋成熟的背景下，手术治疗成为脊柱转移瘤治疗的主要手段之一。脊柱转移瘤外科治疗的目的在于：①缓解疼痛；②重建脊柱稳定性；③改善神经功能；④控制局部肿瘤进展，为患者接受放疗、化疗、靶向及免疫治疗等其他治疗手段提供条件，甚至延长生命；⑤原发肿瘤不明确时，提供足够的组织供病理学诊断。因此，提高脊柱转移瘤的外科治疗水平具有重要意义。

（二）手术适应证

脊柱转移瘤的手术适应证一直存在争议，对脊柱转移瘤患者治疗的选择主要依赖于对患者预后的评估。过于保守的治疗不能使脊髓充分减压、重建椎体形态以及重建脊柱良好的稳定性；而过于激进的手术使患者承担了不必要的治疗风险，从而缩短了生存时间。目前，脊柱转移瘤的治疗方案越来越多元化，在决策之前，须从多学科角度对患者进行综合地评估一般状况，预期生存时间，肿瘤部位、大小，对放疗、化疗的敏感性，脊柱的稳定性及神经受累状况等。

1. **病情评估**　目前存在较多评估患者病情并指导治疗的系统，临床中最常用的仍然是 Tomita 评分系统（Tomita et al, 2001）。根据评估结果制订手术方案：评分 2 ~ 3 分者，预期寿命较长，外科治疗以长期局部控制脊柱转移瘤为目的，对肿瘤椎体采取广泛或边缘性肿瘤切除术；4 ~ 5 分者，以中期局部控制肿瘤为目的，可行边缘性或囊内肿瘤切除术；6 ~ 7 分者，以短期姑息为目的，可行姑息减压稳定手术；8 ~ 10 分者，以临终关怀支持治疗为主，不宜手术（表 11-3-1）。在 Tokuhashi 修正评分系统（表 11-3-2）中，总分 0 ~ 8 分、9 ~ 11 分、12 ~ 15 分，分别预示患者的预期生存时间为 6 个月以下、6 ~ 12 个月、12 个月以上。2010 年，世界脊柱肿瘤研究小组（Spine Oncology Study Group, SOSG）根据肿瘤位置、局部疼痛、溶骨程度、脊柱力线、椎体塌陷程度及脊柱后外侧受累情况等造成脊柱不稳定的相关因素对脊柱肿瘤进行分类，推出了脊柱肿瘤不稳定性评分（spinal instability neoplastic score, SIN）（Fisher et al，2010），反映脊柱的机械强度，预测脊柱的稳定性。并建议对于潜在不稳定和不稳定（SIN 7 ~ 18 分）的患者进行手术干预重建脊柱稳定性（表 11-3-3）。

表 11-3-1　脊柱转移瘤的 Tomita 评分系统

大项	小项	分值
原发肿瘤部位及恶性程度	原发于乳腺、甲状腺、前列腺、睾丸等生长较慢的恶性肿瘤	1
	原发于肾、子宫、卵巢、结直肠等生长较快的恶性肿瘤	2
	原发于肺、胃、食管、鼻咽、肝、胰腺、膀胱、黑色素瘤、肉瘤（骨肉瘤、尤因肉瘤、平滑肌肉瘤等）等生长快的恶性肿瘤、其他少见的恶性肿瘤以及原发灶不明者	4

续表

大项	小项	分值
内脏转移情况	无内脏转移灶	0
	内脏转移灶可通过手术、介入等方法治疗者	2
	内脏转移灶不可治疗者	4
骨转移情况（以全身同位素骨显像为准）	单发或孤立脊柱转移灶	1
	多发骨转移（包括单发脊柱转移灶伴其他骨转移、多发脊柱转移伴或不伴其他骨转移）	2

表 11-3-2　脊柱转移瘤的修正 Tokuhashi 评分系统

大项	小项	分值
全身情况（根据 Karnofsky 功能评分确定）	差	0
	中等	1
	良好	2
脊柱外骨转移灶数目（以全身同位素骨显像为准）	≥ 3 个	0
	1 ～ 2 个	1
	0 个	2
受累脊椎数目（以全身同位素骨显像为准）	≥ 3 个	0
	2 个	1
	1 个	2
主要脏器转移灶（头部 CT、胸腹部 CT 或 B 超确定）	无法切除	0
	可以切除	1
	无转移灶	2
原发肿瘤部位	肺、胃肠道、食道、膀胱和胰腺	0
	肝、胆囊、原发灶不明者	1
	淋巴、结肠、卵巢和尿道	2
	肾、子宫	3
	直肠	4
	甲状腺、乳腺、前列腺	5
瘫痪情况（根据 Frankel 神经功能分级确定）	完全瘫痪（Frankel 分级 A、B）	0
	不全瘫痪（Frankel 分级 C、D）	1
	无瘫痪（Frankel 分级 E）	2

　　Bilsky 等（2010）提出了根据脊柱 MRI T2 加权像评估脊髓受压程度的分级系统（epidural spinal cord compression scale，ESCC）。0 级：肿瘤局限在椎体骨内；1a 级：肿瘤侵入硬脊膜外，但硬脊膜无受压变形；1b 级：肿瘤压迫硬脊膜但未挤邻脊髓；1c 级：肿瘤压迫硬脊膜挤邻脊髓但脊髓无受压；2 级：肿瘤压迫脊髓，受压脊髓周围脑脊液空间未完全消失；3 级：肿瘤压迫脊髓，受压脊髓周围脑脊液空间消失（图 11-3-1）。ESCC 2 ～ 3 级即可称为高级别脊髓压迫。

表 11-3-3　脊柱肿瘤不稳定评分（SIN）

SINs 组成	评分
位置	
结合部位（枕骨~ C2、C7 ~ T2、T11 ~ L1、L5 ~ S1）	3
移动椎（C3 ~ C6、L2 ~ L4）	2
半固定椎（T3 ~ T10）	1
固定椎（S2 ~ S5）	0
疼痛	
有	3
偶尔，但不是活动痛	1
无	0
骨病损类型	
溶骨型	2
混合型	1
成骨型	0
脊柱力线放射学	
半脱位	4
脊柱后突、侧弯	2
正常	0
椎体塌陷	
≥ 50%	3
< 50%	2
无塌陷，但椎体侵犯	1
无	0
脊柱后外侧受累情况	
双侧	3
单侧	1
无	0

以上 6 个项目积分总和，分值为 0 ~ 18 分。如总分为 0 ~ 6 分，脊椎稳定；7 ~ 12 分，潜在不稳；13 ~ 18 分，不稳。

当分值为 7 ~ 18 分，建议手术干预。

2013 年，纪念斯隆 - 凯特琳癌症中心（Memorial Sloan-Kettering Cancer Center，MSKCC）的 Bilsky 等开发并推广脊柱转移瘤的治疗决策系统 NOMS（Laufer et al，2013）（表 11-3-4），该系统包含四项评估：神经功能状态（neurologic，N）、肿瘤学特征（oncologic，O）、脊柱稳定性（mechanical，M）以及全身情况（systemic，S）。根据 NOMS 评估结果，建议的治疗原则如下：①对于放疗敏感的肿瘤，无论 ESCC 级别，传统放疗疗效也很好；②对于低级别 ESCC 且传统放疗不敏感的肿瘤，适合选择立体定向放疗；③对于高级别 ESCC 且放疗不敏感的肿瘤，应进行分离手术后再行立体定向放疗。此外，若 SINs 评分显示脊柱不稳定，还应重建脊柱稳定性（经皮骨水泥椎体成形术、经皮椎弓根螺钉内固定术、

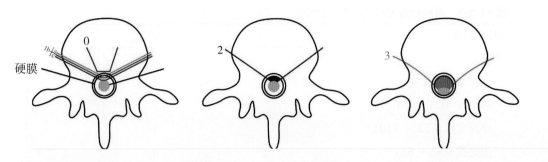

图 11-3-1　ESCC 硬膜外压迫分级

开放手术内固定）。对于全身条件不能耐受手术的患者，应进行保守治疗。

表 11-3-4　NOMS 评估系统

神经功能状态	肿瘤类型特征	脊柱稳定性	全身情况	治疗
低级别硬膜外压迫（ESCC 0 ~ 1级），无神经功能异常	放疗敏感	稳定		传统放疗
	放疗敏感	不稳定		重建稳定性后传统放疗
	放疗不敏感	稳定		立体定向放疗
	放疗不敏感	不稳定		重建稳定性后立体定向放疗
高级别硬膜外压迫（ESCC 2 ~ 3级），伴神经功能异常	放疗敏感	稳定		传统放疗
	放疗敏感	不稳定		重建稳定性后传统放疗
	放疗不敏感	稳定	可耐受手术	分离手术、立体定向放疗
	放疗不敏感	稳定	无法耐受手术	传统放疗
	放疗不敏感	不稳定	可耐受手术	分离手术、立体定向放疗
	放疗不敏感	不稳定	无法耐受手术	重建稳定性后传统放疗

2. 治疗原则与适应证　评分系统作为一种参考工具，临床医师不能仅仅依赖某个或某些评分系统即对患者进行对应治疗。结合多数文献报道及中华医学会骨肿瘤学组专家共识（2009，2019），在对脊柱转移瘤患者进行 Tomita 评分的同时，还应综合考虑以下因素：①放疗不敏感肿瘤引起神经压迫而导致的神经功能进行性减退；②存在或将发生脊柱不稳定；③存在经非手术治疗无效的严重的顽固性疼痛；④肿瘤经放疗后仍进行性增大；⑤需要明确病理诊断；⑥预期寿命大于 3 ~ 6 个月，总体健康状况良好。骨量不足、多发脊髓压迫或生存预期短于 3 个月的患者，多数不考虑手术治疗。其中神经压迫和脊柱不稳定是相对重要的手术指征，结合 Tomita 评分后，可对脊柱转移瘤患者的规范治疗起指导作用。

3. 截瘫患者的处理　在脊柱转移瘤患者中，10% ~ 20% 会发生脊髓压迫症，这些患者截瘫的发生率很高。大部分脊髓压迫都是间接引起的，转移瘤最初通过血行转移最易累及椎体，当肿瘤自椎体向背侧发展，突入椎管内时，就会压迫硬膜囊。有研究发现，容易发生脊髓压迫的原发肿瘤主要为肺癌、前列腺癌和乳腺癌（McLinton et al，2006；Tancioni et al，2012）。大多数脊髓压迫是逐渐发生的，但也会有急性压迫，如骨破坏导致椎体塌陷，骨碎片移位进入硬膜外间隙产生急性压迫。脊髓损伤一般因以下两种原因产生：①病变直接压迫损伤脊髓，导致脱髓鞘和轴突损伤；②继发性血管损害。其中，血管损伤更为重要。压迫初期，脊髓水肿、神经功能障碍可以通过给予皮质激素部分或完全逆转。而在压迫后期，流入脊髓的血供严重受损，发生梗死和不可逆损伤。MRI 是诊断脊髓压迫的重要影像学检查，转移瘤患者治疗前需行脊柱 MRI 明确压迫程度、范围，有无髓内侵犯等。

据报道，治疗前的神经功能状态是影响预后的最重要因素。一般来说，如果治疗前尚存在行走能力，术后仍能保持行走。另一个重要的因素是症状发展的速度，如果压迫症状缓慢出现，治疗后更有可能明显好转。患者一旦完全瘫痪大于 48 小时或不全瘫时间超过 2 周，即使手术干预，效果也不理想（Helweg-Larsen et al，2000；Cole et al，2008）。

类固醇激素在治疗脊柱转移瘤疼痛和脊髓神经病变急性期时有着重要作用。可以减轻脊髓水肿，且对白血病和乳腺癌等肿瘤有杀灭肿瘤细胞的作用。在脊髓压迫急性期，使用地塞米松能迅速显著地改善神经功能。目前类固醇激素治疗的最佳剂量并不明确，倾向于高剂量（100 mg 地塞米松冲击，后 96 mg/d）或中等剂量（10 mg 地塞米松冲击，后 16 mg/d）。尤其对于已经失去行走能力或压迫症状快速进展的患者，术前倾向于使用大剂量激素。

传统放疗是一种姑息性的治疗方式，不适合手术治疗的脊髓压迫患者应在 24 小时内接受放疗。但随着脊柱外科技术的进步，更有效的脊髓减压和脊柱稳定重建已成为可能，目前倾向于运用更加先进的手术治疗而不只是传统的放疗。Patchell 等（2005）通过随机对照试验确立了手术减压后辅以放疗作为治疗转移瘤压迫脊髓患者的标准治疗方法，此举具有里程碑式的意义。手术辅助术后放疗组（50 例）与单纯放疗组（51 例）相比，前者平均生存期 126 天，后者 100 天，前者 62% 的患者重新获得了自主活动能力，后者只有 19%。Schoenfeld 等（2019）回顾性分析了 402 例脊柱转移瘤患者（倾向性匹配各 201 例手术和非手术患者），6 个月手术组不能自主活动的占 3%，非手术组 16%；前者死亡率 20%，后者 29%。充分支持了手术在恢复患者生活质量方面的重要价值。

对于压迫症状较轻、疾病进展缓慢且放疗敏感性高的肿瘤（淋巴瘤、白血病、多发性骨髓瘤和生殖细胞肿瘤），可先行放疗治疗。如放疗期间压迫继续进展或出现脊髓急性压迫，仍需急诊手术减压，但此时并发症发生率较高。为减少并发症发生，建议术前放疗与外科手术至少间隔 1 周（Itshayek et al，2010）。

（三）手术方式

脊柱转移瘤的手术方式主要包括整块切除术、肿瘤部分切除术（减瘤术，包括分离手术）、姑息性减压手术以及微创手术（图 11-3-2）。具体方式选择受患者预期生存时间、转移瘤数量、部位以及是否发生明显脊髓压迫影响。

1. **整块切除术** 肿瘤的整块切除术包括广泛切除和边缘切除。广泛切除是在肿瘤假包膜或反应区外进行，将肿瘤连同周围正常组织壳一起切除。边缘切除指手术沿肿瘤的假包膜或反应区切除。肿瘤整块切除术主要适用于孤立性脊柱转移瘤患者，以延长无瘤生存期为目的。Tomita 等在此基上提出全脊椎切除（total en bloc spondylectomy，TES），指包括受累椎骨在内的整个肿瘤间室的节段性切除，适用于 Tomita 评分 2～3 分患者。Tomita 等将脊柱解剖分为 5 区，再根据肿瘤侵犯的区域将肿瘤分为 7 型（图 11-3-3）。依据此外科分级系统，对 2～5 型患者推荐采用 TES，1 型和 6 型为相对适应证，7 型为禁忌证（Kawahara et al，2009）。

颈椎转移性肿瘤，由于椎动脉从颈椎的横突孔中穿过，目前仍无法做到颈椎的全脊椎整块切除。TES 的优点是手术切除更为彻底，但手术风险大、并发症发生率高。TES 的手术适应证需严格掌握：无重要脏器转移，出现胸、腰椎单节段转移，肿瘤原发灶控制良好，且预期生存期较长的患者，在外科技术允许的条件下可考虑行 TES。一般认为脊柱转移瘤患者行 TES 适用于不超过邻近 2 个椎体的病变，且需常规行前方椎体重建以及后方固定（图 11-3-4）。

TES 具有理论优势，然而在实际临床操作中，由于其超长的手术时间，巨大的手术创伤和较长的术后恢复期，临床医师及患者在术前均会犹豫。尽管 TES 获得了良好的局部肿瘤控制，然而其他部位又可能出现了新的转移灶，因此，对脊柱转移瘤应慎重采取 TES。

2. **肿瘤部分切除术** 又称为减瘤术，适用于 Tomita 评分 4～5 分患者，指在肿瘤的假包膜或反应区内行肿瘤切除术，但无法彻底切除肿瘤组织。主要手术方式为病灶内切除、分块切除或刮除。因肿瘤切除后，脊柱的稳定性被破坏，需重建脊柱的三柱稳定性，椎体可采用骨水泥填充，或钛笼、人工椎体重

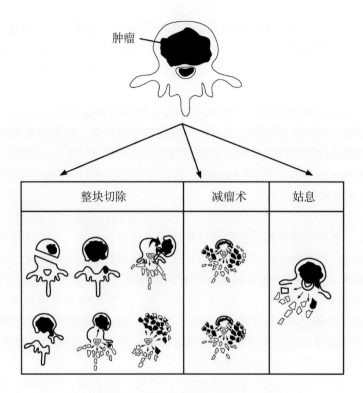

图 11-3-2　脊柱转移瘤的不同手术方式

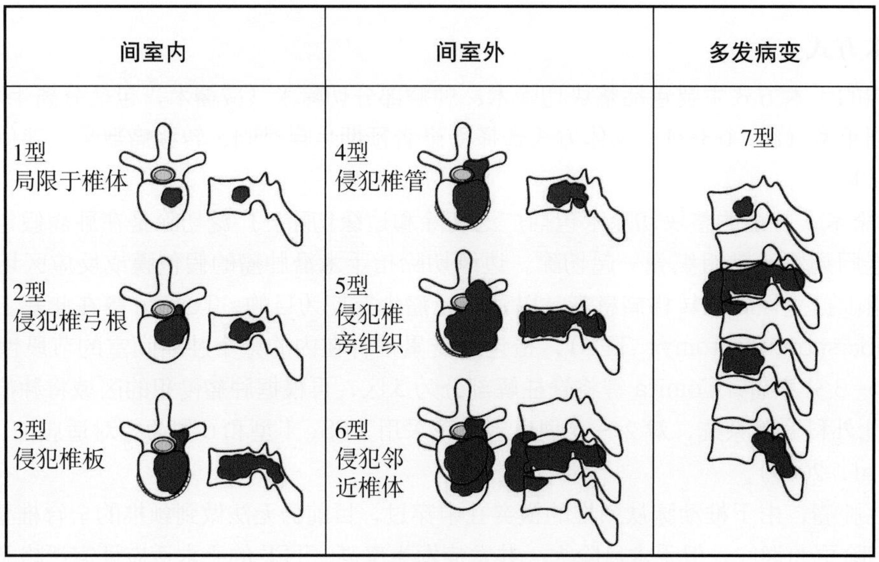

图 11-3-3　脊柱肿瘤 Tomita 分型

建，后方行椎弓根钉内固定术。

　　肿瘤切除术是目前脊柱转移瘤最广泛应用的手术方式，以及在国外备受推崇的分离手术也是此类手术方法的改进。在手术时间、创伤、术后恢复和并发症方面均优于 TES。术中良好控制出血是该手术成功的关键，所以对于血供丰富的肿瘤，如肾、甲状腺转移瘤，常规行术前供瘤血管栓塞术。即便如此，术中出血仍有可能超出预期。术中大量出血导致肿瘤切除困难，无法达到充分减压的效果，常常使外科医生处于十分被动的处境。对于术中肿瘤切除过程中出血较多的肿瘤，术中可先经椎弓根对病变椎体行椎体成形

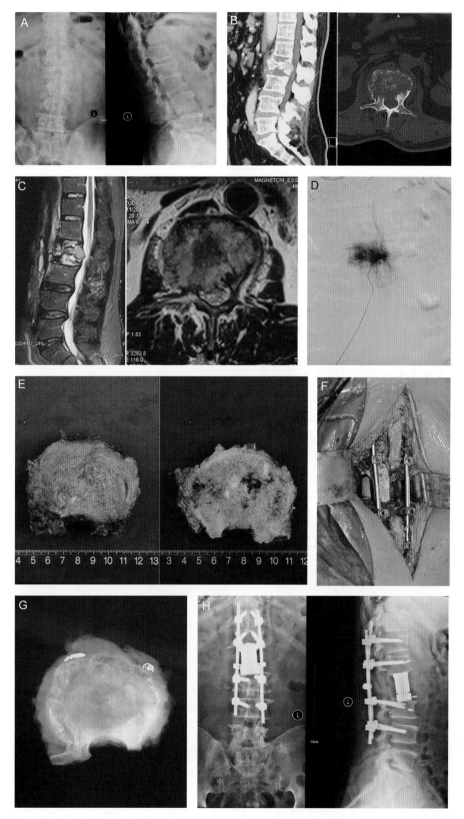

图 11-3-4   患者男性，57 岁，甲状腺癌术后 10 年，L2 椎体单发转移瘤，术前 PET/CT 无内脏及其他部位骨转移

A. 术前 X 线平片；B. 术前 CT；C. 术前 MRI 可见 L2 椎体异常信号，椎体病理性骨折，右侧椎弓根肿瘤，左侧未受侵犯；D. 术前行选择性动脉栓塞术；E. 术中切除棘突和左侧椎弓根，保留右侧椎弓根和椎体不分离，从右侧将病变椎体旋出；F. 肿瘤切除、脊髓减压彻底，后路椎弓根钉棒内固定；G. 肿瘤标本 X 线平片；H. 术后 X 线平片

术，之后再切除肿瘤，可明显减少出血。详见后述胸腰椎后路 PTA 手术。

3. **分离手术** 近年来，越来越多的学者发现脊柱转移瘤 TES 手术创伤太大，姑息性减压手术疗效欠佳，而单纯放疗的疗效有限，需辅以手术治疗。同时，随着精准放疗技术的进展，手术规模介于两者之间的分离手术应运而生，术后辅以剂量充足的放疗。美国纪念斯隆 - 凯特琳癌症中心的 Laufer 等在 2013 年首次提出了"分离手术"的概念，将其定义为脊柱转移瘤与硬膜分离，结合术后大剂量立体定向放疗，适用于脊柱转移瘤侵及硬膜外腔，尤其适用于原发肿瘤对传统放疗不敏感且脊髓严重受压的患者。这一方法结合了放疗和手术的优势，既提高了肿瘤的局部控制率，也改善了患者的功能。分离手术分两步完成：①通过后路切除椎板和关节突关节，环形切除硬脊膜周围 5 ~ 8 mm 的肿瘤，达到脊髓 360° 减压；②脊髓充分减压后，术后辅以高强度的精准放疗。手术并不追求完全切除脊髓周围肿瘤或椎体，根据脊柱稳定性情况行后方内固定。分离手术需要有良好的术前介入栓塞和术后立体定向放疗，Laufer 等（2013）对 186 例脊柱转移瘤压迫硬膜患者行分离手术后的效果进行回顾性研究，术后 2 ~ 4 周进行单次放疗（24 Gy）或大分割立体定向放疗（高剂量组 24 ~ 30 Gy、3 ~ 4 次，低剂量组 18 ~ 36 Gy、5 ~ 6 次）。术后总体局部控制率超过 90%，其中高剂量组复发率（4.1%）显著低于低剂量组（22.6%）。Omair 等（2013）认为手术将脊髓充分减压非常重要，为术后增大放疗剂量创造条件，脊髓减压是否充分是影响局部肿瘤复发的独立危险因素。Barzilai 等（2017）对 110 例脊柱转移瘤患者行分离手术和术后立体定向放疗，6 个月和 1 年的局部复发率分别为 2.1% 和 4.3%。可能由于立体定向放疗在国内尚未广泛普及，目前国内还多采取肿瘤切除术以达到脊髓 360° 减压效果，并重建前后路稳定性（图 11-3-5）。

4. **姑息性减压手术** 主要应用于肿瘤晚期患者，如 Tomita 评分 6 ~ 8 分患者，目的是缓解疼痛，预防神经功能恶化。其优点为手术简单、风险较小。最常见的方式是单纯后路椎板切除以解除脊髓、神经根压迫，也可用于脊柱肿瘤的急诊手术。但单纯行椎板切除减压的患者，手术效果与单纯应用放疗效果相似，甚至不如放疗，原因是椎板切除术仅解除了硬膜囊背侧压迫，而硬膜囊腹侧压迫无法充分减压；考虑到放射性脊髓损伤的原因，术后放疗剂量往往不足，导致症状很快复发。后路切开减压结合内固定术可以避免脊柱不稳的弊端，可降低风险性并有效纠正脊柱畸形。

5. **微创治疗** 脊柱转移瘤的微创治疗主要包括经皮穿刺椎体成形术、经皮穿刺后凸成形术、射频消融术等。其实，脊柱微创手术目前尚没有明确定义，但大多数学者认为脊柱微创手术是通过尽可能少地切开及牵拉椎旁肌肉，从自然解剖层面入路（如经椎旁肌入路），保留脊柱后运动节段和椎旁肌，从而减少术中出血以及术后患者疼痛，加速患者术后恢复时间，改善治疗效果。此外，微创理念与内镜技术发展迅速，推动了脊柱手术的微创化。胸腔镜辅助技术被应用于脊柱骨折减压复位、椎间盘切除、脊柱侧后凸畸形矫正，并取得了成功，胸腔镜技术目前也已用来协助胸椎肿瘤的切除（Spiessberger et al, 2020）。但由于脊柱外科或骨肿瘤医生对腔镜使用不熟悉，掌握该技术需要经过长期系统规范的培训学习。因此可以通过与胸外科或普外科医生合作，术前充分沟通讨论，以及运用模拟器的反复训练，在腔镜外科医生协助下完成脊柱肿瘤的切除。

（1）经皮穿刺椎体成形术（percutaneous vertebroplasty，PVP）和经皮穿刺后凸成形术（percutaneous kyphoplasty，PKP） PVP 其方法就是在 X 线透视引导下，将骨水泥（聚甲基丙烯酸甲酯，PMMA）通过椎弓根穿刺注入由于肿瘤破坏而压缩的椎体中（图 11-3-6）。对于 PVP 手术的公认的止痛机理有：①骨水泥注入椎体后稳定支撑作用，在增加椎体强度的基础上，固定了椎体内的微骨折，同时减少了再骨折的发生；②骨水泥硬化时聚合反应所释放的高温，破坏了椎体内的感觉神经末梢，阻止了痛觉冲动的传导；③骨水泥的占位效应阻断了转移瘤组织的血运，使转移瘤进一步因缺血坏死；④骨水泥的细胞毒作用，直接杀死了转移瘤细胞。PKP 是在 PVP 的基础上，在手术过程中，应用球囊扩张压缩椎体，对脊柱后凸畸形进行有效纠正。在严格掌握手术适应证的前提下，PVP 手术治疗脊椎转移瘤是安全、有效的，可以明显提高患者的生活质量，达到很好的治疗效果。PVP 或 PKP 对椎体转移瘤的良好疼痛缓解率在 90% 左右，止痛效果可保持 1 年（Ofluglu，2009）。

PVP 治疗椎体转移瘤的适应证比较广，具备下述 3 项适应证的患者可接受 PVP 手术治疗：①患者有

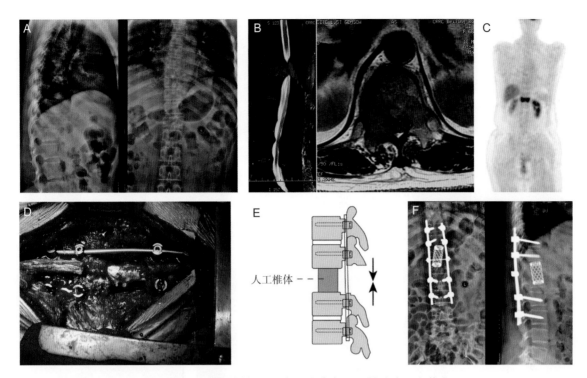

图 11-3-5　患者女性，66 岁，乳腺癌 T12 转移瘤不全截瘫

A. 术前 X 线平片可见 T12 椎体后缘压缩骨折；B. 术前胸椎 MRI 显示 T12 异常信号，并突向椎管，压迫脊髓，ESCC 2 级；C. PET/CT 显示单发病变；D. 后路经椎弓根入路切除椎板和关节突关节，结扎双侧 T12 神经根，并切除前方椎体肿瘤，达到脊髓 360° 减压，植入人工椎体；E. 手术切除重建示意图，人工椎体和脊髓之间有 1 cm 的空隙，用于术后加大放疗剂量，并减少对脊髓的放疗损伤；F. 术后 X 线平片

明确的原发癌病史，临床及影像学资料高度怀疑脊柱为转移病灶者；②临床以胸、腰背部疼痛为主要症状者；③影像学检查示椎体后缘骨皮质完整者。

绝对禁忌证包括椎体重度压缩伴椎管内脊髓神经根压迫；有难以纠正的凝血障碍或出血倾向；持续存在局部或全身感染；对骨水泥过敏。椎体后壁不完整是 PVP 的相对禁忌证，另外由于相连的多发椎体转移瘤引起的弥散性广泛疼痛，PVP 的效果较差。

骨水泥的注入量在颈椎平均 2.5 ml、胸椎 5.5 ml、腰椎 7.0 ml，要获得确切疗效，应充填 50% 以上的椎体。根据术中所见和术后复查的影像学资料，观察到在 PVP 手术注入骨水泥的椎体中，骨水泥并未完全填充病灶，有时只占据部分病灶，但同样达到了良好的止痛效果。更有部分成骨性肿瘤椎体转移的患者，影像学资料未见明显的椎体内骨质破坏，病灶中可见局限性骨质硬化，在 PVP 术后也获得了良好的止痛效果。

行 PVP 的经验是皮肤穿刺点一般在皮肤定位点的外上方，经过正、侧位 C 臂 X 线透视图像确定进针位置和角度；在穿刺过程中，不建议使用骨锤强行进入，尽可能利用手感进行椎弓根穿刺，这样可以降低穿破椎弓根的概率，减少对神经的损伤和骨水泥渗漏。必要时，尤其是上胸椎，可在 CT 导引下进行，以保证穿刺的安全性，并且有利于对骨水泥注入情况的掌握和控制。

PVP 术后并发症的发生率约为 10%，主要是骨水泥渗漏所致，局部常见椎体旁、椎静脉和椎间盘渗漏，需要特别警惕椎管内渗漏脊髓压迫的发生；另外全身并发症包括肺栓塞、血管栓塞、心脏异物等。大部分患者为无症状的骨水泥渗漏，可采取密切观察。此外，PVP 还可联合开放手术或射频消融术治疗脊柱转移瘤。

（2）射频消融术（radiofrequency ablation，RFA）：RFA 应用于脊柱肿瘤的局部介入治疗是医学微创观念和现代科技的发展成果。RFA 是在超声、CT、MRI 或内镜引导下，经皮将电极穿入患者肿瘤部

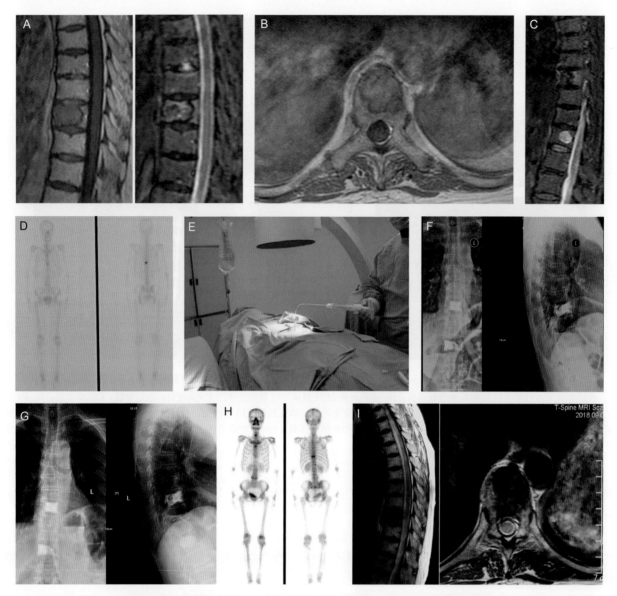

图 11-3-6　患者女性，61 岁，肺腺癌术后 3 年出现 T9 椎体单发转移

A. 术前 MRI 可见 T9 椎体前中部溶骨性骨质破坏，呈混杂信号，椎体轻度塌陷；B. 椎体后壁骨质完整；C. 同时发现 T12 椎体右侧血管瘤；D. 术前全身骨显像提示 T9 椎体高摄取信号；E. T9、T12 椎体同时进行 PVP；F. PVP 术后 X 线平片；G ~ I. 术后每月一次双膦酸盐制剂输注，定期复查，术后 2 年，骨水泥注射椎体高度无变化，无肿瘤复发，患者一切活动正常

位（图 11-3-7）。在射频消融仪控制下，通过电极作用于组织产生热效应使肿瘤组织产生不可逆的凝固坏死，同时与肿瘤周围的血管组织凝固形成反应带，使肿瘤组织缺血坏死，该技术可以将对周围组织造成的损害降到最低。消融温度一般设置为（95±5）℃，治疗时间 10 分钟。射频消融仪启动后，当温度达到 95℃后机器进行倒计时。在肿瘤附近无重要神经、血管及脏器损伤的情况下，消融边界大于肿瘤边界 1 cm。RFA 主要用于不能施行其他手术的脊柱晚期肿瘤患者，它可以迅速减轻患者疼痛且能杀死肿瘤细胞。射频消融术治疗脊柱转移性肿瘤的适应证包括预期生存期大于 6 个月，不宜进行开放手术；无脊髓、神经根压迫但拒绝行开放手术治疗。Wallace 等（2016）回顾了 55 例脊柱转移瘤患者行 RFA 结合骨水泥椎体成形，3、6 和 12 个月局部肿瘤控制率分别为 89%、74% 和 70%。

（3）选择性动脉栓塞：选择性动脉栓塞已在不同部位、不同病理类型的脊柱转移瘤患者外科治疗中被证实其有效性和安全性，总体并发症发生率较低。术前栓塞相关血管可以使肿瘤由于缺血而发生坏死，还

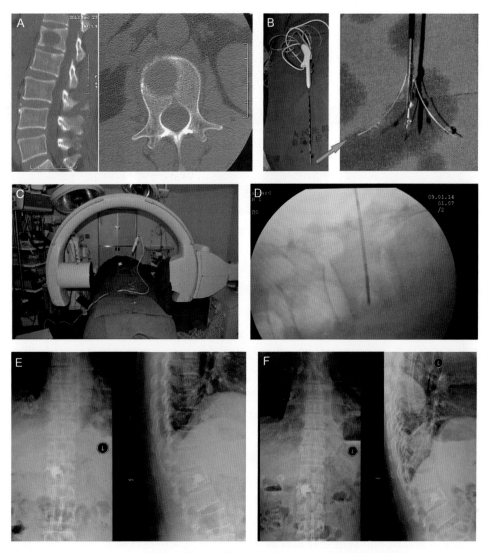

图 11-3-7　患者男性，54 岁，RFA 结合 PVP 治疗椎体转移瘤

A. 术前 CT 显示 L1 肝癌转移；B. 射频消融针；C. 在 C 臂 X 线机引导下定位、穿刺；D. 穿刺病椎，进行射频消融，消融后注射骨水泥；E. 术后 X 线平片；F. 术后 11 个月复查显示局部肿瘤控制较好

可以帮助外科医生在术前了解肿瘤的供血情况及侵犯范围，术中明显减少出血，有利于提供较好的手术视野使手术顺利进行（图 11-3-8）。建议对于血供丰富的肿瘤术前行血管栓塞，并在栓塞后 48 小时内手术。

二、手术入路与方法

手术入路应获得充分的脊髓减压和脊柱稳定效果，主要有前路、后路和前后路联合等方式。手术入路的选择取决于肿瘤部位、脊髓压迫部位、重建方式、并发症、原发肿瘤的控制程度、骨科医生对手术入路的熟悉程度，最重要的是考虑到哪种术式对患者最有益。理论上，若肿瘤主要在椎体、脊髓腹侧受压时选择前路手术，若肿瘤主要在附件、脊髓背侧受压时选择后路手术，前柱与后柱均受累时则考虑前后路联合手术。但现在外科技术进步巨大，除非椎体转移瘤存在较大软组织包块，与血管关系密切，需要游离血管切除软组织肿块的情况采用前后路联合，否则单纯后路均可以完成附件、椎旁肿块和椎体的切除。脊柱转移瘤的全脊椎切除一般需一期后路或前后路联合，具体详见脊柱肿瘤的外科治疗部分。

脊柱转移性肿瘤切除后均需进行脊柱稳定性重建。由于转移瘤患者预期寿命有限，重建目的仅在于

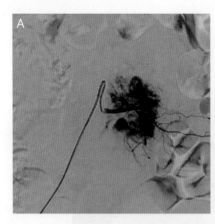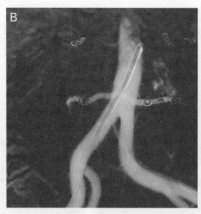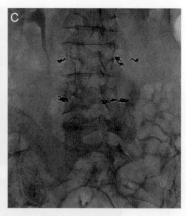

图 11-3-8   患者女性，66 岁，肾癌术后 6 年发现 L4 椎体转移，术前行供瘤动脉栓塞
A. 动脉造影示 L4 富血供肿瘤；B. 术中供瘤动脉栓塞；C. 栓塞术后片

获得即刻稳定，减少卧床时间，尽早下床活动，缓解疼痛，提高生活质量，并且有利于下一步的放疗或化疗。目前后柱重建通常采用椎弓根 - 钉棒系统，椎体切除大于 50% 就需要进行前柱重建，对预计生存期较长的患者行前路重建，能更有效地纠正后凸畸形，减少后路内固定系统的压力，增加脊柱的稳定性。而椎体前柱重建可选择自体骨或异体骨、钛网、人工椎体置换、钢板、聚甲基丙烯酸甲酯骨水泥等。骨转移瘤椎体切除后不建议植骨，由于术后需要进行放疗，植骨无法达到骨性愈合，易出现假关节和植骨块移位；上胸椎（T1 ~ T2）椎体肿瘤切除后，由于此部位椎体活动度小，胸廓固定，牢固的后路固定即可，可以不重建前路。其他部位通常使用骨水泥、钛网或人工椎体重建，具体重建方法选择需要根据术中情况决定。如果保留的椎体超过 50%，且强度可接受，可以注射骨水泥（PVP 的方式）加固残留椎体的强度和避免进一步肿瘤破坏；如果仅残留骨壳，可以填塞骨水泥于骨壳内；如果使用钛网或人工椎体，需要切除上下椎间盘，暴露上下终板，首先将椎体间隙撑开后将钛网或人工椎体植入后，再予以加压固定，钛网或人工椎体两端的突出部分可嵌于椎体之间而避免移位。无论采取何种重建方法，都要达到脊髓的充分减压，并且重建椎体与硬膜之间留有空隙，有利于术后加大放疗剂量。

脊柱转移瘤手术治疗成功的标准是有效缓解疼痛，恢复或维持脊柱稳定性及脊髓功能，重建超过预期生存时间，肿瘤局部控制获益等。分离手术通过对脊髓环形减压扩大肿瘤与硬膜的间隙，重建脊柱稳定性，为进一步放疗提供条件和时间，并减少放疗引起的脊髓损伤。分离手术后必须配合立体定向放疗，分离手术联合放疗较单纯放疗可明显改善患者术后神经功能，缓解疼痛。

（一）颈椎转移瘤手术入路

1. 上颈椎（C1 ~ C2）后方入路　枕颈部后路显示途径能暴露枕骨大孔后缘，寰、枢椎后弓和后结节，枢椎棘突、椎板和关节突等结构，主要用于上颈椎损伤寰椎后弓切除减压，枕颈融合固定，寰、枢椎后路植骨融合和内固定以及枕骨大孔区肿瘤等手术。因 C1、C2 的椎管宽大，转移早期较少出现神经功能障碍。因此，手术以后路枕 - 颈融合术或结合部分减压为主（图 11-3-9）。前方入路如经口腔入路创伤较大，并发症发生率高，很少采用。

采用全麻俯卧位，根据所施行的手术需要，采用不同的俯卧位支持物，如马蹄形头架及"U"形垫，保持面部、胸腹部免受压迫而影响呼吸。头颈部保持中立位，可用长条状宽胶带将双侧肩颈部皮肤向下拉，消除颈部皮肤褶皱，利于手术操作。良好的体位是手术成功的关键。

自枕骨粗隆部至 C2 棘突做正中纵向切口，切口可根据手术需要向上或向下延长。切开皮肤、皮下组织达项韧带。自骨膜下将附着在枢椎的头长肌、头半棘肌等剥离，显露椎板和棘突。枕骨部皮肤切开后，沿中线切开，将枕肌连同骨膜一并切开，用骨膜剥离器向两侧推开。直抵至枕骨大孔后缘时，先用手指触及大孔边界，再仔细剥离。施行显露时，务必保持操作动作轻柔和准确，不可用力过猛。

确定寰椎后弓的位置，沿枢椎上方切开头长肌部分附着点，即显露寰椎后部结构，确定寰椎后弓结节，沿寰椎后弓的后结节及后结节两侧，作锐性切割分离。后弓显露范围不能超过后结节两侧各 1.5 cm，避免损伤椎动脉。寰椎后弓上缘与枕骨之间切忌分离，粗大的薄壁静脉一旦损伤则止血异常困难。术中显露枕骨及 C1 ～ C5 相应椎板及关节突关节，选择不同钉板或钉棒系统固定枕骨和颈椎侧块（一般固定至病椎远端 3 个节段）。

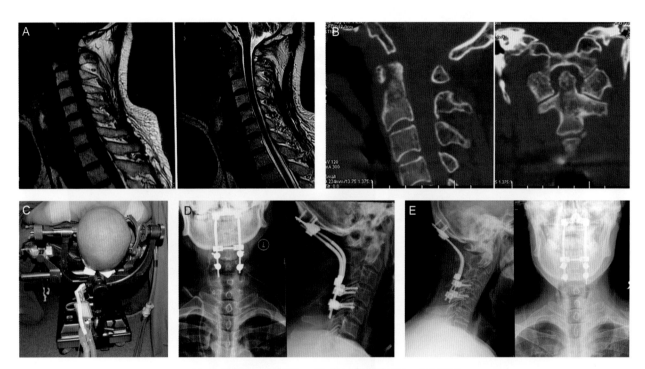

图 11-3-9　患者男性，49 岁，鼻咽癌 C1、C2 转移

A. 术前 MRI 显示 C1、C2 椎体骨质破坏，混杂信号；B. 术前 CT 可见骨质破坏；C. 头部保持中立位，头架固定；D. 行单纯后路枕颈融合术后 X 线平片；E. 术后 3 年复查 X 线平片，可见内固定在位良好

2. 下颈椎（C3 ～ C6）手术入路

（1）前方入路：下颈椎的手术入路主要根据病变所在部位和范围、预计的手术范围以及是否需要进行内固定来决定。绝大多数脊柱肿瘤主要累及脊柱前方椎体，经前方手术入路可充分显露视野（图 11-3-10）。采用标准 Smith-Robinson 入路，经胸锁乳突肌内缘间隙分离显露至椎体表面，该入路易从外侧暴露椎骨钩突关节。

切口根据手术椎体的位置而定，可为横向切口或平行于胸锁乳突肌前缘的斜形切口。横向切口足以暴露 2 ～ 3 个椎体及椎间盘，不易引起瘢痕；而斜形切口较长，用于更广泛的暴露，但易引起瘢痕。切口多选择为右侧，也可左侧。左侧的优点在于不易损伤喉返神经，因左侧喉返神经较长并且贴近中线走行，位于气管食管沟内，在暴露和手术中易于避开；缺点是容易损伤胸导管。横向切口的高低可根据手指测量：锁骨上方三至四横指宽处切开，可暴露 C3 ～ C5 椎体；在锁骨上方二至三横指处切开，可暴露 C5 ～ C7。沿皮肤折痕自胸锁乳突肌前缘至前正中线，3 ～ 5 cm，外侧不必超过胸锁乳突肌外缘。过度延长切口并不能增加手术暴露。

切开皮肤，横向切断或纵行劈开颈阔肌。沿颈阔肌深面上下潜行剥离各 3 cm，确定胸锁乳突肌的前缘，纵向切开颈深筋膜的浅层；触诊定位颈动脉。剪开胸锁乳突肌内侧与颈深筋膜之间的联合筋膜，并沿其间隙分别向上下方向扩大剪开，胸骨舌骨肌和甲状胸骨肌即在近中线侧显露出来。

将胸锁乳突肌和颈动脉鞘向外侧牵拉，可以触摸到颈椎的前部。确认位于气管后方的食道，并将气

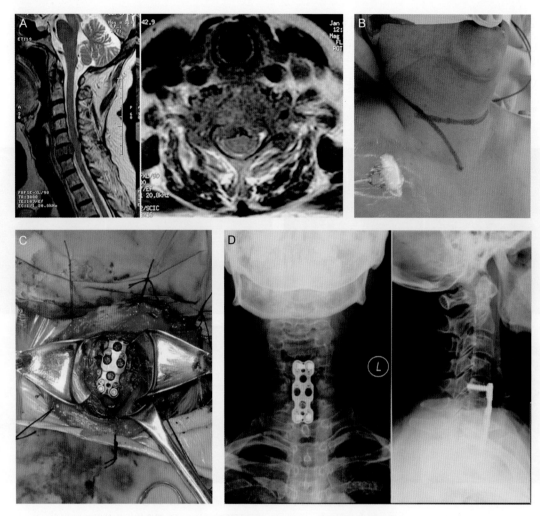

图 11-3-10　患者女性，71 岁，直肠癌 C6 转移

A. 术前 MRI 可见 C6 椎体骨质破坏，肿物凸向后方椎管，压迫脊髓；B. 颈部前路手术切口；C. 术中椎体肿瘤切除后行钢板内固定；D. 术后 X 线平片

道、食道和甲状腺向内侧牵拉。钝性分离颈深筋膜，显露前纵韧带。要注意分离的时候应在两侧颈长肌之间进行操作，超过此范围有可能损伤椎动脉；另外，颈交感干位于颈长肌之上，术中尽量避免损伤，牵拉颈长肌时应轻柔，避免术后出现 Horner 综合征。

　　（2）后方入路：全麻俯卧位，根据所施行的手术需要，采用不同的俯卧位支持物，如马蹄形头架、"U"形垫，保持面部、胸腹部免受压迫而影响呼吸。头颈部保持中立位，可应用长条状宽胶带将双侧肩颈部皮肤向下拉，利于手术操作。

　　根据病变部位和所需显露的范围大小决定切口的长短，后正中做纵向直线切口（图 11-3-11）。切开皮肤和皮下组织，显露深筋膜。将项韧带侧方切开但不切断，推向一侧，然后连同肌肉自棘突、椎板从骨膜下剥离，显露椎板和关节突关节。

　　由于椎动脉走行的影响，后方入路在下颈椎难以完全切除脊髓腹侧的肿瘤组织，仅能通过扩大椎管的容积间接达到减压的目的，故仅适用于需单纯减压的患者。术中行后路椎板、关节突切除、侧块钉棒系统内固定。侧块固定范围为切除病椎的头、尾侧各 2 个节段。后路固定不提倡长节段的头颈固定，尽量行 C2 椎弓根钉内固定，C3～C6 椎体采用侧块固定，C7、T1 行椎弓根内固定。如有必要，可同时行枕 - 颈固定。胸椎部分行椎弓根钉内固定术。

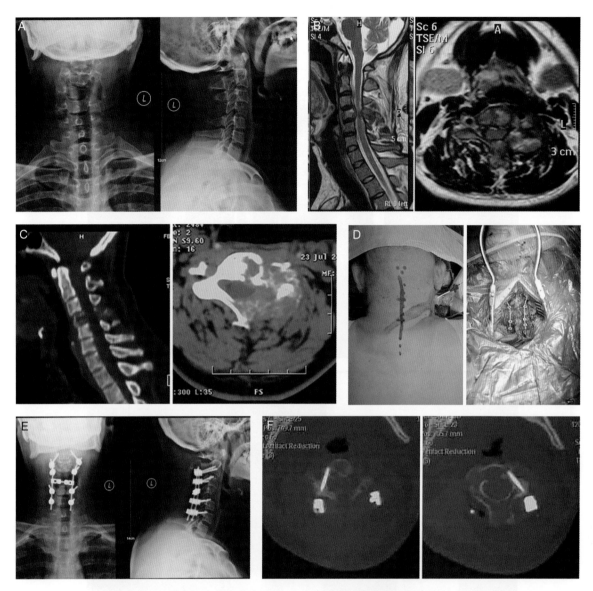

图 11-3-11   患者男性，33 岁，C4 副神经节瘤转移

A. 术前 X 线平片；B. 术前 MRI 显示 C4 骨质破坏伴脊髓压迫；C. 术前 CT 显示骨质破坏明显；D. 手术切口及显露；E. 后路肿瘤切除椎管减压内固定，椎弓根钉内固定术后 X 线平片；F. 术后 CT 复查，椎弓根钉位置满意

（二）颈胸段转移瘤手术入路

颈胸段脊柱为颈椎前凸和胸椎后凸的交界处，通常指 C7 ~ T3 椎体区域。该节段脊柱较为特殊，由较为灵活且前凸的颈椎向相对固定且后凸的胸椎过渡，是骨性形态变化和应力集中的部位，当肿瘤转移到该部位时，更容易造成椎体压缩骨折或脊柱不稳定引起严重的胸背部疼痛。对于颈部瘦长患者，延长前外侧切口，勉强可以暴露部分 T2 椎体，固定钢板。但是前路有两个生理性的限制或多或少造成了手术暴露的困难：①胸廓入口的形状；②脊椎因可能存在的病变程度而造成的前方后凸畸形。这些肿瘤可能不合适前路手术，应用经胸腔的后外侧入路或后路经椎弓根入路更合适。

1. 前方入路

（1）前外侧入路：对于 C7 ~ T1 的病变，可采用常规前外侧入路，即沿胸锁乳突肌内缘的斜形切口或横向切口入路，具体手术操作可见下颈椎 Smith-Robinson 入路。此入路有时可暴露至 T1 椎体，尤其对于长颈及胸骨上切迹较低的患者，下方术野可以达到 T2 椎体。但是，因为胸骨和锁骨的阻挡，在其手术野远端操作非常困难。很多情况下，该入路是用于前后路联合的一部分，通过前路切除肿瘤，放上钛网，然后靠后路行内固定术（图 11-3-12）。

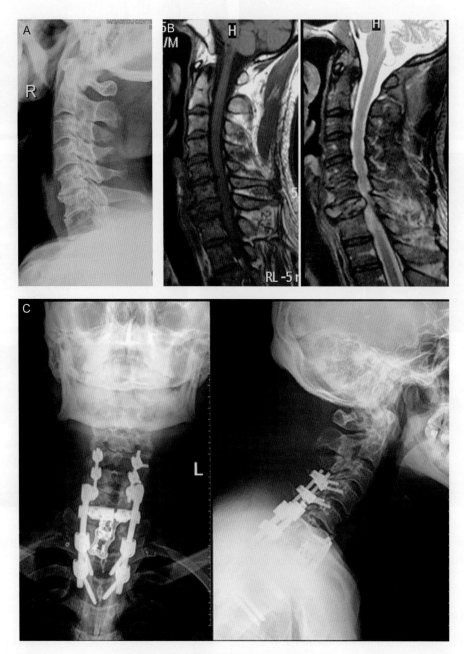

图 11-3-12　患者男性，62 岁，甲状腺癌 C7 椎体转移，前后路联合椎体切除，人工椎体植入前路钢板，后路颈椎侧块螺钉 - 胸椎椎弓根螺钉联合内固定
A. 术前 X 线平片；B. 术前 MRI；C. 术后 X 线平片

（2）肩胛下经胸腔入路：上胸椎肿瘤切除因为前方有纵隔内重要结构，后方有肩胛骨阻挡，因此显露比较困难。但是由于肩胛下间隙的存在，将肩胛骨向上外侧掀起，即可显露肋骨，将上胸椎病变的手术显露简化为中胸段相似的手术显露方法。

手术时全麻侧卧位，根据症状、体征情况决定侧卧方向，一般以症状较重一侧在上方为宜；上肢消毒后上举，后正中切口从 C7 ～ T5 棘突开始，弧形绕肩胛下角向外侧延伸，必要时向外侧延长切口以利于向外侧牵开肩胛骨。逐层切开浅层的斜方肌和深层前锯肌、菱形肌。分离肩胛骨与胸廓之间的疏松结缔组织，将肩胛骨向上外侧翻起。

术中麻醉要采用双腔插管、单肺通气，这样容易显露椎体侧前方病灶，便于切除；而且关胸时需要膨肺，恢复胸腔的负压。第一肋骨比其他肋骨位置明显偏前，在肩胛下腔隙能摸到的上缘最高一条肋骨是第 2 肋，可以此作为定位标志。显露并切除相应节段的肋骨，根据病灶部位，可切除第 2、3、4 肋骨中的一根，沿肋骨床切开骨膜及胸膜壁层，即进入胸膜腔。第一肋前缘有前、中斜角肌附着，并且和锁骨下动静脉及臂丛神经关系密切，一般不切除第一肋。开胸器撑开胸廓，将肺尖部向前内侧牵开，即可充分显露 T1 ～ T5 椎体。术中贯穿缝合结扎肋间血管后，切开侧方椎前筋膜，将其连同前纵韧带一起向前推开，显露相应节段椎体的侧方和前方、病椎椎弓根、横突及后侧椎板，定位肿瘤上下方的椎间盘，切开椎间盘，分块将病变椎体切除，可充分进行前方、侧方及一侧后方的减压。肿瘤切除后进行椎体重建，包括植骨或人工椎体、钛网置入，同时进行椎体侧方内固定（图 13-3-13）。T1 椎体的肿瘤，必要时可以横向切开斜

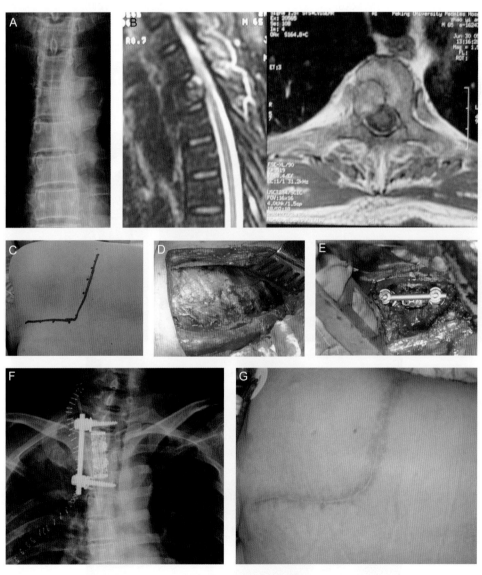

图 11-3-13　患者女性，65 岁，肝癌 T2、T3 转移

A. 术前 X 线平片可见 T2、T3 椎弓根影显影不清；B. 术前 MRI 可见 T3 椎体骨重破坏，并压迫硬膜；C. 手术切口；D. 分离肩胛骨与胸廓之间的疏松结缔组织，将肩胛骨向上外侧翻起；E. 术中显露病变椎体，切除肿瘤，行钛网置入重建前柱，侧方钉棒系统内固定；F. 术后 X 线平片；G. 切口愈合良好

方肌后缘中部，将肩胛骨向外侧牵开，以充分显露肿瘤，切除病灶。切除 T1 肿瘤时应注意保护 T1 上缘的 C8 神经根。

　　肺功能差、合并严重的内科疾病、既往曾行开胸手术或病灶放疗时患者，如果进行开胸手术可能出现较高的麻醉风险，且术后出现胸腔积液、积血或乳糜胸的可能性大。此入路的缺点是肌肉切除较多，斜方肌下方支配神经切断，术后影响肩胛骨运动。现较多用于切除原发肿瘤。

　　2. 后方入路　相对于前路手术，颈椎后路手术显露更简单。就后方入路而言，脊柱的颈胸段解剖结构与其他节段无较大差异，因此后方手术入路的操作也相似。单纯后路手术适用于颈胸段脊柱附件及部分椎体肿瘤切除，便于装置内固定，也是目前最常应用的手术入路。

　　患者全麻俯卧位，头额部置于马蹄形头架上。做 C5～T3 棘突表面皮肤纵向切口，可根据术中需要适当延长，切开皮肤、皮下组织、筋膜，显露棘突、椎板、两侧关节突和横突。正中切开棘上韧带，用椎板剥离器自骨膜下剥离棘突两侧肌肉，以显露棘突和椎板。剥离范围超过关节突至横突基部，用自动牵开器将切口向两侧牵开。

　　将病变椎体的棘突及双侧椎板切除，另外，对于脊柱转移瘤，椎板减压会向近端或远端扩大一部分或一个椎板，扩大椎管范围，便于前路手术操作，所以内固定有时要多空一个椎体，固定范围为切除病椎的头、尾侧各 2 个节段。T1 和 T2 椎体、椎弓根由于双肩遮挡，常规 C 型机透视很难显示，胸椎侧采用椎弓根钉固定，颈椎侧采用侧块固定，C7 可采用椎弓根钉固定；使用变形棒连接（图 11-3-14）。由于胸廓相对固定，椎体切除后前路可以不重建。

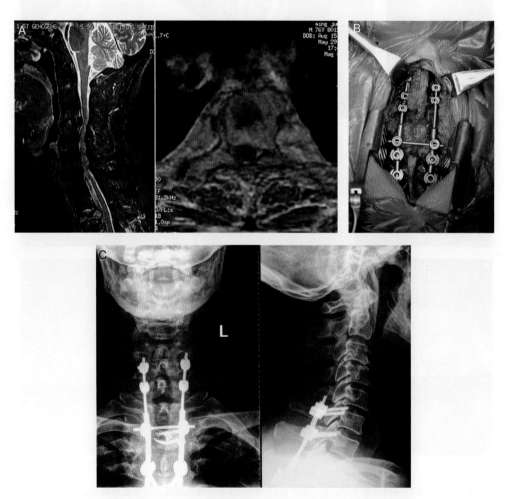

图 11-3-14　患者男性，76 岁，肺癌 T2 转移
A. 术前 MRI 可见 T2 占位，压迫脊髓，患者不全瘫；B. 单纯后路肿瘤切除、脊髓减压、颈胸段钉棒内固定；C. 术后 X 线平片

（三）胸腰段转移瘤手术入路

一般转移瘤多见于老年患者，胸椎或胸腰段前路由于开胸或对横膈的破坏导致术后对肺功能影响较大，仅适用于椎体转移或累及单侧椎弓根的患者，对于双侧椎弓根均受累且有附件受累的情况不适合此入路，目前已被后路手术替代。对于存在前方较大包块的转移瘤需要游离大血管切除包块，或原发恶性肿瘤需行全椎体切除的情况下采用前路手术。要注意的是，L5 椎体特殊，单纯前路无法完成内固定，所以对于 L5 肿瘤，可以行后路单纯固定，前路肿瘤切除（或结合放置钛网）。下文病例均为早期手术病例。

1. 胸腰椎前路手术

（1）后外侧经胸腔入路：适用于 T4～T10 椎体肿瘤的显露。全麻侧卧位，如右侧在下，则在右侧垫枕，或采用调节床使胸腰适当伸展位。在与所累及椎体相对应的肋骨上缘作切口。暴露期间使用电灼止血。根据受累椎体的平面，可切除第 5 至第 9 肋骨中的一条肋骨（图 11-3-15）。一般应切除病变平面以上的第一根或第二根肋骨。如病变在 T9，则手术应切除第 7 肋骨；但 T4～T5 则以切除第 5 肋为宜。皮肤切口沿预定切除的肋骨走行，起于骶棘肌外缘，止于腋前线。若切除第 5、第 6 肋时，皮肤切口可绕过肩胛下角走行。沿切口方向切开皮肤、皮下组织及浅、深筋膜。切断肌肉时，第一层为背阔肌，高位者切断部分后下锯肌。用电刀顺肋骨纵轴切开骨膜，再用骨膜剥离器剥离肋骨外面、上缘、下缘及肋骨内面的骨膜，用肋骨剪将所显露的肋骨剪下，保留备用（如需植骨）。将肋骨床骨膜和壁层胸膜切开一小口，使空气进入胸腔，肺萎缩后将胸膜切口开大。

进胸腔时需用湿纱布等保护下方的肺，用组织剪或电刀切开胸膜，置入拉钩，打开胸膜腔，此时可看

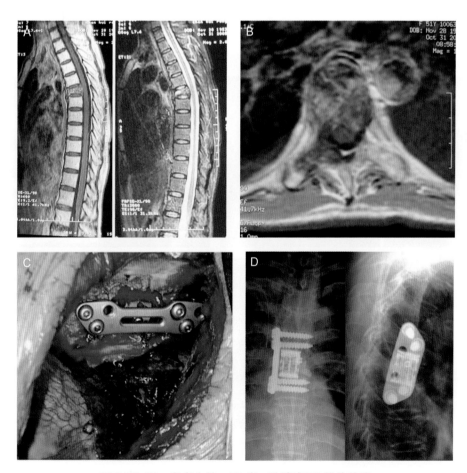

图 11-3-15　患者女性，53 岁，乳腺癌 T6 椎体转移

A、B. 术前 MRI 显示 T6 椎体肿瘤，压迫脊髓；C. 右侧开胸，切除第 5 肋，去除椎体和右侧椎弓根，植入人工椎体，前路钢板内固定；D. 术后 X 线平片

到部分胸椎椎体。如有肿块较大时，可看到被肿块顶起的前纵韧带及胸膜。在最初显露时要注意保护肋骨头，因为肋骨头可以保护椎弓根及避免神经损伤。

（2）胸腰段前路：因为需要同时暴露下胸椎和上腰椎椎体，但因为横膈的存在，以及同时暴露胸腔和腹膜后的风险增加，对手术技术有极大挑战。主要适用于下胸椎和上腰椎（T11～L2）的肿瘤切除重建（图 11-3-16）。患者全麻侧卧位，术侧在上，双上肢向前平伸，置于双层上肢托架上。腋下垫软枕防止肩部及腋下神经血管束长时间受压。胸腰部垫一软枕，或利用自动手术床调节使胸腰节段抬高，使术侧的肋缘与髂距离增大，增加手术操作空间；放平时，则有利于切口缝合。用合适的约束带将患者固定于手术台上。

手术入路宜选在椎体破坏最严重的一侧或下肢瘫痪较重的一侧。根据具体情况，可选择不同肋骨进入，一般取第 10 肋作切口。起自棘突旁开 5 cm，沿第 10 肋骨走行，通过肋缘下，顺腹直肌外向下延长5～6 cm。

沿切口切开皮肤、皮下组织和深筋膜，并以刀柄将切开的组织向两侧稍加分离，即可显露背阔肌的上部、斜方肌和后锯肌的下部，在切口的下端显露腹外斜肌。沿切口方向分层分离，采用电刀切开背阔肌、斜方肌、下后锯肌及部分近脊柱侧深层竖脊肌。用自动牵开器将切口两侧肌肉组织牵开固定，第 10 肋骨即能显露出来。沿第 10 肋中轴线切开骨膜，按照肋骨上缘由后向前、肋骨下缘由前向后的原则行骨膜下剥离，第 10 肋骨完全游离后，自肋骨头远端侧 2 cm 处切断，断端固定后再将远端截断。骨断端用无菌骨蜡封闭止血。注意不能留有尖锐骨断端。术者和助手分别持镊子和止血钳小心提起肋骨床，明确未提起肺组织，然后切一小口，再沿皮肤切口走向逐步扩大切口，进入胸膜腔。注意不能伤及肺组织。

用尖刀沿第 10 肋软骨中轴线小心将其切开，然后在第 10 肋骨的前下方分离并切断腹外斜肌、腹内斜肌、腹横肌，其下即为腹膜外间隙，可见腹膜和肾周围脂肪囊。术者用"花生米"样纱布球或用手指包以大盐水纱布垫，自腹膜后壁分离腹膜、肾和输尿管，并向中央部推移。输尿管近端常被脂肪掩盖，不必特

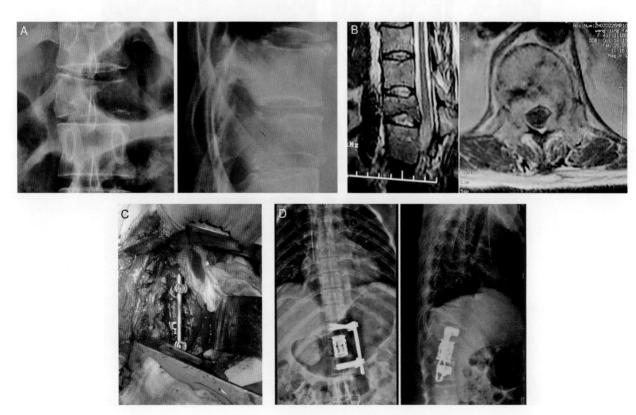

图 11-3-16　患者女性，41 岁，乳腺癌 T12 椎体转移

A、B.术前 X 线平片及 MRI 显示 T12 左侧椎弓根消失、病理性压缩骨折；C.左侧入路，切除椎弓根和椎体后行人工椎体置换，前路钢板内固定；D.术后 X 线平片

意分离寻找。使腹膜外脂肪组织及肾等与膈肌分开。此时经胸腔和腹膜后可以从上、下两方看清膈肌的肋部起点。沿胸壁上的膈肌肋部附着点旁 1 cm 处逐步剪断膈肌，同时缝扎其出血点。

　　(3) 腰椎前路：腰椎经腹膜后入路 (L1 ~ L5) 是普通外科医生进行交感神经切除时常用的入路，通过后期改进用于肿瘤切除。根据病椎的水平决定切口，切口的位置可能在第 12 肋骨和髂嵴上侧面之间有所不同。此入路的主要解剖位置在肾脏后方，位于肾筋膜和腰方肌及腰大肌之间的潜在空间。

　　患者全身麻醉后置于侧卧位，一般为右侧卧位，从左侧入路，以避开肝及下腔静脉，因为肝、下腔静脉损伤的修复难度大于主动脉。

　　调节手术床使腰桥抬起，增加第 12 肋骨和髂嵴之间的暴露。微微弯曲臀部以减小腰大肌的张力。从腰方外侧边缘到腹直肌外侧边缘在第 12 肋骨上做一个斜切口，显露 L1 ~ L2 椎体。当需要显露下腰椎 (L3 ~ L5) 时，根据需要将切口置于肋缘以下、平行于肋缘的几个指宽处。逐层切开皮下组织、筋膜、腹外斜肌、腹内斜肌、腹横肌和腹横肌筋膜 (图 11-3-17)。

　　钝性分离腹膜，可通过拉钩将腹膜拉向腹侧，务必小心分离。如果在手术过程中损伤腹膜，则需修补。识别腹膜后的腰大肌，将输尿管连同腹膜后脂肪一起向前分离。交感神经链位于椎体和腰大肌的外侧，而生殖股神经位于腰大肌的前方。在肋缘和髂嵴之间放置一个撑开器协助暴露。从 T12 ~ L5 触诊椎体，注意识别和保护位于脊柱前方的大血管。腰椎节段性血管位于椎体的中部，血管相邻侧各有突出的相对无血管的椎间盘。

　　明确病变椎体时，用牵开器将腰大肌从腰椎上直接提起并向外侧拉到横突的水平。L1、L2 肿瘤切除时需要切除第 12 肋骨以增大手术空间，L3 ~ L5 不需要切除第 12 肋。

　　2. 胸腰椎后路手术　单纯脊柱附件转移瘤少见，以侵犯棘突、关节突关节和椎弓根为主，椎体未受累及，这种情况脊髓可能的压迫主要来自后方，手术操作相对简单，切除附件肿瘤，后路内固定即可 (图 11-3-18，图 11-3-19)。

　　胸腰椎后路途径主要用于胸腰段椎板棘突和关节突的显露，也可经椎弓根入路进行前方椎体肿瘤的切除。全麻俯卧位，根据需要可卧于拱形支架或"U"形垫，或胸两侧垫枕，或采用调节床使胸腰适当屈曲或伸展。

　　以病变椎体为中心，做弧形或纵形切口。切开皮肤和皮下及其筋膜，向两侧适度潜行剥离，用自动牵开器牵开固定，显露腰背筋膜、棘突及棘上韧带。于棘上韧带两侧纵行切开筋膜及棘突两侧肌肉。用骨膜剥离器沿棘突和椎板行骨膜下剥离，并将竖脊肌向外侧推移，以干纱布填入其间隙压迫止血。下腰椎椎弓根固定尽可能从 Wiltse 间隙进入（即经椎旁间隙入路，见下文），减少不必要的椎旁肌剥离，减少术后肌肉萎缩的程度。取出纱布，自动牵开器牵开棘突两侧、扩大固定。棘突、椎板及关节突关节内侧应充分显露。如有残留肌纤维和韧带组织，用长尖头刀尽量切干净。用双极电凝充分止血，如椎板骨孔出血，宜用骨蜡止血。值得注意的是，在内固定完成之前不可进入附件肿块，避免无法控制的出血。需要在肿块外侧正常肌肉内游离，将肿块周围游离暴露，如果肿块覆盖上一个或下一个椎体的椎弓根置钉部位，可向上或向下一个椎体固定。

　　然而在临床上，椎体侵犯最多见，或椎体附件均受累，脊髓压迫也常来自椎体后方，即脊髓前方的肿瘤压迫，多见出现下肢的运动功能受限，或出现截瘫表现。这种情况下的减压手术就不能仅局限于后方附件的切除，需要同时解决前方椎体肿瘤的脊髓压迫，才能达到最大限度的功能恢复。同时在椎体肿瘤和硬膜之间有空隙，有利于增大术后放疗剂量，并减少对脊髓的放疗副损伤。

　　后外侧经椎弓根入路 (posterolateral transpedicular approach, PTA) 是 Akeyson 等 (1996) 于 1996 年首次报道，之后被越来越广泛地应用于胸腰椎转移瘤的治疗中。

　　全麻后患者俯卧位，腹部悬空，避免腹部受压，以减少脊髓周围的静脉灌注，使之直接流入下腔静脉。以患椎为中心做纵向直切口，分离椎旁肌至横突外侧。首先进行患椎上下 2 个椎体的椎弓根螺钉固定。如果并存附件受累，首先切除附件肿瘤，仔细切除椎板减压，去除两侧的上下关节突，通过双侧椎弓根进行椎体切除 (图 11-3-20)。可同时切除一侧或两侧的部分肋骨头和肋间神经根来扩大操作空间；如

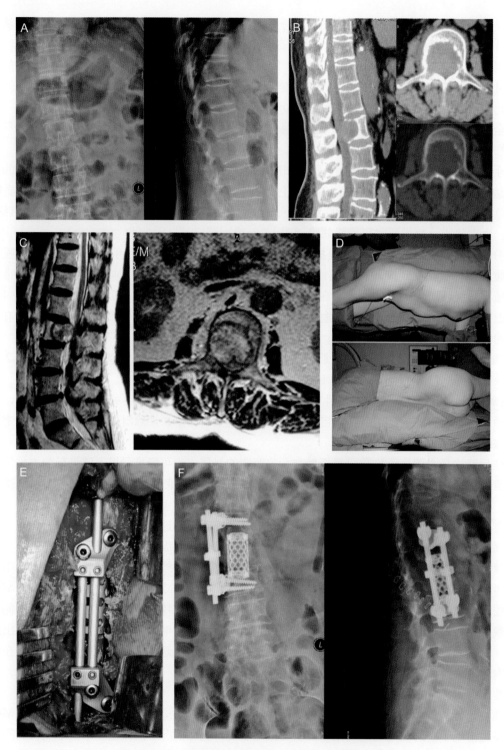

图 11-3-17　患者女性，70 岁，乳腺癌 L2 椎体转移

A. 术前 X 线平片显示 L2 椎体溶骨性破坏；B. 术前 CT 更明显地显示溶骨破坏；C. 术前 MRI 可见 L2 椎体肿瘤，压迫硬膜，ESCC 3 级；D. 手术体位及切口；E. 腰椎前路手术肿瘤切除内固定；F. 术后 X 线平片

果并存椎体一侧肿块，可以通过扩大椎体侧方空间，游离包块。通过椎弓根和椎体侧方分块切除椎体。椎体切除后，硬膜前方可能残留部分与硬膜粘连的肿瘤，通过后纵韧带与硬膜之间分开，将其切除。胸椎必须非常小心，避免过度牵拉硬膜，至此，硬膜环周的肿瘤均予以切除，达到了脊髓 360° 充分减压的要求。行 PTA 术前建议对肾癌、肝癌、甲状腺癌等术前血管栓塞，以减少术中出血，并在肿瘤切除前置入椎弓

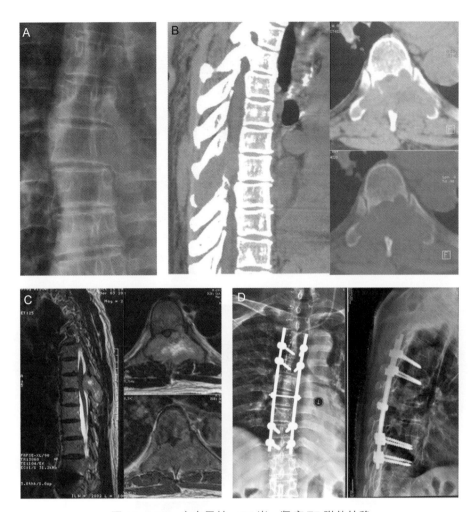

图 11-3-18 患者男性，70 岁，肾癌 T7 附件转移

A. 术前 X 线平片正位可见双侧椎弓根影像（"狗眼"）消失；B、C. 术前 CT 及 MRI 显示左侧椎弓根受累较右侧明显，脊髓后方压迫严重；D. 单纯后路附件肿瘤切除、椎弓根内固定术后 X 线平片

根螺钉。

如果肿瘤偏向一侧，也可以采用单侧 PTA 入路手术（图 11-3-21），保留棘上韧带完整性，保留对侧的椎板、关节突、椎弓根。如果椎体肿瘤切除后残留的骨壳比较完整，可行骨水泥填塞或术中 PVP，如果上下椎间盘裸露，填塞骨水泥无法控制骨水泥的移位可能，需要切除上下椎间盘，暴露上下终板后行钛网或人工椎体置入（图 11-3-22，图 11-3-23）。

3. 经椎旁肌间隙入路（Wiltse 入路）　传统后正中入路手术在进入关节突的过程中，为了显露螺钉进针点需将椎旁肌从骨膜下剥离，从棘突两侧及椎板上进行剥离，置入螺钉的过程需持续牵拉椎旁肌。广泛的剥离和持续的牵拉使部分椎旁肌坏死萎缩且易损伤椎旁肌深部走行的腰神经后支，导致术后留有顽固性的腰背痛。此外，被广泛剥离的椎旁肌与棘突、椎板之间形成瘢痕愈合，此处肌肉纤维无法恢复正常生理形态，瘢痕组织压迫脊柱亦可表现为腰背疼痛。

1968 年，Wiltse 首次提出经多裂肌与最长肌之间的间隙到达关节突和横突，实现腰椎后外侧的植骨融合，临床上称这一手术入路为"Wiltse 入路"或"椎旁肌间隙入路"。椎旁肌分为浅层、深层肌群，其中，深层肌群中多裂肌主要发挥稳定脊柱的作用，其深层肌束与最长肌平行走行，且外侧的最长肌与内侧的多裂肌间有生理间隙，由此间隙进入关节突可防止椎旁肌损伤。经椎旁肌间隙入路手术避免了剥离、牵拉椎旁肌，减少术中出血并保护腰神经，改善术后腰背疼痛症状，促进术后腰背肌功能恢复。Guyer 等

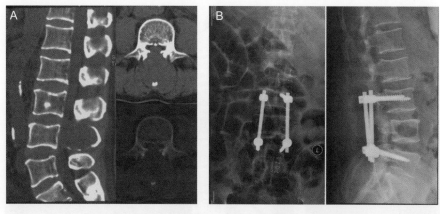

图 11-3-19　患者男性，51 岁，肺癌 L5 棘突转移

A. CT 显示 L5 椎体棘突骨质破坏，伴软组织肿块；B. 单纯后路肿瘤切除、内固定术后 X 线平片

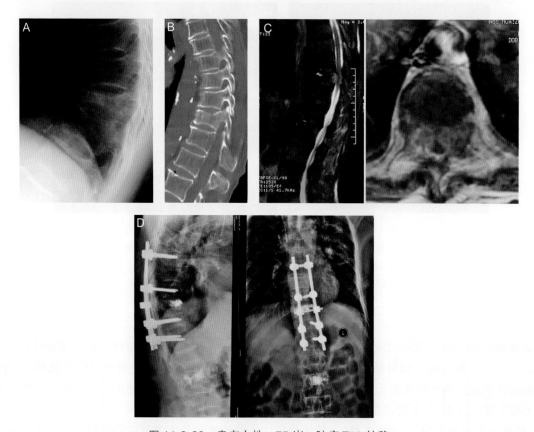

图 11-3-20　患者女性，75 岁，肺癌 T10 转移

A. 术前 X 线平片显示 T10 椎体楔形改变，脊柱后凸畸形；B、C. 术前 CT、MRI 显示 T10 椎体骨质破坏，肿瘤凸向后方椎管，压迫硬膜；D. 后路肿瘤切除、椎管减压、钉棒内固定术后 X 线平片

（1988）对该术式进一步改进，将之前棘突旁开 2 条纵向切口改为 1 条后正中切口，纵向切开腰背筋膜后，分离多裂肌与最长肌之间的间隙，直接到达椎弓根螺钉置钉点。对腰背筋膜进行显露，并向两侧游离皮肤和皮下组织，向外侧牵拉。在距离正中线两侧约 2 cm 处纵行切开筋膜（图 11-3-24）。筋膜层被切开后，在多裂肌和最长肌之间进入一个天然间隙。钝性分离该间隙，触诊 L4 ～ L5 关节突关节（图 11-3-25），在两组肌肉之间置入牵开器。

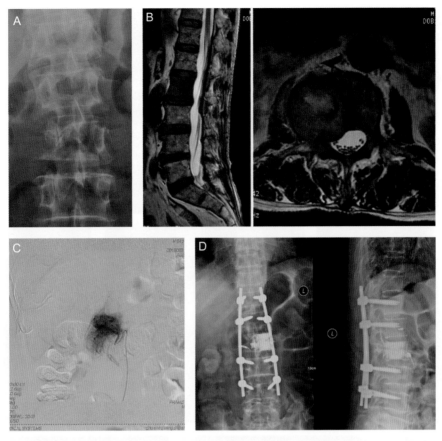

图 11-3-21 患者男性，70 岁，肺癌 L2 椎体转移

A. X 线平片显示 L2 椎体右侧椎弓根破坏；B. MRI 显示肿瘤局限于右侧椎弓根和椎体；C. 术前行选择性动脉栓塞；D. 采用单侧 PTA，切除棘突、右侧椎弓根和右侧椎体肿瘤，左侧椎板、关节突、椎弓根和椎体保留，并对左侧保留椎体注射骨水泥，阻断肿瘤的进一步发展和破坏

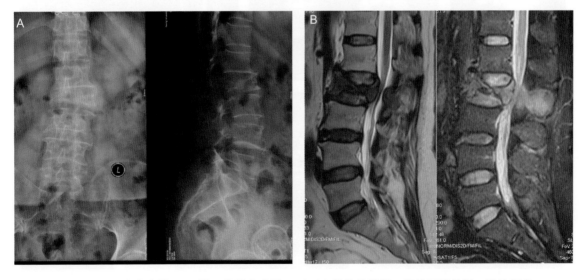

图 11-3-22 患者女性，56 岁，乳腺癌术后 10 年 L2 椎体骨转移，椎体压缩骨折，无法行走

A. 术前 X 线平片提示 L2 椎体压缩性骨折；B、C、D. 术前 MRI、CT 显示 L2 椎体骨质破坏伴肿块，压迫硬膜

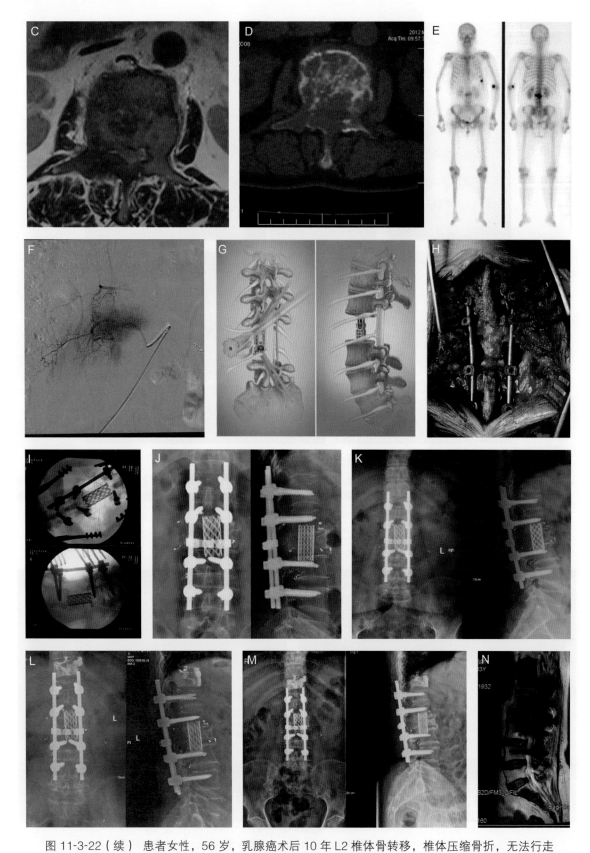

图 11-3-22（续） 患者女性，56 岁，乳腺癌术后 10 年 L2 椎体骨转移，椎体压缩骨折，无法行走
E. 全身骨显像提示多发骨转移；F. 术前行选择性动脉栓塞；G. 椎体安装示意图；H. PTA 入路椎体肿瘤切除，钛网植入，联合内固定；I. 术中 C 臂机透视正位及侧位图；J. 术后 X 线平片；K. 术后 2 年 X 线平片；L. 术后 5 年随访 X 线平片，出现新发 T11 椎体转移，于术后 5 年行 PVP 治疗；M、N. 术后随访 7 年 X 线平片及 MRI 提示局部肿瘤无复发，内固定和钛网稳定。虽然患者全身其他部位出现骨转移，但至今患者一般情况尚可，自理生活，独立行走

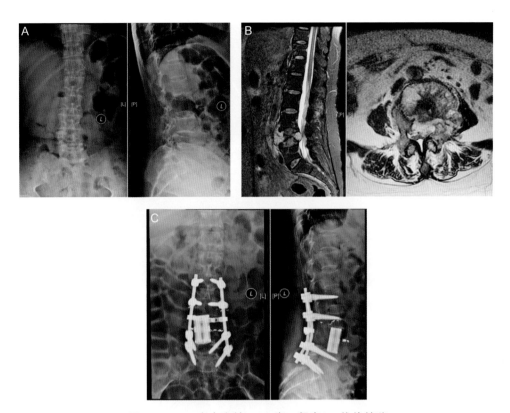

图 11-3-23   患者女性，66 岁，肾癌 L4 椎体转移

A. 术前腰椎正侧位 X 线平片；B. 术前 MRI、CT 显示 L4 椎体骨质破坏，肿瘤凸向后方椎管，压迫神经根；C. 后路肿瘤切除、人工椎体置入、钉棒内固定术后 X 线平片

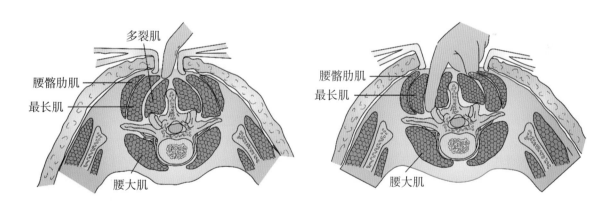

图 11-3-24   Wiltse 入路及通过多裂肌与最长肌之间的间隙

  与传统的后正中入路比较，经椎旁肌间隙更容易到达关节突关节外侧和横突根部，尤其适用于不需要椎管减压的下腰椎后外侧融合病例，其优点是避免了椎旁肌从椎板上广泛剥离。目前该手术入路在临床上广泛用于腰椎融合（非融合）、胸腰椎骨折手术及椎间隙感染的治疗，并逐渐应用到腰椎肿瘤的外科治疗。

（四）微创手术入路

  1. **微创减压内固定**   即使用工作管和经皮椎弓根螺钉进行微创稳定和减压（图 11-3-26）。这项技术最初用于治疗退行性脊柱疾病，尽管微创手术有许多益处，但对于骨科医生来说需要长时间的学习来掌握

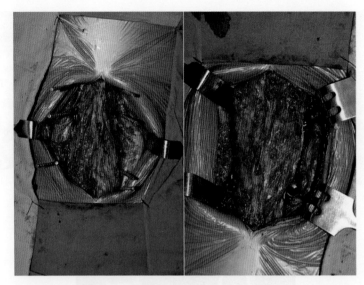

图 11-3-25　钝性分离多裂肌和最长肌间隙，触诊关节突关节，定位椎弓根入钉点

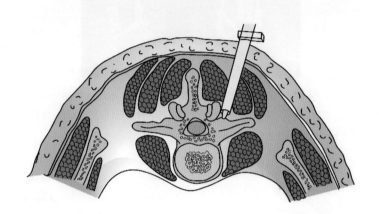

图 11-3-26　通过小切口置入工作套筒进行微创稳定和减压

操作要点，许多医生对能否通过小切口达到充分减压仍存有怀疑态度。

目前该手术方式在国内主要用于椎体结核的引流及内固定的置入，脊柱肿瘤方面应用较少。Zairi 等（2012）对 10 例脊柱转移瘤患者进行微创减压术，8 例患者 Frankel 评分至少提高了 1 个等级，2 例术前不能行走的患者术后可以独立行走，无患者出现神经功能恶化。由于脊髓周围安全间隙较小，患者应行术后放疗以防止神经压迫症状的再发。可能只适应于病变范围较小、术中出血较少的脊柱转移瘤病例。

患者全身麻醉后取俯卧位，常规消毒、铺巾。C 臂机定位病椎，并标记好需要置钉的椎弓根，在其投影处做长约 1.5 cm 纵形切口；从多裂肌与最长肌间隙中用血管钳钝性分离直达关节突及横突。首先在正位，C 臂引导下将穿刺针尖端置于椎弓根投影的外缘，向内倾斜 10°～15°，平行终板向椎体内穿刺（侧位透视确定方向），穿刺针穿过椎弓根后（约进入骨质 2 cm 后，可侧位透视确定），正位透视确定穿刺针尖端仍在椎弓根投影内并未突破内侧皮质；之后侧位透视引导，继续穿刺直至过椎体后缘 1 cm 处，拔出穿刺针内芯，置入导丝，取出穿刺针（注意固定好导丝）。用扩张器扩张软组织后，经导丝插入攻丝，对椎弓根进行攻丝。攻丝完毕后，将万向中空螺钉在导丝和 C 臂机引导下旋入椎弓根，拔除导丝。以此类推，完成所有椎弓根螺钉固定。

在病椎的定位处，沿正中线做 3 cm 的切口，或在正中线旁开 2～3 cm 纵向切口，暴露并切开胸腰筋膜，沿肌纤维纵行分离肌肉，可沿 Wiltse 入路暴露关节突和横突的外侧交界处，然后放置套筒并逐级扩张。通过这个通道行部分经椎体切除，完成背侧减压，通过椎弓根入路切除部分椎体，完成腹侧减压。通过减压使脊髓周围有一个安全间隙。最后椎弓根螺钉处经皮置入钛棒，安装尾帽、扭紧固定。在肿瘤切除的部位常规放置引流管。所有患者术后应接受放疗。

2．PVP/PKP　根据病变部位与局部椎体具体情况选择穿刺途径。

（1）前外侧入路：适用于颈椎区的穿刺，患者取仰卧位，术者手指深及气管与颈动脉鞘的间隙，将颈动、静脉推向下外侧，扩大与气管、食管的间隙，穿刺针经此间隙进入椎体。C2 椎体可以经口入路，需要注意的是，这种方式很少使用，因为有很高的感染风险，需要对口腔和咽部黏膜进行彻底消毒。

（2）经横突上的椎弓根旁入路：适用于上胸椎和中胸椎，因为胸椎的椎弓根较细小。采取经横突上的椎弓根旁入路，该入路下方是椎体横突，外侧是肋骨后部，内侧是椎体上关节突和椎弓根，这种入路可保护膜腔和椎管免受穿破。但是该入路与经椎弓根入路相比，有更高的气胸和椎旁血肿的风险。

（3）椎弓根入路：最常用，适用于下胸椎、腰椎的穿刺，患者俯卧位，穿刺针经椎弓根进入椎体，此入路骨水泥不易沿针道流出（图 11-3-27）。经椎弓根入路更为安全，因此应用广泛。经椎弓根后外入路适用于椎弓根破坏的椎体肿瘤。

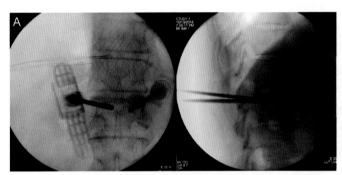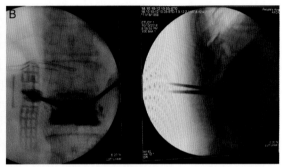

图 11-3-27　骨水泥可通过单侧或双侧穿刺针注入，全程应在 C 臂机监视下进行

A．正侧位确定椎弓根位置穿刺针经椎弓根穿入椎体至前 1/3；B．正侧位透视监视下将骨水泥注入椎体内，避免骨水泥渗漏

CT 检查具有解剖结构显示清晰、能准确显示骨水泥在椎体横切面上的分布的优点，但在 CT 监视下不能做到动态观察，且耗时较长。随着即时 CT 的应用，在 CT 监视下经皮椎体穿刺变得更为方便、准确。没有水泥注入量的绝对标准，椎体注射水泥的量差异很大，每个椎弓根注射 2～10 ml 骨水泥，这取决于目标椎体的位置（颈、胸、腰、骶）和椎体塌陷的分级。

PVP 通常使用局部麻醉（1% 利多卡因），在穿刺针经过的皮肤、皮下组织、骨穿刺点的骨膜都必须充分浸润局麻药。PVP 很少需要全身麻醉，但偶尔也会应用于极度疼痛不能忍受俯卧位体位的患者，或者在有心理障碍、不能在清醒状态下进行手术的患者中使用。此外，患者术中若出现神经功能异常变化，如双下肢突然出现无力、麻木等，X 线结果明确骨水泥渗漏压迫脊髓或神经根，严重者需紧急全身麻醉改为开放手术，取出骨水泥。所以，即使是 PVP 手术，术前也应对患者进行全面评估。

PKP 的操作与 PVP 基本类似，但前者增加了利用可膨胀式扩骨球囊，在压缩的椎体内通过膨胀形成空腔，并向空腔内注射骨水泥，达到增加椎体强度、恢复椎体高度的目的。

（五）手术并发症及处理

脊柱转移瘤的外科治疗同样存在着风险，手术容易引起围术期并发症的因素有高龄、脊椎转移数目较多、术前放疗、KPS ≤ 40、存在其他合并症等。大多数研究表明，根据患者的自身状态不同，并发症发生率在 20%～30%。常见的手术并发症包括：大出血，感染，神经功能障碍，脑脊液漏，伤口裂开，膀胱、肛门功能失调，脊柱、骨盆不稳，性功能障碍，内固定失败等（图 11-3-28）。

　　大出血会给外科医生带来很大困难，并且增加了其他并发症的风险。术前血液检查必须包括血常规、凝血功能。如指标异常，则应在手术前纠正。术前一周停用非甾体抗炎药（nonsteroidal antiinflammatory drugs，NSAIDs 药物，术前根据手术需要备足血浆、红细胞。胸、腰椎术中减少出血的重要措施是使腹部放松，可在胸腹下垫"U"形垫或其他软垫，使静脉回流通畅。对于需要长节段暴露或内固定置入的手术要使用低压麻醉，保持平均动脉压 60～70 mmHg。另一个降低出血的关键是细致的手术操作，出血血管一经发现要及时电凝止血，不断出血、渗血区域填塞纱布，以及合理地应用自动拉钩。剥离肌肉时要紧贴骨组织，骨组织表面出血时要使用骨蜡。进行脊髓减压时，可在远端两端放置止血海绵，一是可以止血，二是可以清晰术野，有利于减压的进行。

　　术前放疗是引起并发症的一个重要危险因素，非常容易引起伤口感染、不愈合。术前放疗可能导致硬膜外组织纤维化、粘连和硬膜变薄，术中操作容易损伤硬膜，引起脑脊液漏。另外，术前放疗损伤了正常组织，降低了组织的抗感染能力；局部的胶原组织增生、瘢痕化也可导致感染的发生。为减少并发症发生，建议术前放疗与外科手术至少应间隔 1 周。待切口完全愈合后（2 周）行术后局部放疗。

　　术后的手术部位感染（surgical site infection，SSI）是一种常见的并发症，出现后会增加治疗费用，增加病死率。肿瘤手术本身是 SSI 的独立危险因素，与其他类型的脊柱外科手术相比，脊柱转移瘤手术的伤口感染率更高。此外，术前放疗、硬膜损伤、手术时间多于 4 小时、出血多于 3000 ml、伴有糖尿病及多次手术会明显增加深部感染的发生率。术前调整患者的一般状况，控制血糖，提高白蛋白，纠正贫血，术中注意仔细止血，避免损伤硬膜等可减少伤口感染的发生率。一些特殊的肿瘤，如肾癌、乳头状甲状腺癌等，建议术前行供瘤血管栓塞，不然常导致大量出血，而且术中大出血也会导致肿瘤切除困难。

　　脊柱转移瘤术后神经功能恶化的原因主要包括术中脊髓直接损伤和 en-bloc 切除手术中广泛的节段性动脉结扎。但是，目前尚没有研究报道原发肿瘤类型、入路、术前神经系统状态对术后神经功能恶化的影响。术中应用躯体感觉和运动诱发电位的神经监测常被用来监测脊髓功能，可以协助术者注意术中操作。

　　脊柱转移瘤术后再次手术的常见原因是局部复发或新发脊椎转移、内置物失效、伤口感染、血肿。如果单纯行后路减压则可能由于稳定性的破坏和神经功能受损需要再次行稳定手术。新的或复发的症状及功能障碍常提示肿瘤转移或复发。初次手术后再次出现疼痛可能来源于肿瘤复发，或因初次手术后椎节不稳或未做稳定性手术，异位骨化及周围组织功能减退导致的退行性病变也可导致疼痛。

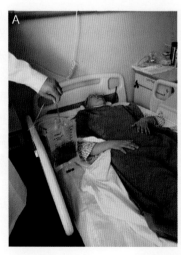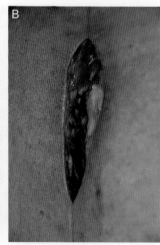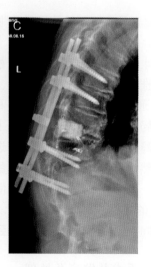

图 11-3-28　脊柱转移瘤术后并发症

A. 胸椎转移瘤术后脑脊液漏，病人平卧，床尾垫高，引流袋提高；B. 颈胸段转移瘤术后伤口愈合不良，伤口裂开；C. 胸腰段转移瘤术后内固定失败，螺钉松动拔出

　　为了降低围术期并发症，外科医生必须进行全面的评估并优化可调整的危险因素，根据患者的身体综

合状况和预期生存时间等把握患者的手术指征，选择最合适的手术方法。然而，可优化的危险因素是有限的，尤其是对于需要急诊手术的脊髓压迫患者。对于非急诊手术患者，术前营养评估和营养支持可能是有益的。为防止术后神经功能恶化，建议术中进行神经监测。术前仔细复习患者的影像学资料，熟悉解剖，明确有无解剖变异；术中注意轻柔操作，防止硬膜、脊髓损伤。硬膜撕裂时最好采用人工硬膜材料或自体筋膜移植，并在仔细缝合后覆盖纤维蛋白胶。术后引流管要保持通畅，如果引流液中有脑脊液，且量比较大时，引流管留置时间应相应延长，以保证手术切口顺利愈合。过早拔管会导致手术切口崩裂，造成严重后果。术后脑脊液漏也可采用腰大池引流术解决。

三、脊柱转移瘤的放射治疗

（一）概述

放射治疗（radiation therapy，RT）应用于脊柱肿瘤，最早在 19 世纪 50 年代提出，现已成为十分成熟的治疗方法。其作用机理是杀死或抑制癌细胞，使胶原蛋白合成增加，病灶血管产生大量纤维，增加成骨细胞活性而促进新生骨形成。放疗在一定程度上可以缓解疼痛、预防病理性骨折、恢复或缓解脊髓神经根受压，改善生活质量，并提高肿瘤局部控制率。随着精确放疗概念的提出，尤其是近些年立体定向放疗的迅猛发展，越来越多的脊柱转移瘤患者可以通过放射治疗获益。

（二）放疗原则

放疗可以单独进行，也可以在术后进行，或术中联合进行。根据治疗目的不同或个体化方案的差异，患者会接受传统低剂量外放疗（external-beam radiotherapy，EBRT）、体部立体定向放疗（stereotactic body radiotherapy，SBRT）或立体定向放射外科（stereotactic radiosurgery，SRS）。根据 NOMS 评估的治疗原则（Laufer et al，2013）：①对于放疗敏感的肿瘤（如淋巴瘤、精原细胞瘤、骨髓瘤等），无论 ESCC 级别，传统放疗疗效也很好；②对于低级别 ESCC 且传统放疗不敏感的肿瘤，适合选择立体定向放疗；③对于高级别 ESCC 且放疗不敏感的肿瘤，应进行分离手术后再行立体定向放疗。国内专家对脊柱转移瘤患者进行放疗的共识（中华医学会骨科学分会骨肿瘤学组，2019）：对于无明显脊柱不稳或无脊髓压迫症状，且放疗敏感的患者，SBRT 可作为首选治疗方法；不推荐术前进行常规术区放疗；手术与术区放疗的间隔时间应大于 2 周或待切口愈合后。对于接受病灶姑息性切除的患者，建议行术后辅助放疗。SBRT 在提高肿瘤部位放疗剂量的同时可减少脊髓等组织的放射损伤，对于无明显脊柱不稳或无明显脊髓损害症状的患者可作为首选治疗方法。对于已出现病理性骨折或濒临骨折的患者，尽管放疗能缓解疼痛和控制肿瘤，但不能恢复脊柱的稳定性。

（三）传统 EBRT

与其他骨转移部位相似，对脊柱转移瘤患者最常采用的治疗是传统 EBRT。EBRT 的主要目的是缓解疼痛，据报道，60% ～ 70% 的患者有部分或完全的缓解，约 25% 的患者疼痛完全缓解，根据病理类型的差异，缓解可持续 3 ～ 4 个月（Spratt et al，2017）。脊柱转移瘤靠近脊髓，脊髓有放疗耐受性，是限制放疗剂量的组织。放疗的剂量应以足够杀死肿瘤细胞且避免损伤脊髓为目标。脊髓的辐射耐受与单次剂量、总剂量和受照射的体积有关，单次剂量是影响脊髓辐射耐受能力的最重要因素。分割治疗是利用了脊髓的自我修复功能制订的方案，即正常组织在放疗间期进行自我修复，通过多次放疗允许进行更高总剂量的安全照射（Lavey at al，1992）。EBRT 的方案主要有 8 Gy/1 次、20 Gy/5 次或 30 Gy/10 次。国内外多项临床随机对照研究显示，不同放射组合在疼痛控制、神经恢复、患者生存率和耐受性方面结果相似。一次性接受 8 Gy 剂量治疗的患者依从性较高，副反应发生率较低，但 1 年后再治疗风险增加（Alfredo et al，2019）。所以，对于预计生存期较短的脊柱转移瘤患者，短程放疗，8 ～ 20 Gy/1 ～ 5 次，可以缩短治疗时间，减少患者的痛苦；而对于预计生存期较长（如超过 6 个月）的患者，则建议长程放疗，可以行

10 ～ 20 次分割治疗方案，例如 3 Gy × 10 次或 2 Gy × 20 次放疗，以达到更好的局部控制效果（Rades et al，2007）。

EBRT 的长期局部控制效果取决于肿瘤病理类型、放射敏感性和放疗剂量。放射敏感性高的组织，如淋巴瘤、多发性骨髓瘤和生殖细胞瘤，这些肿瘤有良好的长期局部控制效果。对于耐辐射肿瘤，如肉瘤和肾癌，长期局部控制率低于 50%。放疗敏感的肿瘤疗效可维持 10 ～ 16 个月，不敏感的肿瘤仅 3 个月。有研究显示，长程多次放疗（如 30 Gy/10 次，37.5 Gy/15 次，40 Gy/20 次）与单次放疗相比，可提高 1 年局部控制率。当剂量超过脊髓耐受范围（45 ～ 50 Gy）时，要制订详细的方案和体位固定，并利用图像引导技术。

（四）SBRT/SRS

立体定向放射治疗（stereotatic Radiotherapy，SRT）和立体定向放射外科（stereotatic radiosurgery，SRS）都是利用立体定向技术进行病灶定位，照射靶区的放射治疗技术，但前者是分次照射（2 ～ 5 次），而后者是单次、大剂量照射。与常规放疗相比，脊柱立体定向放疗技术能够对肿瘤进行大剂量、高度适形的治疗。与传统外放疗相比，SBRT 的剂量分布具有小野集束照射、剂量分布集中、靶区周边剂量梯度变化较大、靶区周边正常组织剂量很小的特点（图 11-3-29）。目前，脊柱转移瘤患者行 SBRT 的最佳剂量分割方式尚无统一定论，其常用的分割方式包括 18 ～ 24 Gy/1 次、24 Gy/2 次、24 ～ 30 Gy/3 次、

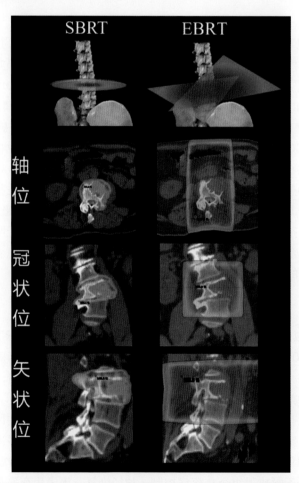

图 11-3-29　脊柱立体定向放疗和传统外放疗的区别：脊柱 SBRT 或 SRS 是一种高度适形的治疗方法，都是利用立体定向技术进行病灶定位，通常使用非共面弧形聚焦或多野集束针对受影响的椎体水平照射，而脊髓和周围其他器官不受影响。传统的 EBRT 使用两束相对的放射线，照射范围大，一般包括病变上下各一个椎体，会损伤脊髓及周围其他正常组织

30 Gy/4 次以及 30 ～ 40 Gy/5 次。脊柱 SRS 的生物有效剂量大约是传统 EBRT 的 3 倍，可以明显改善局部控制。此外，脊柱 SRS 引起的大量 DNA 损伤似乎消除了传统 EBRT 对组织学（放疗敏感性）的依赖，SRS 的 1 年局部控制率超过 85%。单次 16 ～ 24 Gy，18 个月局部控制率 88%（Garg et al，2012）；即使对于常规放疗后失败的患者 30 Gy/5 次或 27 Gy/3 次，一年控制率也达到 76%（Garg et al，2011）。387 例患者 24 Gy/3 次，2 年局部控制率 84%（Guckenberger et al，2014）。657 例患者（811 转移瘤），单次 18 ～ 26 Gy，4 年局部控制率高达 98%（Yamada et al，2017）。

SBRT 作为初次治疗的适应证为：脊柱稳定性无破坏；一般情况差，不能耐受外科手术；放疗敏感的肿瘤患者；患者预期生存期较短；多平面或弥漫性病变。

脊柱立体定向放疗的应用比较复杂，通常需要先根据 MRI 来评估病变范围、病灶与脊髓的接近程度。此外，SRS 还需要特殊的固定，以将目标运动减少到小于 1 mm，基于计算机的逆向治疗计划和足够的图像指导，以确保每次校准。随着现代图像制导技术，各种固定技术可能是合适的。与传统的 EBRT 相比，制定脊柱 SRS 治疗计划需要详细精准，有更多的质量控制步骤需要在治疗前模拟；也需要对脊柱解剖学有深入的了解，才能明确治疗的体积。即使是对于脊柱 SRS 专家，靶标的描绘也有相当多的可变性。因此，遇到困难的病例时，放射医生进行治疗前最好与神经外科医生沟通，制订详细、精准的治疗方案。当出现硬膜或髓内病变时，不建议将 SBRT 作为一线治疗方法，其有效性和安全性尚需进一步研究。

放疗会导致伤口感染和不愈合，增加感染风险，患者手术前不应接受放疗，放疗应该被安排在术后伤口彻底愈合后进行。如术前需要放疗，建议控制放疗暴露范围，同时将放疗与手术间隔 2 周以上，以减少术后切口感染发生率。术后放疗可以提高局部肿瘤控制、减少再次手术的可能。然而，手术和术后放疗之间的最佳时间间隔尚未统一，一般建议在脊柱手术后 2 ～ 3 周或伤口彻底愈合后进行放疗。

（燕太强）

第四节　骨盆环转移瘤的外科治疗

一、概述

（一）简介

原发肿瘤病灶可以通过血液循环或淋巴循环传播至远处器官从而形成转移病灶。理论上，任何器官都可以形成转移病灶，就发病率而言，骨组织是继肺和肝之后的第三好发转移部位。前列腺（32%）、乳腺（22%）、肾（16%）、肺和甲状腺肿瘤有很高的骨转移风险，这些原发部位形成的骨转移瘤占所有骨转移瘤的 80%（Aboulafia et al，2007）。骨转移瘤最好发于脊柱，其次是骨盆。意大利 Rizzoli 中心报道 4431 例骨转移瘤患者中有 883 例病变位于骨盆，其中 559 例（12.6%）位于髂骨，80 例（1.8%）位于坐骨，53 例（1.2%）位于耻骨（Picci et al，2014）。2010 年 1 月至 2019 年 12 月，共 338 例骨盆转移瘤患者在北京大学人民医院接受 344 例手术治疗（6 例患者接受两个部位的手术治疗），其中 I 区 54 例，II 区 137 例，III 区 19 例，IV 区 40 例，I ＋ II 区 23 例，I ＋ IV 区 16 例，II ＋ III 区 39 例，I ＋ II ＋ III 区 9 例，I ＋ II ＋ IV 区 7 例。

与骨的原发肿瘤不同，转移瘤的控制主要依赖于化疗、激素治疗及放疗，多数患者病情通过保守治疗可以得到缓解。大部分骨转移瘤患者无法治愈，其治疗的主要目的是缓解症状和延长生存期。骨转移瘤患者整体预后根据病变部位、原发肿瘤类型以及转移数量不同而大相径庭。在过去数十年中，由于化疗、免疫治疗、激素治疗及放疗的发展，转移性肿瘤患者的预期寿命已经得到了大大提高（Hage et al，2000）。这个结果直接导致了患者出现骨转移及病理性骨折的风险大大提高（Li et al，2012），这些患者则需要手术干预，对病变部位进行可靠及稳固的重建。

位于骨盆尤其是髋臼周围的转移性病灶，会使患者出现剧烈疼痛和显著的功能丢失，从而导致患者生活不能自理，严重影响患者生活质量，迫切需要得到进一步治疗。外科干预可以很好地缓解疼痛，可以预防并加固即将或已经出现的病理性骨折。积极地治疗病理性骨折可以降低骨转移瘤的相关并发症，可以很大程度解除患者疼痛，让患者恢复行动能力，改善生活质量（Ji et al，2011），达到生活自理。甚至对于某些特定的病例而言，完整切除病灶还有助于提高患者生存率。骨髓瘤和骨淋巴瘤导致的骨破坏与骨转移瘤具有相同的生物学行为，对骨的机械性强度影响也相似。然而对于淋巴瘤来讲，放、化疗仍是其治疗的基础。对于有骨折风险的淋巴瘤患者，放、化疗联合病变部位非负重的制动可以使肿瘤得到有效的控制，而手术则是针对已经发生病理性骨折的病例，但是手术时机仍存在争议（Scoccianti et al，2013）。Scoccianti 等（2013）建议如果病变部位及患者一般状况允许，手术可以推迟至放、化疗结束后进行。总之，对于骨淋巴瘤患者而言，手术的主要目的是重建功能、缓解疼痛并尽快使患者开始接受化疗。

　　然而，对骨盆转移瘤的外科治疗比一般常规手术存在着更大的风险。骨盆和髋臼周围转移瘤由于其弥漫性的病变范围和广泛的骨髓侵犯，成为医生们常见的棘手问题，术前评估和手术治疗都非常困难。患者的全部症状、身体一般状况、特别是肿瘤的位置和大小，决定了治疗的策略。手术入路和重建方法的选择对治疗成功有非常重要的作用。完整而灵活的术前计划、适当的手术器械、重建装置的应用以及熟练的手术技巧是非常重要的。具备了上述条件，医生们就有条件取得最大的临床疗效，并把术中及术后并发症发生率降到最低。在进行治疗前，医生们应该与患者及家属详细交代病情，让他们确实理解手术的目的及意义，对所要接受的治疗效果及大概的术后生存期有一个合理且符合实际的期待，特别要强调假体重建术后的实际效果。在做出外科手术重建的决定前，还应该仔细评估机械力学需求、患者骨结构缺损的实际分级和手术相关死亡率等。将患者实验室检查和肿瘤学治疗相结合，与原发病灶手术相关科室专家、肿瘤内科专家、肿瘤放疗专家及放射科专家进行多学科讨论，争取取得最佳治疗效果。

　　截至目前，仍没有一个公认的骨盆转移瘤治疗指南。同时，也并没有统一的外科手术指征指南供骨科专家、肿瘤科专家以及放疗科专家使用。本章旨在详细讲述处理骨盆转移瘤过程中不同的外科技巧、指征以及局限性。笔者所应用的治疗手段应该既能很好地改善生活质量又能避免治疗不足或过度治疗。

（二）骨盆解剖分区

　　骨盆的转移性病灶会影响骨强度，从而降低骨盆骨质力量传导与吸收。笔者主要通过肿瘤的位置与形态来评估骨盆骨折的风险。溶骨性病变比成骨性及混合性病变的骨折风险更高。浸润性穿凿样的溶骨性病变通常表现为不连续的溶骨性表现，与经典的溶骨性病变有相同的骨折风险。X 线平片往往无法显示完整的溶骨范围，而 MRI 却可以显示整个病变的实际范围。

　　应力高的解剖部位较应力低的部位更容易发生病理性骨折。Enneking 分期系统（Enneking et al，1990）把骨盆肿瘤按部位分为四个区域（图 11-4-1），不同区域有不同的重建方法。Ⅰ区和Ⅲ区为肢体与躯干的非负重区。此两个部位的转移灶，即使是溶骨性病变，也不会对骨盆环的生物力学稳定性造成影响。Ⅱ区和Ⅳ区为负重区，此两个部位转移灶通常会导致严重疼痛和髋关节功能障碍，限制负重，单纯放、化疗均不能缓解。对骨盆环破坏后导致严重疼痛和和行走困难的患者常需要外科治疗以缓解症状。

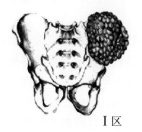
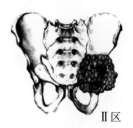
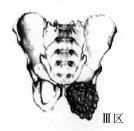
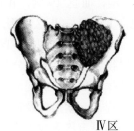

Ⅰ区　　　　Ⅱ区　　　　Ⅲ区　　　　Ⅳ区

图 11-4-1　骨盆 Enneking 分期示意图

（三）外科治疗的目的及手术适应证

对骨转移瘤患者（尤其是需要手术治疗的患者）的诊治，需要骨肿瘤科、肿瘤内科及放疗科多学科协作来制订治疗方案，且各学科在诊疗过程中分工明确。Capanna 和 Campanacci 制定了针对长骨及骨盆转移瘤的诊治流程，为以上科室的所有医生提供了一个简单可行的工具（Capanna et al, 2001）。患者被分为四类。①预后好的孤立性骨转移瘤且原发病灶与骨转移时间间隔大于 3 年；②出现病理性骨折；③影像学或症状提示患者即将出现病理性骨折；④其他类型病变：a）所有病变部位均为成骨性病变；b）非负重区如髂骨翼或骨盆前方的溶骨性或混合性病变；c）髋臼周围较小的溶骨性病变（与第一类患者相同除外）（表 11-4-1）。在制订骨盆转移瘤治疗方案时，专科医师应考虑预期生存期、原发肿瘤类型及分期、有无内脏转移、原发肿瘤与骨转移时间间隔、病理骨折的风险以及对放化疗和激素治疗敏感性等重要因素。

表 11-4-1　骨盆转移瘤患者分类

分类	骨盆转移瘤
1	孤立性转移灶
	预后好的原发病灶（分化好的甲状腺癌、前列腺癌、对辅助治疗敏感的乳腺癌、直肠癌、肾透明细胞癌、淋巴瘤和骨髓瘤）
	出现骨转移与发现原发病灶时间间隔大于 3 年
2	髋臼周围出现病理性骨折
3	髋臼上方出现溶骨性破坏
4	所有病变部位均为成骨性病变
	髂骨翼或骨盆前方溶骨性或混合性病变
	髋臼周围较小的溶骨性病变（与第一类患者相同除外）

所有隶属 1、2、3 类的患者，均应优先至骨肿瘤科进行手术治疗。术后，如病情需要，患者应返回肿瘤内科或放疗科进行后续相关的辅助治疗。第 4 类患者，应根据患者的诊断，首先选择放、化疗或激素治疗等保守治疗手段，并对患者进行严密随访，仔细评估治疗疗效及疼痛控制情况。对于新发的病理性骨折、保守治疗 2 个月后疼痛仍持续无缓解甚至加重以及影像学提示局部病变进展的患者，应将其转至骨肿瘤科进行手术治疗，因为这些患者此时已经变为第 2 或第 3 类患者（图 11-4-2）。

1. **第 1 类患者**　对此类患者转移病灶的手术治疗原则应与原发肿瘤一致，从肿瘤学方面来讲，手术

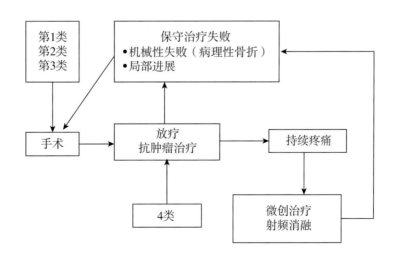

图 11-4-2　诊疗流程图

目的是治愈肿瘤，同时应获得长期且稳定的重建效果。有文献报道，与广泛切除术相比，对骨盆单发骨转移瘤进行病灶刮除，患者死亡率更高，并给出结论：为了获得很好的远期控制，对于骨盆孤立性转移瘤进行彻底广泛切除是一个合理的选择（Marco et al，2000；Kitagawa et al，2006；Yasko et al，2007）。为了治愈的目的，对于寡转移灶的患者而言，手术或许是众多治疗手段中最重要的一个组成部分。尽管有分子靶向药物出现（如针对肾癌的抗血管生成药），尽使用靶向药物而未接受手术治疗的患者很少能获得治愈（Breau et al，2010）。骨盆肿瘤整块切除手术并发症较高，但骨盆转移瘤通常严重降低患者生活质量，尤其使患者丧失行动能力、独立性及社会功能（Rove et al，2009）。尽管有一定并发症发生率，骨盆转移瘤手术治疗确实可以显著提高患者生存质量并显著降低患者致残率（Giurea et al，1997；Nagarajan et al，2004）。骨盆手术大，要慎重决定是否对此类患者进行手术治疗，如进行手术治疗，需严格把握此类患者的手术适应证，即患者预后良好且术前有明显的功能丧失。

2. **第 2、第 3 类患者**　即将或已经发生的病理性骨折大多位于髋臼周围（Ⅱ区），手术治疗的主要目的是对于已经发生病理性骨折的患者（第 2 类患者）重建骨的连续性并改善功能（尤其是行动能力），而对于第 3 类患者则为预防病理性骨折的发生。对于如肾透明细胞癌或甲状腺癌等血供丰富的肿瘤，术前应行血管造影并选择性栓塞。如果手术切除完整，边界满意，可以行术后放疗。但对于出现病理性骨折的病例进行囊内手术，则需行术后放疗。对于只为姑息缓解疼痛的患者应行全量放疗（3000 ~ 5000 cGy）。髋臼周围的骨缺损量决定了具体的手术方式，Harrington 分型很好地阐述了如何对髋关节周围骨转移瘤治疗进行术式选择（Harrington，1981）。

3. **第 4 类患者**　此类患者应根据肿瘤类型首选放、化疗或激素治疗等保守治疗方案。对于髋臼周围成骨性病变或较小的对放疗敏感的溶骨性病变（乳腺癌、甲状腺癌、前列腺癌、骨髓瘤、淋巴瘤），也可采取上述治疗方案。在放疗期间应严格避免负重以降低医源性骨折的风险（Oh et al，2014）。随访时应仔细评估保守治疗的疗效及患者疼痛缓解情况，如出现新发病理性骨折、保守治疗 2 个月后仍无法缓解甚至加重的疼痛（Harrington，1986）或影像学提示局部病变进展等情况，患者此时转换为第 2、第 3 类患者，应至骨肿瘤专科就诊以寻求手术治疗。

4. **微创治疗**　对于那些无法从转移灶切除手术中获益的第 4 类患者，他们接受保守治疗以改善生活质量。放疗对于缓解转移灶造成的疼痛十分有效，50% ~ 80% 的患者疼痛可以得到缓解，20% ~ 50% 的患者甚至可以达到疼痛完全缓解（Bates，1992；Maher，1992）。所以，外照射放疗是对骨转移瘤患者局限性骨痛的标准治疗方案，可以缓解绝大多数患者的疼痛症状。然而，仍有部分患者无法得到任何疼痛的缓解，甚至有些患者在接受放疗后疼痛复发，但因其局部软组织条件很差无法耐受再次放疗。影像介导的经皮穿刺肿瘤灭活技术近年来已逐渐广泛应用于良性肿瘤以及恶性骨转移瘤的止痛治疗等方面。因为目前现有的针对骨转移瘤疼痛的治疗仍存在缺陷，有必要寻找一些可替代的治疗策略。所有新的治疗策略均基于影像引导下经皮穿刺技术将灭活物质注入或直接将消融设备插入转移病灶内。文献报道的肿瘤灭活方法包括应用乙醇、激光诱导肿瘤间质热疗、冷冻消融疗法和射频消融疗法。此外，电化学疗法是一种新型有广阔发展前景的技术，但目前其对骨转移瘤的有效性及临床实用性正在研究当中（Fini et al，2013；Cadossi et al，2014）。这种微创的经皮穿刺治疗骨盆转移瘤的适应证如下：对麻醉止疼剂无效的顽固性疼痛和对已接受辅助治疗如放化疗或激素治疗无效且无法接受手术切除的患者。这种消融技术应与骨水泥联合应用以达到更好的稳定效果。

（1）乙醇灭活以及热疗：最简易最便宜的治疗方式是 CT 引导下注入 95% 乙醇。少数文献报道了其灭活结果，16% 患者症状可以完全缓解，28% 患者无效（Sewell et al，2003）。有关激光诱导热疗的文献报道，只有 3 例（45%）患者疼痛缓解（Callstrom et al，2006）。

（2）冷冻消融术：应用冷冻消融技术对不同器官肿瘤灭活的时间已经很久并已证实非常有效，尤其是对前列腺肿瘤的灭活。该技术原理是快速冷冻探针周边肿瘤组织，使肿瘤细胞内快速冰冻，并将冷冻效果逐渐向探针外周渗透，从而导致细胞凋亡。冷冻强度随着与探针之间距离的增加而逐渐减弱。一些初步的可行性数据显示，冷冻消融对于缓解骨转移瘤导致的疼痛是有效的（Dupuy，1998；Goetz et al，2004）。

（3）射频消融术：射频消融技术是将电极针直接插入肿瘤组织内，射频发射器产生的高频率转换射频电流经电极针的非绝缘部分导入肿瘤组织内，组织内的离子随电流正负极的高频转换而频繁震荡，极性的生物大分子亦随电流方向的变换而频繁改变极化方向，通过上述两种方式产生的摩擦作用，将电能转化为热能，使组织的温度升高，从而使肿瘤细胞发生热凝固性坏死和变性，同时热能也诱导了肿瘤细胞凋亡的发生。Dupuy 首先报道了使用射频消融技术可以缓解骨转移瘤患者的疼痛症状（Cotten et al，1995）。第一个射频消融技术相关的多中心研究获得了可信的数据，结果令人满意：95% 的患者在观察期内疼痛症状显著缓解（Li et al，2007）。

（4）电化学疗法（electrochemotherapy，ECT）：ECT 将电场及化疗两者治疗肿瘤的效果结合在了一起（Groenemeyer et al，2002），使用电脉冲作用将博来霉素注入细胞并使之在细胞内聚积，可以产生局部抗肿瘤作用，同时又不对正常组织产生毒性。临床上，ECT 主要应用于侵犯皮肤及皮下的转移性结节。实验室中，利用鼠的动物实验显示，使用 ECT 治疗骨转移瘤可以达到很好的临床效果（Gangi et al，1994），并未发现明显的副作用。并且与其他消融方法相比，ECT 很好地保留了骨强度，仍需要继续临床试验以进一步评估此方法的效果。

（5）髋臼成型术：Cotton 等将椎体成形术的理念与原理应用于髋臼周围溶骨性转移性肿瘤的治疗（2008）。髋臼成形术通过经皮穿刺针将低黏度骨水泥注入溶骨病灶内。首要目的是快速增强受累骨的机械强度，尤其增强其抗压应力以减低病理骨折的风险（Lane et al，2011）。此外，骨水泥在聚合过程中发热及释放的细胞毒反应也有抗肿瘤作用。目前对于符合微创手术适应证的骨盆转移瘤患者常规使用的手术方式为射频消融联合骨水泥成形术（图 11-4-3）。有文献报道髋臼成形术后，患者疼痛完全缓解率达到 59%（Marcy et al，2000）。消融术及髋臼成形术联合使用可以增强整体疗效。有文献报道联合射频消融及骨水泥成形术治疗脊柱恶性肿瘤，术后疼痛缓解率达到 100%（Hierholzer et al，2003）。总体来讲，经皮穿刺技术因其伤口感染率低，总体并发症发生率还是很低的。少量病例会出现骨水泥渗入髋关节的情况，但并未导致明显的症状及功能丢失（Kelekis et al，2005）。肿瘤与临近重要解剖结构如脊髓、重要的神经、血管或肠道距离过近（＜1 cm），是射频或冷冻消融的手术禁忌证。

综上，骨盆转移瘤的外科治疗目的包括：①最大可能地切除肿瘤，采用适当的方法重建骨盆缺损，防止发生病理性骨折；通过清除肿瘤病灶缓解疼痛，减少使用止痛药物；②改善患者功能，恢复一定的生活及工作，提高生活质量；③通过手术取材明确诊断，对于部分必要的原发病灶提供基因检测标本，以便后续采取合适的放化疗等辅助性治疗。转移瘤切除是否能够延长患者的生存期目前尚未完全确定，但对于临床预后较好的恶性肿瘤，如前列腺癌、甲状腺癌、乳腺癌及肾癌等，患者生存期较长，应采取积极的外科手术治疗，消除症状，改善生活质量。目前，骨盆转移瘤的外科治疗仍然面临许多问题，其中最重要的问题是如何综合判断患者的手术适应证及手术时机。在对转移瘤患者进行外科治疗前首先要观察患者的全身状况，其次考虑肿瘤的性质、患者可能的生存期、转移灶数量、病变范围以及患者的生活期望等。若预期患者生存期在 6 个月以上，孤立性骨转移或重要部位的骨转移，全身状况良好者应积极考虑手术治疗。

（四）术前准备

如果要对患者的骨盆转移病灶进行外科切除重建，需要对患者的身体状况和心理状况有一个整体的细致评估。对患者的全面医学评估包括患者心脏、呼吸以及代谢状态，还包括适当的实验室检查，术前应完善超声心动图、胸部 X 线平片、血气分析、全血细胞分析、凝血分析、电解质、白蛋白、肿瘤标志物及肝肾功能等检查。术前需将电解质及肝肾功调整至大致正常水平；如白蛋白水平低需输入白蛋白，避免术中切口水肿及术后伤口不易愈合；如凝血功能差可适当输入新鲜冰冻血浆，改善术前凝血功能，避免术中或术后血液不易凝固或大出血导致的弥散性血管内凝血（disseminated intravascular coagulation，DIC）；术前建议将血色素调整至 10 g 以上，必要时给与输注压积红细胞。必要时需请心内科、呼吸科及麻醉科等相关科室共同评估患者手术耐受程度。如果术前患者一般情况提示手术耐受性差，接受手术可能存在很大风险，应建议患者接受放化疗等其他保守治疗，等待患者一般状况改善后再考虑接受手术治疗。

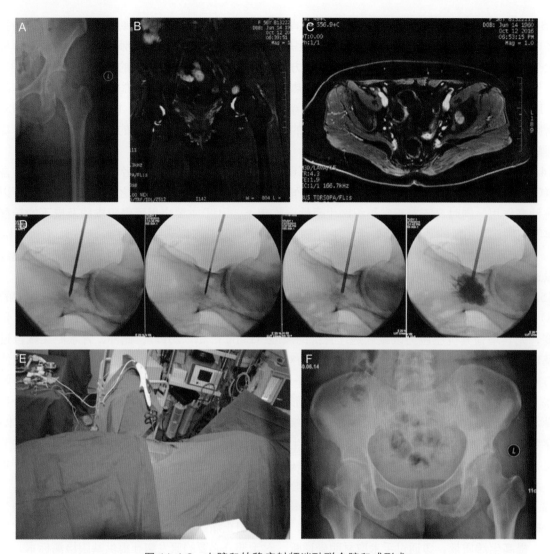

图 11-4-3　左髋臼转移瘤射频消融联合髋臼成形术

A. 术前 X 线平片显示左髋臼上方溶骨性病变；B. 术前 MRI 冠状位显示髋臼上方高信号影；C. 术前 MRI 轴位显示髋臼上方内壁高信号影；D. 术中行经皮射频消融联合髋臼成形术；E. 体位像；F. 术后 X 线平片显示骨水泥填充完好

准备不足的手术往往会造成患者术中、术后风险，肿瘤局部复发甚至患者的死亡。除仔细评估全身一般状况外，还应进行详细的局部影像学检查，如骨盆 MRI、增强 CT、骨盆正位片和 Judet 位片，以及全身筛查，如 PET/CT 或骨扫描及胸腹盆部 CT，以评估全身肿瘤进展情况。

对于术前穿刺指征应灵活掌握，术前穿刺指征包括：①有肿瘤病史，多发骨破，坏无需活检；②有肿瘤病史，单发骨破坏，建议活检，15% 概率为第二种新发肿瘤；③无肿瘤病史，怀疑转移瘤，需行活检（Du et al，2016）。

骨盆恶性肿瘤患者手术时间较长，往往需要 4 ~ 6 小时，甚至更长的时间，输血量一般超过 1600 ml。骨肿瘤科医师应根据患者的原发病灶类型、肿瘤大小及部位正确评估预计手术时间及出血量，术前应准备充足的压积红细胞及血浆，以备术中及术后使用。除非术前行动脉栓塞或术中腹主动脉球囊阻断治疗，否则骨盆肿瘤手术的失血量是非常大的，要有充分的预见性。对于肾细胞癌、甲状腺癌、肝癌以及多发性骨髓瘤导致的骨盆病变以及合并巨大软组织包块的骨盆转移瘤，笔者建议常规使用术前动脉栓塞及术中腹主动脉球囊阻断术，以便术中出血汹涌时有效地控制术中出血。术前栓塞要求在术前 24 小时内进行，如栓塞选在手术前一天进行并同时决定行术前腹主动脉球囊植入，栓塞结束后可保留动脉留置鞘管，以便行腹主动脉球囊植入时可以顺利更换鞘管。如术中决定行腹主动脉球囊阻断术，建议患者术前行泌尿系增强CT检查，排查腹主动脉有无明显动脉斑块、动脉夹层及腹主动脉瘤等情况，根据动脉条件决定能否行腹主动脉球囊植入术。原则上，对上述肿瘤类型及合并较大软组织包块病例，只要动脉条件允许，需常规行术前腹主动脉球囊植入术，以便术中出血汹涌时有效地控制术中出血。

（五）手术方式选择

由于骨盆转移瘤手术复杂、时间长、出血多且比一般常规手术存在着更大的风险，所以应选择身体一般状况较好、预计生存期较长的患者进行手术。对于骨盆这种复杂部位的转移瘤的治疗，目前还没有统一的标准，手术治疗存在困难。

骨盆转移瘤手术方式的选择多种多样，但一般不考虑半盆截肢手术，除非出现以下情况：①难以控制的感染，如不及时切除病灶可能导致感染中毒性休克甚至死亡；②肿瘤巨大，导致血管神经束严重受累及全身严重消耗，如不及时切除病灶可导致主干血管破裂，患者大出血死亡；③严重的周围血管疾病至下肢出现坏疽。

骨盆转移瘤手术切口、入路、切除及重建方式依据肿瘤侵犯的骨盆部位不同而大相径庭。骨盆转移瘤的切除重建术一般采取侧卧位，患侧在上，手术入路应根据医生的意愿进行扩大显露，包括髂股入路、髂腹股沟入路、联合前方或者外侧髂嵴入路。还可根据骨盆前柱或后柱的受损情况选择一些改良的入路。对患者进行定位以及应用骨盆外固定装置时可考虑术中应用 X 线辅助。另外，手术床应为可调式的，可使患者的身体凸向术者，这样有利于术中显露患者侧下方以及位于下方的髂骨嵴。尽管有人应用转子间截骨协助显露，骨盆转移瘤患者术后往往要接受放射治疗，截骨术后可能出现延迟愈合或不愈合，同时术后活动能力也将受到影响。因此，不建议对骨盆转移瘤患者应用转子截骨术。

由于患者生存期较短，处理原则应该是姑息性手术，联合简单、稳定的方法进行重建。手术以刮除为主，刮除病灶后的骨缺损常需填塞骨水泥。但有时骨转移病灶也需要进行广泛切除。对于单发的、预后较好、放疗无法控制的骨转移病灶，可行广泛切除。例如，肾癌骨转移患者预期生存时间较长，而肿瘤对放疗不敏感，这种情况下就需要广泛切除骨转移病灶。外科治疗的目的是缓解疼痛，术后即刻或术后早期负重活动。良好的显露，完整快速的肿瘤刮除术，再加用骨蜡，可吸收凝胶海绵，麻醉中加用血栓素或肾上腺素，可减少术中出血。重建不应采用关节融合、灭活再植、自体骨或异体骨移植等生物学重建方法，因为上述方法复杂、骨愈合所需时间长、并发症多；而应考虑骨水泥、金属内固定及人工关节假体，以便快速恢复，降低感染、不愈合以及术后进行常规放疗可能导致的相关并发症。

（六）围术期并发症的防治

1. 术中出血　骨盆转移瘤一般血供较丰富，活检或手术操作均可导致大出血，手术主要并发症是大出血导致的失血性休克、凝血功能障碍、急性肾衰竭及多器官衰竭等一连串并发症。出血的主要原因是由于肿瘤刮除时瘤体暴露、创面广泛所致。对于部分较大的骨破坏，如髂骨翼和整个髋臼的骨破坏，以及肾癌、甲状腺癌、肝癌及骨髓瘤等血供丰富的转移瘤，需进行术前血管造影及单侧髂内动脉栓塞和腹主动脉临时阻断，可明显减少术中的出血量，同时降低患者的手术风险。手术时为了减少出血量，应尽量迅速地刮除病灶，如果病灶范围较大，可用纱布填塞、压迫止血，采用分段刮除的方法进行。当栓塞后仍然出现难以控制的大出血时，快速刮除肿瘤软组织包块并用骨水泥填充缺损有时可以起到止血效果。骨水泥聚合时的高温以及对出血骨面的挤压填塞可以起到止血的作用。如果填塞骨水泥止血的同时未能进行假体固定，可以待出血停止后取出骨水泥，进行新的骨水泥填充及假体固定。还可以先充分暴露瘤体，在切除肿瘤之前使用射频、微波等技术对瘤体进行消融治疗，这样既可以减少术中出血，也可以减少肿瘤局部播散的可能。

2. 伤口感染　骨转移瘤患者生存期有限，术后尽早接受全身治疗对于全身控制肿瘤进展极为重要，但伤口感染会延迟全身治疗的实施，故伤口感染的预防在整个手术治疗过程中是非常重要的环节。骨盆转移瘤切除容易发生伤口感染问题，特别是经过放疗和化疗的患者，由于全髂骨切除剥离广泛，术前放疗使软组织受到伤害，缝合张力大；也可由于放疗后软组织血运差，适应异物及吸收反应物的能力减低，术后髂骨翼伤口切缘容易出现坏死。另外由于手术伤口大，局部渗血渗液较多，同时软组织吸收能力差，如果引流不畅，局部积血极易造成感染。故骨盆肿瘤切除应注意无创操作，尽可能多的保留皮瓣与肌肉血运。术后伤口中放置较粗的引流管，保持引流通畅，这对预防伤口感染至关重要。手术缝合伤口时，皮瓣一定不能太紧，术中应尽量保留臀中肌及臀大肌。对放化疗敏感的肿瘤，术前应以化疗为主，放疗在手术后进行为宜。

骨盆转移瘤患者往往身体条件相对较差，加之许多患者术前放化疗的影响，患者抵抗感染的能力较低，因此合理应用抗生素非常重要。对于髋臼周围肿瘤整块切除联合人工假体重建的患者来说，手术创伤较大，术后发生深部感染的概率也就较高。深部感染是骨盆肿瘤切除重建严重的并发症，处理极为困难，常常导致重建失败。笔者常规采用术前当天使用抗生素，术后维持静脉用药 1 ～ 2 周，之后酌情改为口服用药 1 ～ 2 周。骨盆手术伤口因距离会阴区较近，且多进行腹膜后操作，感染致病菌多为肠道系统、泌尿系统及生殖系统来源的革兰阴性杆菌，故笔者术后常规使用三代头孢预防感染。术后要定期监测血常规、红细胞沉降率、C 反应蛋白等炎性指标，必要时行降钙素原检测与伤口引流液细菌培养检查，及时调整抗生素使用。

二、耻骨坐骨转移瘤的外科治疗

耻骨坐骨具有保持骨盆的连续性的作用，但由于其是骨盆非负重部分，此部位转移瘤少见且多数不需要手术治疗，可以通过放化疗等方式缓解症状。对于对其他辅助治疗不敏感、体积较大、单发或症状明显的耻骨坐骨转移瘤可行手术切除。耻骨坐骨切除后，由于股骨 - 骨盆 - 骶骨间的力学传导机制依然存在，多数学者认为单纯Ⅲ区切除术后无需行骨重建，手术后基本不影响下肢功能。但由于盆底结构受到了破坏，盆腔内的脏器可能会向大腿上部疝出，因此手术中要仔细行软组织重建。软组织重建注意不要卡压股神经、血管鞘及精索。

（一）手术方法一（Radley、Liebig 和 Brown）

患者取截石位，臀部垫高。触及坐骨结节，耻骨的下界和相连的耻骨支。切口起自腹股沟韧带中下0.6 cm 处，并与之平行向内走行，切开皮肤和皮下组织。在阴茎根部或阴阜外侧，向下弯向阴囊或大阴唇外侧，沿耻骨下支到坐骨结节。然后从坐骨和耻骨剥离内收肌和闭孔外肌，显露部分耻骨体、耻骨下支外侧缘、坐骨下支和坐骨结节。如需更充分地显露坐骨和耻骨，牵开或沿切口切开臀大肌下缘。然后从坐骨结节外侧切断腘绳肌和股方肌；骶结节带从坐骨结节内侧面剥离。同样，从坐骨下部内侧缘和耻骨支骨膜下剥离会阴浅、深横肌、阴茎脚及尿道括约肌。然后，从耻骨联合下缘切断尿生殖膈，应避免损伤尿道、阴茎背侧深动静脉及神经。从耻骨处切断腹直肌和锥状肌。并于耻骨处切断腹股沟韧带，将耻骨肌沿耻骨上支的耻骨线从起点游离。牵开耻骨肌，但应避免损伤位于肌肉外侧的股管和内容物。在骨膜下切断闭孔内肌和闭孔外肌，如有可能应保护所遇到的闭孔动静脉和闭孔神经。用骨刀或线锯从上侧截断耻骨，在下侧用骨凿或线锯切断坐骨支。如一期缝合伤口，则缝合深筋膜，否则，不缝合深筋膜，让肌肉回缩至原位。

（二）手术方法二（北京大学人民医院）

患者取侧卧摇摆体位，患侧下肢消毒包裹。手术开始时体位摆至仰卧 45°。切口起自髂前上棘水平向下延腹股沟韧带至耻骨结节水平拐向大腿内侧。切开皮肤、皮下组织、腹外斜肌腱膜及腹股沟韧带，向内侧牵开精索，切断结扎腹壁下动脉。从耻骨处切断腹直肌和锥状肌。钝性分离耻骨联合、膀胱之间间隙，塞入湿纱布。然后自坐骨和耻骨上剥离内收肌群，向内显露闭孔外肌、部分耻骨体、耻骨下支外侧缘、坐骨下支和坐骨结节。一般需要切断闭孔动静脉和闭孔神经。从坐骨结节外侧切断腘绳肌和股方肌；从坐骨结节内侧面剥离骶结节韧带。同样，从坐骨下部内侧缘和耻骨支骨膜下剥离会阴浅、深横肌、阴茎脚及尿道括约肌。然后，从耻骨联合下缘切断尿生殖膈，应避免损伤尿道、阴茎背侧动脉、静脉及神经。自闭孔导入线锯从上侧截断耻骨，在下侧用骨凿或线锯切断坐骨支，用手术刀切断耻骨联合间软骨。切除完成后，尽量将内收肌群缝合于腹肌。特别注意当软组织包块较大时容易侵及尿道及坐骨直肠窝，切除肿瘤过程中需特别注意避免损伤尿道及直肠。骨盆Ⅲ区切除术后的患者，尤其是老年患者，因为腹壁肌肉力量减弱，容易形成疝气。故肿瘤切除后建议使用疝修补片或 LARS 韧带对盆底进行软组织修复（图 11-4-4）。也有报道使用异体骨及钢板重建盆底，将钢板固定于同侧髋臼及对侧耻骨，可以阻挡盆腔内容物向下方疝出（图 11-4-5）。骨盆环连续性被打断会导致骶髂关节分离，负重后会导致轻微的疼痛，也可能导致内固定松动，但正常行走功能不会受到影响。

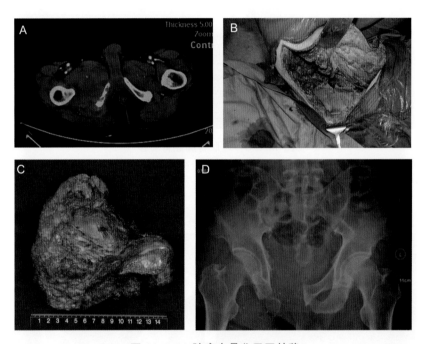

图 11-4-4　肺癌右骨盆Ⅲ区转移

A. 增强 CT 示右骨盆Ⅲ区巨大转移性软组织包块；B. 右骨盆耻骨坐骨切除后应用 LARS 韧带修补盆底；C. 手术切除标本；D. 术后片显示右骨盆耻骨坐骨缺如

三、髂骨翼转移瘤的外科治疗

仅仅累及髂骨翼（Ⅰ区）的骨转移瘤一般病灶相对较小，切除转移病灶后髋臼上方的骨质能够被保留。可根据病灶的具体位置选择恰当的切口，一般采用延长的髂腹股沟入路。病灶切除后，髂骨的后内侧部分（担负髋臼、骶骨间的应力传导功能）能否保留是决定是否需要骨重建的关键因素。如果髂骨的后内侧部分能够被保留下来，那么术中只需要切除病灶，不需要骨重建。如果这部分骨质不能保留，则骨盆环的完整性会受到严重影响，若不进行行骨重建，患者在术后很可能会出现双下肢不等长、行走困难、疼痛甚至耻骨联合分离等并发症，严重影响生活质量。因此，除非条件不允许，多数情况下最好选择恰当的方法重建骨盆环完整性。对于骨转移瘤，最常用的方法是应用斯氏针重建髋臼上方残余骨质与骶骨之间的连接，并应用骨水泥加强（图 11-4-6）。当病灶临近相邻骶骨翼时，肿瘤切除后骶髂关节连续性遭到破坏，可应用椎弓根内固定系统连接腰椎与髋臼上方残余骨质，并应用骨水泥加强（图 11-4-7）。对于骨转移瘤一般不实施生物重建。当软组织受累明显，神经血管束严重受累，甚至下肢出现坏疽时，可选择

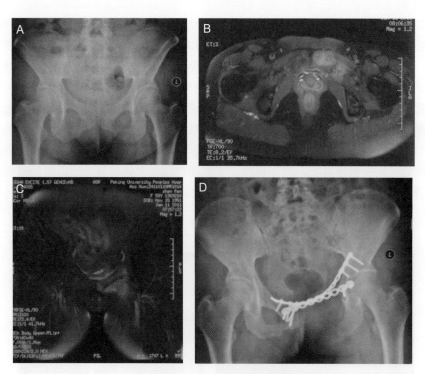

图 11-4-5　左耻骨肺癌骨转移

A．X 线平片显示左耻骨病变；B．MRI 轴位 T1 增强显示左耻骨高信号影；C．MRI 冠状位 T2 显示左耻骨高信号；D．术后 X 线平片显示利用钢板重建盆底

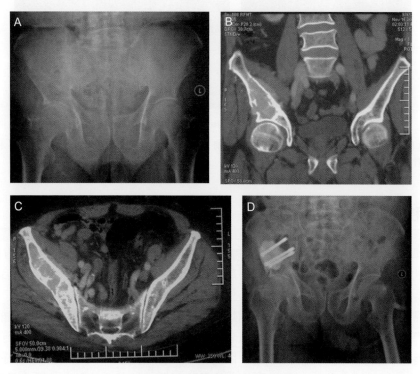

图 11-4-6　甲状腺癌右髂骨转移

A．X 线平片显示右髂骨病变；B．增强 CT 冠状位显示右髂骨溶骨性病变；C．增强 CT 轴位显示骶骨翼完好，髂骨偏外侧溶骨性病变；D．术后 X 线平片显示利用空心钉和骨水泥重建髋臼上方髂骨缺损

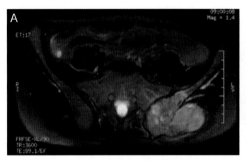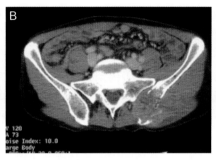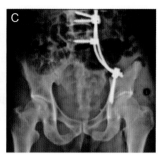

图 11-4-7　左髂后肝癌骨转移

A. 骨盆 MRI T2 显示左髂后病变伴软组织包块向外侧侵犯，病变临近相邻骶骨翼；B. 骨盆增强 CT 显示左髂后溶骨性病变；C. 术后 X 线平片显示肿瘤切除后骶髂关节不连续，使用椎弓根内固定系统连接腰椎与髋臼上方残余骨质

半盆截肢。

四、髋臼周围转移瘤的外科治疗

股骨近端及髋臼周围是肢带骨骨转移瘤最好发的部位（Harrington，1981；Ward et al，2000；Wunder et al，2003），因为站立负重时承受了巨大应力，故此部位也是病理性骨折最好发的部位。髋臼周围转移瘤常常会导致严重疼痛及功能丢失，髋臼也常因完整性受到破坏而导致髋关节不稳（Marco et al，2000）。当出现机械性不稳时，与手术治疗相比，非手术治疗如放化疗、激素治疗及双膦酸盐等治疗手段不足以缓解疼痛、重建功能并提高生活质量（Böhm et al，2002）。虽然在过去几十年外科技术得到了飞速的发展并使骨转移瘤的治疗日趋简化，髋臼周围转移瘤的手术治疗仍是非常具有挑战的任务。

髋臼周围转移瘤破坏常导致股骨头逐渐向髋臼顶部及内侧移位，有时可发生急性髋臼骨折或塌陷。即便是进行了有效的放疗后，该部位转移瘤仍可能因为放疗导致局部骨溶解、骨坏死，进一步发生病理骨折或关节塌陷。外科重建时需要保留髋关节修复骨缺损，以保证向脊柱方向的力量传导。外科手术重建的目标包括防止病理骨折及中心性脱位，缓解疼痛和保证快速的术后功能恢复，同时要考虑术后放疗的问题。在处理转移性髋臼周围肿瘤时应有别于原发性骨盆肿瘤的治疗，由于患者生存期较短，髋臼周围转移性肿瘤切除或刮除后，要求采用简单、迅速稳定的方法进行骨盆和关节重建。因为多数转移性髋臼周围肿瘤为多发，处理原则应该是姑息性手术而非彻底性手术。为达到这些目标，最佳选择是采用水泥型全髋置换，手术多采用刮除，而非大块切除手术。不宜采用关节融合、异体骨移植、瘤骨灭活再植等 Ⅱ 区肿瘤切除后的骨缺损重建，因为上述方法复杂、骨愈合时间长、并发症多。可采用斯氏针、钢板、钉棒系统等联合应用骨水泥重建髋臼及髋关节。对常规全髋置换髋臼骨缺损进行植骨的方法也不适用于需要术后快速恢复功能及放疗的转移瘤患者。治疗骨转移瘤时应尽量避免需要骨性愈合过程的方法。

安装安全的髋臼假体、重建转移瘤所致的骨缺损需要详细的术前计划及熟练的外科技术。术前需常规进行 X 线平片、CT、MRI 及骨扫描检查，某些病例还应做血管造影栓塞，并应设计手术入路及准备特殊器械。手术体位一般选择侧卧位，并应允许术中进行 X 线透视以便对骨盆、骶骨、骶髂关节等部位进行检查。为防止严重出血，术前麻醉应留置中心静脉插管及动脉血压监测。手术开始前就应该准备 6 个单位的压积红细胞备用。

当全髋关节置换用于髋臼转移瘤的手术时，需要根据骨破坏的程度、股骨头移位情况采用不同特殊技术和器械。多数情况下，髋臼部分采用骨水泥固定。如果骨破坏较小，股骨头移位不明显，应用普通骨水泥型髋臼将取得良好的效果。如果髋臼周围骨质因转移瘤或放疗后骨坏死大范围遭到破坏，在安装髋臼假体时就需要特殊技术。因为残留的骨质难以防止髋臼组件的移位和松动，所以普通的全髋置换难以成功。骨水泥可以抗拒压力，但不能抵抗剪切应力。用骨水泥来连接大范围的骨缺损并固定髋臼部件的失败率较高。如将髋臼组件安装在高于正常、直接与残存髂骨接触的位置，也容易导致重建失败。股骨部分的假体可以采用常规水泥型全髋置换柄。术前应对整个股骨全长进行 X 线及全身骨扫描检查，如发现同侧股骨有转移病变，应当选用长柄假体。

髋臼病变的分类系统在预测预后、制订手术方案、比较治疗效果等方面都非常有用。文献中对于髋臼和骨盆转移分类，曾提出数种分类系统。①美国骨科协会制定的分类系统最初是为治疗全髋置换术后骨缺损而制定的，但它也可用于髋臼转移瘤分类，是各种分类系统中最全面和通用的。② Levy 等报道了相似的髋臼病变分级方法，该分级系统根据 CT 所示的病变范围将髋臼病变分为小型、大型、特大型，根据骨缺损的情况决定外科治疗的方法（1982）。③目前临床上最常用的是 Harrington 于 1981 年根据骨折的部位、肿瘤或放疗后骨破坏的程度，以及稳定固定的特殊技术要求对髋臼转移瘤缺损进行的分类，指导髋臼转移瘤手术，其试图描述不同的解剖缺损范围，并给予相应的重建治疗。

Harrington 分型如下。

（一）Ⅰ型

髋臼外侧皮质、髋臼顶及内壁结构完整，关节面软骨下骨被转移灶侵犯。此型虽可出现广泛转移灶骨侵犯，但髋臼周围仍保留充足的正常骨质，对此类使用传统骨水泥固定的普通全髋关节置换可以达到长期牢固固定。患者取侧卧位，手术入路为传统全髋关节置换的后外侧入路，不需要大转子截骨。可沿髋臼内壁置入金属网杯以增强固定效果，减少髋臼病灶刮除或髋臼锉研磨髋臼后出现孔洞导致的骨水泥向盆腔内侧的渗漏，同时可以阻挡股骨头向内移位（图 11-4-8）。患者术后第一天即可在拐杖或习步架的帮助下下地进行部分或全部的负重。

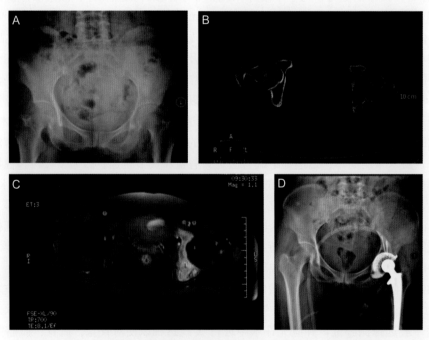

图 11-4-8　左髋臼乳腺癌转移病灶刮除，钛网杯重建、全髋关节置换

A. 术前骨盆正位 X 线平片显示左髋周边骨质连续，关节面下方溶骨性改变；B. 术前骨盆 CT 显示左髋溶骨性改变；C. 术前骨盆 MRI T1 增强显示左髋臼肿瘤侵犯区呈高信号；D. 术后 X 线平片显示钛网杯联合全髋关节置换重建髋臼缺损

（二）Ⅱ型

髋臼内壁骨质连续性遭到破坏，但髋臼顶以及与髋臼毗邻的髂骨及耻骨坐骨外侧皮质完整。若采用普通的髋臼基座及传统的全髋关节置换术，其发生假体及骨水泥早期松动并向内侧移位的概率较高，即使选择使用钛网杯增强髋臼内壁仍不能有效阻止假体内移。对于这种情况，应采用特殊设计的带翼髋臼加强

杯，可以有效地将假体应力由破损的髋臼内壁分散至髋臼边缘。髋臼加强杯仍应沿髋臼内壁放置，以减少骨水泥向盆腔内的渗漏。安装时，在保持髋臼假体正确解剖位置的同时，需注意将髋臼加强杯的侧翼放置在骨质完整的髋臼缘，以增强锚定强度，因为部分髋臼缘可能存在骨破坏（图 11-4-9）。手术入路同样可采取后外侧入路，通常无需大转子截骨，尽量使用长颈髋关节假体及人工头，以防止粗隆部撞击网杯延伸缘。股骨粗隆部、股骨干有潜在骨折时，应使用长柄髓内针的人工股骨头。患者术后第一天即可在拐杖或习步架的帮助下下地进行部分或全部的负重。

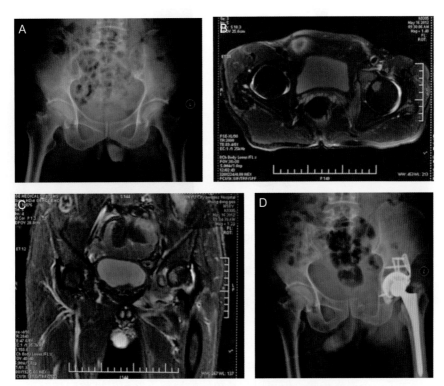

图 11-4-9　左髋未知来源骨转移瘤切除重建

A. 术前 X 线平片可见髋臼内壁骨质连续性遭到破坏；B. 骨盆 CT 显示髋臼内壁溶骨性破坏；C. 骨盆 MRI T2 冠状位可见肿瘤位于髋臼内侧壁偏向耻骨侧；D. 术后 X 线平片显示带翼网杯联合全髋关节置换重建髋臼缺损

（三）Ⅲ型

髋臼内壁、顶部及边缘均存在骨破坏。大部分病例伴有广泛的耻骨坐骨病变，故此类患者髋臼下缘功能同时丢失。对此类患者，即使使用带翼的髋臼加强杯的全髋假体重建，仍无法获得有效固定。有效的髋臼组件固定应能够很好地将股骨侧负重力量传导至被肿瘤侵犯区域上方，即骨质正常、结构完整的髂骨及骶骨。

1. **手术技巧**　Harrington 选择后外侧切口手术入路，未行大转子截骨，而部分医生采用外侧直切口加大转子截骨。对于大多数破坏广发的病例，常需要扩大的髂股骨切口入路，以便于探查骨盆内外侧区域。手术过程中，大量肿瘤组织及破碎骨片被清除后，上方应可触及质硬正常骨质，通常髋臼上方髂骨区及髋臼内壁会残留较大缺损。在显露清楚后，自髋臼缺损处沿上方残留正常髂骨骨质向骶髂关节处钻入 2~3 枚斯氏针并穿过骶髂关节到达骶骨外侧。采用较粗的斯氏针（4.8 mm），术中还需要 X 线监测以保证斯氏针的位置正确。在钻入斯氏针的同时，应用手指触摸坐骨切迹，以保证斯氏针的方向准确，防止其穿入骨盆内壁。为了顺应髂骨髓腔内凹形面，有弹性的斯氏针应尽量弧形钻入髂骨。斯氏针置入后应将其远端截断以保留适当长度，不会影响髋臼假体安装在正确的位置。在髋臼深部可以用金属钛网加强骨水泥

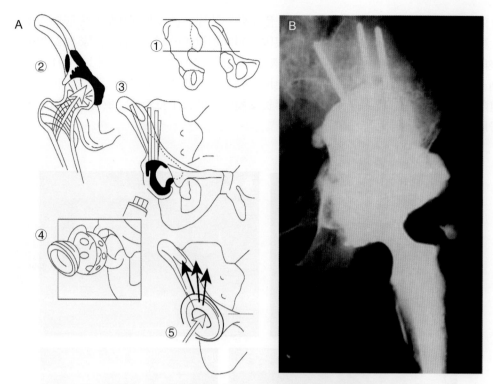

图 11-4-10 Harrington Ⅲ型髋臼转移瘤手术图示

A. 手术示意图，骨盆前外侧示意图显示髋臼上方髂骨厚度很薄，因此如果尝试将髋臼假体组件锚定在其上方位置，固定效果会很差，肿瘤组织破坏了髋臼顶部及内壁骨质，仅有很小部分皮质连续性完整以供固定髋臼组件，肿瘤切除后，可见髋臼周边残留巨大残腔，如上图所示髋臼顶、内壁以及大部分髋臼缘遭到破坏，使用斯氏针钻入上方结构健全的髂骨并穿过骶髂关节，髋关节组件装入髋臼内，将髋臼杯、髋臼壁以及斯氏针与骨水泥整合为一个整体，从而可以有效地将力量传导至髂骨翼及骶骨等正常并结实的骨质中；B. 术后 X 线平片

固定（Harrington，1981）（图 11-4-10），一些学者提出可以行两阶段骨水泥固定，首先修复髋臼以外的骨盆缺损，尽管这增加了一个操作步骤，但可以弥补单纯的缺损，并可以调整臼杯至更佳的位置。绝大多数骨盆重建的网笼最终处于相对垂直的位置，如此增加了髋臼外展角。无论是全聚乙烯还是金属与聚乙烯组成的混合重建假体，都应该仔细地将其放置于恰当的方向与位置，避免造成术后不稳定及脱位。髋臼及其上方残腔应使用骨水泥填塞，置入髋臼假体后，使得髋臼基座、斯氏针及上方残留的正常骨质在生物力学方面形成一个完整的整体。当发生同侧股骨远端病变时，应使用长柄的股骨假体。术后将患肢置于轻度的外展位，并应用全髋置换术后的改良屈伸锻炼方法，但在术后 3 周以内患髋屈曲不要超过 75°。患者术后 1 天可以全部负重行走，但需要佩戴外展支具约 4 周时间，以防止脱位。

2. **改良 Harrington 技术** 继 Harrington 之后，很多文献陆续报道一系列改良的 Harrington 技术治疗髋臼周围转移瘤。改良的 Harrington 技术包括使用斯氏针或空心钉，通过髂骨翼正打或经髋臼缺损倒打进入髂骨翼，还可以自前部髂嵴向前柱的耻骨及后柱的坐骨钻入更多斯氏针做进一步加强，同时使用带侧边或带翼的髋臼加强杯或防中心脱位的髋臼假体，共同增强髋臼缺损处的强度（Khan et al，2012；Tsagozis et al，2015）（图 11-4-11）。与传统的全髋关节置换（total hipreplacement，THA）相比，这种改良的 Harrington 技术很小程度地扩大手术切口、延长手术时间、增加费用及延长术后康复时间，但却大大提高了生物力学稳定性（Bernthal et al，2015）。Tillman 等（2019）报道 1996 年 1 月—2018 年 4 月 50 例患者接受改良 Harrington 手术方式治疗髋臼周围转移瘤的临床结果：患者 5 年生存率 33%，假体 5 年和 10 年生存率分别为 100% 和 46%。共 11 例（22%）患者中出现 15 例晚期并发症，其中 5 例需要手术处理。最常见的并发症是斯氏针断裂，但不伴髋臼假体松动（6%）；两例（4%）分别于术后 6.5 年及 8.9 年因无菌性松动进行翻修。患者行动能力及疼痛改善率分别为 83% 及 89%。

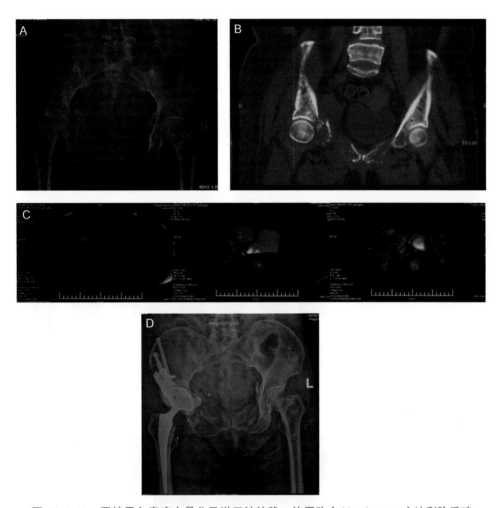

图 11-4-11　恶性黑色素瘤右骨盆及淋巴结转移，使用改良 Harrington 方法刮除重建

A．术前 X 线平片显示右髋臼周围、上方髂骨及耻骨坐骨广泛溶骨性改变；B．骨盆 CT 冠状位显示髋臼周围广泛溶骨性改变；C．骨盆 MRI T2 可见髂骨、髋臼及耻骨坐骨高信号；D．术后 X 线平片显示使用改良 Harrington 方法倒打空心钉加强髋臼上方髂骨强度

　　3. **改良 Harrington Ⅲ型分型**　在 Harrington 的四种类型中，Ⅲ型是最复杂且最具有挑战性的一型。Fuchs 等对比了肾癌骨转移病灶局部治疗方式并得出结论：局部完整切除组的生存率及症状缓解率均优于刮除或无手术组（Dabestani，2014）。随着肿瘤患者生存期的延长，手术方式是选择姑息切除还是整块切除需进行严格筛选，因为局部复发会严重影响患者生活质量，故一定要尽全力避免髋臼周围转移瘤患者手术部位局部复发，尽量做到同一部位在患者有生之年只进行一次手术。

　　为了更好地指导Ⅲ型髋臼转移瘤的治疗，北京大学人民医院根据骨破坏范围及是否伴随软组织包块将 Harrington Ⅲ型做了进一步更细致的分型：将Ⅲ型分为Ⅲa、Ⅲb 及Ⅲc 三个亚型（图 11-4-12）。与纯骨内病变或伴随较小的软组织包块病例相比，伴随较大软组织包块的病例在切除过程中，对手术技巧有更高的要求，因此笔者认为这一因素在制定手术计划时应被给与更多的重视。Ⅲb 及Ⅲc 型骨破坏范围更大，尤其Ⅲc 型伴随较大的软组织包块，肿瘤切除后可供锚定斯氏针或空心钉的残余正常骨量较少，单纯应用 Harrington 或改良 Harrington 技术不足以稳定重建髋臼周围缺损，尤其对于累及骨盆Ⅰ、Ⅱ、Ⅳ区的病例。对于以上Ⅲb 及Ⅲc 两种类型病变，笔者更倾向于行肿瘤整块切除、半骨盆假体重建。

　　对于三种亚型，笔者采取的手术方式如下。

　　Ⅲa：病灶刮除后使用斯氏针或空心钉重建缺损，骨水泥填塞增强（Harrington 或改良 Harrington 技术）联合 THA。

　　Ⅲ b：病灶刮除后 Harrington 或改良 Harrington 技术联合 THA 重建（图 11-4-13）或肿瘤整块切除、人工半骨盆置换（图 11-4-14）。

　　Ⅲ c：肿瘤整块切除、人工半骨盆置换（图 11-4-15）。

　　在北京大学人民医院骨肿瘤科治疗的 74 例接受整块切除人工半骨盆置换的 Harrington Ⅲ b 及Ⅲ c 型髋臼周围转移瘤患者，下肢 MSTS93 功能评分为 18.9（63%）分。

　　除众多 Harrington 技术治疗髋臼周围转移瘤报道以外，也有整块切除肿瘤后使用骨盆假体重建髋臼Ⅲ型转移瘤的报道：Benevenia 等对 20 例髋臼Ⅲ型转移瘤患者进行了马鞍形假体置换，手术后并

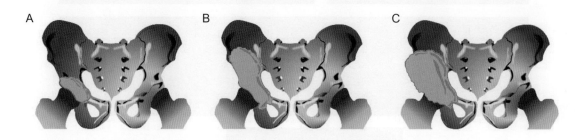

图 11-4-12　改良的 Harrington Ⅲ型分型

A. Ⅲ a：病变位于骶髂关节下缘以下，不伴软组织包块；B. Ⅲ b：病变向上方浸润超过骶髂关节下缘；C. Ⅲ c：病变向上方浸润超过骶髂关节下缘，并伴随较大软组织包块

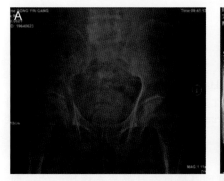
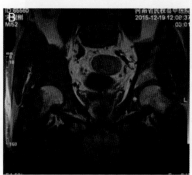
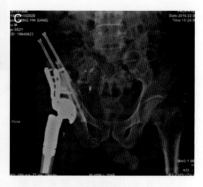

图 11-4-13　肾癌患者，男性，51 岁，Harrington Ⅲ b 型髋臼周围及股骨上段转移瘤

A. X 线平片提示髋臼周围溶骨性破坏；B. MRI 显示骨破坏向上方超过骶髂关节下缘并累及股骨上段；C. 髋臼周围病灶刮除，空心钉骨水泥重建（改良 Harrington 技术）联合带翼网杯及股骨上段假体重建

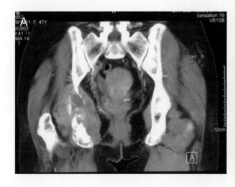
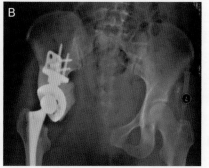

图 11-4-14　乳腺癌患者，女性，47 岁，Harrington Ⅲ b 型髋臼周围转移瘤

A. CT 示右髋臼周围骨质破坏；B. 术后 X 线平片显示患者接受肿瘤整块切除、人工半骨盆置换术后情况

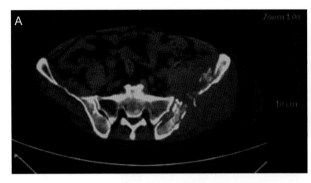
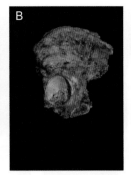
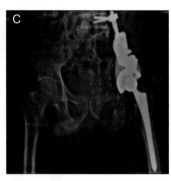

图 11-4-15   肾癌患者，男性，63 岁，Harrington Ⅲ c 型髋臼周围转移瘤

A．骨盆 CT 轴位显示骨破坏向上超过骶髂关节下缘并伴随软组织包块；B．整块切除标本；C．术后 X 线平片显示患者接受骨盆
Ⅰ + Ⅱ + Ⅳ区肿瘤整块切除、钉棒半骨盆置换

发症发生率 20%，术后 MSTS93 平均评分 16.6 分，18 例患者达到了手术目的，多数患者可以拄拐行走（Benevenia et al，2004）。北京大学人民医院骨肿瘤科对比了 2005 ～ 2010 年 10 例病灶刮除标准 Harrington 重建与 2010 ～ 2015 年 22 例整块切除人工半骨盆置换术的髋臼Ⅲ型转移瘤患者病例，结果显示整块切除半骨盆置换组 2 年无复发生存率及术中出血量明显优于刮除重建组，同时两组具有相似的术后功能及并发症发生率。随着转移瘤患者生存期的延长、外科技术的进步及腹主动脉球囊的使用，笔者越来越倾向于对于身体条件允许的髋臼Ⅲ型转移瘤患者进行整块切除半骨盆假体重建。与刮除术相比，整块切除在明显降低术中出血量及术后复发率的同时还具备与刮除术类似的功能及并发症发生率。

（四）Ⅳ型

对于少数孤立性髋臼转移瘤，对了达到治愈目的而需要进行整块切除，尤其是那些孤立转移的肾癌和甲状腺癌。对于部分单一髋臼转移瘤的病例以及髋臼周围骨质破坏范围较大的病变，在广泛切除肿瘤后，重建髋关节（内半盆切除）有时较为困难。对于这些病例可以选择马鞍形假体，这种方法最开始用于全髋关节置换术后的骨缺损，后来也用于原发或转移性髋臼肿瘤的治疗。也可以选用带有固定翼，能固定于残存髂骨和耻骨支的定制型髋臼假体。这种假体制做前通常需要进行 CT 模拟重建设计，固定方式常为螺丝钉和骨水泥。有时想要应用定制型假体达到理想的固定位置较为困难。对于重建骨盆环完整性，纵向稳定极其重要，同时要考虑人工假体在术中的可操作性。定制式骨盆假体为非组配式，其髂骨固定螺钉是单轴向的，不能根据术中截骨情况调整假体，固定也不够牢固。北京大学人民医院骨肿瘤科设计使用的可调式半骨盆假体，其髂骨固定钉改为双轴向或多轴向固定，增加了稳定性，同时可以根据髂骨截骨高度选择相应颈长的臼杯，利于安装和保持骨盆平衡。组配式骨盆假体还考虑到骨盆纵向和侧方的稳定因素，尽量达到恢复骨盆环连续性和稳定性的目的。近年来，北京大学人民医院骨肿瘤科新设计了 3D 打印半骨盆组配式假体，其与上一代半骨盆假体相比具有以下特点：①具有骨长入界面、长期稳定性好；②松质骨、皮质骨螺钉复合固定，增加即刻稳定性；③ 3 枚松质骨螺钉穿过骶髂关节，防止骶髂关节撕裂；④ 3 枚松质骨螺钉沿力线传导方向斜行向上，使假体与骨界面呈压力状态。对于累及髂骨的髋臼转移瘤，可以应用钉棒半骨盆进行重建，但固定钉在骨内应力较大，容易在负重的情况下对骨质产生切割，尤其骨质疏松患者的固定更加不稳，因此需要使用骨水泥加强（图 11-4-16）。

五、骶髂关节转移瘤的外科治疗

对于骶髂关节转移瘤，破坏轻者无症状，不必做内固定治疗；破坏严重者出现移位、不稳定和疼痛，应行内固定治疗。过往按正常骨折方法固定，负重时有移位、疼痛而不满意；正确方法应沿负重力线方

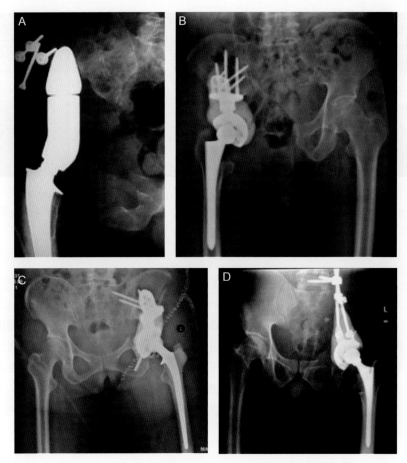

图 11-4-16　整块切除髋臼转移瘤后不同半骨盆假体重建

A. 马鞍型形体重建；B. 可调式半骨盆假体；C. 3D 打印半骨盆组配式假体；D. 钉棒半骨盆假体

向，即由外下向内上与垂直线成 15° 角，通过骶髂关节钻入斯氏针，行髋臼成形术者应从髋臼内打入。髋臼完好者，在髋臼缘上方成 45° 角和通过骶髂关节打入。也有采用经皮空心钉内固定的方法来加强骶髂关节的报道，手术创伤小，患者症状缓解满意。破坏范围大的骶髂关节转移瘤因骨盆环完整性受到破坏，重建是必需的，患者体位、手术入路及重建方式均与骶骨肿瘤后路切除内固定术式相同。如髂骨破坏范围偏外，必要时除后路纵向切口外，还应于髂骨破坏水平做一向患侧的水平横切口，病灶刮除彻底后，可辅以骨水泥填塞缺损（图 11-4-17）。

六、骶骨转移瘤的外科治疗

（一）外科治疗的手术适应证及原则

对适应证以及手术方式的选择首先要在明确外科治疗目的的情况下，做到个体化治疗。骶骨转移瘤手术适应证包括：①解除肿瘤对神经压迫造成的剧烈疼痛，提高生活质量，减少镇痛药物的使用；②解除肿瘤对神经的压迫，恢复神经功能；③重建骶髂关节周围的稳定性，减轻病灶引起的机械性不稳定，缓解活动引起的疼痛；④获取病理，明确诊断，对特定肿瘤类型提供标本进行基因检测，指导后续治疗。手术目的并非治愈肿瘤，而是控制疼痛，恢复神经功能（Raque et al，2001）。尚无明确的研究表明骶骨转移瘤的手术治疗可以延长患者的生存时间，因此对于此类患者有一重要原则，即手术不应增加患者的痛苦。骶骨转移瘤最重要的问题是如何准确判断患者手术时机，通常建议是：患者有明确的严重的疼痛症状（根性

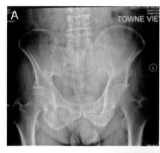
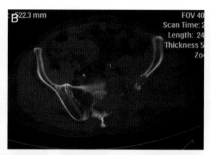
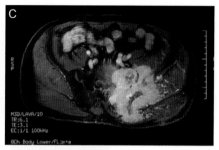
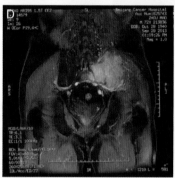
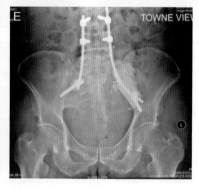

图 11-4-17　左骶髂关节巨大肾癌转移瘤

A. 术前 X 线平片显示左骶髂关节巨大溶骨性病变；B. 骨盆 CT 显示左骶髂关节巨大溶骨区伴软组织包块；C. 骨盆增强 MRI 轴位像显示左骶髂关节巨大转移灶伴软组织包块，增强显著；D. 骨盆增强 MRI 轴位像；E. 术后 X 线平片显示病灶刮除术后使用钉棒内固定重建，局部骨水泥填塞

疼痛或骶髂关节破坏导致的不稳定性疼痛），神经压迫导致的二便障碍或肿瘤类型对放疗不敏感，Tomitta 评分≤7 分，营养状态、电解质基本正常，则可考虑手术治疗。

在过去，放疗一度作为骶骨转移瘤的首选治疗方案，然而对于有神经压迫以及脊柱不稳的患者而言，无论是传统放疗还是新兴的立体定向放疗均不适用（Loblaw et al,1998；Gerszten et al,2007）。术前放疗会使手术区域瘢痕化，加重肿瘤组织与正常组织的充血、水肿与粘连，给术者分离肿瘤造成困难，尤其是在将肿瘤组织与骶神经分离的过程中会增加肿瘤残留的风险，也会增加脑脊液漏等并发症发生的风险。接受放疗的患者较接受手术的患者，其治疗后无症状期相对较短（Patchell et al,2005），而且理论上讲，放疗失败后再接受手术治疗的患者，其并发症发生率及复发率都会较术前未接受放疗的患者高。相反，如果患者首先接受手术治疗，术后即刻或待肿瘤复发时均可接受放疗。因此笔者认为，对于严格筛选的，具有脊柱不稳、神经功能丢失或顽固性疼痛等症状的患者，先行手术，将放疗放在术后是一个合理的治疗方案。

（二）骶骨转移瘤的手术方式以及注意事项

1. **手术入路及手术方式**　骶骨转移瘤手术入路目前常用后路和前后方联合入路。在腹主动脉球囊及栓塞技术应用前，对于病变位于高位骶骨，甲状腺癌、肾癌、肝癌等血供丰富的肿瘤，北京大学人民医院骨肿瘤科通常采取前后路联合入路，前路显露髂血管，行髂内动脉结扎及髂总动脉临时阻断，以减少术中出血。现在由于栓塞技术和腹主动脉阻断技术比较成熟，已经取代了前侧入路的血管阻断术，但是对于经济比较困难的患者，亦不失为一种较好的治疗手段。目前常用的入路为单纯后侧入路，联合术前栓塞及腹主动脉球囊临时植入。手术方式通常采取囊内刮除，如骶髂关节受累，需行钉棒内固定（图 11-4-18）；如骶髂关节未受累及，可单纯行椎管减压、病灶刮除及神经根松解，无需内固定；对于 S3 以下的孤立性骨转移瘤可以采取整块切除，无需内固定，肿瘤切除后可选用人造韧带或补片修补盆底（图 11-4-19）。

2. **出血的控制**　控制出血是骶骨转移瘤手术中最重要的环节。控制出血可以降低手术对患者的损伤，

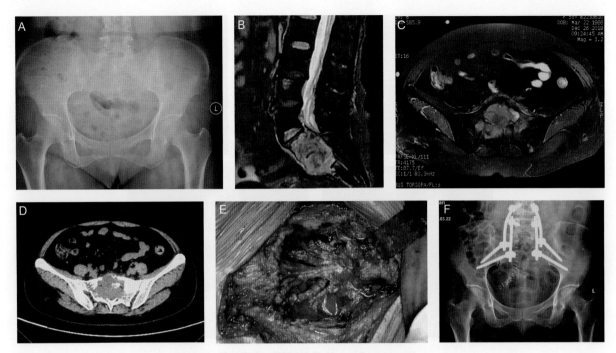

图 11-4-18 乳腺肌纤维母细胞肉瘤骶骨转移

A. 术前 X 线平片显示 S1、S2 溶骨性病变；B. 腰骶椎 MRI 矢状位 T2 像提示病变呈中 - 高信号；C. 腰骶椎 MRI 轴位提示病变向两侧临近骶髂关节；D. 骨盆 CT 轴位；E. 术中像，彻底清除骶神经周围肿瘤组织，骶神经完整保留；F. 术后 X 线平片显示病灶刮除术后重建骨盆环稳定性

使患者术后能快速恢复，尽早接受术后全身抗肿瘤治疗；可以为术者提供干净清晰的手术视野，并为术者提供充分且相对宽松的时间以彻底清除各个可疑区域内残存的肿瘤，有利于保护神经根以及进行神经松解术。术中止血方式包括使用纱布填塞止血、骨蜡封闭骨面并适当应用止血材料。如果同时进行前路的血管阻断术，进行阻断的时机应该选择在将骶骨后方的软组织分开之后，进入肿瘤之前。在分离骶骨后侧的软组织过程中，要注意沿组织的解剖间隙进行，尽量避免出血。清除骶骨肿瘤时要快速有效，避免不必要的重复步骤。手术中要和麻醉医师相互协作，避免出现血容量快速降低且输血不足等严重情况。肿瘤清除后，可以采用适当的填充物填塞肿瘤切除后形成的残腔，一方面可以填充残腔，另一方面可以有效地控制出血。缝合过程要迅速，同时对切除肿瘤的部位进行加压止血。术后要注意检查电解质、血常规、凝血功能等，及时纠正贫血以及凝血功能障碍。

3. **神经功能的保护** 骶骨转移瘤累及的重要神经包括坐骨神经部分功能和阴部内神经的功能。S1 神经根支配小腿后肌群，S2 神经根主要支配大腿后肌群。S2 ~ S4 神经组成阴部内神经，与加入的交感、副交感神经纤维共同支配膀胱和直肠括约肌及性功能。绝大部分骶骨转移瘤都会累及 S1 和 S2，并且采取的手术方案多为肿瘤刮除术，因此术中要尽量保留患者的神经完整性。S1 神经保留可保持正常步态；保留双侧 S1、S2 神经，40% 的患者有正常肠道功能，25% 有正常膀胱功能；保留双侧 S1、S2 及单侧 S3 神经，有上述两项功能者分别为 67% 和 60%；保留双侧 S1 ~ S3 神经，有正常肠道功能和正常膀胱功能的比例分别达到 100% 和 69%；保留单侧 S1 ~ S5 神经，87% 患者有正常肠道功能，89% 患者有正常膀胱功能；单侧 S1 ~ S5 神经切除后，同侧会阴部感觉麻木，但不影响性功能。骶骨转移瘤的手术治疗多为对症治疗和姑息治疗，在手术条件允许的情况下尽量保留患者的神经功能，以提高患者的生存质量。根据术中具体情况，在不影响肿瘤切除彻底性的前提下，尽可能保留双侧 S1 ~ S2 及至少一侧 S3 神经根，或一侧 S1 ~ S3 神经根，配合适当的功能锻炼以最大限度保留行走、大小便及性功能（Simpson et al，1995）。

4. **骨盆的稳定性** 重建骶骨参与构成骶髂关节，负责将躯体部分的重量向下肢传导，骶髂关节受到损伤后将对脊柱的稳定性造成严重的影响。对于骶骨肿瘤切除后是否进行重建一直存在争论，并且不同节

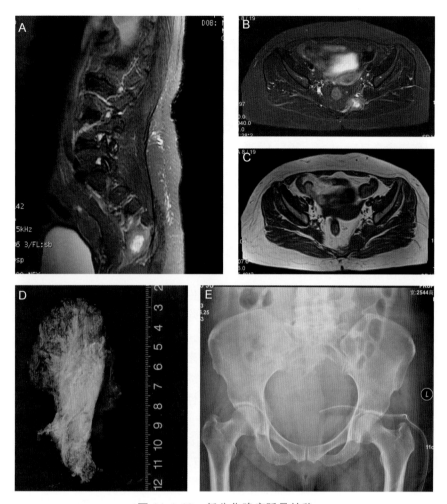

图 11-4-19　低分化腺癌骶骨转移

A. 腰骶椎 MRI 矢状位 T2 像提示病变位于下位骶骨；B. 腰骶椎 MRI 轴位 T2 像提示病变高信号，累及下位骶骨，偏左侧；C. 腰骶椎 MRI 轴位 T1 像提示病变低信号；D. 标本像；E. 术后 X 线平片显示下位骶骨缺如

段的骶骨肿瘤切除后对骶髂关节的稳定性影响也不相同。Wuisman（2000）认为是否进行重建手术取决于髂骨翼的切除范围及患者的患病情况，应避免出现严重并发症，使患者能够更快康复。全骶骨或次全骶骨切除后如果不进行骶骨重建，患者术后需要长时间卧床，依靠骶骨和骨盆之间、骶骨和脊柱之间的韧带组织和残留的关节以及术后形成的瘢痕组织维持稳定性，因此患者需要长时间卧床。并且术后对脊柱的稳定性有一定的影响。近年来，脊柱内固定器械发展很快，因此许多医生对于全骶骨或次全骶骨切除后的患者进行了内固定手术，重建脊柱骶骨的稳定性。S2 参与构成骶髂关节的大部分关节面，因此北京大学人民医院骨肿瘤科对切除范围在 S2 及以上的患者常规进行辅助固定以加强骨盆环的稳定性。转移瘤患者的情况和原发肿瘤患者不同，治疗目的不同，对于转移瘤患者而言，减轻症状、恢复患者一定的生活自理能力是最终手术目的，因此加强骶髂关节的稳定性可以使患者早期下地活动，对转移瘤患者而言也许更有意义。但是重建要根据患者的病情决定，因为重建意味着更广泛的手术范围和更长的手术时间，对于骶骨转移瘤患者要根据患者的具体情况而定。

　　5. **手术并发症**　骶骨转移瘤手术的主要并发症包括大出血、神经损伤、切口感染不愈合、脑脊液漏及直肠损伤等。

　　（1）术中大出血的控制：骶骨转移瘤血供较丰富，容易造成大出血，尤其对于肾癌、甲状腺癌、肝癌及多发性骨髓瘤等病理类型。北京大学人民医院骨肿瘤科对血供丰富的转移瘤以及肿瘤体积较大的患者常规进行术前栓塞及腹主动脉球囊临时阻断，可以显著减少术中出血量，降低大出血引起的一系列并发症。术前需充足备血，清除病灶过程中根据出血速度酌情快速加压输血。

（2）术后伤口感染的预防：骨转移瘤患者术后需要尽早接受全身抗肿瘤治疗，这就要求患者术后伤口避免感染，尽早拔管拆线。伤口感染或愈合不良、脑脊液漏等并发症会推迟术后全身药物治疗，会导致肿瘤早期全身进展。

有报道术前放疗及直肠破裂是导致骶骨肿瘤手术出现伤口并发症的独立危险因素，放疗导致的晚期血管变性会显著延迟伤口愈合（Li et al，2013）。放疗会增加直肠破裂、脑脊液漏及伤口裂开风险，伤口不愈合及脑脊液漏都会潜在增加感染风险。术中需仔细操作，避免肠壁及神经根硬膜损伤。术前栓塞及皮瓣广泛剥离会导致皮瓣血运不良，会增加伤口不愈合风险。骶骨肿瘤切除后会形成较大残腔，腔内一旦引流不畅导致积血积液会增加感染风险。术后消灭残腔非常重要，可于辅料表面以若干块抖散纱布加压包扎，利用体重压迫消灭残腔。部分骶骨肿瘤患者术后大便失禁，粪便极易向后方污染伤口，此类患者建议患者术后俯卧，使得切口在上方，避免大便污染。也可嘱患者禁食一周，避免排便，禁食期间给与肠外营养支持，严密监测电解质及白蛋白水平。

（3）脑脊液漏的处理：骶骨转移瘤接受手术的患者往往因为肿瘤压迫神经根导致严重疼痛，无论术前是否接受放疗，肿瘤都会与骶神经硬膜发生粘连，在清除肿瘤过程中可能造成不同程度的硬膜损伤，从而造成术后脑脊液漏。脑脊液漏的患者通过伤口加压包扎、抬高床尾往往可以得到治愈，但要注意抬高床尾有可能造成逆行性的中枢系统感染。对于长期不愈合的患者可以采用高位腰大池引流以促进远端硬膜囊漏口的愈合。在北京大学人民医院骨肿瘤科后期的临床观察中，当患者每日脑脊液漏的引流量少于 200 ml 时，拔除引流加压，嘱患者继续卧床一周，下地后佩戴弹性腰围对伤口加压，仍可获得很好效果，未见继发感染病例。

北京大学人民医院骨肿瘤科对 1997—2014 年 154 例接受手术的骶骨转移瘤患者进行随访，术前平均视觉模拟评分（visual analogy scale，VAS）疼痛评分 7.04 分，术后 1 个月降为 1.66 分，术后 3 个月降为 1.51 分。平均 ECOG 评分从术前的 2.82 分降为术后三个月时的 1.47 分。患者生活质量核心问卷（quality of life questionnare-core 30，QLQ-C30）生活质量评分中，总体生活质量、疼痛及便秘程度均得到了明显改善。共 29 例发生并发症，包括 18 例伤口愈合不良、5 例神经损伤、4 例脑脊液漏、1 例深静脉血栓及 1 例内固定松动（Du et al，2016）。

北京大学人民医院骨肿瘤科认为，严格把握手术指征，完备的术前准备，精细且熟练的手术操作，细心严密的术后看护，可以使得骶骨转移瘤患者通过手术以较小的代价获得较高的收益。

（杜志业）

参考文献

郭卫，姬涛，杨毅，等，2015. 骨盆转移瘤外科治疗的方法及疗效分析. 中华骨与关节外科杂志，8（1）：49-55.

沈宇辉，2019. 规范癌症骨转移的外科治疗. 外科理论与实践，24（5）：417-420.

杨毅，郭卫，杨荣利，等，2013. 股骨上段转移瘤的外科分型与治疗策略. 中华外科杂志，51（5）：407-412.

中华医学会骨科学分会骨肿瘤学组，2009. 骨转移瘤外科治疗专家共识. 中华骨科杂志，29（12）：1177-1184.

中华医学会骨科学分会骨肿瘤学组，2019. 脊柱转移瘤外科治疗指南. 中华骨科杂志，39（12）：717-726.

Aboulafia AJ，Levine AM，Schmidt D，et al，2007. Surgical therapy of bone metastases. Seminars in Oncology，34（3）：206-214.

Adams SC，Potter BK，Mahmood Z，et al，2009. Consequences and prevention of inadvertent internal fixation of primary osseous sarcomas. Clin Orthop Relat Res，467（2）：519-525.

Akeyson EW, McCutcheon IE, 1996. Single-stage posterior vertebrectomy and replacement combined with posterior instrumentation for spinal metastasis. J Neurosurg, 85 (2): 211-220.

Altehoefer C, Ghanem N, Hogerle S, et al, 2001. Comparative detectability of bone metastases and impact on therapy of magnetic resonance imaging and bone scintigraphy in patients with breast cancer. Eur J Radiol, 40 (1): 16-23.

Amanatullah DF, Williams JC, Fyhrie DP, et al, 2014. Torsional properties of distal femoral cortical defects. Orthopedics, 37 (3): 158-162.

Bates T, 1992. A review of local radiotherapy in the treatment of bone metastases and cord compression. Int J Radiat Oncol Biol Phys, 23 (1): 217-221.

Bäuerle T, Semmler W, 2009. Imaging response to systemic therapy for bone metastases. Eur Radiol, 19 (10): 2495-2507.

Benevenia J, Cyran FP, Biermann JS, et al, 2004. Treatment of advanced metastatic lesions of the acetabulum uing the saddle prosthesis. Clin Orthop Relat Res, 426: 23-31.

Berenson J, Pflugmacher R, Jarzem P, et al, 2011. Balloon kyphoplasty versus non-surgical fracture management for treatment of painful vertebral body compression fractures in patients with cancer: a multicentre, randomised controlled trial. Lancet Oncol, 12 (3): 225-235.

Bernthal NM, Price SL, Monument MJ, et al, 2015. Outcomes of modified Harrington reconstructions for nonprimary periacetabular tumors: an effective and inexpensive technique. Ann Surg Oncol, 22 (12): 3921-3928.

Bilsky MH, Laufer I, Fourney DR, et al, 2010. Reliability analysis of the epidural spinal cord compression scale. J Neurosurg Spine, 13 (3): 324-328.

Böhm P, Huber J, 2002. The surgical treatment of bony metastases of the spine and limbs. J Bone Joint Surg Br, 84 (4): 521-529.

Bollen L, van der Linden YM, Pondaag W, et al, 2014. Prognostic factors associated with survival in patients with symptomatic spinal bone metastases: a retrospective cohort study of 1, 043 patients. Neuro Oncol, 16 (7): 991-998.

Breau RH, Blute ML, 2010. Surgery for renal cell carcinoma metastases. Curr Opin Urol, 20 (5): 375-381.

Brennan ME, Houssami N, 2012. Evaluation of the evidence on staging imaging for detection of asymptomatic distant metastases in newly diagnosed breast cancer. Breast, 21 (2): 112-123.

Brown AL, Middleton G, Macvicar AD, et al, 1998. T1-weighted magnetic resonance imaging in breast cancer vertebral metastases: changes on treatment and correlation with response to therapy. Clin Radiol, 53 (7): 493-501.

Cadossi R, M Ronchetti, M Cadossi, 2014. Locally enhanced chemotherapy by electroporation: clinical experiences and perspective of use of electrochemotherapy. Future Oncol, 10 (5): 877-890.

Callstrom MR, Charboneau JW, Goetz MP, et al, 2006. Image-guided ablation of painful metastatic bone tumors: a new and effective approach to a difficult problem. Skeletal Radiol, 35 (1): 1-15.

Capanna R, Campanacci DA, 2001. The treatment of metastases in the appendicular skeleton. J Bone Joint Surg Br, 83 (4): 471-481.

Cauchoix J, Binet JP, 1957. Anterior Surgical Approaches to the Spine. Ann R Coll Surg Engl, 21 (4): 237-243.

Cheal EJ, Hipp JA, Hayes WC, 1993. Evaluation of finite element analysis for prediction of the strength reduction due to metastatic lesions in the femoral neck. J Biomech, 26 (3): 251-264.

Chen YJ, Chang GC, Chen HT, et al, 2007. Surgical results of metastatic spinal cord compression secondary to non-small cell lung cancer. Spine (Phila Pa 1976), 32 (15): E413-E418.

Choi J, Raghavan M, 2012. Diagnostic imaging and image-guided therapy of skeletal metastases. Cancer Control, 19 (2): 102-112.

Clayer M, Duncan W, 2006. Importance of biopsy of new bone lesions in patients with previous carcinoma. Clin Orthop Relat Res, 451: 208-211.

Cole JS, RA Patchell, 2008. Metastatic epidural spinal cord compression. Lancet Neurol, 7 (5): 459-466.

Coleman R, Rubens R, 1987. The clinical course of bone metastases in breast cancer. Br J Cancer, 55 (1): 61-66.

Cotton A, Deprez X, Migaud H, et al, 1995. Malignant acetabular osteolyses: percutaneous injection of acrylic bone cement. Radiology, 197 (1): 307-310.

Dabestani S, Marconi L, Hofmann F, et al, 2014. Local treatments for metastases of renal cell carcinoma: a systematic review. Lancet Oncol, 15 (12): e549-e561.

Du Z, Guo W, Yang R, et al, 2016. What is the value of surgical intervention for sacral metastases? PLoS One, 11 (12): e0168313.

Ebert W, Muley T, Herb KP, et al, 2004. Comparison of bone scintigraphy with bone markers in the diagnosis of bone metastasis in lung carcinoma patients. Anticancer Res, 24 (5B): 3193-3201.

Edelstyn GA, Gillespie PJ, Grebbell FS, 1967. The radiological demonstration of osseous metastases. Experimental observations. Clin Radiol, 18 (2): 158-162.

Enneking W, Dunham W, Gebhardt M, et al, 1990. A system for the classification of skeletal resections. Chir Organi Mov, 75 (1): 217-240.

Fang K, Peng C, 1983. Predicting the probability of bone metastasis through histological grading of prostate carcinoma: a retrospective correlative analysis of 81 autopsy cases with ante-mortem transurethral resection specimens. J Urol, 130 (4): 708-711.

Fidler M, 1981. Incidence of fracture through metastases in long bones. Acta Orthop Scand, 52 (6): 623-627.

Fini M, Salamanna F, Parrilli A, et al, 2013. Electrochemotherapy is effective in the treatment of rat bone metastases. Clin Exp Metastasis, 30 (8): 1033-1045.

Fisher CG, DiPaola CP, Ryken TC, et al, 2010. A novel classification system for spinal instability in neoplastic disease: an evidence-based approach and expert consensus from the Spine Oncology Study Group. Spine (Phila Pa 1976), 35 (22): E1221-E1229.

Fourney DR, Frangou EM, Ryken TC, et al, 2011. Spinal instability neoplastic score: an analysis of reliability and validity from the spine oncology study group. J Clin Oncol, 29 (22): 3072-3077.

Franzius C, Sciuk J, Daldrup-Link HE, et al, 2000. FDG-PET for detection of osseous metastases from malignant primary bone tumours: comparison with bone scintigraphy. Eur J Nucl Med, 27 (9): 1305-1311.

Gangi A, Kastler B, Klinkert A, et al, 1994. Injection of alcohol into bone metastases under CT guidance. J Comput Assist Tomogr, 18 (6): 932-935.

Gerszten PC, Burton SA, Ozhasoglu C, et al, 2007. Radiosurgery for spinal metastases: clinical experience of 500 cases from a single institution. Spine (Phila Pa 1976), 32 (2): 193-199.

Ghanem N, Uh M, Brink I, et al, 2005. Diagnostic value of MRI in comparison to scintigraphy, PET, MS-CT and PET/CT for the detection of metastases of bone. Eur J Radiol, 55 (1): 41-55.

Giurea A, Ritschl P, Windhager R, et al, 1997. The benefits of surgery in the treatment of pelvic metastases. Int Orthop, 21 (5): 343-348.

Gnanasegaran G, Cook G, Adamson K, et al, 2009. Patterns, variants, artifacts, and pitfalls in conventional radionuclide bone imaging and SPECT/CT. Semin Nucl Med, 39 (6): 380-395.

Goetz MP, Callstrom MR, Charboneau JW, et al, 2004. Per-cutaneous image-guided radiofrequency ablation of painful metastases involving bone: a multicenter study. J Clin Oncol, 22 (2): 300-306.

Granda-Cameron C, Viola SR, Lynch MP, et al, 2008. Measuring patients oriented outcomes in palliative care: functionality and quality of life. Clin J Oncol Nurs, 12 (1): 65-77.

Groenemeyer DHW, Schirp S, Gevargez A, 2002. Image-guided percutaneous thermal ablation of bone tumors. Acad Radiol, 9 (4): 467-477.

Grönemeyer DH, Schirp S, Gevargez A, 2002. Image guided radiofrequency ablation of spinal tumors: preliminary experience with an expandable array electrode. Cancer, 8 (1): 33-39.

Guyer DW, Wiltse LL, Peek RD, 1988. The Wiltse pedicle screw fixation system. Orthopedics, 11 (10): 1455-1460.

Hage WD, Aboulafia AJ, Aboulafia DM, 2000. Incidence, location, and diagnostic evaluation of metastatic bone disease. Orthop Clin North Am, 31 (4): 515-528.

Harrington KD, 1986. Impending pathologic fractures from meta-static malignancy: evaluation and management. Instr Course Lect, 35: 357-381.

Harrington KD, 1981. The management of acetabular insufficiency secondary to metastatic malignant disease. J Bone Joint Surg Am, 63 (4): 653-664.

Helweg-Larsen S, Sorensen PS, Kreiner S, 2000. Prognostic factors in metastatic spinal cord compression: a prospective study using multivariate analysis of variables influencing survival and gait function in 153 patients. Int J Radiat Oncol Biol Phys, 46 (5): 1163-1169.

Hernandez RK, Wade SW, Reich A, et al, 2018. Incidence of bone metastases in patients with solid tumors: analysis of oncology electronic medical records in the United States. BMC Cancer, 18 (1): 44.

Hierholzer J, Anselmetti G, Fuchs H, et al, 2003. Percutaneous osteoplasty as a treatment for painful malignant bone lesions of the pelvis and femur. J Vasc Interv Radiol, 14 (6): 773-777.

Hong J, Cabe GD, Tedrow JR, et al, 2004. Failure of trabecular bone with simulated lytic defects can be predicted non-invasively by structural analysis. J Orthop Res, 22 (3): 479-486.

Ibrahim M, Terai H, Yamada K, et al, 2013. The role of internal fixation for long bone metastasis prior to impending fracture: an experimental model. J Orthop Sci, 18 (4): 659-66.

Itshayek E, J Yamada, M Bilsky, et al, 2010. Timing of surgery and radiotherapy in the management of metastatic spine disease: a systematic review. Int J Oncol, 36 (3): 533-544.

Ji T, Guo W, Yang RL, et al, 2011. Clinical outcome and quality of life after surgery for peri-acetabular metastases. J Bone Joint Surg Br, 93 (8): 1104-1110.

Kao CH, Hsieh JF, Tsai SC, et al, 2000. Comparison and discrepancy of ^{18}F-2-deoxyglucose positron emission tomography and Tc-99m MDP bone scan to detect bone metastases. Anticancer Res, 20 (3B): 2189-2192.

Kawahara NK, Tomita HM, Demura S, 2009. Total en bloc spondylectomy for spinal tumors: surgical techniques and related basic background. Orthop Clin North Am, 40 (1): 47-63.

Kelekis A, Lovblad KO, Mehdizade A, et al, 2005. Pelvic osteoplasty in osteolytic metastases: technical approach under fluoroscopic guidance and early clinical results. J Vasc Interv Radiol, 16 (1): 81-88.

Khan FA，Rose PS，Yanagisawa M，et al，2012. Surgical technique：porous tantalum reconstruction for destructive nonprimary periacetabular tumors. Clin Orthop Relat Res，470（2）：594-601.

Kitagawa Y，Ek ET，Choong PF，2006. Pelvic reconstruction using saddle prosthesis following limb salvage operation for periacetabular tumour. J Orthop Surg（Hong Kong），14（2）：155-162.

Kumar N，Tan B，Zaw AS，et al，2016. The role of preoperative vascular embolization in surgery for metastatic spinal tumours. Eur Spine J，25（12）：3962-3970.

Laitinen M，Nieminen J，Pakarinen TK，2011. Treatment of pathological humerus shaft fractures with intramedullary nails with or without cement fixation. Arch Orthop Trauma Surg，131（4）：503-508.

Lane MD，Le HB，Lee S，et al，2011. Combination radiofrequency ablation and cementoplasty for palliative treatment of painful neoplastic bone metastasis：experience with 53 treated lesions in 36 patients. Skelet Radiol，40（1）：25-32.

Laufer I，Iorgulescu JB，Chapman T，et al，2013. Local disease control for spinal metastases following "separation surgery" and adjuvant hypofractionated or high-dose single-fraction stereotactic radiosurgery：outcome analysis in 186 patients. J Neurosurg Spine，18（3）：207-214.

Laufer I，Rubin DG，Lis E，et al，2013. The NOMS framework：approach to the treatment of spinal metastatic tumors. Oncologist，18（6）：744-751.

Lavey RS，Johnstone AK，Taylor JM，et al，1992. The effect of hyperfractionation on spinal cord response to radiation. Int J Radiat Oncol Biol Phys，24（4）：681-686.

Levy RN，Sherry HS，Siffert RS，1982. Surgical management of metastatic disease of bone at the hip clin orthop，169：62-69.

Li D，Guo W，Qu H，et al，2013. Experience with wound complications aftersurgery for sacral tumors. Eur Spine J，22（9）：2069-2076.

Li S，Peng Y，Weinhandl ED，et al，2012. Estimatednumber of prevalent cases of metastatic bone disease in the US adult population. Clin Epidemiol，4（1）：87-93.

Li Z，Butala NB，Etheridge BS，et al，2007. A biomechanical study of periacetabular defects and cement filling. J Biomech Eng，129（2）：129-136.

Loblaw DA，Laperrier NJ，1998. Emergency treatment of malignant extradural spinal cord compression：an evidence based guideline. J Clin Oncol，16（4）：1613-1624.

Love C，Din AS，Tomas MB，et al，2003. Radionuclide bone imaging：an illustrative review. Radiographics，23（2）：341-358.

Maccauro G，Liuzza F，Scaramuzzo L，et al，2008. Percutaneous acetabuloplasty for metastatic acetabular lesions. BMC Musculoskelet Disord，9：66.

Maher EJ，1992. The use of palliative radiotherapy in the management of breast cancer. Eur J Cancer，28（2-3）：706-710.

Maire R，Rikard W，Bjarne HH，et al，2014. Prognostic role of en-bloc resection and late onset of bone metastasis in patients with bone-seeking carcinomas of the kidney，breast，lung，and prostate：SSG study on 672 operated skeletal metastases. J Surg Oncol，110（4）：360-365.

Marco RA，Sheth DS，Boland PJ，et al，2000. Functional and oncological outcome of acetabular reconstruction for the treatment of metastatic disease. J Bone Joint Surg Am，82（5）：642-651.

Marco RAW，Sheth DS，Boland PJ，et al，2000. Functional and oncological outcome of acetabular reconstruction for the treatment of metastatic disease. J Bone Joint Surg Am，82（5）：642-651.

Marcy PY，Palussière J，Descamps B，et al，2000. Percutaneous cementoplasty for pelvic bone metastasis. Support Care Cancer，8（6）：500-503.

Bilsky MH, Laufer I, Fourney DR, et al, 2010. Reliability analysis of the epidural spinal cord compression scale. J Neurosurg Spine, 13 (3): 324-328.

Sadik M, Suurkula M, Höglund P, et al, 2009. Improved classifications of planar whole-body bone scans using a computer-assisted diagnosis system: a multicenter, multiple-reader, multiple-case study. J Nucl Med, 50 (3): 368-375.

McLinton A, Hutchison C, 2006. Malignant spinal cord compression: a retrospective audit of clinical practice at a UK regional cancer centre. Br J Cancer, 94 (4): 486-491.

Mirels H, 1989. Metastatic disease in long bones. A proposed scoring system for diagnosing impending pathologic fractures. Clin orthop Relat Res, 249: 256-264.

Murakami H, Kawahara N, Demura S, et al, 2010. Total en bloc spondylectomy for lung cancer metastasis to the spine. J Neurosurg Spine, 13 (4): 414-417.

Nagarajan R, Clohisy DR, Neglia JP, et al, 2004. Function and quality-of-life of survivors of pelvic and lower extremity osteosarcoma and Ewing's sarcoma: the childhood cancer survivor study. Br J Cancer, 91 (11): 1858-1865.

Nazzaro JM, Arbit E, Burt M, 1994. "Trap door" exposure of the cervicothoracic junction. Technical note. J Neurosurg, 80 (2): 338-341.

Ofluoglu O, 2009. Minimally invasive management of spinal metastases. Orthop Clin N Am, 40 (1): 155-168.

Oh D, Huh SJ, 2014. Insufficiency fracture after radiation therapy. Radiat Oncol J, 32 (4): 213-220.

Oka S, Matsumiya H, Shinohara S, et al, 2016. Total or partial vertebrectomy for lung cancer invading the spine. Ann Med Surg (Lond), 12: 1-4.

Patchell RA, Tibbs PA, Regine WF, et al, 2005. Direct decompressive surgical resection in the treatment of spinal cord compression caused by metastatic cancer: a randomised trial. Lancet, 366: 643-648.

Patchell RA, Tibbs PA, Regine WF, et alDirect decompressive surgical resection in the treatment of spinal cord compression caused by metastatic cancer: a randomised trial. Lancet, 2005, 366 (9486): 643-648.

Peterson JR, Villalobos CE, Zamora R, et al, 2015. Limb sparing resection for tumors involving the distal humerus and reconstruction with a modular endoprosthesis. Bull Hosp Jt Dis (2013), 73 (3): 190-197.

Picci P, Manfrini M, Fabbri N, et al, 2014. Atlas of musculoskeletal tumors and tumorlike lesions. Berlin, Germany: Springer.

Piccioli A, Spinelli MS, Forsberg JA, et al, 2015. How do we estimate survival? External validation of a tool for survival estimation in patients with metastatic bone disease-decision analysis and comparison of three international patient populations. BMC Cancer, 15: 424.

Potter BK, Chow VE, Adams SC, et al, 2009. Endoprosthetic proximal femur replacement: metastatic versus primary tumors. Surg Oncol, 18 (4): 343-349.

Rades D, Dunst J, Schild SE, 2008. The first score predicting overall survival in patients with metastatic spinal cord compression. Cancer, 112 (1): 157-161.

Raque GH Jr, Vitaz TW, Shields CB, 2001. Treatment of neoplastic diseases of the sacrum. J Surg Oncol, 76 (4): 301-307.

Roberts CC, Daffner RH, Weissman BN, et al, 2010. ACR appropriateness criteria on metastatic bone disease. J Am Coll Radiol, 7 (6): 400-409.

Rove KO，Crawford ED，2009. Metastatic cancer in solid tumors and clinical outcome：skeletal-related events. Oncology，23（14）：21-27.

Saad F，Lipton A，Cook R，et al，2007. Pathologic fractures correlate with reduced survival in patients with malignant bone disease. Cancer，110（8）：1860-1867.

Schmidt GP，Reiser MF，Baur-Melnyk A，2009. Whole-body MRI for the staging and follow-up of patients with metastasis. Eur J Radiol，70（3）：393-400.

Schoenfeld AJ，Losina E，Ferrone ML，et al，2019. Ambulatory status after surgical and nonsurgical treatment for spinal metastasis. Cancer，125（15）：2631-2637.

Schweitzer ME，Levine C，Mitchell DG，et al，1993. Bull's-eyes and halos：useful MR discriminators of osseous metastases. Radiology，188（1）：249-252.

Scoccianti G，Rigacci L，Puccini B，et al，2013. Primary lymphoma of bone：outcome and role of surgery. Int Orthop，37（12）：2437-2442.

Sewell PE，Howard JC，Shingleton WB，et al，2003. Interventional magnetic resonance image-guided percutaneous cryoablation of renal tumors. South Med J，96（7）：708-710.

Simpson AH，Porter A，Davis A，et al，1995. Cephalad sacral resection with a combined extended illioinguinal and posterior approach. J Bone Joint Surg Am，77（3）：405-411.

Spiessberger A，Arvind V，Gruter B，et al，2020. Thoracolumbar corpectomy/spondylectomy for spinal metastasis：a pooled analysis comparing the outcome of seven different surgical approaches.Eur Spine J，29（2）：248-256.

Spratt DE，Beeler WH，De Moraes FY，et al，2017. An integrated multidisciplinary algorithm for the management of spinal metastases：an International Spine Oncology Consortium report. Lancet Oncol，18（12）：e720-e730.

Stieler F，Wolff D，Bauer L，et al，2011. Reirradiation of spinal column metastases：comparison of several treatment techniques and dosimetric validation for the use of VMAT.Strahlenther Onkol,187(7)：406-415.

Sundaresan N，Shah J，Foley KM，et al，1984. An anterior surgical approach to the upper thoracic vertebrae. J Neurosurg，61（4）：686-690.

Talbot JN，Paycha F，Balogova S，2019. Diagnosis of bone metastasis：recent comparative studies of imaging modalities. Q J Nucl Med Mol Imaging，63（1）：7-18.

Tancioni F，Navarria P，Pessina F，et al，2012. Assessment of prognostic factors in patients with metastatic epidural spinal cord compression（MESCC）from solid tumor after surgery plus radiotherapy：a single institution experience. Eur Spine J，21（1）：S146-S148.

Tang X，Guo W，Ji T，2011. Reconstruction with modular hemipelvic prosthesis for the resection of solitary periacetabular metastasis. Arch Orthop Trauma Surg，131（12）：1609-1615.

Tang Y，Qu J，Wu J，et al，2016. Effect of surgery on quality of life of patients with spinal metastasis from non small cell lung cancer. J Bone Joint Surg Am，98（5）：396-402.

Tejwani NC，Guerado E，2011. Improving fixation of the osteoporotic fracture：the role of locked plating. J Orthop Trauma，25（2）：S56-S60.

Thio Q，Karhade AV，Bindels BJJ，et al，2020. Development and internal validation of machine learning algorithms for preoperative survival prediction of extremity metastatic disease. Clin Orthop Relat Res，478（2）：322-333.

Tillman R，Tsuda Y，Puthiya Veettil M，et al，2019. The long-term outcomes of modified Harrington procedure using antegrade pins for periacetabular metastasis and haematological diseases. Bone Joint J，

101-B （12）： 1557-1562.

Tomita K， Kawahara N， Kobayashi T， et al， 2001． Surgical strategy for spinal metastases． Spine （Phila Pa 1976）， 26 （3）： 298-306.

Tsagozis P， Wedin R， Brosjö O， et al， 2015． Reconstruction of metastatic acetabular defects using a modified Harrington procedure． Acta Orthop， 86 （6）： 690-694.

van der Linden YM， Kroon HM， Dijkstra SP， et al， 2003． Simple radiographic parameter predicts fracturing in metastatic femoral bone lesions： results from a randomised trial． Radiother Oncol,69 （1）： 21-31.

Wallace AN， Tomasian A， Vaswani D， et al， 2016． Raiographic local control of spinal metastases with percutaneous radiofrequency ablation and vertebral augumentation． AJNR Am J Neuroradiol， 37 （4）： 759-765.

Ward WG， Spang J， Howe D， 2000． Metastatic disease of the femur． Surgical management． Orthop Clin North Am， 31 （4）： 633-645.

Wiltse LL， Bateman JG， Hutchinson RH， et al， 1968． The paraspinal sacrospinalis-splitting approach to the lumbar spine． J Bone Joint Surg Am， 50 （5）： 919-926.

Withofs N， Grayet B， Tancredi T， et al， 2011． ^{18}F-fluoride PET/CT for assessing bone involvement in prostate and breast cancers． Nucl Med Commun， 32 （3）： 168-176.

Wuisman P， Lieshout O， Sugihara set al， 2000． Total sacrectomy and reconstruction： oncologic and functional outcome． Clin Orthop Relat Res， 381： 192-203.

Wunder JS， Ferguson PC， Griffin AM， et al， 2003． Acetabular metastases： planning for reconstruction and review of results． Clin Orthop Relat Res， 415： S187-S197.

Yasko AW， Rutledge J， Lewis VO， et al， 2007． Disease- and recurrence-free survival after surgical resection of solitary bone metastases of the pelvis． Clin Orthop Relat Res， 459： 128-132.

Zairi F， Arikat A， Allaoui M， et al， 2012． Minimally invasive decompression and stabilization for the management of thoracolumbar spine metastasis． J Neurosurg Spine， 17 （1）： 19-23.

Zhang Y， Zhao C， Liu H， et al， 2012． Multiple metastasis like bone lesions in scintigraphic imaging． J Biomed Biotechnol， 2012： 957364.

第12章

软组织肉瘤的外科治疗

第一节 概　述

软组织是指身体骨外的非上皮性结缔组织，其主要作用是连接、支持、包绕各种解剖结构。软组织位于表皮和实质脏器之间，它包括运动器官（肌肉及肌腱）及各种支持组织结构，如纤维组织、脂肪组织、滑膜组织以及滋养这些结构的脉管组织。软组织肉瘤指发生于软组织中具有相似病理学表现、临床症状及生物学行为的各种结缔组织及周围神经组织的恶性肿瘤。

一、流行病学

软组织肉瘤是一组少见的异质性肿瘤，可起源于任何一种骨外软组织（纤维、脂肪、脉管、滑膜、肌肉等组织），虽然它们都有相同的生物学特性和相似的治疗方法，但是任何一种软组织肉瘤都有其独特的形态、生物学行为和预后。病理学分级难以明确，一般来说，细胞的多形性、异型性和坏死都与肿瘤恶性程度相关。其发病部位以四肢最为多见，约占全部病例的60%（下肢45%，上肢15%），腹膜后占15%，头颈部占10%，其余发生于腹壁、胸壁等部位（WHO，2002，2013）。软组织肉瘤是一种相对少见的肿瘤，软组织肉瘤发病率为2/100 000～3/100 000，发病率约占成人恶性肿瘤的1%，儿童恶性肿瘤的15%，但其死亡率占所有癌症相关死亡率的2%。软组织肉瘤发病高峰年龄约为50岁左右，年病例数在英国约为3300例（NCIN，2013），在美国约为10 000例（Jemal et al，2009）。

二、软组织肿瘤的分类

软组织肿瘤的分类（表12-1-1）基于组织学，更确切地说是组织发生学。肿瘤的诊断取决于构成肿瘤的细胞类型。近年来，分子病理学发展迅速。基于基因学的异常，软组织肉瘤大概可分为两类：一类是有特异基因组异常改变的软组织肉瘤，占总病例数的40%～50%（Thway，2012；Fisher，2014），另一类是没有特异性基因组异常改变的软组织肉瘤，表现为杂乱无章的基因异常，占总病例数的50%～60%（Coindre，2010）。最常见的软组织肉瘤病理类型包括：脂肪肉瘤、平滑肌肉瘤、腺泡状软组织肉瘤、上皮样肉瘤、未分化多形性肉瘤、滑膜肉瘤、恶性神经鞘瘤、纤维肉瘤、原始神经外胚瘤、透明细胞肉瘤、横纹肌肉瘤、血管肉瘤等（孙馨等，2018）。其中，平滑肌肉瘤多见于腹腔脏器及腹膜后，横纹肌肉瘤多见于儿童。

表 12-1-1　第五版 WHO 软组织肿瘤分类

	良性	中间型（局部侵袭性）	恶性
脂肪细胞肿瘤	脂肪瘤 NOS	非典型性脂肪源性肿瘤	高分化脂肪肉瘤 NOS
	肌内脂肪瘤		脂肪瘤样脂肪肉瘤
	软骨样脂肪瘤		炎性脂肪肉瘤
	脂肪瘤病		硬化性脂肪肉瘤
	弥漫性脂肪瘤病		去分化脂肪肉瘤
	多发对称性脂肪瘤病		黏液样脂肪肉瘤
	骨盆脂肪瘤病		多形性脂肪肉瘤
	类固醇脂肪瘤病		上皮样脂肪肉瘤
	艾滋病毒脂肪瘤代谢障碍		黏液样多形性脂肪肉瘤
	神经脂肪瘤病		上皮样黏液纤维肉瘤
	脂肪母细胞瘤		低度恶性纤维黏液样肉瘤
	局限性（脂肪母细胞瘤）		硬化性上皮样纤维肉瘤
	弥漫性（脂肪母细胞瘤病）		
	血管脂肪瘤 NOS		
	细胞性血管脂肪瘤		
	肌脂肪瘤		
	软骨样脂肪瘤		
	梭形细胞脂肪瘤		
	非典型梭形细胞 / 多形性脂肪瘤		
	蛰伏脂瘤		
成纤维细胞 / 肌成纤维细胞性肿瘤	结节性筋膜炎		孤立性纤维瘤，良性
	血管内筋膜炎		掌 / 跖纤维瘤病
	颅筋膜炎增生性筋膜炎		韧带样纤维瘤病
	增生性肌炎		硬纤维瘤
	骨化性肌炎和指趾纤维骨性假瘤		腹外硬纤维瘤
	缺血性筋膜炎		腹部纤维瘤病
	弹力纤维瘤		脂肪纤维瘤病
	婴儿纤维性错构瘤		巨细胞成纤维细胞瘤
	结肠纤维瘤病		隆突性皮肤纤维肉瘤 NOS

续表

	良性	中间型（局部侵袭性）	恶性
成纤维细胞/肌成纤维细胞性肿瘤	幼年性玻璃样变纤维瘤病 包涵体纤维瘤病 腱鞘纤维瘤 增生性筋膜炎细胞瘤 肌成纤维细胞瘤 钙化性腱鞘纤维瘤 EWSR1-SMAD3 阳性纤维母细胞瘤（新出现） 血管肌成纤维细胞瘤 富细胞血管纤维瘤 血管纤维细胞瘤 NOS 项型纤维瘤 肢端纤维黏液瘤 Gardner 纤维瘤	色素性隆突性皮肤纤维肉瘤 伴肌样分化的隆突性皮肤纤维肉瘤 斑块样隆突性皮肤纤维肉瘤 孤立性纤维性肿瘤 NOS 脂肪瘤性孤立性纤维瘤 富含巨细胞的孤立性纤维瘤 炎性肌成纤维细胞性肿瘤 上皮样炎性肌成纤维母细胞肉瘤 肌纤维母细胞瘤 CD34 阳性浅表成纤维细胞瘤 黏液炎性成纤维细胞肉瘤 婴儿纤维肉瘤	
纤维组织细胞性肿瘤	腱鞘巨细胞瘤 NOS 弥漫性腱鞘巨细胞瘤 深部良性纤维组织细胞瘤	丛状纤维组织细胞瘤 软组织巨细胞瘤 NOS	恶性腱鞘巨细胞瘤
血管性肿瘤	血管瘤 NOS 肌内血管瘤 动静脉血管瘤 静脉型血管瘤 上皮样血管瘤 细胞性上皮样血管瘤 非典型上皮样血管瘤 淋巴管瘤 NOS 淋巴管病 囊状淋巴管瘤 获得性簇状血管瘤	卡波西型血管内皮瘤 网状血管内皮瘤 乳头状淋巴管内血管内皮瘤 混合型血管内皮细胞瘤 神经内分泌性混合性血管内皮瘤 卡波西肉瘤 经典型惰性卡波西肉瘤 非洲地方性卡波西肉瘤 艾滋病相关性卡波西肉瘤 迟发性卡波西肉瘤 类上皮肉瘤样血管内皮细胞瘤	上皮样血管内皮瘤 NOS 伴 WWTR1-CAMTA1 融合的上皮样血管内皮细胞瘤 伴 YAP1-TFE3 融合的上皮样血管肉瘤 血管肉瘤

	良性	中间型（局部侵袭性）	恶性
血管周细胞性肿瘤		血管球性肿瘤 NOS 血管球瘤 血管球肌瘤 血管球瘤病 恶性潜能不确定性血管球肿瘤 肌周细胞瘤 肌纤维瘤病 肌纤维瘤 婴儿性肌纤维瘤病 血管平滑肌瘤	恶性血管球瘤
平滑肌肿瘤	平滑肌瘤 NOS	未确定恶性潜能的平滑肌瘤	平滑肌肉瘤 NOS
骨骼肌肿瘤	横纹肌瘤 胎儿型横纹肌瘤 成人型横纹肌瘤 生殖道型横纹肌瘤		胚胎型横纹肌肉瘤 NOS 多形性胚胎型横纹肌肉瘤 腺泡状横纹肌肉瘤 多形性横纹肌肉瘤 NOS 梭形细胞横纹肌肉瘤 伴 VGLL2/NCOA2/CITED2 重排的先天性梭形细胞横纹肌肉瘤 硬化性横纹肌肉瘤 MYOD1 突变的梭形细胞性 / 硬化性横纹肌肉瘤 伴 TFCP2/NCOA2 重排的骨内梭形细胞横纹肌肉瘤 外胚层间叶瘤
软骨 - 骨性肿瘤	软骨瘤 NOS 软骨母细胞瘤样软组织软骨瘤		骨外骨肉瘤
周围神经鞘瘤	神经鞘瘤 NOS 原始神经鞘瘤 细胞性神经鞘瘤 丛状神经鞘瘤 上皮样神经鞘瘤		恶性外周神经鞘瘤 NOS 上皮样恶性外周神经鞘瘤 黑色素性恶性外周神经鞘瘤 恶性颗粒细胞瘤 恶性神经鞘瘤

续表

	良性	中间型（局部侵袭性）	恶性
周围神经鞘瘤	微囊/网状神经鞘瘤神经纤维瘤 NOS		
	原始神经纤维瘤		
	细胞性神经纤维瘤		
	非典型型神经纤维瘤		
	丛状型神经纤维瘤		
	神经束膜瘤 NOS		
	网状神经束膜瘤		
	硬化性神经束膜瘤		
	颗粒细胞瘤		
	神经鞘黏液瘤		
	孤立性局限性神经瘤		
	丛状性局限性神经瘤		
	脑膜瘤 NOS		
	良性嵊嵘瘤/神经肌肉性胆管瘤		
	混合性神经鞘瘤		
	神经束膜瘤/神经鞘瘤		
	神经鞘瘤/神经纤维瘤		
	神经束膜瘤/神经纤维瘤		
未确定分类的肿瘤	黏液瘤 NOS	含铁血黄素沉积性纤维脂肪瘤性肿瘤	恶性磷酸盐尿性间叶性肿瘤
	细胞性黏液瘤	上皮样血管平滑肌脂肪瘤	NTRK 重排的梭形细胞肿瘤（新出现）
	侵袭性血管黏液瘤	非典型型纤维黄色瘤	滑膜肉瘤 NOS
	多形性透明变性血管扩张性肿瘤 NOS	血管瘤样纤维组织细胞瘤	梭形细胞纤维型滑膜肉瘤
	磷酸盐尿性间叶性肿瘤 NOS	骨化性纤维黏液样肿瘤	双相型滑膜肉瘤
	良性血管周围上皮样肿瘤	混合瘤 NOS	低分化型滑膜肉瘤
	血管平滑肌脂肪瘤	恶性混合瘤 NOS	上皮样肉瘤
		肌上皮瘤	近端或大细胞型上皮样肉瘤
			典型样上皮样肉瘤

续表

良性	中间型（局部侵袭性）	恶性
未确定分类的肿瘤		腺泡状软组织肉瘤
		软组织透明细胞肉瘤
		骨外黏液样软骨肉瘤
		增生性小圆细胞肿瘤
		肾外横纹肌样瘤
		恶性血管周围上皮样肿瘤
		内膜肉瘤
		恶性骨化性纤维黏液样肿瘤
		肌上皮癌
		未分化肉瘤
		梭形细胞未分化肉瘤
		多形性未分化肉瘤
		圆细胞未分化肉瘤

NOS, not otherwise specified, 分型不明确

三、自然病程

软组织肉瘤的远隔转移速度取决于肿瘤大小、组织学分级、肿瘤位置、治疗反应等因素。最常见的转移途径是血行转移，最常见的转移部位是肺，其次是肝及骨骼。经淋巴转移的恶性软组织肿瘤并不多见，但也不能忽略。单纯包膜外切除肿瘤可致 90% 以上的患者在 2 年内出现局部复发。反应区外行广泛切除治疗后，复发率仍可高达 50%（Simon，1976，1997）。

初次就诊时，绝大部分软组织肉瘤不伴有临床可见的肺转移灶。初诊伴肺转移的患者占所有软组织肉瘤患者的 10% 左右。孙馨等（2018）报道的 473 例软组织肉瘤中，39 例初诊时就有肺转移（8.2%），另有 109 例患者随访期内出现转移（23%）。扩大切除肺有助于治疗疾病，约 20% 软组织肉瘤合并肺转移的患者可以治愈。软组织肉瘤患者的五年存活率为 50% ~ 70%。

四、分期

美国癌症联合委员会制定的软组织肿瘤分期系统主要依据以下几个主要因素：原发肿瘤大小（5 cm 为界）、有无局域淋巴结转移、有无远处转移、肿瘤分级（表 12-1-2）。

表 12-1-2　美国癌症联合委员会软组织肿瘤分期系统（第八版）

分期	T	N	M	G
ⅠA	T1	N0	M0	G1, GX
ⅠB	T2, T3, T4	N0	M0	G1, GX
Ⅱ	T1	N0	M0	G2, G3
ⅢA	T2	N0	M0	G2, G3
ⅢB	T3, T4	N0	M0	G2, G3
Ⅳ	任何 T	N1	M0	任何 G
Ⅳ	任何 T	任何 N	M1	任何 G

T，原发肿瘤大小
TX，原发肿瘤无法评估；T0，无原发肿瘤证据；T1，肿瘤最大径 ≤ 5 cm；T2，5 cm < 肿瘤最大径 ≤ 10 cm；T3，10 cm < 肿瘤最大径 ≤ 15 cm；T4，肿瘤最大径 > 15 cm
N，局域淋巴结转移
N0，无局域淋巴结转移；N1，有局域淋巴结转移
M，远处转移
M0，无远处转移；M1，有远处转移
G，肿瘤分级
GX，无法评估；G1，2 ~ 3 分；G2，4 ~ 5 分；G3，6 ~ 8 分
肿瘤分化
1 分，肿瘤接近正常成熟的间质组织；2 分，组织学分型确定的肉瘤；3 分，未分化胚胎性肉瘤、滑膜肉瘤、软组织骨肉瘤、尤因肉瘤 / 原始神经外胚层肿瘤

核分裂		坏死	
1 分	0 ~ 9/10HPF	1 分	无坏死
2 分	10 ~ 19/10HPF	2 分	< 50% 坏死
3 分	≥ 20/10HPF	3 分	≥ 50% 坏死

美国国立综合癌症网络（National Comprehensive Cancer Network，NCCN）根据软组织肿瘤的分期提出了软组织肉瘤的治疗指南（Von Mehren，2014）。对于 Ⅰ 期软组织肉瘤，只需进行合适的外科边界切除。如果切除达不到满意的外科边界，建议进行辅助放疗，但是对于小于 5 cm 的 Ⅰ 期软组织肉瘤，也可以先观察等待。对于 ⅡA 期软组织肉瘤，也可以只进行广泛边界的外科切除，如果不能达到广泛边界，

则需要进行术前或术后的辅助放疗。对于ⅡB或Ⅲ期软组织肉瘤，则必须进行广泛边界的外科切除联合放疗（术前或术后）。对于ⅡB或Ⅲ期的软组织肉瘤切除后会造成功能丢失或者无法行外科切除的患者，建议给予术前放疗以降低分期级别，以利于行达到安全边界的外科切除。然后，再给与术后辅助放疗。如果这部分患者通过术前放疗依然不能实施合适边界的外科切除，建议的治疗手段为姑息性切除、放疗、化疗、支持疗法或截肢治疗等。

Enneking（1980，1983）发表了为治疗软组织肉瘤合理外科制订的外科分期系统，后被美国骨与软组织肿瘤学会（MSTS）和国际保肢学会（ISOLS）广泛接受。

肿瘤的组织学分级与肿瘤大小、深度、局部淋巴结转移情况和远处转移情况相结合，具有指导临床治疗及预后的价值。为了能够选择恰当的外科治疗方法以及正确评估最终治疗结果，对疾病进行术前分期及术后确认是必不可少的。

经过长期的临床观察与研究，发现间质肿瘤具有以下特征：①无论肿瘤的组织发生学如何，骨与软组织的间质肿瘤有极其相似的生物学行为；②骨髓系统肿瘤的生物学行为与间质肿瘤生物学行为大相径庭，需要其独立的分期系统；③对肿瘤生物学侵袭性的认识至关重要。虽然大部分病变的侵袭性可用组织发生学的分级来表达，但在某些病变中，其影像学表现或临床病程更能体现病变的侵袭性；④病变与防止其扩展的自然屏障间的解剖关系比肿瘤体积的大小更有意义；⑤区域淋巴结转移的存在与出现远隔肺转移具有一样的危险性。

基于上述观察，Enneking于1980年首次推出骨与软组织肿瘤外科分期系统，并在应用中不断完善，最终成为现有应用最广泛的骨与软组织肿瘤外科分期系统。此系统不但有其独特的科学性及实用性，而且还兼容了其他分期系统的优点。在正确认识骨与软组织肿瘤生物学行为的基础上，明确了治疗此类肿瘤的主要手段是外科手术治疗，为不同分期的肿瘤提供了外科治疗的原则。

五、诊断

（一）症状与体征

恶性肿瘤最常见的表现是无痛性肿块。没有可以明确鉴别良、恶性软组织肿瘤的可靠体征，一般来说只要是有体积逐渐增大的软组织肿物都应行活检术。根据患者的年龄及肿块生长的速度可以初步判断肿瘤的良恶性。活检术必须由专业医生实施，不能因活检导致过度污染。只有那些在患者初诊前就已经存在多年，而且无变化的软组织肿物方可不行活检术。

（二）影像学检查

无论是制订外科手术治疗计划还是规划放射治疗照射野，确定肿瘤的确切解剖部位及其侵及范围是至关重要的。由于软组织肿瘤的特点，影像学在诊断上不如在骨肿瘤中那样特征显著。但是如果能恰当地使用先进影像学技术，同样能够达到诊断疾病、协助确定治疗方案的作用。

1. **X线平片**　应用X线平片对软组织肿瘤进行诊断是比较困难的，但平片可能提示肿瘤是否存在。

2. **计算机断层成像（CT）**　CT是诊断软组织肿瘤最重要的影像学检查方法之一，可以清楚地显示肿瘤的边界、范围及与邻近骨的关系。CT不仅能够准确显示肿瘤的情况，还可以展现间室的完整性及周围组织的受侵情况。这些对肿瘤的诊断及治疗的实施均具有重要意义。其缺点为某些肿瘤的CT值无特异性。CT的另一作用是可以较准确地引导针吸活检术。

3. **磁共振成像（MRI）**　MRI检查对软组织肉瘤的鉴别诊断有其独到的特点，MRI检查可以显示肿瘤内的组织成分。对于软组织肉瘤，MRI在表现肿瘤范围及是否有骨受累方面要优于CT。但对病变内的骨化、钙化则显示较差。MRI对于软组织肉瘤的范围、水肿带、周围反应区的显示非常清楚，对术前计划切除范围十分有帮助。

4. **超声检查**　超声检查可用于软组织肿瘤的初步检查中，它对肢体及躯干部的软组织肿瘤均可提供良好的诊断依据。由于检测手段方便，对于随访检测肿瘤复发也有很好的应用价值。

5. 血管造影　血管造影主要是用来显示肿瘤的范围、肿瘤的血运情况及区别良、软组织肉瘤。由于 CT 及 MRI 检测手段的出现，现在已较少使用。一般只有在进行选择性血管栓塞治疗或对恶性肿瘤进行动脉化疗时才会使用。

6. 全身同位素骨扫描　当骨受到软组织直接侵及时也可以出现放射物浓集。绝大部分软组织肉瘤及近 50% 的良性软组织肿瘤在全身同位素骨扫描检查中可出现放射物浓集。

（三）活体组织检查

软组织肉瘤活检的诊断敏感性和特异性可以达到 95%，而病理学诊断为临床医生提供组织学类型和恶性度分级，可以指导临床医生术前制订手术计划，并为是否需要进行术前放、化疗提供依据。由于多数软组织肉瘤对于化疗不敏感，因此对于体积较小、初步检查考虑为恶性的软组织肉瘤进行广泛切除活检尚存有争议。应当尽量避免非专业医师实施的切除活检。因为，不正确的切除活检不仅增加了术野污染的风险，而且组织对手术的反应往往影响后续的影像学检查结果。

术前活检选用的活检技术和操作过程会对治疗结果造成直接影响。软组织肉瘤的活检应由实施手术的医师亲自操作或在他的指导下进行。活检方式包括细针抽吸、针刺活检、套管针活检、切开活检和切除活检。避免使用冰冻切片病理检查，因为有经验的病理医生也无法辨别增生性肉芽组织和肿瘤性炎性反应。所有的活检通道在手术时都需要完整切除。活检部位的选择应以手术时需要再切除的组织最少为原则（Mankin，1982）。

活检时应小心避免如下情况：横向切口、暴露主要的神经血管束、过量的出血以及肿瘤组织污染邻近组织。对切开活检所得标本应行常规的冰冻切片，以确保获得足够的活组织，并且使病理学家有机会在伤口闭合之前索取新鲜组织以供特殊检查。在活检过程中应特别注意止血（包括使用止血带），避免污染假包膜外的正常组织。基于同样的原因，活检后避免使用引流。细针抽吸细胞学检查或穿刺活检组织学检查污染正常组织的风险较小，因此首选这两项技术。当这两项技术所提供的材料不足以明确诊断时，再行切开活检。

六、预后

软组织肉瘤是一种以手术切除为主要治疗手段的疾病。软组织肉瘤整体上对化疗不敏感，一线化疗药物（蒽环类）仅对约 25% 的进展期软组织肉瘤有效（Judson，2012）。无论是采取截肢还是保留肢体的治疗方法，切除范围达到了满意的外科边界就可能彻底治疗局部病变；如果未达到满意的外科边界，即使采用截肢方法或者放化疗等辅助治疗手段，亦不能控制局部病变的复发。基于对疾病认识的不断深入，采用局部的根治性保留肢体治疗与采用截肢方法治疗，其局部复发率并无明显差别，一般为 15% 左右。肿瘤局部复发倾向与肿瘤组织类型无关，与外科切除的安全边界有直接关系，当然与肿瘤组织学分级及肿瘤体积大小也有关系（Bowden，2004；Kawaguchi，2004）。一般认为，位于深筋膜浅表的肉瘤预后会比位于深层的肉瘤预后要好，可能由于位于深筋膜浅层的肿瘤容易被早期发现、体积一般较小，切除时容易达到安全的外科边界。多数研究证实，软组织肉瘤的预后与肿瘤的组织学分级、体积大小关系最为密切，肿瘤直径大于 5 cm 是预后不良因素，与病理学类型关系不大（Enneking，1960；Linch，2014）。对于经过不恰当手术治疗及局部复发患者，局部治疗的原则与原发软组织肉瘤相同。Sugiura 等（2002）报告，对于初次手术切除不恰当的肉瘤，再次扩大切除可以取得与初次广泛切除手术同样的结果。

无法实施手术切除的软组织肉瘤其预后很差。所以在此类病例中，需要运用各种辅助治疗使其症状缓解。化疗对于软组织肉瘤的治疗效果一直有争议，以往观念认为，化疗只适用于巨大软组织肉瘤不能手术切除患者或者已经发生了远处转移的患者（Yang，1998）。高级别软组织肉瘤的死亡率为 40% ～ 80%，很明显对病理学分级高的软组织肉瘤需要进行系统的治疗。对于各种预后指标较差的患者（肿瘤体积大、高分级，肿瘤位置深)，需要进行化疗以提高治疗效果。以阿霉素为主的化疗方案对转移性肿瘤也有效，并逐渐成为常规的辅助性治疗手段，滑膜肉瘤似乎对异环磷酰胺也有效。对辅助化疗效果的随机研究表明，单药方案和多药方案的作用并未得到证实。包含 14 个随机试验的 meta 分析表明，以阿霉素为主的化疗方案能把肿瘤的局部复发率降低 6%，十年无病生存率提高 10%，患者的整体生存率明显提高。化疗对软组织肿瘤的缩小可能没有明显的作用。现在软组织肿瘤的化疗逐渐增多，尤其是近年来随着抗血管生成靶向药物的不断出现，使得一部分对常规化疗药物不敏感的软组织肉瘤患者也可以从中获益，从而使其由不能手术转变为可以手术，甚至只是达到边缘切除的水平再加用术后辅助放疗，也可以显著提高患者的生活质量。

有 30% ~ 40% 高度恶性软组织肉瘤患者出现血行转移，其中约 80% 患者的远处转移首先表现为肺转移，不到 3% 的软组织肉瘤患者出现淋巴结转移。出现转移后，中位生存期约为 1 年，这与转移部位无关。对于出现肺转移的病例，如果胸科医生认为 CT 显示的肺病灶可以完整切除，那就应该尽力完成手术切除。无论是单侧还是双侧开胸术，双侧手术探查都是必要的。尤其是胸腔镜外科技术的发展，使得肺转移灶切除手术造成的创伤减小。完全切除肺部转移灶的手术也因此成为标准治疗方式。肺部转移瘤切除后，60% ~ 80% 的患者可以获得无瘤生存，其 5 年生存率 20% ~ 40%，长期生存病例虽有报道，但极少见。欧洲癌症研究与治疗组织 (European Organization for the Research and Treatment，EORTC) 曾报道肺部转移瘤切除后 3 年生存率为 54%，纪念斯隆 - 凯特琳癌症中心 (Memorial Sloom-Kettering Cancer Center，MSKCC) 46%。尽管进行了成功的肺部转移瘤切除手术，大多数患者仍将出现单侧或双侧的再次转移，因此需要第二次或第三次手术，这些手术仍能使患者达到无病生存状态。淋巴转移患者行淋巴结清扫后的 5 年生存率大于 30%。淋巴结清扫可以切除局部肿块，取得局部控制，提高患者生存质量。因此对于转移瘤，手术治疗仍然是最主要的治疗方式。

手术并发症往往与手术范围及患者接受的辅助治疗有关。近期并发症主要是伤口感染和伤口不愈合，远期并发症主要与患者术后接受放疗有关。并发症常发生在切口张力大 (特别是局部组织条件差) 的患者。因此对于此类患者，在活检及手术过程中需要有整形外科参与，进行肌肉、皮瓣转移或植皮覆盖伤口。

软组织肉瘤术后，中位复发时间约为 20 个月，在开始的 2 年内，复发风险最高可达 80%。对于经过充分治疗的低度恶性软组织肉瘤患者，医生主要是关注局部复发的征象。鉴于其缓慢的自然病程，随访一般需要持续至少 5 年以上。而对于经过充分治疗的高度恶性软组织肉瘤患者，医生则既要关注局部复发，又要关注肺部的远处再发。对于高危患者，远处转移的风险要高得多，这取决于肿瘤分级。每 6 个月或更长时间进行一次常规临床体检和 B 超检查。对于经过治疗的高度恶性软组织肉瘤无症状患者，除了局部临床体检和 B 超检查外，常规胸部 CT 检查要每 3 个月做一次，持续 2 到 3 年后，可 6 个月随访一次。

(郭　卫)

第二节　外科治疗原则及方法

没有任何一种手段比完整去除肿瘤组织的外科方法更有效，外科手术仍是治疗软组织肉瘤的主要手段。多种因素影响手术治疗成功率，包括肿瘤的分期、解剖部位、肿瘤大小、浸润周围组织的情况、是否需要一期关闭伤口或者是否需要整形外科组织重建等。患者的一般情况和手术范围、方式、技巧亦是重要的影响因素。因此，在明确肿瘤组织学诊断基础上制定完善的术前计划至关重要。

恰当的手术边界由病变分期以及患者对术前辅助放疗的反应决定。Enneking 等提出的骨与软组织肿瘤外科分期系统不但表达了不同肿瘤的自然病程，而且也为外科治疗的范围提供了依据。

不同肿瘤在不同的发展时期，其侵及的范围各不相同。对每一期的肿瘤只有选择恰当的外科切除边界，才有可能在最大限度上完整切除肿瘤组织。

不同分期的肿瘤根据其存在形式有 4 种外科边界，只有当外科治疗超过肿瘤自身的边界时，才可能达到满意的治疗效果。对于软组织肿瘤，4 种手术切除的范围如下。①囊内切除：在肿瘤包膜内切除肿瘤实体；②边缘切除：在反应区内切除肿瘤，切除内容包括肿瘤实体及包膜；③广泛切除：在正常组织中进行切除，切除范围包括肿瘤实体、包膜、反应区；④根治性切除：在间隙外进行切除，切除范围包括肿瘤实体、包膜、反应区及正常组织在内的整个间室内容物。

Kawaguchi 等（2004）认为，对于术前放化疗反应不好的病例，外科切除范围距离肿瘤边缘可能要达到 3 cm 以上，而对于术前治疗反应良好的病例，外科切除范围距离肿瘤边缘可能达到 2 cm 就可以。对于低度恶性的软组织肉瘤来说，在有筋膜等屏障的位置，即使行边缘性边界切除也是安全的。

无论是采取截肢还是保留肢体的治疗方法，切除范围达到了所需的外科边界就可能彻底治疗局部病变；如果未达到所需的外科边界，即使采用截肢方法亦不能控制局部病变的复发。Rosenberg 等（1982）前瞻性研究表明，采用局部广泛性切除肿瘤保留肢体结合术后放疗与采用截肢手术治疗比较，其局部复发率并无统计学差别，且 5 年无病生存率也没有明显差别。一般来说，肿瘤局部复发倾向与肿瘤组织类型无关，与肿瘤的病理学分级、位置深浅及体积大小有直接关系。

对于软组织肉瘤，只有根治性切除才能达到外科治疗的目的。但在有些情况下，例如肿瘤发生在腹股沟、膝关节、腘窝、踝、足、腋、肘、腕、手及颈部，如果进行根治性切除，则意味着要切掉许多重要的血管、神经、肌腱及骨骼，将遗留严重的功能丧失及缺损。若主要神经受累，像坐骨神经，则可将神经和肿瘤组织一起切除。一根主要神经受累不一定需要进行截肢手术治疗，切除一根神经带来的功能损失优于损失一个肢体，患者也更容易适应。

为了不仅能够完全消灭肿瘤而又得以保留有功能的肢体，这就需要应用其他方法消灭实体肿瘤的卫星灶及跳跃灶，从而缩小治疗肿瘤所需的外科边界。对于恶性软组织肿瘤来说，辅助放疗结合边缘切除可达到根治性切除的目的。术前放疗、术后放疗均可以达到降低局部复发的目的，与未行放疗的根治性外科治疗结果基本一致。采用这种治疗方法后，在大多数患者中肢体功能良好、无痛、无或轻度水肿、正常或接近正常关节活动度。化疗能否降低软组织肉瘤局部复发率尚不确定，但 Rosenberg 等（1982）认为，相比于未做化疗的高度恶性软组织肉瘤，辅助化疗可以明显提高患者的生存率。Williard 等（1991）回顾性研究了 MSKCC 在 1982—1990 年治疗的 649 个软组织肉瘤病例。其中，92 个患者截肢，557 个患者保肢治疗。截肢的患者一般都是肿瘤较大、累及血管神经束的病例。虽然，截肢组显示了更好的局部控制率，但是截肢组和保肢组间的长期生存率没有明显差别。对肿瘤大于 10 cm 的病例给与化疗较没有接受化疗的病例明显获益。

在软组织肿瘤的外科治疗中，外科医生不仅要与放射科医生、病理科医生及放、化疗科医生密切合作，还要具有充足的肿瘤学知识。实际上，外科治疗方案的制定实施需要对各种影像学结果（包括 CT、MRI、骨扫描、血管造影等）进行仔细研究及正确解释；需要正确地实施活检术及确定的组织学诊断；需要具有在术中对大体标本的识别能力；需要充分了解肿瘤的生物学行为及疾病的预后情况；如果需要辅助治疗，则还需要能够使手术结果更利于放疗及化疗的实施。

在保留肢体的外科治疗中，其主要切除方法如下。

（1）广泛切除：在距离肿瘤反应区外切除肿瘤。一般要距离肿瘤包膜外 3 cm 以上，但是在靠近主要血管、神经的位置可能达不到这个边界。经常可能只达到了边缘性边界。在这种情况下，术中要用银夹做好标记，以备术后放疗时确定位置。在肿瘤的切除过程中，要在正常组织中进行，不能肉眼见到肿瘤实体。如果切除边界不好，即使术后应用放疗也很难达到完全控制局部肿瘤的作用。

（2）肌肉组切除：当肿瘤位于某个肌肉或某组肌肉中时，要将此肌肉或此组肌肉自起点至止点完整切除。切除的范围包括肌肉上及肌肉间的软组织、神经和血管。

（3）间室切除：将肿瘤所在的整个间室内所有组织一并切除，Enneking（1981）认为间室切除能够减少局部复发率，但这种治疗往往遗留很大的功能障碍及创面覆盖问题。在实际临床工作中，采用间室切除的病例并不多，比如股血管在行走过程中穿过了大腿前间室、内侧间室及后间室，很难实施真正意义上的全间室切除。而且，研究发现间室切除与广泛性边界切除的局部复发率并没有统计学上的差异。

（4）躯干软组织肉瘤的切除：躯干恶性软组织肿瘤的外科治疗主要是遵循上述广泛性切除的外科边界原则。躯干恶性软组织肿瘤的外科治疗有其特点：由于肿瘤位于躯干，所以大多数肿瘤的切除范围很难达到外科分期所要求的外科边界，特别是当肿瘤位于头、颈及纵隔时。因此，外科治疗的主要目的在于尽可能多地去除实体肿瘤及其周围正常组织。所有发生于躯干的高度恶性肿瘤均应行术后放射治疗。

发生于胸壁及腹壁的肿瘤，要切除除皮肤以外的全层组织，用合成材料修复的胸壁、腹壁并不影响术后放射治疗的实施。

发生于腹膜后的软组织肉瘤的外科治疗相当棘手。由于此部位发生的肿瘤造成的症状轻，诊断时，肿瘤往往已相当大并侵及了相当广泛的范围，最常见的肿瘤是脂肪肉瘤及平滑肌肉瘤。如诊断为腹膜后肿瘤，要行 B 超、CT 及消化道造影检查。血管造影术很重要，一方面要明确肿瘤的血供情况，另一方面要判断下腔静脉是否受侵。

完整切除腹膜后肿瘤会遗留显微病灶，但应尽量切除肉眼所见的实体肿瘤及受侵的肾和腹腔内脏器。腹膜后肿瘤切除后，应用放射治疗的结果目前尚无定论。此类患者在外科治疗后的 5 年存活率为 0 ~ 41%，其存活率取决于肿瘤的恶性程度、大小及局部扩散情况。在死亡病例中有 60% 左右是由于局部复发所致。

一、保肢手术的适应证

对于在达到所需外科边界切除后，肢体仍可保留较好的功能（优于假肢）、不存在伤口覆盖问题、而且估计预后较好的患者，可以行保留肢体的外科治疗。保肢手术的相对禁忌证包括主要神经血管受累、肿瘤侵犯多个间室、治疗后局部有高复发风险等。但对于那些仅有单个神经受累且手术切除后能达到满意外科边界的患者，保肢手术还是可行的。

对于上肢，单个神经的切除比假体置换的术后功能要好，可使用肌腱移位来替代缺失神经所造成的功能影响。对于下肢，切除坐骨神经对于保留了股四头肌功能的患者来说微不足道，而且此类患者比髋离断的患者肢体功能更好。

二、外科技术

软组织肉瘤外科手术操作的良好技术可以降低肿瘤局部复发的风险和手术并发症发生率。影像学资料不仅对于术前制订外科手术计划十分重要，对于肿瘤的局部控制以及特定解剖部位的某种肿瘤切除后功能重建，也十分重要。MRI 检查对于确定肿瘤的范围及反应区意义重大，通常可根据 MRI 检查结果确定手术切除外科边界的安全范围。详尽的术前计划应当包括肿瘤切除范围以及肿瘤周围正常组织的切除范围。有时切除范围较大，应做好上肢或下肢截肢的准备。根据术中情况，如果难以进行保肢手术，则应考虑分离血管并选取合适的截肢平面。切口必须包括活检穿刺或切口部位周围 1 ~ 3 cm 范围内的组织、活检后缝合的组织和所有可能被污染的组织。皮瓣的设计应当覆盖肿瘤部位和周围切除的正常组织。在切除肿瘤过程中，不应直视到肿瘤，切除过程一定是在肿瘤周围的正常组织内进行，同时也不应该用手术器械过多地破坏肿瘤的完整性。一般可以先将肿瘤远端分离，后提起肿瘤逐渐向近侧分离。

（一）臀部（Malawer，2001）

侵犯臀部肌肉的肉瘤患者可以进行保留下肢的臀部切除。保留坐骨神经的臀肌切除可以获得良好的功能和预后。臀肌切除后常有充分的软组织覆盖，一般不会出现软组织覆盖不全问题。臀肌切除的范围以及臀中肌是否保留是影响患者行走功能的重要因素。如果无法保留坐骨神经，那么可以通过踝关节融合术使患者踝关节处于正常姿势，以免形成足下垂畸形。术前准备时，研究骨盆骨性结构和盆腔脏器的影像学分期非常重要。如果肛门、直肠、骨盆骨性或髋关节被软组织肉瘤破坏，那么应当考虑采取半盆离断或髋离断手术。患者和医生都必须做好行截肢手术的准备。出于此原因考虑，手术时患者取侧卧位，这样可以活动髋关节。如果不得不行截肢手术，可以应用股动脉供血前方的软组织皮瓣进行软组织覆盖。

（二）大腿内收肌间室（Mentzer，1982；Karahousis，1989）

位于大腿内收肌间室的软组织肉瘤，如果没有累及股神经和股动脉，那么可以行内收肌间室的切除。大腿后方间室在内侧的肌间隔不甚明显，大腿的内收肌间隔由大收肌、短收肌、长收肌与股薄肌组成。该肌群起自于骨盆底、耻骨联合、耻骨下支、坐骨与闭孔筋膜，附着于股骨远端的粗线与内侧面。内收肌受闭孔动脉及闭孔神经支配，股深动脉穿过短收肌并沿粗线下行。内收肌间隔呈现为倒置的漏斗形，底部为闭孔环和闭孔筋膜，顶点为内收肌裂孔。

手术时，患者取仰卧位，对侧臀部下垫枕以使大腿内侧容易显露。体位摆好后，大腿屈曲，外旋，屈髋（图 12-2-1）。切口需包括活检的针道。切口起自耻骨结节，止于膝关节内侧中线。分别向前后分离皮瓣，暴露股薄肌、缝匠肌、股二头肌内侧头、股三角等结构（图 12-2-2）。理想的情况是保留大隐静脉、淋巴管、旋股内动脉和股深动脉，但是如果无法保留，也可以将其切除。股浅动脉必须从股三角近端向远端游离至内收肌裂孔处。将股薄肌等收肌肌群位于耻骨支的止点用手术刀锐性分离或电刀进行分离。对于大面积切割肌肉出血时，可使用射频止血刀，特别是在没有使用止血带的情况下。分离闭孔血管，结扎后剪断，断端会回缩至骨盆。切断闭孔神经，随后可将收肌肌群从股骨粗隆上分离下来。合适的体位和充分的暴露可以使分离更易于操作。充分游离收肌肌群后可以在坐骨支前方、切口近心端后侧看到股四头肌和闭孔内肌，这些肌肉多可以保留。在切口的后方切缘可以看见坐骨神经，应当小心保护。最后将大收肌位于股骨远端的止点从股骨远端收肌结节上游离下来。此步操作时容易损伤股动静脉，应当注意给与保护（图 12-2-3）。

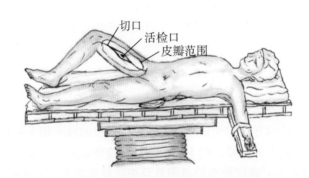

图 12-2-1　大腿内收肌间室软组织肉瘤切除的体位及切口

大多数患者内收肌间室切除后的下肢功能是满意的。大部分功能可以通过重力作用实现大腿伸直，而且对于保持下肢固定姿势或患肢外展的影响程度很小，尽管患肢很难保持一个固定的姿势或者后伸。

（三）大腿前方间室（Karakousis，1991）

大腿前方间室的切除包括股四头肌（骨直肌、股外侧肌、股内侧肌、股中间肌），阔筋膜张肌和缝匠肌。阔筋膜张肌和缝匠肌常可以保留。如果可以，最好保留大隐静脉。保留大腿前方间室内部分肌肉可以使得外科治疗的破坏性降低，手术可能只需要切除股四头肌的一部分。大腿前侧间室的广泛切除适用于肿瘤局限在前侧间室、股骨和股血管未受累的病例。

患者仰卧位，手术切口宜选纵行向口，以肿块为中心，应该将以前行病理活检的穿刺道切除，可以从髂前上棘一直延伸到髌骨附近（图 12-2-4）。皮瓣掀起后，深筋膜应该在缝匠肌上缘的中部切开，如此即可显露股神经和股动脉，缝匠肌和股直肌肌腱已经分开，切断股神经的分支，主干向下延伸。进入股四

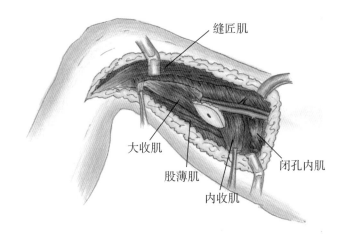

图 12-2-2　大腿内收肌间室软组织肉瘤切除的显露及股血管的走行

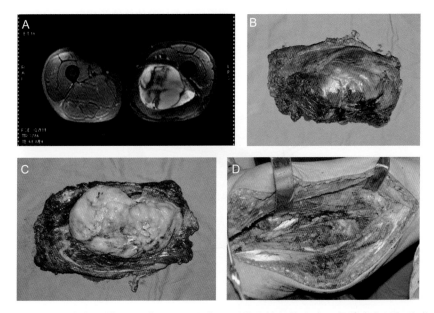

图 12-2-3　患者男性，57 岁，左大腿高级别黏液性纤维肉瘤，行肿瘤广泛切除术

A．术前 MRI 显示肿瘤累及大腿内收肌间室；B、C．切除标本大体像；D．术中像显示肿瘤切除后情况

头肌的股神经分支位于不同的水平，部分在近侧进入肌肉，部分在远侧进入肌肉，有一支分支在大腿下段 1/3 呈直角进入股中间肌。大腿前侧肿瘤行手术切除时，在上下和左右方向可达到 5 ～ 10 cm 的边界，在前后方向上，边界往往受到限制（图 12-2-5）。股中间肌是一块很薄的肌肉，紧贴股骨，通常不被肿瘤侵犯，可以保留。保留部分股四头肌以及支配神经，使其与髌腱连续，可以使患者术后能直腿抬高，因为伸膝功能被保留。如果肿瘤累及股动静脉，那么应当考虑切除血管，同时进行自体大隐静脉或人工血管移植重建股血管。如果肿瘤包绕股骨或侵蚀股骨，那么，术中应将肿瘤连同一部分股骨瘤段一并切除。如果肿瘤没有侵蚀破坏股骨，可以将切下的股骨剥离肿瘤后植回原位，使用钢板或髓内钉固定。如果肿瘤对股骨有侵蚀破坏，可考虑去除肿瘤后，采用体外灭活瘤骨的方法，灭活瘤骨后，取自体带血管蒂的腓骨穿入瘤骨髓腔内，进行复合移植（"热狗"技术）。

　　位于大腿外侧的肿瘤比较容易切除。因为外侧肿瘤要么位于肌间隔的前方，要么位于后方，这层肌间隔可以阻止肿瘤的穿透。因此，靠近肌间隔的肿瘤最好施行整块肌肉切除术，并且切除两侧肌肉附着结

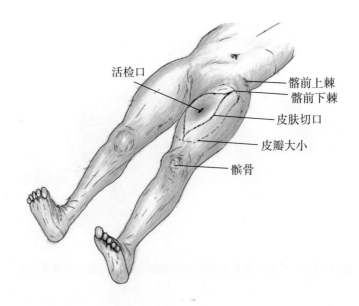

图 12-2-4　大腿前方间室软组织肉瘤切除的体位及切口

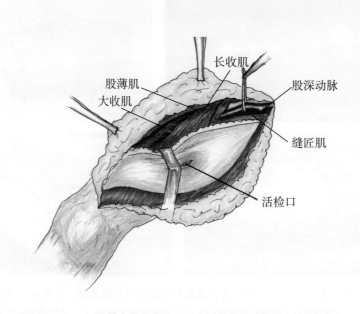

图 12-2-5　大腿前方间室软组织肉瘤切除的显露及股血管位置

构。位于大腿外侧的肿瘤意味着应该切除阔筋膜张肌、股外侧肌和股二头肌，深部切除应该切至靠近股骨（图 12-2-6）。手术中应分辨清坐骨神经，以免损伤。坐骨神经位于股二头肌和半腱肌半膜肌之间的深面，在大收肌的后方。

　　大腿近段前中部位的肿瘤切除技术较为复杂，因为此处有股血管及股神经通过。选择包含穿刺道的椭圆形皮肤切口，范围应该大于可触到的肿瘤边缘，在股薄肌的前缘切开中部阔筋膜，在缝匠肌表面切开外侧的阔筋膜，这块肌肉离肿瘤比较远。切口往上一直到腹外斜肌腱膜，在腹股沟韧带上方，通常股动脉位置就在切口内侧 1～2 cm，腹内斜肌、腹横肌、腹横筋膜均被切开，进入腹膜后间隙，将腹膜囊朝上牵开即可显露髂外血管。使用鞋带或橡皮条穿过血管，向内侧牵开。沿髂外血管向下游离，避免损伤。除血管附近切除边界较近外，在肿瘤其他方向的切除要尽量达到广泛切除边界，一般距离肿瘤 2 cm。

　　如果将股四头肌全部切除，一般需要将股二头肌内侧头和股薄肌止点转位至股四头肌断端或肌腱，并且将他们的腱性部分缝至髌骨上极。膝关节伸肌装置功能的下降会影响膝关节功能，特别是在上下楼

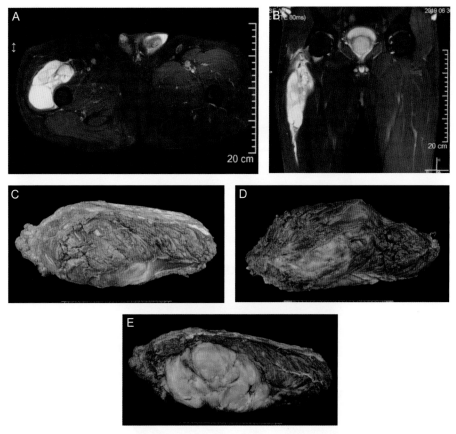

图 12-2-6　患者男性，55 岁，右大腿前外侧多形性脂肪肉瘤，行肿瘤广泛切除术
A、B. 术前 MRI T2 像轴位及冠状位显示肿瘤累及大腿前方间室；C ~ E. 切除肿瘤标本大体像

梯或在斜坡上行走时。患者可以通过在行走的静止期保持膝关节于超伸位来代偿部分功能。可以建议这些患者配戴膝关节支具。踝关节融合术可以在一定程度上防止行走时重力作用使足跖屈，从而有助于伸膝动作完成。

（四）大腿后方间室（Malawer，2001）

大腿后方间室包括半膜肌、半腱肌以及股二头肌的长头和短头，这些肌肉均起自坐骨和股骨粗线，外侧的腘绳肌止于腓骨头，而内侧的半腱肌、半膜肌则止于胫骨和膝关节囊的内侧和后内侧。后方筋膜室内最重要的解剖结构是坐骨神经，从坐骨切迹穿出，经坐骨外侧，在大腿正后方下行直至进入腘窝。大腿后方间室的肿瘤可以进行广泛切除，即使切除大量的后群肌肉，患者的下肢功能也不会受到明显影响。

患者取俯卧位，切口采用包括穿刺道在内的纵行、椭圆形切口，便于显露和切除肌肉（图 12-2-7）。切开深筋膜，便可显露股二头肌长头和半腱肌、半膜肌，它们都起于坐骨结节（图 12-2-8）。为了更好地显露肿瘤近侧，可以将臀大肌的下缘切断。在腘窝上方分离腘绳肌，就可以显露肿瘤下方的股二头肌外侧面和半腱肌、半膜肌。在腘窝上方，坐骨神经分支成腓神经和胫神经，腘血管在更靠前的地方分支。分离股二头肌与半腱肌、半膜肌时，可以显露坐骨神经，如果这些肌肉受侵犯或者距离肿瘤太近，则切除这些肌肉。在更高的平面，可见坐骨神经位于坐骨结节和股骨大转子之间，股二头肌的外侧。将阔筋膜从外侧切开，可以显露部分股外侧肌和股二头肌短头，短头与长头的深面组成肌腱。因为离股骨很近，股二头肌短头通常可以保留。将中间的阔筋膜切开，可以将半腱肌、半膜肌从大收肌的前方分离开。此时将坐骨神经与肿瘤分离开，尽管坐骨神经与肿瘤之间只有几毫米距离，但这个间隙能够让二者分离开。若患者的坐骨神经未受累，则可以保留；如果肿瘤来源于坐骨神经或肿瘤累及坐骨神经，则应行坐骨神经切除以得到满意的边界，这样的结果优于截肢。即使将股二头肌、半腱肌和半膜肌全部切除，患者的屈膝功能和步态也不受影响，这些患者的屈膝功能主要由缝匠肌、股薄肌和腓肠肌代偿。术后需留置伤口引流管。

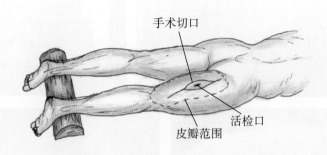

图 12-2-7　大腿后方间室软组织肉瘤切除的体位及切口

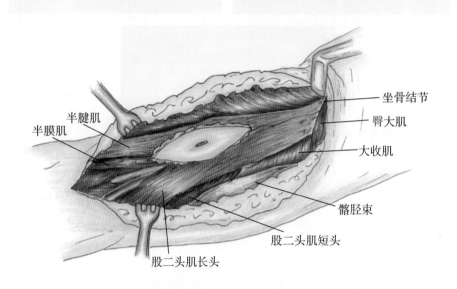

图 12-2-8　大腿后方间室软组织肉瘤切除的显露及坐骨神经走行位置

　　当肿瘤位于大腿后方间室，并没有累及股骨时，可以行大腿后方间室根治性切除术，坐骨神通常可以保留（图 12-2-9）。手术分离的程度部分取决于肉瘤的大小，一般来说，切除范围包括半膜肌、半腱肌和股二头肌。如果需要更大切除范围的手术，可切除一部分股外侧肌和部分内收肌。股二头肌、半腱肌和半膜肌位于坐骨神经的浅层，它们的起点在坐骨结节。尽管有时需要切除部分大收肌，但股二头肌短头常可以保留。切口起于后内侧，沿至臀褶并向下至膝关节。内外侧皮瓣沿包裹肌肉表面深筋膜分离，向内至股薄肌，向外至髂胫束。然后将半腱肌、半膜肌和股二头肌长头从坐骨结节止点上游离下来。小心将坐骨神经从肌肉上分离下来，后将肌肉逐渐向远端分离。如果可以保留坐骨神经，那么在分离股二头肌长头止点时应注意保护好腓总神经。后方间室肌肉的远端切除应十分谨慎，因为该部位是股血管穿过 Hunter 股管至大腿后间室的位置。如果坐骨神经可以保留，那么患者术后功能将会十分满意；如果坐骨神经无法保留，患者足部感觉运动功能将会丧失。

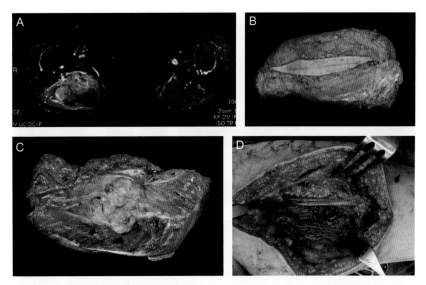

图 12-2-9　患者男性，43 岁，右大腿后方间室未分化肉瘤，行肿瘤广泛切除术

A. 术前 MRI 显示肿瘤累及大腿后方间室；B、C. 切除肿瘤标本大体像；D. 术中像可见游离坐骨神经

（五）大腿中下部

大腿中下部软组织肉瘤的手术切口及显露与股骨中下段肿瘤切除的切口及入路相似。术中需要分离及保护的依然是股血管（图 12-2-10）。坐骨神经位于大腿后方。如果肿瘤向大腿后方延伸，就要注意保护坐骨神经。如果肿瘤包绕股骨下段，处理的方法有两种。一种是肿瘤连同股骨下段一并切除、行股骨远端肿瘤型人工假体置换；另一种是游离肿瘤及股骨远端，用塑料薄膜铺垫于肿瘤下方，与正常组织隔开，然后自骨膜下剔除肿瘤（图 12-2-11）。一般情况下，如果肿瘤没有侵蚀股骨，自骨膜下剥离，至少可以达到边缘性切除边界。Kawaguchi 等（2004）认为，骨膜的屏障作用相当于 3 cm 的肌肉厚度，对肿瘤的阻挡来讲，骨膜具备非常好的屏障作用。当然，也可以采取局部灭活的方法处理股骨远端。常用的方法包括乙醇

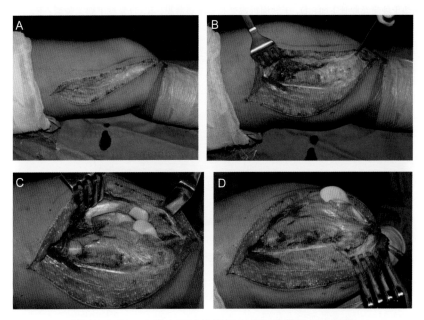

图 12-2-10　大腿中下段软组织肉瘤切除的切口及显露

A. 大腿中下段内侧切口；B. 切断收肌止点，打开收肌管；C. 切开膝关节囊及髌上囊；D. 将髌骨翻向外侧

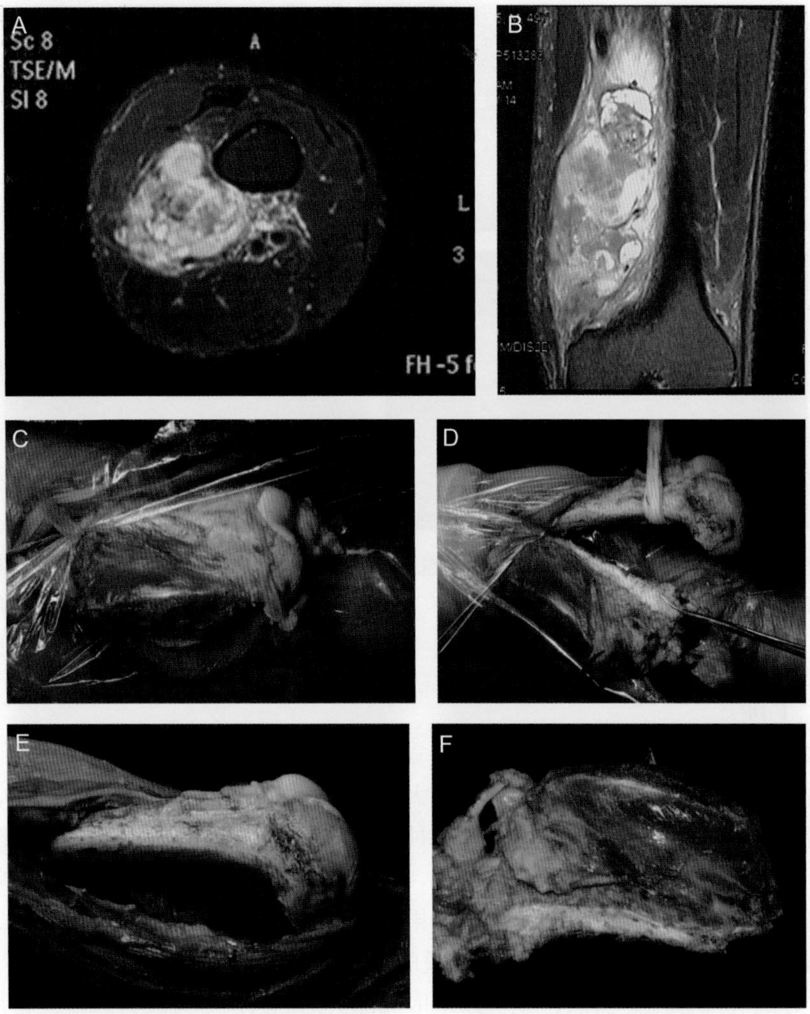

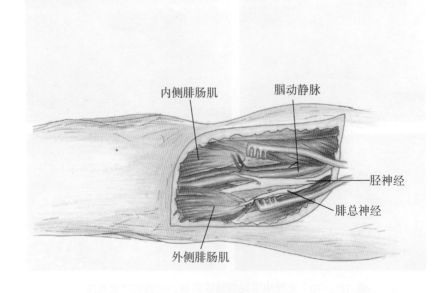

图 12-2-11　患者男性，50 岁，左大腿下段内侧未分化肉瘤

A、B. 术前 MRI 轴位及冠状位像显示肿瘤位于大腿下部内侧，临近血管、包绕股骨下段内侧；C. 术中像显示肿瘤及股骨下段显露完成后，用塑料薄膜铺垫于肿瘤及股骨下面；D. 于肿瘤近端处扎紧塑料薄膜；E. 自骨膜下剔除肿瘤；F. 切除肿瘤标本大体像

图 12-2-12　腘窝解剖结构示意图

及 10% ~ 20% 的高渗盐水局部浸泡。如果股血管被肿瘤包裹或者难以分离，则需要切除血管，进行大隐静脉或者人工血管移植重建，以达到肿瘤切除的安全外科边界。

（六）腘窝

　　腘窝的解剖结构呈菱形，其上界的内侧由半膜肌和半腱肌联合构成，外侧以股二头肌构成。腘窝下界由腓肠肌的两个头构成。而腘窝的顶部是一层很薄的腘筋膜，底部则为股骨远端的后面、膝关节后腔及跨越胫骨近端表面的腘肌。腘动静脉在膝关节后腔的后方，直接穿过内收肌孔，由内侧进入腘窝（图 12-2-12）。腘窝部位软组织肉瘤的切除是难度较大的外科手术。该部位结构紧凑，有重要的血管神经以及膝关节后方的重要结构。腓神经于此分叉，软组织肉瘤常累及胫后神经和腘动静脉。病变深面常临近膝关节囊后方。所以，该部位肿瘤多数行边缘性切除，局部复发率高达 20%，因局部复发需行截肢手术的比例较高。该部位并发症多为伤口愈合不良和放疗后膝关节僵直。近距离放疗或术中放疗可以减少并发症的发生。

　　典型的切口起自大腿后内侧向下，横行跨过皮褶，沿至小腿后外侧（图 12-2-13）。充分的暴露十分重要，腘绳肌内、外侧头可以用自动收缩器进行牵拉收缩。腓肠肌内、外侧头也从股骨髁上剥离下来，并进行牵拉收缩。腓肠肌的两个头在中线被分离，注意不要损伤浅表的腓总神经及其前方的腓静脉。手术中应注意腓神经、胫神经、腘血管等重要结构。腓肠肌内外侧头是确定切除边界的重要参照结构，有时切除范围包含它们，并且不会严重影响功能。如果肿瘤仅累及血管，血管移植或搭桥是一种可选择的方法。但多数情况下肿瘤同时累及神经，这种情况下一般选择截肢手术。

（七）小腿

　　腓肠肌是小腿后层肌群最浅表的一块肌肉，主要构成小腿肚的突出部位，有内、外侧 2 个头，内侧头较外侧头大，且延伸部分较外侧头远。这 2 个头汇合成腘窝下内侧界和外侧界。比目鱼肌是一块宽大厚实的肌肉，位于腓肠肌的深层。比目鱼肌和腓肠肌向下移行为跟腱（图 12-2-14）。位于该部位的软组织肉瘤的一些特点与腘窝部位肿瘤有相似之处。根治性或间室切除很难达到广泛的外科边界，术后患者功能受到严重影响，且疼痛症状较重。如果有保肢手术指征，并且可以保留胫后神经，术后功能将十分满意。如果无法保留胫后神经，则为膝关节离断或膝上截肢的手术指征。小腿远端的肉瘤较为罕见，该部位肉瘤可以

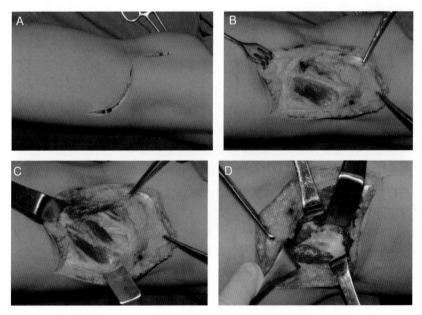

图 12-2-13　腘窝部位软组织肉瘤切除的切口与显露

A. 手术切口；B. 显露腘窝；C. 向深部游离，腘血管及胫后神经位于腘窝中间纵向通过；D. 牵开血管神经后可显露后侧膝关节囊

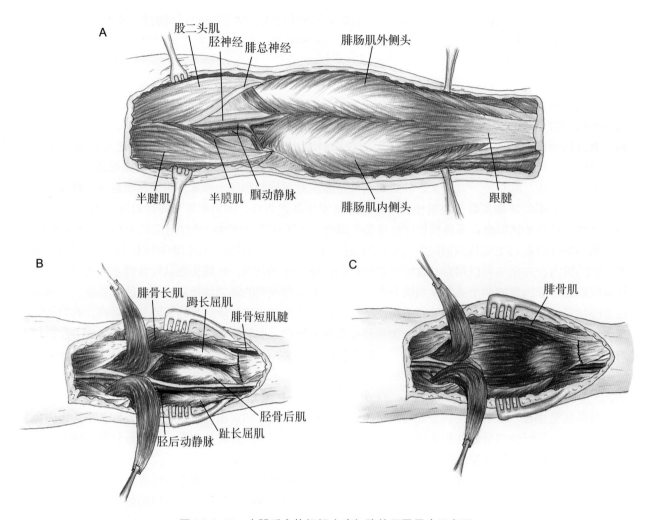

图 12-2-14   小腿后方软组织肉瘤切除的显露层次示意图
A. 显露深筋膜下的腓肠肌；B. 切断腓肠肌与跟腱的止点，向上翻起，显露比目鱼肌；C. 比目鱼肌切除后，显露深层的屈趾肌群

通过膝下截肢来达到足够的外科边界和较为满意的术后下肢功能。

当进行小腿后方肿物切除时，患者取俯卧位，行后正中切口。如果切口跨越膝关节，那么应当设计为横行切口。将腓肠肌内外侧头向近端分离，腓总神经邻近腓肠肌外侧头，尽量保留该神经。小心游离胫后神经和腘血管。剖开内侧或外侧肌间隔，将比目鱼肌向内侧分离，并将比目鱼肌内侧从趾长屈肌上游离下来。这样可以暴露小腿后方肌肉深层胫后神经和血管。该部位有一致密静脉丛，如果损伤可使用纱布压迫止血。将肿物及其周围组织向远端分离，在跟腱处横断。保留趾长屈肌和胫后肌可以保留足部部分主动背伸功能。可以使用台上止血带，但在缝合之前应撤掉止血带。

（八）足踝部

踝关节和足部的软组织肉瘤较为少见，常行膝下截肢治疗。偶尔也可行广泛切除并行无血管的肌皮瓣及皮肤移植重建软组织覆盖。保留踝关节背伸的前足截肢也会有较好的术后功能，但糖尿病或其他慢性血管性疾病患者应谨慎。这些治疗方式均有较好的、持久的术后功能，并可以减轻放疗的剂量和与之带来的并发症。

（九）肩胛带

肩胛带离断和上肢截肢带来的身体和心理上的残疾均重于相应的下肢手术。佩戴假肢可以改善外观，代偿部分基本功能。比较幸运的是，上肢发生软组织肉瘤的概率远较下肢低，需要截肢的更少。

大多数肩胛带肉瘤在其累及骨骼之前会被发现。尽管上臂所有神经均有可能受累，但累及臂丛神经的情况较为少见，特别是肿瘤位于腋窝或胸肌时。原则上，应当尽量保留前臂，甚至是在肱骨近端或肩胛骨必须切除的情况下。软组织肉瘤邻近或起源于神经血管束是最常见需要截肢的情况。

当尺神经和正中神经可以保留时，只要切除后保留足够的骨骼和肌肉组织，患者的术后功能一般很好。相反，当软组织肉瘤累及血管，尤其是累及臂丛神经时，应当考虑肩胛带离断手术，以得到足够的外科边界。尽管有时腋窝、肌皮神经或桡神经受累而无法保留，患者仍可保留大部分上肢功能。以上这些神经受累时，不一定需要截肢治疗。

（十）上臂前间室、后间室、前臂的切除

上臂由于肌肉组织相对少，所以对肉瘤侵犯神经血管的屏障作用相应降低。在新辅助化疗和术前放疗成功运用于临床之前，截肢是控制局部复发的唯一方法。术前应用新辅助化疗使得医生可以进行保肢治疗。如果正中神经和尺神经受累，则应考虑截肢手术，但是大多数情况下截肢是可以避免的。

（十一）手

手部的软组织肉瘤比较罕见。应当尽量避免行腕关节离断，因为术后不方便安装假肢，这与足部截肢不同。此外，对于任何手部的恶性肿瘤，为了能达到广泛的外科边界，均应考虑行肘下截肢。拇指发挥着手掌一半的功能，如果不能保留拇指，则应请手外科医生会诊，根据具体情况进行显微外科的软组织转移和重建。

（郭　卫）

第三节　腹膜后肿瘤的外科治疗

一、概述

腹膜后肿瘤包括良性、交界性腹膜后肿瘤及腹膜后肉瘤（retroperitoneal sarcoma，RPS），后者约占 80%，是临床工作的主要挑战。RPS 是一群仅占成人恶性肿瘤 0.2%、平均每年每百万人仅有约 2.7 人发病的罕见肿瘤（Porter et al，2006）。此类肿瘤起源于腹膜后（腹部背侧）潜在腔隙，但不包括腹膜后器官如肝、十二指肠、胰、脾、肾、肾上腺、输尿管、骨骼起源的肿瘤，以及源于他处的转移肿瘤。

RPS 被发现前可长得很大，被发现时平均大小约 20 ~ 30 cm。RPS 通常容易引起局部继发损害而非远处转移（Gronchi et al，2016），所以其治疗以外科手术为主，目标是完全切除肿瘤。Judd 医生 1933 年最早专题报道 RPS 外科手术，但大多数仅是外科活检，肿瘤完全切除者仅占 32%。直到 20 世纪 60 年代，腹膜后肿瘤外科手术切除率开始上升，到 90 年代后期，开始重视外科手术切缘对预后的重要性，确定了肉眼完全切除是腹膜后肿瘤的手术目标。21 世纪初，欧洲两个主要研究肉瘤的团队（意大利 Gronch 团队及法国 Bonvalot 团队）提出一个根治性切除的新概念：即使看不到明显浸润，也将与原发肿瘤相连的所有临近器官一并切除（即区域性扩大切除），但至今仍未被广泛接受（Bonvalot et al，2009，Gronchi et al，2009）；另外，因 RPS 瘤体巨大，累及毗邻器官及重要结构倾向明显，而腹膜后空间有限，故 RPS 外科手术极富挑战性，外科医生必须权衡理想切除肿瘤与预期手术并发症之间的关系。

在一大群异质性突出（即亚型繁多）的全身软组织肉瘤中，RPS 约占 20%。腹膜后有 50 ~ 70 种不同组织学亚型的软组织肉瘤，最常见的亚型为脂肪肉瘤（分化良好型、去分化型）及平滑肌肉瘤。少见亚型包括孤立性纤维肿瘤、未分化多形性肉瘤及恶性周围神经鞘膜瘤（Tseng et al，2018）。腹膜后肿瘤外科手术操作不仅要以解剖为导向，而且要以肿瘤生物学为导向。笔者强烈建议患者由具有 RPS 经验的肿

瘤外科医师实施手术，最好在具有 RPS 多学科专家团队的肉瘤中心实施手术。手术医生需达到每年最低该类手术量的要求，方能保证腹膜后肿瘤手术获得理想效果。客观数据表明，在肉瘤中心，RPS 患者的预后显著优于在非专业化中心治疗者（Toulmonde et al，2014）。

二、腹膜后间隙解剖结构

腹膜后间隙位于腹后壁前方，是介于壁腹膜与腹后壁之间的潜在间隙。该间隙上起自膈下，下达骶胛及弓状线，向下与盆部腹膜后间隙相通，向上经腰肋三角与后纵隔结缔组织相连，两侧则与腹膜外脂肪间隙相通。因此，若该间隙的肿瘤蔓延，可长入后纵隔、腹外侧壁或盆腹膜后间隙。腹膜后间隙包括左右腰窝、椎前区、左右髂窝及骶前间隙。

腹膜后间隙内含大量疏松结缔组织及脂肪组织。腹膜后组织分三层：①腹横筋膜向后延续，紧贴于腹后壁肌内表面；②直接位于脏腹膜深面的结缔组织内层；③中间层位于前述两层之间，随个体胖瘦而厚薄不一，亦随其包绕的器官或结构而改变。腹膜后器官位于肌肉与脏器腹膜之间，如十二指肠、升结肠和降结肠、肾、肾血管、输尿管、腹主动脉、下腔静脉、髂血管、腰交感干、淋巴结等。腹膜后肿瘤可累及上述所有结构，因此这类肿瘤的外科治疗极为复杂。

盆腹膜后间隙为盆腔脏腹膜与骶前及盆壁肌、韧带骨面之间的间隙。盆腹膜后间隙指脏腹膜后（深）面，而非单指后方，亦包括下方、侧方与前方。盆腹膜后间隙前壁为耻骨联合两侧的耻骨部分，后壁为骶骨和尾骨。侧壁为髂骨、坐骨、骶棘韧带和骶结节韧带。骶棘韧带与坐骨大切迹、骶结节韧带与坐骨小切迹分别围成坐骨大孔和坐骨小孔。坐骨大孔连通骨盆盆腹膜后间隙和臀部，坐骨小孔将臀部和会阴相通，两孔均有血管、神经穿过。耻骨和坐骨连接处有闭孔，孔内有闭膜管，沟通盆腔和股内侧部，其间有闭孔神经和闭孔血管经过。盆腹膜后肿瘤有时可穿过坐骨大孔、闭孔等，分别进入臀部与大腿内侧，熟悉解剖对解释其临床表现及制定治疗方案有重要意义。

正常腹膜后及盆腹膜后间隙在横断面影像上不甚明显，阅 CT 及 MRI 片时更难确定其界限，但当该间隙发生腹膜后肿瘤，尤其是巨大肿瘤时，应鉴别该肿瘤在腹膜后还是腹盆腔内起源。另外，腹膜后巨大肿瘤的范围远远超过腹膜后间隙的位置，而占据腹盆腔及腹盆腔内脏器的正常位置。所以对腹膜后间隙的理解不应脱离整个腹盆腔解剖，即肌肉骨骼之间，亦不应脱离开腹盆部脏器的解剖。

三、腹膜后肿瘤切除术

腹膜后肉瘤切除标准为：R0 切除为完全切除肿瘤，显微镜下检查切缘阴性，因肿瘤巨大，放在腹膜后肉瘤常难以实现；R1 切除为完全切除肿瘤，肉眼检查切缘阴性；R2 切除为不完全切除，肉眼可见肿瘤残留。

无论初发，还是复发，腹膜后肿瘤大多数均以外科手术争取 R0 或 R1 切除为首选治疗；腹膜后淋巴瘤，则首选内科化疗；腹膜后生殖源性肿瘤，如横纹肌肉瘤等，要先化疗，肿瘤缩小后再手术。对于初发腹膜后肿瘤，要尽量做到肉眼完全切除，必要时联合切除受累脏器及血管。复发腹膜后肿瘤，在保障手术安全及提高患者术后生活质量的前提下，仍建议尽可能做到肉眼完整切除。

（一）手术适应证与禁忌证

1. 适应证

（1）术前影像评估或穿刺病理诊断为起源于腹膜后间隙的良、恶性软组织肿瘤，如脂肪源性、平滑肌源性、纤维结缔组织源性或神经源性，经评估认为可达到 R0 或 R1 切除者。

（2）经术前放化疗等综合治疗后，腹膜后肉瘤有所缩小，再评估后认为可获得 R0 或 R1 切除的患者。

（3）腹膜后肿瘤虽严重侵犯临近血管、重要脏器，但联合脏器切除或重建后有良好生存质量者。

（4）伴有肝、肺或其他部位孤立性或确定性转移灶的腹膜后肉瘤患者，如转移灶可同期或择期手术切除，或可采用消融等手段治疗，原发灶仍可手术切除者。

（5）腹膜后肿瘤虽然无法保证 R0 或 R1 切除，但导致出血、肠梗阻、穿孔等并发症需外科处理者。

（6）腹膜后肉瘤手术后复发的患者，符合上述五条者，可再次手术切除。

（7）孤立性或局限性腹膜后转移性肿瘤，经评估认为可以达到 R0 或 R1 切除者。

2. 禁忌证

（1）患者全身情况差，营养状态不良，或有严重并发症，无法耐受较大手术者。

（2）腹膜后肉瘤全身广泛转移者。

（3）病理证实为包绕腹主动脉、下腔静脉的腹膜后恶性淋巴瘤。

（4）腹膜后巨大肿瘤或血供丰富的肿瘤，术前无充足血源，医院相关技术、设备不能满足手术需求者。

（5）术前未进行多学科讨论，并未取得共识同意手术，或患者对手术顾虑大、非充分知情同意者。

（二）术前准备

1. 除外科手术常规术前检查外，视腹膜后肿瘤情况，常规进行腹盆部 B 超、增强 CT 检查，必要时还要做腹盆部 MRI、PET/CT 或 DSA 检查。还要针对异常结果进行深度检查。

2. 全面评估患者对手术的承受能力，除常规术前检查外，重点查心肺功能，全身营养状况，纠正合并症及继发改变。若有腹膜后肿瘤伴有内分泌功能紊乱，如腹膜后副神经节瘤或嗜铬细胞瘤，常伴有高血压，术前需化验血管紧张素、儿茶酚胺，确诊后口服酚苄明（α 受体阻断剂），血压正常后方可手术，术前一周开始补液扩容，以免术中肿瘤去除后顽固性低血压、休克。

3. 所有腹膜后肿瘤均要求进行术前多学科诊疗模式（multiple disciplinary team，MDT）讨论，MDT 团队包括外科、肿瘤内科、放射科、病理科、放疗科等专家，指导判定腹膜后肿瘤客观的个体化综合治疗方案。

4. 术前考虑联合脏器切除时，要充分了解预切除脏器的代偿功能，如拟行患侧肾切除时，术前需行静脉肾盂造影及同位素肾图，评估双侧肾功能，以确保进行一侧肾切除时对侧功能良好。如肾、输尿管与肿瘤之间关系密切，术前需放置输尿管支架，术中起到指引作用并防止损伤。怀疑肿瘤血运丰富者，术前 24 小时可行肿瘤血管栓塞术，可有效减少术中出血，增加手术安全性。常规进行肠道准备，做好联合切除肠管的准备，部分患者需要术前做好肠造口的定位准备。

5. 腹膜后肿瘤患者的血液往往是高凝状态，术前应进行深静脉血栓形成风险评估，对于血栓形成风险较高者，术前 24 小时给予低分子肝素治疗，并准备下肢弹力袜或气压泵，备术后使用，防止血栓形成。

6. 对于手术器械的准备，腹膜后肿瘤手术前需备好悬吊拉钩、血管器械，有条件者备足深部器械（无条件者可用胸科器械代替）。如判断手术可能需做大血管联合切除重建，术前备好人造血管等材料。如预测可能切除膈肌或腹壁等，则要准备好补片材料。

7. 充分备血，要有大量输血准备，符合条件的患者可以术前采自体血。术前全面分析凝血功能、补充维生素 K 等，改善凝血状况。

8. 腹膜后肿瘤手术复杂，手术风险高，需要术前与患者及家属充分交代病情及手术风险，取得患者及家属的理解支持和积极配合，做好术后发生并发症及长期回复的准备。建议在律师见证下签署手术知情同意书，有条件者应让患者购买手术意外险。

9. 麻醉一般选择气管插管全身麻醉，由于腹膜后肿瘤手术大，住院前要求患者去麻醉科术前评估门诊，或请麻醉科医师术前会诊，方可进行手术。

10. 对术前评估无法切除的肿瘤，穿刺活检可以辅助指导综合治疗，对术前怀疑为淋巴瘤、胚胎源性肿瘤、尤因肉瘤、胃肠间质瘤、腹膜后特发性纤维化、转移性肿瘤等，手术常不作为首选治疗手段，建议穿刺活检明确病理诊断，安排个体化治疗，如术前化疗或靶向治疗。

（三）手术步骤

1. 体位　根据腹膜后肿瘤的部位不同，可采用平卧、左或右侧垫高的平卧位、双下肢分开的"A"字位、截石位等。如盆部腹膜后肿瘤需行腹骶联合切除，可先行俯卧折刀位完成骶尾部手术，再翻转患者成平卧"A"字位完成经腹手术。

2. 切口与手术入路　可选用腹正中切口、经腹直肌切口、"T"字切口或"十"字形切口、斜切口或"人"字形切口、经腹骶联合切口等。原则是切口能够充分暴露两侧腹膜后深部空间，尤其是双上腹及盆底，有良好的手术视野和操作空间，便于扩大切口。腹膜后肿瘤手术均要求侧腹入路，经过结肠旁沟打开侧腹膜，翻起肠管及系膜、胰脾或肝十二指肠进入腹膜后间隙。对位于居中位置，腹主动脉及下腔静脉区的腹膜后肿瘤，可能要从双侧结肠旁沟入路，两侧入路汇合才能切除肿瘤。

3. 探查　手术探查常规由远及近，探查肝、脾、膈肌、盆腔、子宫卵巢，再探查肿瘤边界及邻近脏器。触摸肿瘤要轻柔，部分肿瘤表面血运丰富多伴有怒张的血管。腹膜后肿瘤一般在腹膜被打开、肿瘤前方脏器（如肠管及系膜等）被分离掀开时，才能暴露，在肿瘤暴露不清的情况下不必勉强探查，可以边分离边探查腹膜后肿瘤。探查时尽量明确：肿瘤的大小及部位，形态及血供状态，能否整块切除或仅能部分切除，是否需要联合切除邻近脏器，肿瘤周围重要血管及神经是否受侵犯，以及受侵犯的程度、位置关系，尤其是肿瘤与腹主动脉及下腔静脉之间的关系。评估及权衡手术风险与预期效果。位于盆腔的腹膜后肿瘤往往由于肿瘤与盆壁之间空间狭小，肿瘤固定，故分离极为困难，容易术中大出血，极难探查侧方及基底，可以采用肿瘤分块切除方法，边分离边探查边切除。

4. 肿瘤 R0 或 R1 切除手术步骤　因为腹膜后肿瘤可位于左上腹、右上腹、左右下腹、脊柱前、骶前等，至今尚无广泛接受的统一手术步骤。术前判断结合术中探查制订框架性手术方案，手术中随机应变，边分离边调整手术方案，原则上是先分离暴露好容易操作的区域，再分离先前暴露差、分离困难的区域。

随着对腹膜后肿瘤认识的不断深入，完全切除的范围在不断改进，包括联合脏器切除范围及肿瘤旁软组织切除范围。近年来，人们逐渐认识到，腹膜后脂肪肉瘤普遍存在多灶性现象，故主张进行同侧腹膜后全脂肪切除术。切除范围包括：上界为膈肌后缘，内侧界为腹主动脉（左侧腹膜后脂肪肉瘤）或下腔静脉（右侧腹膜后脂肪肉瘤），下界为髂血管，外界为腋中线，基底为腹膜后肌肉及脊柱，前界为脏腹膜，切除内容包括同侧肾周脂肪囊。有临床证据显示，该术式可提高腹膜后脂肪肉瘤患者生存率（Miao et al，2019）。以右侧腹膜后脂肪肉瘤为例，以下详述腹膜后全脂肪切除术步骤：

（1）先于升结肠旁沟外，约相当于腋中线的侧腹壁，切开腹膜、腹膜外脂肪，至腹横肌表面。头侧至膈肌表面无脂肪区，尾侧至髂血管表面。分别自腹横肌、腰大肌、髂肌、膈肌表面向后方游离。

（2）沿髂外动静脉、髂总静脉表面切开腹膜，以锐性分离为主，向前、向上翻起以脂肪为主的软组织。游离越过髂血管上缘后，继续向后进入腰大肌、髂肌表面，注意保护深处的股神经，及肌表面的股外侧皮神经、髂腹股沟神经、髂腹下神经。内侧则越过腹主动脉和髂动脉分叉处，向上于下腔静脉表面分离。

（3）如肿瘤未侵及右半结肠及（或）系膜，则于回盲部外侧，升结肠旁沟开始，紧邻结肠切开腹膜，分离右半结肠，绕向系膜后方，上方断肝结肠韧带及胃结肠韧带，游离右半结肠。如右半结肠及（或）系膜与肿瘤紧密粘连，则连同右半结肠与肿瘤整块切除。

（4）上方的游离起始于外侧膈肌表面。如肿瘤与肝表面紧密粘连，则仔细以电刀分离，切除与肿瘤贴附的薄层肝表面组织。渐向内侧分离膈肌角表面、下腔静脉表面、十二指肠表面肿瘤。

（5）内侧分离可沿下腔静脉表面进行，如肿瘤较大则可能在腹主动脉表面分离。如联合切除右半结肠，则在根部离断右半结肠系膜。

（6）后方的游离为上、下、内、外侧游离，沿腹膜后肌层表面延伸汇合。连同肾被抬起，再于肾外侧切开肾周脂肪囊，沿肾表面剥离脂肪囊，在肾门处剥离时，小心勿损伤肾动静脉。在内侧游离时，留意保护好输尿管，必要时从肿瘤组织中游离开输尿管。至此全腹膜后脂肪连同脂肪肉瘤病灶被完全切除。

5. 腹腔镜腹膜后肿瘤手术步骤　腹腔镜腹膜后肿瘤切除手术于 1994 年最先开展（Targarona et al，1994），其切口小、创伤小及康复快的优势尤为突出。腹膜后肿瘤腹腔镜微创手术的适应证为：肿瘤良性，小于6 cm，无大血管粘连，在经验丰富的腹膜后肿瘤治疗中心实施。现以左上腹膜后肿瘤为例，简述腹腔镜手术切除步骤如下（图12-3-1）。

（1）根据术前影像肿瘤位置，确定操作孔位置。右侧卧位，头高脚低。

（2）从侧方游离结肠脾曲，以布带束紧，将胰体尾脾牵引向前，切断脾膈韧带，显露出肿瘤。

（3）超声刀锐性分离肿瘤，后方被膈肌角包绕，前内侧与胃壁粘连，完整切除肿瘤。

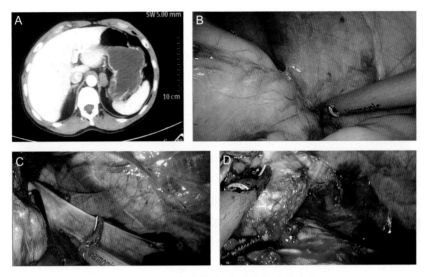

图 12-3-1　腹腔镜腹膜后肿瘤手术步骤

A. 术前 CT 显示左上腹膜后肿瘤具有腹腔镜切除适应证；B. 游离结肠脾曲；C. 以布带牵开胰体尾脾，切断脾膈韧带；D. 腹腔镜暴露并分离腹膜后肿瘤

6. 腹膜后肿瘤的区域性切除或联合脏器切除手术步骤　巨大 RPS 多与邻近组织器官广泛粘连，联合脏器切除率达 25%。联合切除的常见器官有结直肠、肾、小肠、肾上腺、输尿管等，术中探查决定联合脏器切除后，可先切断脏器，再分离肿瘤，最后整块切除。有时需分离肿瘤与脏器无法分开，或脏器分开后有多处损伤，则切除脏器（图12-3-2）。

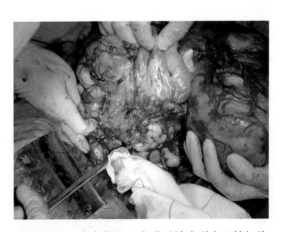

图 12-3-2　术中像显示腹膜后肿瘤联合肠管切除

7. RPS 联合重要血管的切除与重建步骤　若 RPS 侵犯下腔静脉，或起源于下腔静脉的平滑肌肉瘤，则可以在肝静脉以下切除下腔静脉及双肾静脉，左肾静脉及下腔静脉无需重建。右肾回流是否可通过侧支代偿尚存争议，临床上少数情况可保留右肾不重建肾静脉，多数情况需联合切除右肾（图12-3-3）。术中

若发现 RPS 包绕侵犯腹主动脉和（或）髂动脉，则可能需要在肾动脉水平以下切除动脉，进行人工血管重建（图 12-3-4）。

8. **腹膜后肉瘤部分切除手术步骤**   对于部分低级别腹膜后肉瘤，或者引起明显压迫梗阻症状并危及生命的患者，姑息切除可缓解症状、改善生存质量、延长生存期，并为进一步抗肿瘤综合治疗提供机会。手术中仔细探查判断无法完全切除 RPS 时，可以做囊内切除，或切除远离大血管及重要器官的部分肿瘤，术中应仔细做创面止血。

9. **复发腹膜后肉瘤的切除手术步骤**   手术是复发腹膜后肉瘤的最佳治疗，局部复发 RPS 的手术方式与步骤同原发性 RPS 相似，复发性 RPS 恶性程度可能增高，腹膜后解剖结构更紊乱，肿瘤病灶及受累器官更多，手术难度更大，完全切除率更低。复发 RPS 手术从分离粘连开始，尤其是肠粘连，分离粘连可能占据一半以上的手术时间。始终应先分离较易分离的粘连，直至完全分离开非肿瘤性粘连，再开始切除肿瘤。

（四）术中注意事项

1. 巨大腹膜后肿瘤紧贴腹壁产生压迫使腹壁变薄，要避免剖腹时切入瘤体，多次手术的患者肠管与腹壁紧贴，要防止切开腹膜时损伤粘连肠壁，此时用多把艾利斯钳提起腹壁，剪刀锐性分离颇具优势。

2. 腹膜后肿瘤术中联合脏器的切除需要术者掌握多种外科操作技能和意外情况处置技术。例如，分离肠管过程容易造成多处损伤，要善于行肠修补、肠切除吻合，还要恰当应用近端肠造瘘、远端肠造口、肠排列等技术。术者或腹膜后肿瘤中心团队需具备肠切除重建、肝胆胰切除、肾输尿管膀胱切除重建、子宫附件切除重建、大血管切除重建，甚至腹壁、膈肌切除重建等多个专业基本技术，才能使腹膜后肿瘤切除术顺畅进行。

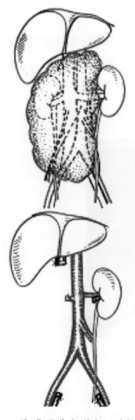

图 12-3-3   腹膜后肿瘤联合下腔静脉、肾
静脉及右肾切除重建示意图

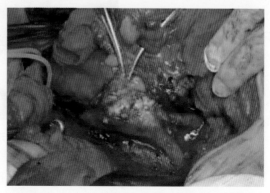

图 12-3-4   术中像显示腹膜后肿瘤侵犯腹主动
脉，需联合切除与重建

3. 位于或跨越中线的腹膜后肿瘤，可能嵌在腹主动脉与下腔静脉之间，或位于上述血管之前，此情况仍应从左侧及右侧腹膜后入路，切勿从前方入路。在血管未被分离至可控制之前，切忌盲目钳夹、缝扎出血点。需要处理腹膜后肿瘤对下腔静脉或腹主动脉侵犯时，在邻近未受侵犯段提前游离放置血管阻断带，做好必要时阻断的准备。如受侵犯严重的重要神经被切断，可行神经束吻合，有望恢复部分功能。

4. 腹膜后肿瘤术中常见大出血或止血困难，此时不要惊慌，应以棉垫压迫出血点，并关注患者生命体征、循环容量，及时补充血容量及凝血物质。止血无效或遇大血管出血，暴露困难、无法止血时，应先分离邻近安全之处，使出血处或血管可控制，方便于出血血管的显露及缝合。

（五）术后处理

腹膜后肿瘤往往手术时间长、联合切除脏器多、创面大、出血及输血量大，术后易发生腹腔出血、肺炎、肠瘘、感染、深静脉血栓形成等并发症。建议复杂手术患者术后转 ICU 进一步监测和治疗。

1. 腹膜后肿瘤手术一般放置 3 根以上腹腔引流管，术后严密监测生命体征及引流液状况，补足营养物质、血容量、凝血物质，加强抗炎、排痰及切口护理。

2. 腹膜后肿瘤联合脏器切除术后，可能发生相应器官切除重建并发症，如胰漏、肠漏、尿漏、胆漏等。术后有效引流非常重要，必要时要置双套管引流。术后尽快提升营养状况，迅速达到正氮平衡可有效降低各种漏的发生。

3. 腹膜后肿瘤手术时间长、术后卧床久、血小板黏聚能力增强，使用止血药物也可以使血液呈高凝状态，导致术后深静脉血栓形成风险增高，腹膜后肿瘤术前一天及术后均可使用低分子肝素，术后应使用下肢充气泵。

4. 加强术后的综合护理和各种引流管的护理。鼓励患者积极锻炼肺部功能，指导造口患者使用造口装置。

四、腹膜后肿瘤切除术预后与随访

RPS 根治性切除术最重要的预后因素是切除的彻底性，其他因素包括年龄、肿瘤大小、组织学亚型、分级与多灶性。国外有学者整合了上述因素，制作了专门预测 RPS 复发及生存期的小模型。Gronchi 等（2013）根据 523 例 RPS 患者资料创建出预测模型，并在 4 个肉瘤中心获得验证，名为 "Sarculator"（可免费下载使用，https：//www.sarculator.com/；相应手机 APP 亦可下载使用）。

所有 RPS 切除术后密切随访非常重要。通常手术后即需做增强 CT，以证实有无肿瘤残留，并作为以后复查基准。随访时除病史采集与体检外，2 年内需每 3 个月复查一次 CT，2 ~ 5 年每 6 个月复查一次 CT，以后每年复查一次 CT。RPS 术后可能复发很晚，有 10 年以后才复发者（Gronchi et al，2016），所以要求终生随访。

术后随访亦应因患者组织学亚型及预期复发方式而异。如前所述，分化良好型脂肪肉瘤局部复发风险高而不易远处转移；相反，平滑肌肉瘤远处转移率高但局部复发率相对低；而去分化脂肪肉瘤局部复发与远处转移风险均明显较高，随访时建议加做胸部 CT。多灶性腹膜后脂肪肉瘤常见，切除术后局部复发风险更高（Anaya et al，2009；Tseng et al，2014），对这些患者，初期随访间期应缩短，1 年内不超过 3 个月。现今尚无实验室标记物检测可在断层扫描肉眼发现病灶前提示复发，但关于 RPS（包括脂肪肉瘤）生物标志物的研究正在全世界被开展（Casadei et al，2017）。

（罗成华）

第四节 综合治疗

软组织肉瘤是一类少见的，异质性肿瘤起源于间叶的组织，例如脂肪、肌肉和纤维组织，约占所有成人肿瘤的1%，包含超过50种亚型。这些肿瘤包含着各种各样截然不同的生物学形成和分子病理学特点，可能起源于身体的各个部位。根据美国国家癌症研究所的流行病学监测随访系统SEER 2004—2013年的数据结果，躯干和肢体最常见的软组织肉瘤为脂肪肉瘤（20.8%），其次是多形性未分化肉瘤（14.1%）、平滑肌肉瘤（13.7%）、纤维肉瘤（10.5%）、巨细胞肉瘤（8.8%）以及无法区分的肉瘤（7.3%）和滑膜肉瘤（5.1%）。有40%～60%的软组织肉瘤起源于肢体，其余的软组织肉瘤起源于腹膜后、头颈部和其他区域。

自1984年开始的关于软组织肉瘤的细胞遗传学分析，使软组织肉瘤的分类、分型有了质的保证。而基于这类遗传学信息，可以把软组织肉瘤简单分为两大类：有特定基因型改变的软组织肉瘤和没有特定基因型改变的软组织肉瘤。前者包含染色体异位（例如腺泡状横纹肌肉瘤的PAX3/PAX7-FOXO1异位）、源基因突变（例如胃肠道间质瘤的*KIT*突变）或者反复的基因扩增。而后者没有特异性的基因型改变，往往有复杂的基因核型，伴随有不特异的基因缺失、扩增等。这样的区分，相比于病理学分型对软组织肉瘤的生物学行为有更加明确的预测，且部分可以指导治疗。

软组织肉瘤不同亚型间大相径庭的个性，使得治疗过程不能一概而论。例如：腹膜后软组织肉瘤的处理相比于肢体的软组织肉瘤更棘手且预后差；而小圆细胞软组织肉瘤初始治疗时对药物的反应相比于大部分梭形细胞的软组织肉瘤更敏感，在治疗顺序和方式上不能一概而论。因此，软组织肉瘤的分类管理和个体化治疗，变得尤为重要。但是，整体来说，手术治疗始终是治疗局灶软组织肉瘤的关键。软组织肉瘤的手术切除边界是影响预后的重要因素。回顾了2004—2013年全美国家癌症中心数据库中26 144例软组织肉瘤，Fisher等发现（2018），肿瘤最大径在美国癌症分期系统（American Joint Committee on Cancer staging systems，AJCC）中T1（小于5 cm）、T2（5～10 cm）、T3（10～15 cm）、T4（大于15 cm）的5年总生存率分别为78.8%、62.6%、53.5%和56.1%。而出现孤立淋巴结转移的患者相比于出现其他远处转移的患者的总生存率有显著的统计学差异（33.1% vs. 12.4%）。而对转移性或局灶不可切除的软组织肉瘤，多学科合作成为延长生存期的关键。

一、软组织肉瘤的新辅助治疗

软组织肉瘤的术前内科治疗方式，不仅仅包含化疗，还有术前辅助靶向治疗联合放疗以及术前放疗等，统一称为新辅助治疗。

（一）新辅助化疗

关于软组织肉瘤是否进行新辅助化疗，其实最重要的一个判断因素是软组织肉瘤的亚型。对于尤因肉瘤或尤因样肉瘤、横纹肌肉瘤等对于化疗敏感的软组织肉瘤亚型，新辅助化疗对缩小肿瘤范围以及全身控制肿瘤有肯定意义。术前一般建议进行9～12周的化疗再进行局部的手术治疗。但是，如果在术前化疗的过程中肿瘤出现进展，需要更换一线的化疗方案或者选择即刻手术，以保证患者最大程度受益。对大多数软组织肉瘤患者来说，一线软组织肉瘤的化疗方案是以多柔比星为基础，整体的客观反应率约25%（Liu et al，2018）。对高级别（G2～G3）的软组织肉瘤，化疗的客观反应率相应提高。以多柔比星为例，对于转移性软组织肉瘤，客观反应率为12%～24%（Zaidi et al，2019），但是心脏毒性会限制此药物的持续使用。而多柔比星联合异环磷酰胺可以使客观反应率成倍增加（26.5% vs. 13.6%）（Brennan，2001），但是带来的骨髓抑制作用也会明显增加。与此同时，据报道，单药异环磷酰胺对于软组织肉瘤的客观反应率在6%～25%，且无论是多柔比星还是异环磷酰胺的疗效，都与剂量大小有明确的线性关系（Pervaiz et al，2008）。所以试图利用新辅助化疗来缩小肿瘤范围来获得手术边界比较困难。但新辅助化疗也有其重要意义，例如，杀灭和预防软组织肉瘤的微小转移灶，防止术后的远处转移；术前进行药敏试验，预测术后辅助化疗药物的疗效。但是，目前对软组织肉瘤是否常规进行新辅助化疗还存在一定的争议。美国国家综合癌症网络临床实践指南（National Comprehensive Cancer Network，NCCN）中提示"以蒽环类抗生素为基础的化疗可用于术前化疗或者是 3 期的软组织肉瘤的辅助治疗"（von Mehren et al，2018）；而欧洲肿瘤年会（European Society for Medical Oncology，ESMO）指南提示"成人软组织肉瘤进行辅助化疗不是常规治疗流程，建议根据患者个人情况选择那些深在（大于 5 cm）、高级别的未确认对化疗不敏感的软组织肉瘤进行新辅助化疗"（ESMO Guidelines Committee，2017；Frezza et al，2018）。也许，如何挑选临床能受益的合适人群进行新辅助化疗才是目前亟待解决的问题。

对多个软组织肉瘤临床试验入组患者的临床病理学特征进行高危因素分析提示［肉瘤荟萃分析协作组（Sarcoma Meta-analysis Collaboration，SMAC）和欧洲癌症研究与治疗组织（European Organisation for Research and Treatment of Cancer，EORTC 62931）］：肿瘤大小、病理学分级以及肿瘤浸润的深度是影响预后最重要的因素（Pervaiz et al，2008，Frezza et al，2018）。此后，斯堪的纳维亚肉瘤协作组（Scandinavian Sarcoma Group，SSG）通过临床试验证明血管浸润、坏死、浸润类型和肿瘤大于 8 cm 也是影响预后的高危因素（Sundby et al，2018）。在回顾性研究中，具备这些高危因素的患者使用新辅助化疗能有更多生存获益（3 年疾病特异生存率 83% vs. 62%）（Grobmyer et al，2004）。基于这些临床试验数据，纪念斯隆 - 凯特琳癌症中心（Memorial Sloan-Kettering Cancer Center，MSKCC）利用建模的方式来筛选软组织肉瘤的高危人群（Canter et al，2008）。而目前全球流行的 Sarculator———一款软组织肉瘤高危分层以及预后预测的手机软件，就是利用这些临床试验的数据结果来区分低、中、高危患者，并为医生给高危软组织肉瘤患者进行新辅助化疗提供依据（Callegaro et al，2016；Pasquali et al，2018）。在分子病理学方面，不同于传统的病理学分级，肉瘤复杂度指数（complexity index in sarcoma，CINSARC）是利用基因组分层的方式来指导预后（Chibon et al，2010）。另一个建立基因印迹、基因分级指数（genomic grade index，GGI）的方式也为更多的肉瘤患者提供了预后的参数，在 678 例软组织肉瘤患者中，GGI 指数低的患者的 5 年无转移生存率为 78%，而 GGI 指数高的患者的 5 年无转移生存率为 53%（Bertucci et al，2018）。

对于软组织肉瘤，新辅助化疗在不同的组织学亚型间的应答率也有差异。整体来说，滑膜肉瘤、平滑肌肉瘤、脂肪肉瘤和多形性未分化肉瘤相比于其他肉瘤亚型（如纤维肉瘤、恶性外周神经鞘瘤）的化疗客观反应率更高，在多个小规模范围的回顾性或前瞻性研究中，客观反应率和生存获益在不同的化疗方案中有不一样的报道。组织学特异的新辅助化疗（针对不同的软组织肉瘤亚型选择既往研究中最为有效的化疗方案）相比于常规一线化疗（一般以蒽环类抗生素联合异环磷酰胺为主，不分组织学亚型），在新辅助治疗阶段，软组织肉瘤患者是否获益一直存在很大争议。而意大利肉瘤协作组（Italian Sarcoma Group study，ISG）2011—2016 年发起的组织学特异的新辅助化疗对比常规一线化疗对高级别软组织肉瘤的Ⅲ期临床试验研究（ISG-STS1001）经过中位随访时间 12.3 个月，无论在疾病无进展生存期还是总生存期，组织学特异性的化疗组都劣于常规化疗组，而化疗的客观反应率没有显著的统计学差异（11% vs. 16%）（Gronchi et al，2017）。这项新辅助化疗的研究结果颠覆了在新辅助化疗领域拟对不同组织学亚型进行个体化治疗的设想。但是同时发现对高级别黏液性脂肪肉瘤，曲贝替定的治疗并没有明显劣于常规一线化疗，说明对脂肪来源的肿瘤采取相对个体化的治疗是有意义的。

（二）新辅助靶向治疗

近年来，随着抗血管生成酪氨酸激酶抑制剂（tyrosine kinase inhibitor，TKI）的研究和发展，以培唑帕尼为例，尤其是靶向药物在全世界范围内软组织肉瘤Ⅲ期临床试验的开展，更多人开始关注靶向药物作为一个有效的软组织肉瘤治疗手段在术前治疗的意义。

2019 年，德国多学科肉瘤协作组（German Interdisciplinary Sarcoma Group，GISG）发表了Ⅱ期临床试验的初步结果，21 名软组织肉瘤患者术前口服培唑帕尼 28 天，并使用 PET/CT 来评估肿瘤的局部疗效，对比病理学镜下的评估，发现中位的组织学反应率为20%，71%的患者达到该评价体系下的部分缓解（partial response，PR），29%达到疾病稳定（stable disease，SD）（Ronellenfitsch et al，2016）。这个结果说明，单药使用培唑帕尼进行新辅助治疗是一种有效的治疗策略。而放疗联合培唑帕尼作为一种肢体局部软组织肉瘤的新辅助治疗的临床试验正在进行中（NCT02575066），Ⅰ期爬坡临床试验的结果提示，每天800 mg培唑帕尼联合50 Gy肢体软组织肉瘤的术前放疗可耐受。与此同时，美国一个Ⅱ期临床试验（NCT02180867）对于在术前放疗过程中加入培唑帕尼的疗效和安全性也正在进行随机对照临床试验的探索。而术前放疗联合免疫治疗（NCT03463408，NCT03116529）也在世界多家中心开展招募，未来可期待有更多有效的新辅助治疗手段。

（三）新辅助放疗

对于成人肢体的软组织肉瘤，辅助或新辅助放疗开始是作为保肢手术的一种辅助措施，以期达到和截肢手术一样的切除边界——广泛切除和整块切除。研究显示，辅助放疗联合保肢手术治疗软组织肉瘤可以达到类似于截肢治疗的手术边界，以及长期的局部控制率和升高的总生存期率。而保肢手术联合的放疗应在术前还是术后做的问题曾经一度引发很多的讨论。

2002年加拿大国家癌症中心针对上述问题进行了一系列的随机对照临床试验，并命名为"SR2"，这也是目前全世界范围内最大的确定肢体肉瘤放疗疗效的临床试验（O'Sullivan et al，2002），约200名患者被随机分到术前（50 Gy）和术后放疗组（66 Gy）。结果发现，伤口并发症的发生率在术前放疗组为35%，而在术后放疗组仅为17%，且发现下肢伤口并发症的发生率明显比上肢高。而放疗剂量在50 Gy时，在任何解剖部位都没有造成伤口并发症。总之，无论是术前放疗还是术后放疗，局部的控制率均能达到90%，总生存没有显著差异。比较后期功能学状态发现，根据骨与软组织肿瘤分级评分（Musculoskeletal Tumor Rating Scale，MTRS）和多伦多保肢肢体评分（Toronto Extremity Salvage Score，TESS），发现术后放疗组相比于术前放疗组发生2级以上纤维化的比例明显增高（48.2% vs. 31.5%）。虽然没有统计学差异，但是肢体水肿和关节僵硬在术后放疗组也比术前放疗组多。

其实，这些数据提示，对拟通过保肢手术联合放疗达到局部长期控制的软组织肉瘤患者，个体需求和差异是选择进行术前还是术后放疗的关键。对于相对年轻的患者，更加能够耐受术后短期的伤口并发症，选择术前放疗来避免术后关节僵硬、肢体水肿等功能学障碍更为合适。而对于年长的肢体软组织肉瘤患者，由于这类患者本身合并症较多，如糖尿病、心脏病，身体状况较弱，使得他们难以耐受术后伤口并发症，而这部分患者相对年轻患者对长期生活质量以及关节功能状态的要求又比较低，所以更适合做术后辅助放疗。无论是术前放疗还是术后放疗，整体的肿瘤局部控制率和总生存情况没有显著差别。

在放疗方式的选择上，目前软组织肉瘤的放疗普遍推荐的是调强放疗（intensity-modulated radiation therapy，IMRT），采用局部CT和MRI相结合的放疗前计划定位，标准的术前放疗剂量为50 Gy。一般手术会安排在术前放疗后的4~6周。

但是，对腹膜后软组织肉瘤采用术前还是术后放疗的利弊还没有定论。美国肿瘤手术医师协会（American College of Surgeons Oncology Group，ACOSOG）曾经试图通过随机对照临床试验来解答腹膜后软组织肉瘤术前进行放疗和不放疗的预后差别（Larrier et al，2016）。但是，由于实际操作的困难，该项临床试验提前中止。而Ⅲ期临床试验EORTC 62092-22092 STRASS试验（NCT01344018）目前正在进行中。对于腹膜后软组织肉瘤术前放疗（50.4 Gy）与不放疗的差异，目前结果未明。一般腹膜后肿瘤的术前治疗需要多学科合作与评估，在Anderson癌症中心对中级别和高级别的腹膜后软组织肉瘤术前放疗剂量为45~50.4 Gy（Larrier et al，2016）。

二、软组织肉瘤的化疗

由于软组织肉瘤的包含50多种亚型，但是大多数的软组织肉瘤属于中度或低度敏感，因此本章节主要讨论这部分成人肢体或躯干的软组织肉瘤，也涉及部分腹膜后软组织肉瘤的内科治疗。对软组织尤因肉瘤的章节参见前文（保肢手术的新辅助化疗）。下文主要对软组织肉瘤的各类化疗药物的剂量、使用顺序以及一些大宗临床试验的结果进行总结。对个别少见、特殊类型的软组织肉瘤，部分小样本量、患者选择偏倚可能导致治疗过程的意见分歧，下文不做论述。

（一）多柔比星

多柔比星（doxorubicin，DOX）作为抗肿瘤抗生素类药物，最早于 20 世纪 70 年代开始使用，一直是软组织肉瘤内科治疗的基石。O'Bryan 和他的同事在一项有关多柔比星的爬坡临床试验中发现，多柔比星在软组织肉瘤患者中的应答率随着剂量上升而改变，当剂量为 25 mg/m^2 时，应答率为 0%。当剂量为 50 mg/m^2 时，应答率为 11%，当剂量为 60 mg/m^2 时，应答率为 20%，当剂量为 75 mg/m^2 时，应答率为 37%（O'Bryan et al，1977）。而这种量效关系在乳腺癌、淋巴瘤等其他以多柔比星为主的化疗方案的研究中并不明显。经过多项临床试验的验证，欧美国家使用多柔比星的初始剂量普遍为 75 mg/m^2，并将此作为软组织肉瘤治疗的标准方案。大宗随机临床试验的结果验证单药多柔比星在进展期软组织肉瘤患者中的应答率约为 14%（Judson et al，2014；Linch et al，2014；Gronchi et al，2017）。

（二）异环磷酰胺

20 世纪 70 年代末，异环磷酰胺（ifosfamide，IFO）才开始在临床应用，限制其使用的主要因素是出血性膀胱炎和肾功能损伤。美斯钠的出现有效地预防和抑制了异环磷酰胺的膀胱毒性，这才让异环磷酰胺有了更加广泛的应用。

和多柔比星类似，异环磷酰胺也有一个陡直的量效曲线。在 Anderson（Ratan et al，2016）既往的回顾性研究发现，异环磷酰胺治疗软组织肉瘤的剂量为 6 g/m^2 时，应答率为 10%，剂量为 8 g/m^2 时，应答率为 14%，剂量为 10 g/m^2 时，应答率为 21%。并且，异环磷酰胺的使用方式也会影响疗效（Le Cesne et al，2000；Nielsen et al，2000）。因此，目前对于某些特殊类型的软组织肉瘤，例如滑膜肉瘤，建议使用 5 天方案 14 g/m^2 总剂量的异环磷酰胺大剂量冲击治疗。

（三）多柔比星联合异环磷酰胺

在 20 世纪 70 年代以前，大多数软组织肉瘤的化疗方案被称为 VAC 方案，其中包含的药物为长春新碱（vincristine，VCR）、放线菌素 D（actinomycin-D，ACTD）和环磷酰胺（cyclophosphamide，CTX）。虽然报道的客观反应率有 23.5%，但是在那个年代，很多软组织肉瘤都是儿童的横纹肌肉瘤，化疗相对比较敏感，成人的软组织肉瘤应答率更低。20 世纪 80 年代以来，越来越多的小范围临床试验提出证据支持，把多柔比星和异环磷酰胺加入到软组织肉瘤的一线化疗中，并逐步探索了针对成人软组织肉瘤适用的用药剂量。后来人们虽然进行了其他化疗药物联合的探索以减少骨髓抑制等毒副作用，例如多柔比星联合帕利伐米，但是始终没有改变以多柔比星联合异环磷酰胺一线化疗的主导地位。目前一般推荐对 70 岁以下、一般情况可、高级别、肿瘤大的患者进行辅助 3～5 周期的化疗，方案以多柔比星联合异环磷酰胺为主；而中低危组患者和耐受化疗能力差的患者，推荐以单药多柔比星化疗，甚至是不化疗。在临床实践过程中，是选择单药多柔比星的治疗还是联合化疗，主要取决于治疗的目的，对于需要通过化疗的客观反应来缓解症状或者获得手术切除可能性的情况来说，联合化疗组明显优于单药，而且可以改善生存状况。而对不可能获得治愈的不可切除的进展期软组织肉瘤，患者一般状况差，给予单药多柔比星会减少毒副作用，改善患者的生活质量，在延长生存期方面和联合化疗没有显著的差别。

（四）达卡巴嗪

达卡巴嗪（dacarbazine，DTIC）也是在 20 世纪 70 年代开始成为治疗软组织肉瘤的化疗药物，早期研究的客观应答率为 17%，而后期的随机对照临床研究显示，单药的有效率只有 5%～8%（Gottlieb et al，1976）。在软组织肉瘤的内科治疗中，达卡巴嗪联合多柔比星主要用于不能耐受多柔比星联合异环磷酰胺化疗的患者，客观应答率在 17% ~ 30%（Antman et al，1993）。但是，值得注意的是，没有随机对照临床试验证实联合达卡巴嗪比给予单药多柔比星可以显著提高生存率。

（五）吉西他滨和多西他赛

虽然近年来多柔比星联合异环磷酰胺一直是软组织肉瘤治疗的基石，但是对于新化疗药物的探索一直没有停止过。吉西他滨和多西他赛是相对早期的尝试。在子宫平滑肌肉瘤，Ⅱ 期临床试验的结果提示，吉西他滨联合多西他赛可使客观应答率达 53%（Merimsky et al，2000；Hensley et al，2002），而在其他普通软组织肉瘤可达 14% ~ 53%（van Hoesel et al，1994），因此这一药物组合得到了极大的发展。2007 年北美的肉瘤协作研究联盟（Sarcoma Alliance for Reseach through Collaboration，SARC）率先进行了随机对照研究，发现两药联合组治疗软组织肉瘤的客观反应率为 16%，单药吉西他滨组只有 8%，两药联合组中位总生存期为 12.9 个月，而单药吉西他滨组只有 11.5 个月，这个结论支持了两药联合的使用方法（Verweij et al，1995）。这些临床试验并没有动摇多柔比星联合异环磷酰胺的一线化疗地位，只是提示在一线耐药后，对某些特殊类型的软组织肉瘤，例如子宫平滑肌肉瘤，可以选择吉西他滨联合多西他赛方案作为二线治疗的选择。

（六）曲贝替定

前文提到过根据基因型的不同，将软组织肉瘤分为有特定基因型改变的软组织肉瘤和没有特定基因型改变的软组织肉瘤。而染色体的异位代表了很大一部分软组织肉瘤的特殊特性。曲贝替定是一种从海洋生物 *Ecteinascidia turbinata* 中提取出来的新型抗肿瘤药，可以结合到 DNA 双链结构的小沟中，阻抑细胞周期的 S 期晚期和 G2 期。曲贝替定对染色体异位的软组织肉瘤（表 12-4-1）以及平滑肌肉瘤有特殊疗效，可作为可靠的二线化疗方案。24 小时持续泵入的方案疗效被证实为最佳，在进展期软组织肉瘤的临床试验中，中位疾病无进展生存期为 3.3 个月，中位总生存期为 13.9 个月。Ⅲ 期随机对照临床试验显示，对于黏液性脂肪肉瘤，曲贝替定组中位无进展生存期为 5.6 个月，而达卡巴嗪组仅有 1.5 个月（Schwartz，2016）。

表 12-4-1　带有明显染色体异位的软组织肉瘤类型

软组织肉瘤亚型	染色体异位	基因名称
黏液型脂肪肉瘤	t（12；16）（q13；p11）	FUS-DDIT3
	t（12；22）（q13；q11　q12）	EWSR1-DDIT3
滑膜肉瘤	t（X；18）（p11；q11）	SS18-SSX1
	t（X；18）（p11；q11）	SS18-SSX2
腺泡状软组织肉瘤（不建议化疗）	t（X；17）（p11.2；q25）	ASPL-TFE3
低级别内膜间质瘤	t（7；17）（p15；q21）	JAZF1-SUZ12
尤因肉瘤	t（11；22）（q24；q12）	EWSR1-FLI1
	t（21；22）（q22；q12）	EWSR1-ERG
促结缔组织增生的小圆细胞恶性肿瘤	t（11；22）（p13；q12）	WT1-EWSR1
透明细胞肉瘤	t（12；22）（q13；q12）	ATF1-EWSR1
腺泡状横纹肌肉瘤	t（2；13）（p36；q14）	PAX3-FOXO1
	t（1；13）（p36；q14）	PAX7-FOXO1
炎性肌纤维母细胞瘤	t（2；19）（p23；p13.1）	TPM4-ALK
	t（1；2）（q22　23；p23）	TPM3-ALK
低级别纤维黏液肉瘤	t（7；16）（q32　34；p11）	FUS-CREB3L2
	t（11；16）（p11；p11）	FUS-CREB3L1

（七）艾立布林

艾立布林是软海绵素 B 的合成类似物，也是由海洋生物产生的化合物。其抗肿瘤作用主要与微管聚集相关，该药物最先于 2010 年批准用于治疗乳腺癌。基于纤维肉瘤和平滑肌肉瘤的临床前研究，EORTC 开展了 II 期临床试验探索艾立布林治疗滑膜肉瘤、平滑肌肉瘤和脂肪源性肿瘤的药物疗效（Schoffski et al，2016；Blay et al，2019）。入组了 115 名病例，给药剂量是 1.4 mg/m²，每周期的第 1 天和第 8 天给药，每周期 21 天。研究终点为第 12 周的无进展生存率，结果显示，平滑肌肉瘤为 31.6%，脂肪源性肉瘤为 46.9%，滑膜肉瘤为 21.1%。此后的 III 期临床试验对比了艾立布林和达卡巴嗪治疗脂肪源性恶性肿瘤和平滑肌肉瘤的疗效，发现两组间的疾病无进展生存期和总生存期没有显著差异（Schoffski et al，2016，Blay et al，2019），而亚组分析发现，对于脂肪肉瘤的疗效比较明显，因此艾立布林获得了美国食品药品管理局在脂肪肉瘤的适应证。

三、软组织肉瘤的放疗

放疗是软组织肉瘤的重要辅助治疗手段。尤其是大部分肢体的软组织肉瘤局部都呈现病灶体积较大并浸润周围的软组织结构，彻底有效的局部控制成为改善生存的关键。而近年来，保肢治疗又成为提高软组织肉瘤患者生活质量的关键。随着大宗随机多中心临床试验的开展，目前软组织肉瘤的放疗也已形成各种共识和指南。

（一）没有手术的根治性放疗

对于肢体的软组织肉瘤，手术治疗的主要目的是最大化切除肿瘤和保留肢体及肢体功能。随着技术的发展，目前大多数肢体软组织肉瘤患者都会选择保肢治疗，而手术可以达到的局部控制率约为 2/3。虽然手术治疗是软组织肉瘤治疗的基石，但总有一些情况难以实现手术切除肿瘤，例如对毗邻神经血管的巨大肿瘤，也许截肢手术才能达到整块切除的目的和实现更好的局部控制。而在这种情况下，根治性的放疗，合并或不合并同步化疗，也是治疗的一个选择。

Kepka 等（2005）报道，在美国麻省总医院，中位肿瘤体积在 8 cm，89% 为中到高级别的软组织肉瘤，中位根治性放疗剂量为 64 Gy，20% 的患者接受了化疗。中位随访 139 个月，5 年实际局部控制率、疾病无进展生存率和总生存率分别为 45%、24% 和 35%。而肿瘤大小是肿瘤局部控制的关键因素，肿瘤最大径大于 10 cm 的 5 年局部控制率只有 9%，最大径介于 5 ~ 10 cm 为 45%，最大径小于 5 cm 为 51%。而放疗剂量对这些患者的生存有显著影响，研究显示，接受放疗剂量小于 63 Gy 的患者 5 年局部控制率和总生存率分别为 22% 和 14%，而接受放疗剂量大于 63 Gy 的患者 5 年局部控制率和总生存率分别为 60% 和 52%（Kepka et al，2005）。因此，对小于 10 cm 的软组织肉瘤患者来说，当手术保肢不可行时，可以使用放疗剂量大于 63 Gy 的局部放疗作为根治性的治疗手段。如果可以做局部的质子、重粒子甚至是光子治疗，也值得推荐。碳离子也可以作为局部治疗的一种选择。

（二）术后辅助放疗

关于局部软组织肉瘤采用术前还是术后辅助放疗的讨论，在前文已做介绍。Rosenberg 等（1982）比较了肢体的软组织肉瘤截肢手术和保肢手术联合术后辅助体外放射治疗（external beam radiotherapy，EBRT）（60 ~ 70 Gy）的疗效，所有患者术后均同步进行多柔比星、环磷酰胺和甲氨蝶呤的化疗，结果提示，保肢组和截肢组的局部复发率分别为 15% 和 0，但总生存率相似。美国国家癌症中心的随机对照临床试验对比了保肢手术（实施手术且术后辅助 EBRT）和单纯手术的治疗结果，中位随访 9.6 年，发现单纯手术组有更高的局部复发率（24.3% vs．1.4%）。但值得注意的是，总生存率并没有显著的统计学差异（Yang et al，1998）。但是，以上研究显示了保肢手术联合放疗在软组织肉瘤局部治疗中的意义。

而相比于肢体软组织肉瘤的局部控制率达 90% 以上，腹膜后软组织肉瘤的手术边界面临着更大的挑战。即便进行了整块切除，腹膜后软组织肉瘤也面临着很高的局部复发风险，在一系列的回顾性研究报道中，腹膜后软组织肉瘤大体标本整块切除率为64%～95%（Schwarzbach，2009；Thomas et al，2009），但在这样的前提下，由于解剖学禁忌的原因，镜下肿瘤边界临界或肿瘤残留率非常高。在文献中，单纯手术整块切除的腹膜后软组织肉瘤的局部复发率为41%～82%（Schwarzbach，2009；Thomas et al，2009），而随着随访时间的延长，复发率也许会更高。局部治疗的失败可能导致疾病进展到不可控制的阶段，如肠梗阻、肾衰竭、胃肠出血、胆管梗阻、输尿管梗阻等。因此，如果放疗可以增加腹膜后肿瘤术后的局部控制率，那么采用放疗的治疗手段肯定可以减少病死率和改善生存。但事实证明，术后正常的肠管蠕动到瘤床，限制了放疗的施行。标准EBRT的腹膜后放疗剂量被限制在45～55 Gy（每次1.8～2.0 Gy）的范围，不足以有效控制局部疾病（实际上肿瘤需要的放疗剂量达60～70 Gy）。也正是因为这些原因，腹膜后软组织肉瘤不推荐行术后放疗，建议行术中放疗。

（三）术中放疗（intraoperative radiation therapy，IORT）

术中放疗主要运用于腹膜后的软组织肉瘤，其理论基础是，在临界切除的基础上，利用手术器械安全隔离开肠道等其他脏器（避免放疗导致的剂量限制性毒性），对瘤床进行单次大剂量照射。

术中放疗通常合并着大分割的新辅助和辅助放疗和手术切除，旨在对原发肿瘤部位和临近组织器官进行照射，来减少镜下肿瘤的浸润。单次IORT的生物学利用度等同于分割的EBRT，局部剂量在10～20 Gy之间，为腹膜后及其他部位的软组织肉瘤提供了更好的局部控制，保护了正常的组织结构（图12-4-1）。

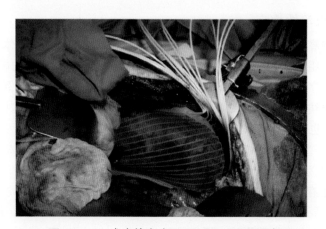

图 12-4-1　术中放疗（Nicole et al，2016）

四、软组织肉瘤的靶向和免疫治疗

对不可切除的或转移性软组织肉瘤的靶向治疗推进了新药的研究和对软组织肉瘤个体的深入认识，而免疫治疗的进步更是为一些不可治愈的肿瘤找到了更多的出路，靶向、免疫、化疗的不同组合，在不同程度上丰富和改进了现有的内科治疗策略。

靶向药物一般分为两大类，一类是有源基因驱动的靶向药物，例如有 *KIT* 基因突变的胃肠间质瘤，选择伊马替尼作为治疗靶向；而另一类是抗血管生成的靶向药，不需要基因测序检测出基因驱动靶向，一般根据临床试验的结果来选择药物。在软组织肉瘤没有特殊基因驱动的前提下，里程碑式的靶向药物当属首次进行Ⅲ期临床试验的培唑帕尼（van der Graaf et al，2012）。这项研究由EORTC发起，在13个国家，72个中心开展，于2012年公布结果，对于非脂肪源性的进展期软组织肉瘤，培唑帕尼组和安慰剂组的中位疾病无进展生存期分别为4.6个月和1.6个月，中位总生存期分别为12.5个月和10.7个月。2016年，拜耳公司开发的瑞格非尼也在软组织肉瘤进行了随机对照的Ⅱ期临床试验（Mir et al，2016），该试验将患者分为四个组,在脂肪肉瘤组,瑞格菲尼对比安慰剂没有显著优势(PFS 1.1 个月和 1.7 个月);在平滑肌肉瘤组,瑞格菲尼相比于安慰剂组疾病无进展生存期分别为 3.7 个月和 1.8 个月;在滑膜肉瘤组,瑞格菲尼相比于安慰剂组疾病无进展生存期分别为 5.6 个月和 1.0 个月;而在其他软组织肉瘤组,瑞格菲尼相比于安慰剂组的疾病无进展生存期分别为 2.9 个月和 1.0 个月(Mir et al,2016)。值得一提的是,软组织肉瘤的不同亚型对靶向药的反应不一,其中腺泡状软组织肉瘤受益比较大(Portera et al,2001),而滑膜肉瘤、平滑肌肉瘤、多形性未分化肉瘤也容易从这类抗血管生成的靶向药物中受益(Xie et al,2018)。不同亚型间的靶向及免疫治疗用药更新总结见表 12-4-2。与此同时,中国国内原研的盐酸安罗替尼胶囊也进行了一系列的 IB 及 IIA 期的药物注册临床试验,以其毒副作用小为特点,可作为进展期软组织肉瘤的治疗选择(Chi et al,2018)。而甲磺酸阿帕替尼也通过研究者发起的小规模 II 期临床试验(Li et al,2017;Zhu et al,2018)证实了在部分软组织肉瘤患者中有不错的疗效。近年来,采用源基因驱动的靶向治疗治疗软组织肉瘤也有了一定进步,例如拉罗替尼可以用于 NTRK 基因融合软组织肉瘤的治疗(Laetsch et al,2018;Ricciuti et al,2019;Wells et al,2019;Wilson et al,2019),司美替尼用于合并 NF1 的恶性外周神经鞘瘤的治疗(Hutchinson,2017)等。

表 12-4-2 不同软组织肉瘤亚型的靶向药物使用

使用对象	药物名称(英文)	证据级别
不可切除的软组织肉瘤二线治疗	安罗替尼(anlotinib)	1 类证据
不可切除的软组织肉瘤二线治疗(脂肪源性除外)	帕唑帕尼(pazopanib)	1 类证据
不可切除的软组织肉瘤二线治疗(脂肪源性除外)	瑞戈非尼(regorafenib)	1 类证据
NTRK 基因融合软组织肉瘤	拉罗替尼(larotrectinib)	3 类证据

其他具体亚型的软组织肉瘤:

病理亚型及使用对象	药物名称(英文)	证据级别
化疗耐药后的血管肉瘤二线治疗	贝伐珠单抗(bevacizumab)	3 类证据
	索拉菲尼(sorafenib)	3 类证据
不可切除的腹膜后高分化、去分化脂肪肉瘤一线治疗	帕博西尼(palbociclib)	3 类证据
	阿贝西尼(abemaciclib)	3 类证据
不可切除的腺泡状软组织肉瘤一线治疗	安罗替尼(anlotinib)	2 类证据
	帕唑帕尼(pazopanib)	3 类证据
	苏尼替尼(sunitinib)	3 类证据
不可切除的 ALK 融合的炎性肌纤维母细胞瘤一线治疗	克唑替尼(crizotinib)	3 类证据
	塞瑞替尼(ceritinib)	3 类证据
不可切除的恶性孤立性纤维瘤一线治疗	索拉替尼(sorafenib)	3 类证据
	舒尼替尼(sunitinib)	3 类证据
	培唑帕尼(pazopanib)	3 类证据
	贝伐珠单抗(bevacizumab)	3 类证据
不可切除的隆突性皮肤纤维肉瘤一线治疗	伊马替尼(imatinib)	3 类证据
不可切除的恶性血管周上皮样细胞瘤一线治疗	依维莫司(everolimus)	3 类证据
	西罗莫司(sirolimus)	3 类证据
	替西罗莫司(terrolimus)	3 类证据

　　在肿瘤内科的治疗史上，靶向和化疗药只能对不可切除的实体瘤进行全身疾病控制，延长生存期，而只有免疫治疗，尤其是节点抑制剂的治疗，让部分肿瘤患者获得了临床治疗，虽然应答率比较低下，但是由于免疫治疗的毒副作用一般比较小，而且有持续的疗效，使得人们不断去尝试。但是软组织肉瘤是免疫治疗相对比较"冷"的肿瘤，因此，对于生物学标志物的研究也从未停止过。

（谢　璐）

参考文献

孙馨，郭卫，杨荣利，等，2018. 单中心473例高度恶性软组织肉瘤的诊疗经验. 中国癌症杂志，28（3）：210-215.

Anaya DA, Lahat G, Liu J, et al, 2009. Multifocality in retroperitoneal sarcoma：a prognostic factor critical to surgical decision-making. Ann Surg, 249（1）：137-142.

Antman K, Crowley J, Balcerzak SP, et al, 1993. An intergroup phase III randomized study of doxorubicin and dacarbazine with or without ifosfamide and mesna in advanced soft tissue and bone sarcomas. J Clin Oncol, 11（7）：1276-1285.

Bertucci F, De Nonneville A, Finetti P, et al, 2018. The Genomic Grade Index predicts postoperative clinical outcome in patients with soft-tissue sarcoma. Ann Oncol, 29（2）：459-465.

Blay JY, Schoffski P, Bauer S, et al, 2019. Eribulin versus dacarbazine in patients with leiomyosarcoma：subgroup analysis from a phase 3, open-label, randomised study. Br J Cancer, 120（11）：1026-1032.

Bonvalot S, Rivoire M, Castaing M, et al, 2009. Primary retroperitoneal sarcomas：a multivariate analysis of surgical factors associated with local control. J Clin Oncol, 27（1）：31-37.

Bowden L, Booher RJ, 2004. The principles and technique of resection of soft parts for sarcoma. Clin Orthop Relat Res, 426：5-10.

Brennan MF, 2001. More is less：systemic treatment for local control in soft tissue sarcoma. Ann Surg Oncol, 8（6）：480-481.

Callegaro D, Miceli R, Bonvalot S, et al, 2016. Development and external validation of two nomograms to predict overall survival and occurrence of distant metastases in adults after surgical resection of localised soft-tissue sarcomas of the extremities：a retrospective analysis. Lancet Oncol, 17（5）：671-680.

Campanacci M, 1990. Bone and soft tissue tumors. New York：Springer-Verlag.

Canter RJ, Qin LX, Maki RG, et al, 2008. A synovial sarcoma-specific preoperative nomogram supports a survival benefit to ifosfamide-based chemotherapy and improves risk stratification for patients. Clin Cancer Res, 14（24）：8191-8197.

Casadei L, Calore F, Creighton CJ, et al, 2017. Exosome-derived miR-25-3p and miR-92a-3p stimulate liposarcoma progression. Cancer Res, 77（14）：3846-3856.

Chi Y, Fang Z, Hong X, et al, 2018. Safety and efficacy of anlotinib, a multikinase angiogenesis inhibitor, in patients with refractory metastatic soft-tissue sarcoma. Clin Cancer Res, 24（21）：5233-5238.

Chibon F, Lagarde P, Salas S, et al, 2010. Validated prediction of clinical outcome in sarcomas and multiple types of cancer on the basis of a gene expression signature related to genome complexity. Nat

Med，16（7）：781-787.

Coindre JM，2010. Molecular biology of soft-tissue sarcomas. Bull Cancer，97（11）：1337-1345.

Enneking WF，Spanier SS，Goodman MA，1980. A system for the surgical staging of musculoskeletal sarcoma. Clin Orthop Relat Res，153：106-120.

Enneking WF，Spanier SS，Malawer MM，1981. The effect of the anatomic setting on the results of surgical procedures for soft parts sarcoma of the thigh. Cancer，47（5）：1005-1022.

Enneking WF，1983. Musculoskeletal Tumor Surgery. New York：Churchill Livingstone.

ESMO Guidelines Committee，2017. Appendix 3：Soft tissue sarcoma：MCBS eUpdate published online 5 May 2017（www.esmo.org/Guidelines/Sarcoma-and-GIST）. Ann Oncol，28（suppl_4）：iv147-iv148.

Fisher C，2014. The diversity of soft tissue tumours with EWSR1 gene rearrangements：a review. Histopathology，64（1）：134-150.

Fisher SB，Chiang YJ，Feig BW，et al，2018. Comparative performance of the 7th and 8th editions of the American Joint Committee on Cancer Staging Systems for soft tissue sarcoma of the trunk and extremities. Ann Surg Oncol，25（5）：1126-1132.

Fletcher CDM，Unni KK，Mertens F，2002. World health organization classification of tumours. Pathology and genetics of tumours of soft tissue and bone. Lyon：IARC Press.

Fletcher CDM，Unni KK，Mertens F，2013. WHO classification of tumours of soft tissue and bone. 4th ed. Lyon：IARC Press.

Frezza AM，Lee ATJ，Nizri E，et al，2018. 2018 ESMO Sarcoma and GIST Symposium：'take-home messages' in soft tissue sarcoma. ESMO Open，3（4）：e000390.

Gottlieb JA，Benjamin RS，Baker LH，et al，1976. Role of DTIC（NSC-45388）in the chemotherapy of sarcomas. Cancer Treat Rep，60（2）：199-203.

Edge SB，Byrd DR，Compton CC，et al，2010. AJCC cancer staging manual. 7th ed. New York：Springer.

Grobmyer SR，Maki RG，Demetri GD，et al，2004. Neo-adjuvant chemotherapy for primary high-grade extremity soft tissue sarcoma. Ann Oncol，15（11）：1667-1672.

Gronchi A，Lo Vullo S，Fiore M，et al，2009. Aggressive surgical policies in a retrospectively reviewed single-institution case series of retroperitoneal soft tissue sarcoma patients. J Clin Oncol，27（1）：24-30.

Gronchi A，Miceli R，Shurell E，et al，2013. Outcome prediction in primary resected retroperitoneal soft tissue sarcoma：histology-specific overall survival and disease-free survival nomograms built on major sarcoma center data sets. J Clin Oncol，31（13）：1649-1655.

Gronchi A，Ferrari S，Quagliuolo V，et al，2017. Histotype-tailored neoadjuvant chemotherapy versus standard chemotherapy in patients with high-risk soft-tissue sarcomas（ISG-STS 1001）：an international，open-label，randomised，controlled，phase 3，multicentre trial. Lancet Oncol，18（6）：812-822.

Gronchi A，Strauss DC，Miceli R，et al，2016. Variability in patterns of recurrence after resection of primary retroperitoneal sarcoma（RPS）：a report on 1007 patients from the Multiinstitutional Collaborative RPS Working Group. Ann Surg，263（5）：1002-1009.

Hensley ML，Maki R，Venkatraman E，et al，2002. Gemcitabine and docetaxel in patients with unresectable leiomyosarcoma：results of a phase II trial. J Clin Oncol，20（12）：2824-2831.

Hutchinson L，2017. Targeted therapies：Selumetinib MEKing differences in NF1. Nat Rev Clin Oncol，14（3）：140.

Jemal A, Center MM, Ward E et al, 2009. Cancer occurrence. Methods Mol Biol, 471：3-29.

Judson I, Verweij J, Gelderblom H, et al, 2014. Doxorubicin alone versus intensified doxorubicin plus ifosfamide for first-line treatment of advanced or metastatic soft-tissue sarcoma：a randomised controlled phase 3 trial. Lancet Oncol, 15 (4)：415-423.

Judson I, Verweij J, Gelderblom H, et al, 2012. Results of a randomised phase Ⅲ trial (EORTC 62012) of single agent doxorubicin versus doxorubicin plus ifosfamide as first line chemotherapy for patients with advanced or metastatic soft tissue sarcoma：a survival study by the EORTC soft tissue and bone sarcoma group. Ann Oncol, 23 (Suppl 9)：ixe28.

Karahousis CP, Emrich LJ, Vesper DS, 1989. Soft tissue sarcomas of the proximal lower extremity. Arch Surg, 124 (11)：1297-1300.

Karakousis CP, 1991. Modified anterior compartment resection. J Surg Oncol, 46 (1)：25-30.

Kawaguchi N, Ahmed AR, Matsumoto S, et al, 2004. The concept of curative margin in surgery for bone and soft tissue sarcoma. Clin Orthop Relat Res, 419：165-172.

Kepka L, DeLaney TF, Suit HD, et al, 2005. Results of radiation therapy for unresected soft-tissue sarcomas. Int J Radiat Oncol Biol Phys, 63 (3)：852-859.

Laetsch TW, DuBois SG, Mascarenhas L, et al, 2018. Larotrectinib for paediatric solid tumours harbouring NTRK gene fusions：phase 1 results from a multicentre, open-label, phase 1/2 study. Lancet Oncol, 19 (5)：705-714.

Larrier NA, Czito BG, Kirsch DG, 2016. Radiation therapy for soft tissue sarcoma：indications and controversies for neoadjuvant therapy, adjuvant therapy, intraoperative radiation therapy, and brachytherapy. Surg Oncol Clin N Am, 25 (4)：841-860.

Le Cesne A, Judson I, Crowther D, et al, 2000. Randomized phase Ⅲ study comparing conventional-dose doxorubicin plus ifosfamide versus high-dose doxorubicin plus ifosfamide plus recombinant human granulocyte-macrophage colony-stimulating factor in advanced soft tissue sarcomas：a trial of the European Organization for Research and Treatment of Cancer/Soft Tissue and Bone Sarcoma Group. J Clin Oncol, 18 (14)：2676-2684.

Li F, Liao Z, Zhao J, et al, 2017. Efficacy and safety of Apatinib in stage Ⅳ sarcomas：experience of a major sarcoma center in China. Oncotarget, 8 (38)：64471-64480.

Linch M, Miah AB, Thway K, et al, 2014. Systemic treatment of soft-tissue sarcoma-gold standard and novel therapies. Nat Rev Clin Oncol, 11 (4)：187-202.

Liu W, Jiang Q, Zhou Y, 2018. Advances of systemic treatment for adult soft-tissue sarcoma. Chin Clin Oncol, 7 (4)：42.

Malawer MM, Sugarbaker PH, 2001. Musculoskeletal cancer surgery：treatment of sarcomas and allied diseases. Dordrecht：Springer.

Malawer MM, 1991. Tumors of the shoulder girdle：technique of resection and description of a surgical classification. Orthop Clin North Am, 22 (1)：7-35.

Mankin HJ, Lange TA, Spanier SS, 1982. The hazards of biopsy in patients with malignant primary bone and soft-tissue tumors. J Bone Joint Surg Am, 64 (8)：1121-1127.

Mentzer SJ, Sugarbaker PH, 1982. Adductor muscle group excision. Surgery, 91 (6)：662-668.

Merimsky O, Meller I, Flusser G, et al, 2000. Gemcitabine in soft tissue or bone sarcoma resistant to standard chemotherapy：a phase Ⅱ study. Cancer Chemother Pharmacol, 45 (2)：177-181.

Mir O, Brodowicz T, Italiano A, et al, 2016. Safety and efficacy of regorafenib in patients with advanced soft tissue sarcoma (REGOSARC)：a randomised, double-blind, placebo-controlled, phase 2 trial. Lancet Oncol, 17 (12): 1732-1742.

National Cancer Intelligence Newtork. Bone and soft tissue sarcomas UK incidence and survival: 1996 to 2010. (2013-10-22) [2021-11-25]. http: //www.ncin.org.uk/view?rid=2353.

Nielsen OS, Judson I, van Hoesel Q, et al, 2000. Effect of high-dose ifosfamide in advanced soft tissue sarcomas. A multicentre phase II study of the EORTC Soft Tissue and Bone Sarcoma Group. Eur J Cancer, 36 (1): 61-67.

O' Bryan RM, Baker LH, Gottlieb JE, et al, 1977. Dose response evaluation of adriamycin in human neoplasia. Cancer, 39 (5): 1940-1948.

O' Sullivan B, Davis AM, Turcotte R, et al, 2002. Preoperative versus postoperative radiotherapy in soft-tissue sarcoma of the limbs: a randomised trial. Lancet, 359 (9325): 2235-2241.

Pasquali S, Colombo C, Pizzamiglio S, et al, 2018. High-risk soft tissue sarcomas treated with perioperative chemotherapy: improving prognostic classification in a randomised clinical trial. Eur J Cancer, 93: 28-36.

Pervaiz N, Colterjohn N, Farrokhyar F, et al, 2008. A systematic meta-analysis of randomized controlled trials of adjuvant chemotherapy for localized resectable soft-tissue sarcoma. Cancer, 113 (3): 573-581.

Porter GA, Baxter NN, Pisters P, 2006. Retroperitoneal sarcoma: a population−based analysis of epidemiology, surgery, and radiotherapy. Cancer, 106 (7): 1610-1616.

Portera CA Jr, Ho V, Patel SR, et al, 2001. Alveolar soft part sarcoma: clinical course and patterns of metastasis in 70 patients treated at a single institution. Cancer, 91 (3): 585-591.

Ratan R, Patel SR, 2016. Chemotherapy for soft tissue sarcoma. Cancer, 122 (19): 2952-2960.

Ricciuti B, Genova C, Crino L, et al, 2019. Antitumor activity of larotrectinib in tumors harboring NTRK gene fusions: a short review on the current evidence. Onco Targets Ther, 12: 3171-3179.

Ronellenfitsch U, Dimitrakopoulou-Strauss A, Jakob J, et al, 2016. Preoperative therapy with pazopanib in high-risk soft tissue sarcoma: a phase II window-of-opportunity study by the German Interdisciplinary Sarcoma Group (GISG-04/NOPASS). BMJ Open, 6 (1): e009558.

Rosenberg SA, Tepper J, Glatstein E, et al, 1982. The treatment of soft-tissue sarcomas of the extremities: prospective randomized evaluations of (1) limb-sparing surgery plus radiation therapy compared with amputation and (2) the role of adjuvant chemotherapy. Ann Surg, 196 (3): 305-315.

Schoffski P, Chawla S, Maki RG, et al, 2016. Eribulin versus dacarbazine in previously treated patients with advanced liposarcoma or leiomyosarcoma: a randomised, open-label, multicentre, phase 3 trial. Lancet, 387 (10028): 1629-1637.

Schwartz GK, 2016. Trabectedin and the L-sarcomas: a decade-long odyssey. J Clin Oncol, 34 (8): 769-771.

Schwarzbach MH, Hohenberger P, 2009. Current concepts in the management of retroperitoneal soft tissue sarcoma. Recent Results Cancer Res, 179: 301-319.

Simon MA, Enneking WR, 1976. The management of soft-tissue sarcomas of the extremities. J Bone Joint Surg Am, 58 (3): 317-327.

Simon MA, Springfield DS, 1998. Surgery for bone and soft-tissue tumors. Philadelphia: Lippincott-Raven.

Sugiura H, Takahashi M, Katagiri H, et al, 2002. Additional wide resection of malignant soft tissue tumors. Clin Orthop Relat Res, 394: 201-210.

Sundby Hall K, Bruland OS, Bjerkehagen B, et al, 2018. Adjuvant chemotherapy and postoperative radiotherapy in high-risk soft tissue sarcoma patients defined by biological risk factors-A Scandinavian Sarcoma Group study (SSG XX). Eur J Cancer, 99: 78-85.

Targarona EM, Moral A, Sabater L, et al, 1994. Laparoscopic resection of a retroperitoneal cystic lymphangioma. Surgical Endoscopy, 8 (12): 1425-1426.

Thomas DM, O'Sullivan B, Gronchi A, 2009. Current concepts and future perspectives in retroperitoneal soft-tissue sarcoma management. Expert Rev Anticancer Ther, 9 (8): 1145-1157.

Thway K, Fisher C, 2012. Tumors with EWSR1-CREB1 and EWSR1-ATF1 fusions: the current status. Am J Surg Pathol, 36 (7): e1-e11.

Toulmonde M, Bonvalot S, Méeus P, et al, 2014. Retroperitoneal sarcomas: patterns of care at diagnosis, prognostic factors and focus on main histological subtypes: a multicenter analysis of the French Sarcoma Group. Ann Oncol, 25 (3): 735-742.

Tseng WW, Madewell JE, Wei W, et al, 2014. Locoregional disease patterns in well-differentiated and dedifferentiated retroperitoneal liposarcoma: implications for the extent of resection ? Ann Surg Oncol, 21 (7): 2136-2143.

Tseng WW, Seo HJ, Pollock RE, et al, 2018. Historical perspectives and future directions in the surgical management of retroperitoneal sarcoma. J Surg Oncol, 117 (1): 7-11.

van der Graaf WT, Blay JY, Chawla SP, et al, 2012. Pazopanib for metastatic soft-tissue sarcoma (PALETTE): a randomised, double-blind, placebo-controlled phase 3 trial. Lancet, 379 (9829): 1879-1886.

van Hoesel QG, Verweij J, Catimel G, et al, 1994. Phase II study with docetaxel (Taxotere) in advanced soft tissue sarcomas of the adult. EORTC Soft Tissue and Bone Sarcoma Group. Ann Oncol, 5 (6): 539-542.

Verweij J, Catimel G, Sulkes A, et al, 1995. Phase II studies of docetaxel in the treatment of various solid tumours. EORTC Early Clinical Trials Group and the EORTC Soft Tissue and Bone Sarcoma Group. Eur J Cancer, 31A (Suppl 4): S21-S24.

von Mehren M, Randall RL, Benjamin RS, et al, 2014. Soft tissue sarcoma, version 2. 2014. J Natl Compr Canc Netw, 12 (4): 473-483.

von Mehren M, Randall RL, Benjamin RS, et al, 2018. Soft tissue sarcoma, version 2. 2018, NCCN Clinical Practice Guidelines in Oncology. J Natl Compr Canc Netw, 16 (5): 536-563.

Wells AE, Mallen AM, Bui MM, et al, 2019. NTRK-1 fusion in endocervical fibroblastic malignant peripheral nerve sheath tumor marking eligibility for larotrectinib therapy: a case report. Gynecol Oncol Rep, 28: 141-144.

Williard WC, Hajdu SI, Casper ES, et al, 1992. Comparison of amputation with limb-sparing operations for adult soft tissue sarcoma of the extremity. Ann Surg, 215 (3): 269-275.

Wilson FH, Herbst RS, 2019. Larotrectinib in NTRK-rearranged solid tumors. Biochemistry, 58 (12): 1555-1557.

Xie L, Guo W, Wang Y, et al, 2018. Apatinib for advanced sarcoma: results from multiple institutions' off-label use in China. BMC Cancer, 18 (1): 396.

Yang JC, Chang AE, Baker AR, et al, 1998. Randomized prospective study of the benefit of adjuvant radiation therapy in the treatment of soft tissue sarcomas of the extremity. J Clin Oncol, 16 (1): 197-203.

Zaidi MY, Ethun CG, Tran TB, et al, 2019. Assessing the role of neoadjuvant chemotherapy in primary high-risk truncal/extremity soft tissue sarcomas: an analysis of the multi-institutional U.S. sarcoma collaborative. Ann Surg Oncol, 26 (11): 3542-3549.

Zhu B, Li J, Xie Q, et al, 2018. Efficacy and safety of apatinib monotherapy in advanced bone and soft tissue sarcoma: an observational study. Cancer Biol Ther, 19 (3): 198-204.

第13章
骨与软组织肿瘤切除后软组织缺损的修复重建

THIRTEEN

第一节 肿瘤切除后创面修复重建的基本原则

肿瘤切除后创面的合理修复是治疗的重要环节，也是一个具有重大意义和挑战性的工作。在手术开始前，就应该对肿瘤切除后软组织的缺损情况进行评估。肿瘤修复重建外科应该遵循的原则内容广泛，但是，下面五个因素是最重要的应该遵循的原则：①充分评估肿瘤切除后造成的缺损情况；②明确手术目的；③综合评估可以选择的手术方式；④充分思考手术细节；⑤分析可能的手术效果。不但要分析缺损的大小、位置和切除组织的构成，还要关注患者的一般状况、体质和可以选择的皮瓣供区情况，制定最佳的修复重建手术方案。

一、充分评估肿瘤切除后造成的缺损情况

为了能在手术后恢复功能和形态、提供稳定而坚固的皮肤覆盖，术前必须对缺损情况进行仔细评估，这些评估内容对于选择最佳的创面关闭方法至关重要（表13-1-1）。临床上可以使用的修复缺损的方法很多，如果肿瘤切除后缺损比较小，就可以采取直接拉拢缝合或应用局部组织修复缺损；如果在张力比较大的情况下，勉强关闭缺损，手术后很容易出现切口裂开和切口瘢痕变宽。为了避免出现感染、血肿、血清肿并危及皮瓣的存活，必须应用恰当的组织充填无效腔，彻底清创，去除所有的坏死组织。如果需要带血供的组织瓣修复缺损，则需要根据皮瓣的构成、血供情况和创面的空间关系以及缺损部位的活动功能进行综合评估，选择最合适的组织瓣修复缺损。

表 13-1-1 术前缺损评估

序号	评估内容
1	肿瘤切除后造成何种类型的缺损
2	肿瘤切除后，导致的功能丧失情况
3	应用皮瓣修复时，是否需要修复所有的切除组织或结构
4	采用哪一种皮瓣修复，可以获得最佳的术后美学外观
5	是否需要进行带血供的骨骼、肌腱和神经移植
6	是否需要应用带感觉功能的皮瓣进行修复
7	评估修复缺损需要的组织量
8	哪种修复方法可以获得最佳的治疗效果？局部皮瓣、邻位皮瓣、远位皮瓣还是游离皮瓣？

序号	评估内容
9	哪一种修复方法造成的供区损害最小
10	哪一块皮瓣比较可靠
11	尽量选择颜色与受区匹配的修复材料
12	是否需要应用带有毛发的皮瓣修复缺损
13	术前明确受区血管的位置
14	如果实施显微外科手术，是否需要实施血管移植
15	术前或术后是否需要做放射治疗
16	手术是否需要分期进行

二、明确手术目的

手术前明确手术目的至关重要，手术目的决定了采取何种缺损修复方法可以获得最佳的治疗效果。修复重建阶梯原则（Mathes et al，1997）是修复缺损时一个重要的基本原则，即修复方法的选择需本着由简单到复杂、由创伤小到创伤大的顺序中，从直接拉拢缝合、皮片游离移植、局部皮瓣、邻位皮瓣、远位皮瓣和吻合血管的皮瓣游离移植的顺序中，选择最合适的治疗方法。但是，如果具备良好的医疗条件、患者情况允许、外科医生具备必要的技术素养，也可以按照修复重建电梯原则（reconstructive elevator）（Mathes et al，1997），直接采用比较复杂的吻合血管的皮瓣游离移植手术，以修复缺损。例如，对于一个颊部和口角的洞穿性缺损，虽然应用一个带蒂、折叠的胸大肌皮瓣可以修复缺损，但是，手术后皮瓣臃肿，外观难看。那么，如果应用一块携带掌长肌肌腱的前臂桡侧皮瓣游离移植以修复缺损，就可以获得良好的外观效果，还可以应用皮瓣携带的掌长肌肌腱悬吊口角，一举两得。手术目的包括关闭创面，恢复功能、外观和对称性，提供与受区色泽匹配的修复材料和稳定可靠的皮肤覆盖。

在修复肿瘤切除造成的创面时，还面临另外一个重要问题，即是否需要修复切除的所有的组织？通常情况下，对于切除的组织，包括肌肉、神经、肌腱、骨骼和其他一些组织，没有必要全部予以修复；对所有切除组织予以修复的做法，不但会导致严重的供区损害和身体其他部位功能的丧失，有时也会对患者也造成损害。此外，有些肿瘤切除手术仅仅是一种姑息性的切除手术，随着时间推移，手术部位的一些功能可以自行恢复，肿瘤外科专家和整形外科医生应该为了相同的治疗目的，深度交流，通力合作，为患者提供最好的治疗。举例来说，对于下颌骨和口底肿瘤实施姑息性切除的患者，重建钢板固定加局部皮瓣转移，就足以满足修复重建要求。但是，如果实施了根治性肿瘤切除手术，以后还打算实施种植牙治疗的话，那么，就需要应用腓骨或髂骨骨皮瓣游离移植，在修复缺损的同时，提供足够的骨组织，为牙种植做好准备。同样，对于一位高龄的前臂肉瘤切除患者，由于手术后功能恢复的可能性极低，因此，在修复缺损时，一般没有必要进行神经和肌腱的修复重建。肿瘤切除后，修复重建手术的目的由很多因素决定，其中，最重要的因素包括肿瘤的性质、肿瘤切除后创面的特点和患者的整体状况。

三、综合评估可以选择的手术方式

肿瘤组织切除后，对继发缺损进行综合评估，选择最恰当的缺损修复方法。有时需要根据缺损的要求，实施三维立体重建。例如，如果头颈部肿瘤的切除范围涉及上颌骨、腭部、上颌窦和一部分鼻部，那么，就需要一块包括三个皮肤岛的皮瓣，分别为腭部和鼻部提供衬里组织，并同时提供皮肤覆盖。而对于一个单纯的颊部洞穿性缺损，就无需设计由多个皮肤岛组成的皮瓣，应用一个肌皮瓣就可以修复缺损，肌皮瓣的皮肤面用于皮肤覆盖，肌肉面可以裸露于口腔内，令其自行黏膜化即可。

具体选择哪一块皮瓣用于缺损修复，取决于患者及其缺损的特点和要求以及外科医生的个人喜好。患者方面的因素包括可以选择的供区情况、体质、吸烟史、过往手术史、合并症情况和有可能影响到所选皮瓣的受区情况。外科医生的个人喜好以及对一些皮瓣使用的熟练程度，也是决定修复重建手术方式的重要影响因素。很多情况下，患者以前做过手术，这些手术有可能造成了供区的破坏。例如，如果患者做过开胸手术，而且开胸手术时，切断了背阔肌和胸背动脉，那么，就不能切取背阔肌肌皮瓣用于缺损修复；任何皮瓣供区的瘢痕，都应该引起足够的重视。患者的体质也是一个要考虑的因素，对于极为肥胖的患者，切取的肌皮瓣或筋膜皮瓣会非常臃肿，可塑性差，术后也极易出现脂肪的液化或坏死，组织瓣的切取不但会造成严重的供区畸形，转移到受区后，也会破坏受区的美学轮廓。与此相反，如果患者非常瘦，那么，切取的组织瓣过薄，有时不足以充填受区的缺损。

有些体表肿瘤切除以后，遗留创面血供很好，对于这种创面，可以应用简单的游离植皮手术来修复创面。能否选择植皮手术修复创面取决于修复重建手术的目的和外科医生的临床判断。例如，前臂肿瘤切除后导致肌肉裸露的创面，就可以考虑应用游离植皮修复，术后不会损害前臂的功能，外观也可以接受。而对于下睑的创面，如果应用断层皮片修复，术后皮片挛缩将导致下睑外翻，应慎用；因此，应用颞浅动脉额支为蒂的额部皮瓣是一种非常好的修复方法。对于创面深、合并感染、有重要组织或结构裸露等情况的创面，则不适合应用游离植皮修复。对于四肢关节屈侧的缺损，为了避免手术后挛缩影响关节功能，需要应用皮瓣转移技术修复这些部位的缺损。

四、充分思考手术细节

随着皮瓣外科学、尤其是穿支皮瓣外科的进步，外科医生可以选择的皮瓣数量和类型不断增加（刘元波等，2018），因此，外科医生需要尽量熟悉常用组织瓣的解剖学和特点，从而充分发挥每一块组织瓣修复缺损的能力。

以肩胛皮瓣为例，其血管蒂为旋肩胛动静脉，解剖恒定，血管蒂长，血管口径大，适合显微血管吻合，如果同时携带肩胛骨，可以形成骨皮瓣；如果以肩胛下动脉为蒂，则可以同时携带前锯肌和背阔肌，形成嵌合皮瓣，用于修复复杂缺损。但是，切取肩胛皮瓣，患者需置于侧卧位，非常不方便，手术后供区遗留难看的瘢痕，极易出现血清肿等缺点，极大地限制了肩胛皮瓣的广泛应用。而股前外侧皮瓣血管蒂长，口径粗大，可以同时携带肌肉和深筋膜，可切取的皮瓣面积大，逐步成为修复重建外科领域最常用的皮瓣之一，被誉为"万能皮瓣"。但是，股前外侧皮瓣不含有骨骼成分。外科医生应根据需要修复的缺损的要求，结合组织瓣自身的优缺点，选择最佳的手术方式。

患者的吸烟史和手术前后的放射治疗是两个必须要考虑的危险因素，这二者不但影响手术方式的选择，还会影响到修复重建手术的最终效果。吸烟对于组织的血液供应和活力的影响是多方面的（表13-1-2），吸烟不但可以导致肺癌，还可以造成皮瓣缺血坏死。与不吸烟者相比，吸烟者皮瓣供区和受区创面愈合后的并发症更为常见（Selber et al，2006）。同样，放射治疗对术后组织的愈合能力有严重影响，放射治疗最终导致闭塞性动脉内膜炎、组织缺损和组织纤维化（Lopez et al，2005）（表13-1-3）。对于放射治疗造成慢性病变的皮肤，外科医生应该将这些皮肤组织全部切除，并应用带血供的带蒂皮瓣或游离皮瓣修复继发缺损，这是应该遵守的基本原则；应用皮片游离移植修复放疗后创面，皮片不容易成活，术后并发症发生率很高。术后放射治疗也会对皮瓣造成损害，导致皮瓣纤维化和挛缩，进而危及皮瓣的形态、位置和功能。以乳腺癌术后乳房再造为例，如果手术后需要放射治疗，那么，可以等放射治疗结束之后，再考虑应用皮瓣技术再造乳房。

表 13-1-2　吸烟对皮瓣手术的影响

序号	影响
①	血管收缩
②	血小板黏附增加
③	红细胞、成纤维细胞和巨噬细胞增殖减少
④	氧转运和新陈代谢降低
⑤	烟碱、氰化氢和一氧化碳水平增加
⑥	脂肪坏死
⑦	伤口愈合延迟
⑧	伤口感染
⑨	切口瘢痕增生
⑩	切口裂开
⑪	皮瓣坏死
⑫	皮肤剥落

表 13-1-3　放射治疗对术后组织愈合的影响

早期影响	晚期影响
染色质聚集	闭塞性动脉内膜炎
细胞核肿胀	组织纤维化
线粒体和内质网变性	组织缺血
细胞坏死	色素沉着
有丝分裂抑制	皮瓣挛缩
产生氧自由基	脂肪坏死
红斑形成	
皮肤脱皮	
溃疡	
出血	
坏死	
感染	
切口裂开	

五、分析可能的手术效果

　　肿瘤切除手术对患者的生理和心理造成了多方面的影响，为了获得最佳的外观和功能效果，修复重建外科医生有责任参与到体表肿瘤患者的综合治疗过程。对患者的病史、患者对治疗的预期和目的、切除后造成的缺损情况和在功能恢复方面的目标进行准确评估，这是肿瘤修复重建外科原则非常重要的组成部分。

　　在肿瘤治疗领域，随机临床试验不断开展，定期筛查和诊断技术的提高可以在早期发现肿瘤，肿瘤综合治疗模式的推广和普及使肿瘤相关的致死率明显下降。众多学者和外科医生不断探索肿瘤治疗的新技术和新方法，将来还需要进一步开展临床试验，对一些新的肿瘤切除技术、综合治疗方法和放疗技术进行评估，进一步提高肿瘤患者的治疗效果。目前，单纯切除肿瘤、延长生命已经不能满足患者的要求，进一步提高患者及其家庭的生活质量，具有同样的重要性。为了达到这一目标，需要成立一个由外科医生、放射科专家、病理学家、肿瘤学家、护士和其他专职医务人员构成的多学科协作治疗团队，团队成员相互深入交流，密切合作，为每一位患者提供及时的、符合循证医学要求的肿瘤治疗和修复重建手术。

第二节　胸壁肿瘤切除后软组织缺损的修复重建

虽然软组织肉瘤多发生于躯干和四肢，但是，胸壁的软组织肉瘤并不常见，据统计，美国每年患软组织肉瘤的病例约 13 000 人，其中，胸壁软组织肉瘤患者不足 10%（Cipriano et al，2017）。目前，胸壁软组织肉瘤的主要治疗手段为手术切除，对于复发率比较高的软组织肉瘤，还需要辅助放疗和化疗。胸壁软组织肉瘤治疗需要多学科协作治疗，整形外科医生一般负责皮肤软组织缺损的修复重建，胸壁软组织肉瘤手术必须切除足够范围的组织，以确保获得安全的肿瘤切除范围，降低肿瘤手术的复发率。整形外科医生可以修复胸壁大面积的缺损，协助肿瘤外科医生修复肿瘤切除后继发的创面。

胸壁重建是一项极富挑战性的工作，软组织肉瘤可以侵犯胸壁的各个层次，包括皮肤、皮下组织、肌肉组织和骨组织。肿瘤切除后形成的胸壁缺损，在不同患者之间存在很大不同。胸壁重建方案的制订需要考虑缺损的大小、位置、深度以及周围组织状况等因素，这些因素决定了修复重建手术的复杂程度和困难程度。所以，在手术前，明确软组织肉瘤的切除范围和解剖层次至关重要。另外，术前还应对患者的整体健康情况进行评估，包括患者的心肺功能和营养状况。其中，全面的肺功能检查尤为重要，据报道，手术引发的呼吸系统疾病是术后常见的并发症，也是导致术后死亡的最常见原因。所以，术前调整好患者的心肺功能和营养状态非常必要，可以提高手术的成功率（Momeni et al，2016）。

胸壁缺损修复重建手术的目标包括：①恢复胸壁的硬性支持结构的完整性，保护胸腔内重要脏器，恢复呼吸系统功能；②提供稳定的软组织覆盖；③填充肿瘤切除后遗留的胸腔内无效腔；④兼顾胸壁外观的修复；⑤如为儿童患者，需要满足胸壁生长发育的需求；⑥快速愈合，方便术后放射治疗的实施（Sandler et al，2018）。重建内容可分为两部分：硬性支持结构重建和软组织覆盖。

一、硬性支持结构的重建

硬性支持结构的重建需求常见于全层胸壁切除的病例，当切除的肋骨多于（含）4 根，或者全层胸壁缺损大于（含）5 cm 时，一般需要进行骨性结构的重建，因为局部胸壁可因失去完整肋骨的支持而软化，出现反常呼吸运动，即连枷胸。缺损发生的部位不同，重建的需求也不一样，发生在前侧或前外侧胸壁的缺损更容易引起反常呼吸运动，而后侧（肩胛骨下）和上侧（第四肋上）胸壁对呼吸运动影响小，一般不需要重建骨架结构。但肩胛下角部位的骨组织缺损，一般需要修复重建，以免术后上肢运动时肩胛下角嵌入肋骨缺损内。此外，如果术前的放射治疗导致缺损周围组织纤维硬化，即使不重建骨性结构，一般也不会发生反常呼吸运动（Momeni et al，2016）。

可以用于骨性结构修复重建的替代材料有很多种，包括人工合成材料、生物材料、合金材料和自体、异体或异种移植物等。修复胸壁的理想材料应具备以下特性：①拥有足够的强度，易于塑形和放置；② X 线可透射；③生物相容性好。每一种修复材料都有各自的优缺点，目前临床上对于胸壁修复材料的使用还没有达成共识（Sandler et al，2018）。

（一）人工合成材料

聚四氟乙烯补片是临床应用较多的修补材料，其具有一定的强度，易于塑形，具有防水性，可以封闭胸腔，适于修复外侧胸壁较小的骨性结构缺损（少于 3 根肋骨）（李赞等，2020），需要在一定张力下放置缝合补片，从而有效防止反常呼吸运动。但聚四氟乙烯补片生物相容性较差，无法与自体组织整合，抗感染性较差，不能用于修复感染的和胸腔脏器外露的缺损。而且材料一旦外露，则必须取出。也不能用于修复较大缺损，缺损越大，网片越难防止异常呼吸运动的发生。由于补片无法为胸骨下方的纵隔提供足够的保护，因此，一般不用补片修复前胸壁的骨性缺损。两层聚丙烯网片夹裹甲基丙烯酸甲酯骨水泥形成的"三明治"结构，可以用于修复大面积的胸壁骨性缺损和胸骨缺损，此种结构的修复材料具有足够的强度，但是，骨水泥的硬度大于正常的胸壁骨组织，往往会造成术后出现呼吸痛、肺不张和材料外露等问题。手术过程中，骨水泥需要塑形，但难以塑造出一定弧度，同时需要注意有效固定，以防止任何粗糙面损伤或压迫内脏器官，特别是大血管和心脏。

（二）生物材料

现在，以异体脱细胞真皮为代表的生物材料多用于修复腹壁疝，但也可以用于修复胸壁缺损，优点包括生物相容性好，患者自身组织可以长入，具有较强的抗感染能力，可以直接用于胸腔脏器外露的病例，一旦与自身组织整合，即使创面发生感染，也可以不取出。虽然生物材料不能提供很大的强度，但对于较小的胸壁骨性缺损，可以提供足够的稳定性，防止反常呼吸运动的发生（李赞等，2020）。

（三）合金材料

钛合金是修复骨组织的常用材料，也可以用于修复胸壁的骨性缺损。钛合金具有很多优点，包括质量轻、强度高、生物相容性好，具有一定的抗感染能力，钛板适用于修复大面积的胸壁骨性缺损，可以提供更接近生理性的胸壁运动和良好的胸壁外观。钛板发生移位和断裂的发生率约为 44%，但是，如果有良好的软组织覆盖，基本不会影响胸壁的正常功能。目前，随着三维打印技术的发展，可以为患者定制个性化的钛合金支架，用于重建复杂的胸壁骨性结构。例如，对于累及锁骨和胸骨的修复，可以重建胸锁关节和肋锁关节（李赞等，2020）。钛板也存在一些局限性，例如，X 线不能透射，无法为儿童胸壁的发育预留生长空间等。现在，一些生物可降解材料有望解决这些问题，例如 L- 乳酸和乙醇酸共聚合板，在提供足够强度和稳定性的同时，可以逐步降解，由自体结缔组织和骨组织替代，X 线也可以透射。

（四）自体、异体和异种骨组织材料

随着人工合成材料的快速发展，自体骨组织移植（如健侧的肋骨移植）在胸壁重建的应用中越来越少。脱细胞异体或异种骨移植的应用也很局限，尤其不能用于术后辅助放化疗的患者，化疗后免疫抑制可能会引起移植物早期感染和骨不连。然而，这些骨移植物具有最接近正常骨组织的特性，更重要的是可以发生再血管化和细胞化，可以与自身组织完全整合。这些特性使这些修复材料在儿童患者和感染病例中具有一定的应用前景（Sandler et al, 2018）。

综上所述，对于广泛的胸壁骨性缺损，需要恢复胸壁的稳定性和生理动力学，在不限制正常呼吸的情况下，防止反常呼吸运动。在骨缺损较小的情况下，使用人工合成补片或者生物材料补片修复即可；在骨缺损较大（肋骨缺损多于 3 根）和（或）合并胸骨缺损时，采用骨水泥支架或者钛合金支架合并网片或补片重建骨性支架。

二、胸壁软组织缺损修复

胸壁软组织缺损的修复方法有很多，包括切口直接关闭、游离皮片移植、局部皮瓣转移、带蒂皮瓣转移和游离皮瓣等。胸壁拥有丰富的肌肉组织，多种区域性的肌皮瓣可以用于大面积的胸壁软组织缺损的修复，例如胸大肌肌皮瓣、背阔肌肌皮瓣、腹直肌肌皮瓣、前锯肌肌皮瓣、腹外斜肌肌皮瓣和斜方肌肌皮瓣等。但肌皮瓣的切取会造成肌肉损伤，供区功能受损。若行穿支皮瓣手术，皮瓣不需要携带深面的肌肉，同时提供大面积、血供良好的皮肤软组织用于胸壁缺损的修复。胸壁穿支血管数量众多，从理论上讲，以口径大于 0.5 mm 的穿支血管为蒂，即可切取穿支皮瓣，这意味着可以用于胸壁重建的穿支皮瓣多种多样，例如肋间后动脉穿支皮瓣、肋间前动脉穿支皮瓣、腹壁上动脉穿支皮瓣和胸背动脉穿支皮瓣等。此

外，传统的轴型皮瓣，如带蒂转移的肩胛皮瓣和肩胛旁皮瓣，也可以用于修复胸壁软组织缺损。上述带蒂皮瓣的灵活应用，基本可以应对各种复杂的胸壁缺损，但如果手术或者放疗损伤了局部皮肤的血供，有时就需要应用吻合血管的游离皮瓣修复缺损。如选择应用带蒂皮瓣，在肿瘤切除过程中，需注意保护皮瓣的血管蒂，整形外科医生应当参与肿瘤切除的切口设计，选择合理的手术入路，避免血管蒂的损伤。下面介绍几种简单有效的胸壁软组织修复方式。

（一）带蒂肌皮瓣

1. **胸大肌肌皮瓣**　胸大肌的血供来自胸肩峰动脉和胸廓内动脉，以胸肩峰动脉为蒂可以形成推进瓣，以胸廓内动脉为蒂可以形成反转瓣，适用于修复前胸部的缺损。

2. **背阔肌肌皮瓣**　背阔肌的血液供应来自胸背动脉和肋间后动脉。以胸背动脉为蒂，切取背阔肌肌皮瓣，带蒂转移，可以修复同侧胸部的软组织缺损（图 13-2-1）。对于面积不大的前外侧胸部缺损，可以

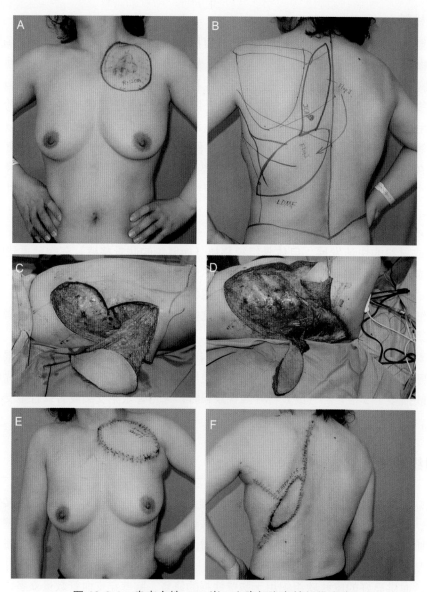

图 13-2-1　患者女性，44 岁，左胸部隆突性纤维肉瘤
A．术前像，显示肿瘤位置；B．术前背阔肌肌皮瓣和穿支皮瓣设计；C．带蒂背阔肌肌皮瓣完全掀起；D．背部穿支皮瓣掀起；E．F．术后像显示胸壁和背部情况

应用以胸背动脉水平支或降支为蒂的部分背阔肌肌皮瓣进行修复，可以降低供区肌肉功能的损害。以胸背动脉穿支血管为蒂切取穿支皮瓣，也可以用于胸壁缺损的修复，能进一步降低供区损害。值得注意的是，即使胸背动脉主干已经损伤，但是，如果前锯肌支血管完好，那么，仍然可以反流供血的前锯肌支为蒂，切取背阔肌肌皮瓣，修复胸壁缺损。胸背动脉和旋肩胛动脉同为肩胛下动脉的分支，背阔肌肌瓣可以与肩胛皮瓣一起切取，形成嵌合皮瓣，修复胸壁缺损的同时，嵌合皮瓣携带的背阔肌可以用于填塞胸腔无效腔；也可以同时切取背阔肌肌皮瓣和前锯肌肌瓣，修复大面积胸壁软组织缺损。背阔肌肌皮瓣是修复大面积胸壁缺损的最可靠的组织瓣，但是，在切取面积巨大的背阔肌肌皮瓣时，供区常不能直接拉拢缝合，此时，如果应用皮片游离移植修复供区，皮片不容易成活，且造成严重的供区畸形。背阔肌肌皮瓣供区缺损修复方法很多，如果能灵活应用供区局部的穿支皮瓣修复供区缺损，则可以降低供区损害，减少术后并发症，有利于患者早日康复。

3. **腹直肌肌皮瓣**　腹直肌的血供主要来自腹壁上动脉和腹壁下动脉，以腹壁上动脉为蒂，可以形成蒂在上的腹直肌肌皮瓣，用于修复重建胸壁缺损。腹直肌肌皮瓣皮肤岛的设计有两种形式，一种可以将皮肤岛设计成与腹直肌平行的纵行腹直肌肌皮瓣，主要用于前侧胸壁的修复；另一种可以将皮肤岛设计成与腹直肌垂直的横行腹直肌肌皮瓣，可以用于单侧胸部软组织的整体修复。两种肌皮瓣设计方式中，前者的血供更加可靠；需要注意的是，腹壁上动脉来自胸廓内动脉，肿瘤切除时应注意保护胸廓内动脉。腹直肌肌皮瓣也存在一些缺点，肌皮瓣切取后，供区的腹壁薄弱，容易形成腹壁疝。

（二）带蒂穿支皮瓣

肋间后动脉来自降主动脉，两侧肋间后动脉走行于第 3 ～ 11 肋间隙，与发自胸廓内动脉的肋间前动脉吻合，形成肋间动脉弓，沿第 12 肋下缘走行的肋间后动脉为肋下动脉。肋间后动脉在走行过程中发出很多穿支血管，以这些穿支血管为蒂可以形成穿支皮瓣，此为肋间动脉穿支皮瓣。由于肋间动脉穿支血管分布广，肋间动脉穿支皮瓣可以修复躯干不同部位的软组织缺损，其中肋间动脉外侧支穿支皮瓣和肋间前动脉穿支皮瓣常用于修复胸壁缺损。可以按照穿支皮瓣和螺旋桨皮瓣的设计和切取原则切取肋间后动脉穿支皮瓣。

1. **肋间后动脉外侧支穿支皮瓣**　肋间后动脉一般分成椎骨段、肋骨沟段、肌内段和腹直肌段。肋骨沟段自肋骨后角延伸至腋中线，发出外侧支，分布于第 3 ～ 11 肋间隙的腋中线附近。粗大的肋间后动脉外侧支穿支血管集中分布于第 4 ～ 8 肋间，并以第 6、7 肋间的穿支血管最为常见，一般位于背阔肌前缘前 3.5 cm，皮瓣一般平行于肋间隙设计，皮瓣大小可达 25 cm×20 cm，可用于侧胸壁软组织缺损的修复（图 13-2-2）。

2. **肋间前动脉穿支皮瓣**　肋间前动脉源自胸廓内动脉，向外侧走行，并在肋骨的前内 1/3 与肋间后动脉吻合。肋间前动脉穿支血管分布于上 6 个肋间隙，一般位于胸骨缘外侧 1 ～ 3 cm 处。肋间前动脉血管口径比较小，发出的穿支血管也比较细，肋间前动脉穿支皮瓣一般用于修复前胸部的缺损。

（三）游离皮瓣

虽然带蒂皮瓣可以解决大部分胸壁缺损问题，但是，在局部皮瓣修复缺损存在困难时，则需要应用吻合血管的游离皮瓣修复缺损。例如，手术或者放射治疗破坏了带蒂皮瓣的血管蒂或肿瘤侵及带蒂皮瓣的供区。修复胸壁缺损的常用游离皮瓣包括股前外侧皮瓣和背阔肌肌皮瓣等。

综上所述，对于肿瘤切除后造成的胸壁皮肤软组织缺损，需要应用血供充沛的各种类型的皮瓣予以修复，简单的皮片游离移植手术往往不能满足临床工作的需要。带蒂肌皮瓣和穿支皮瓣可以修复大多数病例的胸壁软组织缺损，否则，则需要实施吻合血管的组织瓣游离移植手术修复缺损。

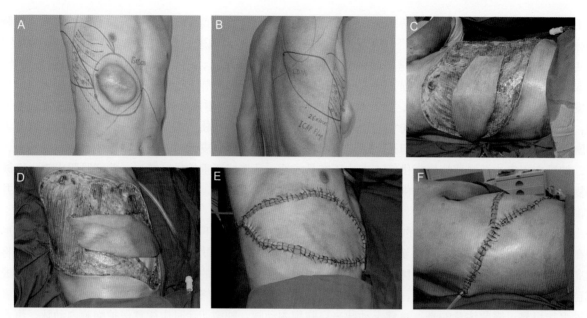

图 13-2-2　患者男性，42 岁，胸壁肿瘤。应用肋间后动脉穿支螺旋桨皮瓣修复肿瘤切除后创面
A、B. 术前像，显示肿瘤位置和皮瓣设计；C、D. 肿瘤切除，掀起肋间后动脉穿支皮瓣；E、F. 术后像

第三节　腹壁肿瘤切除后软组织缺损的修复重建

　　腹壁容纳腹腔脏器，并为其提供保护，在个体行走时，腹壁对于保持胸部和上半身的位置和稳定性具有重要作用。构成腹壁的所有结构都可以修复再造，可以应用人造补片、筋膜瓣或其他移植物，恢复腹壁的保护性功能；也可以应用缺损局部的皮肤推进转移或取自大腿的皮瓣修复腹壁的皮肤缺损。患者一般能很好地耐受腹壁肌肉功能的丧失，而且，随着时间的推移，还能做出一定的调整。

　　腹壁肿瘤切除后继发缺损的修复包括两个既独立存在又互相联系的问题，即深层腹壁的修复和外层皮肤的修复。

一、腹壁肿瘤简介

　　很多肿瘤可以累及腹壁，腹壁是指容纳腹腔脏器的软组织和骨性结构，不包括腹膜后结构和背部的肌肉组织。包括基底细胞癌、鳞状细胞癌和黑素瘤在内的很多皮肤肿瘤可以发生于腹壁，这些肿瘤一般比较表浅，未累及深层结构，处理起来相对容易。在腹壁内，则有可能发生很多类型的肉瘤，包括横纹肌肉瘤、恶性纤维组织细胞瘤、平滑肌肉瘤、恶性神经瘤和脂肪肉瘤等。在对患者进行体格检查时，如果发现腹壁肿块，通常需要做增强 CT 或 MRI 等影像学检查，进一步了解肿块的特征。穿刺活检有助于诊断肿瘤类型。结肠癌和宫颈癌等腹腔内肿瘤可以通过直接蔓延的方式，转移至腹壁，对于这种腹壁肿瘤，有时需要做全层腹壁的切除。另外，在做腹腔镜检查、腹腔脏器针吸细胞学检查以及头颈部肿瘤患者实施胃造口置管术时，可能造成癌细胞种植，导致腹壁肿瘤。

二、腹壁的解剖学和生理功能

　　腹腔顶部为横隔膜，底为骨性骨盆，侧壁后方为后腹膜，侧方和前方为腹壁的肌肉。腹壁的构成对肿瘤切除和腹壁缺损的修复重建极为重要，腹膜是非常薄的一层组织，构成腹腔的最内层，与肠道和腹腔脏器相邻。腹膜的浅面，在腹壁的外侧和前外侧，是腹横筋膜和腹横肌。腹横肌一般紧密附着于腹壁外侧和前外侧最浅表的肌肉，即腹内斜肌，靠近腹直肌筋膜的腹内斜肌非常薄，而在髂嵴附近的腹内斜肌最厚。支配腹壁的运动神经和感觉神经走行于腹横肌和腹内斜肌之间。

在腹内斜肌和腹外斜肌之间，存在一个自然的解剖平面，和腹内斜肌一样，腹外斜肌的作用是围绕固定的骨盆旋转躯干上部，有很多节段性血管沿腋中线进入腹外侧肌，为腹外侧肌提供血液供应，来自肋间节段性血管的很多细小的穿支血管进入腹外侧肌，在髂嵴的上外侧，有口径比较粗大的血管进入腹外侧肌。从前方的半月线，到后方的腋中线，在腹外侧肌和腹内侧肌之间，存在一个非常好剥离的解剖层次。而腹外侧肌及其筋膜则是切除腹壁皮下组织肿瘤的一个非常好的解剖层次。腹壁的三块肌肉分别止于两侧腹直肌的外侧，腹直肌起于耻骨联合，止于肋缘和剑突，两侧腹直肌在白线处融合在一起，腹直肌为躯干屈肌。来自肋间神经的节段性神经在腹横肌和腹内斜肌之间走行；腹直肌的血液供应来自腹壁上动脉、腹壁下动脉和外侧比较细小的节段性血管，后者与支配腹直肌的运动神经一起走行。

腹壁对于个体的运动功能具有重要的作用，且能防止出现腹壁疝。在实施乳房再造手术时，一侧腹直肌的功能可能被完全破坏，但是，手术后患者却可以很好地耐受这一肌肉功能的缺失；对于实施双侧乳房再造的女性患者，两侧腹直肌的缺失经常会导致躯干功能发生改变，表现为如果没有上肢的辅助，患者不能抬腿或从躺着的姿势中坐起来。侧腹部肿瘤的切除则有所不同，外侧腹壁全层切除，同时切除支配包括腹直肌在内的前腹壁肌肉的神经，手术后会造成广泛的腹壁膨隆。

三、腹壁缺损修复重建

手术前，肿瘤外科医生和修复重建外科医生需就患者的病情进行详细交流，制定最佳的缺损修复方法；预测肿瘤切除后缺损的大小和深度，评估手术创伤情况，可以使用的皮瓣供区情况，准备术中有可能使用的腹壁补片。在修复腹壁缺损时，修复重建外科医生需要考虑两个问题：如何修复深层腹壁的缺损以及如何修复腹壁皮肤的缺损。

（一）深层腹壁缺损的修复

腹壁的合理关闭对于预防脏器的疝出至关重要，任何时候，只要手术进入腹腔，都需要对腹壁进行合理关闭。肿瘤切除后，腹壁缺损通常不能直接拉拢缝合，常需进行腹壁修补手术，应用生物制品补片或人工合成补片修复缺损是最简单的腹壁缺损修复方法。补片的选择取决于补片置入腹壁后补片浅面和深面组织的情况，依据这些组织的质量好坏，选择恰当的腹壁补片。

1. **补片浅面和深面组织充足，质量好**　人工合成补片经常被用于修复腹壁缺损，这些补片可长期存在于人体内，其柔韧且具有不同大小规格。聚乙烯补片是一种多孔补片，积液可以通过这种补片流出，纤维组织可以长入，使其可以更好地融入周围组织。有些学者倡导在腹腔内使用聚乙烯补片，他们认为，如果在一定张力下缝合补片，避免出现皱褶的话，很少会引起肠粘连。但是，很多外科医生担心，如果在人工合成补片和肠道之间发生粘连，则有可能造成肠道损伤、肠瘘和肠梗阻。基于这一原因，一般建议在下述情况下使用聚乙烯补片，即：没有细菌污染的清洁术区，内脏不肿胀，确保在一定张力下将补片平整地缝合于缺损区，避免皱褶，在补片和内脏之间存在血供充沛的组织，防止补片直接接触肠道。

2. **创面清洁，补片浅面有充足的组织，而深面组织不足**　如果在为患者实施肿瘤切除手术时，对肠道进行了广泛处理，在补片和肠道之间没有或仅有极少量的大网膜，那么，手术后很容易出现与补片有关的并发症。对于此类患者，通常选择使用较少发生粘连的补片。膨化聚四氟乙烯补片是一种光滑的无孔补片，可以紧靠肠道使用，一般不会引起明显的肠粘连。组织和补片之间黏合性差，既是这种补片最有利的一个特点，也是其最大的缺点，由于这种补片很难和周围筋膜、肌肉和皮下脂肪互相融合，因此，不能用于污染创面，一旦发生感染，补片只能取出。生物材料补片也是一种可以考虑的修复材料，这种补片一般来自人类或动物的脱细胞组织，生物材料补片很少导致粘连，能够融合进周围组织。

3. **补片浅面组织不足，而深面组织充分**　肿瘤切除时，一般需要同时切除肿瘤浅面薄而萎缩的皮肤，如果缺损周围的局部皮肤能够覆盖缺损，或者能够转移远位皮瓣修复缺损，那么，对于肿瘤浅面皮肤质量不佳的患者，也可以应用人工合成补片修复腹壁缺损。

4. **补片的浅面和深面都没有充足的软组织，或者在污染的术区实施手术**　如果手术前就存在创面或肠道手术污染了手术野，则可以使用各种生物组织或生物制品补片修复腹壁缺损。人脱细胞真皮等生物制品补片由于有很好的抵抗感染能力，可迅速血管化，防止肠粘连，是污染术区修复筋膜缺损的理想材料（Butler et al，2005）。其他生物制品补片包括猪黏膜下层组织和脱细胞异体真皮。对于此类患者，还可以应用自体阔筋膜转移修复腹壁缺损，切取不带血供的阔筋膜，修复腹壁缺损，手术简单。如果缺损位于肚脐下，也可以切取带血供的阔筋膜瓣，带蒂转移，修复缺损。

（二）腹壁皮肤软组织缺损的修复

腹壁肿瘤切除后，常导致巨大的皮肤缺损。腹壁由多源性皮肤动脉供血，最重要的血供是来自腹壁下动脉的脐旁穿支血管，这些穿支血管一般穿过腹直肌，抵达腹部皮肤。此外，还有众多节段性供血血管为腹壁皮肤提供血液供应，这些节段性血管来自腹壁上动脉、肋间动脉、股动脉和腹壁浅动脉。

手术前，根据肿瘤切除后可能造成的缺损大小和位置，肿瘤外科医生和修复重建外科医生进行讨论，制定最佳的缺损修复方案。如果缺损不是很宽，且长轴呈斜向或横向，那么，可以抬高患者上半身，减小切口缝合时所要承载的张力，一般可以直接关闭创面。对于脐下的腹壁肿瘤，可以采用腹壁整形所用的手术切口切除肿瘤和修复腹壁缺损，对于肥胖患者，腹壁垂直切口的处理比较困难，而横行切口的处理相对比较简单。

术前通过捏握试验对腹壁皮肤的移动性进行评估，捏握试验一般可以初步确定能否通过直接拉拢缝合的方法关闭创面。术前对一些与患者有关的因素进行评估非常重要，这些评估可以初步判定能否通过局部组织关闭创面，这些因素包括肥胖、过往手术的切口、体重下降情况、是否存在开放性伤口、是否有结肠腹壁造口、过往是否做过放疗等。如果腹部创面面积不大，可以通过缺损局部的带蒂皮瓣修复缺损，方法简单易行（图13-3-1）；如果腹部创面较大，通过动员局部组织不能关闭创面。此时，如果仅仅是皮肤缺损，而深层腹壁完整，可以考虑应用皮片游离移植覆盖创面。但是，如果肿瘤切除手术已经进入腹腔，并且使用补片修复了腹壁的缺损，那么，此时就要应用带有血供的组织瓣修复创面。依据缺损位置的不同，有很多学者提出了关于腹壁软组织缺损修复的策略（Rohrich et al，2000）。腹壁本身和大腿是最常用的皮瓣供区，阔筋膜张肌肌皮瓣可以用于修复下腹部缺损，但该组织瓣尖端血供不可靠，是其最大不足；为了确保皮瓣成活，可以实施皮瓣延迟手术。背阔肌肌皮瓣带蒂转移，可以修复上腹部外侧的缺损，组织瓣血供非常可靠。而对于肚脐下的缺损，近端蒂股前外侧皮瓣带蒂转移是一个非常好的腹壁软组织缺损修复方法（图13-3-2）。对于比较大的腹壁缺损，则需要实施吻合血管的皮瓣游离移植，如果缺损局部没有可自利用的受区血管，常需要实施静脉血管移植。

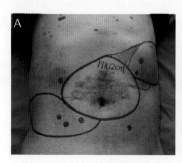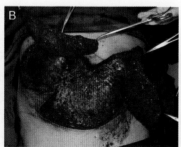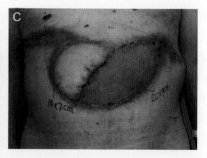

图 13-3-1　患者男性，61 岁，腹壁纤维肉瘤。应用腹部穿支皮瓣修复肿瘤切除后的软组织缺损

A. 术前像；B. 术中像显示肿瘤切除，两侧穿支皮瓣已全部掀起；C. 术后像

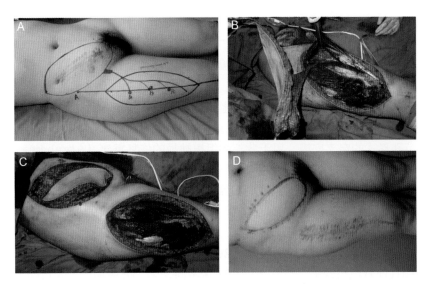

图 13-3-2　患者女性，26 岁，下腹部韧带样型纤维瘤，肿瘤切除后，应用近端蒂股前外侧肌皮瓣带蒂转移修复缺损
A. 术前像显示肿瘤位置和皮瓣设计；B. 术中像显示股前外侧肌皮瓣全部掀起；C. 带蒂皮瓣通过皮下隧道，转移至腹部受区；D. 术后像

　　总之，腹壁对腹腔脏器起到保护作用，有助于躯干上部的活动，具有重要的功能，腹壁肿瘤切除后继发缺损的合理修复至关重要。腹壁缺损的修复可以分成深层腹壁结构和皮肤软组织的修复两部分，依据每位患者的缺损情况，制定个性化的修复重建手术方案，以追求更好的手术效果。

第四节　背部软组织肿瘤切除后软组织缺损的修复重建

　　背部肿瘤切除后，创面多能直接关闭，需要转移组织瓣修复的情况并不常见。但是，一旦肿瘤切除后形成较大面积的皮肤软组织缺损，由于背部皮肤弹性相对较差，加之可以用于显微血管外科吻合的受区血管数量有限，背部软组织缺损的修复重建往往难度较大。背部缺损修复重建需要在术前考虑一些特殊的问题：①如果手术存在脑脊液漏的可能性，术前需要做好硬脑膜修补的准备；②如果手术存在脊柱内固定装置暴露的可能性，则需要在术前进行 CT 检查，根据脊柱融合的情况，决定固定装置是否需要移除或保留；③评估放射治疗后的局部软组织的血供情况，决定缺损局部皮瓣是否能够用于缺损的修复重建；④评估软组织肉瘤是否侵及背部的骨骼支架结构，例如肋骨、肩胛骨或脊柱，做好相应骨组织重建的准备；⑤明确软组织缺损的范围、位置和周围组织的血供状况，制订重建方案（Behr et al，2016）。

一、骨组织缺损重建

　　背部骨组织修复重建主要涉及以下三个方面的内容。
　　1. 肿瘤侵及肋骨　为了保持胸壁硬性支持结构的稳定性和呼吸系统功能，较大范围的肋骨缺损需要重建骨组织，重建原则和方法详见胸壁软组织肿瘤切除后缺损的修复重建。
　　2. 肿瘤侵及脊柱　为保持脊柱的完整性和维护中枢神经系统的功能，需要重建椎骨缺损，根据椎骨缺损的范围选择自体骨植骨、人工椎体置入、钛板固定等方式重建脊柱稳定性（李晓等，2007）。
　　3. 肿瘤侵及肩胛骨　为了重建盂肱关节，保持上肢正常运动功能，需要重建肩胛骨缺损，全肩胛骨缺损可以选择人工假体或者同种异体骨复合人工关节来进行重建（郭卫等，2011）。

二、软组织重建

　　背部具有丰富的肌肉组织，可以切取多种肌皮瓣用于背部软组织缺损的修复，尤其适合填充无效腔和覆盖人工假体，如背阔肌肌皮瓣和斜方肌肌皮瓣等。此外，背部同样具有大量的穿支血管，上背部平均分布24支穿支血管，包括来自颈横动脉、肩胛下动脉、肋间后动脉等知名动脉的穿支血管；在腰部，则分布着来自腰动脉的穿支血管（Hallock，2011）；以这些穿支血管为蒂，可以切取穿支皮瓣，可以设计成螺旋桨、拱顶石等特殊形式的穿支皮瓣，用于背部软组织缺损的修复重建（Abraham et al，2017）；在背部，穿支皮瓣不仅可以修复比较小的创面，也可以同时切取两个或更多穿支皮瓣，联合修复大面积的皮肤软组织缺损。少数情况下，由于过往实施过肿瘤切除手术或放射治疗，缺损局部软组织和穿支血管已经被破坏，此时可以选择吻合血管的游离皮瓣修复缺损，可供选择的游离皮瓣的供区有很多，但背部受区血管却相对比较匮乏，可以选择的受区血管有胸背动脉、粗大的肋间后动脉穿支血管、腰动脉和臀上动脉，也可以应用静脉移植的方法来增加受区血管的长度（Behr et al，2016）。

　　对于不同部位的背部软组织缺损，修复方法也存在不同，为了方便描述，可以将背部分成四个区域，即项背部、上胸背部、中胸背部和腰部（Hallock，2011）。

　　1. **项背部**　第七颈椎到肩胛冈水平的区域。对于这一部分的软组织缺损，可以应用以肩胛背动脉为蒂的下位斜方肌肌皮瓣（图13-4-1）或局部带蒂穿支皮瓣修复；此外，也可以考虑应用以来自颈横动脉的锁骨上动脉为蒂的锁骨上动脉穿支皮瓣修复。

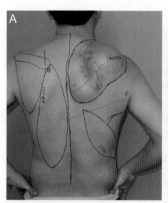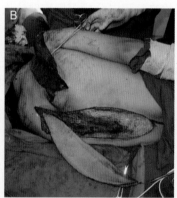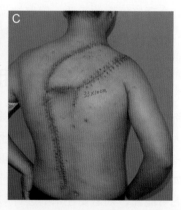

图 13-4-1　患者男性，53岁，右侧上背部恶性肿瘤，应用对侧斜方肌肌皮瓣带蒂转移修复肿瘤切除后遗留创面
A. 术前像，显示肿瘤位置和皮瓣设计；B. 术中像显示肿瘤切除，肌皮瓣完全掀起；C. 术后像

　　2. **上胸背部**　肩胛冈到肩胛下角的区域。以胸背动脉为蒂的背阔肌肌皮瓣或者穿支皮瓣是修复该部位软组织缺损的首选方法；此外，以肋间后动脉为蒂的穿支皮瓣、以旋肩胛动脉为蒂的肩胛区皮瓣也可以用于修复这一区域的软组织缺损。

　　3. **中胸背部**　肩胛下角到第12肋的区域。此区域上半部分可以应用以胸背动脉为蒂的背阔肌肌皮瓣修复，而下半部分则可以应用肋间后动脉为蒂的逆行背阔肌肌皮瓣修复（图13-4-2）；此外，如果不需要肌肉组织，以肋间后动脉背侧支或背外侧支为蒂的穿支皮瓣可以灵活地修复此区域的软组织缺损（图13-4-3）。

　　4. **腰部**　第12肋到髂后上棘水平的区域。这个区域的皮肤软组织缺损修复难度较大，一般采用局部的穿支皮瓣带蒂转移修复。可以用于此区域修复的穿支皮瓣包括：腰动脉穿支皮瓣（图13-4-4）、臀上动脉穿支皮瓣和肋间后动脉穿支皮瓣。如果缺损面积比较大，也可以联合多个穿支皮瓣进行修复。如果局部穿支皮瓣不能用于缺损修复，有时被迫采用吻合血管的组织瓣游离移植修复缺损，在这一部位实施显微外科手术，可以利用的受区血管匮乏是最大的难点；有时只能应用静脉移植的方法，桥接供受区之间的血管联系。

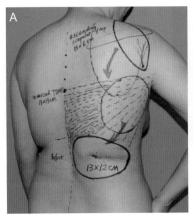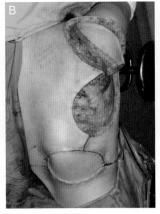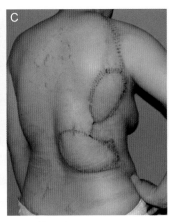

图 13-4-2　患者女性，39 岁，右侧腰背部恶性肿瘤患者，应用连续皮瓣转移技术修复肿瘤切除后创面

A. 术前像，显示肿瘤位置和皮瓣设计；B. 术中像显示，远端蒂背阔肌肌皮瓣修复腰背部创面，带蒂向上延伸的肩胛皮瓣修复背阔肌肌皮瓣供区缺损；C. 术后像显示，两个皮瓣全部成活，背部美学形态得到最大程度保留

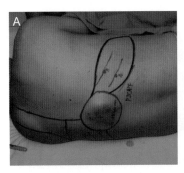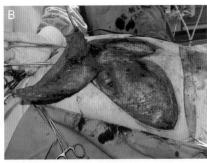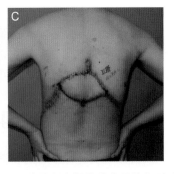

图 13-4-3　患者男性，46 岁，后背正中恶性肿瘤，应用以肋间后动脉背侧支穿支为蒂的穿支螺旋桨皮瓣修复肿瘤切除后遗留创面

A. 术前像显示肿瘤位置和皮瓣设计；B. 术中像显示皮瓣全部掀起；C. 术后像

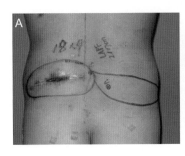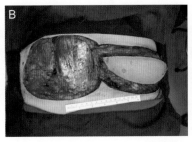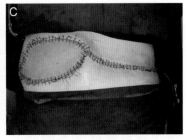

图 13-4-4　患者男性，28 岁，左臀上恶性肿瘤

A. 术前像显示肿瘤位置和皮瓣设计；B. 术中像显示肿瘤已切除，掀起右侧腰动脉穿支螺旋桨皮瓣，修复肿瘤切除后创面；C. 术后像

三、臀部与骶尾部软组织修复重建

1. 臀部软组织修复重建　臀部软组织弹性较好，组织量丰富，大多数臀部缺损可以应用局部组织进行修复，包括局部的旋转和推进皮瓣、以臀上、下动脉为蒂的岛状臀大肌肌皮瓣或穿支皮瓣（图 13-4-5）；如果局部组织不可用，则可以选择带蒂的股前外侧皮瓣、阔筋膜张肌肌皮瓣或者以臀下动脉分支为蒂的大

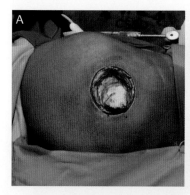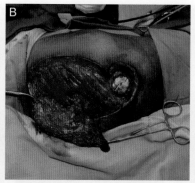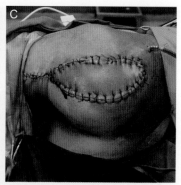

图 13-4-5　患者男性，36 岁，骨盆肿瘤术后臀部溃疡合并假体外露，应用臀上动脉穿支螺旋桨皮瓣修复创面

A. 术前像显示创面位置；B. 术中像显示皮瓣完全掀起；C. 术后像

腿后侧皮瓣进行修复；如果以上方式都不适合，则可以选择游离皮瓣进行修复，受区血管可选用臀上动脉或臀下动脉（Nel et al，2016）。

2. **骶尾部软组织修复重建**　可以用于骶尾部缺损修复的方法有以下三种：①中等大小的骶尾部缺损可以应用双侧的臀大肌肌皮瓣向中间推进进行修复，也可以选择以臀上、下动脉为蒂的岛状臀大肌肌皮瓣或穿支皮瓣转移修复；②如果局部组织不可用，则可以选择以腹壁下动脉为蒂的纵行腹直肌肌皮瓣，通过盆腔通道转移至骶尾部进行修复，这种方法操作复杂，临床上应用不多；③如果腹直肌肌皮瓣也不可用，则可以选择游离皮瓣进行修复，可以选择的受区血管为臀上动脉或臀下动脉（Chang et al，2000）。

第五节　四肢肿瘤切除后软组织缺损的修复重建

四肢肿瘤主要起源于肌肉和骨骼。其中，软组织肉瘤比骨肉瘤更为常见，软组织肉瘤约占成人恶性肿瘤的 1%，儿童恶性肿瘤的 15%（Khatri et al，2005）。软组织肿瘤切除后常导致巨大的皮肤缺损，需要应用修复重建外科手术修复这些缺损。

在肿瘤切除手术前，就应开始讨论制订四肢修复重建手术计划，术前计划应由一个多学科专家构成的团队共同就患者的肿瘤分级和治疗方法进行讨论制定。多学科治疗团队包括肿瘤内科专家、肿瘤外科专家、整形外科医生、骨科医生、放射科医生和病理学专家构成。治疗计划包括术前治疗、肿瘤切除、化疗、放疗和术后康复训练。修复重建外科医生需要综合考虑患者的病情、肿瘤的大小和功能缺失情况，准备最合适的缺损修复方法，在这个过程中，还应考虑到患者的预后、患者在治疗和功能恢复方面的预期情况等。肿瘤的诊断和分级、肿瘤的切除则由肿瘤外科专家负责。对于一些修复困难的难治性创面，则需要整形外科医生的参与。

一、四肢修复重建手术概述

（一）手术目的

手术目的是恢复功能和重塑外形。在进行四肢修复重建手术时，尤其是上肢的修复重建手术，与外形相比，功能的恢复更加重要。上肢活动幅度大，可以完成精细运动，能对来自外界的刺激做出反应，是个体生活、工作和学习的重要工具。由于上肢骨骼、关节、肌腱和神经之间复杂的相互关系，在上肢修复重建手术时，功能的恢复是一个极具挑战性的工作。与此相反，下肢的主要功能是负责个体的站立和行走，无需完成一些精细运动和对外界的触觉感觉，下肢的修复重建手术通常只需考虑提供皮肤软组织的覆盖、骨和关节的置换。由于足底负重区独特的解剖学结构，因此，足底负重区的再造是下肢修复重建手术最困难的一个问题。下肢修复重建手术在美学方面的要求，虽然没有上肢修复重建手术那么高，但是，也是一个很重要的因素，在社会交往过程中，裸露的畸形会给患者带来极大的心理压力。

（二）手术原则

针对一个特定的缺损，首先应该分析肿瘤切除造成的组织缺损情况，包括皮肤、肌肉、神经、肌腱、皮下组织、骨骼和关节等，设计最佳的手术方式。使用和缺损部位最为接近的修复材料修复缺损。将四肢分成不同的解剖学部位，针对不同部位的特点，修复这些部位的缺损，一般来讲，上肢分成上臂、肘部、前臂、腕部和手部；下肢分成大腿、膝关节、小腿和足部。

（三）软组织修复重建

软组织修复重建包括提供皮肤覆盖和重建肢体功能两部分，后者包括神经和血管的重建、肌腱和肌肉的游离移植和换位移植等。按照修复重建阶梯原则，可以应用直接拉拢缝合、皮片移植、局部皮瓣、邻位皮瓣或游离皮瓣修复软组织缺损。在选择具体的修复方法时，最简单的缺损修复和缺失组织的替代手术往往是最佳的治疗办法。但是，对于许多患者来说，为了获得理想的治疗效果，有时需要采用比较复杂的手术修复缺损。吻合血管的皮瓣游离移植手术虽然复杂，但却可能是最简单的创面修复手术。业已证实，局部皮瓣手术的并发症发生率和游离皮瓣手术的并发症发生率相当，因此，显微外科手术已经成为肢体修复重建的标准术式，也是最可靠的治疗方法（Cordeiro et al，1994）。由于修复重建外科医生善于使用显微外科手术修复大面积的复杂创面，因此，再也不用考虑为了切口的关闭而牺牲安全切缘原则。

（四）组织游离移植

显微修复重建外科手术种类繁多，可以按照皮瓣含有的组织类型对其进行分类，例如可以分成肌肉瓣、肌皮瓣、筋膜皮瓣、筋膜瓣或骨瓣，皮瓣的组织构成是外科医生选择所用皮瓣的一个重要依据。各种皮瓣，如前臂桡侧皮瓣、肩胛皮瓣或股前外侧皮瓣，具有柔韧性好的特点，修复缺损后，可以获得良好的美学效果。肌肉瓣血供充沛，常用的背阔肌肌瓣可以提供大面积的肌肉组织。包括颞筋膜瓣在内的各种筋膜瓣，则薄而柔软，容易塑形。

缺损大小、供区继发畸形和术中患者的体位也是影响游离皮瓣选择的因素。如果术中患者需要变更体位，无疑将增加手术时间，而且限制了参与手术的外科医生的人数。术前仔细设计手术方案和患者术中采取的体位，确保两组外科医生能同时实施手术。随着显微外科技术的不断提高，现在外科医生可以开展一些非常复杂的手术。例如，带感觉的皮瓣转移手术，含有皮肤、脂肪、骨骼、肌肉或神经的复合组织瓣游离移植，对皮瓣的近端和远端血管断端都实施血管吻合的 Flow-through 皮瓣手术，以及对儿童患者实施显微外科手术等。因此，基本可以说，任何创面都可以修复，唯一的限制是外科医生的想象力和创造力。

二、下肢皮肤软组织修复重建

（一）大腿

大腿皮肤软组织丰富，一般来说，可以应用直接拉拢缝合或局部肌肉瓣转移的方法修复肿瘤切除后造成的缺损，可以用作肌肉瓣的肌肉包括腹直肌、股直肌、股外侧肌、阔筋膜张肌或股二头肌。需要应用吻合血管的皮瓣游离移植修复缺损的情况很少，但是，如果存在下述情况，则需要游离皮瓣移植手术。这些情况包括覆盖肿瘤假体或结构性异体移植材料、放疗开始前消灭无效腔或修复放疗造成的难治性创面。有研究表明，应用皮瓣移植覆盖异体移植材料可以降低感染的发生率，促进骨骼的愈合（Ma storakos et al，2002）。此外，大腿来自股深动脉和股浅动脉系统的穿支血管众多，可以充分利用这些穿支血管，切取局部带蒂穿支皮瓣，用于修复缺损（图 13-5-1）。

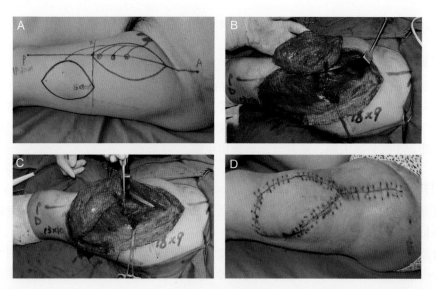

图 13-5-1　患者女性，52 岁，左大腿软组织恶性肿瘤，应用来自旋股外侧动脉降支的穿支为蒂的螺旋桨皮瓣修复肿瘤切除后创面

A. 术前像显示肿瘤位置和皮瓣设计；B. 术中像显示切除肿瘤，掀起皮瓣；C. 皮瓣旋转到受区；D. 术后像

（二）膝关节

与大腿不同，膝关节周围皮肤软组织量有限，可以用于膝关节及其周围皮肤软组织缺损的局部皮瓣数量有限，包括腓肠内侧肌肌皮瓣、腓肠外侧肌肌皮瓣、股二头肌肌皮瓣和反流灌注的股前外侧皮瓣等（Liu et al，2017）（图 13-5-2），这些皮瓣是常用的修复膝关节周围皮肤软组织缺损的组织瓣。但是，上述皮瓣的体积、大小和旋转角度有限，有时，需要使用游离皮瓣修复膝关节周围皮肤软组织缺损。对于实施膝关节置换手术的患者，需要应用血供充沛、稳定耐磨的皮肤覆盖，如果局部皮瓣不能提供有效的皮肤覆盖，有时需要采用游离皮瓣移植覆盖创面。

（三）小腿

与大腿相比，小腿的皮肤比较薄，因此，肢体远端肿瘤的根治性切除比较困难，保肢治疗也是一项极具挑战性的工作；肿瘤本身极易侵犯一些重要的组织结构，例如血管和神经，肿瘤切除手术时，也需要对这些重要结构进行处理，因此，小腿的肿瘤切除和修复重建手术比较困难，手术后在功能方面很难获得理想的治疗效果。此外，小腿本身可以利用的局部皮瓣非常有限。小腿远端是血液灌注的最远端，对于患有糖尿病、外周血管疾病、静脉功能不全、高龄或有吸烟史的患者，经常伴有血管损害，会影响创伤愈合，实施游离皮瓣手术时，受区可以利用的血管数量极为有限。如果患者具有血管疾病、跛行、静息痛或不能摸到脉搏等情况，那么，术前必须做血管检查，明确血管的质量。对于小腿血管有损害的患者，在实施游离皮瓣手术时，可以采用血管移植的办法，也可以切取 Flow-through 皮瓣，即将皮瓣血管蒂血管的近、远端分别与小腿的血管相吻合，在为皮瓣提供血液供应的同时，还可以修复小腿血管的缺损。此外，对于小腿来说，蒂在远端的、反流供血的旋股外侧动脉降支血管束也可以作为皮瓣游离移植手术的受区血管。

小腿修复重建手术的主要目的是提供可靠的皮肤覆盖和骨骼的稳定性。由于局部可以使用的皮瓣非常有限，吻合血管的皮瓣游离移植是修复小腿缺损的常用方法（图 13-5-3）。筋膜皮瓣或肌皮瓣都可以用于修复小腿的皮肤软组织缺损。

（四）足踝部

足部修复重建手术极具挑战性，涉及负重区的功能性重建时更是如此。要制定最佳的修复重建手术方法，要求外科医生充分了解患者的步态模式、稳定区和负重区的位置等足部正常功能，还要对足部局部解

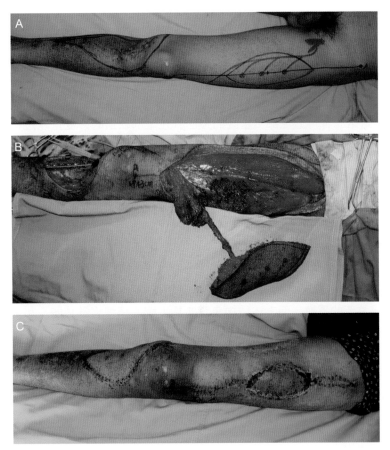

图 13-5-2　患者男性，19 岁，左小腿脂肪肉瘤术后复发，应用反流灌注股前外侧皮瓣修复小腿肿瘤切除后遗留创面
A．术前像显示肿瘤位置和皮瓣设计；B．术中像显示肿瘤切除，皮瓣完全掀起；C．术后像

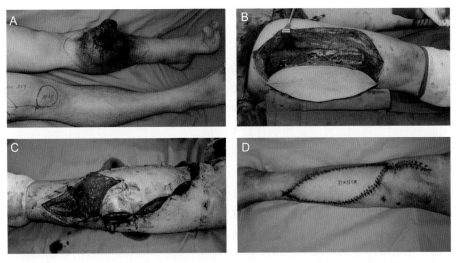

图 13-5-3　患者男性，24 岁，左胫骨高级别肉瘤，肿瘤切除后，应用股前外侧肌皮瓣游离移植修复创面
A．术前像显示肿瘤位置；B．术中像显示股前外侧肌皮瓣切取完毕；C．股前外侧肌皮瓣转移至左侧小腿，血管吻合完毕；D．术后像显示皮瓣成活

剖学有透彻的了解。

足部负重区皮肤的修复重建比较复杂，有以下几种方法可以重建足部负重区。首先，很多显微外科医生倡导使用游离肌肉瓣加植皮的方法，可以使用的肌肉瓣包括背阔肌肌瓣、股薄肌肌瓣和腹直肌肌瓣等；还有一些学者倡导使用筋膜皮瓣游离移植再造足部负重区，可以使用的筋膜皮瓣包括肩胛皮瓣、前臂桡侧皮瓣和股前外侧皮瓣等。对比研究没有证实上述两种方法之间存在孰优孰劣的情况（Goldberg et al，1993）。筋膜瓣加植皮是第三种再造足部负重区的方法。在足部缺损的修复重建过程中，关于足底感觉神经功能的恢复问题一直争议不断。可以应用带感觉的皮瓣修复足底缺损，同时将皮瓣携带的感觉神经和受区的感觉神经吻合在一起。很多报道研究了游离皮瓣的神经恢复情况，并发现与未做感觉神经吻合的皮瓣相比，做过感觉神经吻合的游离皮瓣的感觉功能有所改善。无论采取何种方法再造足底负重区，手术后都建议患者穿特制的防护鞋，指导患者做好足部护理，及早发现问题，及早处理。

三、上肢皮肤软组织修复重建

由于上肢在功能和解剖学方面更加复杂，因此，上肢的修复重建手术更加具有挑战性，经常需要实施神经、肌腱、肌肉或关节的置换，而上述结构负责实施上肢的精细感觉功能。和下肢的修复重建手术一样，对于上肢来说，需要实施手术的部位决定了手术方式的选择。

（一）肩部和上臂

肩部和上臂软组织修复重建手术的目的包括缺损覆盖和功能恢复，单纯的创面修复更为常见。对于肩部和上臂近端的缺损，可以应用带蒂转移的背阔肌肌皮瓣或胸大肌肌皮瓣进行修复。背阔肌和胸大肌都可以用于肱三头肌和肱二头肌的功能重建，从而恢复肘关节的屈曲和背伸功能。如果实施肌肉功能重建手术，那么，需要将转移到上臂的肌肉与肱三头肌或肱二头肌的断端相缝合，手术后肌瓣的固有神经将支配重建肌肉的功能。如果缺损面积比较大，或者缺损位于上臂远端，需要应用吻合血管的皮瓣游离移植修复缺损，可以使用的皮瓣很多，包括各种筋膜皮瓣、肌肉瓣或肌皮瓣。同样，在应用游离组织瓣移植修复缺损的同时，也可以将组织瓣上的运动神经和上肢受区的运动神经之间实施显微吻合，恢复肌肉的功能。而对于肘关节远端截肢的患者，则可以充分利用上肢远端的皮肤，合理修复上臂的皮肤软组织缺损。

（二）肘部

肘部原发肿瘤或转移瘤比较少见，但是，一旦肿瘤累及肘关节，则需要实施肿瘤切除。由于肘关节周围皮肤有限，对于小面积的缺损，可以切取上臂的带蒂皮瓣修复缺损，如臂外侧桡侧副动脉穿支皮瓣或上臂内侧穿支皮瓣。对选择恰当的患者，也可以应用背阔肌肌皮瓣带蒂转移，修复肘关节外侧的缺损（图13-5-4）。对于大面积的肘部缺损，需要应用吻合血管的皮瓣游离移植以修复缺损。

（三）前臂

前臂含有密集排列的数量众多的肌肉、肌腱、神经和血管，切除肿瘤组织时，经常需要同时切除上述组织，采用哪一种皮瓣修复肿瘤切除后遗留的创面取决于切除的组织类型、缺损的大小和位置。可以用于缺损修复的前臂皮瓣包括前臂桡侧皮瓣、以骨间后动脉为蒂前臂背侧皮瓣、以桡动脉或尺动脉穿支为蒂的各种带蒂穿支皮瓣，应用上述取自前臂的皮瓣修复缺损，损伤小，且手术后可以获得很好的美学效果。但是，可以切取的皮瓣面积有限，只能修复比较小的缺损。前臂桡侧皮瓣、臂外侧皮瓣、股前外侧皮瓣和肩胛皮瓣，都可以用于修复前臂缺损，可以获得很好的治疗效果。对于面积比较大的缺损，背阔肌肌皮瓣也是常用的修复前臂缺损的组织瓣，以肩胛下动脉为蒂，可以切取由肩胛皮瓣、前锯肌、一部分肩胛骨和背阔肌（肌皮瓣）在内的嵌合皮瓣，用于修复复杂的前臂复合组织缺损。

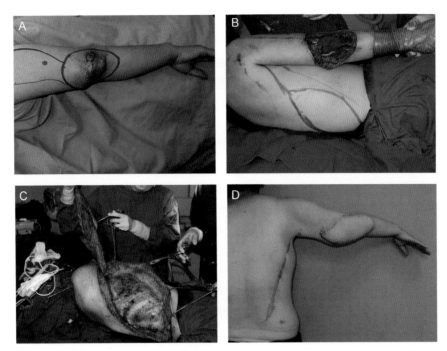

图 13-5-4　患者女性，40 岁，右肘部侵袭性纤维瘤，应用背阔肌肌皮瓣带蒂转移修复右肘后外侧肿瘤切除后缺损
A. 术前像显示肿瘤位置；B. 术中像显示肿瘤切除和肌皮瓣设计；C. 肌皮瓣切取完毕；D. 术后像

（四）手部

手的解剖复杂，功能重要，因此，越靠近上肢远端，修复重建手术的挑战越大。手部可以用来修复缺损的组织非常有限，因此，经常需要吻合血管的游离皮瓣修复手部的缺损。手部皮肤薄而柔软，因此，有些学者倡导应用筋膜瓣加植皮的办法修复手部缺损；也有一些学者更倾向于应用各种皮瓣修复手部缺损。最后，有时为了获得肿瘤的根治性切除，只能选择截指或手部部分截除。

四肢肿瘤综合治疗包括保肢手术、放疗和辅助性化疗。保肢手术的原则包括取得安全的手术切除边界、保留肢体的功能和获得最佳的美学修复效果。肢体的保留无疑增加了治疗的难度和复杂性。修复重建外科医生的任务是修复复杂而大面积的肢体皮肤软组织缺损；术前和术后的放疗和化疗也在一定程度上增加了修复重建手术的难度。

修复重建手术的主要目的包括清除放疗损伤的组织、恢复肢体的结构和稳定性、最大限度地保留功能、消灭无效腔、为一些重要结构提供结实耐用的软组织覆盖以及最佳的美学形态效果。修复重建手术最好与肿瘤切除手术同期进行，从而使肿瘤外科医生在确保足够的肿瘤切除边界的情况下，对肿瘤实施根治性切除，而无需担心创面覆盖的问题。此外，肉瘤切除手术往往造成一些重要组织结构的暴露，例如肌腱、骨骼、关节、血管和假体材料等，在这种情况下，也需要提供即刻皮肤软组织的覆盖。

第六节　肉瘤切除后软组织缺损的修复重建最新进展

各种类型的肉瘤是比较少见的恶性肿瘤，约占整个肿瘤的 0.06%（Chang et al，2000）。对于大量的肉瘤患者来说，往往需要广泛的肿瘤切除手术，因此，简单的创面缝合关闭有时既不现实，效果也不理想。软组织肉瘤切除后遗留的创面在大小和复杂性方面，逐年递增，分析其原因如下。首先，很多患者在术前接受过放射治疗，造成局部皮肤质量不佳；其次，手术切除后肉瘤复发的患者越来越多，对肉瘤术后复发患者实施再次手术切除治疗，导致局部组织进一步短缺；最后，肉瘤患者在手术后通常要做一些辅助治疗，如果肿瘤切除手术后发生切口裂开等并发症，辅助治疗被迫延期，这对于患者的生存来讲，是一个非常不利的因素。因此，对于这些患者来说，需要迅速而可靠的一期修复重建手术。

近 30 年来，修复重建外科领域取得了众多进步，学者们对皮肤、筋膜和肌肉等组织的血供基础的认识更加深入，吻合血管的组织游离移植更加普及。现在，为了修复复杂的创面、保留功能，修复重建外科医生可以实施大量携带不同组织的、吻合血管的组织游离移植，修复缺损，最大限度地保留功能，降低组织瓣供区继发损害，提高患者的生存质量。

一、显微外科技术的广泛应用

吻合血管的组织游离移植技术的出现，在修复重建外科领域具有极为重大的意义。借助显微镜或手术放大镜，外科医生可以实施皮瓣、筋膜皮瓣、肌肉瓣、肌皮瓣、骨皮瓣等组织瓣的游离移植，将上述组织的供血血管与受区血管吻合在一起。与传统的局部皮瓣或带蒂皮瓣相比，游离皮瓣移植具有显著的优势，在一次手术过程中，就可以将大量的组织成功地转移到缺损区，用于消灭无效腔、覆盖重要的组织结构或器官、恢复功能和外观、并在没有张力的情况下关闭创面。此外，由于游离皮瓣血供丰富，因此，对于放疗过的部位或者患有创面愈合不良合并症的患者，也可以很好地应用游离皮瓣技术修复创面。最后，由于游离皮瓣充沛的血液供应，在手术后实施化疗时，化疗药物也更容易抵达肿瘤切除的部位。

二、穿支皮瓣技术

穿支皮瓣自首次被报道以来已接近 30 年（Koshima et al，1989），这一全新的皮瓣类型和相关技术理念从最初的不被接受，发展到现在，已被广泛接受。30 年间，无数患者因这一皮瓣技术而受益。

任何一项新技术的提出，都有其自身的历史背景。20 世纪 80 年代末，各种皮瓣、肌皮瓣和筋膜皮瓣已相继被提出；显微外科技术已发展成熟；关于由一支特定的源动脉供血的血管体区理论已成为设计皮瓣的重要依据，并促进了对人体皮肤血供规律的研究日益深入。此外，传统的肌皮瓣优点虽多，但厚而臃肿，不适合头颈部和肢体的修复重建，而且供区肌肉功能的损害或丧失，更是其最大的不足。在这样的历史背景下，穿支皮瓣应运而出。

关于穿支皮瓣的起缘尚存有争议。但是，1989 年，Koshima 首次报道了应用不带腹直肌、以腹壁下动脉肌皮穿支为蒂的下腹部皮瓣，修复口底和腹股沟缺损。学界一般认为这一报道为穿支皮瓣研究的滥觞，并认为穿支皮瓣不但保留了肌皮瓣可靠的血供，还极大降低对供瓣区的损害，后者可减轻患者术后疼痛、加快康复进程。此外，针对不同缺损，还可对穿支皮瓣进行准确设计、修剪，可获得比较长的血管蒂。

现在，各种类型的穿支皮瓣移植已成为修复重建外科缺损修复和器官再造的常用手段之一。最常用的穿支皮瓣包括腹壁下动脉穿支皮瓣和臀上动脉穿支皮瓣，上述两种皮瓣主要用于自体组织乳房再造。此外还有旋股外侧动脉穿支皮瓣和胸背动脉穿支皮瓣，上述两种皮瓣主要用于肢体和头颈部修复重建。

1991 年，Hyakusoku 等提出螺旋桨皮瓣的概念；2006 年，Hallock 提出穿支蒂螺旋桨皮瓣。这种设计新颖的局部皮瓣转移方式已成为缺损修复的常用方式之一。2004 年，Wei 等首次撰文报道"自由设计的穿支皮瓣"，核心理念包括：①用超声多普勒等工具探测到穿支血管信号，②采用逆向剥离方法获得足够长度的血管蒂；就可以上述穿支血管为蒂，切取穿支皮瓣，既可带蒂转移，也可游离移植。现在，外科医生在修复缺损和再造器官时，可供选择的组织瓣类型多样，数量众多，可针对不同患者，定制个性化的治疗方案。

三、内窥镜手术

内窥镜技术已经在其他外科专业得到广泛应用，内窥镜技术引发了外科学领域的重大变革，改变了外科医生临床实践的模式和方法，内窥镜技术在修复重建外科领域也有广泛的应用前景，借助内窥镜技术，手术后切口瘢痕畸形减少，手术步骤进一步简化，术后患者恢复期显著缩短。

在修复重建外科领域，内窥镜技术最常用于各种肌肉瓣的切取。在修复颅底或四肢的缺损时，常需要切取腹直肌或背阔肌等肌肉瓣，实施吻合血管的游离移植。传统的通过开放性切口切取肌肉瓣的手术方式，在手术后导致供区长而难看的切口瘢痕，且经常会出现切口愈合不良。而使用内窥镜技术则可以显著降低组织瓣切取带来的供区畸形和并发症（Losken, et al, 2004）。在修复重建外科领域，经常需要实施静脉移植、神经移植或空肠肠段移植，同样，如果采用内窥镜技术切取上述移植组织，供区畸形也会显著降低。还可以应用内窥镜技术切取股薄肌、腹内斜肌、前锯肌、胸背筋膜和颞筋膜等组织。随着外科医生手术技术的不断提高，以及内窥镜设备的不断完善，采用内窥镜技术切取不同组织用于组织移植和缺损修复将变得越来越常见。

四、展望

借助干细胞和组织工程技术，学者们已经在实验室培育出不同类型的组织和器官，这些组织和器官在修复重建外科领域具有潜在的临床应用价值。现在，学者们已经通过精选的生物高分子材料加神经生长因子，构建出神经导管（Roche et al, 2017）；在特定的修复重建手术中，学者们也构建出了有利于骨骼长入的生物支架材料。组织工程化脂肪组织也已经应用于乳房手术和其他一些轮廓整形手术。

在过去数十年中，对软组织肉瘤患者的治疗取得了显著进步，外科医生对这一复杂的多因素造成的疾病的自然史和相应的生物学特点有了更加深入的了解。现在，对于罹患软组织肉瘤的患者，多学科协作诊疗模式可以确保患者取得最佳的治疗效果。协作治疗小组包括肿瘤外科专家、修复重建外科医生、康复训练医师、化疗和放疗专家；现在，随着各种辅助肿瘤治疗手段以及应用组织游离移植修复复杂创面技术的不断完善和广泛应用，创伤极大的软组织肉瘤根治手术实施的越来越少，实施截肢手术的患者也越来越少。修复重建外科手术技术的进步，尤其是吻合血管的组织游离移植技术的进步，极大地提高了软组织肉瘤患者治疗后的功能和美学效果。

（刘元波　臧梦青）

参考文献

郭卫，孙馨，燕太强，等，2011. 保留上肢的肩胛带切除术治疗肩胛带恶性肿瘤. 中华骨科杂志，31（6）：587-593.

李晓，郭卫，杨荣利，等，2007. 脊柱原发软骨肉瘤的外科治疗. 中国脊柱脊髓杂志，17（7）：507-511.

李赞，宋达疆，2020. 肿瘤性复杂性胸壁缺损的修复策略及对肿瘤治疗的积极影响. 中华整形外科杂志，36（3）：231-241.

刘元波，唐茂林，2018. 穿支皮瓣的历史、演变和给予我们的启示. 中华整形外科杂志，34（9）：681-687.

Abraham JT, Saint-Cyr M, 2017. Keystone and pedicle perforator flaps in reconstructive surgery new modifications and applications. Clin Plast Surg, 44（2）：385-402.

Behr B, Wagner JM, Wallner C, et al, 2016. Reconstructive options for oncologic posterior trunk defects: a review. Front Oncol, 6: 51.

Butler CE, Langstein HN, Kronowitz SJ, 2005. Pelvic, abdominal, and chest wall reconstruction with alloderm in patients at increased risk for mesh-related complications. Plast Reconstr Surg, 116（5）：1263-1275.

Chang DW, Robb GL, 2000. Recent advances in reconstructive surgery for soft-tissue sarcomas. Curr Oncol Rep, 2（6）：495-501.

Cipriano A, Burfeind W Jr, 2017. Management of primary soft tissue tumors of the chest wall. Thorac Surg Clin, 27 (2): 139-147.

Cordeiro PG, Neves RI, Hidalgo DA, et al, 1994. The role of free tissue transfer following oncologic resection in the lower extremity. Ann Plast Surg, 33 (1): 9-16.

Goldberg JA, Adkins P, Tsai TM, 1993. Microvascular reconstruction of the foot: weight-bearing patterns, gait analysis, and long-term follow-up. Plast Reconstr Surg, 92 (5): 904-911.

Hallock GG, 2011. Reconstruction of posterior trunk defects. Semin Plast Surg, 25 (1): 78-85.

Hallock GG, 2006. The propeller flap version of the adductor muscle perforator flap for coverage of ischial or trochanteric pressure sores. Ann Plast Surg, 56 (5): 540-542.

Hyakusoku H, Yamamoto T, Fumiiri M, 1991. The propeller flap method. Br J Plast Surg, 44 (1): 53-54.

Khatri VP, Goodnight JE Jr, 2005. Extremity soft tissue sarcoma: controversial management issues. Surg Oncol, 14 (1): 1-9.

Koshima I, Soeda S, 1989. Inferior epigastric artery skin flaps without rectus abdominis muscle. Br J Plast Surg, 42 (6): 645-648.

Liu Y, Ding Q, Zang M, et al, 2017. Classification and application of the distally-based thigh flap based on the lateral circumflex femoral artery system. Ann Plast Surg, 78 (5): 497-504.

Lopez E, Guerrero R, Nunez M, et al, 2005. Early and late skin reactions to radiotherapy for breast cancer and their correlation with radiation-induced DNA damage in lymphocytes. Breast Cancer Res, 7 (5): R690-R698.

Losken A, Schaefer TG, Carlson GW, et al, 2004. Immediate endoscopic latissimus dorsi flap: risk or benefit in reconstruction partial mastectomy defects. Ann Plast Surg, 53 (1): 1-5.

Ma storakos DP, Disa JJ, Athanasian E, et al, 2002. Soft-tissue flap coverage maximizes limb salvage after allograft bone extremity reconstruction. Plast Reconstr Surg, 109 (5): 1567-1573.

Mathes S, Nahai F, 1997. Flap selection: analysis of function, modifications, applications. // Mathes S, Nahai F. Reconstructive surgery: principles, anatomy and technique. New York: Churchill Livingstone: 37-160.

Momeni A, Kovach SJ, 2016. Important considerations in chest wall reconstruction. J Surg Oncol, 113 (8): 913-922.

Nel CP, Daya M, 2016. Buttock reconstruction in sarcoma surgery: an esthetic sigmoidplasty closure for large circular defects using double opposing skin flaps. Plast Reconstr Surg Glob Open, 4 (10): e1039.

Roche P, Alekseeva T, Widaa A, et al, 2017. Olfactory derived stem cells delivered in a biphasic conduit promote peripheral nerve repair in vivo. Stem Cells Transl Med, 6 (10): 894-1904.

Rohrich RJ, Lowe JB, Hackney FL, et al, 2000. An algorithm for abdominal wall reconstruction. Plast Reconstr Surg, 105 (1): 202-216.

Sandler G, Hayes-Jordan A, 2018. Chest wall reconstruction after tumor resection. Semin Pediatr Surg, 27 (3): 200-206.

Selber J, Kurichi J, Vega S, et al, 2006. Risk factors and complications in free tram flap breast reconstruction. Ann Plast Surg, 56 (5): 492-497.

Wei FC, Mardini S, 2004. Free-style free flaps. Plast Reconstr Surg, 114 (4): 910-916.

后 记

　　2020 年初，正值新型冠状病毒肆虐，受到疫情影响，医院的外科手术暂停了一段时间，北京大学人民医院骨与软组织肿瘤诊疗中心全体医生赋闲在家。大家正好利用这段时间，将本中心 20 余年治疗的 2 万余病例的手术经验予以整理，写成书稿，为其他骨科医生提供参考。编写期间，编者们查阅了大量文献，收集了我中心积累的经典手术病例。其中，许多手术切除及重建方式都是最新的、国际上首创的外科技术，是在国内外出版书籍中尚没有的内容。尤其是骨盆、骶骨肿瘤手术切除和功能重建，以及 3D 打印人工假体修复重建大段骨缺损的内容，均为国际领先水平。本书将是迄今为止，骨与软组织肿瘤外科手术领域里覆盖最全面、内容最丰富的专著，希望为读者在学术和技术方面提供助力。

郭　卫

2020 年 7 月 1 日